MANUAL DE DESENVOLVIMENTO E ALTERAÇÕES DA LINGUAGEM NA CRIANÇA E NO ADULTO

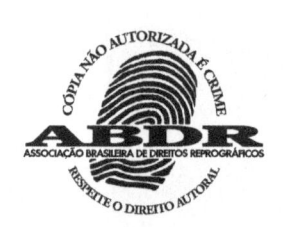

P994m   Puyuelo, Miguel
           Manual de desenvolvimento e alterações da linguagem na criança e no adulto / Miguel Puyuelo, Jean-Adolphe Rondal; tradução Antonio Feltrin. – Porto Alegre: Artmed, 2007.
           512p.: il.; 25 cm.

           ISBN 978-85-363-0830-2

           1. Fonoaudiologia. 2. Linguagem – Desenvolvimento. 3. Linguagem – Alterações. I. Rondal, Jean-Adolphe. II. Título.

           CDU 616.89-008.434

Catalogação na publicação: Júlia Angst Coelho – CRB 10/1712

MIGUEL PUYUELO
JEAN-ADOLPHE RONDAL

MANUAL DE DESENVOLVIMENTO E ALTERAÇÕES DA LINGUAGEM NA CRIANÇA E NO ADULTO

Tradução:
Antonio Feltrin

Consultoria, supervisão e revisão técnica desta edição:
Rosangela Marostega Santos
Fonoaudióloga, especialista em linguagem pelo Conselho Federal de Fonoaudiologia.
Mestre em Letras – área de concentração: Lingüística Aplicada pela PUCRS.
Professora do curso de Fonoaudiologia do Centro Universitário Metodista IPA.
Professora convidada do pós-graduação em Alfabetização e em Psicopedagogia da FAPA.

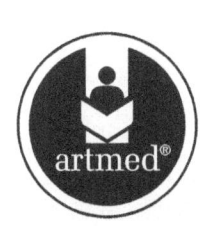

artmed®

2007

Obra originalmente publicada sob o título: *Manual de desarrollo y alteraciones del lenguaje: aspectos evolutivos y patología en el niño y el adulto*

ISBN 84-458-1301-3
© 2003. Masson S.A., Barcelona
All rights reserved.
Portuguese-language translation published by arrangement with Masson S. A.

Capa: *Ângela Fayet Programação Visual*

Preparação do original: *Rubia Minozzo*

Supervisão editorial: *Mônica Ballejo Canto*

Editoração eletrônica: *Laser House*

Reservados todos os direitos de publicação, em língua portuguesa, à
ARTMED® EDITORA S.A.
Av. Jerônimo de Ornelas, 670 – Santana
90040-340 Porto Alegre RS
Fone (51) 3027-7000 Fax (51) 3027-7070

É proibida a duplicação ou reprodução deste volume, no todo ou em parte, sob quaisquer formas ou por quaisquer meios (eletrônico, mecânico, gravação, fotocópia, distribuição na Web e outros), sem permissão expressa da Editora.

SÃO PAULO
Av. Angélica, 1091 – Higienópolis
01227-100 São Paulo SP
Fone (11) 3665-1100 Fax (11) 3667-1333

SAC 0800 703-3444

IMPRESSO NO BRASIL
PRINTED IN BRAZIL
Impresso sob demanda na Meta Brasil a pedido de Grupo A Educação.

AUTORES

Miguel Puyuelo Sanclemente (org.) Doutor em Psicologia pela Universidade Autônoma de Barcelona, licenciado em Psicologia e em Ciências da Educação. Professor titular de Psicologia Evolutiva e da Educação da Faculdade de Educação, Universidade de Zaragoza.

Jean-Adolphe Rondal (org.) Doutor em Psicologia pela Universidade de Minnesota, EUA; Doutor em Lingüística pela Universidade de Paris V (René Descartes – Sorbonne). Professor de Psicolingüística e Patolingüística na Universidade de Liège (Bélgica) e professor da Faculdade de Ciências da Formação na Universidade Studi, de Pádua (Itália).

Alfonso Borragán Torre Médico Foniatra. Diretor do Centro de Foniatria e Fonoaudiologia (Santander). Membro efetivo da Academia de Ciências Médicas de Cantábria.

Alicia Fernández-Zúñiga Marcos de León Médica e Diretora e psicóloga clínica do Instituto de Linguagem e Desenvolvimento. Mestre nas Universidades Complutense e Autônoma de Madrid e na de Valência.

Annick Comblain Doutora em Fonoaudiologia (Universidade de Liège, Bélgica). Presidente do Comitê Científico da Associação X-Frágil da Bélgica Francófona.

Arturo X. Pereiro Rozas Doutor em Psicologia pela Universidade de Santiago de Compostela. Professor do departamento de Psicologia Evolutiva e da Educação, Universidade de Almería.

Cristina Arias Marsal Médica otorrinolaringologista, foniatra-fonoaudióloga.

Emilio Macías Escalada Doutor em Medicina e Cirurgia (Universidade de Oviedo). Especialista em Estomatologia (Hospital Pitié-Salpêtrière, Universidade Pierre et Marie Curie, Paris). Especialista universitário em Ortodontia (Universidade de Oviedo). Ortodontista do CS-

BD e do Serviço de Ortodontia Infantil do Hospital de Santa Cruz de Liencres (Cantábria).

Eric Esperet Doutor em Psicologia (Universidade de Caen, França). Professor de Psicologia da Linguagem na Universidade de Poitou.

Gonzalo González Landa Doutor em Medicina e Cirurgia pela Universidade do País Basco/EHU. Chefe do serviço de cirurgia pediátrica e diretor da Unidade de Fraturas do Hospital de Cruces (Baracaldo, Vizcaya). Professor de cursos de doutorado e mestrado de Ortodontia na Faculdade de Medicina e Odontologia da Universidade do País Basco/EHU.

Inmaculada Sánchez-Ruiz Fernández Médica e Doutora em Odontologia pela Universidade do País Basco/EHU. Professora associada da Faculdade de Medicina e Odontologia, Departamento de Estomatologia, Universidade do País Basco.

Jean Emile Gombert Doutor em Psicologia (Universidade de Bordeaux, França). Professor de Psicologia Cognitiva e Psicologia da Linguagem na Universidade de Rennes (França).

Jean-Pierre Thibaut Doutor em Psicologia (Universidade de Liège, Bélgica).

Juan Manuel Muñoz Céspedes Professor do departamento de Psicologia básica, Processos Cognitivos, Universidade Complutense de Madrid. Co-coordenador do Mestrado de Neuropsicologia, Universidade Complutense de Madrid.

Kátia Verger Maestre Doutora em Psicologia pela Universidade de Barcelona. Neuropsicóloga pelo Departamento de Psiquiatria e Psicobiologia Clínica da Universidade de Barcelona, na European Graduate School of Child Neuropsychology, da Vrije Universiteit de Amsterdã (Holanda), e no Baylor College of Medicine, de Houston (Estados Unidos).

Laura Bosch Galcerán Doutora em Psicologia pela Universidade de Barcelona. Professora titular no Departamento de Psicologia Básica da Universidade de Barcelona.

María Ángeles Jurado Luque Doutora em Psicologia. Professora titular do Departamento de Psiquiatria e Psicobiologia Clínica na Universidade de Barcelona. Membro do grupo de pesquisa neuropsicológica (Universidade de Barcelona).

María Dolores Torres Agudo Médica Foniatra pela Universidade de Salamanca. Membro da Sociedade Médica Espanhola de Foniatria. Professora na Faculdade de Medicina, Universidade de Valladolid.

María Isabel Cano Ortiz Licenciada em Psicologia pela Universidade Autônoma de Barcelona e pós-graduada em Fonoaudiologia pela mesma universidade. Professora da Faculdade de Psicologia, Ciências da Educação e do Desporto Blanquerma da Universidade Ramon Llull de Barcelona.

María Isabel Navarro Ruiz Doutora em Filologia Românica, seção Lingüística Geral, pela Universidade de Barcelona. Professora na Faculdade de Psicologia, Ciências da Educação e do Desporto Blanquerna da Universidade Ramon Llull de Barcelona.

María Isabel Pérez Sánchez Licenciada em Pedagogia Terapêutica. Fonoaudióloga no Centro Base da Gerência de Serviços Sociais de Salamanca. Professora adjunta do bacharelado de Fonoaudiologia na Universidade Pontifícia de Salamanca.

María Mataró Serrat Doutora em Psicologia pela Universidade de Barcelona. Professora associada da Universidade de Barcelona. Membro do grupo de pesquisa neuropsicológica (Universidade de Barcelona).

María Teresa Estellés Puchol Fonoaudióloga, membro do BIAP (Boureau Internacional d'Audiophonologie). Diretora do Centro Ortofon de Valência.

Natalia Melle Hernández Diplomada em Fonoaudiologia e licenciada em Lingüística. Fonoaudióloga da Unidade de Lesão Cerebral, Hospital Beata Maria Ana de Jesus (Madrid). Professora de Transtornos da Linguagem, Colégio Universitário San Pablo.

Onésimo Juncos Rabadán Professor titular de Psicologia Evolutiva e da Educação na Universidade de Santiago de Compostela.

Pilar Vieiro Iglesias Doutora em Psicologia pela Universidade Nacional de Educação a Distância, e Professora titular de Psicologia Evolutiva e da Educação na Universidade de A Coruña.

Rafael Santana Hernández Doutor em Psicopedagogia, Pedagogo e Logopedista. Catedrático da escola universitária, departamento de educação, Universidade de Las Palmas de Gran Canária.

Raquel Caja del Castillo Licenciada em Psicologia pela Universidade Complutense de Madrid. Mestre em psicologia clínica e da saúde; psicóloga clínica do Instituto de Linguagem e Desenvolvimento (ILD) de Madrid. Professora titular do Centro de Estudos Superiores La Salle (centro adido à Universidade Autônoma de Madrid).

Santiago Torres Monreal Licenciado em Psicologia pela Universidade Complutense e Doutorado na Universidade de Múrcia.

Víctor M. Acosta Rodríguez Catedrático de universidade na área de didática e organização escolar. Vice-presidente da Associação Espanhola de Fonoaudiologia, Foniatria e Audiologia.

PREFÁCIO

Há anos vínhamos considerando a necessidade de elaborar um grande manual sobre o desenvolvimento normal da linguagem e suas alterações, especialmente pelas seguintes razões:

- a carência de livros atualizados sobre aquisição e desenvolvimento da linguagem;
- o aumento na incidência de algumas patologias, como os traumatismos cranioencefálicos, tanto em crianças como em adultos;
- as novas necessidades de intervenção em pessoas com dificuldades de tipo sociocultural e em imigrantes;
- com o aumento da idade das pessoas e a necessidade de melhorar sua qualidade de vida, exige-se a intervenção nos problemas da linguagem em muitas pessoas da terceira idade;
- os problemas de voz e suas características em adultos começam a ser bastante conhecidos, mas também são freqüentes nas crianças apesar de não serem tão conhecidos, e muitas vezes a intervenção se torna mais complexa;
- a deficiência auditiva talvez seja um dos problemas de linguagem mais tratados em nossa bibliografia, mas o certo é que ainda há muitas carências;
- os problemas de linguagem na escola deveriam ser os "grandes conhecidos" devido à quantidade de profissionais que se dedicam a eles, mas não o são. Por falta de meios ou por outras causas, somente se conhece a ponta do *iceberg* desses problemas.

Esta obra associa renovação e atualização, uma vez que abre novas perspectivas dentro da patologia da linguagem. Os autores possuem muitos anos de dedicação a esse tema e uma grande experiência dentro de cada área. Estamos seguros de que esta obra traz inovação, qualidade e perspectivas de futuro.

Miguel Puyuelo
Jean-Adolphe Rondal

SUMÁRIO

Prefácio ix
Miguel Puyuelo e Jean-Adolphe Rondal

Apresentação 13
Miguel Puyuelo

1. **Desenvolvimento da linguagem oral** 17
   Jean-Adolphe Rondal, Eric Esperet, Jean Emile Gombert, Jean-Pierre Thibaut e Annick Comblain

2. **Comunicação e linguagem. Desenvolvimento normal e alterações no decorrer do ciclo vital** 87
   Miguel Puyuelo

3. **Retardos mentais** 121
   Jean-Adolphe Rondal

4. **Transtornos do desenvolvimento fonético e fonológico** 167
   Laura Bosch

5. **Desenvolvimento comunicativo-lingüístico na criança com surdez profunda** 181
   Rafael Santana e Santiago Torres

6. **Transtorno específico da linguagem** 221
   Víctor M. Acosta

7. **Desenvolvimento da linguagem em imigrantes e minorias socioculturais** 239
   Víctor M. Acosta

8. **Aquisição e aprendizagem da leitura e da escrita: bases e principais alterações** 245
    Pilar Vieiro

9. **Dificuldades no desenvolvimento da fala e da linguagem oral na infância e na adolescência** 277
    María Isabel Cano e María Isabel Navarro

10. **Conceito e breve resenha histórica do autismo** 315
    María Isabel Pérez

11. **Gagueira** 331
    Alicia Fernández-Zúñiga e Raquel Caja del Castillo

12. **Transtornos da linguagem nos traumatismos cranioencefálicos infantis** 351
    Katia Verger e María Mataró

13. **Afasia infantil** 359
    María Ángeles Jurado e María Mataró

14. **Alterações da linguagem e da comunicação em adultos com traumatismo cranioencefálico** 369
    Juan Manuel Muñoz-Céspedes e Natalia Melle

15. **Disfonias** 389
    María Dolores Torres

16. **Disfonia infantil: aspectos evolutivos e patológicos** 429
    Cristina Arias

17. **Transtornos da fala de origem orgânica, malformações labiopalatinas e insuficiência velofaríngea** 455
    Alfonso Borragán, María Teresa Estellés, Gonzalo González, Emilio Macías e Inmaculada Sánchez-Ruiz

18. **Comunicação e linguagem em idades avançadas** 479
    Onésimo Juncos e Arturo X. Pereiro

    Índice 499

APRESENTAÇÃO

Miguel Puyuelo

Com este livro, pretendemos abordar uma série de aspectos do desenvolvimento comunicativo e lingüístico ainda pouco estudados em nosso setor. Por um lado, durante os últimos anos, começou a ser tratada toda uma série de problemas de linguagem, dos quais pouco se havia falado e publicado, como os traumatismos cranioencefálicos, os relacionados com problemas socioculturais ou os que têm a ver com a terceira idade. Em outros casos, trata-se de problemas mais conhecidos como a afasia infantil ou a disfonia infantil, mas sobre os quais dispomos de pouca bibliografia atualizada.

Também, nos últimos anos, se falou muito de desenvolvimento da linguagem e de diferentes teorias, dentro das quais se concebe seu estudo, que nos deve servir para explicar conceitualmente e de forma mais precisa sua aquisição.

O livro é, por sua vez, conseqüência de uma inquietude pessoal, de quase 30 anos, pela patologia, pela avaliação e pelo ensino da linguagem; tudo isso refletido na leitura continuada, na prática clínica com casos muito diferentes, em sessões clínicas, no conhecimento e na aprendizagem com figuras excepcionais, como Jordi Perelló, o professor Miguel Sigüan, François Le Huche, David Crystal, J. C. Lafon e outros. Todos eles me introduziram neste complexo mundo da aquisição da linguagem, da voz e da educação.

Meus pacientes sempre me animaram a estudar e a aprender todo o possível, sobretudo, a pesquisar.

Estas experiências influenciaram na concepção do livro:

- necessidade de dispor de uma obra que, de maneira atualizada, estude a aquisição da linguagem;
- necessidade de ampliar o horizonte e estar consciente dos novos desafios:
  - assistência à terceira idade;
  - mais alterações em crianças suscetíveis de intervenção;
  - problemas emergentes em imigrantes.

Outro aspecto particular dentro desta evolução que permitiu a elaboração deste livro é o que se refere às pessoas.

Minha paixão e dedicação intensa a este mundo, além de me levar a ler muito e a pesquisar, me permitiu conhecer pessoas extraordinariamente competentes em suas áreas de conhecimento e trabalhar com elas há vários anos. Disso poderão beneficiar-se agora os leitores deste livro.

Uma longa amizade nos une ao professor Jean Rondal. Em 1980, publicamos seu primeiro livro em espanhol *Lenguage y educación* e, posteriormente, nos encontramos em várias ocasiões, desde 1986, na Universidade de Liège e na Espanha. Com ele compartilhamos sessões de trabalho e de convivência com professores muito relevantes no campo da patologia da linguagem.

Com seus colaboradores na universidade, além de trabalhar, conhecemos melhor como pode ser sugestiva uma cidade aberta e criativa como Liège.

Esta amizade de mais de 17 anos nos permite rememorar a rápida evolução das últimas décadas nas teorias, nos conhecimentos e nas pessoas, tanto no nível internacional como na Espanha. Este livro foi o resultado do trabalho de vários anos, mas nossa intenção é iniciar novos projetos de pesquisa em curto prazo.

Os outros autores do livro são profissionais com uma grande trajetória docente e pesquisadora dentro de cada uma de suas áreas. Não nos enganamos ao afirmar que é um grande privilégio poder dispor de seus trabalhos.

A primeira parte deste livro (Capítulos 1 a 3), escrita por Rondal e seus colaboradores, nos permite desfrutar do trabalho de uma das equipes mais significativas e com uma longa história no âmbito europeu. Em relação aos capítulos escritos por autores espanhóis, devemos ressaltar a inovação, a atualização e, por sua vez, a satisfação de ter contado com o trabalho extraordinário de todos eles.

Capítulo 1. Este capítulo apresenta, em sua primeira parte, as etapas do desenvolvimento da linguagem oral; uma definição precisa dos termos e das noções de língua, linguagem, comunicação e signo lingüístico; assim como as relações entre lingüística e psicologia. São definidas igualmente as modalidades, as funções e os componentes principais da linguagem. Em seguida, é apresentado um modelo geral de compreensão e produção da linguagem, para que sirva como ponto básico e de referência funcional para as indicações de desenvolvimento expostas no capítulo seguinte.

É analisada a ontogênese com grande quantidade de detalhes, descrevendo os componentes da linguagem segundo o eixo cronológico. Sons, fonemas e prosódia; desenvolvimento dos significados léxicos; relações semânticas e desenvolvimento morfossintático; organização do discurso e aspectos pragmáticos do desenvolvimento da linguagem. A seção sobre a metalingüística do desenvolvimento expõe a lenta evolução da criança para uma tomada de consciência (sempre parcial) das estruturas e dos mecanismos lingüísticos principais; é dedicado um lugar importante para explicar a natureza e o papel da aquisição da consciência fonológica.

A última parte do capítulo é composta de uma significativa discussão que tenta explicar a ontogênese da linguagem revisando as hipóteses inatistas, as hipóteses do ambiente e as hipóteses conexionistas pertinentes. A posição teórica que se adota é favorável a uma nova síntese, definida no capítulo, centrada em uma interação contínua entre as propriedades emergentes do cérebro lingüístico, a base cognitiva das estruturas e funções lingüísticas, e as adaptações dinâmicas do *input* lingüístico e paralingüístico adulto para as crianças. Esta interação permite a construção, em um intervalo de tempo de uns 10 anos, do sistema lingüístico e do ajuste de suas formas de funcionamento na comunidade sociocultural de referência.

Capítulo 2. O segundo capítulo pretende servir de ponte e de conexão entre o primeiro, dedicado ao desenvolvimento e à aquisição da linguagem, e o restante dos capítulos dedicados a diferentes tipos de problemas. Nele se definem alguns conceitos básicos em relação à linguagem e à comunicação, revisa-se de forma esquemática o desenvolvimento da linguagem e, posteriormente, se dá um panorama completo de suas diferentes alterações. Dentro desta revisão, somente introdutória aos capítulos seguintes, dá-se maior destaque a problemáticas que precisarão de mais atenção nos próximos anos, tais como: síndromes genéticas infantis, traumatismos cranioencefálicos em crianças e em adultos demências e problemas de linguagem na terceira idade.

Capítulo 3. Este capítulo expõe na introdução os diversos níveis psicométricos da deficiência mental. São analisados, em seguida, o desenvolvimento da linguagem e as dificuldades encontradas nas crianças com síndrome de Down (trissomia 21). São expostos vários dados do desenvolvimento. São revisados, igualmente, os efeitos dos diferentes cariótipos e a questão da especialização hemisférica cerebral na síndrome de Down. Discute-se a questão de saber se se trata de um desenvolvimento com retardo, parecido com o desenvolvimento normal, ou de um tipo de desenvolvimento diferente.

Em seguida, dedica-se uma parte importante do capítulo à análise da existência de uma especificidade sindrômica, nas síndromes genéticas de retardo mental, no que se refere ao desenvolvimento e funcionamento da linguagem. Compara-se predominantemente a síndrome de Down com a de Williams e a do cromossoma X frágil.

A parte seguinte expõe e analisa os dados lingüísticos disponíveis que demonstram a existência de uma importante variabilidade interindividual nas síndromes genéticas e no retardo mental.

Finalmente, a última parte do capítulo resume os princípios de intervenção da linguagem em pessoas com deficiência mental, desde o nível paralingüístico durante os primeiros meses até as estruturas gramaticais e discursivas dos anos seguintes.

Capítulo 4. Neste capítulo é feita uma descrição completa do processo que leva a um transtorno do desenvolvimento fonético e fonológico, dentro do processo de aquisição da linguagem.

Capítulo 5. Descreve-se de forma ampla, clara e muito nova o desenvolvimento comunicativo e lingüístico na criança surda profunda. Os dois autores aplicam sua experiência de muitos anos no âmbito da surdez e explicam de forma totalmente nova o processo de aquisição da linguagem no surdo e suas possíveis alterações.

Capítulo 6. Este capítulo nos introduz no transtorno específico da linguagem, um dos problemas mais controvertidos e difíceis de estudar, e, por sua vez, apaixonante por suas características. O autor, partindo de um ponto de vista evolutivo, descreve perfeitamente tudo o que se relaciona com esse transtorno de maneira muito atualizada.

Capítulo 7. Este capítulo sobre desenvolvimento da linguagem em imigrantes e minorias socioculturais apresenta um tema novo para nós, mas já antigo na Europa e na América: o das famílias e crianças que, por razões diversas, devem transferir-se para outro país, ou, então, o de residentes em um país em que a grande carência de recursos materiais e de outro tipo pode influenciar negativamente em seu processo de desenvolvimento. Trata-se de um problema emergente que precisa de toda nossa atenção.

Capítulo 8. Trata da aquisição e aprendizagem da leitura e escrita e nos remete à aquisição da língua escrita, seu processo e aspectos que podem contribuir para frear ou alterar essas aprendizagens.

Capítulo 9. Este capítulo sobre dificuldades no desenvolvimento da fala e da linguagem apresenta um panorama dos diferentes problemas da linguagem que podem acontecer durante toda a etapa escolar da infância à adolescência introduzindo uma maneira nova e útil para enfocá-lo.

Capítulo 10. Faz uma descrição completa dos problemas de comunicação e linguagem que podem afetar uma criança com autismo. Trata-se de uma importante alteração do desenvolvimento que caminha sempre com problemas mais ou menos graves de aquisição da linguagem. A autora, professora e pesquisadora, faz uma descrição muito atualizada do tema.

Capítulo 11. Estuda a gagueira e reflete a experiência clínica de muitos anos das autoras e sua experiência docente, da qual pudemos desfrutar em várias ocasiões. Trata-se de um problema antigo, mas muito novo quanto ao enfoque dado ao capítulo.

Capítulo 12. Expõe os transtornos da linguagem nos traumatismos cranioencefálicos infantis, tema que até agora não havia sido focalizado de forma específica nos manuais mais habituais de patologia da linguagem. No entanto, trata-se de um problema mais freqüente do que parece e que as autoras abordam de forma concisa, mas muito clara.

Capítulo 13. Discorre sobre a afasia infantil, aproveitando os conhecimentos e a experiência de duas autoras com uma longa e prestigiosa trajetória sobre o tema. Trata-se de um problema da linguagem conhecido, mas sobre o qual há poucos manuais e textos para crianças.

Capítulo 14. Descreve as alterações da linguagem e da comunicação em adultos com traumatismo cranioencefálico e responde à necessidade de saber mais sobre um problema emergente e não muito bem conhecido até agora fora do âmbito de uns poucos especialistas. O capítulo é extenso, bem fundamentado e extraordinariamente útil; seus autores são professores, clínicos e pesquisadores com ampla experiência. Tudo isso transforma a leitura deste capítulo em um exercício intelectual muito prazeroso.

Capítulo 15. Trata das disfonias, problema muito conhecido, mas onde sempre continuam aparecendo novidades. As disfonias podem apresentar-se de formas muito diversas e com etiologias diferentes. A autora, professora da Universidade de Valladolid, que neste ano celebra o 10º aniversário do bacharelado de Logopedia, não poupa esforços para nos aproximar de forma precisa, completa e útil do conhecimento desta complexa alteração da voz.

Capítulo 16. Descreve a disfonia infantil, tema muito novo, dados os poucos textos existentes sobre o tema, e também o fato de que uma pessoa com a experiência da autora se animou a escrevê-lo.

Capítulo 17. Trata dos transtornos de origem orgânica da fala, das malformações labiopalatinas e das insuficiências velofaríngeas, temas muito novos pela multidisciplinaridade a partir da qual estão elaborados. Trata-se de problemas conhecidos, mas talvez esquecidos nos textos que se multiplicaram nos últimos anos. Por outro lado, nos beneficiamos da grande experiência dos autores que permitiu escrever um texto básico para todo aquele que quiser conhecer melhor essas patologias, na perspectiva de uma longa experiência clínica.

Capítulo 18. Este capítulo nos aproxima de algo do qual se vem falando muito nos últimos anos: a maior atenção à terceira idade, e de forma mais específica, às alterações da comunicação e da linguagem. Os problemas mais conhecidos são os derivados das demências, mas, junto com eles, há outros aspectos comunicativos que, se tratados, poderiam melhorar muito a qualidade de vida dessas pessoas.

Depois de fazer uma breve caminhada pelo conteúdo de todos os capítulos, nós, os dois coordenadores, desejamos expressar o desejo de que este livro seja útil para todos os leitores; que sirva para gerar novas pesquisas, para compartilhar conhecimentos como os autores fizeram aqui e para animar os novos titulados a pesquisar e a participar nas várias atividades científicas que acontecerão nos próximos anos.

Esperamos que essas atividades gerem, no futuro, novas pesquisas e trabalhos.

1

DESENVOLVIMENTO DA LINGUAGEM ORAL[a]

Jean-Adolphe Rondal, Eric Esperet, Jean Emile Gombert, Jean-Pierre Thibaut e Annick Comblain

DEFINIÇÕES, MODALIDADES, COMPONENTES E FUNÇÕES LINGÜÍSTICAS

Definições

O termo língua se refere a todo sistema de sinais que pode ser utilizado como meio de comunicação. O conceito de comunicação, cuja raiz se encontra no termo "comum", implica uma convenção interpessoal. Os protagonistas dos atos de comunicação devem aceitar, ao menos implicitamente, um acordo do grupo cultural (que lhes é proposto e, inclusive, imposto) naquilo que diz respeito ao significado dos signos que constituem o vocabulário da língua, por um lado, e às regras de suas combinações e dos usos destas, por outro. Deve ser considerado, além disso, que cada pessoa pode comunicar-se consigo mesma por meio da fala interior, a qual pode ser reduzida em amplitude (especialmente cinética) e se transformar em uma forma de pensamento composto de representações mentais de natureza lingüística.

Um *signo lingüístico* é uma entidade de "duas faces" composta de uma forma ou *signi-* *ficante* (p. ex., o invólucro acústico e articulatório da palavra *pomme*[b] [composta da seqüência dos fonemas /p/o/m/]), à qual corresponde(m) um (ou vários, no caso de polissemia[1]) *significado* particular. Ao significado pode corresponder um *referente*, isto é, uma classe de objetos concretos ou de acontecimentos que fazem parte do universo tal como o compreendemos (com exceção dos nomes que denominamos próprios, os quais se referem não a uma classe de entidades, mas a entidades particulares e, em princípio, únicas: nomes de pessoa, de lugar ou de um acontecimento particular). Algumas palavras abstratas não possuem referente no sentido estrito do termo – por exemplo, os termos *liberdade, igualdade, fraternidade*.

Fala-se de sistema de signos (lingüísticos), e não de signos isolados, uma vez que os signos que constituem o vocabulário das línguas se limitam uns aos outros, tanto no nível de

---

[1] N. de R. T.: Polissemia – fenômeno lingüístico pelo qual vários significados inter-relacionados, surgidos a partir de um primitivo, associam-se ao mesmo significante. Assim, a palavra "manga", é composta pela seqüência de sons [m a n g a], porém dependendo do contexto lingüístico pode significar uma fruta ou parte da roupa.

forma como no de significado. Quanto ao nível formal, os fonemas[2] (sons característicos de uma língua) existem em número limitado. Os signos dividem, pois, o espaço fonêmico da língua. Do mesmo modo, no nível de significação, os significados se limitam uns aos outros, uma vez que compartilham necessariamente o espaço semântico da língua. A classe *sóis*, por exemplo, limita com a de outros astros não brilhantes, dos planetas cativos do sistema solar, das galáxias, asteróides, cometas, pulsares, quasares e outros corpos celestes.

A *linguagem* é a função de expressão e de recepção-compreensão que coloca em ação várias línguas. É inútil se perguntar, como alguns fazem, se a língua existe antes da linguagem ou se é o contrário; ou, então, como variante da primeira possibilidade, se a função linguagem predomina sobre o sistema da língua ou se a preeminência diz respeito, ao contrário, ao sistema lingüístico. Na prática, função e código são inseparáveis. A língua não pode existir mais do que a medida que existe um funcionamento psicológico capaz de instaurá-la e, ao contrário, não pode haver nenhuma linguagem, no sentido preciso do termo, sem um código lingüístico. Por extensão metafórica, falamos também de linguagem das flores, da música ou, até, da linguagem matemática. Nesses casos, existe uma série de correspondências biunívocas entre alguns significados e significantes e, nas linguagens musical e matemática, até alguns esboços de gramática; nada disso comparável, no entanto, ao grau de complexidade das linguagens "lingüísticas". Chomsky, (1975, p. 43) em seus estudos sobre as relações entre psicologia cognitiva e lingüística, entre linguagem e língua, escrevia:

> No meu modo de entender, não se deveria falar de uma "relação" entre lingüística e psicologia pela simples razão de que a lingüística *faz parte* da psicologia. Simplesmente, não posso concebê-la de outro modo. Freqüentemente se faz a seguinte distinção: a lingüística estuda a língua, enquanto a psicologia estuda a aquisição e a utilização da linguagem. Não me parece que tenha muito sentido uma tal distinção. Nenhuma disciplina, se quiser ser eficaz, pode se limitar à aquisição ou à utilização de uma forma de conhecimento sem considerar igualmente a *natureza* deste sistema. (Os destaques são de Chomsky.)

Modalidades lingüísticas

Existem diversas modalidades de linguagens humanas. As principais são a modalidade auditiva e da palavra, a modalidade visual e gráfica e a modalidade visual e gestual. Em princípio, toda modalidade sensorial e motora pode servir de base para uma forma de linguagem.

As modalidades de linguagem põem em jogo o mesmo dispositivo central, que é denominado, conforme a ocasião, a "faculdade" da linguagem. Essa faculdade se organiza em torno de uma dupla capacidade fundamental: uma *capacidade léxica* (estabelecer, reter na memória e utilizar receptiva e produtivamente uma quantidade importante de associações significado-significante-referente) e uma *capacidade gramatical*, correspondente à organização da língua no nível de seqüências e dependências estruturais entre palavras (enunciados-frases) e de seqüências de seqüências (parágrafos e discurso). A esta dupla capacidade se deve acrescentar uma dimensão instrumental e social que é conhecida como "pragmática da linguagem".

Os centros cerebrais que regem os aspectos gramaticais da linguagem são essencialmente os mesmos, independentemente da modalidade que se analisa. Vale a pena destacar este fato, acontecido recentemente. O hemisfério cerebral esquerdo é um analisador principalmente seqüencial e, por isso, atua, na grande maioria das pessoas, como substrato anatômico e fisiológico da função lingüística. O hemisfério direito é, principalmente, um analisador espacial. Acreditou-se durante muito tempo que a gramática das linguagens gestuais (linguagens do espaço, por definição) devia estar localizada neste último hemisfério. Apesar disso, diversos estudos demonstraram que isto não estava certo e que essa gramática, como as outras, é controlada pelo hemisfério esquerdo.

---

[2] N. de R. T.: Unidade fonológica abstrata, contrastiva em uma dada língua. Ex. na língua portuguesa, o contraste /p/ e /b/ distingue o significado de "pato" e "bato".

Componentes lingüísticos

A linguagem é o produto da integração de vários componentes ou subsistemas (Tabela 1.1):

1. Nível fonológico: reagrupa os sons próprios de uma língua determinada (fonemas).[3]

2. Nível morfolexicológico: inclui os elementos léxicos – ou palavras – da língua que constituem o léxico – ou vocabulário – desta. Trata-se do "dicionário mental". Uma diferença notável entre os dicionários mentais e os impressos é que os primeiros não estão "naturalmente" organizados por ordem alfabética. Um dicionário normal como o *Pequeno Larousse Ilustrado* (2002) compreende, aproximadamente, umas 90 mil palavras. Um dicionário completo da língua francesa conteria várias centenas de milhares de palavras. A amplitude dos dicionários mentais varia segundo as pessoas (segundo sua idade, nível cultural, profissão, etc.), mas costumam ter, em geral, algumas dezenas de milhares de palavras.

3. Nível morfossintático: diz respeito à realização das estruturas de significado complexo, mediante a formação de seqüências organizadas de lexemas.[4]

4. Nível pragmático: reagrupa uma série de subfunções que têm a intenção de agir sobre o interlocutor ou influenciá-lo.

5. Nível do discurso: considera o discurso no sentido de um enunciado superior à frase, em extensão e do ponto de vista de sua organização informativa.

Cada subsistema possui uma certa autonomia em relação a outros subsistemas, tal como o demonstram as considerações atuais sobre a modularidade neurofuncional da linguagem e as dissociações observadas nas patologias da linguagem, particularmente nas disfasias genéticas (Rondal, 1995). O calendário de desenvolvimento varia, mesmo assim, de maneira substancial segundo o subsistema lingüístico analisado, embora se possa traçar uma espécie de linha de demarcação entre certos subsistemas lingüísticos e outros. Os aspectos semânticos

---

[3] N. de R. T.: A forma sistemática como cada língua organiza os sons é objeto de estudo da fonologia. Os fonemas são os sons capazes de distinguir significados. Ver Bisol, L. (org). 2001.

[4] N. de R. T.: Lexema – termo usado por alguns lingüistas como referência à unidade distintiva mínima no sistema semântico de uma língua. Os lexemas são as unidades convencionalmente listadas em dicionários com entradas separadas. (Crystal, D. *Dicionário de Lingüística e Fonética*. Rio de Janeiro: Jorge Zahar, 2000.)

Tabela 1.1 Componentes estruturais da linguagem e aspectos metalingüísticos

Fonologia	Morfolexicologia	Morfossintaxe	Pragmática	Discurso
1. Fonemas	1. Lexemas e organização semântica léxica	1. Organização semântica estrutural	1. Prática da conversação	1. Macroestruturas discursivas
	2. Estruturas hierárquicas e sêmicas	2. Estruturação sintagmática	2. Adequação interpessoal e situacional	2. Coesão discursiva
	3. Morfologia das inflexões	3. Estruturação de frases	3. Dêixis	
	4. Morfologia referencial e derivacional	4. Estruturação de parágrafos	4. Tipos de frases não-locutivas	
	5. Categorias lexicogramaticais		5. Ênfase	
			6. Elipse	
Metafonologia	Metalexicologia	Metamorfossintaxe	Metapragmática	Metadiscurso

Fonte: Rondal, 1977.

(léxicos e estruturais) da linguagem dependem mais dos sistemas conceituais da mente do que dos aspectos fonológicos e morfossintáticos. Por essa razão, e para marcar uma diferença quanto à natureza de ambas as séries de componentes, Chomsky (1981) sugeriu denominar como *conceituais* os primeiros aspectos e como *computacionais* os segundos. Seria ainda mais apropriado, sem dúvida, fazer uma divisão em três categorias: aspectos *computacionais*, aspectos *conceituais* (semânticos) e aspectos *socioinformativos* da linguagem. Estes últimos englobariam os controles pragmáticos e a organização informativa da linguagem no nível de macroestruturas discursivas.

Funções da linguagem

Entendemos por *funções lingüísticas* não os usos gerais da linguagem denominados, às vezes, funções (p. ex., a função representativa, a função comunicativa, a função descritiva, a função instrumental [que consiste em utilizar a linguagem como um instrumento para agir sobre outras pessoas], a função auto-reguladora [que consiste em empregar a linguagem, especialmente em sua modalidade de fala em voz baixa ou interior, para organizar os próprios pensamentos ou atividades], etc.), mas as duas grandes partes da atividade lingüística, que são a *produção* e a *compreensão* dos enunciados.

Produção e compreensão lingüísticas

Em sentido geral, a *produção* de uma mensagem lingüística consiste em ir da idéia à realização vocal de uma seqüência canônica de lexemas. A *compreensão* é a série de operações que, a partir de um enunciado, permite reencontrar a idéia de partida. Ao contrário do que poderia parecer inicialmente, a compreensão da linguagem não é simplesmente a operação inversa à sua produção. As duas funções são assimétricas, mesmo quando compartilham muitos elementos de uma mesma trama.

Para explicar esses conceitos, faremos referência a um esquema simplificado das operações implicadas na produção da linguagem oral (Figura 1.1); esquema baseado no apresentado por Levelt (1989), mas com várias modificações importantes cuja discussão aqui se faz desnecessária.

O ponto de partida de uma mensagem lingüística reside em uma intenção de comunicação, na seleção de uma ou várias informações que queremos comunicar, em ordenar essas informações a fim de expressá-las e em relacioná-las com o que se disse anteriormente e, eventualmente, com a situação de troca, com os interlocutores presentes e com algumas de suas características. Este primeiro nível pode ser chamado *conceitual-semântico*.

As informações que serão comunicadas são também objeto de uma elaboração semântica, nível no qual se situa a passagem do conceitual para o lingüístico. Realmente, as estruturas semânticas codificam um certo número de relações, de dimensões e de propriedades da realidade que são retidas por uma língua determinada. Por exemplo, em francês, como em outras línguas, se reconhece a existência de agentes (entidades responsáveis por ações), de pacientes (entidades receptoras ou "vítimas" de ações), de ações, de estados, de processos, de instrumentos e de outras categorias semânticas como as indicações de tempo e de localização no espaço. O produto do funcionamento conceitual-semântico é uma *mensagem pré-verbal* constituída por estruturas semânticas relacionadas entre si (mas não seqüenciada linearmente).

Um segundo nível de elaboração produtiva é o *léxico-gramatical*: elementos léxicos não articulados[5] são selecionados do próprio léxico mental de maneira que componham uma *mensagem verbal*. Em seguida, os elementos léxicos não-articulados são dispostos e marcados segundo as regras morfossintáticas da linguagem, antes de serem executados em forma de movimentos articulatórios no nível *fonológico*[6] (*mensagem articulada*); transformam-se, então, em lexemas. Outras reorganizações dos elementos léxicos não-articulados ou, mais adiante, dos lexemas, podem intervir segundo as característi-

---

[5] N. de R. T.: No original os elementos léxicos não articulados são chamados de "lemas" e correspondem a cada uma das palavras que se definem em um dicionário ou enciclopédia. Não há palavra similar na língua portuguesa.
[6] N. de R. T.: A mensagem articulada faz parte do nível fonético, e não do nível fonológico.

cas pragmáticas e discursivas das mensagens. Mesmo assim, paralelamente à elaboração da mensagem, do pré-verbal para o verbal articulado, acontecem vários controles realizados por sistemas que incluem analisadores, dispositivos de verificação da compreensão, métodos de comparação do produto dessas análises com as intenções de comunicação e as informações de partida, assim como a integração da mensagem no contexto pragmático e, eventualmente, discursivo da comunicação. Esses aspectos não foram detalhados no esquema da Figura 1.1 a fim de conservar sua simplicidade.

Assim, não é possível separar muito claramente as funções de produção das de autocompreensão. A *produção* de uma mensagem requer um monitoramento baseado na capacidade de compreender a própria mensagem à medida que vai tomando forma e compará-la com o que se havia projetado e o que convém segundo a situação.

No que se refere às etapas de produção da mensagem lingüística que são apresentadas na Figura 1.1, podem ser situados e definidos diferentes "tipos" de *compreensão lingüística*. Uma primeira forma de compreensão (não necessariamente lingüística) consiste em deduzir o sentido de uma mensagem a partir do contexto da situação, ou, ocasionalmente, a partir da entonação utilizada pela pessoa que falou

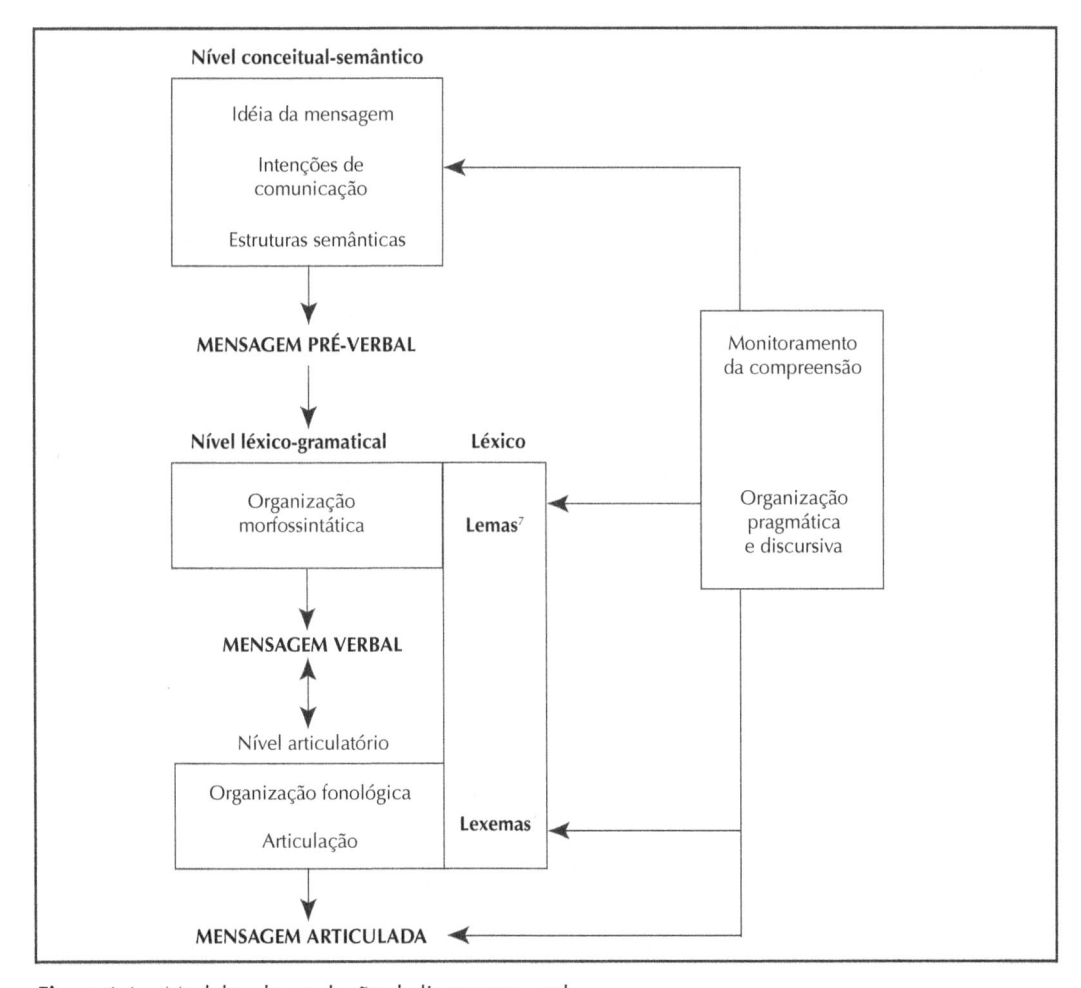

Figura 1.1 Modelos de produção da linguagem oral.

---

[7] N. de R. T.: Ver nota 5 do R. T.

ou por suposições sobre o que esta pessoa pôde querer dizer dentro deste contexto concreto. A segunda forma de compreensão é lingüística, mas limitada ao vocabulário (*compreensão léxica* ou, mais exatamente, *não necessariamente morfossintática*). Esta segunda forma de compreensão se esforça para captar o sentido da mensagem a partir do significado das palavras individuais ou de algumas delas. Uma terceira forma de compreensão procede da análise morfossintática e léxica. Os lexemas são analisados tendo em conta suas relações gramaticais (*compreensão lingüística completa*).

ONTOGÊNESE LINGÜÍSTICA

Sons, fonemas e prosódia

A idade do aparecimento da fala, a velocidade de desenvolvimento, assim como os diferentes tipos de erros de articulação cometidos durante o desenvolvimento, variam consideravelmente de uma criança para outra. São diversos os fatores que influem no desenvolvimento fonológico da criança: o sexo, a posição em relação ao conjunto de irmãos, as experiências lingüísticas às quais a criança se vê submetida, as expectativas dos pais e o estado de saúde (Dodd, 1995).

O primeiro ano de vida é crucial na aprendizagem da linguagem. Ao longo deste período, o bebê aprimora, graças à sua experiência recente, toda uma série de capacidades básicas que lhe permitem interagir intencionalmente em um nível pré-verbal com o adulto. Deste modo, o bebê é capaz de distinguir sua língua materna de outra língua (Melher et al., 1988), de distinguir a voz cantada de uma música instrumental (Cairns e Butterfield, 1975) e, inclusive, de combinar informações visuais e auditivas, dando-se conta, assim, de que os movimentos dos lábios e os sons da fala estão unidos (Dodd, 1979).

Geralmente, consideramos que a criança começa a falar em torno dos 12 meses, quando produz suas primeiras palavras. No entanto, a comunicação no sentido mais amplo da palavra começa muito antes. Desde o momento do seu nascimento, o bebê tem a capacidade de se comunicar. Ele é capaz de perceber os estímulos auditivos, pode chorar, gemer e, finalmente, produzir sons que têm valor de comunicação e que equivalem a manifestações de seus desejos, expectativas e sensações. Vários comportamentos insignificantes e os jogos com a mãe permitem que as bases da comunicação interpessoal se instalem progressivamente. Passa-se, então, de uma forma global de expressão e de comunicação (na qual participa todo o corpo) para uma forma diferenciada que recorre preferentemente à atividade vocal, sobre um fundo de expressão e comunicação gestuais que implicam o início da compreensão verbal.

Ao longo dos 15 primeiros meses acontece uma considerável evolução da atividade vocal e perceptiva. Durante o primeiro ano de vida, a criança passa por uma fase denominada de "não especialização monolíngüe", na qual é capaz de discriminar e de produzir uma série quase ilimitada de sons, uma parte importante dos quais não pertence à sua futura língua materna. No *nível receptivo*, a criança pode, antes dos 6 meses, discriminar os contrastes fonêmicos que pertencem ou não à sua (futura) língua materna. Entre os 8 e os 10 meses, a influência do ambiente lingüístico ao qual está exposta faz decrescer rapidamente essa capacidade discriminadora que, quando a criança tem 1 ano, não atinge mais do que 10% de seu potencial inicial (salvo no que diz respeito aos sons da língua materna).

No *nível produtivo*, o fenômeno é comparável ao que acontece no nível receptivo. A criança passa do estado de balbucio indiferenciado para a emissão exclusiva de fonemas pertencentes à língua materna. Até os 6 ou 8 meses, a criança começa a ter um certo controle da fonação e, de maneira bastante clara, também no nível da prosódia.

Considera-se que a criança balbucia quando produz sons cujas margens acústicas temporais estão próximas aos das sílabas produzidas na "língua adulta" (de Boysson-Bardies e Halle, 1994). Segundo Oller (1980), esses sons têm uma significação de desenvolvimento particular. Neste momento, a criança se encontra em uma fase de balbucio reduplicado, estado que é definido como o da produção de séries de sílabas "consoante-vogal" (CV), nas quais a consoante é a mesma em cada sílaba. Freqüentemente, uma vogal breve inicia a série. As séries de sílabas são frequentemente de conteúdo estereotipado. O grau de precisão da produção consonântica varia nas diferentes séries de balbucio: assim, uma oclusiva linguodental [d] pode predominar nas sílabas de uma série, mas os sons guturais ou fricções do mesmo ponto articulatório podem também estar presentes, começando uma ou várias sílabas de outra série. As consoantes bilabiais, oclusivas alveolares, nasais e semivogais ([w] ou [j], em francês) são os fonemas não vocálicos mais freqüentes no balbucio. O balbucio reduplicado não é usado pela criança na comunicação com os adultos, mas lhe serve para (auto)controlar a produção. Até o final deste estágio, o balbucio pode ser utilizado como um jogo de imitação ritual com o adulto. Até os 10 meses, a criança possui um espaço vocálico que prefigura o do adulto. Também até os 9 ou 10 meses, a criança passa, progressivamente, da fase do balbucio reduplicado para a do balbucio não-reduplicado, isto é, para um balbucio no qual as séries incluirão sílabas vogal-consoante-vogal (VCV) e consoante-vogal-consoante (CVC). Nessas séries, tanto as consoantes como as vogais podem variar de uma sílaba para a seguinte; as consoantes já presentes no estágio de balbucio reduplicado estão ainda presentes no balbucio variado, embora sejam acrescentados novos elementos e, especialmente, as consoantes fricativas /s/, /ʒ/[8], /z/, as vogais médias, as anteriores altas e as posteriores altas arredondadas ou não-arredondadas.

Entre os 10 e os 18 meses a criança produz palavras. A produção dos diferentes sons da fala é, neste momento, uma imitação aproximada da forma adulta destes sons. Deve-se ter presente que podem subsistir ainda alguns episódios de balbucio bastante tempo depois do aparecimento das primeiras palavras. Deve-se esperar de 11 a 13 meses antes que a totalidade dos sons produzidos pela criança não reflitam mais do que o conjunto dos fonemas da língua à qual se encontra exposto e, alguns anos mais, antes que representem o estado adulto da língua em questão.

No decorrer do segundo ano de vida, a articulação é ainda imperfeita; a fala da criança continuará contendo omissões, substituições e distorções dos sons. Em seu terceiro ano, a criança é, geralmente, compreendida inclusive por pessoas não-pertencentes à família. Quando tem 4 anos, sua articulação está mais precisa, embora possam persistir algumas omissões e distorções de sons. Considera-se que aos 5 anos a criança já é capaz de produzir corretamente a maioria dos sons, se não todos, de sua língua materna. Além dos sons próprios da língua materna, a criança deve também aprender a conhecer os contornos da entonação e da sua organização prosódica. Durante a segunda metade do primeiro ano de vida, se inicia o controle da produção dos padrões articulatórios da língua materna (de Boysson-Bardies e Halle, 1994).

Atualmente, a continuidade entre o balbucio e a produção das primeiras palavras está bem-estabelecida. De fato, pôde-se evidenciar um certo número de semelhanças estruturais entre as seqüências de balbucio e as primeiras palavras reconhecíveis na fala da criança. Já em meados da década de 1970, Oller e colaboradores (1976) observaram substituições e supressões de sons idênticas no balbucio e nas primeiras palavras. Outros pontos em comum entre os dois tipos de produções foram acrescentados aos anteriores (Blake e de Boysson-Bardies, 1992), dos quais os mais importantes são o lugar e o modo de articulação das consoantes, o número de sílabas e as preferências sonoras nas produções.

Como a criança adquire o repertório de sons de sua língua?

Esta não é uma pergunta que pode ser considerada simples, uma vez que todas as respostas são incompletas. As propriedades do sistema de sons que a criança deve adquirir constituem um aspecto importante do desenvolvimento fonológico. Com efeito, os sons característicos de uma língua mantêm um certo número de relações que podem ser

---

[8] N. de R. T.: No original foi utilizado o símbolo /j/ que, de acordo com o Alfabeto Fonético Internacional, corresponde à semivogal "y", e não a uma fricativa.

descritas em forma de regras e constituem a base de seu sistema fonológico.

Exemplo. Em francês,[9] [p], [t] e [k] têm um determinado número de características articulatórias em comum (são consoantes oclusivas surdas: sua articulação comporta um fechamento seguido de uma abertura da cavidade oral, enquanto seu caráter surdo implica a ausência de vibração das pregas vocais), mas diferem no lugar onde ocorre a obstrução do ar (os lábios, no caso do [p]; a ponta da língua e os dentes, no do [t], e o dorso da língua e o palato duro, no do [k]).

Os contrastes fonológicos marcam a expressão de significados diferentes[10] (p. ex., *paon*, *temps*, *quand*), o que constitui a mesma definição do sistema fonológico. Note-se, apesar disso, que somente alguns contrastes dos existentes entre dois ou vários sons marcam, em uma língua determinada, diferenças de significado e permitem identificar fonemas.

Exemplo. Embora sejam articulatória e acusticamente distintos, o [k] de *qui* e o de *coup* são, em francês, o mesmo fonema,[11] enquanto em árabe são dois fonemas diferentes.

As primeiras consoantes aparecem primeiro no balbucio, antes de serem integradas nas palavras (Vihman et al., 1986). Em um estudo interlingüístico dos padrões de balbucio nas crianças pequenas, Blake e De Boysson-Bardies (1992) chegaram à conclusão de que as crianças de 9 a 14 meses têm preferência marcante pela produção de consoantes oclusivas [b], [p]; [d], [t]; [g], [k]. Estes autores vêem nessas observações uma confirmação da hipótese de Vihman e colaboradores (1986), segundo a qual as consoantes oclusivas têm uma base fisiológica mais sólida e são mais freqüentes do que os outros tipos de consoantes.

No tocante às vogais, De Boysson-Bardies e colaboradores (1989) demonstraram a preferência dos bebês para as vogais mais freqüentes na língua adulta. Assim, as crianças francófonas e anglófonas de 10 meses ou maiores apresentam uma preferência marcante pelas vogais acusticamente compactas (cujos dois primeiros componentes estão próximos, como acontece no /a/; desvio de 575Hz); enquanto as crianças cantonesas preferem as vogais difusas (cujos dois primeiros componentes se encontram afastados, como é o caso do /i/; desvio de 2.260Hz).

Os sons da língua podem ser ordenados segundo o número e o tipo de contrastes articulatórios que os separam (pares de fonemas entre os quais existe contraste maior ou menor). Segundo Jakobson (1968), a criança adquire os fonemas mais contrastados em primeiro lugar. Estes são os fonemas que são encontrados em todas as línguas, enquanto os menos contrastados tendem a ser característicos de cada língua em particular. Jakobson propõe a seguinte seqüência de desenvolvimento. O [a] emerge como a primeira vogal, e uma oclusiva labial, geralmente o [p] (ou, às vezes, a nasal [m]), inaugura a lista das consoantes. As primeiras combinações consoante-vogal podem ser obtidas, então, por duplicação. O contraste articulatório e acústico é ótimo entre /a/ e /p/. O som [a] implica uma abertura ampla da boca e uma vibração das pregas vocais; não exige nenhuma limitação de duração, e uma forte energia acústica se concentra em uma banda relativamente estreita de freqüências (caráter compacto), enquanto os caracteres acústico-articulatórios do [p] são exatamente inversos.

A criança adquire logo o [i] e, mais adiante o [u], no que se refere às vogais; e a consoante [t], seguida do [k] (segundo uma alternância contínua agudo-grave, compacto-difuso). Incorporam-se, em seguida, as restantes vogais orais e as vogais nasais, assim como as consoantes oclusivas sonoras, as nasais, as fricativas surdas e sonoras e as laterais. Esta seqüência de aquisição de fonemas corresponde, em linhas gerais, à ordem de dificuldade relativa dos fonemas do ponto de vista articulatório e, em grande parte, se aceita como correta.

Stampe (1969) e Ingram (1976) apresentaram uma abordagem do desenvolvimento fonológico que completa a teoria de Jakobson e se centra na identificação de estratégias de simpli-

---

[9] N. de R. T.: Também na língua portuguesa.
[10] N. de R. T.: Ex.: pato, tato, cato.
[11] N. de R. T.: Também o são na língua portuguesa – [k] em aqui e café – devido à co-articulação.

ficação da fala adulta utilizadas pela criança pequena. Os processos de simplificação mais comumente observados são as substituições, as assimilações, as supressões de sons ou de grupos de sons e as reduplicações de sílabas. Pode-se aplicar mais de um processo de simplificação para uma mesma palavra. Segundo este estudo, o desenvolvimento fonológico consiste na eliminação progressiva das tendências simplificadoras. Stampe (1969) definia esses processos de simplificação ou, segundo seus próprios termos, "processos fonológicos", como operações mentais aplicadas à linguagem. Essas leis permitiriam substituir uma classe ou seqüência de sons (que contêm uma dificuldade comum para todas as crianças ou específica de um indivíduo) por uma classe ou seqüência de sons alternativa – o mais idêntica possível –, a fim de evitar a dificuldade. Esses processos constituem uma série universal de procedimentos ordenados de forma hierárquica e utilizados pela criança para simplificar seu discurso. São "universais" no sentido de que cada criança nasce com a dificuldade de simplificar o discurso de uma maneira coerente. São "hierárquicos" porque alguns deles são processos de base, e outros não.

Não é fácil de se fazer a análise lingüística da produção de sons da criança pequena, uma vez que determinar se um fonema particular é produzido de forma errônea depende, freqüentemente, do contexto fonêmico no qual se encontra. Mais concretamente, voltemos ao exemplo de Dodd (1995), no qual uma criança produz respectivamente [tɔp], [ki] e [pɔr], em lugar de [stɔp] (stop), [ski] (esqui) e [spɔr] (sport) e [soʋ], [sɛ̃ks] e [sɛr], em lugar de [sloʋ] (slow), [sfɛ̃ks] (sphinx) e [sfɛr] (sphère).[12] Uma análise taxonômica aplicada a este exemplo indica que, em 50% dos casos, existe um erro no [s], mas este erro não autoriza nenhuma previsão sobre as circunstâncias de omissão do [s]. Pelo contrário, uma análise dos processos fonológicos permite especificar, no contexto fonêmico, o que está alterado em um fonema ou em um grupo particular de fonemas. No exemplo anterior, constata-se uma supressão do [s] inicial quando é seguido de uma consoante oclusiva. Ao contrário, se a segunda consoante é fricativa, é esta última que é suprimida. Pode-se então estabelecer a seguinte regra: "Em um encontro consonantal [s] + consoante, o [s] é suprimido se a consoante seguinte é oclusiva; se é fricativa, é esta última que é suprimida".

Observe-se que os termos *regras* e *processos fonológicos* são utilizados de diferentes formas na bibliografia. De acordo com Fey (1992), os termos são sinônimos. Edwards (1992) considera que os processos fonológicos são mudanças sistemáticas que afetam uma classe de sons, enquanto as regras representam o estado formal de um processo. Finalmente, Dodd (1995) afirma que o processo fonológico é uma tendência geral, enquanto a regra é a concretização do processo fonológico em um contexto particular (p. ex., o [s] é suprimido em posição pré-consonântica; /l/, /m/, /f/ são suprimidos em posição pós-consonântica).[13] A análise da linguagem, em termos de regras fonológicas, é utilizada principalmente para descrever os erros de desenvolvimento das crianças pequenas, assim como os de crianças que apresentam problemas funcionais da fala, perda auditiva ou retardo mental.

Processos fonológicos[14]

Substituições. A substituição de um fonema por outro de uma mesma palavra é uma característica corrente da linguagem da

---

[12] N. de R. T.: Em português, a estrutura silábica CCV (i. é, grupos de *onset* complexo) são constituídos por uma obstruinte e uma líquida. As obstruintes que podem ocupar a primeira posição são: /p, b, t, d, k, g, f, v/ e as líquidas que podem ocupar a segunda posição são /l, ɾ/ (Ribas, L. 2004). Desta forma, não há exemplos equivalentes na língua portuguesa.

[13] N. de R. T.: No português, [r] e [l], em *onset* complexo (encontro consonantal), são suprimidos em posição pós-consonântica, como em: "prato" → [patu]; "blusa" → [buza].

[14] N. de R. T.: Na língua portuguesa, os processos fonológicos comumente encontrados no desenvolvimento normal envolvem o nível do segmento e o nível da sílaba.
No nível do segmento, as substituições (quando, no lugar de um segmento não-disponível no sistema da criança, outro segmento é realizado) podem ser:
- Dessonorização – quando um segmento sonoro é realizado como surdo (ex.: "vaca" → [faka]).
- Anteriorização – quando um segmento palatal ou velar é realizado como alveolar ou labial (ex.: "fogo" → [fodu]; "chave" → [savi]).
- Palatalização – quando um segmento alveolar é realizado como palatal (ex.: "sapato" → [ʃapatu]).

criança pequena. Podem ser distinguidos vários tipos de substituições.

1. Plosivização. As consoantes fricativas são substituídas por consoantes oclusivas. Este processo é um dos mais comuns e mais bem estabelecidos na linguagem da criança, sendo, em geral, as consoantes fricativas surdas as mais afetadas. Se a oclusão é freqüente, os padrões individuais de sua aplicação são múltiplos; as crianças não mudam necessariamente todas as consoantes fricativas em oclusivas e é possível prever as que serão escolhidas.

2. Fricatização. Trata-se do mecanismo inverso ao anterior: as consoantes oclusivas são transformadas em fricativas. Este tipo de substituição é menos freqüente do que a plosivização.

3. Anteriorização. As consoantes velares e palatais (p. ex., [k] como dorso-pós-palatal e [g] como dorsovelar) tendem a ser substituídas por consoantes alveolares (p. ex., [t] e [d]). Nesse processo, bastante comum na criança pequena, estão implicadas duas operações: a anteriorização das palatais e a das velares. As crianças podem apresentar um só destes dois tipos de anteriorização. Este processo interage, às vezes, com a plosivização, e não é de se estranhar que uma criança substitua um /ʃ/ por um /t/.

4. Posteriorização. As consoantes alveolares tendem a ser substituídas por consoantes velares ou palatais. Trata-se do mecanismo inverso ao anterior.

5. Deslizamento.[15] Uma semivogal é substituída por uma consoante líquida. Este processo é pouco conhecido em francês, mas está documentado especialmente em inglês. Com efeito, em francês não se utiliza o [j] como fonema inicial e somente em raras ocasiões se utiliza o [w] nesta posição, enquanto, em inglês, ambos os sons são freqüentes no começo da palavra. Por esta razão, pode ser formulada a hipótese de que as crianças anglófonas substituem mais as semivogais porque estas são mais freqüentes em seu idioma. Assim, pois, é possível que as substituições utilizadas nos processos fonológicos possam estar notavelmente influenciadas pelo sistema fonológico ao qual a criança se encontra comparada, e não unicamente por uma tendência geral para a simplificação.

6. Vocalização.[16] Uma sílaba consonântica[17] é substituída por uma vogal. Trata-se de um processo particularmente destacável em inglês, idioma no qual as sílabas consonânticas são freqüentes. No caso das consoantes velares, a substituição mais freqüente é por uma vogal posterior arredondada /o/ (au, em francês) ou /u/ (ou, em francês). Em outros casos, se trata de

---

- Substituição de líquidas – quando uma líquida – lateral ou vibrante – é substituída por outra (ex.: "rua" → [lua]; "bola" → [bɔrə]).
- Semivocalização de líquida – quando uma líquida é substituída por uma semivogal (ex.: "bola" → [bɔr?]; "barro" → [bawo]).
- Plosivização – quando um segmento fricativo ou africado é realizado como plosivo (ex.: "sala" → [tala]).
- Posteriorização – quando um segmento alveolar ou labial é realizado como palatal ou velar (ex.: "vaca" → [zaka]; "dois" → [goys].

No nível da sílaba, podem ser:
- Redução de encontro consonantal (não realização do segundo membro do onset complexo) ex.: "prato" → [patu].
- Apagamento de fricativa ou líquida final (não-realização da coda). Ex.: "casca" → [kaka]; "porta'" → [pota]; "tambor" → [tãmbo].
- Apagamento de líquida inicial (não-realização de onset inicial). Ex.: "rua" → [wa]; "lata" → [ata]).
- Apagamento de líquida intervocálica (não-realização de onset medial). Ex.: "bala" → [baə].
- Apagamento de sílaba átona (não-realização de uma ou mais sílabas). Ex.: "banana" → [nãna]; "cabelo" → [belu].
- Metátese (troca de posição do segmento na sílaba ou na palavra). Ex.: "escada" → [sikada]; "braço" → [barsu].
- Epêntese (inserção de uma vogal, transformando a estrutura complexa (C) VC em duas simples (C) V. CV). Ex.: "tambor" → [tambori]; "braço" → [barasu]. (Yavas, Hernandorena e Lamprecht, 1991) e Lamprecht (org.), 2004.

[15] N. de R. T.: Na língua portuguesa é comum a substituição de uma líquida lateral ou não-lateral – por uma semivogal. Por ex.: barata [bayata]; bola [boya]; carro [kawo]. Tal processo é denominado de semivocalização de líquida. O processo de "deslizamento" como descrito acima não ocorre no português.

[16] N. de R. T.: O termo "vocalização" é mais comumente usado na referência a um processo de substituição de uma líquida por uma vogal.

[17] N. de R. T.: No português, não há sílabas formadas somente por consoantes.

um /a/ aproximante, embora a substituição possa estar muito afetada pela tendência a assimilar uma vogal acentuada a uma vogal não-acentuada.

7. Neutralização vocálica.[18] As vogais nasais tendem a ser transformadas em vogais orais centralizadas. Observe-se que, dado o desenvolvimento rápido das vogais, os processos que as afetam parecem desaparecer mais depressa do que aqueles que afetam as consoantes.

8. Nasalização. Fonemas orais (consoantes, vogais ou ambos) são substituídos por fonemas nasais.

Entre esses processos de substituição, a plosivização, a fricatização, o deslizamento e a nasalização representam quatro modos de articulação que são substituídos por outros.

Assimilações.[19] Este grupo de processos de simplificação representa uma má correspondência entre a forma infantil e o modelo adulto. Observa-se uma tendência a assimilar um segmento de uma palavra em outro; inclusive se a criança adquiriu um fonema adulto particular em determinadas palavras, em alguns contextos, a produção pode estar alterada. Mesmo quando necessita ainda de algumas precisões teóricas, este processo é muito freqüente.

1. Sonorização.[20] Este processo se refere a duas operações de simplificação separadas, mas relacionadas entre si: a tendência a sonorizar as consoantes quando precedem uma vogal e a torná-las mais surdas quando se encontram no final da sílaba.

2. Harmonia consonantal. Em um contexto C_1VC_2, observa-se uma tendência a assimilar as consoantes entre si de maneira previsível. São encontrados três padrões freqüentes de harmonia consonantal: a) assimilação velar (uma consoante linguodental tende a ser assimilada a uma consoante velar próxima); b) assimilação bilabial (uma consoante linguodental tende a ser assimilada a uma consoante bilabial próxima) e c) desnasalização (uma consoante nasal é desnasalizada, passando para uma consoante oral próxima).

Menn (1975) postula uma forte hierarquia que é a que determina a direção das assimilações, de tal maneira que as consoantes mais "fracas" passariam a se tornar semelhantes às mais "fortes". A hierarquia das posições das consoantes, das mais fortes para as mais fracas, foi descrita como segue: "velares → bilabiais → dentais". Isto significa que as consoantes dentais serão assimiladas às velares, ou então às bilabiais, com preferência, entretanto, por estas últimas. A regra de simplificação da linguagem aplicada pela criança seria, portanto: "C_1 é assimilada em C_2 se C_1 for mais fraca do que C_2 na hierarquia de forças". Finalmente, note-se que a assimilação pode ser progressiva (assimilação das consoantes de uma palavra às consoantes que seguem) ou regressiva (assimilação das consoantes de uma palavra às que as precedem).

3. Assimilação vocálica. Uma vogal não-acentuada é assimilada a uma vogal acentuada que a precede ou que a segue. Dado o desenvolvimento rápido das vogais, a assimilação é um processo de simplificação que a criança abandona rapidamente neste nível, uma vez que começa muito cedo a ser capaz de diferenciar as vogais, em uma palavra. No entanto, podem aparecer alguns casos isolados de assimilação vocálica.

Estruturação silábica. A noção de sílaba é importante para a compreensão de todos os processos descritos, uma vez que as substitui-

---

[18] N. de R. T.: A neutralização vocálica ocorre, no português, em posições átonas nas quais desaparece a oposição entre certos fonemas. Por ex.: a oposição entre [e] e [i] é neutralizada em final de palavra, como em "pente" → [pẽn + ʃi] ou [pẽnte].

[19] N. de R. T.: A assimilação, no português, é um processo de substituição em que um som pode ser substituído por influência de outro que se encontra na mesma palavra, como em: "casa" → [kaka] – a consoante fricativa assume as características articulatórias da plosiva velar.

[20] N. de R. T.: Além de ocorrer como substituição, no português, o processo de sonorização por assimilação ocorre quando a fricativa alveolar encontra-se em final de sílaba e assume a sonoridade da consoante seguinte. Por ex.: não ocorre em "pasta" → [pasta] mas em "mesmo" → [mezmu].

ções e as assimilações aparecem de forma variável conforme o lugar que o som ocupa dentro da sílaba. No caso da substituição, a plosivização das consoantes fricativas, por exemplo, é abandonada, geralmente, mais quando são fricativas finais do que quando se encontram no começo da sílaba. Dizendo de outra forma, as consoantes fricativas pós-vocálicas são mais fáceis de serem produzidas do que as pré-vocálicas. No que diz respeito à assimilação, a sonorização das consoantes varia segundo a localização na sílaba. No nível de harmonia consonantal, as crianças apresentam algumas limitações precoces em suas produções (as consoantes na estrutura CVC devem ser de igual natureza). Finalmente, a assimilação vocálica e a desnasalização implicam um fator importante: um segmento dentro de uma sílaba não-acentuada é mais fraco ou mais assimilável do que um segmento em uma sílaba acentuada. Junto com as influências silábicas existentes sobre esses processos, são observados outros processos fonológicos causados pela tendência da criança para simplificar a estrutura silábica. A maioria das crianças se orienta para uma sílaba de base CV. Podem ser distinguidos vários tipos de processos de estruturação silábica de base:

a) Redução de encontros consonantais.[21] Um encontro consonantal é reduzido a uma só consoante. É um dos processos mais comuns.
b) Apagamento das consoantes finais. Uma sílaba CVC é reduzida a uma sílaba CV.
c) Apagamento das consoantes iniciais. Uma sílaba CVC é reduzida a uma sílaba VC.
d) Supressão de sílabas não-acentuadas. Uma sílaba não-acentuada é suprimida, especialmente se precede uma sílaba acentuada.
e) Coalescência.[22] A criança utiliza parte de uma sílaba e parte de outra para formar uma nova sílaba (p. ex., a palavra *pantalón* se transforma em /palo/ → a criança utiliza o /p/ da sílaba /pa/ e o /a/ da sílaba /ta/ para formar a sílaba /pa/). Este fenômeno pode ser produzido também no nível de fonemas. A criança utiliza um traço de um primeiro fonema e um traço de um segundo fonema para construir um terceiro.
f) Reduplicação. A criança repete várias vezes a mesma sílaba. Trata-se de um processo comum na formação das primeiras palavras.

Metátese. A metátese é um processo de simplificação da linguagem falada adulta pela qual a criança reordena os sons que formam uma palavra. Todos os sons são produzidos corretamente e se encontram presentes na palavra, mas a ordem está modificada (p. ex., *disque* se transforma em [diks]).[23]

Preferências fonológicas

A maneira como uma criança constrói seu sistema fonológico é identificada pelas preferências fonológicas, que diferem entre uma criança e outra. A preferência fonológica consiste em uma escolha da criança por um padrão articulatório determinado, isto é, por uma classe particular de fonemas ou por uma estrutura silábica concreta. O fato de que as preferências podem conduzir a numerosas variações entre as diferentes crianças fica ilustrado, em francês, pela produção das consoantes fricativas iniciais /f/, /v/, /s/, /z/, /ʒ/, /ʃ/. As consoantes podem ser classificadas em três[24] grupos se-

---

[21] N. de R. T.: Para explicação sobre "redução" e "não-realização" ler Lamprecht (org) 1999.
[22] N. de R. T.: Mecanismo através do qual dois segmentos são fundidos em um que tem características de ambos. Pode ocorrer entre vogais, consoantes ou entre vogal e consoante. Ex.: "falta" /falta/ → [fawta] → [fɔta]. (Mezzomo, C. 2004).
[23] N. de R. T.: Ex.: "pedra" → [prɛda]; "bruxa" → [burʃa].
[24] N. de R. T.: O ponto ou lugar de articulação é o local onde dois articuladores entram em contato (Callou e Leite, 1991). No português, Silva (1999) descreve os oito lugares de articulação, a saber: bilabial, labiodental, dental, alveolar, alveopalatal, palatal velar e glotal.
A partir dos estudos da fonologia autossegmental (especificamente no trabalho de Clements e Hume, 1995) os nós PONTO DE C (ponto de consoante) e PONTO DE V (ponto de vogal) dominam os traços que representam os pontos de articulação, ou seja, traço [labial] – som articulado com os lábios – ex.: p, b, m, f, v; [coronal] – som produzido com a frente da língua elevada, podem ser [+ anteriores], quando a obstrução do som ocorre na frente da região alveopalatal, ex.: s, z, n, l, r ou [– anteriores], quando a obstrução do som ocorre na ou atrás da região alveopalatal, ex.: ʃ, ʒ, ɲ, λ e [dorsal] – som produzido pelo retraimento do corpo da língua em relação a sua posição neutra, ex.: k, g, R. Dessa forma, fala-se em 3 pontos de consoante: labial, coronal e dorsal. Bisol, L. (org), 2001.

gundo o ponto de articulação: labiais,[25] alveolares[26] e palato-alveolar.[27]

Nos exemplos da Tabela 1.2, a diferença mais marcante entre as três crianças é a preferência por pontos de articulação diferentes (alveopalatal, para a primeira criança; dental, para a segunda, e labial, para a terceira). Deixando de lado o ponto de articulação, as crianças podem ter também preferência por uma posição do som na palavra. Nas consoantes, podem ser distinguidas três posições: inicial, medial e final.[28] As crianças podem variar sua preferência por algum destes três pontos, e todas têm as mesmas possibilidades de escolha, mesmo quando esta difere de uma para outra.

As crianças nem sempre utilizam de maneira abusiva os sons da língua, mas podem ser observados casos nos quais evitam as palavras que contêm fonemas que não podem pronunciar facilmente. Falamos, então, de comportamento lingüístico de evitação. As crianças podem, assim, apresentar preferências por alguns sons e evitar outros.

Antes de concluir esta seção, convém salientar que nem todas as crianças utilizam, necessariamente, estas modificações particulares dos modelos adultos, mas algumas se ajustam fielmente a eles e não utilizam, senão raramente, os processos fonológicos que são habituais em outras crianças.

Desenvolvimento lexical

Bases da aquisição do vocabulário

A criança deve aprender a relacionar corretamente seqüências de sons (significantes) a um conjunto de situações (referentes), utilizando as representações mentais (significados) correspondentes como intermediárias. A construção dessas representações mentais é um trabalho que a criança deve realizar para descobrir as regularidades que governam a utilização dos lexemas por parte do adulto. A aprendizagem lexical vai além, no entanto, desta função de rotulação. A criança deve dominar também outras dimensões do vocabulário, tais como as relações de inclusão (*cachorro-animal*), as relações parte/todo (*dedo-mão-braço*), as incompatibilidades lexicais (um "cachorro" não pode ser ao mesmo tempo um "gato"), os diferentes significados de uma palavra e as relações que eles mantêm entre si. Mesmo assim, deve incluir, também, os conhecimentos sobre a morfologia e a categoria gramatical (nome, verbo, etc.) de cada termo. Esta lista não-exaustiva destaca a multidimensionalidade do conhecimento lexical e das dificuldades consecutivas que seu domínio supõe.

Aquisição do vocabulário: primeiras palavras do léxico adulto

A criança produz suas primeiras palavras entre 10 e 13 meses. A expansão do vocabulário

Tabela 1.2   Preferências fonológicas

Sons adultos	Criança A: 1,11 ano	Criança B: 2,4 anos	Criança C: 1,11 ano
f	-	s	f
v	-	s	v
s	ʃ	s	s (t)
z	ʃ	-	z
ʃ	ʃ	s	s
ʒ	ʃ	s	ʒ

[25] N. de R. T.: Som que tem como articulador-ativo um ou ambos os lábios. No português [p, b, m, f, v] são labiais.
[26] N. de R. T.: Som que tem como articulador ativo ou o ápice ou a lâmina da língua e como articulador passivo os alvéolos. No português [t, d, s, z, n] são alveolares.
[27] N. de R. T.: O articulador ativo é a parte anterior da língua e o passivo é a parte medial do palato-duro. [tʃ, dʒ, ʃ, ʒ] são palato-alveolares.

[28] N. de R. T.: Por ex.: o fonema /s/, na língua portuguesa, pode aparecer na posição inicial (*onset* absoluto ou início de sílaba início de palavra (ISIP) ex.: "sapo" → [sapu]; na posição medial (*onset* medial ou início de sílaba dentro de palavra (ISDP) ex.: "pássaro" → [pasaru]) ou na posição final (coda medial ou final de sílaba dentro da palavra (FSDP) ex.: "casca" → [kaska] e coda final ou final de sílaba final de palavra (FSFP) ex.: "dois" → [doys]).

é, primeiro, bastante lenta (de 50 a 100 palavras até os 18 meses) e, mais adiante, acelera-se progressivamente: 200 palavras até os 20 meses; de 400 a 600, até os 2 anos; 1.500, até os 3 anos. Segundo Carey (1982), entre os 2 e os 5 anos, a criança aprende uma nova palavra a cada hora de vigília, o que significa que incorpora cerca de 3.500 palavras novas a cada ano (2 mil se contarmos somente as de raiz diferente). A partir dos 10 anos, calcula-se que adquire umas 10 mil palavras novas por ano. Foi estimado que, somente através dos livros-texto, as crianças de 9 a 15 anos têm contato com umas 85 mil raízes distintas e com, pelo menos, 100 mil palavras diferentes. Para explicar a aceleração do ritmo de aquisição, existe a hipótese de que a criança deve compreender o papel funcional das produções verbais do adulto, isto é, que os objetos, as qualidades e os eventos são denomináveis e que as palavras têm um valor estável na comunicação. Deve compreender também as dimensões da realidade à qual a linguagem geralmente se refere. Também foi proposta outra explicação deste processo baseada no desenvolvimento motor da criança: as crianças que adquirem mais tarde seu domínio articulatório, isto é, aquelas cujos programas articulatórios correspondentes às palavras são construídos mais tarde, têm um desenvolvimento lexical mais lento (Clark, 1993). Essas crianças dedicariam mais tempo para estabilizar a articulação das palavras que já conhecem, e o aumento de seu vocabulário resultaria da progressão de seu domínio articulatório.

De acordo com as análises, o ritmo de aquisição das primeiras palavras pode variar de uma criança para outra. Algumas crianças apreendem palavras novas seguindo um ritmo regular, enquanto o ritmo de aquisição de outras crianças é marcado pela presença de picos de aquisição (Clark, 1993; Dromi, 1987).

A que se referem as primeiras palavras da criança?

A criança fala de pessoas (*papai, mamãe, bebê*), animais (*cachorro, gato*), alimentos (*leite, sopa, suco*), partes do corpo (*olhos, nariz*), peças de vestir (*sapato*), veículos (*carro*), jogos (*bola*) ou objetos que são encontrados em casa (*mamadeira, garrafa, colher*), e também da localização no espaço (*acima, abaixo*) e de algumas rotinas (*tchau*).

Estas observações parecem ser válidas nas diferentes culturas. Os termos que designam os objetos são mais numerosos do que os que se referem a ações e estados. As primeiras ações às quais se referem costumam ser ações gerais (tais como *fazer, ir* ou *ter*) que as crianças utilizam em um princípio, em contextos muito variados, mas que se vão restringindo à medida que aprendem termos mais precisos. Os verbos de movimento são mais precoces do que os verbos de causa ou finalidade, cuja referência é mais difícil de captar.

A referência dos lexemas utilizados pela criança pode ser diferente da dos adultos. Essas diferenças foram descritas porque freqüentemente permitem seguir a evolução dos significados que as crianças dão aos lexemas. Classicamente são descritos cinco tipos de relações possíveis entre a extensão de um lexema no adulto e a deste mesmo lexema na criança (Reich, 1976). Essas possíveis relações são: a superextensão, a subextensão, a sobreposição, a identidade e a discordância.

As discordâncias entre o adulto e a criança são descritas em termos de traços que compõem as representações e foram longamente estudadas, uma vez que supõem uma via de acesso que mostra a evolução das estruturas conceituais da criança e as relações entre estas e o vocabulário (Barret, 1986; Clark, 1993; Nelson, 1973; Rescorla, 1980).

Nos casos de superextensão, a criança aplica um lexema aos membros de uma categoria que o adulto designa com essa palavra, mas o usa igualmente para os membros de outras categorias. Por exemplo, a palavra *cachorro* seria aplicada a todos os mamíferos de quadro patas. A criança retém em seu conceito de cachorro somente uma parte dos traços ligados a este termo pelo adulto. Retém, por exemplo, o traço "tem quatro patas" e passa por cima de outros traços que especificam a categoria de cachorro.

Dentro das superextensões, podemos distinguir:

– *Superinclusões*. Nelas, a criança estende um termo a outras categorias que pertencem ao mesmo superordenante, geralmente, baseando-se em propriedades perceptivas, como seria o caso do exemplo dado anteriormente, no qual *cachorro* seria utilizado para designar outros mamíferos.

– *Superextensões analógicas*. Nelas, a criança generaliza um termo, fazendo-o extensivo a entidades que pertencem a outras categorias superordenadas, mas que possuem características comuns às da categoria à qual o adulto se refere com este termo (p. ex., *bola* se estende a todos os objetos redondos tais como *maçã, lua*, etc.).

No entanto, nem sempre é simples distinguir as superextensões das recategorizações nas quais a criança utiliza um termo por outro, quer como um jogo, quer para indicar uma analogia. Por exemplo, se a criança põe um objeto sobre a cabeça dizendo que se trata de um chapéu, pode querer dizer que este objeto é *como um chapéu*. Mesmo assim, é preciso distinguir as superextensões dos comentários da criança: se este mostra os sapatos dizendo *mamãe*, isto não significa que sua mãe se transformou em um par de sapatos, mas que os sapatos, em questão, são os de sua mãe. Como as crianças não conhecem mais do que algumas palavras, é normal que o resto se subentenda. Isto fica confirmado pelas diferenças entre superextensão na produção e na compreensão. Vimos que alguns termos subentendidos na produção são compreendidos corretamente. Este resultado parece indicar que a superextensão constitui, em muitos casos, a aplicação de uma estratégia pragmática, pela qual a criança utiliza o termo mais próximo que lhe parece apropriado para aquela entidade que quer denominar.

Falamos de **subextensão** quando a criança utiliza um lexema em um subconjunto das situações para as quais o adulto utiliza a mesma palavra. Assim, por exemplo, somente os sapatos da mãe que estão guardados em um armário concreto serão denominados *sapatos*; ou, então, a criança somente dirá *bom dia* quando o pai está perto da porta. Nesses usos lexicais, que são encontrados no início da aquisição, a criança não analisa a situação de seus componentes, mas a designa como um todo. Em geral, as subextensões são mais comuns no que diz respeito aos *itens* menos representativos de uma categoria, de maneira que as crianças não utilizarão corretamente uma palavra mais do que para os exemplares mais típicos de uma categoria.

A **identidade** designa o uso de um termo conforme o uso que o adulto faz dele, enquanto a **discordância**, pelo contrário, se refere a uma utilização de um termo sem nenhuma relação com a do adulto.

Por **sobreposição** se entende a utilização de uma palavra somente para uma parte das entidades que designa em seu uso adulto e, além disso, para outras entidades e outras categorias (p. ex., a palavra cachorro utilizada para se referir unicamente aos cachorros grandes e, além deles, aos lobos).

Dificuldades para a aquisição do léxico

Um dos problemas fundamentais com os quais a criança se defronta quando está aprendendo o vocabulário é o da ambigüidade referencial dos lexemas. Imaginamos que um adulto pronuncie a palavra *gato* mostrando para a criança um referente do qual não saiba o nome. A criança deverá decidir se a palavra se refere ao animal em sua totalidade, a uma parte do animal, a uma ação do gato ou a outras características da cena. Tal como observa Markman (1989, 1994), quando a criança ouve uma palavra pronunciada em um determinado contexto deve deduzir, a partir da análise do contexto, quais são as características do ambiente às quais o termo se aplica. As pesquisas atuais sugerem que a criança elabora hipóteses sobre a estrutura do léxico, que reduzem o número de referentes possíveis de cada termo e que guiam a aprendizagem e a generalização de novas palavras. A seguir, consideraremos sucessivamente o que os autores denominaram como a dificuldade taxonômica, o princípio de exclusão mútua e a dificuldade do objeto total.

Dificuldades taxonômicas

Toda nova palavra, uma vez aprendida, deve ser generalizada para outras entidades novas. *A priori*, a generalização pode ser feita sobre uma base temática ou sobre uma base taxonômica. Por *relação temática*, entende-se a relação espaço-temporal contextual que une objetos ou eventos (p. ex., o cachorro e sua casinha, o jogador de tênis e sua raquete. As *relações taxonômicas*, pelo contrário, unem entidades que pertencem à mesma categoria (p. ex., um pequinês e um poodle pertencem à categoria dos cachorros; os cachorros e os gatos, à categoria dos mamíferos).

Para estudar o tipo de classificação que as crianças dão preferência, é apresentado um conjunto de objetos e é pedido que "classifiquem os que consideram que devem estar juntos", ou, então, é pedido que designem o objeto que, entre vários, corresponde melhor a um item de referência. Classicamente, se verificou que, a partir dos 6 ou 7 anos, a criança dá preferência às classificações taxonômicas, enquanto as crianças menores escolhem as classificações temáticas (p. ex., incluem em um mesmo grupo uma criança, um abrigo e um cachorro, porque "a criança veste o abrigo para ir passear com o cachorro"). Apesar disso, contrariamente às interpretações de Piaget e Inhelder, Bruner, Olver e Greenfield (1966), esses resultados não significam que as crianças pequenas não compreendam as relações taxonômicas. Entretanto, as crianças de 5 anos respondem positivamente às questões taxonômicas do tipo "As vacas comem?" e negativamente a perguntas como "Comem grama?". Elas sabem, portanto, que se uma vaca come grama (relação temática), a vaca e a grama não pertencem à mesma categoria e não compartilham, portanto, as mesmas propriedades.

Naquilo que concerne à generalização dos novos termos aprendidos, pôde-se observar que a criança dá prioridade às generalizações taxonômicas diante das generalizações temáticas. Markman e Hutchinson (1984) estudaram como as crianças organizam um conjunto de objetos quando estes são designados mediante palavras novas. Em um primeiro estudo, mostrou-se para crianças de 2 a 3 anos um objeto de referência (p.ex., um poodle) seguido de mais dois estímulos: um pastor alemão (relação taxonômica) e comida para cachorros (relação temática). Na primeira prova foi mostrado um poodle (sem nomeá-lo) e foi solicitado à criança que "encontrasse outro objeto que fosse a mesma coisa". Em seguida, a prova foi novamente repetida, mas mostrando o poodle à criança, nomeando-o com qualquer palavra desconhecida (p.ex., foi dito para a criança que aquilo se chamava *sul*); depois, pediu-se que encontrasse outro *sul* que fosse a mesma coisa que havia sido ensinado. Na prova sem denominação, as crianças escolheram o objeto ligado taxonomicamente (o pastor alemão) em 59% dos casos, resultado que não difere significativamente do que se obteria ao acaso. Na prova com denominação, a criança generalizou a nova palavra para o objeto relacionado taxonomicamente em 83% dos casos. Esses resultados foram produzidos em vários estudos (p. ex., Baldwin, 1992. Golinkoff et al., 1995) e estendidos, inclusive, para crianças menores de 2 anos (Markman, 1994; Waxman e Markow, 1995). Foram necessários esses resultados para demonstrar que as crianças interpretam (e generalizam) as novas palavras como termos que se referem mais a entidades de nível de base do que a dos níveis subordinado ou superordenado (Hall, 1993; Waxman e Senghas, 1992).

Princípio da exclusão mútua

Segundo o princípio da exclusão mútua de Markman (1989), a criança parte da hipótese de que é mais provável que uma palavra nova se refira a um objeto do qual ignora o nome do que a um objeto cujo nome já conhece (Markman e Wachtel, 1988). Viu-se que, de fato, as crianças já seguiam este princípio na idade de 18 meses (Liittschwager e Markman, 1994). Estes autores tentaram ensinar às crianças de 16 meses um nome para designar os objetos dos quais já conheciam o nome do primeiro e ignoravam do segundo. Como era de se prever, a aprendizagem não foi conseguida para o primeiro objeto, mas foi para o segundo.

De forma mais geral, várias observações demonstram que a criança tenta evitar, muitas vezes erroneamente, violar este princípio da exclusão mútua. Por exemplo, quando aplica um termo a uma entidade (como *menina* ou *menino*, aplicado a alguém), a criança nega que o *menino* ou a *menina* possam ser também *sobrinho* ou *sobrinha*. Acontece a mesma coisa com os termos gerais que se aplicam a várias subcategorias. Quando uma subcategoria já tem um nome mais específico (p. ex., *cachorro*), as crianças negam que o nome geral (animal) possa ser aplicado ao mesmo objeto.

No entanto, o princípio da exclusão mútua parece contraditório com certas observações. Por exemplo, os dados obtidos na compreensão nem sempre concordam com os obtidos na produção. Na produção, a criança utiliza um termo para uma entidade determinada que pertence à sua linguagem infantil (p. ex., *bruuum-bruuum* para seu *caminhão*), mas, ao mesmo tempo, responde sem ambigüidade ao termo da língua adulta (caminhão). Inclusive se a criança, em sua produção, parece utilizar somente um termo para uma entidade determinada, sabe e admite perfeitamente que o objeto possui vários rótulos (*bruuum-bruuum* e *caminhão*).

Clark (1988, 1993) propôs um princípio semelhante, segundo o qual a criança partiria da hipótese de que todo lexema novo tem um significado diferente de todos os que já conhece. Assim, *animal* e *cachorro* se aplicam em parte a referentes idênticos, mas diferem pelo fato de que *animal* se refere a certas entidades às quais não é possível aplicar a palavra *cachorro*. Segundo Clark, quando as crianças ouvem palavras novas pensam que designam outras categorias diferentes das já denominadas e buscam novos contrastes conceituais suscetíveis de justificar a utilização do novo termo. O princípio do contraste desempenha o papel de uma dificuldade pragmática que leva a criança a construir novas significações. Por exemplo, se uma criança já conhece uma palavra que designa um conjunto de referentes (*cachorro*, utilizada para os *cachorros* e também para os *gatos*), quando se lhes propõe uma palavra nova para denominar alguns deles (*gato*), esta vai levá-la a criar novos contrastes que lhe permitirão distinguir subcategorias naquilo que, em princípio, não havia sido mais do que somente uma categoria (lhe permitirá diferenciar os *cachorros* dos *gatos*). O princípio da exclusão mútua, trata-se de uma dificuldade lexical.

Dificuldade do objeto total

Quando um objeto é nomeado com uma palavra nova, esta se refere ao objeto tomado em sua totalidade ou a uma de suas propriedades? Pesquisas recentes demonstram que é mais freqüente as crianças (assim como os adultos) aplicarem um novo termo ao objeto completo do que a uma de suas propriedades (parte, cor ou substância) (Landau et al., 1988; Markman, 1989; Soja et al., 1991). Landau e colaboradores (1988) apresentaram a um grupo de crianças pequenas uma série de objetos novos que tinham a mesma forma, a mesma textura e a mesma cor, pedindo-lhes que aprendessem o nome que lhes era dado: isto é um *"dax"*. Em uma fase de generalização, as crianças deviam escolher outro *"dax"* em um conjunto de novos objetos que tinham tanto a mesma forma que os mostrados na fase de aprendizagem, mas com textura e cor diferentes, como mesma textura, mas com forma e cor diferentes; ou então, a mesma cor, mas com forma e textura diferentes. Em sua grande maioria, as crianças escolheram um objeto da mesma forma, o que era especialmente freqüente em crianças em torno dos 2 anos (Landau, 1994). Outros estudos demonstraram que os resultados obtidos pelas crianças, em um teste de compreensão de nomes que tinham acabado de aprender são superiores aos obtidos com os verbos (Tomasello e Farrar, 1986), o que pareceria indicar que existe uma tendência a interpretar espontaneamente as novas palavras como nomes de objetos.

A existência desta tendência foi, no entanto, objeto de contestação. De acordo com seus críticos, se as crianças pequenas a seguiram, deveriam ser incapazes de aprender palavras que não fossem as que designam objetos. Além disso, desde os primeiros momentos da aquisição do vocabulário, as outras categorias lexicais estão presentes, mesmo quando os nomes de objetos são os mais freqüentes (aproximadamente 40%, segundo Bloom et al., 1993).

Concluindo, parece que as dificuldades léxicas que foram expostas contribuem para guiar o desenvolvimento do léxico. Contudo, como sugerem várias críticas a respeito, essas dificuldades tomadas de maneira isolada não explicam absolutamente a totalidade desse desenvolvimento. Particularmente, falta estudar o modo em que interagem entre elas e seria necessário, mesmo assim, relacioná-las diretamente com as propriedades do funcionamento cognitivo (velocidade de tratamento, capacidade mnésica, etc.) em cada momento do desenvolvimento.

Finalmente, a expressão dessas dificuldades interage, provavelmente, com os contextos nos quais surgem as novas palavras. Alguns autores, mais radicais, consideram inútil recorrer à noção de dificuldade (Bloom, 1993; Nelson, 1988). Para Bloom (1993), as intenções da criança e do adulto contribuem para fixar um contexto suficientemente restrito para que a criança possa compreender a que aspectos da realidade se referem os novos termos. Mesmo quando não se contempla esta conclusão, parece importante compreender como as perguntas e as hipóteses que a criança formula sobre seu ambiente interagem com as informações presentes no contexto.

Relações semânticas e desenvolvimento morfossintático

A capacidade de combinar várias palavras no mesmo enunciado aumenta consideravelmente o poder expressivo do sistema lingüístico. A realização de mensagens verbais formadas por várias palavras reforça o valor informativo dos enunciados. Por outro lado, um enunciado de várias palavras permite expressar as relações semânticas muito mais facilmente do que um de uma só palavra; por exemplo, a expressão de uma relação de posse ou de localização (*meu carro, estacionamento à direita*, etc.). O acesso da criança de 20 a 24 meses à linguagem combinatória representa, pois, uma fase de máxima importância no desenvolvimento lingüístico.

Este período frequentemente é precedido por uma fase intermediária entre os enunciados de uma só palavra e a expressão combinatória, durante a qual a criança produz palavras isoladas sucessivas, cuja relação semântica é, na falta de uma expressão formal, fácil de deduzir por parte do observador. Esses enunciados são caracterizados por uma sucessão de duas ou três palavras, cada uma com seu contorno de entonação próprio, separadas por uma pausa de duração variável; por exemplo, em francês, *Papa... pati (parti)*.[29] A supressão da pausa e a produção das duas palavras unidas com a mesma entonação, isto é, baixando a voz somente sobre a segunda palavra, garante a passagem para o estágio dos enunciados de duas palavras.

Tão logo aparece a expressão combinatória, existe a possibilidade de expressar mais claramente uma série de relações semânticas. Essas relações e sua expressão foram estudadas no adulto por vários lingüistas, dos quais os mais famosos são, sem dúvida, Fillmore (1968) e Chafe (1970). Esses autores defendem que a base da linguagem é de natureza semântica e que a essência da construção lingüística aponta para materializar esta base semântica em enunciados através do vocabulário e de um conjunto particular de regras morfossintáticas. A utilização dos enunciados assim formados, em um contexto funcional e social determinado, é do domínio da pragmática. Segundo Fillmore (1968), a trama que prefigura os enunciados que incorporam várias relações semânticas não é ordenada de maneira seqüencial. As diversas relações ou casos, defende Fillmore (1968), são colocadas sem nenhuma ordem particular em um quadro geral que prefigura o futuro enunciado, sendo colocadas em relação ao elemento estrutural central, isto é, o verbo (predicado verbal, mais exatamente). Por exemplo, e fazendo uma simplificação, um enunciado do tipo: *o carteiro entrega uma carta à senhora* corresponde a uma estrutura semântica que pode ser representada segundo o diagrama da Figura 1.2 (supondo que já se tenha produzido a operação de lexicalização do *material semântico*).

A materialização na "superfície" de uma estrutura deste tipo corresponde à aplicação de certo número de regras de realização (subjetivação, objetivação, marcador de tempos, concordâncias, etc.), cujos detalhes não interessam aqui, mas que levam a posicionar corretamente e a marcar as inflexões (segundo as línguas) dos elementos que constituem o enunciado. Em francês, tratar-se-á, principalmente, de posicionar os elementos de superfície segundo regras seqüenciais relativamente estritas.

Chafe (1970) levou mais longe a análise das relações semânticas centradas ao redor do predicado verbal. Na Tabela 1.3 aparecem os principais tipos de verbos, segundo Chafe, e as relações semânticas entre eles.

---

[29] N. de R. T.: Um exemplo equivalente no português seria, Nenê... dumi (para "Nenê quer dormir").

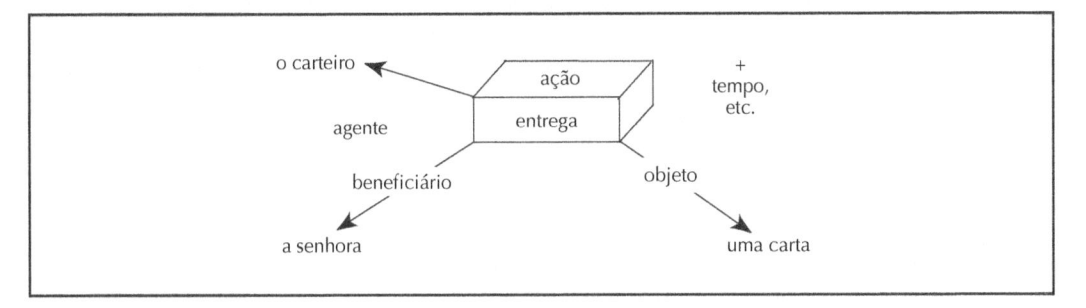

Figura 1.2 Estrutura semântica correspondente ao enunciado "O carteiro entrega uma carta à senhora"
Fonte: Fillmore, 1968.

Tabela 1.3 Principais tipos semânticos do verbo e relações semânticas de base

Tipos	Exemplos
1. Estado	O bosque está seco.
2. Ação	Roberta canta.
3. Processo	O bosque secou.
4. Processo-ação	Roberto fez o bosque secar.
5. Ambiente	Faz calor.
6. Ação-ambiente	Chove.
7. Estado-experiência	Miguel queria um copo de água.
8. Estado-beneficente	Miguel tem os ingressos.
9. Estado-locativo	A faca está na caixa.
10. Estado-completivo	A bala custa 10 centavos.
11. Ação-experiência	Roberto mostrou o animal para Miguel.
12. Ação-beneficente	Maria cantou para nós.
13. Ação-instrumental	Cortou o ramo com um golpe de machado.
14. Ação-completivo	Maria canta uma canção.
15. Ação-locativo	Tomás sentou na poltrona.
16. Processo-experiência	Miguel viu uma serpente.
17. Processo-beneficente	Roberto encontrou os ingressos.
18. Processo-instrumental	A porta é aberta com uma chave.
19. Processo-locativo	Miguel escorregou da poltrona.
20. Processo-ação-beneficente	Maria enviou as entradas para Tomás.
21. Processo-ação-instrumental	Tomás abriu a porta com uma chave.
22. Processo-ação-locativo	Tomás jogou a chave na caixa.

Fonte: Chafe, 1970.

No plano do desenvolvimento, os pesquisadores utilizaram freqüentemente uma classificação semântica estrutural mais simples elaborada por Brown (1973). Esta classificação está ilustrada na Tabela 1.4. Pode-se considerar que esta classificação retoma os aspectos essenciais das relações semânticas mais freqüentemente incorporadas nos enunciados de duas e três palavras, na criança pequena.

A ordem das palavras e os indicadores morfológicos de flexão são essenciais, em francês, para traduzir superficialmente as relações de significado que se deseja expressar. O senti-

Tabela 1.4 Algumas relações semânticas mais comumente observadas nas produções infantis de duas ou três palavras

Relação	Definição
1. Existência	Manifesta a existência de um referente
2. Desaparecimento	Marca o desaparecimento ou a não-existência momentânea de um referente
3. Recorrência	Demanda ou notificação de reaparecimento de um referente
4. Atribuição	Especifica um atributo de um referente
5. Localização	Indica uma relação de localização
6. Posse	Indica uma relação de posse
7. Benefício	Estipula o beneficiário de um estado ou de uma ação
8. Instrumentação	Expressa a função de instrumento de um referente
9. Agente-ação	Estipula a relação entre uma ação e seu agente
10. Ação-paciente	Estipula a relação ente uma ação e seu paciente
11. Agente-ação-localização	Expressa uma relação agente-ficção que atua como uma indicação de localização
12. Agente-ação-paciente	Combina uma relação agente-ação e uma relação ação-paciente no mesmo enunciado

do transmitido pelas frases: *Pedro ama Maria* e *Maria ama Pedro* varia, mesmo quando os elementos léxicos utilizados são os mesmos. A ordem canônica em francês é sujeito-verbo-objeto (SVO). Os indicadores de flexão (gênero e número, concordância em número sujeito-verbo, conjugação verbal para marcar o tempo e o aspecto, etc.) permitem codificar relações de sentidos adicionais ou insistir de forma repetitiva em certas indicações semânticas já facilitadas em outra parte da frase ou do parágrafo (conjunto de algumas frases seguidas que tratam do mesmo tema). Consideremos, por exemplo, a frase: *os cavalos recusaram atravessar o rio profundo*. Nela aparecem vários indicadores morfológicos de flexão: concordância entre gênero e número do artigo e do substantivo em *os cavalos*; entre artigo, substantivo e adjetivo em *o rio profundo*; concordância de número entre sujeito *cavalos* e verbo *recusaram*; indicação do tempo verbal (a ação do verbo se desenvolveu no passado); indicação de aspecto verbal (a ação se desenvolveu em um momento do passado sem "dimensão de duração" particular). Algumas dessas indicações se sobrepõem (redundância); por exemplo, as informações sobre a natureza plural do sujeito gramatical (é repetida no artigo, no substantivo e no verbo); do gênero e do número (masculino singular) do complemento verbal, que se repete no artigo, no nome e no adjetivo. Ao contrário, outras indicações são únicas na frase em questão (indicações temporais e de aspecto). A utilização combinada nos enunciados da ordem das palavras e dos indicadores de flexão permite a expressão explícita de uma série de informações semânticas.

A partir dos 30 meses, aproximadamente, a maioria dos enunciados da criança aparece ordenada corretamente. Apesar disso, a maneira exata como a criança aprende a compreender os enunciados com base na *ordem das palavras* bem como, a ordenar corretamente seus próprios enunciados de acordo com as regras da língua é algo que se desconhece.

Quanto à *forma*, as principais diferenças entre os enunciados de duas e três palavras da criança pequena e os enunciados do adulto são de dois tipos. Diferem, por um lado, no que poderíamos denominar, de *palavras gramaticais* (isto é, artigos, pronomes, preposições, adjetivos, conjunções e advérbios) e na *marcação morfológica de flexão*. Esses elementos estão, geralmente, ausentes na linguagem da criança, sendo denominada de "linguagem telegráfica". A segunda grande diferença reside, por outro lado, na *marcação sintática* das modalidades do discurso (diferentes tipos pragmáticos ou não-locutórios de frases), muito reduzido ou inexistente nos enunciados da criança (o que não implica, de maneira alguma, que ela seja incapaz de praticar as principais funções da linguagem no nível elementar). O aumento da carga semântica dos enunciados, a extensão resultante e as maiores exigências de precisão na comunicação fazem os aperfeiçoamentos formais serem necessários.

Ontogênese da frase

Uma frase é uma unidade gramatical que contém, no mínimo, um sintagma nominal sujeito e um sintagma verbal (com exceção dos imperativos). O sintagma nominal pode ser formado por um ou vários *artigos, adjetivos* (epítetos e outros), *preposições* e *advérbios*, além do (ou dos) *nome(s)* que constitui seu núcleo. Um pronome pode substituir o nome, o que implica a não-seleção do artigo, do adjetivo, do advérbio ou de todos eles. O artigo, em francês,[30] serve para marcar o *gênero*, o *número* e o caráter *definido* ou *indefinido* do nome que o acompanha. A evolução do uso correto do artigo por parte da criança segue a seguinte ordem: o *gênero gramatical* é quase sempre arbitrário em francês. Não existe mais razão para englobar *automobile* (automóvel) no gênero feminino do que para determinar que *ouragan* (furacão) seja do gênero masculino.[31] Algumas línguas contam com um gênero neutro, no qual se agrupa uma série de entidades que não têm nenhuma razão particular para pertencer a um ou a outro gênero. Esta categoria não existe em francês.

A arbitrariedade da especificação do gênero gramatical obriga a memorizar o gênero de um grande número de palavras da língua. Trata-se de um esforço considerável e, no entanto, a criança raramente se equivoca, enquanto o estrangeiro freqüentemente comete o erro *J'ai mis "le" clef dans "mon" poche* (Eu coloquei "o" chave em "minha" bolso), em lugar de, *J'ai mis la clef dans ma poche* (Eu coloquei a chave em meu bolso). Isto é devido, sem dúvida, às milhares de vezes que a criança, ao aprender sua língua da boca dos "interlocutores mais avançados" de seu ambiente, ouviu as palavras associadas diretamente a um artigo ou a um pronome (demonstrativo, possessivo, interrogativo, qualificativo) que especificam seu gênero. Deste modo, sempre e quando se está suficientemente exposto, se associa o artigo ou pronome e nome (p. ex., *le cheval* [o cavalo], *la vache* [a vaca], *ma poche*[c] [meu bolso], etc.), o que constitui ao mesmo tempo um modo prático de conservar na memória a indicação do gênero do substantivo em questão. Com o tempo se vai ampliando, sem dúvida, toda uma série de "simplificações associativas"; por exemplo, vendo a relação entre a terminação da palavra e seu gênero gramatical (*-ais, -eur, -illon, -ou* sufixos que indicam masculino; *-ssion, -stion, -(a)tion* sufixos que indicam feminino).[32]

Os artigos são utilizados corretamente quanto ao número e, mais tarde, quanto à especificação do caráter definido ou indefinido do substantivo utilizado. Esta última indicação é difícil para a criança pequena, o que a leva a dominar seu uso bastante tardiamente. O artigo indefinido é usado se o nome que acompanha designa um representante qualquer de uma classe determinada de referentes ou a uma classe de referentes em geral, sem maior especificação. O artigo definido, em contrapartida, é utilizado se o referente é conhecido pelo receptor, ou, então, se foi introduzido anteriormente no diálogo, isto é, se a entidade em questão foi previamente identificada como uma unidade particular de uma classe. Em última análise, é o conhecimento atribuído ao interlocutor sobre o caráter definido ou não da entidade à qual se faz referência que o leva a utilizar um ou outro artigo. A tendência é que, até aproximadamente os 6 anos, o artigo indefinido seja, na maioria das vezes, utilizado onde realmente corresponderia um artigo definido. Antes desta idade, a criança parece freqüentemente incapaz de julgar o conhecimento que o interlocutor já tem sobre o ponto do qual se está falando, assim como de integrar em sua memória as especificações que apareceram na ou nas conversações anteriores.

Os pronomes pessoais de terceira pessoa (*il, elle, lui, eux*, ele e ela, em função de sujeito, ele e eles, em função de objeto, etc.) são incorporados à fala da criança mais tarde do que os pronomes pessoais, sujeito e objeto de primeira e segunda pessoas do singular (*moi, je* [eu, mim, me], *tu, toi* [tu, ti, te]). No plano receptivo, antes dos 6 ou 7 anos, a criança não utiliza de forma

---

[30] N de R. T.: O mesmo acontece no português.
[31] N. de R. T.: No português, um grande número de palavras terminadas em *-a, -agem -ção* são femininos.

sistemática as marcas de gênero e de número para identificar o nome ao qual o pronome substitui. Uma estratégia comum consiste em tomar como referente do pronome o nome que se encontra mais próximo na cadeia do discurso. Essa estratégia permite identificar corretamente o referente do pronome em alguns casos (p. ex., *Pedro veio com Ana; ela está melhor*), mas não em outros (p. ex., *Pedro veio com Antonio; ele está melhor*). Outra estratégia que pode confirmar a anterior é a denominada "não-troca de função". Tende-se a conservar na segunda proposição (que contém o pronome) as mesmas relações gramaticais que na primeira (p. ex., *Roberto se voltou para Jaime depois que esvaziou seu copo*). De maneira geral, as crianças podem permanecer insensíveis à ambigüidade da referência pronominal até relativamente tarde em seu desenvolvimento (14 ou 15 anos).

A aquisição dos *pronomes possessivos* (PP) se completa de maneira semelhante à dos pronomes pessoais, mas em uma idade mais avançada. Como no caso dos pronomes pessoais, os possessivos das duas primeiras pessoas, especialmente do singular, são adquiridos tanto na compreensão como na produção antes que os da terceira pessoa.

O emprego do adjetivo possessivo (AP) responde a um princípio de economia, uma vez que permite transformar as expressões do tipo "X pertence a Y" ou "X faz parte de Y", nas que X é todo ou parte de um objeto ou de uma pessoa e Y uma pessoa ou um objeto, em expressões do tipo adjetivo possessivo + X. A seleção do adjetivo possessivo (AP) comporta, obrigatoriamente, as seguintes operações:

1. Seleção da pessoa do AP segundo o contexto interpessoal da interação lingüística: *a)* primeira pessoa: quando o(s) interlocutor(es) é/são o(s) possuidor(es); *b)* segunda pessoa: quando o(s) receptor(es) é/são o(s) possuidor(es); *c)* terceira pessoa, quando o(s) possuidor(es) é/são outra(s) pessoa(s) diferente(s) do(s) locutor(es) ou receptor(es).

2. Seleção da pessoa do AP segundo o número e, em francês, o gênero do possuído. Neste idioma, a seleção segundo o gênero está limitada à categoria do número singular, sendo as formas plurais invariáveis. Existe, no entanto, uma exceção na seleção do AP segundo o gênero. Com efeito, se a palavra que segue ao AP começa por vogal, selecionar-se-á obrigatoriamente o AP masculino, por exemplo: *ma voiture* (meu carro, feminino em francês), *mon automobile* (meu automóvel, feminino em francês), *ma belle automobile* (meu carro muito bonito), *mon extrêmement spectaculaire automobile* (meu carro extremamente espetacular).

3. Seleção do AP segundo o número de possuidores (singular ou plural), isto é, de acordo com a possessão simples ou a co-possessão, ou, então, segundo o grau de deferência manifestado (forma formal) para com o possuidor. Esta última possibilidade de escolha está limitada, em francês, aos AP das duas primeiras pessoas.

Este sistema complexo, que aparece ilustrado no Tabela 1.5, é adquirido de forma gradual.

Tabela 1.5 Adjetivos possessivos: aspectos destacáveis (em francês)

Pessoa	Singular	Possuidor masculino	Gênero	Objeto possuído feminino	Plural
1ª pessoa	Singular	mon		ma	mes
	Plural		notre		nos
2ª pessoa	Singular	ton		ta	tes
	Plural		votre		vos
3ª pessoa	Singular	son		sa	ses
	Plural		leur		leurs

A criança, em um primeiro momento, não utiliza os AP, mas, em francês, expressa a posse de três maneiras[32] (os parênteses marcam o caráter facultativo de certos componentes):

1. (preposição *à*) + possuidor. Por exemplo, *(à) moi*.
2. (artigo) + objeto possuído + (preposição *à/de*) + possuidor. Por exemplo: *La balle (à) / (de) Dédé (A bala [de] Dedé)*.
3. Possuidor + objeto possuído. Por exemplo, *Papa bic* (isto é, *le bic de papa*), isto é: A caneta (bic) do papai.

Ou, ainda as primeiras produções de AP que a criança faz referem-se a situações nas quais o possuidor é uma pessoa e o possuído é uma pessoa ou parte da mesma. Ao contrário, não costuma produzir formas possessivas que respondam aos casos nos quais há co-possessão (*notre, nos, votre, vos, leur, leurs* – nosso/nossa, nossos/nossas, vosso/vossa/seu/sua, seu/sua/o deles/a deles, seus/suas/as deles/os deles). Estas formas implicam uma análise mais complexa do texto interpessoal da situação de comunicação, uma vez que devem ser tidas em consideração diversas pessoas. Assim, pois, a criança não aplica a terceira operação descrita anteriormente, ou, então, se o faz, contempla somente a alternativa do número singular. A seleção produtiva do AP e a expressão da posse se acham simplificadas e limitadas. A primeira pessoa é a que aparece em primeiro lugar. A partir deste momento, a concordância no gênero e no número entre o AP e o objeto possuído é marcada corretamente (p. ex., *ma main, mes cheveux* – minha mão, meus cabelos). A segunda e terceira pessoas aparecem um pouco mais tarde. A criança é capaz de realizar de forma correta as duas primeiras operações descritas bastante cedo no curso de seu desenvolvimento, e estas duas operações garantem a produção correta do AP quando o possuidor é singular.

As primeiras *preposições* que aparecem na fala da criança são *à*, que indica o possuidor; *de*

---

[32] N. de R. T.: Em português, a posse é expressada da mesma maneira.

(de), que marca a posse, e *pour* (para), que indica o beneficiário (p. ex., *pour moi* – para mim). As preposições de lugar aparecem ao longo do terceiro ano, precedidas freqüentemente de certos advérbios de lugar como *dentro* e *em cima*. O uso dos advérbios e das *preposições de tempo* é raro até perto dos 3 anos. A compreensão das preposições e dos advérbios, especialmente daqueles que expressam relações espaciais e temporais, pode ser, durante muito tempo, aproximada e pode não se estabelecer definitivamente até que se consiga o domínio das noções cognitivas que sustentam a referência destes termos.

Aspecto e tempo

Por *aspecto* se entende o conjunto de certas características que dizem respeito à significação expressa pelo verbo, independentemente da cronologia implicada. Entre essas características do aspecto do verbo se incluem:

1. Distinção entre *ação em curso* e *ação atemporal* (respectivamente: "Ela está estudando Hamlet."; "Ela estava estudando Hamlet"; "Ela estuda Hamlet."; "Ela estudava Hamlet.").

2. Distinção entre focalizar a atenção no *resultado da ação* ou em seu *desenvolvimento* ("Ela tocou flauta no dia 14 de julho"; "Ela tocava flauta doce.").

3. *Acontecimento repetitivo* e *acontecimento isolado* ("Ela tocou seu instrumento para nós."; "Ela tocava cada vez que tinha oportunidade.").

4. *Expressão do desejo* (futuro desiderativo) ("Logo será o Natal.").

5. *Convenção no imaginário* ("Você era o papai e eu a mamãe.").

Desde os 5 anos, a criança utiliza essencialmente as mesmas formas verbais que o adulto. Isto não implica, contudo, que se sirva delas unicamente para marcar a relação de tempo entre o momento do enunciado e o da ação, do estado ou do processo expresso pelo verbo ou entre os diferentes acontecimentos mencionados no enunciado. Até por volta dos 6 anos, a criança parece recorrer mais freqüentemente aos advérbios e às conjunções de tempo (depois, logo, antes, enquanto, etc.) para expressar as relações temporais entre os acontecimentos expressos. Antes desta idade, as flexões verbais serviriam, principalmente, para expressar características do aspecto da ação.

Tipos de frases não-locutivas

Entre os 12 e os 18 meses, aproximadamente, a criança recorre à entonação para expressar a diferença entre o que entende como uma ordem, uma declaração ou uma pergunta. Assim, *Papai* pode ser, em diversas ocasiões, um enunciado que quer declarar a presença física ou simbólica do pai; uma pergunta (entonação ascendente) equivalente a "É papai?", "É do papai?", uma exclamação que significa alguma coisa como: "É papai!", ou, também, uma ordem, obrigando o pai a fazer alguma coisa específica (na melhor das hipóteses) a partir do contexto extralingüístico.

Uma segunda etapa coincide com o aparecimento dos enunciados de duas ou mais palavras. As frases imperativas podem, então, se diferenciar das afirmativas pela ausência do sintagma nominal sujeito. Os enunciados negativos se diferenciam dos afirmativos pela aposição, no início ou no final da frase, do elemento negativo *não* ou da partícula *pas*, em francês (p. ex., *pas dodo, Dodo non*)[d]. As perguntas são feitas, como na fase anterior, por meio da entonação, ou utilizando uma pronome interrogativo ("Quem?", "O que?", "Quem é?", etc.). Em uma terceira fase a partir dos 4 anos, aproximadamente, as diversas modalidades discursivas recebem um tratamento formal cada vez mais em conformidade com os cânones da língua; uma evolução facilitada pelo aparecimento de estruturas com verbos de ligação e dos auxiliares na fala da criança. A partir deste momento, e continuando com o idioma francês, as perguntas são feitas por meio de:

1. entonação (*Viens?*) Vens?;
2. locução *Est-ce-que* (*Est-ce que tu viens?*) Você vem?;
3. inversão da ordem habitual de sujeito e verbo (*Você vem?*) ou então do primeiro elemento verbal se o verbo for composto (*Est-il venu?*) Ele vem?;
4. este mesmo último método, mas substituindo o sintagma nominal sujeito por um pronome, se for um nome, e colocando este, então, no começo ou no final da pergunta (*Pierre viendra-t-il?, Viendra-t-il, Pierre?* Pierre virá?, Ele virá?);
5. um pronome ou um advérbio interrogativo como modo de introdução. Diferente dos tipos de perguntas anteriores, às quais se pode responder simplesmente com um *sim* ou um *não*, estas perguntas exigem uma resposta com uma *informação específica* (vindo a natureza desta informação demandada especificada pelo pronome ou pelo advérbio interrogativo). Por exemplo: *"Qui est venu?"* Quem veio?, *"Quand viendra-t-il?"* Quando ele virá?, *"Où allon nous?"* Aonde nós vamos?, *"À quel saint faut-il se vouer?"* A que santo se dirigir?, *"Combien demande-t-on?"* Quanto se pede?, etc.

Observa-se que nas formas interrogativas do grupo 5 podem ser empregados os procedimentos 3 e 4 de fazer perguntas, com a inversão da ordem habitual do sujeito e do primeiro elemento verbal, como o demonstram os quatro últimos exemplos da categoria 3 e o exemplo seguinte no que diz respeito à categoria 4: *"Quand Pierre viendra-t-il?"* Quando Pierre virá?

Coordenação e subordinação

A parataxe (prevalência da coordenação assindética no discurso complexo) predomina até, aproximadamente, os 4 anos, momento a partir do qual se desenvolve a hipotaxe (introdução formal da subordinação nos enunciados). As frases subordinadas vêm às vezes precedidas, a partir do 3 anos, de "falsas frases relativas" (p. ex., "Bebê que chora"), nas quais não existe subordinação, mas simplesmente a colocação de um pronome (relativo) entre o sujeito e o verbo da frase. Mais adiante, a criança cria construções nas quais, de fato, existe subordinação, se assim pode ser chamada, mas que falta o pronome relativo ou a conjunção subordinativa ("Veja o carro o padrinho trouxe"; "Mamãe disse você vem"). Um pouco mais tarde, aparecem as orações relativas e completivas construídas corretamente. Nesta fase, parece que as orações relativas são elaboradas quase de forma exclusiva como constituintes proposicionais do sintagma verbal da proposição principal. Substituem, deste modo, as estruturas de justaposição e as coordenadas sindéticas (p. ex., "Ouço o bebê. Está em cima"; "Ouço o bebê e está em cima"; "Ouço o bebê que está em cima"). A criança não é capaz, até mais adiante, de produzir frases nas quais a relativa está inserida no constituinte do sintagma nominal sujeito (p. ex., "O bebê que está em cima está chorando"). As junções com prolongamento acompanhante do sintagma nominal sujeito e afastamento do verbo principal são mais raros, inclusive na linguagem adulta, devido ao maior esforço que exigem da memória no curto prazo.

Os problemas sintáticos ligados à compreensão e à produção das orações relativas (particularmente as relativas sujeito e objeto, incluindo os aspectos de seu desenvolvimento) são bem conhecidos e foram documentados empiricamente e discutidos teoricamente em várias publicações (p. ex., Ferreiro et al., 1976; Amy e Vion, 1976; Amy, 1983a, 1983b).

No tratamento das orações relativas, devem ser levados em conta os quatro aspectos seguintes:

1. As dependências estruturais seqüenciais. A oração relativa pode ser inserida na oração principal ou ser derivada à direita desta (justaposição).

2. O tipo léxico do pronome. Vem determinado pela função gramatical do co-referente pronominal na oração principal (quando o nome ao qual se refere tem função de sujeito gramatical, o pronome relativo que se utiliza é *qui* [que], em francês; quando o nome ao qual se refere tem a função de objeto gramatical, o pronome relativo é *que*).

3. A ordem canônica dos constituintes da oração relativa. As orações relativas introduzidas pelo pronome *qui* (relativas ao sujeito) seguem uma ordem sujeito-verbo-objeto (SVO), enquanto as relativas introduzidas por *que* (relativas ao objeto) seguem uma ordem OSV.

4. A identidade/não identidade das funções gramaticais na oração principal e na oração relativa (este aspecto está normalmente relacionado com os aspectos anteriores). Nas orações relativas com sujeito inserido, o elemento nominal co-referencial e o pronome relativo têm a mesma função gramatical (tipo sujeito-sujeito, SS); nas orações relativas com objeto derivado, o elemento nominal co-referencial e o pronome relativo têm, mesmo assim, a mesma função gramatical (tipo objeto-objeto, OO); nos dois casos restantes (relativas objeto inseridas e relativas sujeito derivadas) existe um cruzamento de funções gramaticais do elemento nominal co-referencial e o pronome relativo da oração principal com a oração relativa (são os tipos sujeito-objeto, SO, e objeto-sujeito, OS).

Intervém, além disso, outro fator adicional (de natureza pragmática e semântico-sintática) denominado *reversibilidade temática*. Observou-se que a *reversibilidade temática* (de fato, a reversibilidade temática plausível) influi na compreensão das orações relativas na criança (do mesmo modo nos adultos; conforme, p. ex., Amy, 1983a, 1983b) e torna esta compreensão geralmente mais difícil.

No que se refere às orações *subordinadas adverbiais*, destacam-se duas categorias numericamente importantes: as *orações causais* e as *temporais*.

As dimensões de causa e de tempo se confundem, freqüentemente, do ponto de vista conceitual (conforme o axioma latino *Post hoc, ergo propter hoc*)[e] e as estruturas adverbiais de coordenação conjuntiva, assim como as estruturas temporais da linguagem, podem ser utilizadas de maneira que expressem relações temporocausais implícitas entre os acontecimentos (corretamente ou não em função da relação causal real que existe entre os acontecimentos aos quais nos referimos ou, ocasionalmente, a outros acontecimentos). Sabe-se que noções cognitivas complexas, tais como as que se referem às relações causa-efeito e às de tempo entre diversos acontecimentos, exigem muito tempo para evoluir no desenvolvimento (Piaget, 1946, 1955). No entanto, inclusive quando a criança domina ou está a ponto de dominar as noções conceituais, resta-lhe ainda o delicado trabalho de relacioná-las corretamente com o vocabulário causal e temporal de sua linguagem e de compreender e, em seu caso, utilizar a liberdade formal permitida pela linguagem nesses temas. Por exemplo, em francês (assim como em outras línguas, como o inglês), se aceita do ponto de vista gramatical a expressão de enunciados que contenham relações causais de duas maneiras distintas: a oração causal pode preceder a oração que contém o elemento determinado, ou então, pode estar depois dela (p. ex., *"L'homme s'est enfui parce que quelqu'un tirait sur lui"*; *"C'est parce que quelqu'un tirait sur lui que l'homme s'est enfui"* [O homem fugiu porque alguém estava atirando nele; Foi porque alguém estava atirando nele que o homem fugiu.]).

Do mesmo modo, podemos nos referir lingüisticamente a acontecimentos que mantêm uma relação temporal entre si, ou correspondendo a ordem das orações diretamente com a ordem em que os acontecimentos ocorreram, ocorrem ou ocorrerão na realidade; ou, então, na ordem inversa. Estabelecer esta correspondência conceitual lingüística não é simples e precisa de certo tempo para ser realizada corretamente. Por exemplo, Bullock e Gelman (1979) e Emerson (1979) trazem alguns dados experimentais congruentes que demonstram que, até aproximadamente os 8 anos, as crianças tendem a considerar o primeiro elemento apresentado em uma seqüência verbal como a causa do sucesso que segue. Essas crianças parecem funcionar segundo uma hipótese axiomática que estipula que os enunciados estão sempre organizados de maneira causal unidirecional que corresponderia à interpretação: *Post hoc, ergo propter hoc*. Nesta etapa, não está garantida a compreensão real da conjunção *porque*. É depois dos 8 anos (em média) que as crianças começam a compreender que a ordem das orações e dos acontecimentos são independentes, e que as línguas trazem meios formais úteis para eliminar a ambigüidade referencial, dando-nos liberdade de manobra para a seqüência dos constituintes das frases.

No que se refere à expressão lingüística das relações de tempo, muitos estudos demonstram que a criança utiliza diferentes meios formais e pragmáticos para expressar as referências temporais. Do ponto de vista de sua seqüência ao longo do desenvolvimento, esses meios poderiam ser classificados da seguinte maneira:

1. A ordem dos enunciados reflete diretamente a ordem seqüencial dos acontecimentos.
2. Utilização incorreta, e depois correta, de conjunções, preposições e advérbios temporais.
3. Utilização incorreta, e depois correta, das formas verbais (o aspecto precede o tempo; Ferreiro, 1971; Ferreiro e Sinclair, 1971; Trosborg, 1981).

Em geral, é por volta de 9 ou 10 anos que a criança é capaz de compreender corretamente os meios formais disponíveis na linguagem para expressar as relações temporais, independentemente das características seqüenciais dos acontecimentos físicos, e de integrá-los em um sistema coerente de referência lingüística.

É evidente que algumas variáveis podem influenciar na compreensão das orações causais, temporais ou ambas. Essas variáveis podem ser:

1. reversibilidade temática e plausibilidade (Kuhn e Phelps, 1976);
2. organização causal direcional implícita da estrutura verbo-argumento no caso de certos verbos (p. ex., matar, felicitar, vender ou telefonar; isto pode facilitar a representação mental e a interpretação das frases correspondentes; Chafe, 1970; Garvey e Caramazza, 1974);
3. características de tempo e aspecto dos verbos, como a simultaneidade, a continuidade, a resultatividade ou o caráter de ação concluída do acontecimento ao qual nos referimos em relação a outros acontecimentos, e a pontualidade do verbo (a representação mental das ações pontuais é mais simples, o que pode facilitar o tratamento da frase; Rondal e Thibaut, 1992; Rondal et al., 1990).

Formação da voz passiva

O sujeito "lógico" das frases passivas ou sujeito gramatical denominado subjacente

(Maratsos et al., 1985) é produzido na superfície sob a forma de um objeto disfarçado que é introduzido pela preposição *por*, que indica o agente. O objeto "lógico", denominado *subjacente gramatical*, é produzido na superfície sob a forma do sujeito gramatical ou pode, inclusive, permanecer subentendido. Fala-se, então, de *frase passiva truncada*. A formação da voz passiva implica, além disso, a intervenção do verbo auxiliar *ser* e do particípio. Por exemplo: "Um medicamento lhe foi receitado" (subentendido, *por alguém*, provavelmente um médico); "Os filhos são queridos por seus pais; O cavalo foi domado por um peão", etc. No plano cognitivo, a coexistência na linguagem de frases ativas e passivas correspondentes (p. ex., "A menina empurrou o menino"; "O menino foi empurrado pela menina") implica a capacidade de enfocar um mesmo acontecimento em um duplo ponto de vista, respectivamente, o do agente e o do paciente, codificando cada alternativa de maneira formalmente distinta. No plano funcional, o papel principal das frases passivas é estilístico (enfático). Esta formulação permite chamar a atenção do interlocutor para a nova informação, colocando-a no início da frase (posta em evidência enfática), enquanto habitualmente, a informação nova é predicada e, portanto, colocada na segunda parte da frase. As noções de informação nova e antiga se referem tanto ao que os interlocutores puderam aprender durante a troca discursiva como aos conhecimentos que possuíam anteriormente ou, então, concorrentemente segundo o contexto lingüístico.

Deve-se distinguir entre frases passivas denominadas *invertíveis* (p. ex., "A menina é empurrada pelo menino") e as *não-invertíveis* (somente o são de maneira metafórica no universo que conhecemos; p. ex., "Um medicamento é prescrito pelo médico"). A produção de frases passivas é estatisticamente baixa, inclusive na linguagem adulta. Considera-se que, aproximadamente, 5% das frases produzidas pelos adultos são formuladas na voz passiva, enquanto a criança não recorre apenas a elas antes dos 7 ou 8 anos. No entanto, é capaz de compreender as não-invertíveis desde os 3 ou 4 anos, embora seja necessário esperar até os 9 ou 10 anos para que se estabilize sua compreensão das frases passivas invertíveis, as quais tendem a ser assimiladas, no nível da compreensão, às frases ativas correspondentes. As passivas não-invertíveis são compreendidas e produzidas antes das passivas invertíveis porque, simplesmente, para compreender um enunciado passivo não-invertível não é absolutamente necessário fazer sua análise sintática; basta conjugar o conhecimento dos elementos léxicos e das realidades extralingüísticas. Ao contrário, as passivas invertíveis exigem uma análise sintática.

Mesmo assim, estabeleceu-se que as crianças compreendem antes e melhor as frases passivas quando são construídas ao redor de verbos de ação (p. ex., empurrar ou levar) e por oposição aos verbos chamados mentais (p. ex., imaginar, amar, ver; Sudhalter e Braine, 1985; Maratsos et al., 1985; Rondal et al., 1990). De acordo com os trabalhos de Kosslyn (1980) e de Paivio (1971, 1986), Rondal e colaboradores (1990) sugeriram que o efeito de acionalidade observado poderia ser devido ao caráter mais vivo das representações mentais induzidas pelos verbos de ação na maioria das pessoas. Essas representações, entretanto, podem ter uma função de apoio para as operações mentais implicadas no tratamento lingüístico das frases. Esta hipótese teve suporte experimental em uma pesquisa realizada por Thibaut e colaboradores (1995) em crianças com idades entre 5 e 8 anos, que estudava o papel da formação mental de imagens no tratamento das frases das crianças. De fato, a acionalidade verbal não é, sem dúvida, mais que do um elemento de um grupo mais complexo que autores como Hopper e Thompson (1980) denominaram *transitividade semântica*. Trata-se da transferência de uma propriedade semântica de um sujeito gramatical para um objeto gramatical por meio de uma relação fraseológica e, portanto, com a mediação de um verbo. Outros elementos de transitividade semântica (excluída a acionalidade do verbo) incluem a plausibilidade do conteúdo da frase (real ou irreal), a pontualidade verbal, a telicidade[33] e o caráter afirmativo (mais do que negativo) da frase. Segundo Hopper e Thomp-

---

[33] N. de R. T.: A telicidade está relacionada ao aspecto verbal e indica um evento cuja atividade tem um ponto terminal claro. Os verbos télicos são, por exemplo, "cair"; e "chutar". Já os atélicos não mostram um ponto final natural, como o verbo "brincar" (Crystal, D., 2000).

son (1980), uma frase "alta" em transitividade semântica implica dois ou mais participantes; um verbo de ação, um princípio e um final precisos da ação significada pelo verbo e uma ação pontual, um agente potente e um paciente (que recebe a ação) bem individualizado e afetado pela ação em questão.

De acordo com esta hipótese, uma frase como "João corta a madeira" ("A madeira é cortada por João") é relativamente alta em transitividade, enquanto "João vê a menina" ("A menina é vista por João") é uma frase de transitividade baixa.

Maratsos e colaboradores (1985) observaram que as frases compreendidas adequadamente em suas experiências (realizadas com crianças entre 3 e 4 anos) apresentavam todas as características da alta transitividade. Falta estudar, mais detalhadamente, o papel das variáveis da transitividade semântica distintas da acionalidade verbal na compreensão (e na produção) de frases declarativas. Veja-se Rondal e Thibaut (1992) para uma análise teórica dos fatores de transitividade identificados por Hopper e Thompson.

Compreensão da correferência pronominal pessoal

Uma regra léxica domina o processo de identificação no caso dos pronomes anafóricos pessoais. Trata-se da indicação segundo a qual os pronomes devem se corresponder em gênero e número com seu referente nominal. Quando têm aproximadamente 7 anos, as crianças com desenvolvimento normal chegam a dominar esta regra e a aplicam corretamente em suas elaborações lingüísticas produtivas e receptivas (Kail, 1976, 1983; Kail e Leveillé, 1977; Chipman e Gérard, 1983).

Diversos fatores podem influir no estabelecimento da relação anafórica entre o pronome e o nome, como demonstram diferentes trabalhos na literatura especializada. Os mais importantes são:

1. o acento de intensidade (contrastivo; Maratsos, 1976);

2. a distância no nível da estrutura de superfície entre o pronome e/ou o(s) correferente(s) nominal(is) plausível(is) (Kail, 1976);

3. a ordem seqüencial dos nomes (Kail, 1976);

4. a voz da oração ou da frase (existe uma tendência em favor da atribuição do estatuto de correferente do pronome ao sujeito gramatical nominal; Garvey e Caramazza, 1974);

5. a função gramatical e as características semânticas dos antecedentes nominais (estratégias das funções paralelas; Grober et al., 1978; Kail, 1983). Esta última estratégia consiste em considerar que a organização temático-gramatical que prevalece na primeira frase é automaticamente pertinente para a interpretação da segunda frase. Se o pronome funciona como sujeito gramatical na segunda frase, concordará provavelmente com o substantivo que funciona como sujeito da primeira frase; do mesmo modo, *mutatis mutandis*, para a função de objeto;

6. a relação sintática que existe entre as orações e as frases complexas ou entre as frases dos diversos parágrafos (p. ex., se uma oração ou uma frase é introduzida por uma conjunção adversativa como *mas*, existe uma forte tendência em atribuir ao sujeito gramatical da primeira oração gramatical ou da primeira frase o estatuto de correferente do pronome; Grober et al., 1978);

7. as características semânticas dos verbos (causalidade implícita direcional na significação dos verbos; p. ex., Garvey e Caramazza, 1974);

8. o estatuto social das pessoas mencionadas nos sintagmas nominais que constituem antecedentes plausíveis do pronome (Garvey e Caramazza, 1974);

9. as inferências e as construções referenciais imaginárias ou baseadas na realidade que podem ser feitas pelos sujeitos (Wykes, 1981).

Podem ser consultados os dois volumes editados por Lust em 1986 e, especialmente, a extensa discussão na seção 1 do volume 1, para um estudo sistemático desta bibliografia.

Além disso, em um estudo em grande escala realizado com crianças, adolescentes e adultos francófonos (Rondal et al., 1984) demonstrou que a estratégia dominante nos casos ambíguos (somente foram utilizadas frases ativas) se baseava em algo semelhante a "selecionar o tema tópico ou o sujeito gramatical da primeira frase, como correferente para o pronome pessoal anafórico da segunda frase, este pronome funciona como sujeito ou objeto gramatical". A tendência a "escolher o sujeito ou a dominância tópica" (em frases, por outro lado, não marcadas no que refere à organização temática) aumenta com a idade dos indivíduos (de 10 a 14 anos e no início da idade adulta).

A linguagem além da palavra e do enunciado: compreensão e produção de discursos adaptados

De forma relativamente rápida, a criança adquire as estruturas básicas de sua língua materna. Aos 5 anos, seu vocabulário lhe permite praticar em situações cotidianas, e seus enunciados já apresentam a maioria das construções sintáticas usuais. A produção confirmada desses elementos tem sido, muitas vezes solicitada para afirmar a hipótese de uma aquisição precoce e rápida da linguagem, explicável, então, somente por predisposições inatas (Pollock, 1997, Cap. 2).

Esta interpretação dos dados, objetivamente comprovados, leva à observação de dois fenômenos essenciais:

1. Embora uma criança seja capaz de produzir certos elementos de sua língua materna, isso não implica que os utilize do mesmo modo que um interlocutor adulto, nem, sobretudo, que domine seu funcionamento. Assim, um pequeno francófono demorará cerca de 10 anos para utilizar corretamente as diferentes funções expressas somente com as seis formas do artigo (Karmiloff-Smith, 1979). A presença, no discurso da criança, dessas formas lingüísticas indica, pois, simplesmente, que as conhece e que pode executá-las fonologicamente, mas de modo algum significa obrigatoriamente o fim de sua aquisição. No nível da compreensão, a noção de "estratégia" de tratamento, na década de 1970, pôs em evidência, além disso, a diferente interpretação do mesmo enunciado e, portanto, das mesmas formas lingüísticas, aos 3, 5 e 8 anos (conforme, p. ex., os trabalhos reunidos na obra de Bronckart e colaboradores, 1983, sobre o tratamento dos pronomes relativos e das marcas anafóricas).

2. Colocar em prática completamente a linguagem vai além do fato de produzir ou de compreender palavras ou enunciados isolados, inclusive se são corretos do ponto de vista sintático; implica, além disso, combinar esses enunciados em um discurso coerente, utilizar a linguagem com fins sociais expressos direta ou indiretamente (teoria dos atos da linguagem: ordenar ou prometer), bem como escolher as formas lingüísticas apropriadas ao tipo de discurso usado (descrever, narrar, convencer, etc.). Para atingir o nível adequado em cada um desses aspectos, são necessários alguns anos: assim, deve-se esperar até a idade de 11 ou 12 anos, para aquilo que diz respeito à linguagem oral e acrescentar 5 a 7 anos para a linguagem escrita.

Em resumo, após (ou simultaneamente) a aprendizagem do vocabulário, da morfologia gramatical e da sintaxe dos enunciados, a criança – e depois o adolescente – deverá aprender as dimensões discursivas e aprimorar os aspectos pragmáticos da linguagem. Em uma ótica de *life-span psychology* (Baltes et al., 1977), pode-se dizer que a aquisição da linguagem não pára jamais: um indivíduo, por exemplo, ao mudar de atividade profissional, continua, mesmo na idade adulta, com o processo de aquisição de vocabulário novo e de outras estruturas, registros ou usos da linguagem.

Produção de discursos coerentes

A produção de um discurso se baseia em duas capacidades principais (Peterson, 1993):

1. utilizar a linguagem de maneira descontextualizada, isto é, falar de personagens ou de acontecimentos não presentes no tempo ou no espaço atuais, levando em conta os conhecimentos do interlocutor ao qual estamos referindo-nos.

2. marcar as relações que existem entre enunciados sucessivos. Segundo Karmiloff-Smith (1986), a idade de 5 anos é considerada a idade-chave. Antes desta idade, a criança já produz algumas marcas lingüísticas, mas ainda não adquiriu sua funcionalidade discursiva, que não se estabelecerá antes dos 11 ou 12 anos. A aquisição reside, no domínio progressivo do uso multifuncional das marcas já conhecidas, integradas, em um sistema mais unificado. Karmiloff-Smith distingue três fases de desenvolvimento: entre 3 e 5 anos, entre 5 e 8 anos e entre 8 e 12 anos. Em uma narração produzida a partir de imagens, a criança passa, por exemplo, de um emprego essencialmente contextual e dêitico dos pronomes ("ele", o personagem que se vê nas imagens, tomado de forma isolada) para um uso repetitivo limitado pela existência de um sujeito temático único (A criança..., ela..., ela..., ela...); e, depois, para um uso flexível e adaptado, que permite codificar outros personagens no papel de sujeito gramatical. A passagem de uma fase a outra corresponde a uma descrição em forma de representação que leva os conhecimentos, agora eficazes e operacionais, em um domínio específico, a serem acessíveis a outros domínios da cognição (Karmiloff-Smith, 1992, 1994). Assim, o funcionamento local e correto do pronome, primeiro dirigido pela visão da imagem isolada, integra-se na representação da estrutura de conjunto da narração, mesmo quando permanece fortemente limitado por esta. Finalmente, este emprego se integra no conjunto dos conhecimentos lingüísticos e cognitivos do falante.

A produção de um discurso exige que a criança maneje de maneira permanente duas dimensões: a *coerência* e a *coesão*. A primeira designa a necessidade de que as informações permitam que o interlocutor construa uma representação cognitiva não contraditória do conteúdo expresso. Deste modo, os enunciados sucessivos não devem conter informações que entrem em conflito entre si, nem que careçam de um vínculo semântico perceptível. O conhecimento de certas estruturas de conjunto, como o esquema da narração, ou então de estruturas causais prototípicas teria, além disso, um papel importante na gestão da coerência. A segunda dimensão designa o fato de que os enunciados comportam marcas lingüísticas que codificam o vínculo que os relaciona: a utilização de um pronome pessoal para indicar a referência (anafórica) a um nome que serviu para introduzir um personagem, por exemplo; a presença de uma conjunção que expressa uma oposição entre duas idéias, etc. (Halliday e Hasan, 1976). Os vínculos de coerência podem ser expressos por meio de outras indicações (p. ex., vocabulário sucessivo pertencente a um mesmo campo semântico). Um discurso pode ter pouca coesão mesmo sendo coerente, e vice-versa. A relação entre as duas dimensões não é biunívoca, mas existe. Uma das aquisições da criança consistirá em aprender a codificar a informação de forma coerente (representação cognitiva construída) com a ajuda dos diferentes sistemas de elementos de coesão disponíveis em sua língua.

De maneira geral, pode-se dizer que a criança passa de um elemento (coesão) local de coerência a um elemento da estrutura de conjunto do discurso. Isso fica claro quando se analisa a evolução do uso de elementos léxicos como *porque, pois, e, mas, ou* nas disputas verbais entre crianças de 2 anos e 6 meses e de 9 anos e 6 meses (Sprott, 1992). Observa-se que estes vocábulos realizam, primeiro, funções interativas e, depois, funções ideacionais. Por outro lado, marcam, primeiro, organizações locais do discurso, antes de indicar outras mais globais.

Introdução e conservação da referência

Narrar uma história (uma das primeiras formas de discurso das crianças) exige a introdução clara dos personagens e das circunstâncias para que, depois, suas menções posteriores sejam expressas sem ambigüidade. Uma manifestação clássica é, por exemplo, a oposição entre indefinido e definido: "É *uma* criança pequena que brinca. *A* criança agarra uma bola". Trata-se, de fato, de usar a clássica oposição entre informação nova e informação já conhecida. Numerosas pesquisas estudaram o modo como a criança aprende a trabalhar com a introdução e a conservação da referência ao longo do discurso. Os resultados podem parecer bastante contraditórios (Hickmann, Kail e Roland, 1995a, 1995b). Alguns autores concluem que existe uma aquisição relativamente precoce do sistema referencial. Outros descrevem uma progressão mais lenta dessa habilidade. As divergências entre os resultados procedem, provavelmente, das diferentes provas utilizadas (narração a partir de imagens, narrações de histórias vividas, imagens mostradas ou não ao interlocutor, etc.). No entanto, as produções das crianças variam segundo o nível de desenvolvimento, e as limitações de tratamento que desencadeiam diferentes fatores próprios do trabalho que lhes foi recomendado: o grau em que o interlocutor compartilha a informação, a existência ou não de vários personagens centrais em uma história e a tematização marcada ou o momento da introdução de algum dentre eles (Vion e Colas, 1998).

No entanto, globalmente, parece que se passa de um uso mais dêitico (ou inclusive *exofórico*, isto é, que reincide no contexto) das marcas lingüísticas para um uso *endofórico*, no qual as marcas utilizadas remetem a menções referenciais já feitas (anáforas) ou que seriam feitas (catáforas) no mesmo discurso (Hickmann, 1995; de Weck, 1991). Uma das razões desta mudança poderia residir na maior capacidade cognitiva das crianças mais velhas para manejar simultaneamente os níveis local e global do discurso (Karmiloff-Smith et al., 1993).

Aprendizagem de diferentes tipos de discurso

O uso da coerência do discurso implica planejar corretamente o que se deseja expressar, para trabalhar o campo de conhecimentos que este conceito abrange. Essa questão põe também em jogo outro tipo de capacidade: conhecer e pôr em prática o tipo de discurso apropriado para o objetivo comunicativo escolhido. A criança aprende de forma progressiva que a estrutura organizada de uma narração, de uma descrição ou de uma argumentação exige esquemas diferentes, esquemas cognitivos deduzidos das atividades lingüísticas vividas. Vai usar deste conhecimento para construir seu discurso no nível de conteúdo e das formas lingüísticas, que lhe permitirão codificar esta estrutura.

Se outros tipos de discursos começam a ser objeto de análises detalhadas (ver, p. ex., Golder, 1996, para o discurso argumentativo), é, sem dúvida alguma, a narração a mais estudada nas pesquisas sobre o desenvolvimento da linguagem. As crianças constroem progressivamente (entre 4 e 12 anos) um esquema narrativo, composto de categorias relativamente estáveis (marco, acontecimento desencadeante, tentativa, resolução, conclusão), que lhes serve de guia na organização dos elementos narrados (Fayol, 1985; Espéret, 1991). A existência deste esquema, implícito a princípio, evolui progressivamente para uma tomada de consciência de sua constituição e de seu papel na produção.

Ao mesmo tempo em que constrói narrativas cada vez mais estruturadas, a criança aprende a marcar lingüisticamente este tipo de estrutura discursiva. Especialmente, coloca-se em prática uma oposição das flexões verbais (pretéritos imperfeito e mais-queperfeito frente ao presente e ao pretérito perfeito) ligada à oposição entre o segundo e o primeiro plano ou entre o marco e o acontecimento narrativo. Como indicamos anteriormente, o tempo dos verbos expressa, em primeiro lugar, uma função de aspecto além do estritamente temporal. Isso está, apesar disso, matizado pela semântica do aspecto dos próprios verbos (oposição entre verbos de atividade e verbos de realização; Fayol e colaboradores, 1993) que favorece ou, ao contrário, inibe a marcação temporal.

Deve-se observar que Bronckart propôs, em 1998, uma concepção radicalmente diferente dos tipos de discurso e de sua aquisição, inscrita no marco teórico do interacionismo sociodiscursivo.

Utilização da linguagem em situações de comunicação: aspectos pragmáticos

A criança adquire simultaneamente os usos gerais de comunicação e os de representação da linguagem. À medida que aumenta sua competência lingüística (sua capacidade para produzir enunciados corretos do ponto de vista formal), aprende a manejar os turnos de palavra, a manter uma conversação, a atrair a atenção, a fazer um pedido, a prometer, etc. Desenvolve, assim, uma competência pragmática que se apóia também em capacidades cognitivas gerais: adotar o ponto de vista do interlocutor, fazer hipóteses sobre as intenções deste último, por exemplo. Produzir um enunciado já não se limita a fazer uma observação sobre o mundo, mas constitui, ao mesmo tempo, um ato social que trata de atuar sobre o ambiente social. Esta concepção da linguagem, de maneira completa, foi designada por Bernicot (1992) como *psicolingüística da adaptação*. Sob esse ponto de vista, Bernicot propõe três grandes etapas na aquisição da linguagem:

1. Adaptação realizada mediante a inserção de um enunciado em um formato, no sentido de Bruner (2, 3 ou 4 anos). A primeira forma é eficaz enquanto a criança é confrontada com uma situação familiar repetitiva e o enunciado é dominado por ser parte constituinte do formato.

2. A criança adquire a capacidade de analisar certas características dos enunciados e da situação, assim como de relacionar esses dois conjuntos (a partir dos 4 ou 5 anos). Pode aplicar, de maneira muito mais flexível, algumas correspondências a situações novas.

3. Finalmente, utiliza as formas lingüísticas canônicas tanto para modificar as características da situação como para criar uma nova (a partir dos 4 ou 5 anos). Mesmo assim, a criança é capaz de perceber que o enunciado de um adulto modificou, por exemplo, as relações sociais preexistentes.

As duas primeiras etapas podem coexistir e, neste caso, a escolha de uma ou outra será determinada por alguns aspectos da comunicação.

A partir dos trabalhos de Ervin-Tripp e Mitchell-Kernan (1977), ampliados com os de Cook Gumperz e seus colaboradores (1986), uma série de pesquisas tentou descobrir as etapas por meio das quais a criança adquire a capacidade de relacionar as diversas opções que constituem o enunciado (escolha das palavras, entonação, forma sintática) e as características da situação de comunicação na qual deve fazer sua produção para alcançar um objetivo social predefinido. Do ponto de vista de sua função social, o enunciado estudado geralmente é categorizado segundo a teoria dos atos da linguagem, proposta por Austin (1962) e aprimorada por Searle (1979). Assim, foram estudadas, por exemplo, as elaborações das crianças, tanto na compreensão como na produção, e manejo de pedidos, promessas e afirmações. Dada a impossibilidade de apresentar um panorama completo desses resultados, às vezes contraditórios, ilustraremos as considerações baseando-nos no trabalho de Bernicot (1992) sobre compreensão e produção de perguntas. Baseado em uma série de pesquisas, Bernicot reconhece, para a compreensão, uma adaptação de tipo 1 (entre 1 ano e 6 meses e 4 anos) e outra de tipo 2 (a partir de 4 anos). Para a produção, as idades nas quais aparecem os "tipos de adaptação" são, respectivamente, 2, 4 e de 4 a 6 anos. O conhecimento metapragmático das crianças em relação às regras para ligar os enunciados às situações é mais tardio, até os 10 anos.

A existência de uma competência específica, e inclusive autônoma referente aos aspectos pragmáticos da linguagem é sustentada por dados relativos a certas formas de problemas de desenvolvimento da linguagem (De Weck, 1996). No nível discursivo e pragmático, essa competência existiria nas disfasias, nos problemas específicos que afetam a adequação da linguagem a cada situação de comunicação, como, por exemplo, a capacidade de produzir perguntas. O problema das relações entre competência pragmática e competência estritamente lingüística, permanece ainda sem solução. Existe uma primazia de uma sobre a outra ou, então, uma independência clara entre elas? Hupet (1996) analisou as duas teses e concluiu que, realmente, são necessárias mais pesquisas para se chegar a uma resolução do problema. Alguns dados, relacionados aos problemas lingüísticos ou mentais de origem genética, levam também a buscar dissociações entre os aspectos "computacionais" da linguagem (fonologia, sintaxe) e seus aspectos semânticos e pragmáticos (léxico, comportamentos lingüísticos). Rondal (1995) também propôs a necessidade dessa mesma análise para o estudo detalhado das capacidades lingüísticas de Françoise, uma pessoa com síndrome de Down. Neste estudo observou que, enquanto Françoise apresentava elaborações médias ou fracas, próximas das que caracterizam habitualmente os sujeitos afetados por essa síndrome, nos aspectos semânticos e pragmáticos da linguagem, alcançava, ao contrário, praticamente o mesmo nível que os indivíduos sem a síndrome, no tocante aos aspectos computacionais (ver mais adiante neste capítulo mais informações sobre este caso e as dissociações lingüísticas implicadas).

Aquisição dos comportamentos lingüísticos: um conjunto integrado

Como vimos, a aquisição de uma linguagem consiste em aprender a colocar em prática os elementos constitutivos da língua (o léxico), assim como suas regras de combinação (a morfossintaxe), e, ao mesmo tempo, aprender quais formas lingüísticas devem ser utilizadas para construir uma mensagem adaptada a um interlocutor, às regras sociais e a um objetivo comunicativo. Esta adequação das formas aos objetivos do ato comunicativo se refere, particularmente, aos aspectos pragmáticos da linguagem.

Assim, a criança deve adquirir os conhecimentos lingüísticos e, ao mesmo tempo, as regras complexas de seu uso social. Esta evolução pode ser expressa em termos da aquisição progressiva de um conjunto de *comportamentos lingüísticos* (narrar, argumentar, descrever, explicar, etc.; Espéret, 1990, 1992), que se diversificam a partir do protótipo que constitui o comportamento de diálogo adquirido desde o segundo ano entre a criança e seu ambiente, e já prefigurado nas pré-conversações do primeiro ano no nível do balbucio. Isto supõe, portanto, uma passagem, freqüentemente mencionada, da linguagem dialógica – que supõe o primeiro enraizamento da linguagem – para a linguagem em forma de monólogo – que é adquirida mais adiante (Clark e Schaeffer, 1989; McTear, 1985). Esta transição se faz pouco a pouco sob a influência de fatores exógenos (interações com o ambiente) e endógenos (tratamento das informações recebidas pela criança, que provocam reorganizações de suas representações).

Um ponto importante que deve ser lembrado é que, por razões de facilidade de exposição, a descrição da aquisição da linguagem parece apresentar etapas sucessivas que seguiriam os diferentes níveis de análise lingüística (fonologia, vocabulário, sintaxe da frase, discurso). No entanto, já desde um primeiro momento pode-se constatar um encobrimento e um desenvolvimento paralelo. A criança começa a narrar e a argumentar quando ainda não domina todas as estruturas sintáticas, quando não possui um vocabulário amplo e também quando não é capaz de usar todas as realizações fonológicas de sua língua. Não se trata, portanto, de uma construção "mecânica" na qual todas as peças fonológicas tiveram de ser adquiridas para poder construir primeiro palavras, e, depois, frases, etc. Embora seja certo que existe um princípio, os diferentes níveis são adquiridos paralelamente, mesmo quando seguem ritmos diferentes, estabelecendo, em seguida, interações entre eles. Uma distinção léxica determinada ajudará, por exemplo, a uma realização fonológica, enquanto um comportamento lingüístico pode ajudar no uso de uma forma sintática particular.

A idéia central é que a unidade de base da linguagem é o discurso, e não a palavra ou a frase, seja qual for a extensão do discurso. É em seu interior e em função das limitações comunicativas o discurso que a criança adquire as unidades lingüísticas necessárias. Não aprende, pois, ferramentas lingüísticas isoladas e imediatamente generalizáveis, mas constrói conhecimentos lingüísticos como elementos de uma atividade lingüística particular. Mais tarde, esses conhecimentos sofrem um processo de descontextualização que permite estarem disponíveis para outras atividades lingüísticas (Espéret, 1991).

Nesse marco, é essencial a aquisição de conhecimentos sobre os múltiplos subsistemas lingüísticos. Isso corresponderia à construção dos múltiplos grupos de regras que regem as combinações formas-funções, no sentido em que é descrito no modelo de competição de Bates e McWhinney (1989). Assim, tomando de novo o exemplo da aquisição do artigo em francês referido anteriormente, a criança aprenderá progressivamente a unir a forma *le* às funções semânticas *masculino, singular* dentro do discurso. Aprenderá essas regras, primeiro, no meio de alguns comportamentos lingüísticos particulares, para generalizá-las, depois, no conjunto de comportamentos que já conhece.

Assim, a aquisição da linguagem é uma fórmula cômoda que resume todo um processo de desenvolvimento e inclui, de fato, aquisições específicas, unificadas progressivamente através de descrições, no sentido de Karmiloff-Smith, e sempre guiadas por objetivos funcionais.

Aspectos diferenciais da aquisição da linguagem

É comum observar que as crianças, inclusive as que crescem na mesma família, nunca adquirem a linguagem no mesmo ritmo. As diferenças podem atingir inclusive alguns valores importantes, sem que isso signifique a existência de alguma patologia. Consideradas durante muito tempo como fenômenos episódicos, essas variações foram estudadas por si mesmas há uns 20 anos. As teorias gerais do desenvolvimento integram esses dados. "A criança média é uma ficção... As teorias do desenvolvimento da linguagem não podem repousar por mais tempo neste ser mítico." (Bates et al., 1988, p.151). A análise desses fenômenos levou a uma conceituação em termos de estilos de linguagem e de estratégias de aquisição (Espéret, 1991).

As variações na velocidade de aquisição da linguagem já haviam sido observadas em trabalhos clássicos, como o de Brown (1973), no qual as três crianças estudadas, Eve, Adam e Sarah (chamados os "*Harvard children*"), não atingiram na mesma idade os diferentes estágios de aquisição da linguagem, sendo estes identificados segundo valores estabelecidos do desenvolvimento da linguagem denominada MLU (*mean length of utterance*, em inglês; LME, *longueur moyenne d'énoncé* ou LMPV, *longueur moyenne de production verbale*, em francês; [em espanhol: *longitud media del enunciado* e *longitud media de la producción verbal*, respectivamente],[34] Rondal, 1983, 1985b). Foram, sobretudo as pesquisas de Bloom e colaboradores (1975) e, especialmente, as de Nelson (1973, 1981) que impulsionaram o desenvolvimento atual neste campo. Esses trabalhos, referidos essencialmente às primeiras aquisições léxicas e à transição para a gramática (enunciados de

---

[34] N. de R. T.: No português, MLU – comprimento médio do enunciado.

duas ou mais palavras), evidenciaram a existência de diversos estilos de utilização da linguagem. Esses estilos seriam, de acordo com Nelson, *expressivo* e *referencial*,[35] segundo o predomínio do uso de expressões pessoais ou sociais (sobretudo com adjetivos, verbos ou palavras-função)[36] ou dos nomes gerais dos objetos; enquanto Bloom, seria preciso diferenciar entre os estilos *pronominal* e *nominal*, segundo a proporção dominante de cada uma dessas categorias gramaticais. Essas dimensões dicotômicas compartilham, no entanto, alguns pontos em comum (Bretherton et al., 1983; Bates et al., 1988; para uma síntese) e correspondem de uma maneira mais global, a duas estratégias de aquisição qualificadas como *analítica* e *holística*. De acordo com a primeira, a criança constrói seus enunciados por combinação progressiva de palavras que já domina perfeitamente; enquanto, na segunda, a criança utiliza mais precocemente expressões aprendidas globalmente, que deve depois desmontar para reutilizar seus elementos de maneira autônoma em novas combinações.

Ficam para serem analisadas, mais adiante, essas posições (sem dúvida, muito marcantes) segundo dois pontos de vista: o dos mecanismos psicolingüísticos precisos que cada estilo ou estratégia esconde e o dos fatores que determinam o estilo adotado por cada criança. Sobre o primeiro ponto, ainda são poucos os estudos que foram realizados e que vão mais além da dicotomia entre "aprendizagem de memória" e "análise". Alguns trabalhos tendem, por outro lado, a destacar três estilos em vez de dois: aprendizagem por compreensão, por análise da produção e por produção "de memória" (Bates, Bretherton e Snyder, 1988). Quanto ao segundo ponto, as pesquisas levam essencialmente ao estilo lingüístico das mães, opondo, por exemplo,

aquelas que são mais prescritivas com seus filhos às que são mais descritivas (Furrow e Nelson, 1984); e a seus estilos interativos, especialmente quanto ao papel da atenção conjunta no estilo das aquisições léxicas (Tourrette e Rousseau, 1995).

METALINGÜÍSTICA DO DESENVOLVIMENTO

Relativamente pronta, a criança já é capaz de manipular apropriadamente a linguagem tanto na compreensão quanto na produção. Isto acontece de maneira automática; no entanto, ela não poderá levar conscientemente seus usos lingüísticos mais adiante. O aparecimento desta última capacidade, a capacidade metalingüística, deve ser diferenciada do "simples" fato de usar a linguagem.

A expressão "metalingüística" é recente. Entre 1950 e 1960, os lingüistas criaram o termo para qualificar tudo o que se referia à metalinguagem, isto é, o vocabulário da terminologia lingüística (p. ex., sintaxe, semântica, fonema, etc.; mas também termos mais comuns como substantivos, frase, letra, etc.). Assim, em seu sentido lingüístico inicial, o termo "metalingüística" se refere à atividade lingüística que trata da mesma linguagem. A partir desse ponto de vista estrito, as capacidades metalingüísticas dependem da capacidade de auto-referência da linguagem. No entanto, a lingüística que contempla o funcionamento da linguagem do ponto de vista do locutor, proporcionará a este nível metalingüístico, no qual o significante se converte em significado, um novo estatuto na mesma atividade do locutor (Benveniste, 1974).

Essa perspectiva conduziu progressivamente à significação da noção como é utilizada atualmente em psicolingüística, isto é, à capacidade de se distanciar do uso normal da linguagem e desviar a atenção dos objetivos de comunicação para conduzi-la às propriedades da linguagem utilizadas como meio de comunicação. Esta capacidade é descrita por Cazden (1976) como a "capacidade de trans-

---

[35] N. de R. T.: Para maior aprofundamento no assunto consultar Chevrie-Muller e Narbona, *A linguagem da criança*. Porto Alegre: Artmed, 2005.
[36] N. de R. T.: Palavras sociopragmáticas – usadas para cumprir funções específicas dentro do contexto de determinadas atividades interacionais com outras pessoas. P. ex.: não, por favor, com licença.

formar, em opacas, as formas da linguagem e de se ocupar delas, e por elas mesmas". Baseando-se em Favell (1976), os psicólogos consideram que as capacidades metalingüísticas competem à "metacognição", a qual "se refere ao conhecimento que o sujeito tem de seus próprios processos cognitivos". Assim, os psicólogos analisam o comportamento (verbal ou outro) do sujeito para encontrar os elementos que lhes permitam identificar os processos cognitivos de análise dos objetos lingüísticos de controle, de sua utilização ou ambos.

Como qualquer outra atividade metacognitiva, as atividades metalingüísticas não podem possuir o estatuto de "meta-atividade" se não forem executadas pelo próprio sujeito. Conseqüentemente, o principal problema do psicolingüísta, interessado nos comportamentos metalingüísticos, é a demonstração do caráter consciente de uma atividade mental. Tradicionalmente, este caráter consciente é inferido da capacidade que o sujeito possui para proporcionar um relatório verbal explícito dos determinantes de seu próprio comportamento. Mesmo quando podemos qualificar, na maioria das vezes em uma primeira análise, de "conscientes" os processos cognitivos que o sujeito pode tornar explícitos, fica claro que a ausência de verbalização não implica, de modo algum, a falta de consciência.

É difícil estabelecer, uma ausência de consciência nos comportamentos espontâneos. Por isso, o fato de que, geralmente, as capacidades de reflexão e de autocontrole intencional não estejam muito desenvolvidas nas crianças, não implica que suas atividades cognitivas não sejam controladas. Este tema foi tratado, em 1983, por Karmiloff-Smith, que elaborou "um modelo que situa os metaprocessos como componentes essenciais das aquisições (...) em todos os níveis do desenvolvimento, e não simplesmente como epifenômenos tardios". De fato, Karmiloff-Smith (1986) utiliza a noção de "metaprocesso" em um sentido amplo, que leva a distinguir "os metaprocessos precoces" por um lado e, por outro, "os metaprocessos tardios" disponíveis para a consciência e verbalizáveis. De acordo com essa definição, vários autores defenderam a existência de uma atividade metalingüística desde os 2 anos (para um exame detalhado desta questão, ver Brédart e Rondal, 1984; Gombert, 1990).

Certamente, poderia parecer que o termo "metalingüística" é empregado para se referir a diferentes fenômenos cuja semelhança aparente seria devido a uma observação inadequada. Para evitar as assimilações distorcidas, deve-se fazer uma distinção entre as capacidades manifestadas nos comportamentos espontâneos (p. ex., a capacidade da criança de adaptar automaticamente seu discurso ao destinatário) e as capacidades que se baseiam em conhecimentos mentais aplicados de maneira intencional (p. ex., adaptar voluntariamente uma narração para públicos diferentes). O que separa estes dois conjuntos de comportamentos é, mais que uma diferença de grau, uma diferença qualitativa nas próprias atividades cognitivas. Por razões de clareza terminológica, é conveniente evitar o uso do mesmo termo para qualificar estes dois tipos de comportamentos.

A noção "epilingüística", criada pelo lingüísta Culioli (1968), parece estar perfeitamente adaptada à designação dessas atividades que se assemelham ao comportamento metalingüístico, mas que se efetua sem um controle consciente. Partindo do princípio de que um caráter reflexivo e intencional é inerente a toda atividade estritamente metalingüística, utilizamos o termo "epilingüística" para designar os comportamentos que, mesmo quando são isomorfos em relação aos comportamentos metalingüísticos, não são o resultado de um controle consciente por parte do sujeito de seus próprios tratamentos lingüísticos.

Esses epiprocessos (i. e., a intervenção dos conhecimentos lingüísticos do sujeito nas relações produzidas, são operativos em todo comportamento lingüístico cujo nível de controle supera a resposta puramente associativa que, freqüentemente, determina as primeiras expressões dêiticas da criança, as saudações ou os jogos vocais. No entanto, os comportamentos epilingüísticos se distinguem dos outros comportamentos lingüísticos na medida em que a intervenção dos epiprocessos se manifesta na superfície. Por esta razão, o comportamento epilingüístico pode ser confundido com um comportamento metalingüístico.

Existem três pontos de vista opostos no que se refere à relação que as aquisições metalingüísticas mantêm com o desenvolvimento e com a aprendizagem da linguagem:

1. Segundo Clark (1978), o desenvolvimento lingüístico exigiria que as crianças fossem conscientes desde o princípio de seus próprios erros de linguagem (do mesmo modo que de seus acertos). Os primeiros comportamentos metalingüísticos seriam, portanto, contemporâneos do aparecimento da linguagem e constituiriam seu componente de gestão intencional. Esta concepção, contrariamente às dos seguintes, não daria nenhum sentido à distinção epilingüística/metalingüística.

2. Segundo Van Kleeck (1982), são as capacidades de descentralização e o domínio da reversibilidade (características do funcionamento operatório em uma perspectiva piagetiana) que permitem às crianças considerar a linguagem em suas dimensões de significação e de sistema estruturado que podem ser aprendidos formalmente. Segundo essa perspectiva, o aparecimento de capacidades metalingüísticas é a manifestação do desenvolvimento cognitivo nos comportamentos lingüísticos.

3. Segundo Gombert (1990), as capacidades metalingüísticas se depreendem de aprendizagens explícitas, na maioria das vezes, de natureza escolar. Vários estudos demonstraram que as capacidades metalingüísticas parecem ser essenciais na aprendizagem da leitura. De fato, sendo a leitura um trabalho lingüístico formal, sua aprendizagem necessita que a criança desenvolva uma consciência explícita das estruturas lingüísticas que deverão ser intencionalmente manipuladas.

A maioria dos pesquisadores destacou, especialmente, o papel central da consciência fonológica na aprendizagem da leitura. De fato, os modelos de aprendizagem da leitura postulam que, pouco depois de seu início, sobrevém uma etapa de leitura alfabética dominada pela correspondência dos componentes grafêmicos com os componentes fonêmicos (Frith, 1985). A fim de dominar um sistema de escrita no qual os fonemas são representados mediante grafemas, as crianças devem poder segmentar as palavras orais em segmentos fonológicos apropriados. Assim, o leitor aprendiz deve ter consciência da estrutura fonêmica da linguagem. O papel central da consciência fonêmica na aprendizagem da leitura é confirmado pelos resultados de numerosos estudos realizados com sujeitos de diferentes idades e níveis de leitura, que são submetidos a exercícios de manipulação de fonemas (supressão, inversão, contagem). De fato, a consciência fonêmica e a leitura interagem ao longo de toda a aprendizagem (para uma consulta da literatura especializada, ver Goswami e Bryant, 1990).

Vários dados sugerem que a consciência sintática contribui igualmente para a aprendizagem da leitura (Demont e Gombert, 1996; Gaux e Gombert, no prelo; Tunmer, 1990). A consciência sintática poderia, de fato, contribuir duplamente para a leitura. Em primeiro lugar, completaria a capacidade de decodificação das crianças, que poderiam utilizar sua capacidade de análise sintática para aumentar seus conhecimentos léxicos, principalmente na leitura das palavras irregulares, que pela simples decodificação seria uma leitura ineficaz. Em segundo lugar, a consciência sintática teria um papel central no processo de *"monitoring"* (monitoração) da compreensão das frases lidas.

No seu conjunto, é provável que os conhecimentos fonológicos e sintáticos contribuam de maneira complementar para a aprendizagem da leitura. Além da importância da metafonologia e da metassintaxe para os leitores iniciantes, parece que as capacidades metapragmáticas e metatextuais, mediante as quais os sujeitos poderiam refletir as relações dos sinais lingüísticos com seu contexto e dos sinais lingüísticos entre si, seriam essenciais para a obtenção do domínio da leitura e para o desenvolvimento das capacidades de redação.

No marco da concepção que acabamos de expor, Gombert (1990) propõe uma descrição, por um lado, do aparecimento dos epiprocessos e, por outro, da maneira como são adquiridas as capacidades metalingüísticas. Apoiando-se no modelo de Karmiloff-Smith (1986), Gombert sugere que o desenvolvimento metalingüístico é feito em três fases. Cada um dos aspectos da linguagem é influenciado por este desenvolvimento, independentemente (e não necessariamente de forma simultânea) de outras circunstâncias, embora as duas primeiras tivessem lugar de forma sistemática para os conhecimentos lingüísticos da língua oral materna, dependendo da apresentação da terceira fase, que não é sistemática a fatores do contexto. A primeira fase corresponde à aquisição das primeiras habilidades lingüísticas; a segunda, à aquisição do domínio epilingüístico e, a terceira, à aquisição da consciência metalingüística.

A fase das primeiras habilidades lingüísticas é idêntica à descrita no modelo de Karmiloff-Smith (1986). Baseando-se em pré-progamações inatas, as habilidades lingüísticas de base são adquiridas por mediação do modelo lingüístico presente no ambiente. Deste modo, a criança armazena em sua memória uma multiplicidade de pares unifuncionais nos quais se estabelece uma correspondência entre cada forma lingüística e cada um dos contextos pragmáticos em que foi utilizada de maneira eficaz. No final desta fase, a utilização que a criança faz da forma lingüística se assemelha particularmente à dos adultos.

A estabilidade comportamental obtida no final dessa fase é questionada, posteriormente, pelo aumento da extensão e da complexidade dos modelos apresentados pelos adultos, levados em conta pela criança, ou por ambos. Esta é, portanto, a origem do processo de reorganização característica da segunda fase. Como acontece no modelo de Karmiloff-Smith, a segunda fase de aquisição do domínio epilingüístico se traduz em uma reorganização da memória de longo prazo dos conhecimentos implícitos acumulados durante a primeira fase, o que implica na substituição de formas multifuncionais nos pares forma-função. No entanto, a descrição desta fase proposta por Gombert difere em vários pontos da elaborada por Karmiloff-Smith.

Em primeiro lugar, para Gombert, o motor do desenvolvimento não é uma simples propensão do sistema de tratamento da informação para a reorganização interna dos conhecimentos acumulados durante a primeira fase, mas a necessidade de inter-relacionar esses conhecimentos com outros, recentemente descobertos, sobre as mesmas formas lingüísticas ou sobre outras formas associadas freqüentemente a elas e que estão em fase de apropriação.

Em segundo lugar, contrariamente ao que opina Karmiloff-Smith, para quem as reorganizações da segunda fase são impermeáveis às influências externas, Gombert acredita que o contexto extralingüístico das realizações lingüísticas feitas pelas crianças desempenha um papel importante durante essa fase. A função principal dessa fase é uma articulação interna dos conhecimentos implícitos que permitirá ao sujeito o domínio funcional (não-consciente) de um sistema. No entanto, a elaboração das regras de utilização da forma lingüística é determinada pela descoberta dessas regras no funcionamento lingüístico em uma situação determinada.

Por exemplo, a detecção epilingüística precoce dos enunciados agramaticais pode ser influenciada por dois fatores. Primeiro, a criança pode ser alertada pela dissonância dos enunciados. Essa dissonância não será absoluta, e sua detecção dependerá dos contextos nos quais as formas lingüísticas implicadas foram encontradas anteriormente e com os quais a situação atual se compare na perspectiva funcional. O segundo fator é a eventual incapacidade da criança para compreender os enunciados malformados, isto é, a incapacidade de encontrar em sua memória uma estrutura lingüística que, em um contexto comparável ao atual, ative uma representação.

Desse modo, durante a fase epilingüística, graças à apropriação de um sistema de regras de utilização para uma forma lingüística concreta, a criança adquire progressivamente a possibilidade de se referir implicitamente a um contexto prototípico quando deve utilizar essa forma. Esse contexto, que corresponde ao denominador comum dos contextos mais freqüentes e destacáveis nos quais essa forma foi realmente encontrada, pode servir de referência quando o contexto atual for pouco familiar. A elaboração de uma norma pragmática estável para cada forma lingüística é a característica principal da segunda fase do desenvolvimento e marca, de fato, o seu final, provendo o sujeito de uma possibilidade de controle *top-down* de seus próprios tratamentos lingüísticos.

A tomada de consciência explícita do sistema de regras assim estabelecido, isto é, o aparecimento das capacidades metalingüísticas, não é automática; precisa de um esforço metacognitivo que o sujeito não realiza espontaneamente. Dado que o controle epilingüístico já é estável e eficaz nas trocas verbais cotidianas, são necessários incentivos externos para que se realize essa tomada de consciência. Isso explica por que o acesso à fase de domínio metalingüístico não é obrigatória, nem sistemática. Como sugerem vários estudos, somente os aspectos da linguagem que devem ser objeto de um tratamento especialmente atento para o cumprimento de obrigações lingüísticas formais culturalmente impostas serão usadas de maneira "meta" (isto é, conscientemente). O domínio da leitura e da escrita exige o conhecimento consciente e o controle intencional de muitos aspectos da linguagem. Em nossa sociedade, sua aprendizagem desempenha freqüentemente o papel de desencadeante da aquisição das competências metalingüísticas.

Já que o controle consciente é cognitivamente demorado, não pode ser todo manipulado de forma consciente ao mesmo tempo. A complexidade dos sistemas que devem ser adquiridos, sua freqüência na linguagem e sua utilidade para as novas abordagens que devem ser realizadas são a causa de defasagens quanto ao momento de aparecimento das capacidades metalingüísticas correspondentes, que não são simultâneas.

Existem duas explicações possíveis para essas defasagens. De acordo com Karmiloff-Smith (Karmiloff-Smith et al., 1993), a consciência metalingüística se desenvolve de forma progressiva durante os primeiros anos de vida. No entanto, como as diferentes formas lingüísticas podem ser adquiridas seguindo diferentes cadências, a atenção consciente dirigida para essas formas apresentará a mesma falta de simultaneidade. Outra explicação, proposta por Bialystok (1991), distingue dois componentes das capacidades metalingüísticas: a) o *controle dos tratamentos lingüísticos*, que é o componente executivo responsável pela direção da atenção durante os tratamentos lingüísticos e b) a *análise dos conhecimentos lingüísticos*, que é o componente que permite a estruturação e a verbalização dos conhecimentos lingüísticos. Os diferentes trabalhos metalingüísticos repousam mais ou menos sobre um ou outro componente, o qual determina diversos níveis de complexidade. São ainda necessárias mais pesquisas para aprofundar essas duas direções, que não são, por outro lado, incompatíveis.

EXPLICAÇÃO DA ONTOGÊNESE LINGÜÍSTICA

Apesar das milhares de páginas publicadas, atualmente não existe uma teoria comumente aceita que explique a aquisição da linguagem por parte da criança. No entanto, devem ser discutidas três dimensões segundo uma abordagem teórica: a base orgânica, o estabelecimento e os mecanismos cognitivos e o papel do ambiente humano.

Genes, cérebro e linguagem

Às vezes surge a questão sobre a linguagem ser inata ou adquirida. Formulada desse modo, a pergunta parece trivial, uma vez que um mínimo de reflexão permite convencer-nos, facilmente, de que a linguagem não pode ser herdada como tal. Uma criança filha de pais russos, por exemplo, mas criada em um meio exclusivamente francófono, adquirirá como língua o francês, e não o russo. Fica claro, por outro lado, que nenhuma língua poderia ser compreendida, produzida, nem adquirida de maneira geral, inclusive nas condições ambientais mais favoráveis, sem a existência de um aparato neurofisiológico especial; este sim é herdado, inclusive quando o mesmo órgão não pode desenvolver-se sem a intervenção do funcionamento, como demonstra o caso das crianças "selvagens".

É mais pertinente se perguntar o que é que, no desenvolvimento lingüístico, representa a atualização de predisposições e de programações inatas características da espécie e o que deve ser adquirido pela criança a partir das informações colocadas à disposição pelo ambiente humano. As sugestões teóricas feitas durante as últimas décadas são caracterizadas por seu radicalismo, que contribuiu muito para torná-las incompatíveis, ao menos em sua formulação atual. São conhecidas, pelo menos em grandes traços, as concepções inatistas defendidas há uns 40 anos pelo lingüista americano Chomsky (desde 1957 até a última versão teórica sobre "o programa mínimo" [Chomsky, 1995; para um resumo em francês, ver Pollock, 1997], passando pelo influente texto de 1981 sobre os princípios e parâmetros da suposta gramática universal), substituído mais recentemente pelo psicolingüista Pinker (1994), com a mesma ou, inclusive, maior intolerância teórica.

O ponto de partida, bastante simples, é que se a natureza fosse lógica consigo mesma (!), deveria ter o bom gosto de equipar todo ser humano com os conhecimentos formais necessários em matéria de linguagem (em geral), a fim de facilitar, a aquisição dessa ferramenta tão importante, em vez de deixar que cada criança tenha de empreender uma longa aprendizagem de sua língua materna, sem nenhuma noção prévia do que precisa adquirir.

Embora seja certo que, como dizia Descartes (1637), todos os seres humanos, inclusive os mais desprovidos intelectualmente (mas não os deficientes psíquicos mais profundos), são dotados de certas capacidades lingüísticas, e que nenhum animal, nem mesmo os cognitivamente mais avançados, apresenta capacidades deste tipo (ver, no entanto, Rondal, 1999, para uma consulta mais detalhada baseada nos dados empíricos mais recentes). Não se deduz, no entanto, que as características estruturais mais gerais das línguas sejam puros produtos genéticos. Nenhum desenvolvimento – nem funcionamento lingüístico digno deste nome – seria possível (assim o demonstram as indicações patológicas) na ausência de um sistema nervoso intacto, especialmente no que diz respeito às áreas cerebrais que se ocupam das funções da linguagem (territórios perisilvianos do hemisfério esquerdo, principal e tipicamente; Damasio e Damasio, 1989). Tomasello (1995) trata, particularmente, dos fundamentos biológicos (no sentido de Lenneberg, 1967) e biopsicológicos da linguagem. O que é realmente inato (embora exija amadurecimento) é uma série de dispositivos cerebrais (ainda longe de haver sido completamente esclarecidos apesar dos evidentes avanços da neurolingüística e da neuropsicologia da linguagem nas últimas décadas), que tornam possível uma série de capacidades e mecanismos (em parte cognitivos) que intervêm no desenvolvimento e no funcionamento da linguagem. A condição de deixar um espaço notável para as influências ambientais, que contribuem de maneira significativa para a "regulagem" dos dispositivos orgânicos, como a maturação, poderia ser denominada de inatismo "organicista" (arquitetural). Fica claro, nesta perspectiva, que o desenvolvimento (lingüístico ou pré-lingüístico, como se queira) começa logo que as estruturas neuroanatômicas pertinentes estão em disposição para entrar em funcionamento (inclusive de forma imatura) com estímulos lingüísticos acessíveis. É sabido que o ouvido e o córtex auditivo do feto são operacionais desde o sexto mês de gestação. A partir desse momento, todo estímulo sonoro que supere aproximadamente os 60 decibéis de intensidade é suscetível de ser percebido pelo cérebro do feto. Desta maneira, se explica o fato de que o recém-nascido é capaz de reconhecer a voz materna dentre a de outras pessoas menos familiares ou desconhecidas, baseando-se em critérios prosódicos (Melher e Dupoux, 1992). Muito rapidamente, o desenvolvimento cerebral permite ao bebê isolar e reconhecer algumas regularidades seqüenciais nos estímulos lingüísticos recebidos (no nível de padrões silábicos, uma vez que não há nenhum tipo de captação de sentido neste momento). Várias contribuições, que aparecem na compilação de artigos, propostas por Morgan e Demuth (1996) demonstram que os bebês de alguns dias e semanas são capazes de detectar regularidades prosódicas (p. ex., sílabas acentuadas ou não) e seqüenciais (sílabas idênticas ou diferentes). Marcus e colaboradores (1999) descreveram que bebês de 7 meses podem identificar em uma sequência de três palavras (sem significado) mudanças na ordem dessas palavras. De fato, contrariamente ao que indicam os autores, não pode tratar-se de um reconhecimento da ordem das palavras, mas da seqüência de sílabas. Nada permite, com efeito, pensar que as palavras (entidades polissilábicas desprovidas de sentido, neste caso) tenham sido aprendidas como tais. No entanto, o reconhecimento de padrões silábicos seqüenciais demonstra a existência de uma atividade estruturante do cérebro da criança quanto aos estímulos lingüísticos percebidos. Trata-se de um bom exemplo o que se inscreve na conta de um inatismo organicista, na medida em que certas estruturas cerebrais (do hemisfério esquerdo ou potencialmente dos dois hemisférios durante os primeiros meses ou anos de vida, questão que não foi ainda claramente resolvida) são, desde o princípio, capazes de analisar a informação lingüística segundo certas regularidades lineares. Pode-se ver a relação, certamente ainda distante, mas real, neste nível de princípio algorítmico, com a análise sintática, que intervirá mais adiante, nas mensagens lingüísticas recebidas pela criança. O cérebro humano dispõe normalmente de mecanismos apropriados para discriminar e produzir os fonemas, para reconhecer e unir os constituintes dos lexemas e para segmentar e organizar os constituintes sintagmáticos das frases. Esses mecanismos, em grande parte especificamente lingüísticos, não foram completamente elucidados no nível neurológico. No entanto, é evidente que participam íntima e, sem dúvida, exclusivamente da natureza humana.

Uma concepção desse tipo difere do inatismo representacional documentado por Chomsky e seus seguidores sem a menor apresentação de alguma prova empírica (as "disposições lógicas" invocadas por esta última corrente teórica não poderiam, evidentemente, acontecer, de modo algum). O inatismo representacional postula que, no nível dos genes, estão codificadas informações lingüísticas (essencialmente gramaticais) válidas para todas as línguas e, necessariamente, com um nível elevado de abstração. Essas informações estariam, portanto, disponíveis no ser humano independentemente de qualquer experiência e constituiriam, uma condição necessária (mas não suficiente) para o desenvolvimento lingüístico. Chomsky (1975) propôs que a teoria lingüística, isto é, a teoria da gramática universal, é uma propriedade (inata) do espírito humano e que é conveniente conceber o "crescimento" ontogênico da linguagem como originado do mesmo modo que o dos órgãos corporais.

Confundindo voluntariamente conteúdos representacionais e continente, Chomsky (em várias ocasiões) fala de "órgão da linguagem", mas sem tratar de inatismo organicista. Deve-se admitir que semelhantes ambigüidades da linguagem (corrente) não facilitam o trabalho do leitor não-especializado, embora, neste caso, não seja este o problema.

Pinker (1994) afirma, de um modo especulativo, que pelo menos três propriedades universais das línguas fazem parte do dispositivo inato ("faculdade da linguagem" outra expressão empregada para designar o órgão da linguagem ou representações lingüísticas inatas). Essas três propriedades seriam:

1. regras que direcionam "os movimentos" permitidos dos elementos dentro das frases (antigamente chamadas "transformações");

2. morfemas gramaticais (ou, ao menos, suas prefigurações abstratas) que estriam relacionados dentro das frases com as categorias de tempo, o aspecto, o

caso (funções gramaticais) e o modo, assim como, com a polaridade negativa (neste caso) da enunciação;

3. categorias léxico-gramaticais de substantivo e de verbo, básicas, segundo Pinker, para qualquer estruturação das frases.

Segundo os conhecimentos atuais em matéria de linguagem, de funcionamento lingüístico e de organização cerebral, esse tipo de hipótese se torna cada vez menos verossímil, se é que alguma vez o foi.

Chomsky e seus seguidores propõem dois argumentos fundamentais em favor da legitimidade de sua postura teórica. Cabe dizer que ambos são inoperantes.

Um primeiro argumento invoca a universalidade da gramática (universal), para identificá-la, "por necessidade lógica", com a base inata da linguagem. O caráter da universalidade dos princípios da gramática inglesa, de fato, nunca foi demonstrado. Um bom número de lingüistas julga que a gramática chomskiana (ou as gramáticas chomskianas, segundo a dimensão de tempo) é (ou são), relativa(s) ao inglês e a alguns grupos de línguas indo-européias. Seja como for, o universalismo (inclusive quando está estabelecido) de um traço, de uma característica ou de um comportamento não é, de modo algum, uma prova de sua origem genética, como é perfeitamente sabido nas neurociências. Como um exemplo trivial, consideremos o tabagismo e os comportamentos de acender e apagar cigarros, charutos, etc., e veremos que estão universalmente espalhados sem que tenham, no entanto, uma origem genética.

Um segundo argumento, em favor do inatismo representacional é o que diz respeito à "pobreza de estímulo", isto é, ao fato pretendido (mas jamais demonstrado) de que o *input* lingüístico colocado à disposição da criança no curso da aquisição da linguagem é pobre e insuficiente para fornecer informações indispensáveis para a construção do sistema lingüístico da comunidade. Assim, o inatismo parece ser a única explicação possível. Na realidade, nos defrontamos com dois subargumentos que se confundem em um só: a) que o *input* lingüístico da criança é deficitário e b) que as caracterizações da competência lingüística, propostas pela gramática de Chomsky, são corretas e refletem fielmente os conteúdos e as operações da "faculdade" humana da linguagem.

Nenhum desses subargumentos reflete, em nossa opinião, mais do que crenças incorretamente fundadas. O *input* lingüístico que a criança recebe no curso de sua aquisição da linguagem é perfeitamente gramatical (ver mais adiante o item "Interações verbais adulto-criança e construção da linguagem") e não há nada que indique que esteja sistematicamente empobrecido em relação à língua que a criança deve adquirir. De fato, o que Chomsky e os autores de tendências chomskianas querem fazer prevalecer é que o *input* lingüístico dirigido à criança não deixa, claro as linhas de demarcação de subteorias, princípios, regras, parâmetros, etc., nem o dispositivo transformacional da gramática gerativa (Chomsky, 1981). Isso não é, possível por definição, quando o *input* lingüístico estiver limitado, à estrutura de superfície dos enunciados. A gramática gerativa diz respeito, em boa parte, às estruturas que, intervêm "abaixo" da superfície dos enunciados (perspectiva hierárquica vertical).

Essa teoria se aproxima do solipsismo[37] ao afirmar que, em função de a realidade do *input* lingüístico não mostrar claramente a organização dos enunciados segundo as dimensões e os princípios da gramática gerativa que se supõe psicologicamente real sem nenhuma demonstração, o *input* não pode servir para construir a gramática da língua, que é necessariamente (segundo defendem também) um subconjunto da gramática universal. Disto se depreende, portanto, (afirmam) que a aquisição da língua deve ser feita segundo uma base essencialmente inata. Em nenhuma parte, o solipsismo se revela com tanta candura como no prefácio de Chomsky, na obra de Pol-

---

[37] É a crença filosófica de que, além de nós, só existem nossas experiências. Os pensadores solipsistas duvidam da existência de qualquer coisa e de qualquer outro ser, além deles mesmos. (Blackburn, S. *Dicionário Oxford de filosofia*. Rio de Janeiro: Jorge Zahar, 1997).

lock (1997). Nesse prefácio, o autor americano afirma sem pestanejar (pelo menos assim acreditamos):

> Podemos, conseqüentemente, propor-nos a questão de saber em que medida a faculdade da linguagem é uma "boa" solução para as condições de legibilidade impostas pelos sistemas com os quais interage. Até há muito pouco tempo, esta questão não podia ser proposta seriamente. Parece que hoje é possível, e as tentativas de proporcionar respostas para semelhante questão gerou alguns resultados interessantes que *parecem indicar que a faculdade da linguagem bem poderia ser quase "perfeita" neste sentido*.

Desse modo, Chomsky avalia o grau de perfeição da faculdade humana da linguagem segundo sua aptidão para se adequar às suas próprias hipóteses!

O fato essencial, sobre o qual os neurocientistas não estão suficientemente conscientes, é que a lingüística, do modo como está habitualmente enfocada, é uma disciplina puramente *descritiva* e, na medida em que não pratica a experimentação, uma disciplina mais *hermética* (somente interpretativa) do que empírica. Além disso, deve-se considerar que podem ser produzidas n ($n \in$ + α) descrições de qualquer fenômeno, especialmente se os fenômenos em questão são de natureza complexa, como é o caso da linguagem. A adequação descritiva, único objetivo possível na lingüística por razões metodológicas, pode ser atendida de várias maneiras, as quais não dizem necessariamente muita coisa (ou absolutamente nada) sobre o problema da adequação *explicativa*, contrariamente ao defendido pelas crenças chomskianas.

Diversas indicações que são apontadas nesta obra, não a título de "provas formais" contra a hipótese inatista representacional, mas como reflexos (não-exaustivos), contradizem gravemente esta hipótese e, em nossa opinião, contribuem para desmenti-la. Examinamos, a seguir, essas indicações.

No nível matemático (Bates et al., 1996), é difícil compreender como 10^{14} conexões sinápticas (número aproximado de sinapses no cérebro humano, posto que é neste nível [redes de neurônios especializados e as sinapses que os conectam] em que se localizam os supostos conhecimentos em matéria de linguagem [Pinker, 1994], que, por outro lado, não se sabe onde mais poderiam achar-se organicamente situados) poderiam ser controladas por um genoma formado por 10^6 genes, sabendo, também, que somente 1,5% dos genes humanos (isto é, em torno de 1.500 genes) distinguem nossa espécie do gênero filogeneticamente vizinho dos chimpanzés (*Pan troglodytes*) e dos monos bonobos (*Pan panidae*; King e Wilson, 1975), dos quais se sabe que não estão naturalmente dotados de capacidades gramaticais; e, além disso, que aproximadamente de 20 a 30% de genes humanos, no máximo, intervêm na construção do sistema nervoso (Willis, 1991). Pior ainda: cada conexão sináptica pode estabelecer certo número de valores. Churchland (1995) sugere (de forma conservadora) uma dezena de valores distintos por sinapse, o que determina um número de possibilidades da ordem (mínima) de 10^{15} no nível da rede sináptica cerebral. *Está claro, portanto, que o nível genético não possui potencial de codificação necessário para organizar, previamente a toda experiência, um sistema de semelhante envergadura*. Certamente se poderia argumentar que os componentes inatos dos diversos conhecimentos não necessitam mais do que uma parte dos microcircuitos corticais e dos genes organizadores que intervêm neste nível. No entanto, deveria tratar-se de uma parte tão mínima (como se disse) que seu poder de codificação seria muito limitado. Do ponto de vista empírico, não parece existir uma base séria que sustente a idéia de que os genes programam, de forma exaustiva, a conectividade sináptica no nível cortical. Além disso, as pesquisas das últimas décadas sobre o desenvolvimento cerebral dos vertebrados destacam que a organização fina das redes de conexões corticais é amplamente determinada pelo *input* ligado aos fatos da experiência (Elman et al., 1997). Assim, pois, a codificação lingüística formal, postulada (de fato, redondamente afirmada) no nível genético por autores como Chomsky e Pinker, se torna muito pouco plausível.

Outra indicação, no mesmo sentido conclusivo e que não parece ter sido explorada por nenhum autor no debate teórico, é encontrada nos interessantes progressos descritos nos últimos anos no domínio da tradução de uma língua para outra, utilizando um programa de computação. Com efeito, diversos programas podem elaborar rapidamente uma tradução aproximada de um texto, de uma língua para outra (p. ex., Systran ou Softissimo). Apesar disso, o produto obtido mediante a aplicação desses programas não constitui uma tradução absolutamente "apresentável". Para conseguir uma tradução realmente satisfatória, é preciso que um tradutor revise o produto e o corrija, a fim de eliminar as confusões semânticas e os contra-sentidos polissêmicos que possa conter. No entanto, a primeira "versão" produzida pela máquina permite ao tradutor profissional ganhar tempo. Assim, de maneira gradual, surge uma interessante colaboração homem-máquina ou máquina-homem. Os erros que os programas de tradução cometem dizem respeito aos aspectos semânticos lexicais e às expressões idiomáticas (sentidos metafóricos e figuras de estilo), muito freqüentes nos diversos idiomas e para os quais os programas se acham maldotados (base de dados insuficientes, por não se tratar de um problema fundamental). Para uma ilustração recente desse problema, pode-se consultar o artigo publicado em *Le Monde* (19 de setembro de 1998) sobre a tradução automática do relatório Starr sobre "O caso Clinton-Lewinsky". E é aí precisamente onde queremos chegar. Os aspectos gramaticais das línguas são tratados corretamente pelos *softwares* de tradução automática, o que acreditamos ser uma prova indireta de que a organização combinatória das línguas é de natureza formulista: um número finito de combinações seqüenciais modificáveis por inserção, supressão ou permutação de elementos. Podemos comprovar que esta idéia aparece, algumas vezes, na história da lingüística (Bolinger, 1975; Kuiper, 1996) e da psicolingüística (quanto ao seu desenvolvimento, ver Braine, 1976 e, sobretudo, Peters, 1989, para proposições neste sentido). Kuiper (1996) sugere que a maioria de nossas produções lingüísticas, especialmente na linguagem cotidiana, estão baseadas em fórmulas. As unidades dessas fórmulas permitem aos locutores comunicar, inclusive sobre acontecimentos novos ou inusitados, com uma considerável economia de esforço. Segundo Kuiper, isso não pode ser de outro modo. Se não dispuséssemos de fórmulas flexíveis (modificáveis), não seríamos capazes de produzir e analisar a linguagem da forma como a fazemos. Não poderíamos, tampouco, observar a diferença entre informações novas e antigas, tão concisa e eficazmente.

Uma concepção formulista do funcionamento lingüístico é, evidentemente, o contrário da lingüística de Chomsky, que afirma que todo enunciado é o resultado de um processo complexo que implica uma série de hierarquias de categorias abstratas que evoluem de estratos profundos para a superfície. Contrariamente à tradição chomskiana, nós postulamos que a base da linguagem é semântica, não sendo a sintaxe mais do que um instrumento a serviço do fim significativo e comunicativo da linguagem, e não o contrário. Do ponto de vista do desenvolvimento, isso significa que a criança começa construindo a base cognitivo-semântica de sua linguagem antes de começar a estabelecer as formulações seqüenciais que regem a linguagem de sua comunidade lingüística.

Se rejeitamos o inatismo representacional como explicação principal completamente inadmissível da ontogênese lingüística, a quais dispositivos temos de recorrer para explicá-la?

Acreditamos que, em linhas gerais, há dois dispositivos, além das estruturas cerebrais especializadas (estas últimas não "inventam" a linguagem, mas a tornam possível), a saber: as bases cognitivas e a problemática interpessoal da ontogênese lingüística. Caberá à pesquisa dos próximos anos explicar esses conceitos de forma detalhada, mas, *grosso modo*, introduzimos uma descrição de ambos a seguir.

Bases cognitivas

No sentido mais fundamental e de uma maneira trivial, o cognitivo precede necessariamente o lingüístico, como em qualquer simbolização e formalização. Os conteúdos transmitidos pela linguagem e pelas operações lingüísticas implicadas na compreensão e na produção dos enunciados não podem fazer mais do que refletir os níveis alcançados pela criança e pelo indivíduo, em geral, no plano do funcionamento cognitivo (Piaget, 1979). Uma prova desse princípio são os dados obtidos nas pesquisas sobre o desenvolvimento lingüístico das pessoas com algum tipo de retardo mental. De acordo com essas pesquisas, quanto mais acentuada for a deficiência mental, mais importantes serão os déficits lingüísticos. Nos níveis mais baixos da escala das deficiências mentais (retardo mental profundo), não existem mais do que vestígios de linguagem, ficando particularmente difícil desenvolver um repertório extensivo na linguagem oral. A pesquisa no campo das deficiências mentais estabelece, em geral, uma boa relação entre a idade mental (IM) do indivíduo e o desenvolvimento lingüístico. A título de exemplo, Rondal (1985a) apresenta uma correlação positiva da ordem de 0,75 entre a IM e o LMPV[38] em um grupo de pessoas de 9 a 16 anos, aproximadamente, com retardo mental. A associação entre o funcionamento intelectual e a linguagem, considerada aqui em um ponto de vista global, parece ser evidente. Isso não exclui, contudo, uma relação no sentido inverso, de tal maneira que a linguagem e os outros sistemas simbólicos supõem uma ajuda valiosa para a estruturação do pensamento e do funcionamento cognitivo (para ampliar esta questão, ver Oléron, 1979). No entanto, a relação cognição-linguagem mencionada está longe de ser absoluta, o que significa, sem dúvida, que não traz mais do que um "pano de fundo" no qual intervêm outros fatores.

Na bibliografia internacional recente, documentou-se o caso de um pequeno grupo de sujeitos com retardo mental moderado ou grave (síndrome de Down, síndrome de Williams, hidrocefalia com retardo mental importante ou etiologias desconhecidas) que apresentavam capacidades lingüísticas excepcionais, particularmente as gramaticais. Trata-se de estudos publicados por Bellugi e seus colaboradores (1988), Cromer (1991), Curtiss (1988) e Yamada (1990).

O caso mais surpreendente, é o que Rondal (1995) teve a oportunidade de estudar em uma cidade perto de Liège. Trata-se de Françoise, uma adulta com trissomia 21 (trissomia standard genótipo 47, XX + cromossoma 21 livre). Esta mulher foi estudada a partir dos pontos de vista psicolingüístico, neurolinguístico e cognitivo durante, aproximadamente, quatro anos. Foram analisados sua linguagem, tanto repetitiva como produtiva, e seus conhecimentos metalingüísticos. Também foi submetida a um grande número de provas para avaliar seu nível de desenvolvimento quanto a aptidões intelectuais não-verbais, capacidades perceptivas, memória a curto e longo prazo, etc. Seu nível intelectual é pré-operatório, com princípios operatório. Sua idade mental não-verbal é de 5 anos e 8 meses (Epeuvres Differentielles d'Efficience Intellectuelle [EDEI]; Perron-Borelli e Misès, 1974). Seu quociente intelectual (QI) verbal é 71 (WAIS) e seu QI de execução, 60 (o QI global é 64).

Segundo se depreende da análise, o *funcionamento fonético e fonológico de Françoise é normal. Acontece, praticamente, o mesmo com seu funcionamento gramatical.* Seu funcionamento expressivo no nível de frase e de parágrafo é notável e parece se ajustar em todos os seus pontos às especificações de uma gramática descritiva como a *Functional Grammar*, de Halliday (1985), adaptada para as características particulares do francês segundo as indicações da Gramática Normativa (*Larousse du XXe siècle*, 1936) e da Gramática Transformacional, de Dubois e Dubois-Charlier (1970). O funcionamento gramatical receptivo de Françoise, estabelecido por meio de diversas provas psicolingüísticas (orientadas para a avaliação da compreensão de frases declarativas ativas e passivas, relativas, temporais e subordinadas de causa e de conseqüência, assim como a captação da correferência nas anáforas pronominais, etc.), é também notável em grau igual, se não maior. Ao contrário, no que diz respeito aos aspectos léxicos, Françoise mostra um

---

[39] N. de R. T.: Comprimento médio da produção verbal.

nível expressivo e receptivo que está situado abaixo da média da população. O funcionamento léxico e semântico geral de Françoise está, em conjunto, em relação ao seu nível de desenvolvimento intelectual. No que diz respeito à organização pragmática, os controles de base estão presentes, embora tenha dificuldades para manter a coesão textual. Quanto aos seus conhecimentos metalingüísticos, estes são escassos, limitando-se, do ponto de vista fonológico, a uma consciência da unidade silábica (embora nada ou pouco em nível fonêmico). O funcionamento metalexical (p. ex., definição de palavras) é pobre. Metagramaticalmente (juízo da gramaticalidade e análise gramatical), Françoise se situa em um nível de desenvolvimento similar ao de uma criança de, aproximadamente, 7 anos. Acontece o mesmo quanto à metassemântica (juízos de aceitabilidade semântica baseados nas regras de seleção léxica).

Em resumo, o caso de Françoise, como outros de excepcionalidade documentados na literatura especializada, demonstra que a organização fonológica e gramatical da linguagem não estão em relação estreita com o desenvolvimento cognitivo geral (ou desenvolvimento operativo). Esses casos invalidam toda teoria que pretenda explicar os desenvolvimentos fonológico e gramatical em termos de uma generalização de princípios cognitivos (ver p. ex., Ingram, 1976, para o desenvolvimento fonológico; Piaget, 1979; Sinclair, 1971; Langacker, 1987, para o desenvolvimento gramatical). O que fica invalidado não é a indicação segundo a qual os aspectos de conteúdo da linguagem, como as aquisições semânticas, léxicas e pragmáticas, estão em relação estreita com os conhecimentos gerais e o desenvolvimento cognitivo. Ao contrário, são muitas as observações que permitem confirmá-lo. Trata-se, de fato, de algo completamente esperado e, portanto, relativamente comum. O que realmente fica invalidado é a idéia de que o desenvolvimento da gramática dependeria, completamente ou em grande parte, do desenvolvimento cognitivo. Parece que o desenvolvimento lingüístico, em seus componentes fonológico e morfossintático, se realiza, ao menos em parte, de maneira intrínseca.

As indicações relativas aos casos incomuns do desenvolvimento lingüístico, nos indivíduos com retardo mental, demonstram que os diversos componentes estruturais da linguagem mantêm relações em contraste com outros sistemas da mente. Essa discussão se assemelha ao que se denomina, modularidade da linguagem; uma expressão que seria melhor substituida pela "componencialidade" da linguagem, devido às significações diversas e insuficientemente compatíveis entre si, como se verá mais adiante.

Em sua concepção mais geral, a noção de "modularidade" da mente é antiga, remonta os trabalhos de Gall (1809). A idéia é que o funcionamento da mente procede segundo um *princípio de especialização funcional* (dos módulos específicos correspondentes às diversas funções: percepção visual, linguagem, organização motora, etc.) e de *gestão central*, não ou menos modular (mecanismos cognitivos gerais, como, sistemas de atenção, de memória e de conhecimentos gerais). Uma versão contemporânea das proposições de Gall (mas não idêntica) é a de Fodor (1983), que distingue três séries de sistemas no funcionamento mental: os analisadores sensoriais (modalidades específicas), os "*sistemas input*" ou módulos (como a linguagem) e os *processos centrais*. Esta distinção apresenta, contudo, algum problema.

Os sistemas de *input* são módulos, isto é, no sentido de Fodor, sistemas "informacionalmente encapsulados". Trata-se de autômatos compostos de "sub-rotinas" a serviço de objetivos particulares. Um módulo é considerado informacionalmente encapsulado na medida em que o tratamento dos dados se limita a dois tipos de informações: a) dados de baixo nível, isto é, a contribuição dos analisadores sensoriais e b) informações de fundo armazenadas no módulo propriamente dito, disponíveis tanto de maneira inata como procedentes do funcionamento do mesmo sistema.

Os processos cognitivos, ao contrário, são definidos como holísticos ou não-modulares (ou, inclusive, como faculdades "horizontais") e são caracterizados por certa "eqüipotencialidade", o que os torna mais difíceis de serem estudados.

Outras propriedades dos módulos de Fodor podem ser definidas dizendo que correspondem a um "domínio mental" particular. Estas propriedades seriam:

1. Seu *modus operandi* é obrigatório ("não se pode evitar ouvir o enunciado de uma frase [em uma língua conhecida] como o enunciado de uma frase", Fodor, 1983, p.54).

2. Os processos centrais não têm mais do que um acesso limitado às representações que calculam os módulos ("Não somente não podemos evitar ouvir o enunciado de uma frase como tal, mas, em uma primeira abordagem, podemos ouvi-lo somente deste modo", p.56).

3. São rápidos e possuem *inputs* que são "*shallow*" (isto é, *inputs* limitados aos traços específicos de seu domínio).

4. Estão, além disso, associados a uma arquitetura mental particular fixa (o que podemos considerar como o equivalente orgânico da encapsulação informacional).

5. Têm esquemas de deterioração característicos e específicos, uma vez que o substrato orgânico está prejudicado.

6. Têm uma ontogênese que apresenta uma distribuição temporal e seqüencial característica.

7. Finalmente, são autônomos no plano computacional.

Deste modo, para que um subsistema mental seja um módulo, segundo Fodor, todas as propriedades citadas devem estar presentes, ao menos em um grau "razoável". Fodor parece, assim, querer restringir a linguagem a uma função de *input*. Trata-se de uma forma curiosa de analisar a linguagem (igualmente criticada por Chomsky, 1988). Evidentemente, a linguagem comporta um sistema de *output* em relação ao sistema de *input*, e ambos devem interagir em determinados "pontos" de sua organização com os sistemas do conhecimento. Chomsky (1984) propôs também que a estrutura da mente é modular. Afirmou: "A mente humana não é diferente de qualquer outro sistema biológico complexo: é composta de subsistemas que interagem entre si, cada um com suas propriedades e características específicas e com seus modos particulares de interação entre as diversas partes que os compõem". Este tipo de organização das estruturas mentais se transforma, em análogas mentais dos órgãos corporais. Marshall (1984) qualificou este tipo de concepção como uma "nova organologia" (referindo-se a Gall, 1809).

Apareceram outras proposições teóricas quanto à modularidade geral da mente (p. ex. Gardner, 1983; Marshall, 1984). Tais autores têm em comum o fato de atribuir uma grande autonomia de funcionamento aos grandes sistemas mentais, como a linguagem. Gardner (1985) apresentou idéias interessantes sobre os problemas da modularidade da mente e estava, em linhas gerais, de acordo com a distinção feita por Fodor entre faculdades horizontais e verticais.

Gardner (1983) propôs um conceito de inteligência múltipla que corresponde formalmente à noção de Gall e Fodor de faculdades verticais (isto é, de "inteligências separadas: lingüística; lógico-matemática; espacial; musical; corporal cinestésica; "pessoal", isto é, intra e interpessoal, o que implica a capacidade de controlar as próprias emoções e sentimentos e a de ser sensível e compreender as emoções e os sentimentos dos demais). Gardner sugeriu, que os módulos completamente encapsulados, no sentido de Fodor, são "ideais" e, às vezes, podem ser observados muito cedo no desenvolvimento e, mais tarde, somente em casos especiais (p. ex., em algumas crianças autistas). No desenvolvimento normal, Gardner afirmou que a encapsulação se dissolve de forma gradual, uma vez que as capacidades humanas mais elevadas dependem da integração de informações procedentes de diversas fontes, inclusive as culturais, isto é, das interações entre módulos, tanto por meio de uma rede de conexões individuais múltiplas quanto de um sistema separado de colocação em comum que "supervisiona" as comunicações entre módulos. Mesmo quando desaparece gradualmente, a encapsulação jamais é eliminada completamente. O núcleo desta estruturação pode tornar-se visível em algumas patologias cerebrais (Gardner, 1983), como demonstram as publicações de neuropsicologia. As dissociações que aparecem nos casos de patologia cerebral, retardo mental, autismo, etc., podem apresentar-se como indicativas das linhas de divisão de entidades modulares originais antes que desenvolvam sua importante rede de interações (nos sujeitos normais) e que suas características próprias retrocedam.

Um segundo nível de modularidade, que nos interessa mais, é o proposto por Chomsky (1981, 1984) em sua distinção entre *aspectos computacionais* e *aspectos conceituais* da linguagem; uma tese que prolonga a autonomia da sintaxe, defendida por este autor desde a década de 1950. Os aspectos computacionais se referem à fonologia e à gramática. Os aspectos conceituais compreendem a semântica, o vocabulário, as regulações pragmáticas e a organização discursiva. A antiga faculdade da linguagem se encontra, assim, subdividida em, pelo menos, duas "subfaculdades". O adjetivo computacional se refere, principalmente, ao fato de que as representações que compõem a fonologia e a gramática são objeto de operações de cálculo (em um sentido amplo) no momento da geração e do tratamento dos enunciados, enquanto as representações ligadas à semântica, ao vocabulário e à pragmática seriam mais estáticas e não seriam (ou muito menos) suscetíveis de um tratamento gerativo (defendendo-se esta última caracterização somente nas teorias de Chomsky). Um fato importante, no que diz respeito à distinção computacional/conceitual, é a estipulação de que os componentes conceituais do sistema lingüístico mantêm relações estreitas com os outros sistemas conceituais da mente (funcionamento cognitivo) e os conhecimentos gerais. No plano do desenvolvimento, as aquisições da criança em matéria de semântica, vocabulário, pragmática e discurso vão sendo aprimorados, passo a passo, na mesma medida que o desenvolvimento cognitivo e social. Os aspectos léxicos, semânticos e pragmáticos são distintos, contudo, das regulações cognitivas e sociais gerais. Seria errôneo assemelhar as categorias perceptivas e cognitivas às categorias semânticas. As primeiras são universais, enquanto as segundas são próprias de cada língua em particular. Cada língua seleciona certo número de alternativas conceituais entre uma gama de possibilidades e as codifica lingüisticamente. Por exemplo, a expressão do tempo e do aspecto variam sensivelmente, inclusive entre línguas próximas, segundo os cortes efetuados lingüisticamente na continuidade da realidade temporal e no conjunto das relações de aspecto potencialmente codificáveis.

Se os aspectos conceituais da linguagem estão relacionados com as categorias cognitivas e são elaborados a partir destas (mesmo sendo coisas distintas), não acontece o mesmo com os aspectos computacionais. Chomsky define a fonologia e a gramática como amplamente independentes das instâncias cognitivas e, de fato, autônomas (embora estejam, evidentemente, em interação com os aspectos conceituais da linguagem).

Existe pelo menos um terceiro tipo de modularidade – que não será tratado neste capítulo. Trata-se da concepção modular "intragramatical", desenvolvida por Chomsky (1981) dentro de sua teoria do *Government and binding*. De acordo com este autor, deve-se considerar a gramática gerativa como constituída por uma série de subteorias que, em princípio, são autônomas, embora suscetíveis de interagir entre si (teoria do governo, teoria dos casos, teoria do vínculo, etc.).

O fato de reagrupar os componentes do sistema lingüístico em aspectos computacionais, por um lado, e em aspectos conceituais, por outro, não implica de modo algum que os componentes em questão no interior desses dois subconjuntos mantenham relações privilegiadas entre si. Pelo contrário, estudos recentes em neurolingüística, assim como diversas evidências em patolingüística e em psicolingüística, demonstram que os componentes da linguagem são amplamente autônomos, mesmo se estiverem integrados e interagirem no funcionamento lingüístico normal (o que constitui, de fato, a definição deste último). Os dados neurolingüísticos e patolingüísticos são, sem dúvida, atualmente mais convincentes. Brevemente, e a título de exemplo, (ver Rondal, 1994, 1995, para ampliar informação), fica claro que as capacidades fonológicas e gramaticais são essencialmente independentes entre si (simples observações em crianças e em adultos normais permitem demonstrá-lo). A gagueira pode coexistir perfeitamente com um dispositivo gramatical (e semântico, pragmático ou ambos) intacto. A anartria, em sua forma pura, parece poder apresentar-se sem nenhuma outra deficiência lingüística nas pessoas com lesões cerebrais (Hecaen e Albert, 1978). Pelo contrário, a afasia receptiva, às vezes denominada de Wernicke, determina importantes problemas de compreensão e expressão da linguagem, incluindo os aspectos gramaticais, sem que apareça nenhuma dificuldade articulatória em particular, no caso das crianças (Van Hout, 1991).

Outras observações permitem demonstrar dissociações entre os aspectos gramaticais e semânticos (léxicos e combinatórios) da linguagem. Diversas categorias de pacientes dementes apresentam um funcionamento gramatical intacto, junto com graves problemas semânticos (Irigaray, 1973). Finalmente, confirma-se a existência de dissociações entre os componentes gramatical e pragmático da linguagem pelas circunstâncias do grande número de crianças autistas e de indivíduos esquizofrênicos (Tager-Flusberg, 1985).

Os principais componentes do sistema lingüístico (fonologia, semântica, gramática, pragmática) correspondem, portanto, a entidades amplamente autônomas. Os processos patológicos, ao provocar as dissociações conhecidas, deixam clara a arquitetura funcional do sistema lingüístico e oferecem pistas interessantes no que diz respeito aos dispositivos orgânicos que sustentam esta arquitetura.

A existência de componentes, em princípio, autônomos da linguagem, não implica que os dispositivos em questão e a organização neurológica que os sustenta sejam necessariamente, completamente ou ambos *inatos como tais*. Poderia ser que essa organização estivesse somente "esboçada" no nível neurológico, em um princípio, e que se modulasse mediante certo número de dispositivos em resposta às necessidades práticas da automação funcional resultante (como sugere Sternberg, 1995) de uma quantidade – relativamente importante – de prática e de experiência. A mesma idéia e uma modularização amplamente (mas não completamente) epigenética de certo número de dispositivos mentais (incluídos os lingüísticos) aparece nos trabalhos de Karmiloff-Smith (1992).

A existência de componentes relativamente autônomos na organização lingüística e a negação das hipóteses (ou "certezas") antigas (inspiradas nas teorias de Piaget) sobre a dependência do desenvolvimento gramatical em relação ao desenvolvimento cognitivo não exclui, evidentemente, que certos dispositivos ou mecanismos cognitivos *particulares* possam desempenhar um papel importante em um momento ou outro do desenvolvimento lingüístico. Um candidato a uma categoria cognitiva causal semelhante, amplamente discutido na literatura especializada dos últimos anos, é a denominada memória de trabalho.

Memória de trabalho e linguagem

Na contemporaneidade, um grande número de estudos é dedicado a definir o papel da memória e, mais especificamente, da memória de trabalho, na aquisição da linguagem. O modelo de funcionamento da memória de trabalho proposto por Baddeley (1986) é a origem de um grande número de estudos. Uma das primeiras funções postuladas no conjunto fonológico constitutivo da memória de trabalho seria a de sustentar o processo de desenvolvimento da linguagem (Baddeley et al., 1998; Adams e Gathercole, 1995; Gathercole e Baddeley, 1993).

Em 1975, Baddeley e seus colaboradores postulavam uma relação estreita entre memória e velocidade de articulação, sendo a segunda um determinante na capacidade da primeira. O efeito do comprimento das palavras é uma das conseqüências dessa relação (um sujeito recorda em média mais palavras monossilábicas do que polissilábicas). Mais tarde, as pesquisas sobre as relações entre memória e linguagem se estenderam ao vocabulário, à sintaxe oral e à escrita.

Speidel (1989, 1993) orientou um estudo sobre o desenvolvimento da linguagem em gêmeos heterozigotos bilíngües inglês-alemão. A menina observada apresentava um desenvolvimento normal e harmonioso de ambas as línguas (tanto no nível de expressão quanto no de compreensão) e o menino problemas de expressão nas duas línguas. O balbucio, assim como a produção das primeiras palavras, demorou a aparecer e, uma vez acontecido, o menino apresentou problemas articulatórios e sintáticos até uma idade mais avançada. Além dos problemas de fala e linguagem, foi verificado uma capacidade de memória a curto prazo inferior à de sua irmã. Speidel (1989) sugeriu que as capacidades articulatórias, na primeira infância, têm uma influência direta sobre a memória fonológica, a qual, intervém na aprendizagem de novas estruturas sintáticas.

Adams e Gathercole (1995) aceitaram também a proposição de Speidel e demonstraram, além disso, que as crianças cujas capacidades mnemônicas são baixas, cometem mais erros articulatórios do que as crianças com melhores capacidades de memória. No entanto, esses resultados devem ser tomados com precaução, uma vez que o número de erros articulatórios produzidos por grupos de crianças não era significativamente diferente. As relações entre qualidade articulatória e memória fonológica são ainda vagas e imprecisas, e, por isso, são necessários mais estudos sobre o assunto.

Baddeley e colaboradores (1988) sugeriram a existência de uma relação entre a memória fonológica de curto prazo e a aprendizagem de novas palavras. Foi o estudo em profundidade de uma paciente italiana com lesão cerebral, cujo nome era PV, que permitiu a esses autores objetivar essa relação. Foram propostos dois exercícios à paciente. O primeiro consistia em recordar pares de palavras italianas; o segundo, em recordar pares de nomes italiano-russos. Dado que PV não tinha nenhuma noção de russo, as palavras produzidas nesta língua eram semelhantes a não-palavras. O desempenho de PV foi excelente no primeiro exercício, mas foi incapaz de realizar o segundo. Possivelmente devido ao fato de o primeiro exercício (recordar pares de nomes italianos) ter sido baseado, essencialmente, em uma codificação semântica da informação. A carga sobre o conjunto fonológico é relativamente fraca, o que explica os bons resultados. Já o segundo exercício (recordar pares de nomes italiano-russos) exigia um armazenamento temporal mais importante da informação a ser recordada. A memória verbal limitada de PV (dois ou três elementos) parece ser um obstáculo para a criação de um vínculo entre o material conhecido (palavras italianas) e o desconhecido (palavras russas). Por outro lado, o fato de que PV era também incapaz de repetir as não-palavras "italianas" polissilábicas apoiou a hipótese de que a memória fonológica de curto prazo tem um papel preponderante na repetição de não-palavras. Partindo desta base, Baddeley e colaboradores (1988) insistiram na importância da memória fonológica de curto prazo na aprendizagem fonológica de longo prazo. Contudo, não se pronunciaram de maneira clara sobre a natureza desta influência. Estes resultados e as conclusões que se depreendem deles têm implicações importantes para a compreensão do desenvolvimento léxico nas crianças, assim como para as teorias da aprendizagem de línguas estrangeiras. Neste nível, a hipótese de Baddeley e colaboradores (1988) quanto a uma relação estreita entre memória fonológica de curto prazo e aprendizagem de novas formas fonológicas foi confirmada pelas experiências de Service (1992) e Service e Kohonen (1995) com crianças finlandesas que estavam aprendendo inglês, assim como pelo estudo de Cheung

(1996) sobre crianças chinesas que aprendiam o idioma inglês. Em seu estudo de 1992, Service relacionou a capacidade de repetição de não-palavras em crianças de 9 a 10 anos com seus resultados na aprendizagem escolar de uma língua estrangeira. A forte correlação evidenciada entre as duas tarefas não estava influenciada pelo nível escolar das crianças. O estudo longitudinal de Service e Kohonen (1995) confirmou esses primeiros resultados e demonstrou que a capacidade das crianças para aprender uma língua estrangeira é determinada, principalmente, pelo vínculo direto existente entre a capacidade de repetir não-palavras e a aquisição do vocabulário desta nova língua.

Gathercole e Baddeley (1990) estudaram as capacidades mnemônicas e léxicas das crianças com atraso de linguagem. Em seu estudo, observaram que crianças com problemas de linguagem oral ou escrita, mas com, inteligência normal, tinham, freqüentemente, capacidades mnemônicas reduzidas. Sua capacidade de repetir formas fonológicas não-familiares (como as não-palavras) era limitada. Segundo os autores, se a debilidade de seus resultados na prova de memória refletisse, simplesmente, uma limitação no nível das capacidades lingüísticas, os resultados mnemônicos dessas crianças deveriam ser idênticos aos das crianças mais jovens que não apresentavam problemas de linguagem. No entanto, isto não aconteceu. Gathercole e Baddeley (1990, 1993) interpretaram esses resultados como o índice de uma alteração no funcionamento da memória fonológica de curto prazo em crianças com atraso de linguagem.

A relação existente entre repetição de não-palavras e aquisição de vocabulário, na criança pequena, é bastante complexa. Podemos propor a seguinte pergunta: é a capacidade de repetição de não-palavras que determina o desenvolvimento lexical da criança, ou, ao contrário, são os conhecimentos lexicais que determinam a capacidade de repetir as não-palavras? Um estudo realizado por Gathercole e colaboradores (1991), que completou o de Gathercole e Baddeley (1989), propôs uma resposta para esta questão. Gathercole e colaboradores (1991) propuseram a crianças normais de 4 a 8 anos um teste de vocabulário receptivo, denominado *Matrizes Progressivas Coloridas de Raven*, que consiste em uma tarefa de repetição de não-palavras, conjuntamente com outras de equiparação de algarismos e palavras. A análise dos resultados mostrou a existência de correlações significativas entre a repetição das não-palavras e a atuação das crianças no teste de vocabulário um ano depois. As correlações também foram significativas para crianças com idades entre 4 e 6 anos, uma vez que a influência da idade e da inteligência não-verbal foi eliminada. Um estudo estatístico mais preciso dos resultados indicou que, entre 4 e 6 anos, as capacidades de memória fonológica determinam os conhecimentos léxicos do sujeito. Entre os 6 e 8 anos, ao contrário, esta relação se inverte e os conhecimentos léxicos dos sujeitos é que determinam os resultados posteriores na repetição de não-palavras.

Gathercole e colaboradores explicaram de várias maneiras o enfraquecimento, até os 8 anos, do vínculo entre memória fonológica e conhecimento léxico. A primeira explicação reside na mesma natureza dos elementos léxicos adquiridos durante este período. Nesta idade, as palavras aprendidas são mais abstratas e correspondem indiretamente a objetos físicos ou a realidades do ambiente. Pode-se pensar que, a partir deste momento, são as capacidades semânticas e conceituais das crianças que exercem maior influência sobre a aprendizagem de novas palavras, justificando, assim, um declínio da importância da memória fonológica de curto prazo. As palavras aprendidas além de serem mais abstratas, são também mais numerosas. Assim, pois, é possível que a utilização de analogias com palavras existentes para aprender novas formas fonológicas seja essencial. A carga de trabalho da memória fonológica seria então reduzida. Finalmente, a aprendizagem da leitura e seu domínio progressivo permitem que as crianças tenham acesso a um número maior de informações e uma rápida aquisição de novas palavras.

A natureza da relação entre memória fonológica de curto prazo e o desenvolvimento lexical varia ao longo do desenvolvimento da criança. A influência da memória fonológica sobre a aquisição de novas palavras é progressivamente substituída pelas experiências léxicas anteriores e pelas diversas fontes de informação às quais a criança tem acesso mais adiante. No entanto, em determinadas situações, continuam dominando as capacidades da memória fonológica de curto prazo (p. ex., na aprendizagem de uma segunda língua).

Em 1993, Gathercole e Baddeley tentam estabelecer vínculos entre memória de trabalho e produção da linguagem combinatória. Para isso, partiram do modelo de produção da linguagem de Garret (1975, 1980). Trata-se de um modelo em cinco etapas:

1. Construção do conteúdo conceitual da mensagem (nível da mensagem: conceitual e não-lingüístico).

2. Seleção dos elementos léxicos e atribuição de seus papéis específicos (nível funcional).

3. Seleção do marco sintático da produção e inserção das especificações fonológicas dos elementos léxicos na frase (nível posicional).

4. Especificação dos detalhes fonológicos, das unidades léxicas e dos morfemas gramaticais (nível sonoro).

5. Instruções que controlarão a realização articulatória.

Gathercole e Baddeley (1993) postulam que a memória de trabalho poderia ter duas funções no contexto do modelo de produção de Garrett. A primeira seria a de uma unidade de armazenamento do *output* lingüístico. A cada um dos níveis, a informação tratada seria temporariamente colocada à espera, na memória de trabalho, antes de chegar a um nível superior. Segundo os autores, o componente fonológico da memória de trabalho é indicado para desempenhar a função de unidade temporal do armazenamento devido sua especialização na representação do material fonológico e articulatório. Essa afirmação é surpreendente levando-se em conta que as três primeiras etapas do modelo não são fonológicas. Na lógica de Gathercole e Baddeley, o conjunto articulatório pode funcionar sem que sejam solicitados os recursos limitados do "executivo central" (um dispositivo de atenção e cognição que faz parte da memória de trabalho no modelo de Baddeley), sempre que a quantidade de informação lingüística a ser manejada não exceda os dois segundos (limite temporal fixado para o conjunto articulatório).

A segunda função da memória de trabalho, na produção da linguagem, consistiria em contribuir para a ação cognitiva implicada nesta produção. A fim de passar de um nível de representação para outro mais específico, o falante deve ter acesso a um certo número de informações procedentes dos níveis de representações anteriores. Neste caso, será acionado o executivo central da memória de trabalho, uma vez que possui capacidades de programação e integração da informação e permite, o acesso aos recursos de ação.

Foram realizadas várias pesquisas em pacientes com lesões cerebrais com a finalidade de demonstrar um vínculo entre memória de trabalho e compreensão da linguagem. O estudo de Vallar e Baddeley (1987) com a paciente PV contribuiu para demonstrar esse vínculo. No entanto, após outras pesquisas, a existência de uma relação entre a falha do sistema mnésico auditivo-vocal de curto prazo como conseqüência de uma lesão cerebral e o déficit na compreensão da linguagem foi progressivamente matizada (Caplan e Waters, 1990; Martin e Feher, 1990. Martin et al., 1994) ou até rejeitada (Howard e Butterworth, 1989; Butterworth et al., 1986).

Vallar e Baddeley (1987) sugerem que a memória fonológica de curto prazo é indispensável para a compreensão normal da linguagem, mas somente quando se exige uma interpretação léxica e sintática correta dos enunciados ou quando é necessária uma análise completa da frase. Apesar de uma redução massiva de sua capacidade de memória de curto prazo, PV podia compreender e tratar corretamente frases mais longas do que as que era capaz de reter. A compreensão de frases semântica e sintaticamente simples se faria em tempo real sem necessidade de representação da mensagem na memória de trabalho. Esta última seria mais bem utilizada como *backup* para a compreensão de mensagens sintática e semanticamente complexas que exigiriam mais do que um tratamento em tempo real. Seria o caso das frases passivas reversíveis, das orações relativas intercaladas ou das orações subordinadas nas quais a ordem de enunciação não corresponde à ordem em que sucedem os acontecimentos na realidade. O grau de complexidade sintática dessas frases e a ausência de interpretação pragmática baseada nos principais elementos léxicos impediriam o ouvinte de efetuar um tratamento em tempo real e o forçariam a realizar uma análise sintática e semântica fazendo referência a uma representação temporal da frase localizada no circuito fonológico. O ouvinte se vê obrigado, em tais casos, a manter em sua memória fonológica, a frase complexa, a fim de interpretá-la e compreendê-la. Esse armazenamento temporal se serviria da capacidade do circuito fonológico. Neste ponto de vista, as pessoas com problema de memória de curto prazo deveriam ser capazes de tratar corretamente os enunciados sintaticamente complexos, semanticamente ambíguos ou ambos. Essa previsão é, no entanto, contrariada pelas observações efetuadas em pessoas com retardo mental, mas com capacidades lingüísticas (sobretudo sintáticas e receptivas) excepcionais. Essas pessoas (Rondal, 1995) não possuem precisamente recursos normais na memória de trabalho, mas se mostram perfeitamente capazes de realizar ações lingüísticas (receptivos e produtivos) de alto nível, isto é, perfeitamente normais.

Caplan e Waters (1990) pressuporam, mesmo assim, uma relação entre memória de trabalho e compreensão da linguagem. No entanto, consideraram que a memória de trabalho fonológica intervém no processo de compreensão um pouco mais tarde do que supuseram Baddeley e colaboradores. De fato, Caplan e Waters conceituaram a memória de trabalho fonológica como um mecanismo de controle pós-sintático das frases complexas, nas quais a atribuição das palavras a uma estrutura sintática se torna ambígua. As representações na memória fonológica não constituiriam, portanto, a base da análise semântica e sintática, mas interviriam somente na verificação e no controle posterior dos produtos desta análise.

Os trabalhos de Miyake e colaboradores (1994) demonstraram que a memória de trabalho intervém na capacidade dos indivíduos para manter, momentaneamente, ativas várias interpretações de uma ambigüidade léxica durante um esforço de compreensão leitora. Os sujeitos que possuem maior capacidade de memória de trabalho são capazes de manter, durante mais tempo, as interpretações alternativas da ambigüidade antes de selecionar uma resposta. Estes autores não conceberam a memória de trabalho como uma estrutura passiva cujo objetivo é manter elementos até sua restituição, mas como uma estrutura dinâmica de atividades implicadas na compreensão da linguagem. Segundo este ponto de vista, a "memória de trabalho não inclui apenas um componente de armazenamento, mas também um componente computacional considerado o lugar de execução de diferentes processos lingüísticos e de armazenamento dos produtos finais ou intermediários da compreensão". De acordo com essa hipótese, o leitor que possui uma grande capacidade de memória de trabalho pode usar diferentes processos de compreensão sem que isto constitua uma sobrecarga para sua memória.

King e Just (1991) estudaram o papel da memória de trabalho na compreensão de diferentes tipos de orações relativas propostas por escrito. Essas pesquisas seguiram a pauta das realizadas por Daneman e Carpenter (1980, 1983a, b) sobre a compreensão da co-referência pronominal e a integração da informação dentro e entre as frases. Para definir o tratamento sintático como a transformação de uma seqüência linear de palavras em uma estrutura sintática hierárquica, é preciso ter presente que as representações das palavras resultantes desta transformação serão armazenadas de forma temporal durante a produção da frase. King e Just (1991) estudaram a maneira como diversos sujeitos tratavam os enunciados que continham orações relativas objeto ou sujeito, integradas ou derivadas à direita. Os sujeitos leitores eram submetidos a duas situações diferentes. Em uma primeira situação, deviam fazer um exercício mnemônico (reter as últimas palavras de outra frase) durante a realização das orações relativas. Na segunda situação, não lhes era imposta nenhuma carga mnemônica adicional. Depois da apresentação do elemento-alvo, os sujeitos eram colocados diante de quatro afirmações concernentes ao enunciado, que deviam julgar como verdadeiras ou falsas. King e Just (1991) constataram que quanto menos pragmaticamente vinculados estão os elementos nominais dos enunciados aos verbos utilizados, mais difícil se torna a interpretação das orações relativas (p. ex., no enunciado "O motorista que a polícia parou andava muito depressa", o verbo andar está mais vinculado ao nome *motorista* do que ao nome *polícia*). Em situações nas quais a ajuda dos índices pragmáticos e contextuais é mínima, a compreensão dos enunciados é inferior nos sujeitos que representam capacidades mnemônicas mais fracas. De acordo com King e Just (1991), esses resultados indicam que as diferenças individuais no tratamento sintático estão, em parte, governadas pela capacidade de memória de trabalho disponível para os processos de compreensão da linguagem.

Finalmente, Bourdin e Fayol (1994) demonstraram que, nas crianças, uma tarefa de produção na linguagem escrita apresenta mais problemas do que uma tarefa de produção na linguagem oral (Figura 1.1). O conceitualizador, o formulador (organizador léxico-gramatical) e o articulador, assimilam um gerador de linguagem escrita que planeja os gestos gráficos. As atividades do conceitualizador (dispositivo responsável pela criação das mensagens) e do formulador são consideradas de mais alto nível que as do articulador, que seriam consideradas de baixo nível. Este último tipo de atividade parece ser mais exigente em termos de recursos de atenção nas crianças do que nos adultos. Segundo Levelt (1989), o conceitualizador implica colocar em prática atividades altamente controladas, enquanto os outros componentes do modelo são mais inconscientes. No adulto, o acesso léxico, a criação das frases e a materialização da mensagem (oralmente ou por escrito) são feitas de maneira automatizada. O articulador "consome" poucos recursos mentais. Os dados de Bourdin e Fayol (1994) sugerem que a formulação (acesso léxico e geração das frases) e a expressão escrita da mensagem impõem uma sobrecarga importante na memória de trabalho na criança. Essa sobrecarga permitiria explicar por que as crianças conseguem melhores resultados na produção da linguagem oral do que na de linguagem escrita. É como se a velocidade da escrita não pudesse explicar este fenômeno. Do mesmo modo, as dificuldades gráficas e ortográficas não seriam mais do que parcialmente responsáveis pelos resultados. Bourdin e Fayol (1994) constataram que a lembrança escrita de listas de palavras era inferior nas crianças em comparação com a lembrança oral. Nos adultos, a automatização da atividade de transcrição gráfica leva os resultados a serem equivalentes nos dois tipos de exercícios. Ao contrário, a lembrança oral se situa acima da lembrança escrita quando se pede aos adultos que utilizem um estilo de caligrafia não habitual. Bourdin e Fayol concluem que a escrita das letras e a retenção das palavras utilizam o mesmo sistema mental de recursos, sempre que a escrita não esteja ainda automatizada. A atividade motora implicada pela escrita perturbaria, assim, a lembrança de listas de palavras nas crianças e nos adultos durante a aprendizagem da escrita (cf. os adultos analfabetos).

Problema interpessoal da ontogênese lingüística

Seja qual for o grau de importância das limitações orgânicas sobre a aquisição da linguagem e o papel das bases e dispositivos cognitivos pertinentes, essa aquisição não acontece em um ambiente vazio. Há várias décadas, destacamos a questão de qual é o papel do ambiente social na aquisição da língua materna. Foram realizadas muitas pesquisas sobre este tema em um número importante de línguas.

Interações verbais adulto-criança e construção da linguagem

Contrariamente a diversas idéias preconcebidas (mas apresentadas como fatos evidentes), das quais ainda hoje em dia chegam alguns ecos, como, por exemplo, as indicações de Chomsky (1965): "... Está claro que muitas crianças adquirem uma primeira ou uma segunda língua sem dificuldade, sem que se faça qualquer esforço para ensiná-las e sem que se preste qualquer atenção aos seus progressos. Parece também que a maior parte da linguagem que podemos ouvir é fragmentária e constituída por expressões desviadas de todo tipo"; ou as de Fodor (1966): "O ambiente lingüístico da criança não difere em nada do do adulto"... "[este ambiente] é marcado por um número considerável de falsos pontos de partida, incorreções gramaticais, lapsos, etc."; os estudos feitos a partir da década de 1970 demonstram claramente que a linguagem dirigida pelos adultos às crianças pequenas é perfeitamente gramatical (ver também Marcus, 1993).

Este tipo de linguagem apresenta diversas características que demonstram que os adultos, os pais em geral, são sensíveis à evolução comunicativa e lingüística das crianças. A maioria das pesquisas realizadas esteve dirigida ao estudo das intervenções verbais entre as mães e os filhos pequenos que estão aprendendo a língua (para consultar a bibliografia pertinente, ver Mahoney e Seely, 1976; Moerk, 1977, 1992; Snow, 1977; Chapman, 1981; Rondal, 1981, 1983, 1985a, b; e vários capítulos em Morgan e Demuth, 1996). Essas pesquisas demonstram que a linguagem materna dirigida à criança é modificada à medida que o desenvolvimento lingüístico vai ocorrendo. Essas modificações concernem ao conjunto dos aspectos lingüísticos (entonação, acentuação, altura do tom, quantidade de palavras, precisão articulatória, escolha dos termos léxicos, tramas semânticas, construções sintáticas, extensão dos enunciados, organização do parágrafo e do discurso); e evoluem no sentido de uma maior simplicidade de conteúdos semânticos e de formas lingüísticas com a criança menor, e, mais adiante, essas simplificações dão lugar a uma maior complexidade dos enunciados segundo o desenvolvimento da criança. Pode-se discutir, em relação à teoria lingüística, se em algum ponto especial a linguagem materna dirigida à criança é realmente mais simples, do ponto de vista formal, do que a linguagem que se estabelece, habitualmente, entre os adultos. Newport e colaboradores (1977), por exemplo, observaram que a freqüência elevada de frases interrogativas nos enunciados dirigidos às crianças (entre mais ou menos 33 e 53% em crianças de 12 a 32 meses, segundo os estudos de Broen, 1972; Savic, 1975; Newport et al., 1977; Cross, 1977; Rondal, 1978) poderia tornar este tipo de linguagem mais complexo do que um discurso que inclua uma porção maior de enunciados declarativos. A observação é, sem dúvida, justificada. No entanto, é difícil negar à linguagem materna um caráter de maior simplicidade (simplificações "dinâmicas", e não fixas, uma vez que se deve recordar que se vão reduzindo à medida que aumentam os progressos lingüísticos da criança) em comparação com a linguagem que é utilizada normalmente nas interações verbais entre os adultos.

As indicações que fizemos sobre a linguagem materna parecem ser igualmente válidas para a linguagem paterna dirigida à criança que está em processo de aquisição da linguagem (ver as análises de Golinkoff e Ames, 1979; Rondal, 1980). Mesmo assim, os estudos sugerem que a linguagem dos pais é modificada, sensivelmente, segundo se dirigem a um menino ou a uma menina (Phillips, 1973; Fraser e Roberts, 1976). Existem, além disso, alguns dados empíricos que apontam uma possível tendência das mães a falar mais a suas filhas do que a seus filhos, a repetir mais os enunciados produzidos por suas filhas e a produzir enunciados mais longos quando se dirigem a suas filhas (Lewis e Freedle, 1973; Cherry e Lewis, 1975).

Diversos trabalhos destacam importantes diferenças nas interações verbais entre pais e filhos conforme a classe social. Por exemplo, a freqüência das verbalizações maternas dirigidas ao filho é significativamente inferior na classe operária (Tulkin e Kagan, 1972; De Blauw et al., 1979). São observadas, além disso, diferenças entre os pais pertencentes às diversas classes sociais quanto a certos aspectos sintáticos e pragmáticos de sua linguagem: as mães da classe operária tendem a utilizar muito mais imperativos e verbos modais (em inglês: *can, will, may, shall*, etc.) e menos dêiticos do que as mães da classe burguesa. As primeiras repetem e "expandem" quase duas vezes menos a linguagem de seus filhos do que as segundas (Snow et al., 1976). No entanto, podem ser observadas as mesmas tendências para a simplificação na linguagem materna dirigida à criança, em processo de aquisição da linguagem, em cada uma das diversas classes sociais.

Do ponto de vista intercultural (mesmo quando não se tenham, nem muito menos, estudado todas as culturas), um certo número de pesquisas parece confirmar a universalidade do fenômeno de adaptação da linguagem adulta (particularmente a parental) que é dirigida à criança em vias de aquisição da linguagem (p. ex., Blount, 1971, 1972, para os luos do Quênia; Omar, 1973, para o árabe falado no Egito; Harkness, 1977, para os *kipsigis* dos altos planaltos quenianos, etc.). Porém alguns pesquisadores (como Slobin, 1981) destacaram o fato de que, em algumas culturas tradicionais (na Polinésia, especialmente; ver as observações de Ochs, 1980), os pais, como

regra geral, falam pouco com seus filhos enquanto estes são muito imaturos e quando o fazem, não tentam interpretar o discurso do filho, nem adaptam sua própria linguagem ao nível lingüístico deste. Essas observações seriam evidentemente contrárias à hipótese do caráter universal da adaptação da linguagem parental às capacidades lingüísticas em evolução da criança, se não se tivesse visto que, nessas sociedades, são as crianças de mais idade e os avós que se encarregam tradicionalmente de se ocupar das crianças menores e de lhes falar, servindo-se também para isso, segundo parece, de adaptações do tipo das observadas entre mães (e pais) e crianças nas culturas ocidentais.

A partir dessas observações, vários autores (p. ex., Moerk, 1976, 1983; Rondal, 1983, 1985a, b) propuseram modelos explicativos da ontogênese lingüística nos quais os "companheiros" adultos da criança desempenham um papel determinante (e, mais geralmente, os "companheiros" lingüísticos "mais avançados" da criança, dado que as crianças de mais idade parecem se comportar lingüisticamente com as crianças mais jovens de maneira similar à dos pais; p. ex., Shatz e Gelman, 1973). Moerk não duvidou em comparar as mães com *language teachers* (professor de linguagem) e em considerar a aquisição da linguagem, em sua maior parte, como o produto de um ensino parental explícito (Moerk, 1983, 1992, para as propostas mais radicais sobre este tema). Sem chegar a falar do ensino explícito da linguagem por parte dos pais (embora utilizando, contudo, a noção de "ensino *implícito*"), Rondal (1983, 1985) propôs um macromecanismo de aquisição da linguagem – denominado *dinâmico contínuo* para destacar que as interações adulto-criança são fatores de progresso lingüístico em continuidade ao longo de todo o desenvolvimento.

A aquisição de uma primeira língua supõe uma série de interações entre interlocutores de níveis distintos de maturidade lingüística de maneira que se define uma zona proximal de desenvolvimento (noção tomada de Vygotsky, 1962), dispondo-se a série de interações segundo um intervalo de tempo relativamente longo (variável segundo os componentes particulares do sistema lingüístico). Mas o problema central é, evidentemente, definir os determinantes da evolução que levam a criança do nível de partida até a maturidade lingüística (esta última não sendo completamente homogênea de um indivíduo para outro, embora este problema diferencial não vá deter-nos aqui) e ponderar o papel e a influência relativa desses determinantes entre si.

Sobre esses pontos de vista, os dados empíricos, dos últimos anos, obrigam a reconsiderar o marco teórico anteriormente sugerido. Um tema delicado, nesta reconceituação, é a informação que o adulto devolve à criança.

Retroalimentação adulta

Um mecanismo de ensino explícito e implícito da linguagem que intervém no meio das interações verbais pais-crianças deve colocar à disposição deste último, por um lado, os modelos lingüísticos apropriados e, por outro, a distribuição de mecanismos de retroalimentação ou *feedback* adequados em relação aos enunciados infantis, de maneira que se estabeleça, para benefício da criança, se um enunciado é aceitável semântica/pragmática e gramaticalmente, e, em caso negativo, em que se torna insatisfatório e em que deve ser corrigido. Baseando-nos nas observações da seção anterior, podemos admitir que, efetivamente, os adultos trazem modelos lingüísticos apropriados (no duplo sentido de ser semântica e gramaticalmente corretos e de ser de um grau de complexidade tal que se situem dentro da zona de desenvolvimento proximal da criança). No entanto, no que diz respeito à distribuição de mecanismos de retroalimentação, as coisas não estão tão claras.

Não há nenhuma dúvida de que esses mecanismos de retroalimentação existem – contrariamente ao que se afirmou algumas vezes –; no entanto, em quais proporções? Por outro lado, outra questão envolve sua natureza exata. Rondal (1985a, b, 1988) apontou algumas porcentagens de aprovações, desaprovações verbais e correções pontuais dos enunciados infantis (retroalimentação direta ou explícita) na ordem de 15 ou 20% e algumas porcentagens de ampliações maternas dos enunciados infantis (retroalimentação indireta ou implícita) na ordem de 10 a 15%, considerando-se, além disso, que ambos os tipos de retroalimentação diminuem rapidamente em freqüência quando a criança tem mais de 30 meses, aproximadamente. Partindo desta base, muito precipitadamente, se concluiu que a função da retroalimentação estava demonstrada e, com ela, a plausibilidade da existência (ao menos implícita) de um dispositivo parental de ensino da linguagem. No entanto, convém reconsiderar essa conclusão à luz dos novos dados e de uma reinterpretação de certos dados que, embora estivessem já disponíveis naquela época, não foram corretamente interpretados.

O problema é que, deixando de lado as correções formais pontuais dos enunciados infantis por parte dos adultos, os mecanismos de retroalimentação parecem mais motivados por considerações semânticas, de correção e adequação referencial dos enunciados, do que por preocupações de ordem gramatical. Encontramos quatro casos possíveis desses mecanismos:

1. aprovação de enunciados infantis semântica e gramaticalmente corretos;

2. desaprovação de enunciados infantis semântica e gramaticalmente incorretos;

3. aprovação de enunciados semanticamente corretos, mas gramaticalmente incorretos;

4. desaprovação de enunciados semanticamente incorretos, mas gramaticalmente corretos;

Considerou-se, também, se os pais (e os outros adultos) utilizam algum meio indireto para demonstrar às crianças que alguns de seus enunciados são gramaticalmente incorretos. Brown e Hanlon (1970) se perguntaram se cabia a possibilidade de as respostas dos pais serem diferentes segundo o grau de correção formal dos enunciados infantis. A resposta é negativa. Não existe mais do que uma pequena diferença entre as percentagens de *sequiturs* (reações verbais pertinentes que manifestam claramente uma boa compreensão do enunciado infantil) e de *non-sequiturs* parentais (erros de compreensão, manifestações verbais de não haver compreendido ou de haver compreendido de forma insuficiente, pedidos de esclarecimento e reações não-pertinentes) em resposta às construções infantis analisadas como formalmente primitivas e às consideradas gramaticalmente bem construídas. Observa-se, além disso, que várias perguntas apresentadas pela criança ao adulto, que poderiam ser esclarecidas como primitivas no plano formal, conseguem ou provocam reações verbais pertinentes por parte do adulto, enquanto um grande número de questões gramaticalmente bem formadas não suscita resposta ou não motiva uma resposta pertinente do adulto.

Os dados de Brown e Hanlon, que se referem somente a três crianças (os *Harvard children*, Brown, 1973; em um estudo longitudinal), foram confirmados por Hirsh-Pasek e colaboradores (1984) com 40 díades mãe-filho (LMPV infantil variável entre 2,61 e 3,75). Estes autores se interessaram, além disso, pela possível existência de mecanismos de retroalimentação implícitos (positivos ou negativos) no adulto com relação aos enunciados infantis. Esses mecanismos poderiam consistir em uma oposição entre *repetição* (p. ex., dos enunciados infantis gramaticalmente bem formados) / *não-repetição* (dos enunciados infantis gramaticalmente incorretos). No caso de resposta afirmativa, isto poderia significar que a criança teria à sua disposição, em seus intercâmbios verbais com o adulto, um meio indireto de identificar aqueles de seus enunciados que são gramaticalmente corretos.

Os dados obtidos por Hirsh-Pasek e colaboradores (1984) não foram, apesar disso, na direção esperada. Com efeito, observou-se que:

1. a grande maioria dos enunciados infantis, gramaticalmente bem formados, não é repetida (total ou parcialmente) pelas mães (o que poderia oferecer um índice de conformidade gramatical utilizável pela criança; infelizmente para esta hipótese, uma proporção não desprezível dos enunciados infantis malformados é igualmente encontrada no mesmo caso);

2. enunciados infantis gramaticalmente malconstruídos são repetidos total ou parcialmente pelas mães.

Não parece, portanto, que os mecanismos de retroalimentação implícitos do tipo de repetição (total ou parcial) dos enunciados infantis possam servir de critério seguro para a criança quanto à gramaticidade de suas próprias produções.

É importante, porém, precisar a noção de "repetição materna" que foi utilizada por Hirsh-Pasek e colaboradores (1984). Podemos encontrar esta precisão técnica em um estudo de Demetras e colaboradores (1986). Estes autores registraram individualmente os diálogos verbais entre quatro crianças de 2 anos e suas respectivas mães. Estudaram diferentes tipos de mecanismos de retroalimentação maternos implícitos (repetição/não-repetição; pedido de esclarecimento dirigido à criança sobre o enunciado produzido imediatamente antes; prosseguimento, isto é, a mãe continua com a conversação sem fazer referência ao enunciado infantil anterior ou a outro enunciado). De suas análises, se depreendem as seguintes conclusões:

1. O tipo de resposta materna mais freqüente depois de um enunciado infantil gramaticalmente malformado é o pedido de um esclarecimento.

2. Quando os enunciados infantis provocam uma repetição materna, essa repetição consiste, freqüentemente, em uma extensão semântica (trata-se de uma repetição

do enunciado infantil, mas acrescentando novas informações semânticas) ou em uma repetição com redução do enunciado infantil anterior. As expansões maternas (correções implícitas que se referem à morfologia ou à sintaxe) dos enunciados infantis são mais raras.

3. O tipo de resposta materna aos enunciados infantis gramaticalmente bem formados é o prosseguimento.

4. As repetições maternas exatas continuam duas vezes mais freqüentemente como enunciados infantis bem formados no plano gramatical do que enunciados infantis malformados.

Demetras e colaboradores (1986) observaram, por outro lado, a dificuldade para um observador (e, provavelmente para a criança) de identificar o objetivo exato dos mecanismos de retroalimentação adultos implícitos, devido, precisamente, ao seu caráter implícito. Este problema conhecido como "problema de correspondência" (*correspondence problem*), (McKee, 1992), é particularmente importante e é retomado mais adiante.

Os dois estudos anteriores (Hirsh-Pasek et al., 1984; Demetras et al., 1986) são transversais e confirmados, praticamente nos mesmos termos empíricos, por outra pesquisa realizada por Bohannon e Stanowicz em 1988. É interessante comparar os resultados destes trabalhos com os de um estudo longitudinal realizado por Rondal (1988). Nesta última pesquisa, foram analisadas as interações verbais entre uma criança francófona e sua mãe em uma situação de brincadeira livre. O período estudado compreende entre os 27 e os 39 meses da criança (25 sessões com duração de 20 minutos cada). Foi utilizado o sistema de categorias analíticas elaborado por Demetras e colaboradores (1986), a fim de permitir uma comparação fácil dos dados. Os resultados do estudo longitudinal confirmaram amplamente as observações anteriores e, particularmente, as indicações empíricas dos autores. Embora pareça que existe uma certa variação nas freqüências relativas às diferentes categorias analíticas de retroalimentação materna, essa variação não modifica, em nenhum momento, as tendências gerais.

Implicações teóricas

Chegamos, portanto, às seguintes conclusões:

1. Os mecanismos de retroalimentação explícitos parentais são relativamente pouco freqüentes e não são claramente diferenciados quanto à correção gramatical dos enunciados infantis. A retroalimentação não parece constituir um sistema de informação utilizável pela criança para a construção gramatical. Apesar disso, esses mecanismos podem ser mais pertinentes quanto à avaliação da correção e à adequação referencial dos enunciados e serem úteis, na perspectiva do desenvolvimento semântico e pragmático.

2. A respeito dos mecanismos de retroalimentação parentais implícitos, observa-se que: a) a maioria dos prosseguimentos e das repetições exatas dos adultos seguem os enunciados infantis gramaticalmente bem formados e b) a maioria dos pedidos de esclarecimento e das expansões adultas seguem os enunciados infantis gramaticalmente malformados.

Existem, por conseguinte, mecanismos de retroalimentação diferenciados que a criança utiliza para sua auto-avaliação gramatical, tal como repetem Bohannon e colaboradores (1990) em resposta à análise crítica de Gordon (1990) referindo-se ao trabalho empírico e à interpretação de Bohannon e Stanowicz (1988) e, sobretudo, Moerk (1991, 1992). Nesse sentido geral, esses autores têm razão. No entanto, escondem quase completamente os principais problemas vinculados aos mecanismos de retroalimentação implícitos, que levam sua utilização e sua utilidade gramatical eventual a ser problemática. Estes problemas são, como já se observou:

1. O problema da correspondência.
2. A prevalência dos critérios semânticos e referenciais sobre os critérios gramaticais nos mecanismos de retroalimentação adultos.

Vejamos esses dois problemas mais detalhadamente.

O primeiro se refere à seguinte questão: como a criança sabe a que ponto em particular de seus enunciados se referem as retroalimentações adultas? Um enunciado, por mais curto que seja, apresenta vários aspectos (mais ou menos "transparentes"), como a entonação, a acentuação, os elementos léxicos, a articulação segmentaria, a trama e os conteúdos semânticos, a referência, a organização gramatical (em sintagmas, orações e, em certos casos, em parágrafos e discursos), a pertinência pragmática e a adequação funcional (tipos locutórios). Nos enunciados imaturos da criança, vários elementos podem ser simultaneamente defeituosos, e a retroalimentação adulta (inclusive quando é explícita) é raramente evidente deste ponto de vista. Mesmo assim, a "reparação-correção" que é necessário fazer no enunciado da criança para torná-lo formalmente aceitável, raramente é especificado na retroalimentação adulta. A utilização desses mecanismos de retroalimentação dirigidos à criança com uma finalidade gramatical, quando se realiza, não pode ser feito sem uma considerável contribuição "intrínseca", que estaria completamente por explicar. Estamos, portanto, longe de conhecer um mecanismo que possa ser considerado, por si só, responsável pela aprendizagem lingüística.

Mais além deste problema, nos encontramos com a questão de saber como os pais (que não são lingüistas profissionais) poderiam ajudar seus filhos nos aspectos do sistema gramatical dos quais não têm – ou têm poucos – conhecimentos (inclusive quando parecem possuir informações pertinentes sobre a evolução de seus filhos; Rondal, 1979).

O segundo problema ao qual nos referimos anteriormente diz respeito à prevalência nos mecanismos de retroalimentação adultos (perfeitamente compreensível no contexto dos intercâmbios lingüísticos habituais) dos critérios semânticos e referenciais sobre os critérios gramaticais. Disto se depreende que, se partirmos da base da existência de somente uma retroalimentação, a criança não pode, de modo algum, garantir a gramaticalidade ou não-gramaticalidade do enunciado. Seria imperativamente necessário, se tentasse utilizar a retroalimentação adulta para sua auto-avaliação gramatical, que levasse em consideração toda uma série de retroalimentações referidas ao mesmo *enunciado*. Esse método complicaria de tal modo a aprendizagem que o tornaria realmente impraticável.

Marcus (1993) analisou este problema em termos de probabilidades condicionais. Ele calculou que a criança deve (ou deveria) repetir um número muito elevado de vezes o mesmo enunciado (entre uma e várias centenas de vezes, segundo certas características da retroalimentação parental; ver Marcus, 1993, para detalhes sobre o assunto) e compilar as reações adultas, a fim de poder decidir se um de seus enunciados é ou não gramatical. Sabemos, por outro lado, que as crianças repetem exatamente seus próprios enunciados com uma freqüência relativamente baixa. Pinker (1989) analisou mais de 80 mil enunciados infantis produzidos pelos *Harvard Children*, não revelando com isso, além das simples rotinas verbais, nenhuma auto-repetição infantil que fosse feita mais do que três vezes, com a exceção de somente um erro cometido 11 vezes no conjunto do texto por uma das crianças.

Esses resultados não são, portanto, esperançosos para uma teoria da utilidade da retroalimentação gramatical adulta relativa aos enunciados da criança em processo de desenvolvimento da linguagem. Poderiam ser discutidos também alguns outros aspectos negativos do mesmo problema, dos quais mencionaremos aqui somente três:

1. Não se demonstrou absolutamente que os adultos produzem retroalimentações implícitas (e, ainda menos, explícitas),

mesmo considerando as limitações definidas, referidas a *todos os aspectos da linguagem* (e, particularmente, à organização gramatical) para *todas* as crianças de *todas* as idades. Os dados disponíveis indicam que a realidade está longe deste ponto de vista.

2. Marcus (1993) acrescentou a seguinte observação que, embora seja evidente, não tinha sido apontada por ninguém anteriormente (que possamos saber). Ele insistiu que a observação da maior proporção de repetições exatas maternas que seguem os enunciados infantis gramaticalmente bem construídos em relação às que seguem os gramaticalmente mal construídos se depreende simplesmente da gramaticalidade (em 99%) dos enunciados adultos dirigidos às crianças.

3. Finalmente, não se demonstrou também que, mesmo aceitando que a retroalimentação adulta possa ser utilizada pela criança para sua auto-avaliação gramatical, esta intervém necessariamente como determinante do desenvolvimento lingüístico.

Qual o papel do input *lingüístico?*

Temos de concluir que o ambiente humano que rodeia a criança não desempenha nenhum papel importante no desenvolvimento gramatical? De modo algum.

Embora pareça ter ficado perfeitamente estabelecido que o *input* lingüístico da criança e as estratégias educativas gerais dos pais não proporcionem uma estruturação gramatical explícita e que a organização gramatical da linguagem não é simplesmente transferida do adulto para a criança "através" das interações verbais adulto-criança que acontecem ao longo do desenvolvimento, devendo ser buscado, conseqüentemente, o motor real da construção da linguagem "no interior da mesma acriança", não fica, de nenhum modo, excluído que este desenvolvimento, por mais intrínseco que seja, não possa ser consideravelmente favorecido por duas características centrais do *input* lingüístico. Essas duas características são:

1. a gramaticalidade do discurso adulto dirigido à criança;

2. as simplificações formais que existem dentro do *input* lingüístico e a eliminação gradual dessas simplificações em função da evolução lingüística da criança.

A gramaticalidade do *input* lingüístico permite à criança possuir de forma permanente "evidências positivas" que lhe possibilitam avaliar, por comparação, a gramaticalidade de seus próprios enunciados. Este tipo de material lingüístico não deixa lugar à ambigüidade (para retomar a expressão de Marcus, 1993) quanto à gramaticalidade dos enunciados (só em aproximadamente 1% destes como já se indicou, o que é desprezível). O fato de que os enunciados adultos "garantidos gramaticalmente" sejam, além disso, reduzidos e formalmente simplificados de acordo com as capacidades cognitivas e lingüísticas momentâneas da criança tende a facilitar consideravelmente o trabalho de segmentação (*parsing*) do *input* e de construção lingüística por parte deste último.

Isto significa que este *parsing*, a análise do produto resultante, a construção das categorias morfossintáticas, os procedimentos de tratamento receptivo e produtivo e a organização mental do dispositivo lingüístico em toda sua complexidade são um trabalho (colossal, sem dúvida, apesar da facilitação induzida) que a criança realiza "por si só em sua cabeça". Esse trabalho exige a integridade do sistema nervoso central, o que fica demonstrado pelas enormes dificuldades que as crianças com retardo mental enfrentam (mesmo quando seus pais põem à disposição um *input* lingüístico de boa qualidade e adaptado ao seu ritmo próprio de evolução lingüística; ver Rondal, 1978, 1986, para maiores informações sobre esses pontos) ou as crianças disfásicas, que, apesar de terem uma inteligência normal, apresentam problemas específicos de desenvolvimento lingüístico, particularmente em seus aspectos morfossintáticos (Gérard, 1991).

No entanto, convém recordar que as retroalimentações parentais podem desempenhar, e de fato desempenham, um papel importante na progressão dos aspectos semânticos, pragmáticos e, provavelmente, fonológicos da linguagem infantil, embora não existam ainda dados suficientemente precisos sobre este tema.

Tudo isto nos leva, segundo nossa opinião, a um tipo de modelo que poderíamos chamar de "misto" (em comparação com as teorias anteriores) da ontogênese lingüística, ao qual não parece faltar oportunismo, por assim dizer, do mesmo modo que não padece tampouco deste a própria evolução da função lingüística durante o longo processo de hominização (Bickerton, 1990).

Atualmente, parece claro que é o cérebro humano que cria a "função da linguagem", que aprende e organiza as línguas das quais os indivíduos vão dispor. Esse cérebro, certamente, responde a um dispositivo genético particular que diferencia a espécie humana das outras espécies animais, inclusive de nossos mais próximos vizinhos biológicos, os chimpanzés (*Pan troglodytes*). No entanto, nosso código genético especial não contém nenhuma representação ou atuação lingüística de tipo algum. A linguagem é construída e reconstruída graças aos recursos gerais e particulares – isto é, adaptados ao uso da linguagem – do cérebro humano. Não é, portanto, determinado exclusivamente pelo exterior, no sentido em que seria um puro produto da educação familiar, nem pelo interior, no sentido das teorias inatistas representacionais. A ontogênese lingüística resulta, segundo as últimas análises, do afortunado encontro entre um *input* lingüístico adaptado (fenômeno cultural) e uma capacidade construtiva particular do cérebro humano (fenômeno biológico), que evoluiu para otimizar esta construção.

NOTAS

[a] Este capítulo é resultado da justaposição de várias contribuições individuais: E. Esperet se encarregou da seção discursiva e dos aspectos diferenciais da aquisição da linguagem; J. P. Thibaut, da seção de desenvolvimento léxico; A. Comblain, da de desenvolvimento fonológico e das considerações relativas ao papel da memória de trabalho no desenvolvimento lingüístico; J. E. Gombert, da parte correspondente à metalingüística do desenvolvimento e, finalmente, J. A. Rondal, do resto do texto.
[b] Em alguns exemplos conservamos o texto na língua francesa original porque às vezes não é possível encontrar um equivalente ou a forma que é explicada não existe em português, mas serve como orientação geral e é de possível aplicação em outras construções. Nesses casos, incluímos a tradução dos exemplos para facilitar sua compreensão.
[c] Em francês, diferentemente do que acontece em espanhol e em português, o pronome possessivo indica também o gênero.
[d] Em francês, *faire dodo* significa "dormir" na linguagem infantil.
[e] "Depois disto, portanto, por causa disto."

REFERÊNCIAS

ADAMS, M.- A.; GATHERCOLE, S.E. Phonological working memory and speech production in preschool children. *Journal of Speech and Hearing Research*, 38, 403-414, 1995.

AMY, G. L'intervention des facteurs pragmatiques dans la compréhension des phrases relatives chez l'adulte. *L'Année Psychologique*, 83, 423-442, 1983a.

AMY, G. Etude génétique de la compréhension des phrases relatives. In: J.P. BRONCKART; M. KAIL; G. NOIZET (eds). *Psycholinguistique de l'enfant. Recherches sur l'acquisition du langage* (p. 135-154). Paris: Delachaux & Niestlé, 1983b.

AMY, G.; VION, M. Stratégies de traitement des phrases relatives: Quelques considérations d'ordre génétique. *Bulletin de Psychologie*, 65, 295-303, 1976.

AUSTIN, J.L. *How to do things with words*. Cambridge, MA: Harvard University Press,1962.

BADDELEY, A. *Working memory*. Oxford, UK: Oxford University Press, 1986.

BADDELEY, A.; GATHERCOLE, S.E.; PAPAGNO, C. The phonological loop as a language learning device. *Psychological Review*, 105, 158-173, 1998.

BADDELEY, A.; PAPAGNO, C.; VALLAR, G. When long-term learning depends on short-term storage. *Journal of Memory and Language*, 27, 586-595, 1988.

BADDELEY, A.; THOMSON, N.; BUCHANAN, M. Word length and the structure of short-term memory.

Journal of Verbal Learning and Verbal Behavior, 14, 575-589, 1975.

BALDWIN, D.A. Clarifying the role of shape in children's taxonomic assumption. *Journal of Experimental Child Psychology*, 54,392-416, 1992.

BALTES, P.B.; REESE, H.W.; NESSELROADE, J.R. Life-span developmental psychology: *Introduction to research methods*. Monterey, CA: Cole, 1977.

BARRETT, M.D. Early semantic representation and early word usage. In: S.A. KUCZAJ; M.D. BARRETT (eds). *The development of word meaning* (p. 39-68). New York: Springer-Verlag, 1986.

BATES, E.; McWHINNEY, B. Functionalism and the competition model. In: B. McWHINNEY; BATES, E. (eds), *The crosslinguistic study of sentence processing* (p. 82-119). Cambridge, MA: Cambridge University Press. 1989.

BATES, E.; BRETHERTON, I.; SNYDER, L. (eds). *From first words to grammar: individual differences and dissociable mechanisms*. Cambridge, MA: Cambridge University Press, 1988.

BATES, E.; ELMAN, J.; JOHNSON, M.; KARMILOFF-SMITH, A.; PARISI, D.; PLUNKETT, K. *On innateness*. Technical Report 9602, Center for Research in Language, University of California at San Diego, La Jolla, maio de 1996.

BELLUGI, U.; MARKS, S.; BIHRLE, A.; SABO, H. Dissociation between language and cognitive functions in Williams syndrome. In: D. BISHOP; K. MOGFORD (eds). *Language development in exceptional circumstances* (p. 177-189). London: Churchill Livingston,1988.

BENVENISTE, E. *Problèmes de linguistique générale*. Paris: Gallimard, 1974.

BERNICOT, J. *Les actes de langage chez l'enfant*. Paris: Presses universitaires de France, 1992.

BIALYSTOK, E. (ed.), *Language processing in bilingual children*. Cambridge, UK: Cambridge University Press, 1991.

BICKERTON, D. The language bioprogram hypothesis. *The Behavioral and Brain Sciences*, 7, 173-188, 1984.

BICKERTON, D. *Language and species*, Chicago: The University of Chicago Press, 1990.

BLAKE, J.; DE BOYSSON-BARDIES, B. Patterns in babbling: A cross-linguistic study. *Journal of Child Language*, 19,51-74, 1992.

BLOOM, L. *Language development: Form and function in emerging grammars*. Cambridge, MA: MIT Press, 1970.

_____. *The transition from infancy to language: Acquiring the power of expression*. Cambridge, UK: Cambridge University Press, 1993.

BLOOM, L.; TINKER, E.; MARGULIS, C. The words children learn: Evidence against a noun bias in early vocabulary. *Cognitive Development*, 8, 431-450, 1993.

BLOOM, L.; LIGHTBOWN, E.; HOOD, L. Structure and variation in child language. *Monographs of the Society for Research in Child Development*, 40, 1-47, 1975.

BLOUNT, B. Socialization and prelinguistic development among the Luo of Kenya. *South Western Journal of Anthropology*, 27, 41-50, 1971.

_____. Parental speech and language acquisition: Some Luo and Samoan examples. *Anthropological Linguistics*, 14,119-130, 1972.

BOHANNON, J.; STANOWICZ, L. The issue of negative evidence: Adult responses to children's language errors. *Developmental Psychology*, 24, 684-689, 1988.

BOHANNON, J.; SNOW, C.; McWHINNEY, B. No negative evidence revisited: Beyond learnability or who has to prove what to whom. *Developmental Psychology*, 26, 221-226, 1990.

BOLINGER, D. *Aspects of language*. New York: Harcourt, Brace, Jovanovich, 1975.

BOURDIN, B.; FAYOL, M. Is written production more difficult than oral language production? A working memory approach. *International Journal of Psychology*, 29, 591-620, 1994.

BOYSSON-BARDIES, B. DE; HALLE, P. Speech development: Contributions of cross-linguistics studies. In: A. VYT; H. BLOCH; M. H. BORNSTEIN (eds). *Early child development in French tradition* (p. 191-206). Hillsdale, NJ: Erlbaum, 1994.

BOYSSON-BARDIES, B. DE; HALLE, P.; SAGART, L.; DURAND, C. A crosslinguistic investigation of vowel formants in babbling. *Journal of Child Language*, 16, 1-17, 1989.

BRAINE, M. Children's first word combinations. *Monographs of the Society for Research in Child Development*, 41, numéro entier, 1976.

BRÉDART, S.; RONDAL, J.A. *L'analyse du langage chez l'enfant: Les activités métalinguistiques*. Bruxelles: Mardaga, 1984.

BRETHERTON, I.; McNEW, S.; SNYDER, L.; BATES, E. (1983), Individual differences at 20 months: Analytic and holistic strategies in language acquisition. *Journal of Child Language*,10, 293-320.

BROEN, P. The verbal environment of the language-learning child. *American Speech and Hearing Association Monographs*, 17, numéro entier, 1972.

BRONCKART, J.-P. *Activité langagière, textes et discours*. Lausanne: Delachaux & Niestlé, 1998.

BRONCKART, J.-P.; BAIN, D.; SCHNEUWLY, B.; DAVAUD, C.; PASQUIER, A. *Le fonctionnement des discours*, Paris: Delachaux & Niestlé, 1985.

BRONCKART, J.-P.; KAIL, M.; NOIZET, G. *Psycholinguistique de l'enfant*, Neuchâtel: Delachaux & Niestlé, 1983.

BROWN, R. *A first language: The early stages*. Cambridge, CA: Harvard University Press, 1973.

BROWN, R.; HANLON, C. Derivational complexity and order of acquisition. In: J. Hayes (ed.), *Cognition and the development of language* (p. 37-63), New York: Wiley, 1970.

BRUNER, J.S., OLVER, R.R.; GREENFIELD, P.M. *Studies in cognitive growth*. New York: Wiley, 1966.

BULLOCK, M.; GELMAN, R. Preschool children's assumptions about causes and effects Temporal ordering. *Child Development*, 50, 89-96, 1979.

BUTTERWORTH, B.; CAMPBELL, R.; HOWARD, D. The uses of short-term memory: A case study. *Quarterly Journal of Experimental Psychology*, 38, 705-737, 1986.

CAIRNS, G.F.; BUTTERFIELD, E.C. Assessing infants' auditory functioning. In: B. FRIEDLANDER; G. STERRITT; J. KIRK (eds). *The exceptional infant: Assessment and intervention* (p. 84-108). New York: Brunner-Mazel, 1975.

CAPLAN, D.; WATERS, G.S. Short-term memory and language comprehension: A critical review of the psychological literature. In: G. VALLAR; T. SHALLICE (eds). *Neuropsychological impairments of short-term memory* (p. 337-389). Cambridge, UK: Cambridge University Press, 1990.

CAREY, S. Semantic development. State of the art. In: L.R. GLEITMAN; E. WANNER (eds), *Language acquisition: The state of the art* (p. 347-389). Cambridge, UK: Cambridge University Press, 1982.

CAZDEN, C. Play with language and metalinguistic awareness: One dimension of language experience. In: J.S. BRUNER; A. JOLLY; K. SYLVA (eds). *Plays: Its role in development and evolution* (p. 603-618). New York: Basic Books, 1976.

CHAFE, W. *Meaning and the structure of language*. Chicago: University of Chicago Press, 1970.

CHAPMAN, R. Mother-child interaction in the second year of life. In: R. SCHIEFELBUSCH; D. BRICKER (eds), *Early language: Acquisition and intervention*, (p. 201-250). Baltimore: MD University Park Press, 1981.

CHERRY, L.; LEWIS, M. Mothers and two-year-olds: A study of sex-differentiated aspects of verbal interaction. *Developmental Psychology*, 51, 278-282, 1975.

CHEUNG, H. Nonword span as a unique predictor of second-language vocabulary learning. *Developmental Psychology*, 32 (5), 867-873, 1996.

CHIPMAN, H.H.; GERARD, J. Stratégies de traitement de l'anaphore. In: J.P. BRONCKART; M. KAIL; G. NOIZET (eds). Psycholinguistique de l'enfant. Recherche sur l'acquisition du langage (p. 123-133). Paris: Delachaux & Niestlé, 1983.

CHOMSKY, N. *Syntactic structures*. Den Haag, Hollande: Mouton, 1957.

_____. *Aspects of a theory of syntax*. Cambridge, MA: MIT Press, 1965.

_____. *Reflections on language*. New York: Parthenon Press, 1975.

_____. *Lectures on government and binding*. Dordrecht, Hollande: Foris, 1981.

_____. *Modular approaches to the study of mind*. San Diego, CA: San Diego State University Press, 1984.

_____. *Language and problems of knowledge. The Managua lectures*. Cambridge, MA: MIT Press, 1988.

_____. *The minimalist program*, Cambridge, MA: MIT Press, 1995.

CHURCHLAND, P. *The engine of reason, the seat of the soul: A philosophical journey into the brain*. Cambridge, MA: MIT Press, 1995.

CLARK, E.V. Awareness of language: Some evidence from what children say and do. In: A. SINCLAIR; R.J. JARVELLA; W.J.M. LEVELT (eds), *The child's conception of language* (p. 17-43). Berlin: Springer-Verlag, 1978.

CLARK, E.V. On the logic of contrast. *Journal of Child Language*, 17, 417-431, 1988.

_____. *The lexicon in acquisition*. Cambridge, UK: Cambridge University Press, 1993.

CLARK, H.H.; SCHAEFFER, E.F. Contributing to discourse. *Cognitive Science*, 13, 259-294, 1989.

COOK GUMPERZ, J.; CORSARO, W.A.; STREEK, J. *Children's worlds and children's language*. New York: Mouton De Gruyter, 1986.

CROMER, R. *Language and thought in normal and handicapped children*. London: Blackwell, 1991.

CROSS, T. Mother's speech adjustments: The contribution of selected child listener variables. In: C. SNOW; C. FERGUSON (eds), *Talking to children* (p. 151-188). New York: Cambridge University Press, 1977.

CULIOLI, A. La formalisation en linguistique. *Cahiers pour l'Analyse*, 9, 106-117, 1968.

CURTISS, S. The special talent of grammar acquisition. In: L. OBLER; L. MENN (eds), *Exceptional language and linguistics* (p. 285-312). New York: Academic Press, 1988.

DAMASIO, H.; DAMASIO, A. Lesion analysis ire neuropsychology. New York: Oxford University Press, 1989.

DANEMAN, M.; CARPENTER, P.A. Individual differences ire working memory and reading. *Journal of Verbal Learning and Verbal Behavior*, 19, 450-466, 1980.

_____. Individual differences ire integrating information between and within sentences. *Journal of Experimental Psychology: Learning, Memory, and Cognition*, 4, 561-584, 1983a.

_____. Individual differences ire integrating information between and within sentences. *Journal of Experimental Psychology: Learning, Memory and Cognition*, 9, 561-584, 1983b.

DE BLAUW, A.; DUBBLER, G.; VAN ROOSMALEN, G.; SNOW, C. Mother-child interaction. In: O. GARNI-

CA; M. KING (eds). *Language, children, and society* (p. 53-64). New York: Pergamon, 1979.

DEMETRAS, M.; POST, K.; SNOW, C. Feedback to first language learners: The role of repetitions and clarification questions. *Journal of Child Language*, 13, 275-292, 1986.

DESCARTES, R. *Discours de la méthode*. Paris: Larousse, 1637, 1934.

DE WECK, G. *La cohésion dans les textes d'enfants*. Neuchâtel: Delachaux & Niestlé, 1991.

_____. (ed.) *Troubles du développement du langage. Perspectives pragmatiques et discursives*. Lausane: Delachaux & Niestlé, 1996.

DEMONT, E.; GOMBERT, J.E. Phonological awareness as a predictor of recoding skills and syntactic awareness as a predictor of comprehension skills. *British Journal of Educational Psychology*, 66,315-332, 1996.

DODD, B. Lip-reading in infants: attention to speech presented in and out-of-synchrony. *Cognitive Psychology*, 11, 478-484, 1979.

_____. Children's acquisition of phonology. In: B. DODD (ed.). *Differential diagnoses and treatment of children with speech disorders* (p. 21-48), London: Whurr, 1995.

DROMI, E. *Early lexical development*. Cambridge, UK: Cambridge University Press, 1987.

DUBOIS, J.; DUBOIS-CHARLIER, F. *Eléments de linguistique française*. Paris: Larousse, 1970.

EDWARDS, M. Clinical forum: Phonological assessment and treatment. In: support of phonological processes. *Language, Speech and Hearing Services in Schools*, 23,233-240, 1992.

ELMAN, J.; BATES, E.; JOHNSON, M.; KARMILOFF SMITH, A.; PARISI, D.; PLUNKETT, K. *Rethinking innateness: A connectionist perspective ore development*. Cambridge, MA: MIT Press, 1997.

EMERSON, H. Children's comprehension of *because* in reversible and non-reversible sentences. *Journal of Child Language*, 6,279-300, 1979.

ERVIN-TRIPP, S.; MITCHELL-KERNAN, C. *Child Discourse*. New York: Academic Press, 1977.

ESPÉRET, E. De l'acquisition du langage à la construction das conduites langagières. In: G. NETCHINE-GRYNBERG (ed.), *Développement et fonctionnement cognitifs chez l'enfant*. Paris: Presses Universitaires de France, 1990.

_____. The development and rôle of narrative schema in storytelling. In: G. PIÉRAULT-LE BONNIEC; M. DOLITSKY (eds), *Language bases... Discurse bases*. Amsterdam: Benjamins, 1991.

_____. La mise en place des conduites langagières: Construction des représentations et processus cognitifs chez l'enfant. *Glossa*, 29,54-61, 1992.

FAYOL, M. Le récit et sa construction: *Une approche de psychologie cognitive*. Neuchâtel: Delachaux & Niestlé, 1985.

FAYOL, M.; HICKMANN, M.; BONNOTTE, I.; GOMBERT, J.E. French verbal inflections and narrative context. *Journal of Psycholinguistic Research*, 22,453-476, 1993.

FERREIRO, E. *Les relations temporelles dans le langage de l'enfant*. Genéve: Droz, 1971.

FERREIRO, E.; SINCLAIR, H. Temporal relationships in language. *International Journal of Psychology*, 6,39-47, 1971.

FERREIRO, E.; OTHENIN GIRARD, C.; CHIPMAN, H.; SINCLAIR, H. How do the children handle relative clauses? A study in comparative developmental psycholinguistics. *Archives de Psychologie*, 44, 229-266, 1976.

FEY, M. Clinical forum: phonological assessment and treatment. Articulation and phonology: Inextricable constructs in speech pathology. *Language, Speech and Hearing Services in Schools*, 23, 225-232, 1992.

FILLMORE, C. The case for case. In: E. Bach; R. Harms (eds), *Universals in linguistic theory* (p. 1-88), New York: Holt, Rinehart and Winston, 1968.

FLAVELL, J.H. Metacognitive aspects of problem solving. In: B. RESNICK (ed.). *The Nature of Intelligence* (p. 127-146), Hillsdale, NJ: Erlbaum, 1976.

FODOR, J. How to learn to talk: Some simple ways. In: F. SMITH; G. MILLER (eds). *The genesis of language* (p. 105-128). Cambridge, MA: MIT Press, 1966.

_____. *The modularity of mind*. Cambridge, MA: MIT Press, 1983.

FRASER, N.; ROBERTS, N. Mother's speech to children of four different ages. *Journal of Psycholinguistic Research*, 4, 9-16, 1976.

FRITH, U. Beneath the surface of developmental dyslexia. In: K.E. PATTERSON; J.C. MARSHALL; M. COLTHEART (eds), *Surface Dyslexia: Cognitive and neuropsychological studies of phonological reading* (p. 301-330). Hillsdale, NJ: Erlbaum, 1985.

FURROW, D.; NELSON, K. Environmental correlates of individual differences in language acquisition. *Journal of Child Language*, 11, 523-534, 1984.

GAIFFE, F.; MAILLE, E.; BREUIL, E.; JAHAN, S.; WAGNER, L.; MARIJON, M. *Grammaire Larousse du XXe siècle*. Paris: Larousse, 1936.

GALL, E. *Recherches sur le système nerveux en général et sur celui du cerveau en particulier*, Paris: Baillière, 1809.

GARDNER, H. *Frames of mind: The theory of multiple intelligences*. New York: Basic Books, 1983.

_____. The centrality of modules. In: Collectif, Précis of the modularity of mind. *Behavioral and Brain Sciences*, 8, 12-14, 1985.

GARRET, M.F. The analysis of sentence production. In: G. Bower (ed.). *Psychology of learning and motivation* (vol. 9). New York: Academic Press, 1975.
———. Levels of processing in sentence production. In: B.L. BUTTERWORTH (ed.). *Language production* (vol. 1). London: Academic, 1980.
GARVEY, C.; CARAMAZZA, A. Implicit causality in verbs. Linguistic Inquiry, 5,459-464, 1974.
GATHERCOLE, S.E.; BADDELEY, A.D. *Working memory and Language.* Hillsdale, NJ: Erlbaum, 1993.
GATHERCOLE, S.E.; BADDELEY, A.D. Evaluation of the role of phonological STM in the development of vocabulary in children: How close is the link?. *The Psychologist,* 2,57-60, 1989.
———. Phonological memory deficits in Language disordered children: Is there a causal connection? *Journal of Memory and Language,* 29,336-360, 1990.
GATHERCOLE, S.E.; WILLIS, C.; BADDELEY, A.D. Nonword repetition, phonological memory, and vocabulary: A reply to Snowling, Chiat, and Hulme. *Applied Psycholinguistics,* 12, 375-379, 1991.
GAUX, C.; GOMBERT, J.E. (sous presse), What kind of syntactic awareness contributes to what kind of reading measure? *Journal of Experimental Child Psychology.*
GÉRARD, C.L. *L'enfant dysphasique,* Paris: Editions Universitaires, 1991.
GOLDER, C. *Le développement des discours argumentatifs,* Neuchâtel: Delachaux & Niestlé, 1996.
GOLINKOFF, R.; AMES, G. A comparison of 'fathers' and 'mothers' speech with their young children. *Child Development,* 50,28-32, 1979.
GOLINKOFF; R.M., SHUFF-BAILEY, M.; OLGUIN, R.; RUAN, W. Young children extend novel words at the basic level: Evidence of the principle of categorical scope. *Developmental Psychology,* 31, 494-507, 1995.
GOMBERT, J.E. *Le développement métalinguistique.* Paris: Presses Universitaires de France, 1990.
GORDON, P. Learnability and feedback. *Developmental Psychology,* 26, 217-220, 1990.
GOSWAMI, U.C.; BRYANT, E. *Phonological skills and learning to read.* Hillsdale, NJ: Erlbaum, 1990.
GROBER, E.; BEARDSLEY, W.; CARAMAZZA, A. Parallel function strategy in pronoun assignment. *Cognition,* 6,117-133, 1978.
HALL, Basic-level individuals. *Cognition,* 48,199-221, 1993.
HALLIDAY, M. *An introduction to functional grammar.* London: Arnold, 1985.
HALLIDAY, M.A.K.; HASAN, R. *Cohesion in English.* London: Logman, 1976.
HARKNESS, S. Aspects of social environment and first Language acquisition in rural Africa. In: C. SNOW; C. FERGUSON (eds), *Talking to children* (p. 309-365). New York: Cambridge University Press, 1977.
HECAEN, H.; ALBERT, M. *Human neuropsychology.* New York: Wiley, 1978.
HICKMANN, M. Discourse organization and the development of reference. In: P. FLETCHER; B. MCWHINNEY (eds). *Handbook of Child Language.* Oxford, UK: Blackwell, 1995.
HICKMANN, M., KAIL M.; ROLAND E. Organisation référentielle dans les récits d'enfants en fonction de contraintes contextuelles. *Enfance,* 2, 215-226, 1995a.
HICKMANN, M., KAIL M.; ROLAND F. Cohesive anaphoric relations in French children's narratives as a function of mutual knowledge. *First Language,* 15, 277-300, 1995b.
HIRSH-PASEK, K.; TREIMAN, R.; SCHNEIDERMAN, M. Brown & Hanton revisited: Mothers' sensitivity to ungrammatical forms. *Journal of Child Language,* 11, 81-88, 1984.
HOPPER, P.; THOMPSON, S. Transitivity in grammar and discourse. *Language,* 56,251-299, 1980.
HOWARD, D.; BUTTERWORTH, B. Short-term memory and sentence comprehension: A reply to Vallar and Baddeley, 1987. *Cognitive Neuropsychology,* 6, 455-463, 1989.
HUPET, M. Troubles de la compétence pragmatique: Troubles spécifiques ou dérivés? In: G. DE WECK (ed). *Troubles du développement du langage: Perspectives pragmatiques et discursives.* Lausanne: Delachaux & Niestlé, 1996.
INGRAM, D. Current issues in child phonology. In: D. MOREHEAD; A. MOREHEAD (eds). *Normal and deficient child language* (p. 3-27), Baltimore, MD: University Park Press, 1976.
IRIGARAY, H. *Le langage des déments.* Den Haag: Mouton, 1973.
JAKOBSON, R. *Child language, aphasia and phonological universals.* Den Haag: Mouton, 1968.
KAIL, M. Stratégies de compréhension des pronoms personnels chez le jeune enfant. Enfance, 4-5,447-466, 1976.
KAIL, M. La coréférence des pronoms: Pertinence de la stratégie des fonctions parallèles. In: J.P. BRONCKART; M. KAIL; G. NOIZET (eds), *Psycholinguistique de l'enfant. Recherches sur l'acquisition du langage* (p. 107-122). Paris: Delachaux & Niestlé, 1983.
KAIL, M.; LEVEILLÉ, M. Compréhension de la coréférence des pronoms personnels chez l'enfant et chez l'adulte. *L'Année Psychologique,* 77, 79-94, 1977.
KARMILOFF SMITH, A. Some fundamentals aspects of language development after age 5. In: P. FLETCHER; M. GARMAN (eds). *Language acquisition.*

Cambridge, UK: Cambridge University Press, 1986.

_____. *A functional approach to child language: A study of determiners and reference.* Cambridge, UK: Cambridge University Press, 1979.

_____. A note on the concept of "metaprocedural processes" in linguistic and non-linguistic development. *Archives de Psychologie*, 51, 35-40, 1983.

_____. From meta-processes to conscious access: Evidence from metalinguistic and repair data. *Cognition*, 23, 95-147, 1986.

_____. *Beyond modularity: A developmental perspective on cognitive science.* Cambridge, MA: MIT Press, 1992.

_____. A developmental perspective on cognitive science. *Behavioral and Brain Sciences*, 17, 693-745, 1994.

KARMILOFF-SMITH, A.; JOHNSON, H.; GRANT, J.; JONES, M.C.; KARMILOFF, Y.N.; BARTRIP, L.; CUCKLE, P. From sentential to discourse functions: detection and explanation of speech repairs by children and adults. *Discourse Processes*, 16, 565-589, 1993.

KING, J.; JUST, M.A. Individual Differences in Syntactic Processing: The Role of Working Memory. *Journal of Memory and Language*, 30, 580-602, 1991.

KING, M.; WILSON, A. Evolution at two levels in human and chimpanzees. *Science*, 188, 107-116, 1975.

KOSSLYN, S. *Image and mind.* Cambridge, MA: Harvard University Press, 1980.

KUIPER, K. *Smooth talkers. The linguistic performance of auctioneers and sportcasters.* Mahwah, NJ: Erlbaum, 1996.

KUHN, D.; PHELPS, H. The development of children's comprehension of causal direction. *Child Development*, 47, 248-251, 1976.

LANDAU, B. Object shape, object name, and object kind: representation and development. In: A. MEDIN (ed.). *The psychology of learning and motivation* (vol. 31, p. 253-304). San Diego, CA: Academic Press, 1994.

LANDAU, B.; SMITH, L.B.; JONES, S. The importance of shape in early lexical learning. *Cognitive Development*, 3, 299-321, 1988.

LANGACKER, R. *Foundations of cognitive grammar.* Standford, CA: Standford University Press, 1987.

LENNEBERG, E. *Biological foundations of language.* New York: Wiley, 1967.

LEVELT, W.J.M. *Speaking: from intention to articulation.* Cambridge, MA: MIT Press, 1989.

LEWIS, M.; FREEDLE, R. Mother-infant dyad: The cradle of meaning. In: M. LEWIS; R. FREEDLE (eds), *Communication and affect: Language and thought* (p. 127-155). New York Academic Press, 1973.

LIITTSCHWAGER, J.C.; MARKMAN, E.M. Sixteen and 24-month-olds use of mutual exclusivity as a default assumption in second label learning. *Developmental Psychology*, 30, 955-968, 1994.

LUST, B. (ed.). *Studies in the acquisition of anaphora*, Boston: Reidel, 1986.

MACWHINNEY, B. *The CHILDES project: Computational tools for analyzing talk.* Hillsdale, NJ: Erlbaum, 1991.

MAHONEY, G.; SEELY, P. The role of the social agent in language intervention. In: N. ELLIS (ed). *International review of research in mental retardation* (vol. 8, p. 124-161). New York: Academic Press, 1976.

MARATSOS, M. *The use of definite and indefinite reference in young children: An experimental study in semantic acquisition.* Cambridge, UK: Cambridge University Press, 1976.

MARATSOS, M.; FOX, D.; BECKER, L.; CHALKLEY, M. Semantic restrictions on children's passives. *Cognition*, 19, 167-191, 1985.

MARCUS, G. Negative evidence in language acquisition. *Cognition*, 46, 53-85, 1993.

MARCUS, G.; VÜAYAN, S.; BANDI RAO, S.; VISHTON, P.M. Role learning by 7 months old infants. *Science*, 283, 77-80, 1999.

MARKMAN, E.M. *Categorization and naming in children: Problems of induction.* Cambridge, MA: MIT Press, 1989.

_____. Constraints on word meaning in early language acquisition. In: L. GLEITMAN; B. LANDAU (eds). *The acquisition of the lexicon* (p. 199-227). Cambridge, MA: MIT Press, 1994.

MARKMAN, E.M.; HUTCHINSON, J. Children's sensitivity to constraints on word meaning: Taxonomic versos thematic relations. *Cognitive Psychology*, 16, 1-27, 1984.

MARKMAN, E.M.; WACHTEL, G.F. (1988), Children's use of mutual exclusivity to constrain the meanings of words. *Cognitive Psychology*, 20, 121-157.

MARSHALL, J. Multiple perspectives on modularity. *Cognition*, 17, 209-242, 1984.

MARTIN, R.C.; FEHER, E. The Consequences of reduced memory span for the comprehension of semantic versus syntactic information. *Brain and Language*, 38, 1-20, 1990.

MARTIN, R.C.; SHELTON, J.R.; YAFFEE, L. Language processing and working memory Neuropsychological evidence for separate phonological and semantic capacities. *Journal of Memory and Language*, 33, 83-111, 1994.

MCDANIEL, D.; CAIRNS; HSU, J. Binding principles in the grammars of young children. *Language acquisition*, 1, 121-139, 1990.

MCKEE, C. A comparison of pronouns and anaphors in Italian and English acquisition. *Language Acquisition*, 2, 21-54, 1992.

MCTEAR, M. *Children's conversation.* Oxford, UK: Blackwell, 1985.

MELHER, J.; DUPOUX, E. Naître humain. Paris: Jacob, 1992.

MELHER, L.; JUCZYK, P.; LAMBERTZ, G.; HALSTED, N.; BERTONCINI, J.; AMIEL-TINSON, C. A precursor of language acquisition in young infants. Cognition, 29, 143-178, 1988.

MENU, L. Counter example to "fronting" as a universal of child psychology. *Journal of Child Language*, 2 (2), 293-296, 1975.

MIYAKE, A.; JUST, M.A.; CARPENTER, P.A. Working memory constraints on the resolution of lexical ambiguity: Maintaining multiple interpretations in neutral contexts. Journal of Memory and Language, 33, 175-202, 1994.

MOERK, E. Processes of language teaching and language learning in the interactions of mother-child dyads. *Child Development*, 47,1064-1078, 1976.

_____. *Pragmatic and semantic aspects of early development*. Baltimore, MD: University Parle Press, 1977.

_____. The mother of Eve as a first-language teacher. New York: Ablex, 1983.

_____. Positive evidence for negative evidence. *First Language*, 11, 219-251, 1991.

_____. *First language taught and learned*, Baltimore, MD: Brookes, 1992.

MORGAN, J.; DEMUTH, K. (eds) *From signal to syntax*, Mahwah, NJ: Erlbaum, 1996.

NELSON, K. Structure and strategy in learning to talk. *Monographs of the Society for Research in Child Development*, 38,1-35, 1973.

NELSON, K. Individual differences in language development: Implications for development and language. *Developmental Psychology*, 17,170-187, 1981.

_____ *Constraints on word learning?. Cognitive Development*, 3,221-246, 1988.

NEWPORT, E.; GLEITMAN, L.; GLEITMAN, H. Mother, I would rather do it myself: Some effects and noneffects of maternal speech style. In: C. SNOW; C. FERGUSON (eds). *Talking to children* (p. 109-150). New York: Cambridge University Press, 1977.

NOCUS, I.; GOMBERT, J.E. *Syntactic awareness and reading comprehension* (1999, no prelo).

OCHS, E. Talking to children in Western Samoa. *Rapport de recherche, Department of Linguistics. University of Southern California*, Los Angeles, 1980.

OLÉRON, P. *Langage et développement mental*. Bruxelles: Mardaga, 1979.

OLLER, D.K. The emergence of sounds of speech in infancy. In: G.H. YENI-KOMSHIAN; J.F. KAVANAGH; C.A. FERGUSON (eds). *Child phonology: Production* (vol. l, p. 93-112). New York: Academic Press, 1980.

OLLER, D.K.; WIEMAN, L.A.; DOYLE, W.J.; ROSS, C. Infant babbling and speech. *Journal of Child Language*, 3, 1-11, 1976.

OMAR, M. *The acquisition of Egyptian Arabic as a native language*. The Hague: Mouton, 1973.

PAIVIO, A. *Imagery and verbal process*. New York: Holt, Rinehart & Winston, 1971.

_____. *Mental representations: A dual-coding approach*. New York: Oxford University Press, 1986.

PENNER, S. Parental responses to grammatical and ungrammatical child utterances. *Child Development*, 58,376-384, 1987.

PERRON-BORELLI, M.; MISES, R. *Epreuves différentielles d'efficience intellectuelle*. Issy-les-Moulineaux: Editions Scientifiques et Psychologiques, 1974.

PETERS, A. *The units of language acquisition*. New York: Cambridge University Press, 1989.

PETERSON, C. Identifying referents and linking sentences cohesively in narration. *Discourse Processes*, 16,507-524, 1993.

PHILLIPS, J. Syntax and vocabulary of mothers' speech to young children: Age and sex Comparisons. *Child Development*, 44, 182-185, 1973.

PIAGET, J. *Le développement de la notion de temps chez l'enfant*. Paris: Presses Universitaires de France, 1946.

_____. The development of time concepts in the child. In: P. HOCH; J. ZABIN (eds). *Psychopathology of childhood* (p. 34-44). New York: Grupe & Stratton, 1955.

_____. Schèmes d'action et apprentissage du langage. In: M. PIATTELLI-PALMARINI (ed), *Théorie du langage. Théories de l'apprentissage* (p. 247-251). Paris: Seuil, 1979.

PINKER, S. *The language instinct*. New York: Norton, 1994.

_____. *Learnability and cognition: The acquisition of argument structure*. Cambridge, MA: MIT Press, 1989.

POLLOCK, J.Y. *Langage et cognition. Introduction au programme minimaliste de la grammaire générative*. Paris: Presses Universitaires de France, 1997.

REICH, P. The early acquisition of word meaning. *Journal of Child Language*, 3,117-123, 1976.

RESCORLA, L.A. Overextension in early language development. *Journal of Child Language*, 7,321-335, 1980.

RONDAL, J.A. Maternal speech to normal and Down's syndrome matched for mean length of utterance. In: C. MEYERS (ed), *Quality of life in severely and profoundly mentally retarded people: Research foundations* (p. 193-265). Washington, DC: American Association on Mental Deficiency, 1978.

_____. Maman est au courant. Une étude des connaissances maternelles quant aux aspects formels du langage du jeune enfant. *Enfance*, 2, 95-105, 1979.

_____. Fathers' and mothers' speech in early language development. *Journal of Child Language*, 7,353-369, 1980.

RONDAL, J.A. On the nature of linguistic input to language-learning children. *International Journal of Psycholinguistics*, 8, 75-107, 1981.

_____. *Interaction adulte-enfant et la construction du langage*. Bruxelles: Mardaga, 1983.

_____. *Langage et communication chez les handicapés mentaux*. Bruxelles: Mardaga, 1985a.

_____. *Adult-child Interaction and the process of language acquisition*. New York: Praeger, 1985b.

_____. *Langage et communication chez les handicapés mentaux. Théorie, évaluation, et intervention*. Bruxelles: Mardaga, 1986.

_____. Indications positives et négatives dans l'acquisition des aspects grammaticaux de la langue maternelle. *European Bulletin of Cognitive Psychology*, 8,383-398, 1988.

_____. Exceptional language development in mental retardation. Natural experiments in language modularity. *European Bulletin of Cognitive Psychology*, 13,427-467, 1994.

_____. *Exceptional language development in Down syndrome. Implications for the cognition-language relationships*. New York: Cambridge University Press, 1995.

_____. *L'évaluation du langage*. Sprimont: Mardaga, 1997.

_____. *Capacités langagières animales et origines du langage humain* (1999, em preparação).

RONDAL, J.A.; EDWARDS. *Language in mental retardation*. London: Whurr, 1997.

RONDAL, J.A.; LEYEN, N.; BRÉDART, S.; PERÉE, F. Coréférence et stratégies des fonctions parallèles dans le cas des pronoms anaphoriques ambigus. *Cahiers de Psychologie Cognitive*, 4, 151-170, 1984.

RONDAL, J.A.; THIBAUT, J.P. Facteurs de transitivité sémantique dans la compréhension et la production des déclaratives chez l'enfant. *Glossa*, 29, 26-34, 1992.

RONDAL, J.A.; THIBAUT, J.P.; CESSION, A. Transitivity effects on children's sentence comprehension. *European Bulletin of Cognitive Psychology*, 10, 385-400, 1990.

SAVIC, S. Aspects of adult-child communication: The problem of question acquisition. *Journal of Child Language*, 2, 251-260, 1975.

SEARLE, J.R. *Speech acts*. Cambridge, UK: Cambridge University Press, 1979.

SERVICE, E. Phonology, working memory, and foreign-language learning. *Quarterly Journal of Experimental Psychology*, 45A, 21-50, 1992.

SERVICE, E.; KOHONEN, V. Is the relationship between phonological memory and foreign language learning accounted for by vocabulary acquisition? *Applied Psycholinguistics*, 16,155172, 1995.

SHATZ, M.; GELMAN, R. The development of communication skills: Modification in the speech of young children as a function of listener. *Monographs of the Society for Research in Child Development*, 38, número inteiro, 1973.

SINCLAIR, H. Sensorimotor action patterns as a condition for the acquisition of syntax. In: R. HUXLEY; E. INGRAM (eds.). *Language acquisition. Models and methods* (p. 121-135). New York Academic Press, 1971.

SLOBIN, D. *l'apprentissage de la langue maternelle*. La Recherche, 12, 572-578, 1981.

SNOW, C. Mothers' speech research: From input to Interaction. In: C. SNOW; C. FERGUSON (eds), Talking to children (p. 31-51), New York: Cambridge University Press, 1977.

SNOW, C.; ARLAM-RUPP, A.; HASSING, J.; JOBSE, J.; JOOSTEN, J.; VORSTER, J. Mothers' speech in three social classes. *Journal of Psycholinguistic Research*, 5, 1-20, 1976.

SOJA, N.N.; Carey, S.; Spelke, E.S. Ontological categories guide young children's inductions of word meaning: Object terms and substance terms. *Cognition,* 38, 179-211, 1991.

SOKOLOF, J. Linguistic imitation in children with Down syndrome. *American Journal of Mental Retardation*, 97, 209-221, 1992.

SPEIDEL, G.E. Imitation: A bootstrap for learning to speak? In: G. E. SPEIDEL; K. E. NELSON (eds). *The many facets of imitation in language learning* (p. 151-179). New York: Springer Verlag, 1989.

SPEIDEL, G.E. Phonological short-tem memory and individual differences in learning to speak: A bilingual case study. *First Language*, 13, 69-91, 1993.

SPROTT, R.A. Children's use of discourse markers in disputes: form-function relations and discourse in child language. *Discourse Processes*, 15, 423-439, 1992.

STAMPE, D. *A dissertation in natural phonology*. New York: Garland, 1969.

STERNBERG, R. Controlled versus automatic processing. In: Collectif, Précis of the modularity of mind. *The Behavioral and Brain Sciences*, 8, 32-32, 1995.

SUDHALTER, V.; BRAINE, M. How does passive develop? A comparison of actional and experimental verbs. *Journal of Child Language*, 12,455-470, 1985.

TAGER-FLUSHERG, H. Psycholinguistic approaches to language and communication in autism. In: E. SHOPLER; G. MESIBOV (eds), Communication problems in autism (p. 69-87), New York Plenum, 1985.

THIBAUT, J.P.; RONDAL, J.A.; Kaens Actionality and mental imagery in children's comprehension of declaratives. *Journal of Child Language*, 22, 189-209, 1995.

TOMASELLO, M. Language is not an instinct. *Cognitive development*, 10, 131-156, 1995.

TOMASELLO, M.; FARRAR, J. Object permanence and relational words: A lexical training study. *Journal of Child Language*, 13, 495-505, 1986.

TOURRETTE, C.; ROUSSEAU, B. Des interactions communicatives mère-enfant aux premières productions verbales: Perspectives différentielles. Cahiers d'Acquisition et des Pathologie du Langage, 13, 97-121, 1995.

TROSBORG A. Children's comprehension of *before* and *after* reinvestigated. *Journal of Child Language*, 9, 381-402, 1981.

TULKIN, S.; KAGAN, J. Mother-child interaction in the first year of life. Child Development, 43,31-41, 1972.

TUNMER, W.E. The role of language prediction skills in beginning reading. *New Zealand Journal of Educational Studies*, 25, 95-114, 1990.

VALLAR, G.; BADDELEY, A.D. Phonological short-term store and sentence processing. Cognitive Neuropsychology, 4, 417-438, 1987.

VAN HOUT A. Characteristics of language in acquired aphasia in children. In: A. PAVÃO-MARTINS; A. CASTRO-CALDAS; H. VAN DONGEN; A. VAN HOUT (eds). *Acquired aphasia in children* (p. 117-124). Boston, MA: Kluwer, 1991.

VAN KLEECK, A. The emergence of linguistic awareness: A cognitive framework. *Merrill Palmer Quarterly*, 28,237-265, 1982.

VIHMAN, M.M., FERGUSON, C.A.; ELBERT, M. Pattern of early lexical and phonological development. *Journal of Child Language*, 11, 247-271, 1986.

VION, M.; COLAS, A. L'introduction des référents dans le discours en français: contraintes cognitives et développement des compétences narratives. *L'Année Psychologique*, 98, 37-59, 1998.

VYGOTSKY, L. *Thought and language*. Cambridge, MA: MIT Press, 1962.

WAGNER, K.R. How much do children say in a day? *Journal of Child Language*, 12, 475-487, 1985.

WAXMAN, S.R.; MARKOW, D.B. Words as invitations to form categories: Evidence from 12 to 13-month old infants. *Cognitive Psychology*, 29,257-302, 1995.

WAXMAN, S.R.; SENGHAS, A. Relations among word meanings in early lexical development. *Developmental Psychology*, 28, 862-873, 1992.

WILLIS, C. *Exons, introns, and talking genes: The science behind the human genome project*. New York: Basic Books, 1991.

WYKES, T. Inference and children's comprehension of pronouns. *Journal of Experimental Child Psychology*, 32,264-278, 1981.

YAMADA, J. *Laura: A case for the modularity of language*. Cambridge, MA: MIT Press, 1990.

REFERÊNCIAS DO REVISOR TÉCNICO

BISOL, L. (org.). *Introdução a estudos de fonologia do português brasileiro*. Porto Alegre: EdiPUCRS, 2001.

CRYSTAL, D. *Dicionário de lingüística e fonética*. Rio de Janeiro: Jorge Zahar, 2000.

SILVA, T. *Fonética e fonologia do português*. São Paulo: Contexto, 1999.

RIBAS, L. Sobre a aquisição do onset complexo. In. LAMPRECHT, R. (org.). *Aquisição fonológica do português*. Porto Alegre: Artmed, 2004.

LAMPRECHT, R. (org.). *Aquisição da linguagem*. Porto Alegre: EdiPUCRS, 1999.

MEZZOMO, C. Sobre a aquisição da coda. In. LAMPRECHT, R. (org.). *Aquisição fonológica do português*. Porto Alegre: Artmed, 2004.

YAVAS, HERNANDORENA E LAMPRECHT. *Avaliação fonológica da criança*. Porto Alegre: Artmed, 1991.

LAMPRECHT, R. *Aquisição fonológica do português*. Porto Alegre: Artmed, 2004.

BLACKBURN, S. *Dicionário Oxford de filosofia*. Rio de Janeiro: Jorge Zahar, 1997.

2

COMUNICAÇÃO E LINGUAGEM. DESENVOLVIMENTO NORMAL E ALTERAÇÕES NO DECORRER DO CICLO VITAL

Miguel Puyuelo

> Quando estudamos a linguagem, estamos abordando algo que alguns chamam de a "essência humana", as qualidades singulares da mente que são, até onde sabemos, únicas do homem.
>
> *Linguagem e mente*, NOAM CHOMSKY

COMUNICAÇÃO E LINGUAGEM: CONCEITOS

A citação de Chomsky com a qual se inicia este capítulo nos remete a alguns dos aspectos que tornam apaixonante o estudo da natureza da linguagem: seu processo de aprendizagem, suas características, sua relação com os aspectos cognitivos e a aprendizagem, sua função social e as bases de sua aquisição. Durante as últimas décadas, muitas pesquisas foram dedicadas à linguagem, tanto no que se refere à aprendizagem e desenvolvimento normal como às suas possíveis alterações ao longo de todo o ciclo vital. Os enfoques teóricos em relação ao seu estudo foram diversos. Correntes inatistas como as de Chomsky, as teorias de Piaget, de Bruner e especialmente de Vygotsky representaram postulados teóricos bastante diferentes. Não é o objetivo deste capítulo entrar em indagações teóricas, dado que, além disso, atualmente se deveria levar em conta as modernas contribuições das ciências como a neuropsicologia, que ultrapassariam os objetivos deste trabalho. Para explicar a aquisição da linguagem ou seu uso, é necessário se referir aos contextos de desenvolvimento e à linguagem como comportamento comunicativo. A aquisição da linguagem não pode ser explicada sem ter presentes o contexto familiar, social, escolar e de trabalho do indivíduo, nem tampouco situá-la dentro de um marco comunicativo.

A *comunicação* é troca de informação e um fato social. Todos os animais se comunicam, mas somente os humanos possuem um código tão complexo como é a linguagem. A linguagem é usada para aspectos sociais, culturais, artísticos e científicos. É poesia e criação, e, às vezes, necessária para sobreviver. O comportamento social se baseia, em grande parte, nas possibilidades de comunicação. Aquelas pessoas com alterações de comunicação terão dificuldades sociais e, talvez, emocionais.

As dificuldades de comunicação podem criar sérios problemas pessoais, sociais, educacionais, de trabalho e ocupacionais. Bryen e Gallagher (1991) afirmaram que a comunicação é o ato de expressar sentimentos, desejos e experiências. Fala e linguagem fazem parte de uma processo amplo, sendo a comunicação a primeira função da linguagem. A comunicação é entendida como o processo em que os participantes trocam idéias, necessidades e desejos. O processo é ativo, uma vez que inclui codificação – transmissão – decodificação.

Quando o emissor consegue que a comunicação seja efetiva e apropriada dá-se o nome de *competência comunicativa*. O comunicador competente é hábil para conceber, formular, modular e perceber o grau de adequação das mensagens. Uma parte muito importante dessa comunicação ocorre através da linguagem, que, por sua vez, é um instrumento social.

A *linguagem* é um código por meio do qual os usuários transmitem idéias e desejos de um para o outro. Desempenha funções de sistema de governo, de sistema gerativo e como código social.

Como sistema de governo e de organização, a relação entre significado e símbolo é arbitrária, mas a organização de alguns símbolos em relação a outros não. Essas regras são chamadas de gramática. Sobre o usuário da linguagem que domina bem as regras e seu uso em contextos se diz que tem uma "boa competência lingüística".

Como sistema gerativo, a linguagem tem a mesma significação que gerar, que significa produzir, criar. A linguagem é um sistema criativo e produtivo.

Como código social ou sistema convencional, a linguagem representa conceitos por meio de símbolos arbitrários. A linguagem tem um uso convencional; o ouvinte e o falante, o leitor ou o escritor têm a mesma linguagem para trocar informação. Internamente cada um usa o mesmo código, mas cada usuário codifica e decodifica em função de seu conceito sobre um objeto, acontecimento ou relação. O objeto atual, acontecimento ou relação não precisam estar presentes. Por exemplo, no caso de um sacerdote, em função da experiência passada, conhecemos seu papel social (isto é, católico – homem – clérigo). Por outro lado, a palavra "pai" se refere a um homem membro da família; a palavra pode sugerir muitos significados diferentes, dependendo da experiência de cada um.

DIMENSÕES DA LINGUAGEM

O objetivo da linguagem é a comunicação consigo mesmo e com os outros (Bloom, 1988). A comunicação consigo mesmo é denominada comunicação intrapessoal; nesse processo a linguagem é utilizada para pensar, sonhar, imaginar, solucionar problemas, etc.; em contraste, a comunicação interpessoal é a comunicação entre pessoas, e as pessoas utilizam a linguagem para fazer perguntas, afirmar, fazer pedidos, exclamações, entrar em uma conversa, etc. A linguagem é utilizada para comunicar idéias. É um código onde as palavras e suas combinações são usadas para representar objetos (pessoas, coisas, lugares), acontecimentos, relações entre objetos (posse, localização) e relações entre acontecimentos (p. ex., tempo, localização).

Nas crianças, o fator comum é sua dificuldade e progressão em aprender a se comunicar através da linguagem. A aquisição da linguagem acontece em função de aspectos biológicos e contextuais. A linguagem é um sistema complexo e dinâmico de símbolos convencionais usado de várias formas para o pensamento e para a comunicação. Os enfoques contemporâneos em relação à linguagem consideram:

1. a linguagem em função do histórico específico, social e dos contextos naturais;

2. sua descrição a partir de cinco parâmetros: fonologia, morfologia, sintaxe, semântica e pragmática.

A aprendizagem da linguagem e seu uso são determinados pela interação de aspectos biológicos, cognitivos, psicossociais e do ambiente (ASLHA, 1983). O uso efetivo da linguagem para a comunicação exige a compreensão da interação humana, incluindo fatores associados: não-verbais, motivacionais e de papéis socioculturais. A linguagem é um código socialmente arbitrário que representa idéias significativas sobre o mundo para os outros, que conhecem o mesmo código. É socialmente estabelecido, uma vez que um grupo de pessoas conhece o mesmo código e usa as mesmas convenções e regras para gerar e entender símbolos de linguagem. Porém, o uso de símbolos arbitrários em relação às palavras e aos seus componentes é particularmente complexo para algumas crianças com alterações de linguagem.

A linguagem proporciona, além disso, uma via de representação de idéias sobre o mundo dos que falam a mesma língua. As idéias, não as coisas, são codificadas em palavras, e estas representam conceitos dos emissores e dos receptores sobre o significado das palavras devido ao fato de, tanto ouvintes como falantes, têm experiências cotidianas semelhantes do mundo.

A linguagem é um instrumento que permite categorizar, associar e sintetizar a informação. As interações entre cognição e linguagem permitem gerar, assimilar, reter, recordar, organizar, controlar, responder e aprender do meio (Beukelman e Jorkston, 1991).

Com relação aos componentes, a linguagem diferencia-se entre forma, conteúdo e uso; termos sinônimos que englobam a gramática, a semântica e a pragmática dentro de um processo de inter-relação mútua cujo resultado é a linguagem (Bloom e Lahey, 1978).

O subcomitê de Linguagem e Cognição da American Speech Language Hearing Association (ASLHA, 1987) cita uma série de aspectos cognitivos que podem afetar a linguagem ou que refletem a interação mútua, cognição e linguagem:

1. Dificuldades de atenção, percepção e memória.
2. Inflexibilidade, impulsividade ou pensamento e maneira de agir desorganizados.
3. Processamento inadequado da informação.
4. Dificuldades em processar informação abstrata.
5. Dificuldades em adquirir nova informação.
6. Processo não-adequado para recuperar a informação armazenada.
7. Comportamento social não-apropriado ou pouco convencional.
8. Alterações na velocidade de processamento da informação.
9. Lentificação na velocidade do processamento da informação, assim como problemas de fluência verbal que podem afetar os turnos de conversação, no início e no final de frases.
10. As dificuldades perceptivas podem conter problemas de interpretação das mudanças na expressão facial, o que pode influenciar nos processos de comunicação da criança com o ambiente.
11. As dificuldades na capacidade de raciocínio encerram, por exemplo, problemas para captar o duplo sentido, o sarcasmo ou o humor.
12. Os problemas de linguagem podem afetar a mesma situação de comunicação quanto à capacidade da criança para se situar em relação a um tema, aos interlocutores e ao mesmo objeto da comunicação ou da compreensão da linguagem.

O estudo da linguagem, tanto normal como patológico, é realizado a partir dos grandes aspectos que o compõem: forma, conteúdo e uso, sinônimos de fonologia, morfologia, sintaxe, semântica e pragmática. Na hora de estudar a aquisição normal da linguagem e as alterações neste processo, deve-se levar em conta uma série de aspectos:

1. A linguagem unida ao contexto, social, familiar e histórico.
2. A linguagem como processo de comunicação.
3. A linguagem como processo cognitivo.
4. Os diferentes componentes da linguagem.

5. A linguagem evolui ao longo de todo o ciclo vital, acontecem modificações.
6. O fato de poder haver alterações congênitas e adquiridas da linguagem.

DESENVOLVIMENTO NORMAL DA LINGUAGEM E DA COMUNICAÇÃO

A comunicação está presente desde o nascimento. O recém-nascido busca a voz humana e demonstra prazer ou surpresa quando encontra o rosto que é a fonte de som. Durante os primeiros meses de vida, os bebês são capazes de discriminar, de comparar fonemas e de diferenciar padrões de entonação e de fala da sua mãe. Podem diferenciar vozes diferentes. Começam a manifestar as diferenças individuais, que são evidenciadas na capacidade da criança de prestar atenção. A criança aprende o valor comunicativo dos gestos do rosto e dos movimentos da cabeça. Essas habilidades discriminatórias e referências constituem as bases da comunicação precoce. Os cuidadores das crianças respondem a essas preferências e lhes conferem significado social e comunicativo.

Até os 3 ou 4 meses, as interações baseadas no contato ocular são incluídas nas trocas comunicativas. As crianças recebem um *input* altamente seletivo da linguagem com as rotinas das interações pai-filho. Desta forma, a criança aprende os turnos de intervenção. As mães proporcionam aos filhos um considerável conjunto de comportamentos que servem para prever o que acontecerá mais adiante. Os cuidadores ensinam para as crianças as diferenças entre os objetos. Esta focalização da atenção de ambos os interlocutores no objeto estabelece o referencial que, uma vez estabelecido, as mães proporcionam um *input* lingüístico sobre ele. Este processo é importante diante de um desenvolvimento prematuro do significado. Para Bates (1976), existem três estágios para a comunicação prematura:

1. Inicialmente, os comportamentos da criança são indiferenciados e suas intenções, desconhecidas.
2. Depois, a criança utiliza os gestos e a vocalização para expressar intenção. Este estágio é significativo porque a intenção da criança de se comunicar é acompanhada de contato visual (Scoville, 1983).
3. Finalmente, no terceiro estágio, são utilizadas palavras para concretizar intervenções previamente expressas mediante gestos (Dore, 1974; Owens, 1978).

Costuma-se produzir as *primeiras palavras* em torno de 1 ano, embora haja diferenças importantes entre as crianças. Essas palavras referem-se ao seu universo de objetos, pessoas e acontecimentos e tendem a ser nomes de joguinhos, animais, comida, verbos ou palavras de ação (p. ex., dá) (Owens, 1978). Tudo isso faz parte das primeiras 50 palavras, que as crianças aprendem rapidamente. Muitas crianças podem produzir aproximadamente 50 palavras ao redor dos 18 meses, com diferenças individuais. Nesta idade, muitas começam a produzir frases de dois elementos, combinando palavras que conhecem. Os enunciados de duas palavras anunciam o início da sintaxe. Esses primeiros enunciados não seguem a mesma lógica que a dos adultos e, por faltar um ou mais elementos, não são frases completas. A fala que não inclui elementos gramaticais é chamada *telegráfica*. Nessa fala, a criança utiliza nomes, adjetivos, verbos, etc., mas omite artigos, conjunções.

Aquisição dos aspectos pragmáticos da linguagem

Além de aprender os aspectos gramaticais da linguagem, a criança aprende a utilizá-la em um *contexto social*. No princípio, a comunicação do bebê não é intencional, isto é, o bebê não diz algo para influenciar o cuidador. Até a terceira semana de vida o bebê começa a manipular sinais, como o sorriso social. Sorrisos, gestos e outros comportamentos não-verbais são as primeiras manifestações de comunicação intencional. Entre 8 e 10 meses, os bebês manifestam sinais mais evidentes de comunicação intencional. Do ponto de vista pragmático, a função é semelhante à intenção. Por exemplo, a fala serve para conseguir vários tipos de ajuda dos outros. A isto se chama *função instrumental* da linguagem. Por meio da fala, os bebês podem controlar aspectos do comportamento dos outros; a isto se chama *função reguladora*. Segundo as pesquisas, as funções instrumental e reguladora se desenvolvem cedo. Por meio da fala, o bebê controla cedo acontecimentos e pessoas.

Os especialistas estudaram o desenvolvimento de diferentes *comportamentos complexos no nível pragmático*, como o diálogo e o discurso. Um aspecto do diálogo são os turnos de intervenção, que são um instrumento conversacional que se desenvolve durante muitos anos. Os turnos de intervenção implicam em saber o momento de se expressar verbal e não-verbalmente, de escutar e olhar.

A comunicação consiste em uma série de comportamentos nos quais duas ou mais pessoas sabem quando escutar e quando devem falar. Muitas crianças entre 18 meses e 2 anos são capazes de manter turnos de intervenção na conversação. Comportamentos mais refinados se desenvolvem até os 5 e 6 anos. A existência do diálogo exige não somente turnos de intervenção, mas também conservação do tema, que é a habilidade para conversar sobre o mesmo assunto durante um certo tempo.

Aquisição dos aspectos gramaticais da linguagem

O *morfema* é a menor unidade da linguagem com significado. Todas as palavras são morfemas, e muitas são compostas de somente um morfema.

Um dos estudos mais completos sobre a aquisição dos morfemas gramaticais é devido a Brown (1973), que, ao estudar as modificações produzidas pela linguagem infantil, utilizou um conceito denominado LMEV (extensão média dos enunciados verbais). Geralmente, os morfemas adquiridos precocemente são gramatical e semanticamente mais simples do que os adquiridos mais tarde.

Quando a criança adquire morfemas gramaticalmente mais complexos, incluindo artigos, verbos auxiliares, etc., seus enunciados vão tornando-se mais longos e mais complexos. Os morfemas aprendidos mais tarde são utilizados em enunciados mais complexos.

Nos estudos seguintes de aquisição da linguagem, a criança começa a produzir outras frases, incluindo *frases negativas* e *interrogativas*. As *frases negativas* incluem a noção semântica denominada negação. Antes de chegar a produzir a frase negativa, a criança expressa a noção semântica dizendo *não*. No início, a criança utiliza o *não* com poucas palavras: "carro não", "não quero", "mamãe não". No estágio seguinte, começa a inserir a negação em uma frase. A criança produz frases do tipo: "A criança não quer", "Não quero leite". Estas frases são produzidas freqüentemente quando a criança domina o uso do auxiliar: "A criança não está correndo", "Maria não está correndo".

Muitas dessas formas negativas são dominadas durante os anos pré-escolares; outras, mais complexas, ainda não foram adquiridas quando a criança começa a escola. No primeiro ano, muitas crianças já aprenderam a maioria dos morfemas e frases, embora muitas frases não sejam dominadas até os 6 ou 7 anos. Mesmo levando em consideração que a maioria das crianças segue as pautas evolutivas, a variabilidade interindividual é natural, e não necessariamente se deve considerar problemático que alguma criança não siga essas fases de desenvolvimento. Algumas aprendem a falar claro, com uma fonética depurada, e outras podem ser mais avançadas em morfossintaxes.

Forma, conteúdo e uso da linguagem

A aprendizagem e o desenvolvimento da linguagem estão fortemente influenciados pelos aspectos *contextuais* ao longo de todo o ciclo vital. Por isso, faremos uma breve descrição destes, antes de expor algumas das fases de desenvolvimento da linguagem, desde o nascimento até a idade adulta.

Contexto social. A linguagem é aprendida em um determinado contexto social, incorporando atividades de cada dia. As crianças estão expostas à linguagem durante o banho, a comida, o vestir, o jogo, etc.; elas não podem iniciar essas atividades independentemente, por isso, o primeiro contexto da linguagem é social.

Contexto das necessidades pessoais e interesses. A linguagem é o veículo por meio do qual são comunicados necessidades e desejos. Estes influenciam nas palavras e nas expressões que a criança adquire.

Contexto de atividade mental individual. A linguagem é o meio pelo qual nosso pensamento e nossas idéias são transmitidos, apesar de o pensamento e as idéias, abstratamente, não serem expressos até a adolescência.

Interlocutores da criança. Especialmente durante os primeiros anos, os interlocutores fazem adaptações da linguagem utilizada com a criança, e seus estilos comunicativos têm muita influência em sua aquisição da linguagem.

Adaptações da forma. Quando falam com as crianças, os interlocutores tendem a adaptar a forma da linguagem, usando estruturas mais simples, voz mais elevada, etc. Cada uma dessas adaptações tem seu objetivo.

Algumas delas se fazem:

- usando estruturas simplificadas: o adulto demonstra à criança a maneira exata de combinar palavras para fazer frases;
- imitando os enunciados da criança: o adulto ressalta o papel social das produções da criança;
- elevando a voz a fim de chamar a atenção da criança para o jogo verbal.

Adaptações do conteúdo. Os interlocutores adaptam também o conteúdo, selecionando os temas. Falam mais das coisas que a criança vê ou ouve.

Adaptações do uso. Adapta-se às necessidades da linguagem da criança. O adulto adapta suas funções às da criança:

- Por meio de uma resposta física ou verbal, é comunicado que a mensagem está entendida e é apreciada.
- Resposta verbal contingente com o enunciado da criança.
- É animada a continuar com o intercâmbio social.

Desenvolvimento pré-verbal de forma e conteúdo (0 a 12 meses)

Stark (1979) diferencia seis estágios durante o primeiro ano de vida, os quais são usados para descrever os acontecimentos que precedem a linguagem. Um estágio não começa necessariamente quando acaba o outro. São eles:

1. **Vocalizações reflexas.** Dura do nascimento até aproximadamente a 6ª semana. As vocalizações têm uma natureza automática, são produzidas como respostas a um estímulo (p. ex., sensações de mal-estar, de fome, de sono) e não exigem processamento mental. Por exemplo, grito, choro, sons para expressar mal-estar e variedade de sons primitivos ou vegetativos. Neste estágio, os sons são predominantemente nasais, pré-vocálicos ou aproximações consonantais.

2. **Balbucio e sorriso** (6 a 16 semanas). Este estágio caracteriza-se pelo balbucio e pelos risos. Continuam presentes alguns sons reflexos, mas a criança começa a emitir sons para expressar satisfação ou prazer. Normalmente, no começo, o balbucio e os risos são provocados por um adulto ou por outra criança; mais adiante, apresentam-se também situações nas quais não há estimulação social, como, por exemplo, o jogo egocêntrico. Continua a produção de sons nasais com algu-

mas aproximações a consoantes. Estas pré-vogais e pré-consoantes podem alternar-se e ainda não reconhecem as sílabas.

3. **Jogo vocal** (16 a 30 semanas). Este estágio caracteriza-se pela experimentação com a voz (registro e intensidade). O limitado repertório vocal ou reflexo é ampliado até incluir sons consonantais. A criança brinca com expressões, mas não tem intenção comunicativa clara; pode-se associar o jogo social ou egocêntrico.

   Provavelmente, as vocalizações são reforçadas e controladas com sensações cinestésicas combinadas com aspectos sociais agradáveis. Mais tarde, as sensações auditivas associadas à produção dos sons se transformam em prazer e reforço.

   Até os 6 meses, começa a se manifestar um balbucio caracterizado por longas séries de segmentos silábicos que se parecem com sílabas de adultos, somente pelo fato de que se combina consoante com vogal. A prosódia ainda não se parece com a do adulto. Os sons, sua duração, a freqüência, as pausas, as inflexões de voz são ainda claramente diferentes das do adulto.

4. **Balbucio reduplicado** (31 a 50 semanas). O balbucio reduplicado, também denominado *balbucio canônico*, é reconhecido facilmente porque é caracterizado por séries silábicas de consoante-vogal (C-V). As sílabas já começam a se parecer com a fonética adulta, tanto pelas consoantes e vogais como pela duração das sílabas, pela intensidade da voz, pelas inflexões, pela tensão articulatória e, também, pela prosódia. Embora as palavras não sejam compreensíveis, parecem imitar as palavras do adulto, sobretudo quando são produzidas dentro de uma situação de interação com este.

5. **Balbucio variado** (10 a 14 meses). Estágio também chamado de *jargão expressivo*. O balbucio variado se diferencia do reduplicado, pois a criança começa a utilizar uma variedade de consoantes e de vogais em cada série de sílabas, e o repertório não se limita a séries de C-V, mas muitas utilizam C-V-C. A prosódia e a maioria dos fonemas se parecem com as do adulto.

6. **Enunciados de uma palavra** (início pelos 10 a 12 meses). Termina pelos 18 meses, que é quando a criança utiliza enunciados que superam uma palavra. Neste estágio, as palavras e as expressões são semelhantes às dos adultos e são usadas referindo-se a situações particulares ou a objetos. Por exemplo, a palavra "nenê" pode referir-se a si mesmo ou a outro menor do que ele. Com a palavra *au-au* (cachorro), pode-se referir ao cachorro ou a qualquer animal de quatro patas. Para produzir as primeiras palavras reais, a criança tem suficiente controle sobre o mecanismo articulatório para produzir os fonemas de maneira consistente.

Para algumas crianças, certos enunciados que utilizam as palavras não se parecem com a palavra adulta e são usados de maneira consistente e repetida para representar o mesmo objeto, acontecimento ou relação. Por isso, o aparecimento de enunciados de uma palavra não necessariamente marca o fim da etapa do balbucio, mas seu jargão particular costuma permanecer uma temporada.

Desenvolvimento pré-verbal do uso da linguagem

Foram descritos três estágios de desenvolvimento pré-verbal (Bates, 1976; McCormick e Schiefelbusch, 1990):

1. **Estágio pré-locutivo.** Corresponde aos estágios 1 a 2 de Stark. É caracterizado por pré-locuções que são ações por meio das quais, de maneira não-intencional, se comunica uma necessidade, e o resultado é uma mudança no comportamento de quem cuida da criança. Por exemplo, a criança grita, e o adulto lhe dá alimento. O grito iniciado sem intenção comunicativa é reforçado pelo adulto, que reforça o

comportamento não-intencional comunicativo. Em algumas ocasiões, quando a criança reconhece a sensação, o grito é repetido intencionalmente para satisfazer a necessidade biológica de comida.

De forma semelhante, quando a criança está contente e feliz, não procura comunicá-lo, mas quem cuida dela lhe dá atenção social, e a criança, algumas vezes, faz sons sociais, com o propósito de iniciar uma interação social.

2. **Estágio ilocutivo.** Este estágio corresponde ao estágio 3 a 5 de Stark. É caracterizado pelas ilocuções, convencionais, socialmente reconhecidas como sinais não verbais, para atrair a atenção do adulto. No estágio ilocutivo (aproximadamente, entre os 4 e os 10 meses), a criança começa a usar a comunicação não-verbal para seus próprios interesses e necessidades.

3. **Estágio locutivo.** Corresponde às primeiras palavras. As locuções – palavras com significado – são utilizadas expressamente (intencionalmente) ao mesmo tempo em que a criança também começa a usá-las. A criança aprendeu a utilizar a linguagem não-verbal para controlar o comportamento dos outros; para interagir no nível social; para centrar a atenção nela mesma, em um objeto ou em uma ação. Ao mesmo tempo, a criança que começou a utilizar suas primeiras palavras com significado é capaz de iniciar novos temas no nível verbal ou não-verbal, mas está limitada a temas dos objetos que estão presentes. Além disso, adapta-se para manter turnos com um interlocutor social e é capaz de manter o tema, no máximo, durante um ou dois turnos.

Desenvolvimento gramatical e semântico

Os *anos pré-escolares* (1 a 5 anos): depois do primeiro ano, Brown (1973) diferencia sete estágios.

- **Pré-estágio I.** corresponde ao estágio 6 de Stark, no início do estágio locutivo; entre 10 e 20 meses. O pré-estágio I tem duas fases:

Fase I. Primeira palavra. A criança começa a representar objetos, acontecimentos e relações, usando enunciados de uma palavra.

As palavras, neste estágio, se parecem com as palavras ou frases adultas e são usadas de maneira consistente referindo-se à situação particular de um objeto. Neste nível de aquisição da linguagem, os enunciados de uma palavra são usados em combinação ou em justaposição com o jargão expressivo, e é também típico que a criança faça aproximações com as palavras adultas em seus repertórios.

O final do pré-estágio I é caracterizado não somente pelo fato de a criança conseguir usar palavras isoladas para representar objetos, acontecimentos e relações, mas também por ela começar a reconhecer que duas palavras podem ser unidas (justapostas) para expressar uma combinação e idéias.

Fase palavra média. É marcada pelo aparecimento de enunciados sucessivos e encadeados, enunciados de uma palavra com um aumento rápido do vocabulário e da freqüência da fala.

- **Estágio I.** É caracterizado pelo início da utilização de enunciados de duas palavras. Idade, 16 a 31 meses. Morfemas, 1, 01-1,99.[1] Uma vez que a criança utilizou enunciados sucessivos de uma palavra: *mamãe, linda, aqui, oi*.

Às vezes começa a elaborar enunciados de duas palavras que representam ambos os conceitos formados previamente por dois enunciados: /mamãe/, /linda/; /mamãe/, /vem/.

No nível prosódico, os enunciados de duas palavras são diferentes dos de uma. A prosódia aumenta com a segunda palavra. No final do estágio I, a criança começa a dominar e a utilizar com certa freqüência enunciados nome + verbo: /bolacha nenê/ /cachorro corre/; /nenê olha/ / nenê corre/.

---

[1] N. de R. T.: Comprimento do enunciado produzido pela criança (MLU).

A criança que completou bem o estágio de Brown utiliza enunciados de duas palavras com facilidade e, em algumas ocasiões, enunciados de três ou quatro palavras, aumentando o vocabulário expressivo.

- **Estágio II.** Idade, 21 a 35 meses. Morfemas, 2,00-2,49. O aumento da extensão do enunciado é acompanhado da emergência das formas no plural, do verbo no presente (ou no infinitivo) e do uso do verbo de ligação é (*o gato é grande*), uso da palavra /não/ com o objetivo de negar uma frase inteira (*Isabel não come espinafre*), uso ocasional das preposições (*dentro, sobre*) e novas formas de formular as perguntas (*O quê?, Onde?*).
- **Estágio III.** Idade, 24 a 41 meses. Morfemas, 2,50-2,99. O aumento da extensão é acompanhado da emergência de demonstrativos (*este, esse, aquele*), artigos, modificadores de quantidade (*muito, algo*), possessivos (*seu, meu*), adjetivos (*grande, quente, roxo*), formas compostas de verbos e no presente (*cai, and*a) e uso freqüente de elementos negativos (*não, não posso, não quero*).
- **Estágio IV.** Idade, 28 a 48 meses. Morfemas, 3,00-3,74. Neste nível, em todas as frases se inclui o sujeito ou um nome. São utilizados também artigos, adjetivos, possessivos e demonstrativos de maneira ocasional, mas não obrigatória. Às vezes, se utiliza de maneira correta o passado (*comi, corria*).

  Já foram adquiridas outras formas verbais (*o cachorro está correndo*).

  Utilizam-se, às vezes, os verbos auxiliares. As perguntas emergem neste estágio, acrescentando-se às que já utiliza, como *o que, onde, por que, quem, como*.
- **Estágio V.** Idade, 35 a 52 meses. Morfemas, 3,75-4,50. São usadas corretamente as formas irregulares dos verbos no passado, as diferentes formas verbais e os artigos. Utiliza formas não-complexas de negação e formas verbais.
- **Estágio V Avançado.** Idade, 41 meses e maiores. Morfemas, 4,51. Progride nas formas verbais.

Desenvolvimento fonológico precoce

Ao longo dos anos pré-escolares, a criança incrementa sua habilidade para produzir a *estrutura fonológica* da linguagem. Observando o desenvolvimento dos fonemas, as crianças os ouvem e começam a processá-los quando nascem, talvez até antes.

As crianças produzem aproximações aos fonemas do adulto desde o nascimento, e muitas, aos 6 meses, já produzem fonemas identificáveis.

O balbucio inicial e o reduplicado incluem os fonemas padrões que são comuns na linguagem. Durante o desenvolvimento fonológico, a proporção de fonemas não-padronizados diminui na época em que a criança começa a utilizar o balbucio variado, predominando as formas padronizadas. Até a idade de 3 anos, muitas crianças dominam as vogais e muitas consoantes, usadas de maneira consistente e adequada.

As crianças dominam todas as consoantes entre os 6 e os 7 anos.[2]

Desenvolvimento precoce do uso

Ao mesmo tempo em que aparecem as primeiras palavras, a criança aprende a *usar a linguagem* para controlar os outros, interagir no nível social, chamar a atenção, iniciar novos temas de conversação, manter turnos com um interlocutor e manter o tema da conversação por no máximo um ou dois turnos.

1. **Desenvolvimento do discurso social.** Por volta dos 2 anos, a criança é capaz de manter um tema de conversação com alguns turnos, iniciar um tema novo, mudar o tema e expressar conceitos imaginativos sobre sentimentos pessoais. De qualquer forma, aos 2 anos a criança não costuma considerar as necessidades do interlocutor, nem costuma dar informação extra, que precisa de esclarecimento.

---

[2] N. de R. T.: Na língua portuguesa, o inventário fonético-fonológico está completo aos 5 anos. (Lamprecht, R. (org) *Aquisição fonológica do português*. Porto Alegre: Artmed, 2004.)

Por volta dos 3 anos, a criança participa de longos diálogos e demonstra progressos nos aspectos sociais e no controle do discurso. Ela demonstra que reconhece que é apropriado mudar o modo de comunicação em função das necessidades que percebe do interlocutor. Isto se nota, de forma clara, quando se dirige a uma criança menor ou de outra cultura. De qualquer forma, aos 3 anos está pronta para manter uma conversa coesa sem problemas. Muitas vezes, em fala espontânea, a criança não produz muitas frases contingentes, isto é, que tenham relação com o enunciado mais recente que o interlocutor acabou de produzir.

2. **Desenvolvimento de monólogos.** Monólogos unidos a condutas de jogo verbal, sons e canções. Esses monólogos audíveis diminuem durante a etapa pré-escolar.

3. **Desenvolvimento da narração.** A narração é um monólogo ininterrupto cujo objeto, em geral, costuma ser entreter ou informar o ouvinte. A narração inclui quatro tipos: a) *rememoração*: é um tipo de narração na qual a criança fala sobre uma experiência passada, normalmente com o pedido de um adulto que quer conhecer a experiência: "fale-me sobre sua excursão ao zoológico", b) *encenação de um evento*: é a expressão de um desejo ou de um acontecimento que espera. Esta forma de narração pode ser usada para conduzir uma brincadeira imaginativa: "*Você é a gata borralheira, e eu, a fada boazinha*", c) *descrição*: é a explicação espontânea (não solicitada pelo interlocutor), sobre uma experiência desconhecida pelo interlocutor. Por exemplo, pode começar com uma exclamação da criança: "Escute uma coisa"!, e d) *a história*: é um monólogo que explica um acontecimento fictício. As histórias começam com uma introdução tradicional: "Era uma vez..." Geralmente têm uma introdução, um problema, um plano para solucionar o problema e uma série de acontecimentos que levam a sucessivas soluções do problema.

Em geral, a narração requer que o emissor forneça toda a informação para o ouvinte de maneira organizada. Por essa razão, muitas crianças de 3 anos são capazes de entender os quatro tipos de narração e aos 4 a 5 anos já criam narrações coerentes. Essa habilidade continua se desenvolvendo durante toda a vida. Por isso, as crianças em muitas culturas usam e estão expostas aos quatro tipos de narração; a proporção entre umas e outras varia com a cultura.

Em torno de 5 anos muitas crianças sãos capazes de utilizar a linguagem com vários propósitos:

- controlar os outros;
- interagir socialmente;
- chamar a atenção;
- iniciar novos temas;
- manter vários turnos de intervenção;
- prover informação adequada ao interlocutor, se este pedir esclarecimentos;
- expressar sentimentos e emoções;
- responder aos comentários de comunicação do interlocutor com enunciados referidos ao tema (contingentes);
- controle quando a situação exigir variação de linguagem;
- fazer pedidos indiretos de ação;
- usar alguns termos dêiticos: isto – aquilo, aqui – ali;
- falar consigo mesma de maneira audível e inaudível.

Anos escolares

Até os 6 anos

Nesta idade, as crianças são capazes de compreender e de produzir linguagem complexa, têm vocabulário receptivo e expressivo e utilizam a linguagem adequadamente para diferentes objetivos. Porém a aquisição da linguagem não está completa, pois continua até à idade adulta.

Gramaticalmente, muitas crianças são capazes de utilizar advérbios e conjunções, e começam a compreender, mas não a usar frases passivas. No nível pragmático, respondem a pedidos indiretos e começam a entender as observações no nível conversacional.

Até os 6 anos, quando lhes é dito que uma frase não foi entendida, a repetem. A partir dos 6, podem mudar a forma e começam a entender as dificuldades do interlocutor, isto é, podem entender a perspectiva do outro e adequar a informação. Ainda não utilizam os aspectos metalingüísticos, não participam em conversações sobre a linguagem e não se beneficiam das instruções gramaticais. Alguns começam a discutir sobre as formas regulares e irregulares dos verbos.

7 anos

Nesta idade, as crianças compreendem parcialmente o conceito de causalidade, entendem e usam parte da palavra, assim como os conceitos espaciais opostos, como direita-esquerda e adiante-atrás. Também entendem e usam termos dêiticos, que dependem da perspectiva do emissor e do ponto de referência. Por exemplo, o significado exato das palavras *aqui* e *ali* depende da referência do emissor, *eu-tu* e *meu-seu*.

A ordem das frases não segue o padrão adulto. No entanto, é mais importante manter o ritmo da frase do que incluir todas as palavras e fonemas necessários, e, por isso, há lacunas em algumas frases.

Fonologicamente, aos 7 anos muitas crianças são capazes de manipular sons para criar canções ou rimas. Por exemplo, palavras que rimam com *pintar-cantar*; ou com *adivinhar-contar*. Reconhecem sons errados e, os substituem por sons corretos como, por exemplo, *chovera* por *choverá*.

No nível *pragmático*, muitas crianças manifestam seus desejos, com pedidos indiretos, que podem começar antes dos 7 anos, mas não são consistentes até esta idade, por exemplo, solicitando um suco, dizendo: "Estou com muita sede"!. Também começam a explicar histórias narrativas com características de um problema que deve ser solucionado bem como com o planejamento de algum tipo de solução.

8 anos

Aos 8 anos já entendem e usam as passivas de forma adequada. O *nível fonético* tem de ser perfeito nesta idade. Há progressos importantes, sobretudo no nível verbal.

Pragmaticamente são capazes de manter conversações sobre temas reais e começam a entender e considerar as intenções do outro, o que os torna mais hábeis para participar em conversas.

Os provérbios são interpretados literalmente, por exemplo, *mais vale um passarinho na mão do que cem voando* é interpretado como *um passarinho na mão*.

Algumas crianças possuem habilidades metalingüísticas; podem incrementar seu conhecimento da linguagem com discussões sobre este.

9 anos

Conteúdo da linguagem: as crianças já são capazes de associar palavras. O conteúdo da palavra tem conexão com a frase seguinte. A criança menor associa as palavras em função da sintaxe; a partir desta idade, prioriza a semântica. Por exemplo, a criança de menos de 9 anos diria: *o carro corre muito* ou *gosto do carro* e ou *o carro roxo*.

A criança com mais de 9 anos diria *carro familiar, veículo próprio*.

Entre 5 e 9 anos, a criança experimenta mudanças rápidas em suas habilidades de associação de palavras. Aos 5 anos começa a substituir progressivamente a sintaxe pela semântica. A capacidade de associar palavras e seu desenvolvimento prossegue até a idade adulta.

Alguns aspectos metafóricos da linguagem são aprendidos e entendidos parcialmente até os 9 anos. Por exemplo, alguns estados psicológicos: *estou feito polvo, está comendo com os olhos, estou morto de fome, estou entupido, arregaçar as mangas.*

Antes dos 8 a 9 anos, as crianças interpretam estas metáforas quase literalmente, de maneira que têm dificuldade para entender o conteúdo figurativo.

Até os 7 anos, muitas crianças entendem os termos dêiticos (seu desenvolvimento continua durante muitos anos), e aos 9 anos muitas os utilizam para dar coesão à conversação (variar partes da conversa). Alguns usam os pronomes para dar referência anafórica (referir-se a um objeto ou pessoa que citou previamente, uso do pronome "ele" para se referir a uma pessoa masculina da qual se falou antes ou o uso de "aquele" para se referir a alguma coisa da qual se falou antes). No nível pragmático, quando se produz uma ruptura na conversação e se pede ao emissor (criança) que esclareça o que não foi bem entendido, a criança, a partir dos 9 anos, é capaz de esclarecer a confusão e dar a informação necessária para esclarecê-la. Aos 9 anos, muitas vezes as crianças podem chegar a manter até 12 turnos de conversação.

10 anos

As preposições são usadas para expressar conceitos temporais, períodos específicos de tempo. Por exemplo, *no inverno, em dezembro, pela tarde,* ou para expressar o tempo exato, *às oito.* A preposição "na",[3] com a função de localizar, é adquirida anos antes, por exemplo, *na caixa.*

11 anos

Para expressar relações causais, utilizam a conjunção "porque" referindo relação entre dois acontecimentos. Entendem muito melhor a linguagem figurada em algumas metáforas como "estar arrasado", não no nível físico, mas por algum acontecimento.

Aos 11 anos a criança pode falar de temas abstratos, como por exemplo, da melancolia ou sobre um fato que aconteceu ou não.

12 anos

Aos 12 anos a criança usa advérbios, conjunções e outras formas complexas no nível morfológico e sintático.

Adolescência

A maioria dos adolescentes é capaz de compreender e usar a linguagem de uma forma muito mais abstrata do que antes. Compreendem os significados abstratos e os provérbios. Continua a evolução na compreensão e no uso da linguagem. No nível pragmático, podem usar o sarcasmo, a brincadeira ou o duplo sentido de forma efetiva. Há um uso deliberado de metáforas: o cérebro é como um computador. Compreendem e usam o humor de maneira espontânea. O domínio da linguagem abstrata se aproxima ao do adulto. Percebem que as perspectivas de cada pessoa podem ser diferentes, por isso convidam para participar no discurso. Alguns o incorporam para dar mais informação a seus interlocutores, para manter os turnos de maneira apropriada, para manter o tema de conversação habilmente e para mudar o estilo de comunicação solicitado.

Idade adulta

A evolução da linguagem continua até à idade adulta. A do adulto se torna mais elaborada com a experiência, e há um uso mais diversificado da linguagem. Em função das necessidades e da experiência, os adultos tendem a desenvolver diferentes estilos comunicativos; têm acesso a uma grande variedade de registros de comunicação que dependem da situação.

ALTERAÇÕES DA LINGUAGEM NAS CRIANÇAS

A existência de problemas ou alterações da linguagem engloba um grupo muito amplo de patologias com características e etiologias diferentes. Para Bashir (1989), alteração da linguagem é uma expressão que represen-

---

[3] N. de R. T.: No original a preposição "en" → "en la caja".

ta um grupo heterogêneo de alterações no desenvolvimento ou adquiridas, caracterizadas, principalmente, por déficit na compreensão, na produção e no uso da linguagem. Algumas das alterações da linguagem são crônicas e podem persistir ao longo de toda a vida; apesar disso, os sintomas, as manifestações, os efeitos e a gravidade dos problemas mudam com o tempo, como conseqüência do contexto e das tarefas de aprendizagem. Na definição se reconhece a heterogeneidade das alterações da linguagem e seus sintomas variados. Os transtornos de linguagem, nas crianças, compreendem um amplo leque de sintomas que pode ir desde um problema leve, imperceptível para alguém não-especialista, a problemas muito complexos, desde leves problemas morfológicos, sintáticos, semânticos ou pragmáticos a problemas graves.

Os problemas nas crianças podem manifestar-se em idades mais precoces com o atraso no balbucio, na aquisição das primeiras palavras, frases ou no uso da gramática. Em casos de atraso importante, podem apresentar um vocabulário rudimentar, com palavras simples e concretas, ao mesmo tempo em que, no nível semântico, podem captar somente um ou dois significados das palavras com mais significados. Elementos gramaticais, como conjunções, artigos, preposições, etc., não são usados corretamente.

A expressão *alteração da linguagem* é usada para descrever um grupo heterogêneo de crianças cujos comportamentos lingüísticos são diferentes em relação aos de seus pares (Lahey, 1988). Sua linguagem é quantitativa e qualitativamente diferente da de outras crianças de sua idade, que não têm problemas. Alterações da linguagem é uma das expressões utilizadas, outras são *atrasos na linguagem, déficit da linguagem, alteração específica da linguagem*. O transtorno da linguagem pode estar presente ao longo da vida; trata-se de conhecer as alterações da linguagem em crianças e adultos.

A linguagem é um sistema dinâmico e complexo de símbolos convencionais usado de várias maneiras para a comunicação e para o pensamento. Para qualificar a existência ou não de problemas, que podem se apresentar com características muito diferentes, são usados os seguintes termos:

- **Atraso de linguagem.** Aquisição mais lenta das competências normais da linguagem em relação ao esperado, para crianças de sua idade cronológica.
- **Alteração[4] da linguagem.** Alteração ou atraso na aprendizagem das habilidades e dos comportamentos lingüísticos. Geralmente, inclui comportamentos lingüísticos que não são considerados parte do desenvolvimento normal da linguagem.
- **Linguagem diferente.** Os comportamentos e as habilidades lingüísticas não estão de acordo com as pessoas de seu meio social ou lingüístico. Difere do desenvolvimento normal pela maneira que os aspectos da linguagem são aprendidos e pelo nível de aprendizagem. Na perspectiva do ASLHA, uma alteração da linguagem pode ser definida como: "compreensão e uso alterados dos símbolos falados, escritos ou de outro tipo". Esta alteração pode incluir:
  - A forma da linguagem (fonologia, morfologia, sintaxe).
  - O conteúdo da linguagem (semântica).
  - A função da linguagem na conversação (pragmática).

Dificuldades da linguagem em função do componente de linguagem alterado

A ausência total de aquisição da linguagem não é freqüente, mas muitas crianças têm dificuldades, não adquirem a linguagem na mesma velocidade que as outras crianças da mesma idade. Este atraso pode manifestar-se desde idades muito precoces: a criança pode ir atrasando o balbucio, isto é, as primeiras palavras, a elaboração de frases, etc.; pode ser que aprenda somente um significado de uma palavra que tem muitos, ou falhar nos aspectos morfológicos ou sintáticos. Outras têm dificuldade em usar a linguagem em contextos sociais, inclusive o

---

[4] N. de R. T.: O termo "alteração" também pode ser sinônimo de "distúrbio", "dificuldade", "transtorno", "déficit", "desordem" ou "desvio".

que aprenderam. Em alguns casos, as alterações da linguagem podem estar vinculadas com retardo mental, problemas auditivos, uma lesão cerebral ou alterações do comportamento. Muitas dessas crianças podem ter problemas acadêmicos posteriormente, decorrentes da linguagem: podem ter dificuldade em dominar os conceitos matemáticos abstratos, os conceitos científicos e, inclusive, isolar-se socialmente. Quando analisa a competência lingüística, o clínico estuda a linguagem em termos de forma, conteúdo e uso. O conteúdo inclui a semântica, o significado do conhecimento e as idéias que a criança tem sobre os objetos e acontecimentos em seu mundo. Em algumas crianças, o problema da linguagem se apresenta isolado de outros, associado a problemas físicos, sensoriais, neurológicos e ambientais.

As crianças podem manifestar alguns destes problemas:

- Problemas de linguagem compreensiva.
- Problemas de linguagem expressiva.
- Baixa habilidade de percepção auditiva.
- Compreensão limitada do significado das palavras e dos enunciados em geral.
- Uso limitado dos aspectos morfológicos da linguagem.
- Uso limitado da estrutura da frase e da sintaxe.
- Uso inapropriado da linguagem.
- Uso deficiente da linguagem aprendida.
- Habilidades conversacionais limitadas.
- Habilidades limitadas para narrar experiências.

Problemas semânticos

Uma *aquisição lenta de palavras e de seus significados* é um sinal precoce de alteração da linguagem. Pode ser que a criança não diga suas primeiras palavras até 2 ou 3 anos. Depois da aquisição de suas primeiras palavras (tipo *mamãe, cachorrinho*), a aquisição de novas palavras é muito lenta. Dito de outra forma, a evolução do vocabulário não segue um ritmo normal. A criança aprende palavras, mas depois não as usa na prática; pode ter dificuldades para lembrar delas.

Os problemas semânticos são evidentes no tipo de palavras que a criança tende a aprender. Às vezes, aprendem as palavras raras antes das palavras freqüentes.

As palavras concretas são aprendidas antes das abstratas. O vocabulário da criança se limita aos nomes de alguns objetos (bola, carro) e pessoas (mamãe, papai), mas faltam palavras abstratas (bom, mau, bonito, ontem, festa).

A criança com alterações da linguagem não entende bem o significado de muitas palavras utilizadas. Segundo algumas teorias, os problemas semânticos ocorrem devido a problemas cognitivos. Isto é, a dificuldade que a criança tem para aprender os conceitos desencadeiam problemas com o significado das palavras. As primeiras regras semânticas parecem ser universais, e as crianças combinam as palavras, nas diferentes culturas, de forma semelhante.

A linguagem é uma via fundamental para representar a experiência. Por outro lado, as experiências são necessárias para o desenvolvimento da linguagem.

O desenvolvimento conceitual é produzido quando a criança tem habilidade para organizar cognitivamente algumas experiências diferentes e reorganizar esses conceitos quando adquire mais informação. Quando as crianças desenvolvem seus repertórios semânticos, não é de se estranhar que identifiquem muitos objetos com um só descritor ou nome, baseando-se em outras experiências com objetos ou acontecimentos que possuem as mesmas características semânticas.

As crianças que têm déficits semânticos são lentas em adquirir suas primeiras palavras e no subseqüente desenvolvimento do vocabulário; têm dificuldade em adquirir relações temporais e espaciais e, às vezes, em conhecer sinônimos e antônimos.

Forma, fonologia, morfologia, sintaxe.

A criança que apresenta déficit de forma usa gestos ou formas primitivas de comunicação, porque tem dificuldade em aprender e em usar códigos convencionais.

As *regras fonológicas* controlam a distribuição, a seqüência e a organização dos fonemas, e as crianças com problemas fonológicos têm dificuldade em estabelecer as correspondências corretas entre suas formas e as dos adultos.

Problemas morfológicos

Os *aspectos morfológicos* se referem às diferentes vias por meio das quais as palavras se formam e se modificam para mudar o significado. Este aspecto também inclui morfemas gramaticais, como o plural, os artigos, as formas verbais, etc.

As dificuldades morfológicas da linguagem são dominantes nas alterações da linguagem.

Problemas sintáticos

São *dificuldades na construção de frases*. A linguagem da criança com alterações é breve e as frases incompletas; pois falta variedade. As formas complexas ou incomuns das frases (p. ex., frases passivas) são adquiridas lenta ou parcialmente.

Os problemas sintáticos podem ser mais acentuados na compreensão da linguagem falada. Às vezes, a criança é incapaz de compreender frases longas, complexas ou pouco habituais. Os déficits sintáticos se manifestam por LMEV[5] (reduzida), uso de fala telegráfica, dificuldade com verbos auxiliares, etc.

Problemas pragmáticos

São os *problemas relacionados ao uso da linguagem*. As crianças com problemas da linguagem podem adquirir algumas estruturas, mas não usá-las adequadamente nos contextos sociais. A linguagem adquirida pela criança pode ser que não seja usada para nada, ou seja usada de maneira imprópria.

A linguagem da criança se adapta mais a respostas ou perguntas do que para iniciar conversações. Em uma conversação iniciada por outra pessoa, demonstra dificuldades discursivas. Por exemplo, a criança pode não entender o tema de discussão, interrompe os outros com enunciados irrelevantes e não mantém turnos na conversação. A criança com problemas tem dificuldades em narrar histórias.

A pragmática se refere ao uso social da linguagem. A competência pragmática de cada pessoa é utilizada para analisar e entender os contextos nos quais a linguagem é usada. Usa-se em uma variedade de situações e objetivos, mas a criança com déficit pragmático não possui habilidade suficiente para usá-la nos contextos apropriados.

Desde muito cedo, a criança desenvolve a habilidade para escolher estruturas alternativas, para influir no ouvinte e para criar linguagem.

Antes de desenvolver a linguagem, a criança se expressa com balbucio, gritos, jargões, ecolalia, e isto lhe serve para manter contato com as pessoas de seu ambiente. Nos primeiros anos escolares, ela começa a desenvolver habilidades metalingüísticas para melhorar suas habilidades pragmáticas:

Usos da linguagem

Social	Saudação
Aprendizagem	Dar informação – Pedir informação
Controle	Turnos de intervenção. Iniciação Conservação. Dar *feedback*

Alterações no uso da linguagem

A criança, freqüentemente, fala de alguma coisa que está fora do contexto de comunicação. Pode ser repetitiva ou tangencial, sem levar em consideração o interlocutor. Geralmente, a criança com déficit pragmático tem dificuldade para manter uma comunicação fluente, tem poucas habilidades conversacionais e tem habilidades sociais pobres, não-verbais.

Déficit na interação entre os componentes da linguagem

Em algumas ocasiões, a criança desenvolve, até certo ponto, os diferentes componentes da linguagem, mas as relações entre estes são incompletas ou distorcidas. Segundo Bloom e Lahey (1978), a criança pode usar formas para

---

[5] N. de R. T.: Comprimento médio da produção verbal.

comunicar idéias, mas as formas que usa são impróprias ao conteúdo e ao significado: pode utilizar uma fala estereotipada; as que têm um déficit de forma podem produzir exemplos sofisticados de estruturas convencionais da linguagem.

Essas crianças diferem das outras com déficit semântico que têm idéias complexas sobre o mundo, mas não possuem suficiente habilidade para codificar tais idéias; falta de interação entre os componentes. Nesta categoria, a criança pode usar enunciados construídos de forma estereotipada, que têm ou não relação com a situação real. Ela pode recitar anúncios inteiros da televisão, mas falha ao construir uma frase adaptada ao contexto real.

Alterações da linguagem em função da etiologia

As *alterações da comunicação* são as patologias mais freqüentes nos primeiros anos. Cerca de 10 a 15% das crianças apresentam problemas de fala, linguagem ou audição. As alterações de linguagem, nessa faixa etária, se relacionam aos problemas acadêmicos, emocionais ou comportamentais. A identificação e a intervenção precoce é o principal caminho para prevenir problemas futuros.

Uma alteração de linguagem é uma dificuldade na habilidade para:

1. receber ou processar um símbolo externo;
2. representar conceitos ou sistemas de símbolos;
3. transmitir ou usar sistemas de símbolos.

A criança com alterações de linguagem apresenta dificuldades em vários graus na compreensão, na produção, no uso e em algum dos componentes da linguagem.

A linguagem está intimamente relacionada com outros aspectos do desenvolvimento. Uma alteração cognitiva, socioemocional, sensorial ou motora pode influir no desenvolvimento da linguagem. Mesmo assim, as alterações de linguagem podem ser acompanhadas de retardo mental, autismo, problemas sensoriais, traumatismo cranioencefálico (TCE) ou problemas envolvendo o entorno.

Os fatores causais podem ser divididos em biológicos e do entorno (ambientais). Os biológicos podem ser congênitos devido a problemas na fase ou etapa pré, peri ou pós-natal.

Fatores etiológicos (Tabela 2.1). Em geral, quando a linguagem não é adquirida normalmente, pressupõe-se que alguma coisa está interferindo em sua aprendizagem (Lahey, 1988). Aquilo que se considera que interfere é chamado de etiologia (causa) da alteração da linguagem. Foram identificadas algumas categorias etiológicas (Lahey, 1988): limitações cognitivas, déficits sensoriais auditivos, problemas motores, relações sociais deficientes e falta de oportunidades lingüísticas no ambiente (Tabela 2.1).

Relações sociais deficitárias

A linguagem é um fenômeno social e se desenvolve no contexto de relações sociais. As crianças aprendem a usar a linguagem devido a uma série de razões sociais, por exemplo, para expressar e aprender idéias ou para iniciar e desenvolver relações sociais.

A linguagem é o veículo por meio do qual aprendemos a entender as pessoas, as coisas e os acontecimentos; o mundo que está ao nosso redor.

Mutismo seletivo. Considera-se mutismo porque a criança pode falar, mas existe uma série de situações sociais nas quais não quer falar. Geralmente, começa entre 3 e 5 anos.

Tabela 2.1 Categorias etiológicas das alterações de linguagem

I. **Fatores centrais.** Problemas de processamento central que incluem alterações corticais, influenciando a aprendizagem no nível cognitivo ou lingüístico
   . TDAH (transtorno de déficit de atenção/hiperatividade)
   . Retardo mental
   . Autismo
   . Déficit de atenção/hiperatividade
   . TCE (traumatismo cranioencefálico)
   . Outros

II. **Fatores periféricos.** Inclui aspectos sensoriais ou motores que influenciam em como a linguagem entra (aferência) ou sai (eferência) do cérebro.
   . Problemas auditivos
   . Problemas visuais
   . Surdez-cegueira
   . Problemas físicos

III. **Problemas do entorno e emocionais.** Relacionados aos contextos de desenvolvimento ou aspectos inerentes à pessoa

IV. **Mistos.** Muitas alterações da linguagem incluem problemas cognitivos, sensoriais, e/ou motores

Falta de oportunidades lingüísticas no entorno

A maioria das crianças com problemas de linguagem tem um ambiente semelhante ao das outras crianças, e, por isso, o ambiente não é a causa. No entanto, para algumas crianças, a dificuldade de aquisição da linguagem pode estar relacionada a um *input* lingüístico alterado. Existem casos de privação social que demonstram que, na ausência de oportunidades sociais no entorno, a aprendizagem da linguagem, junto com outros aspectos, fica alterada.

Problemas receptivo-expressivos da linguagem

Pode-se incluir dentro desta categoria, como problema mais significativo, o *transtorno específico da linguagem* (TEL). É um déficit significativo nas habilidades de linguagem que não está relacionado a problemas cognitivos, motores, sensoriais ou socioemocionais.

As crianças pequenas com atraso no desenvolvimento da linguagem, mas normais em outros aspectos, correm o risco de ter TEL. Em crianças de 2 anos, quando não há outros sintomas evidentes, um atraso no vocabulário ou dificuldades para falar pode ser um primeiro sintoma. Uma criança com 2 anos que possui um vocabulário menor que 20 palavras e não as combina apresenta um desenvolvimento atrasado. Muitas dessas crianças têm um desenvolvimento lento do vocabulário.

Alguns estudos realizados em crianças de 2 anos com atraso no desenvolvimento do vocabulário demonstraram que a metade delas apresenta, posteriormente, problemas na pré-escola. As crianças com desenvolvimento lento do vocabulário expressivo que também manifestam atraso na compreensão, na fonologia, no nível comunicativo ou nas habilidades de jogos são, com mais freqüência, crianças que apresentarão problemas de linguagem.

A característica mais evidente em alunos com TEL inclui déficits semânticos, evidentes com um número limitado de palavras ou conhecimento de conceitos, e déficits gramaticais. Em geral, as crianças de aproximadamente 18 meses, quando adquirem em torno de 20 a 30 palavras diferentes, começam a combiná-las. No entanto, a criança com TEL não começa a combinar palavras até que seu vocabulário passe de 200 palavras (Leonard, 1982).

O discurso é a habilidade para conectar uma frase à outra. Os alunos de educação infantil começam a adquirir as habilidades do discurso para se adaptar às demandas da escola. Isto inclui a habilidade para se envolver em uma conversação, para seguir uma série de instruções e para explicar histórias. Os alunos de educação infantil com TEL não têm um nível adequado de discurso, ou têm problemas na hora de formular frases.

Crianças com retardo mental (RM)

Muitas crianças com RM têm uma compreensão e uma produção da linguagem de acordo com seu nível cognitivo. Mas, em algumas delas, a linguagem receptiva ou a expressiva pode ser inferior ao nível cognitivo.

Crianças com autismo

Abrange um espectro de alterações no desenvolvimento com três características principais:

1. Alterações na interação social. Portanto, alteração na comunicação não-verbal, contato ocular, expressão facial, linguagem corporal e falta de habilidade para chamar a atenção e o interesse dos outros.
2. Dificuldades no comportamento verbal e não-verbal. Atraso manifesto na fala, uso idiossincrásico da linguagem, problemas conversacionais e dificuldades no jogo interativo.
3. Insistência no mesmo comportamento, apresentando movimentos repetitivos, comportamentos ritualistas, preocupações anormais e resistência à mudança.

As classificações do autismo descrevem como problemas básicos as alterações sociais e de comunicação. Aproximadamente, a metade dos autistas é verbal, e a outra metade, não. Para ambos, a alteração principal é a pragmática:

- Dificuldades em estabelecer o centro de atenção, marcando ou indicando.
- Uso limitado do contato ocular e da expressão facial.
- Habilidade limitada para iniciar e manter conversação.
- A criança com autismo tem também dificuldades na semântica, desenvolve formas de comunicação idiossincráticas e não-convencionais. Com a mão indica o que quer, mas não aprecia as necessidades do interlocutor.
- Outra característica importante nas crianças pequenas com autismo é a habilidade limitada no uso de objetos, na construção de brinquedos e na interação com outras crianças.

Crianças com traumatismo cranioencefálico (TCE)

Essas crianças apresentam características muito diferentes, devido a acidente de circulação, a quedas ou a maus-tratos.

O TCE inclui falta de inibição, falta de iniciativa, distratibilidade e perseverança, e baixos níveis de frustração. Os prejuízos produzidos por um TCE podem afetar a linguagem e outros aspectos do desenvolvimento.

Atraso de linguagem

Owens (1984) define alguns aspectos que devem ser levados em conta ao descrever o desenvolvimento da comunicação e da linguagem nas crianças:

- o desenvolvimento previsível;
- as diferentes aquisições são alcançadas na mesma idade, em muitas crianças;
- os indivíduos podem ser muito diferentes.

O problema mais freqüente é o atraso de linguagem. Considera-se que uma criança tem atraso de linguagem quando possui certos comportamentos lingüísticos normais, mas as habilidades lingüísticas esperadas para sua idade cronológica e seu nível cognitivo apresentam atraso. Contudo, pode-se considerar como uma criança com desenvolvimento normal, com uma seqüência esperada de aquisições.

- A criança com atraso de linguagem adquire essas habilidades com uma velocidade mais lenta do que a esperada para sua idade ou em relação a outras habilidades. Este atraso pode se referir ao uso das habilidades lingüísticas, ao processo de aquisição, à seqüência de aprendizagem das habilidades lingüísticas ou ao conjunto de tudo isso (Bloom e Lahey, 1978).
- Um segundo tipo de atraso acontece quando a criança exibe um atraso uniforme da linguagem. A criança segue uma seqüência natural de aquisição da linguagem, mas nunca adquire todas as habilidades esperadas para uma criança de sua idade.
- A terceira categoria se refere às crianças que apresentam um atraso significativo. A criança adquire as habilidades lingüísticas em uma seqüência esperada, mas com grandes discrepâncias entre as idades nas quais são adquiridas e integradas. A criança que adquire a linguagem pode aprender as primeiras palavras em torno dos 28 meses, mas não combina palavras até os 4 ou 5 anos.

Síndromes genéticas e cromossômicas

Síndrome genética. Denota características específicas ou traços transmitidos de uma geração à outra. As alterações genéticas podem ser adquiridas quando um gene sofre um processo de mutação ou por herança.

Alterações cromossômicas. Refere-se aos desvios dos genes localizados nos cromossomas e podem ser também herdadas ou adquiridas. As mais conhecidas são as síndromes de Down e do X frágil. Em geral, as crianças com síndrome do X frágil apresentam déficit na recepção auditiva e visual, na gramática e na memória seqüencial.

As alterações da linguagem oscilam entre médias a muito graves. Em muitos casos, estão associadas a retardo mental, autismo, hiperatividade, tempo reduzido de atenção, reação negativa ao contato físico, mau contato ocular, orelhas largas e proeminentes, testículos grandes e antecedentes familiares de retardo mental. Em outras ocasiões, as alterações da linguagem são acompanhadas de ecolalia e perseveração.

Déficits motores e sensoriais

Os déficits motores e sensoriais podem contribuir para os déficits de linguagem, porque afetam o grau em que as crianças podem explorar seu ambiente e aprender a linguagem por meio da exploração. Um dos mais freqüentes é a paralisia cerebral infantil, que pode se manifestar com problemas de expressão e fala, relacionados com dificuldades motoras, e, às vezes, acompanhado de atraso de linguagem. Como em muitas das patologias da linguagem, pode haver grande heterogeneidade.

Problemas auditivos

Como nos problemas motores, os problemas auditivos apresentam uma grande heterogeneidade, com aspectos que podem influenciar na graduação do problema de linguagem. Alguns dos mais significativos são:

- Se a deficiência auditiva é progressiva ou não.
- Se é unilateral ou bilateral.
- O tipo de deficiência auditiva.
- A ajuda que recebeu.
- A atitude dos membros da família.
- Se a deficiência auditiva é pré ou pós-lingüística.

A intervenção precoce é básica e decisiva. Das crianças nascidas surdas, 95% têm algum tipo de audição residual, e o prognóstico melhora muito com uma detecção precoce.

Efeitos da deficiência auditiva na forma:
- dificuldades de inteligibilidade;
- omissão de consoantes, especialmente as finais;
- alteração na produção de vogais;
- pausas freqüentes;
- dificuldades de articulação;
- incoordenação da respiração e da fala;
- atraso no desenvolvimento da sintaxe;
- dificuldades nos verbos e nos pronomes;
- uso rudimentar de advérbios, preposições, quantificadores e pronomes;
- atraso compreensivo e expressivo na aquisição das regras morfológicas;
- atraso compreensivo e expressivo na aquisição das regras sintáticas.

Efeitos na semântica:
- dificuldade em entender e usar palavras conceituais;
- dificuldade com os significados figurativos de palavras e de frases;
- dificuldade com palavras que podem ter muitos significados;
- dificuldades em estruturar o discurso na linguagem falada.

Alterações da linguagem associadas à prematuridade ou ao alto risco na infância

Algumas crianças são qualificadas como risco porque são pequenas fisicamente, seu desenvolvimento é atrasado, são filhos de pais muito jovens, podem apresentar desnutrição, falta de estimulação familiar e ambiental.

Prematuridade. As crianças normais nascem depois de 38 semanas de gestação e com um peso superior a 2.500g. As crianças prematuras, freqüentemente, pesam menos. Entre 15 e 35% dos prematuros ou com baixo peso têm atraso de linguagem a partir dos 24 meses.

Exposição pré-natal ao álcool e às drogas. Em alguns países desenvolvidos, a síndrome alcoólica fetal se encontra entre as causas principais de retardo mental. Essas crianças costumam apresentar baixo peso, anomalias faciais e déficit do sistema nervoso central (SNC). Também acontecem casos de desenvolvimento insuficiente do perímetro cranioencefálico.

Em muitos casos é difícil especificar qual droga a mãe tomou. As crianças expostas a drogas são mais vulneráveis a outros déficits do desenvolvimento: prematuridade, déficit de nutrição e estimulação ambiental pobre.

As drogas pré-natais podem produzir nessas crianças algumas mudanças na formação e na organização do SNC, alterar aspectos básicos como a temperatura, bem como intolerância aos estímulos visuais e auditivos.

Infecção por citomegalovírus (CMV)

Infecção por citomegalovírus é uma infecção viral cujo resultado é uma lesão que destrói os tecidos cerebrais e provoca retardo mental. O CMV pode ser contraído pré ou pós-natal. As crianças que nascem com esta infecção e sobrevivem têm uma percentagem elevada de retardo mental, déficits sensoriais e problemas motores.

Déficit de atenção e déficit de atenção/hiperatividade

Em geral, o déficit de atenção é definido por aquilo que não é:

- Não é exatamente um problema de comportamento.
- Não é um problema de aprendizagem.
- Não é um problema de processamento auditivo.

É:

- Uma dificuldade em manter a atenção de forma seletiva.
- A causa pode ser devido a alterações na transmissão das vias subcorticais que conectam o hemisfério cerebral com o córtex frontal. São áreas que se encarregam de focalizar a atenção, o autocontrole e o planejamento.

Déficit no sistema de controle

Um dos problemas mais difíceis para essas crianças é o controle focal. Trata-se da habilidade para selecionar e prestar atenção somente no que é importante, entre outras informações e distrações. Essas crianças apresentam dificuldades com o *"controle associativo"*, para diferenciar, em uma conversação, o que é relevante.

Transtornos de articulação

A articulação está alterada quando a criança ou o adulto não podem produzir corretamente um ou vários sons da língua. Em geral, nas crianças, este transtorno costuma estar relacionado a problemas funcionais e nos adultos, a problemas neurológicos.

ALTERAÇÕES DA LINGUAGEM NOS ADULTOS

Em alguns casos, as alterações de linguagem das crianças persistem nos adultos. Muitas crianças com retardo mental ou com problemas congênitos podem continuar apresentando-os quando adultos. Em outros, aparecem pela primeira vez na idade adulta, por diversas razões:

- Lesão cerebral hemisférica.
- Tumor cerebral.
- Envelhecimento cerebral.

Em outros casos, as habilidades lingüísticas podem deteriorar-se lentamente. Os problemas de linguagem nos adultos podem ter causas muito diferentes (lesão cerebral, tumor cerebral, infarto cerebral, envelhecimento cerebral, etc.) e, em alguns, as causas podem ser demência ou demência senil, como, por exemplo, no mal de Alzheimer.

Problemas de audição nos adultos

Em algumas pessoas, os problemas de audição são conseqüência de um problema infantil, mas, ao mesmo tempo, são muito numerosas as surdezes pós-locutivas, decorrentes de causas diferentes como tumores na orelha interna, tumor cerebral ou presbiacusia. Elas são muito freqüentes, e muitas são progressivas. Por não serem tratadas, podem ser acompanhadas de isolamento social e familiar significativo. As perdas auditivas podem ser de condução ou de percepção, como ocorrem nas crianças, mas as mais freqüentes são as de percepção (neurossensoriais).

Traumatismos cranioencefálicos

Traumatismo cranioencefálico é uma lesão do cérebro causada por uma força externa que pode produzir uma diminuição ou alteração do estado de consciência, acompanhada de alterações nas habilidades cognitivas e físicas. Podem ser acompanhados de problemas cognitivos e de linguagem mais ou menos graves.

Afasias

Afasia é uma alteração da linguagem associada a uma lesão cerebral, a problemas na compreensão ou expressão da linguagem, ou ambos, e dificuldade em reconhecer e escolher as palavras adequadas. Trata-se de um problema comunicativo e lingüístico, relacionado com algumas das etiologias comentadas: infarto cerebral, acidente vascular encefálico (AVE), envelhecimento cerebral, etc.

Problemas de voz

Os problemas de voz podem dificultar a comunicação, e as causas (endócrinas, neurológicas, psicológicas, infecciosas, funcionais) podem ser diversas.

Alzheimer e outras demências

Aproximadamente 5% das pessoas entre 65 e 70 anos sofrem de demência. Para cada cinco anos mais, aumenta em torno de 5%.

A demência é definida como uma constelação de sinais e sintomas de degeneração do

SNC e é difícil de ser diferenciada de outras alterações neurológicas da linguagem, como, por exemplo, a afasia.

O diagnóstico da demência é difícil, porque os pacientes têm uma sintomatologia muito variada. A demência causa uma deterioração progressiva na comunicação, nos traços da personalidade e no funcionamento intelectual (Payne, 1997).

Uma das alterações mais comuns da demência sobre a linguagem é a semântica. Especificamente são percebidas quatro áreas de deterioração na semântica:

1. Alterações na denominação.
2. Discriminação do vocabulário.
3. Discriminação na habilidade em demonstrar o uso de um objeto, ou expressar alguma coisa que o clínico "imita" ou representa.
4. Desintegração nas habilidades de associação de palavras.

A fonologia, a morfologia e a sintaxe não costumam estar afetadas.

As demências são categorizadas em reversíveis e irreversíveis.

Demências reversíveis

As demências reversíveis são provocadas pela ingestão de toxinas, de drogas, ou por alterações metabólicas.

Fatores etiológicos nas demências reversíveis:

- Depressão.
- Toxicidade de drogas.
- Infecção.
- Hidrocefalia.
- Deficiências nutritivas.
- Alterações cardiopulmonares.
- Lesões cerebrais.
- Fatores etiológicos nas demências irreversíveis.

Demências irreversíveis

As chaves para o diagnóstico da demência são:

1. Deterioração sustentada da memória, acompanhada de alterações nas seguintes áreas:

    a) orientação no tempo e no espaço;

    b) problemas de raciocínio e capacidade de solucionar os problemas de cada dia;

    c) problemas com a economia diária (compras, finanças);

    d) cuidado pessoal.

2. Evolução progressiva.

3. Duração de, no mínimo, 6 meses.

Fatores etiológicos nas demências irreversíveis:

- Doença de Alzheimer.
- Doença de Picks.
- Alcoolismo.
- Degeneração cerebrovascular.
- Mal de Creutzfeldt-Jakob.
- Coréia de Huntington.

Efeitos da demência na comunicação

Primeiros estágios:

- *Sons*: uso correto.
- *Palavras*: pode omitir alguma palavra com significado, normalmente um nome. Pode ter dificuldades para encontrar a palavra adequada. Começa a se reduzir o vocabulário.
- *Gramática*: geralmente correta.
- *Conteúdo*: temas redundantes. Habilidade reduzida para gerar séries de frases com significado. Dificuldade em compreender informação nova.
- *Uso*: fala muito sobre o mesmo tema. Pode ter dificuldade para entender o humor, as analogias verbais, o sarcasmo e os estilos indiretos.

Estagio intermediário:
- *Sons*: uso correto.
- *Palavras*: dificuldade em usar palavras dentro de uma categoria. Anomia na conversação. Dificuldade para denominar objetos. Vocabulário notavelmente diminuído.
  Gramática: frases aos pedaços (fragmentadas) e com alterações. Tem dificuldade para entender frases gramaticalmente complexas.
- *Conteúdo*: repete freqüentemente idéias. Tópicos reincidentes. Fala de acontecimentos passados ou triviais. Poucas idéias.
- *Uso*: sabe quando falar. Reconhece perguntas. Perda de sensibilidade para os companheiros de conversação. Não costuma corrigir seus erros.

Último estágio:
- *Sons*: geralmente o uso é correto, mas podem aparecer erros.
- *Palavras*: anomia acentuada. Vocabulário pobre. Falta de compreensão da palavra. Pode produzir jargões.
- *Conteúdo*: geralmente é incapaz de produzir uma seqüência com idéias corretas. O tema de muitas frases é voltar a explicar um acontecimento passado. Acentuada repetição de palavras e de frases.
- *Uso*: geralmente incapaz de utilizá-lo no contexto. Insensível aos outros. Linguagem muito pouco significativa. Alguns são mudos; outros, ecolálicos.

Demências e HIV

Aproximadamente 50% das pessoas com HIV desenvolvem complicações centrais ou periféricas. Nas últimas fases da enfermidade se desenvolve a demência, e especialmente na fase terminal, o uso da linguagem fica muito prejudicado. Essas pessoas podem demonstrar, além disso, falta de concentração e apatia.

Doença de Alzheimer

Caracteriza-se por dificuldades de memória de curto ou longo prazo, que afeta as funções corticais superiores: pensamento abstrato, raciocínio e mudanças de personalidade. Essas mudanças interferem nas atividades normais e em suas relações.

Fatores de risco:
- História familiar de demência.
- História familiar de síndrome de Down.
- História familiar de doença de Parkinson.
- Tendências depressivas.
- Lesão cerebral.
- Hipotireoidismo.

A doença de Alzheimer é caracterizada por uma deterioração progressiva que afeta o conhecimento, a memória e a linguagem. No primeiro estágio, que pode durar entre um e três anos, a pessoa com Alzheimer começa a ficar desorientada em situações não-habituais e tem dificuldade em recordar acontecimentos recentes ou nomes. O paciente usa pausas, circunlóquios e substituições de palavras para compensar seus problemas de denominação.

No estágio intermediário, que dura de 2 a 10 anos, esses pacientes têm dificuldades com muitas tarefas, problemas afetivos para estar em sociedade e uma crescente dificuldade na denominação, sem se esforçar para se corrigir.

Nos últimos estágios, a denominação fica muito prejudicada, a linguagem expressiva costuma ficar limitada a um jargão e há dificuldade para estruturar tarefas. As pessoas com Alzheimer tornam-se totalmente dependentes, precisam de ajuda para as rotinas de cada dia e, cognitivamente, são incapazes de reconhecer nomes, acontecimentos e lugares. Habitualmente não iniciam conversações, e as habilidades lingüísticas ficam muito prejudicadas; parecem voltar à infância.

Doença de Pick

A doença de Pick tem sintomas semelhantes à doença de Alzheimer, mas tem uma etiologia diferente. Trata-se de uma enfermidade neurológica progressiva, com diminuição gradual da massa encefálica, especialmente dos lóbulos frontal e temporal.

Os primeiros sintomas incluem mudanças e deterioração no comportamento social (fazem brincadeiras impróprias, freqüentemente comportamentos ritualistas), alterações cognitivas semelhantes às da doença de Alzheimer e podem ter tendência a apresentar deterioração mais na forma (fonologia, morfologia, sintaxe) do que no conteúdo.

É freqüente a agnosia auditiva. Quando a enfermidade progride, aumenta a anomia, a falta de fluência, e o paciente apresenta sintomas de uma afasia primária. Por outro lado, a compreensão da linguagem e a cognição não-verbal estão preservadas. Em geral, esses pacientes progridem até o mutismo, total desorientação e confusão.

Multiinfartos

Aproximadamente 20% dos pacientes que apresentam algum tipo de demência senil tiveram vários infartos cerebrais. Este tipo de demência é o resultado de muitos infartos que afetam a zona do córtex, provocando dano em toda uma série de áreas cerebrais. Costuma ser referida como *demência vascular*.

Os pacientes apresentam redução do funcionamento intelectual devido à lesão cerebral causada por muitos infartos. A etiologia é, freqüentemente, hipertensão com arteriosclerose.

A cognição é caracterizada por uma memória inconsciente, lapsos, dificuldades de pensamento abstrato e raciocínio. As alterações da linguagem diferem segundo o lugar da lesão:

- Apraxia: incapacidade para coordenar a musculatura oral para fazer movimentos voluntários.
- Alexia: incapacidade para ler.
- Agrafia: incapacidade para escrever.

Doença de Parkinson (demências subcorticais)

Basicamente, as demências subcorticais se diferenciam das corticais pela presença de transtornos motores associados à demência. De fato, os transtornos motores precedem a demência. Os pacientes com demência tipicamente subcortical apresentam disartria, problemas de voz, problemas de fala e articulação. Entre 40 e 50% dos pacientes com a doença de Parkinson sofrem de dificuldades de denominação, cognição e memória. Se a demência acontece logo, o processo degenerativo no nível cerebral é mais extenso. Além disso, causa confusão e, muitas vezes, depressão.

Doença de Huntington

A doença de Huntington é uma alteração neurológica associada, freqüentemente, à demência subcortical. A fala é irregular e espasmódica, os movimentos da boca e dos músculos faciais são rápidos e involuntários.

Nos estágios primitivos, o paciente percebe mudanças em seu comportamento e em sua personalidade. As mudanças podem incluir depressão, ansiedade, irritabilidade e alterações emocionais. O paciente pode ter um sentimento falso de superioridade; problemas com movimentos anormais; desorganização da fala; problema de memória, de funções executivas e de raciocínio. Quando se generaliza, a parte cognitiva se deteriora, causando problemas de atenção, desorientação e confusão.

CONCLUSÕES

A importância da linguagem em relação à comunicação, ao desenvolvimento cognitivo, à aprendizagem, à expressão das emoções, à arte, etc., provocou desde várias décadas, muitos estudos em relação à sua aprendizagem e ao seu desenvolvimento. Além disso, surgiram estudos sobre as variantes deste desenvolvimento e suas alterações ou patologias. A linguagem, por outro lado, não é um aspecto estático; cada pessoa evolui ao longo de toda sua vida. Isto fez com que o interesse das pesquisas e os estudos sobre o tema se estenderam desde antes de nascer até depois dos 80 anos.

O processo de aquisição da linguagem é conhecido melhor atualmente do que há alguns anos, mas ainda ficam muitas interrogações por responder. Uma aquisição mais rápida ou completa da linguagem, uma maior competência lingüística, é o objetivo de muitos estudos de psicolingüística que continuam sendo realizados em todo o mundo. Por outro lado, os problemas de linguagem que podem estar presentes desde o primeiro mês de vida ou serem adquiridos posteriormente cobrem um amplo espectro de dificuldades muito diferentes, que podem acontecer em qualquer idade. No momento do estudo, a patologia se diferenciou entre componentes da linguagem que podem estar alterados (forma, conteúdo e uso) e sua etiologia. Também se levou em conta se a alteração tinha acontecido em uma criança ou em um adulto, uma vez que podem apresentar características diversas, além de o processo de evolução e de intervenção também ser diferente. A relação e a descrição de patologias não foram exaustivas neste capítulo, visto que somente pretende servir de ligação entre a primeira parte deste livro, dedicada ao desenvolvimento normal, e a segunda, dedicada às diferentes alterações nas crianças e nos adultos.

Muitas patologias que são descritas na segunda parte do livro foram pouco tratadas em outros manuais, ou se tentou dar-lhes um enfoque mais prático. Ao longo do capítulo, tentou-se esboçar as seguintes idéias:

- A importância da linguagem como instrumento de comunicação, conhecimento e aprendizagem.
- A influência dos diferentes contextos na aprendizagem normal da linguagem, especialmente para aqueles que apresentam algum problema, tanto crianças como adultos.
- A noção de ciclo vital, unida ao conceito de linguagem, refletida nos esforços para tratar os problemas de linguagem em uma criança de 2 anos com paralisia cerebral infantil ou em um idoso de 80 anos com demência senil.
- Ao fazer referência a todas as funções que a linguagem abrange, assim como a seus componentes, temos uma idéia de amplitude da evolução, já tratada em outros manuais (Pena, 1992; Puyuelo et al., 2000). Alguns problemas de linguagem são pontuais no tempo e com uma intervenção adequada desaparecem. Em outros, a intensidade desses sintomas diminui e em, alguns casos, se pode fazer um trabalho preventivo ou paliativo, retardando o desenvolvimento de alguns sintomas e melhorando a qualidade de vida do paciente.

REFERÊNCIAS

American Speech Language Hearing Association. *Committee on Prevention of Communicative disorders.* ASNA 1984; 26: 35-38.

ASLHA. Report of the subcomittee on language and cognition. The role of the Speech-language pathologist in the rehabilitation of cognitively impaired individuals. *ASLHA Journal* 1987; junho: 53-55.

BASHIR, A.S. *Language intervention and the curriculum. Seminars in Speech and Language,* 1989; 10 (3):181-191.

BATES, E. *Language and context: The acquisition of pragmatics.* New York: Academic Press, 1976.

BAYLES, K.A.; KASZNIAK A.W. (Eds.) *Communication and cognition in normal aging and dementia.* Boston: College-Hill Press, 1987.

BEUKELMAN, D.R.; JORKSTON KM. *Communication disorders following traumatic brain injury: management of cognitive language, and motor impairment.* Austin: Pro-Ed., 1991.

BLOOM, L. GAT is language? In: LAHEY, M. (Ed.) *Language disorders and language development.* New York: McMillan, 1988; 1-19.

BLOOM, L.; LAHEY, M. *Language development and language disorders.* New York: John Wiley & Sons, 1978.

BROWN, R. *A first language: the early stages.* Cambridge, MA: Harvard University Press, 1973.

BRYEN, D.M.; GALLAGHER, D. Assessment of language and Communication. In: BRACKEN B.A. (Ed.) *The psychoeducational assessment of preschool children.* Massachusetts: Allyn and Bacon, 1991.

DORE, J. A pragmatic description of early language development. *Journal of Psycholinguistic Research,* 1974; 3: 343-350.

LAHEY, M. *Language disorders and language development.* New York: McMillan, 1988.

LEONARD, L.; CAMARATA, S.; ROWAN, L.; CHAPMAN, K. The Communicative functions of lexical usage by

language impaired children. *Applied Psycholinguistics*, 1982; 3:109-127.
McCORMICK, L.; SCHIEFELBUSCH, R.L. (Eds.) *Early language intervention: An introduction* (2ª ed.). Columbus, OH: Merrill, 1990.
OWENS, R. *Speech acts in the early language of non-delayed and retarded children: A taxonomy and distributional study.* Ohio State University, 1978.
____. Language test content. A comparative study. *Language Services in the Schools*, 14, 1984.
____. *Language development: An introduction*, 3ª ed. New York: McMillan, 1992.
____. *Language disorders: A functional approach to assessment and intervention.* Boston: Allyn & Bacon, 1995.
____. *Language disorders. A functional approach to assessment and intervention* (2ª ed.) Boston: Allyn & Bacon, 1995.

PAYNE, J.C. *Adult neurogenic language disorders: assessment and treatment.* San Diego, CA: Singular Publishing Group, 1997.
PENA, J. (Ed.) Manual de patologia del lenguaje. Barcelona: Masson, 1992.
PUYUELO, M.; RONDAL, J.; WIIG, E. *Evaluación del lenguaje.* Barcelona: Masson, 2000.
SCOVILLE, R. Development of the intention to communicate. The eye of the beholder. In: FEAGANS L.; GARVEY, C.; GOLINKOFF, R.M. (Eds.) *The origins of growth and communication.* Nonvord, NJ: Ablex, 1983.
STARK, R. Features of infant sounds: The emergence of cooing. *Journal of Child Language*, 1978; 5:1-12.
____. Prospect segmental feature development. In: FLETCHER, P.; GARMAN, M. (Eds.) Language adquisition. New York: Cambridge University Press, 1979.

ANEXOS

Anexo I. Desenvolvimento da linguagem
Anexo II. Desenvolvimento cognitivo e da linguagem

Esses dois anexos pretendem ser uma pequena referência em relação aos primeiros anos de desenvolvimento da linguagem, fornecendo dados sobre aspectos específicos da linguagem e, em outros casos, referências de algum outro aspecto, como o desenvolvimento cognitivo e social.

ANEXO I

Desenvolvimento da linguagem

1 mês
Responde à voz humana, que geralmente tem efeito tranqüilizador. Produz sons por prazer.

2 meses
Distingue diferentes sons da fala.

3 meses
Gira a cabeça quando ouve a voz.
Produz sílabas simples.
Responde vocalmente à fala de outros.
Emite, predominantemente, sons vocálicos.

4 meses
No balbucio, incorpora consoantes. Varia a intensidade da voz.
Imita tons.
Sorri para a pessoa que fala com ela.

5 meses
Vocalizações durante o brinquedo.
Discrimina vozes alegres ou monótonas.

Faz experiências com o som.
Imita alguns sons.
Responde ao seu nome.
Sorri e vocaliza a imagem no espelho.

6 meses
Varia o volume e a intensidade.
Expressa satisfação, insatisfação e excitação nas vocalizações.

7 meses
Jogo vocal.
Produz muitos sons com apenas uma respiração.
Escuta as vocalizações dos outros.

8 meses
Escuta seletiva.
Reconhece algumas palavras.
Repete com ênfase algumas palavras.
Imita gestos e o tom do adulto.
Ecolalia.

9 meses
Produz diversos padrões de entonação.
Imita sons da língua, gritos.
Usa gestos sociais.

(continua)

ANEXO I

Usa jargões.

10 meses
Imita a fala do adulto e inclui algum som em seu repertório.
Obedece a algumas ordens.

11 meses
Imita inflexões, ritmos, expressões faciais.

1 ano
Reconhece seu nome.
Obedece instruções visuais simples, especialmente se forem acompanhadas de apoio visual.
Entende o não pela entonação.
Diz uma ou várias palavras.
Pratica as palavras que conhece com inflexão. Mistura palavra e jargão.

1 ano e 3 meses
Aponta para a roupa, pessoas, brinquedos e animais nomeados.
Usa jargão e palavras na conversação.
Seu vocabulário varia entre 4 e 6 palavras.1 ano e 6 meses

1 ano e 6 meses
Começa a utilizar enunciados de 2 palavras.
Tem aproximadamente 20 palavras no seu vocabulário.
Identifica partes do corpo.
Refere-se a si mesmo com seu nome.
Canta espontaneamente.
Brinca de perguntas e respostas com os adultos.

1 ano e 9 meses
Gosta de brincar com rimas.
Pede às pessoas que lhe ensinem alguma coisa.
Tenta explicar experiências.
Entende alguns pronomes pessoais.
Usa eu e meu.

2 anos
Tem entre 200 e 300 palavras no seu vocabulário.
Nomeia muitos objetos cotidianos.
Utiliza pequenas frases incompletas.
Utiliza algumas preposições (*dentro*, *sobre*) e pronomes (*meu*, *seu*), mas nem sempre de forma correta.
Usa algumas formas verbais corretamente.

3 anos
Tem entre 900 e 1.000 palavras no seu vocabulário.
Cria enunciados de 3 ou 4 palavras.
Utiliza frases com S e V, mas com uma construção simples.
Brinca com palavras e sons.
Obedece a várias ordens seguidas.
Fala sobre o presente.

4 anos
A lateralidade está sendo definida.
Aprimora-se a memória, que a ajuda a explicar o passado e a lembrar histórias curtas.
Apresenta habilidades de categorização e procedimentos mais avançados para armazenar a informação aprendida.

(continua)

ANEXO I

(continuação)

5 anos

Muitas crianças, nesta idade, brincam em grupos e cooperam com os outros.
O jogo da representação de personagens começa a ser freqüente.
Muitas frases são de 5 palavras.
Pode utilizar adequadamente frases afirmativas, negativas, interrogativas e imperativas.
A linguagem começa a ser um instrumento real de exploração, e começa a fazer muitas perguntas.
Costuma ser muito sociável.
Nesta idade, são muito curiosas e ansiosas para mostrar seus conhecimentos e habilidades.
Tem entre 1.500 e 1.600 palavras no seu vocabulário.
Usa de maneira crescente frases cada vez mais complexas. Explica histórias do presente e do passado recente. Entende muitas perguntas sobre o ambiente próximo. Tem certa dificuldade para responder *como* e *porquê*.
Demonstra boa memória de curto prazo.

5 anos

Entende bem palavras, conceitos temporais (ontem-hoje-amanhã).
As noções temporais a ajudam a entender e a explicar as relações de causa e efeito e a compreensão de termos temporais (antes... depois).
Seu vocabulário aumentou muito, mas ainda lhe faltam algumas habilidades pragmáticas para ser um comunicador efetivo.
Usa formas verbais regulares e irregulares.
Tem um vocabulário de 2.100 a 2.200 palavras.
Fala de sentimentos. Entende antes e depois em relação à ordem das palavras. Obedece a várias ordens seguidas.

6 anos

Tem um vocabulário expressivo de umas 2.600 palavras e receptivo de 20 mil a 24 mil.
Define pela função.
Utiliza frases complexas.
No final dos 6 anos, adquire sua identidade individual: e, vê que pode manipular os outros e influenciá-los, especialmente usando a linguagem. Durante estes anos, adquire habilidades para ser um comunicador efetivo. Aprende a introduzir novos temas, a continuar e a finalizar uma conversa. Durante a conversação, faz comentários relevantes e intervenções adequadas à situação. Aprende a ajustar suas conversas. A criança começa a ouvir e a descobrir o ponto de vista dos outros.
Há um aumento considerável do vocabulário.
Adquire também palavras de muitos significados.
Em geral, primeiro adquire verbos que descrevem uma ação simples; depois, verbos de ações complexas ou de situações específicas.
Há dois aspectos da aquisição do vocabulário: habilidades convergentes e divergentes.
A **produção semântica divergente** é o processo de produção de variedade de palavras, associações de palavras e frases sobre um determinado tema.
As habilidades divergentes são originalidade, flexibilidade e criatividade da linguagem.
A **produção semântica convergente** é o processo de seleção de uma única unidade semântica por meio de restrições lingüísticas específicas. O desenvolvimento de ambas as habilidades ajuda a criança a ser um comunicador melhor.

(continua)

ANEXOS

(continuação)

Em parte, o vocabulário das crianças, em idade escolar, reflete a aquisição das regras.
A estrutura sintática, aos poucos, vai tornando-se mais elaborada.
Em contraste, a criança incrementa sua compreensão das comparativas, passivas, temporais e relações espaciais.
Começa a entender a frase e suas relações.
Incrementa-se a compreensão e o uso da linguagem figurada, refere-se a provérbios-metáforas.

8 anos
Fala muito.
Faz exibição, presume.

Freqüentemente vocaliza idéias e problemas.
Comunica-se muito.
Apresenta dificuldades sutis com as relações de comparação.

10 anos
Dedica muito tempo a falar.
Tem boa compreensão.

12 anos
Tem em torno de 50 mil palavras de vocabulário receptivo.
Constrói definições no estilo adulto.

ANEXO II

Desenvolvimento do conhecimento, da comunicação, da linguagem, da fala e do comportamento social

Idade	Conhecimento	Comunicação	Linguagem	Fala	Comportamento social e jogo
0 a 3 meses	A criança está inserida no ambiente. Falta coordenação. Não imita. Sucção e comportamento baseados nos reflexos.	Os sinais não-intencionais são interpretados pelos outros com significado. O cuidador imita sons das produções da criança.	Não tem.	Gritos (indiferenciados e reflexos). O grito e o choro começam a ser diferenciados. Gorjeios. Reage ao som. Começa a discriminar a fala e os padrões entonativos. Não reconhece suas próprias vocalizações.	É receptivo à voz da mãe e à sua presença. Volta-se para olhar os que lhe falam de perto. Até o terceiro mês, olha o rosto da mãe quando lhe dá de mamar. Sente prazer quando lhe dão banho. Reage com prazer quando recebe carinho.
3 a 6 meses	Começa a coordenar ações, p. ex., ouvido e visão. Começa a repetir uma ação de vez em quando. A imitação é esporádica, limitada a ações familiares, freqüentemente há auto-imitação.	Turnos não verbais de intervenção com o cuidador. O cuidador imita as vocalizações da criança. Sinais não-intencionais são interpretados pelos outros como intencionais.	Não tem.	Incrementa as vocalizações (maior variedade de sons). Discrimina os sons da fala. Começa a reconhecer suas próprias vocalizações.	Entre o terceiro e o quarto mês, se interessa pelas coisas que a rodeiam, explora tudo com o olhar e gosta de estar acompanhada. Gosta de brinquedos de cores vivas, de chocalhos e dos móbiles pendurados sobre o berço. Pode manifestar alegria agitando todo seu corpo com movimentos de braços e pernas. Até os 6 meses, pega brinquedos pequenos, leva à boca tudo o que encontra. Pega alguns brinquedos que lhe são oferecidos e tenta manejá-los. É carinhosa, mas também pode manifestar angústia em algumas situações.
6 a 9 meses	Diferenciado do ambiente. Melhor coordenação dos esquemas de ação (p. ex., visão, apreensão). Ações repetitivas dirigidas para um objetivo com	Ações repetitivas e diferenciadas dirigidas a uma pessoa sem uma intenção clara de manipular o ambiente. Uso de todo um reper-	Não tem.	O balbucio incrementa seu repertório fonético. Uso de elementos suprasegmentários como a intensidade e o tom. É consciente de suas	Pega biscoitos e os morde ou mastiga. Tenta pegar a colher. Quando está chateada, manifesta-o no nível corporal. Diferencia os estranhos e gosta de ver rostos conheci-

(continua)

ANEXO II

Desenvolvimento do conhecimento, da comunicação, da linguagem, da fala e do comportamento social

Idade	Conhecimento	Comunicação	Linguagem	Fala	Comportamento social e jogo
9 a 12 meses	intenção clara de manipular o ambiente. Início do conceito de objeto. Novas ações coordenadas, de diferentes maneiras. Ações voluntárias e antecipatórias. Uso de objetos (ferramentas). Usa um objeto para obter outro. Maior desenvolvimento do conceito de objeto. Imitação de ações não-familiares, mas nitidamente visíveis.	tório variado de sinais comunicativos. Continuam as imitações do responsável. Continua a interpretação de sinais. Início da comunicação intencional (sons, gestos, indica intencionalmente). Usa o contato físico para atrair a atenção do adulto para e voltar a receber a atenção dele. Elabora rituais de jogos com o objetivo de provocar uma resposta específica, em geral de tipo social.	Aparece a compreensão de algo da linguagem (dentro do contexto, mas, na realidade, compreende os aspectos extra-lingüísticos, o contexto físico, rotinas e gestos).	próprias vocalizações. Desenvolvimento precoce da imitação. Aparecem novos sons da fala. Incremento nas cadeias de sílabas quanto ao repertório fonético. A melodia da fala corresponde à do ambiente. Melhor coordenação dos esquemas de audição e vocalização. Imitação de novos sons.	dos. Gosta de pegar brinquedos e os procura. Percebe as mudanças na decoração ou objetos novos. Pelos nove meses é muito ativa. Não consegue ficar quieta. Engatinha e gosta de tocar e descobrir tudo o que tem ao seu alcance. Tem boa memória visual e observa tudo. Coloca objetos em um recipiente e os tira, quando é solicitado. Gosta de estar perto dos adultos e da família. Brinca com as mãos.
12 a 18 meses	Ênfase no novo. Maior diferenciação entre o significado e os resultados. Imitação de ações não familiares e desconhecidas. Diferenciação entre ela e os outros, entre ação e recepção da ação. Coordenações complexas de esquemas pessoa-objeto.	Coordenação de esquemas objetos e pessoas. Comportamentos de demandas de ação. Maior consciência do valor da comunicação. Emergem os símbolos lingüísticos com valor de comunicação. Gestos, indicações e vocalizações se misturam com sinais comunicativos, não-intencionais. Pequena diferenciação entre eu e tu.	Enunciados de uma palavra refletindo várias categorias semânticas (ação, agente, localização, objeto, posse, recorrência, negação). A linguagem faz parte dos esquemas de ação	Os sons da fala se relacionam com os significados (fala lingüística). Aparecem novas consoantes. A percepção de fonemas supera sua produção. Os brinquedos que mais lhe agradam são os que implicam algum tipo de deslocamento motor. Gosta de ser autônoma. É cada vez mais sociável e precisa mais do adulto para se entreter. Gosta de manipular algum brinquedo de construções, encaixe e livros com desenhos. Não presta muita atenção nas outras crianças e	Pode pegar a colher e levar a comida à boca. Pega um copo ou uma xícara com as duas mãos. Dá uma xícara ou um utensílio de comida a um adulto para que, depois, o devolva. Tira os sapatos e as meias. Imita atividades do dia-a-dia. Prefere brincar sozinha, mas gosta de estar perto de outras pessoas.

ANEXO II

Desenvolvimento do conhecimento, da comunicação, da linguagem, da fala e do comportamento social

Idade	Conhecimento	Comunicação	Linguagem	Fala	Comportamento social e jogo
18 a 24 meses	Completa a permanência do objeto. Aquisição da função simbólica. Jogo simbólico. Imitação diferida.	Incrementam-se as funções de comunicação (p.ex., instrumental, social, cognitiva). Diferenciação do eu e do resto (p.ex., pode falar de objetos ausentes e de pessoas).	Combinação na linguagem de quatro relações semânticas (p.ex., agente, ação, objeto e localização). Acrescentam-se novas categorias semânticas. As frases são formadas por sintaxe simples.	prefere brincar sozinha. Imita algumas atividades do dia-a-dia. Incrementa-se o repertório fonético. Uso pouco freqüente de consoantes intermediárias e finais. Percepção da própria produção.	Utiliza a colher e o garfo para comer. Pede comida ou bebida. É curiosa. Não entende a noção de perigo. Segue a mãe e imita algumas de suas ações. Pede aos adultos que lhe prestem atenção.
24 a 36 meses	Elabora e transporta ações para formas simbólicas. Pensamento egocêntrico.	Pequena diferenciação de eu e tu (egocentrismo). Incremento das funções comunicativas. Carências da compreensão de formas de cortesia e de fala indireta. A comunicação continua sendo egocêntrica, não compreende a perspectiva dos outros.	Os símbolos lingüísticos, os objetos e as ações se diferenciam. Continua a linguagem combinatória. A sintaxe continua sendo simples. Utiliza vários tipos de frases (afirmativas, negativas, interrogativas), mas continuam sendo simples.	Domínio de fonemas isolados, mas não em todas as posições da palavra. Usa procedimentos fonológicos de simplificação de algumas palavras (p.ex., chocolate / late; cavalo / cacalo; prato / pato	Come com colher e garfo. É afetuosa. Gosta de ajudar os adultos em suas atividades domésticas. Brinca muito no chão. Entende o que é compartilhar alguma coisa. Compreende o que é permitido ou proibido. Começa a ser mais independente da mãe. Torna-se mais social. Gosta de brincar de contar mentiras.
36 a 48 meses	Continua o pensamento pré-operacional Caracterizado por: pensamento egocêntrico, dominância perceptiva, não-descentralização, não-reversibilidade, aparecimento de novos conceitos.	Continua o egocentrismo. Continua interessada em falar de suas próprias ações. Freqüentemente faz monólogos. Normalmente julga de modo adequado, formas simples de cortesia, mas não as usa sempre. Começa a aprender convenções sociais de comunicação (o desen-	Utiliza frases complexas, incluindo morfemas gramaticais (p.ex., formas no passado e no presente). Uso freqüente de vários tipos de frases.	Continuam os processos fonológicos de simplificação. Continua controlando e desenvolvendo o repertório fonético, mas não em todas as posições da palavra. Desenvolve novas consoantes.	Lava e seca as mãos. Veste-se e se despe geralmente sozinha. Torna-se mais independente. Briga com seus companheiros de brincadeiras quando estão em jogo seus interesses. Gosta de disfarçar. Entende o que significa aguardar sua vez no jogo. Curiosidade intelectual. É a idade das perguntas e dos jogos educativos.

ANEXO II

Desenvolvimento do conhecimento, da comunicação, da linguagem, da fala e do comportamento social

(continuação)

Idade	Conhecimento	Comunicação	Linguagem	Fala	Comportamento social e jogo
48 a 60 meses	Continua o pensamento pré-operacional. Acrescenta novos conceitos.	volvimento continua até na idade adulta Diferencia eu / tu; eu / ele Compreende e usa diferentes formas e pedidos de ação.	A sintaxe é elaborada e complexa. Não domina a voz passiva. Continua o desenvolvimento semântico / sintático	Diminui o uso de processos de simplificação fonética. Continua o domínio de fonemas isolados e as combinações de consoantes	Come normalmente com os talheres, sozinha. Despe-se e se veste sem ajuda. O comportamento, em geral, é mais sensível e controlado. Escolhe seus próprios amigos.
60 a 72 meses	Evolução do pensamento pré-operacional para o concreto, caracterizado por: descentralização, conhecimento da perspectiva do outro, aparecimento do pensamento reversível.	Começa a utilizar o *feedback* do ouvinte, para reformular as mensagens comunicativas. Pode interpretar e usar formas complexas de cortesia. Compreende atos indiretos de fala (p.ex., faz frio na rua, significado, fecha a janela). Aparecimento das variações de estilo.	Fala e coordena mais de uma dimensão atributiva (p.ex., este espelho é pequeno e fino). Desenvolve novas habilidades semânticas (p.ex., conhecer mais ou menos o ponto de vista do interlocutor). Incrementa-se a compreensão do uso de pronomes. Pode transformar uma frase para passiva. Não tem a habilidade metalingüística de pensar sobre a linguagem.	Domínio da maioria do repertório fonético, na maioria das posições da palavra.	Muito mais sociável. Valoriza muito os amigos. Usa brincadeiras que implicam dramatizações. Utiliza todo tipo de brinquedo.

3

RETARDOS MENTAIS

Jean-Adolphe Rondal

O tema das dificuldades e do desenvolvimento lingüístico nos atrasos cognitivos (habitualmente chamados retardos mentais) é de importância especial por várias razões. Em primeiro lugar, pelo papel decisivo da linguagem e da comunicação verbal em nossas sociedades; em segundo lugar, pelo papel especial da linguagem em nosso funcionamento cognitivo e social (alguns autores não hesitam ao afirmar que esta é a principal diferença entre nós, os *homo sapiens* e nossos vizinhos biológicos, os chimpanzés ou os monos bonobos) e, em terceiro lugar, pela gravidade dos problemas lingüísticos, geralmente presentes, nos casos de retardo mental moderado e severo.

É importante definir estes últimos termos e, com eles, os diferentes níveis psicométricos do retardo mental.

A Tabela 3.1 mostra as categorias dos retardos mentais mais importantes de acordo com as principais escalas psicométricas que utilizam o quociente intelectual (QI). Este tipo de avaliação cognitiva é totalmente aproximado e comporta uma margem de erro sistemático da ordem de 5 pontos (no mínimo), mas seu uso é bastante corrente, embora seus objetivos sejam apenas classificatórios.

De maneira esquemática, pode-se dizer que os problemas lingüísticos, no caso do retardo mental leve, são menores. Os proble-

Tabela 3.1   Níveis psicométricos das pessoas com deficiência mental

Retardo mental	QI
1. Leve	49-70
2. Moderado	35-79
3. Severo	25-34
4. Profundo	0-24

mas articulatórios são relativamente pouco freqüentes (de 10 a 15%), e as dificuldades que se referem aos outros componentes do sistema lingüístico (vocabulário, morfossintaxe, organização pragmática e discursiva) são mais da ordem de um retardo moderado do desenvolvimento do que verdadeiros déficits em relação à organização e ao desenvolvimento normal da linguagem.

No entanto, o mesmo não ocorre com os outros níveis psicométricos do déficit mental. As pessoas com retardo mental profundo apresentam, de maneira espontânea (em seu desenvolvimento e em seu funcionamento subseqüente), pouca linguagem. A fala é freqüentemente limitada por uma articulação que pode ser defeituosa e até incompreensível para os que não estejam familiarizados com ela. Não constroem frases, embora sejam observadas algumas expressões "feitas" (idiomáticas) e expressões "curinga" aprendidas e utilizadas. O léxico produtivo costuma ser extremamente reduzido, enquanto a capacidade de compreensão lexical (em um contexto apropriado) pode ser notavelmente superior em alguns casos. Com essas pessoas, é necessário colocar em prática um sistema mínimo de comunicação funcional e concreta, através da linguagem oral e de um vocabulário apropriado de sinais gestuais ou até, na maioria das vezes, combinando ambas as modalidades. Os resultados obtidos são variáveis, dependendo do indivíduo e do grau de comprometimento neuropsicológico.

Neste capítulo, consideraremos, particularmente, as pessoas com retardo mental moderado e severo. Elas são, de fato, as que motivaram a maioria das pesquisas, trabalhos de aplicação e ensaios clínicos sobre este tema nos últimos 50 anos (ver Rondal e Edwards, 1997, para uma revisão histórica da relação entre linguagem e retardo mental).

Existe um grande número de síndromes (genéticas e não-genéticas) que causam retardo mental (parece que são mais de 500; cf. Dykens, 1995). Para situar a amplitude do problema do ponto de vista científico, social e humano, é preciso levar em conta que as pessoas com retardo mental, de qualquer nível e etiologia, representam cerca de 1% da população mundial. Considerando que, atualmente, há cerca de 6 bilhões de seres humanos vivos no planeta, é possível inferir a existência de uma população em torno de 60 milhões com algum grau de retardo mental. Além disso, a expectativa de vida de muitas dessas pessoas está aumentando há algumas décadas. Se tomamos, a título de exemplo, a síndrome de Down (SD), e sem pretender que todas as síndromes genéticas e não-genéticas se ajustem aos dados que oferecemos, podem ser feitas as precisões que estão na Tabela 3.2.

É preciso observar, em primeiro lugar, que os dados de Baird e Sadovnick (1988) apresentados na Tabela 3.2, datam de mais

Tabela 3.2 Expectativa de vida das pessoas com síndrome de Down

Idade (anos)	Percentagem de sobrevivência
1	88
5	83
10	81
20	79
30	75
40	72
50	67
60	49
68	15

Fonte: Adaptado de Baird e Sadovnick, 1988.

de 10 anos. Partindo da hipótese (otimista) de que os progressos neste assunto datam desde os primórdios do século XX (Rondal e Edwards, 1997) e continuam evoluindo no mesmo ritmo ao longo da última década, chegamos à conclusão de que não existem diferenças significativas entre esses pacientes e a população normal quanto à expectativa de vida. Tais progressos, indiscutivelmente devido ao enfoque e ao acompanhamento médico, à educação familiar e a uma melhor inclusão social dessas pessoas (embora haja muito o que fazer), têm importantes implicações para a organização da sociedade. Apesar da sensível redução previsível atualmente e para os anos futuros (mas impossível de avaliar em números) da freqüência do aparecimento de crianças portadoras de alguma síndrome genética que inclua um retardo mental significativo, graças à generalização de técnicas de detecção precoce, seguidas da prática de um aborto denominado terapêutico (se estamos ou não de acordo com este modo de proceder, o que certamente não é o nosso caso). Está claro que o número total de pessoas com deficiência mental aumentará, de maneira notável, nas próximas décadas. Diversas análises epidemiológicas confirmam essas previsões. Por exemplo, Steffelaar e Evenhuis (1989) afirmam que, de 1990 a 2010, o número de pessoas portadoras da SD com idades superiores a 40 anos aumentará cerca de 75%, e a das pessoas com SD maiores de 50 anos, em mais de 200%.

SÍNDROME DE DOWN

A SD, conhecida também pela denominação etiológica de *trissomia 21*, constitui a *forma genética, mas não herdada*, mais freqüente de retardo mental moderado e severo. Aproximadamente 20% das pessoas com retardo mental são portadoras da SD. A terminologia se refere a John L. Down, médico inglês da segunda metade do século XIX, que foi o primeiro a fazer uma descrição sistemática da síndrome. A SD foi também a primeira das síndromes genéticas estabelecida como tal (Lejeune et al., 1959a b). A síndrome genética herdada mais freqüente é a do cromossoma X frágil (SXF), que será tratada mais adiante neste mesmo capítulo. Apesar disso, a freqüência absoluta de SXF é inferior à da SD (aproximadamente, um caso em cada 1.400 crianças nascidas vivas).

A SD também foi a mais estudada, tendo sido considerada em grande diversidade de pontos de vista, especialmente nas últimas décadas. Dispõe-se, portanto, de uma boa base de dados a respeito, o que não significa que todos os aspectos da síndrome, de seu desenvolvimento e das patologias e problemas particulares que comporta, tenham sido completamente esclarecidos ou se achem em vias de sê-lo.

Esta observação é aplicável também ao desenvolvimento e ao funcionamento lingüístico na SD. Por isso, freqüentemente existe a tendência de considerar esta síndrome, do ponto de vista da linguagem ou de outras funções psicológicas e psicobiológicas, como o protótipo do retardo mental moderado ou severo, o que é excessivo, perigoso e, muito provavelmente, inexato. Começa-se a dispor de dados sobre outras síndromes genéticas que são acompanhadas de RM, que sugerem maior variabilidade e, inclusive, algum grau de especificidade sindrômica.

Na literatura especializada, foram publicadas várias revisões detalhadas sobre o desenvolvimento da fala, da linguagem e da comunicação nas pessoas com SD ou com outras deficiências mentais (Gunn, 1985; Mervis, 1988; Rondal, 1985a, 1988a, b; Rondal e Edwards, 1997; Dodd e Leahy, 1989; Barrett e Diniz, 1989). A seguir, reunimos as principais tendências descritas.

Uma observação que encontramos, algumas vezes, na bibliografia é que a SD comporta um prognóstico mais negativo no que diz respeito ao desenvolvimento da linguagem do que as outras síndromes que determinam um retardo mental de magnitude comparável (Zisk e Bialer, 1967; Burr e Rohr, 1978; Gibson, 1981). As razões exatas desta situação (hipotética) jamais foram apresentadas, bem como não o foram as análises, que deveriam sustentar uma afirmação deste tipo. Nós consideramos que se trata, de fato, de uma afirmação duvidosa.

É possível que possam existir variações quantitativas entre os sujeitos com SD e os que apresentam outras deficiências mentais, especialmente no que se refere à fala, mas até o momento não se demonstrou claramente nenhuma diferença qualitativa. Poderiam ser considerados um certo número de informações (Miller, 1987) referidas aos importantes déficits de fala e de linguagem observados habitualmente nas pessoas com SD, mas nenhuma dessas características é específica desta síndrome. No parágrafo sobre a especificidade sindrômica dos problemas de linguagem nas pessoas com retardo mental, a questão das diferenças entre síndromes do ponto de vista do desenvolvimento e do funcionamento lingüístico parece não estar presente (devido ao insuficiente número de estudos comparativos intersindrômicos de que se dispõe atualmente; no entanto, o movimento heurístico sobre este ponto já é conhecido), nem em termos qualitativos nem em termos quantitativos. Trata-se, sim, de diferenças nos tipos de dificuldades lingüísticas que essas pessoas apresentam, os quais são analisados segundo os componentes do sistema lingüístico (fonemas, lexemas, estruturas morfossintáticas e seus fundamentos semânticos, dispositivos pragmáticos e organizações discursivas).

Sons, fonemas e voz

Os tipos de sons que aparecem no balbucio da criança e que podem ser considerados como pertencentes à língua são relativamente semelhantes nas crianças com trissomia 21 e nas crianças normais. As seqüências de desenvolvimento são as mesmas, e as particularidades temporais deste desenvolvimento, idênticas para os dois grupos. Em primeiro lugar, aparecem as vogais anteriores e centrais, como /i/, /ə/, /æ/ e, em seguida, as vogais posteriores como /a/, /ɔ/, /y/ (Smith e Oller, 1981). No que diz respeito às consoantes, os sons velares como [k] e [g]

tendem a dominar em freqüência até os 6 meses. Sua freqüência diminui depois, enquanto as alveolares do tipo /t/ e /d/, assim como a nasal /n/, passam a ser as dominantes. As consoantes labiais, como /p/ e /b/ e a nasal /m/, mantêm uma freqüência intermediária durante os 12 primeiros meses de idade. As reduplicações de sílabas, no balbucio, começam por volta de 8 meses (intervalo de 6 a 10 meses) tanto nas crianças com desenvolvimento normal como nas crianças com SD (Smith e Oller, 1981).

O desenvolvimento articulatório é lento e difícil na maioria das crianças com SD devido a diversas razões, que incluem os atrasos e as incertezas do desenvolvimento léxico. No entanto, a progressão geral parece corresponder à do desenvolvimento normal[1] (Smith e Oller, 1981; Menn, 1983). As vogais, as semivogais, as consoantes oclusivas e nasais são produzidas e dominam em primeiro lugar. As fricativas /f/, /θ/, /s/, /ʃ/, /v/, /ð/, /z/, /ʒ/ são de articulação mais delicada, e, por isso, para chegar a dominá-las, se realmente se consegue, requer um pouco mais de tempo. Na maioria das pessoas com trissomia 21, a inteligibilidade da fala não deixa de ser relativamente rudimentar (Ryan, 1975; Rondal, 1978a).

Os erros de articulação são do mesmo tipo que os observados na fala das crianças normais (isto é, principalmente substituição de sons, redução de encontro consonantal e assimilações), se bem que são mais inconsistentes e mais variáveis de um indivíduo para outro, inclusive quando têm um nível comparável de QI e de idade mental (Dodd, 1976; Dodd e Leahy, 1989). Os adolescentes e os adultos portadores de SD apresentam características articulatórias similares às observadas em crianças com esta síndrome (Jarvis, 1980; Rondal e Lambert, 1983; Van Borsel, 1988).

Benda (1949) e Buddenhagen (1971) apresentaram uma análise detalhada dos fatores patológicos periféricos associados às defi-

---

[1] N. de R. T.: No português, destaca-se o trabalho de Rangel (2005) onde compara a aquisição da fonologia de uma criança com SD e outra com desenvolvimento normal, mediante o Modelo Implicacional de Complexidade de Traços (MICT).

ciências da fala na SD. Estes fatores incluem: cavidade oral muito pequena em relação ao tamanho da língua que, por outro lado, é protusa; laringe situada muito acima na garganta com espessamento da mucosa, mixedema de faringe, língua edematosa, freqüentemente fissurada com dificuldades de mobilidade e hipotonia dos músculos que intervêm na fala. Deve-se mencionar também os lábios grandes com irregularidades em sua forma (Oster, 1953), anomalias palatais (Spitzer et al., 1961), mandíbula muito pequena (Strazzula, 1953), implantação dentária defeituosa e irregular (Kraus et. al., 1968), nariz aplanado, seios e vias nasais subdesenvolvidos (Spitzer et. al., 1961), assim como freqüentes faringites, laringites e bronquites que provocam tosse, rouquidão e redução geral da capacidade respiratória.

Foram observados, também, alterações na qualidade vocal (Montague e Hollien, 1973, 1974). No que diz respeito à freqüência fundamental, nas pessoas com SD, não existe acordo entre os especialistas. Alguns (p. ex., Weinberg e Zlatin, 1970) defendem que as crianças portadoras da SD têm uma freqüência fundamental mais elevada. Outros afirmam que essa tendência desaparece quando os estudos estão corretamente controlados quanto a fatores como o cariótipo, a demanda verbal (fala espontânea em oposição à fala provocada) e a qualidade do procedimento de equiparação entre sujeitos trissômicos e sujeitos normais ou com retardos mentais de outras etiologias (Montague e Hollien, 1974).

Outros problemas mecânicos que também influenciam negativamente na comunicação verbal são as deficiências auditivas e visuais.

Os portadores da SD apresentam com freqüência um grau notável de perda auditiva em comparação com as pessoas sem nenhum tipo de retardo e com aquelas que sofrem retardos e outras etiologias, embora com os mesmos níveis de desenvolvimento mental. Rigrodsky e colaboradores (1961) apontam um déficit auditivo em cerca de 60% das pessoas com SD. A perda auditiva é de leve a moderada, e a metade das deficiências são de tipo perceptivo ou misto e a outra metade, de tipo condutivo. Outros trabalhos apontam percentagens de perdas auditivas menos elevadas do que a defendida por Rigrodsky, assim como uma maior freqüência de problemas de condução em comparação com os problemas de percepção e mistos (Clausen, 1968). Os estudos mais recentes sobre os potenciais evocados auditivos em nível de tronco cerebral em crianças com SD (Gigli et al., 1984; Ferri et al., 1986) confirmam a existência de problemas de condução em uma proporção importante. Muitas pessoas com trissomia 21 apresentam anomalias nos potenciais evocados auditivos de tronco cerebral, o que sugere uma disfunção neste nível que parece estar positivamente correlacionada com o grau de RM.

Léxico

O aparecimento da linguagem convencional (enunciados de uma palavra) apresenta um atraso de até, aproximadamente, 6 a 18 meses nas crianças com SD (as primeiras palavras são pronunciadas, muitas vezes, entre os 18 e os 30 meses cronológica [IC]; p. ex., Cunningham, 1979; Lambert e Rondal, 1980). Hoje, contudo, a proporção de palavras convencionais identificáveis em suas produções vocais é ainda inferior a 5% (Smith, 1977). Esta percentagem aumenta lentamente com a IC até, aproximadamente, os 4 anos, momento em que existe um maior número de produções significativas. As crianças com SD e as crianças normais possuem um perfil semelhante ao do primeiro desenvolvimento lexical. Ambas adquirem, em primeiro lugar, os nomes sociais e alguns nomes de objetos, para posteriormente, as palavras de relação e nomes de objetos (Gopnik, 1987; Gilham, 1979).

O (sub)léxico correspondente aos nomes de objetos adquiridos pelas crianças com SD tem os mesmos conteúdos que o das crianças normais (Cunningham e Sloper, 1984). No nível receptivo, as crianças com SD demonstram, primeiramente, uma capacidade de compreensão dos nomes dos objetos para as mesmas idades mentais (IM) (por volta dos 14 meses) do que as crianças que não têm retardo mental. Além disso, possuem vocabulários de extensão idênticos aos das crianças normais, segundo suas respectivas idades mentais (entre 13 e 21 meses) (Cardoso-Martins et al., 1985). Mais adiante, e em uma IM equivalente, as crianças com SD e as crianças normais demonstram a mesma capacidade para definir, compreender e utilizar praticamente o mesmo número de palavras, assim como alguns resultados semelhantes em tarefas de associação de palavras (ver Rondal, 1975, 1985a para consultas sobre esta questão). Os sujeitos com SD e os que têm retardo mental por outras etiologias não parecem diferir de maneira notável quanto ao desenvolvimento lexical receptivo e produtivo (Lyle, 1960, 1961; Mein, 1961; Ryan, 1975, 1977; ver também Barrett e Diniz, 1989, para uma consulta sobre este tema).

Dessa forma, parece que a IM é uma variável preditiva do desenvolvimento lexical, tanto receptivo como produtivo, nas crianças com retardo mental e em crianças normais, como demonstra a importante correlação entre os resultados obtidos no Peabody Picture Vocabulary Test (PPVT), (Dunn e Dunn, 1965) e nos testes de Wechsler ou de Sandford-Binet de medição da inteligência (Dunn e Dunn, 1982).

No que se refere às crianças normais de maior idade e às crianças com retardo mental leve ou de maior idade, a relação entre o conhecimento lexical e a IM pode depender do tipo de teste de vocabulário utilizado. Com estas crianças, a IM está mais relacionada com o conhecimento de termos relacionais abstratos (avaliado, p. ex., pelo teste dos Conceitos de Base de Boehm; Boehm, 1971) do que com tarefas que avaliam apenas a compreensão de rótulos verbais referentes a objetos e acontecimentos (como se mede, p. ex., no PPVT) (ver Miller et al., 1981; e, particularmente, Byrd et al., 1992, para ampliar a informação sobre o tema).

Estruturas semânticas e morfossintáticas

Quando começam a combinar duas ou três palavras no mesmo enunciado (normalmente não acontece antes dos 4 ou 5 anos e, inclusive, às vezes, mais tarde), as crianças com SD parecem expressar a mesma série de significações relacionais ou relações temáticas que as crianças normais, segundo as observações feitas pelos pesquisadores que estudaram a primeira linguagem combinatória na criança (p. ex., Brown, 1973); relações de sentido que fazem parte da estrutura semântica das línguas naturais (ver as propostas de Fillmore, 1967, sobre as estruturas dos casos de base ou a análise da significação componencial de Chafe, 1970). Os exemplos de relações semânticas expressas precocemente pelas crianças com SD (assim como pelas crianças normais) são: *existência, negação, desaparecimento, reaparecimento, atribuição, posse, localização, agente, receptor, instrumentação, fonte, assim como as estruturas agente-ação, ação-receptor e agente-ação-receptor* (Rondal, 1978a, b; Coggins, 1975; Layton e Sharifi, 1979). Mesmo assim, as crianças com SD parecem compreender corretamente as mesmas séries de significados relacionais quando são produzidas por outras pessoas (Duchan e Erickson, 1976).

Não existe indicação empírica de que as estruturas semânticas de base da linguagem, como intervêm na produção ou na compreensão lingüística, sejam notavelmente diferentes nas crianças com SD em relação às crianças normais.

O desenvolvimento gramatical nos sujeitos com SD nunca é completo, embora alguns progressos sejam evidentes à medida que aumenta a idade cronológica (Lenneberg et al., 1964). Esse progresso se reflete no aumento gradual da extensão dos enunciados, que é avaliado mediante o índice da extensão média da produção verbal (LMPV) ou extensão média do enunciado (LME) (em inglês MLU [Brown, 1973]). Este índice evolui habitualmente passando de valores próximos a 1,00 – 1,50 até os 2 anos e 6 meses ou 3 anos de IC, a valores de 3,50 – 4,00 até os 8 ou 9 anos, para culminar com cinco ou seis unidades morfossintáticas até os 14-15 anos (Rondal, 1978b; Rondal et al., 1980a, b). A título indicativo, os níveis de LMPV obtidos em uma situação de conversação diádica entre adultos normais se situam ao redor de 10 unidades. A redução da LMPV nas pessoas com SD comporta uma utilização sustentada ou inferior, ou ambas, na maioria das vezes, e instável das classes gramaticais (artigos, pronomes, adjetivos, preposições e conjunções de coordenação e subordinação) e das marcações de inflexões nominais (gênero) e, verbais (tempo e aspecto) bem como uso limitado da hipotaxe (subordinadas relativas e circunstanciais, em especial).

Na maioria dos portadores de SD, a evolução da produção lingüística não parece ir além dos níveis alcançados até os 14-15 anos. Rondal e Comblain (1996) analisaram um grande número de dados empíricos que permitiam a comparação, do ponto de vista lingüístico, entre crianças, adolescentes e jovens adultos portadores da SD. Mesmo assim, os trabalhos de Van Borsel (1988, 1993) permitem efetuar, também, comparações da mesma ordem.

Destes estudos se depreende que, nem no nível articulatório, nem no nível gramatical, se registra qualquer progresso notável nesses indivíduos, além da época da adolescência (e inclusive antes, no plano articulatório). Rondal e Comblain (1996) e Rondal e Edwards (1997) sugeriram que os aspectos da organização lingüística dos temas mentais (e não a totalidade da linguagem, como Lennenberg havia sugerido em 1967) têm alguns períodos sensíveis ou críticos de desenvolvimento. (Para uma revisão e análise desta questão, pode-se consultar Rondal e Edwards [1997].) Se, como sugere Hurford (1991), o principal determinante do fim do período ou período crítico (o de desenvolvimento fonológico parece ser mais reduzido do que o de desenvolvimento morfossintático) é a conseqüência evolutiva da interação entre os fatores genéticos que influenciam a cronologia dos traços do comportamento e a aquisição da linguagem (aquisição da liguagem no sentido de que uma aquisição relativamente mais precoce do sistema lingüístico, que permite um melhor funcionamento mental e social, traz uma vantagem evolutiva para os indivíduos que apresentam esta característica). As pessoas com retardo mental dificilmente conseguem escapar da limitação biológica.

Apesar disso, somente os aspectos mais formais da linguagem têm períodos sensíveis de desenvolvimento, como os componentes semânticos, pragmáticos e discursivos. É possível, no entanto, para as pessoas com retardo mental, adquirir novas palavras e novas significações, assim como melhorar o funcionamento prático e aprimorar a capacidade discursiva ao longo da vida.

Em um estudo de Rondal e colaboradores (1988), foi analisada a variação na compreensão de frases declarativas monoproposicionais, segundo a voz e diversos traços de transitividade semântica (ver Hopper e Thompson, 1980, para estudar este tema). Em função de a revisão detalhada deste estudo não ter sido publicada, resumimos a seguir suas principais informações.

Foram incluídos, no estudo, 17 jovens adultos com SD (IC média de 27 anos e 5 meses), que foram avaliados individualmente quanto à compreensão de uma série de frases declarativas, ativas e passivas, plausíveis e não-plausíveis, reversíveis e não reversíveis.

O grau de acionalidade dos verbos foi também objeto de variação sistemática. Pedia-se aos indivíduos que escolhessem entre dois desenhos: um representava corretamente as relações temáticas codificadas nas frases propostas (p.ex., um desenho de uma menina empurrando um menino, para a frase *A menina empurra o menino*), enquanto o outro desenho ilustrava uma inversão das mesmas relações temáticas (p. ex., um desenho de um menino empurrando uma menina para a mesma frase citada). Como sabemos, as frases passivas não diferem das ativas nas relações temáticas codificadas, mas sim na realização de superfície dessas relações. As passivas têm um sujeito gramatical subjacente (SGS) produzido na superfície sob a forma de um objeto indireto introduzido, quase sempre, pela preposição *por* (p. ex., *o menino* na frase *A menina é empurrada pelo menino*), enquanto o objeto gramatical subjacente (OGS) é produzido na superfície sob a forma do sujeito (p. ex., *A menina* na frase anterior).

As crianças normais compreendem as frases ativas do mesmo modo que as passivas, principalmente quando as frases estão construídas com verbos de ação (*p. ex., empurrar, levar*) ou oposição aos verbos denominados mentais (*p. ex., imaginar, amar, ver*) (Sudhalter e Braine, 1985; Maratsos et al., 1985; Rondal et al., 1990). Seguindo a mesma linha dos trabalhos de Kosslyn (1980) e de Paivio (1971, 1986), Rondal e colaboradores (1990) especularam que o efeito de acionalidade observado poderia ser devido ao caráter mais vivo das representações mentais sugeridas pelos verbos de ação, na maioria das pessoas. Essas representações podem ter uma função de apoio para as operações mentais implicadas nas frases.

Esta hipótese recebeu suporte experimental em um trabalho realizado por Thibaut e colaboradores (1995; ver também Kaens, 1988) sobre o papel da formação mental de imagens, no tratamento das frases, por parte da criança. Os resultados experimentais obtidos por Rondal e colaboradores (1988) destacaram o mesmo efeito facilitador da acionalidade do verbo nos adultos com SD estudados, como acontece nas crianças normais, com a única diferença de que, nos adultos com SD, o efeito em questão se limitou às frases ativas. Os sujeitos adultos com SD que possuíam um QI relativamente alto (de 40 a 60) interpretaram corretamente cerca de 80% das frases ativas acionais, contra 73% no caso das não acionais. As percentagens de interpretação correta nos adultos com SD com QI inferior (de 20 a 39) foram de 75 e 50%, respectivamente. Essas diferenças são estatisticamente significativas no limite convencional, $p < 0,05$. No que diz respeito às frases passivas propostas, os índices de resposta diferiram igualmente conforme o QI: os sujeitos pertencentes ao grupo de QI mais elevado interpretaram as frases passivas propostas como se fossem as ativas correspondentes em 60% dos casos, contra 70% dos sujeitos do grupo de QI inferior (diferença significativa no limite $p < 0,05$). Os resultados são semelhantes aos que seriam obtidos, ao acaso, em ambos os grupos (50 e 47%, respectivamente, para o grupo de QI mais elevado e mais baixo).

Esta pesquisa demonstrou, em primeiro lugar, que na grande maioria dos casos, os adultos com SD não compreendem corretamente os aspectos morfossintáticos e semânticos associados à voz passiva e, em segundo lugar, que as frases declarativas ativas reversíveis são corretamente compreendidas na grande maioria dos casos, particularmente quando se trata de verbos de ação, e nos grupos de QI mais elevado (relativamente falando). No que concerne às frases ativas, demonstrou-se que, como nas crianças normais, nos adultos com SD existe um efeito facilitador da acionalidade semântica. Pode-se formular a hipótese de que a complexidade estrutural das frases passivas não supõe somente um problema no que se refere à compreensão dos sujeitos com SD, mas bloqueia, além disso, o efeito potencialmente facilitador da acionalidade semântica.

Utilizando a mesma técnica de designação de imagens de Rondal e colaboradores (1988), Comblain (1989) confirmou que os adultos com SD (como grupo) interpretam as frases passivas reversíveis construídas com verbos acionais ou não-acionais no nível de puro acaso ou até inferior. Comblain, no entanto, apresentou às pessoas que faziam parte de suas provas algumas séries de frases ativas e passivas monoproposicionais plausíveis (p. ex., *O menino pega a menina*) e não-plausíveis (p. ex., *A bicicleta é detestada pelo livro*) misturadas ao acaso. Ao tratar essas séries de frases, os adultos com SD, mas não os adultos normais que formavam o grupo de controle, interpretaram igualmente as frases ativas aproximadamente em um nível de sorte. Isso demonstra que o próprio tratamento lingüístico das frases ativas simples continua sendo dependente, semântico e pragmático, nos sujeitos com SD.

Pragmática

Embora se encontre formalmente reduzida, a linguagem das pessoas com SD não está desprovida de valor comunicativo, tal como se observa no estudo de Rondal e Lambert (1983). Os temas conversacionais são tratados de tal maneira que permitem a continuidade necessária na troca entre interlocutores. Os principais tipos não-ilocutórios de frases são utilizados normalmente.

Outras pesquisas (p. ex., Veit et al., 1976; Bedrosian e Prutting, 1978; Berry et al., 1978; Owings e McManus, 1980) observaram uma capacidade interessante dos adultos com retardo mental moderado e severo (esta observação é aplicada, portanto, também aos sujeitos com SD) para participar, de maneira eficaz, nas conversações com outras pessoas, tanto com retardo mental como normais. Os adultos com retardo mental apresentam os mesmos tipos de controle de conversação que os adultos normais. Rosenberg e colaboradores (Abbeduto e Rosenberg, 1980; Rosenberg e Abbeduto, 1986) estudaram a competência comunicativa de adultos com retardo mental leve, em situações triádicas de conversação, com outros sujeitos com retardo: o respeito dos turnos conversacionais existe e funciona corretamente; os sujeitos com retardo são capazes de reconhecer os atos não-locutórios que implicam uma resposta por parte do interlocutor, em oposição aos que não implicam qualquer resposta; a troca de informações é ativa e corretamente controlada. Pode-se concluir, assim, que os sujeitos com retardo mental funcionam de maneira não essencialmente distinta dos indivíduos normais no que diz respeito à dimensão pragmática de base da linguagem. Existem, no entanto, algumas limitações. Por exemplo, Abbeduto e Rosenberg (1980) observaram poucos atos de fala indireta (p. ex., os pedidos indiretos) nos comportamentos conversacionais dos adultos com retardo mental; os que observaram foram de uma variedade limitada e produzidos somente por algumas das pessoas estudadas.

Como demonstraram os dados obtidos por Rondal (1978a, b), os jovens adultos com trissomia 21 fazem uso de toda uma variedade de dispositivos ilocutórios em suas relações verbais com seus interlocutores (Tabela 3.3). Esses dados foram obtidos em situação de interações de jogo livre com as respectivas mães e nas residências dos sujeitos estudados. Em situações desse tipo, as mães (tanto das crianças com retardo mental como as das crianças normais) têm tendência a conduzir a interação, fazendo perguntas e dando ordens aos seus filhos, com maior freqüência do que o contrário. Nessa mesma linha, os estudos realizados por Leifer e Lewis (1984) e por Sherer e Owings (1984) demonstraram a existência de capacidades conversacionais não-triviais e de responder corretamente aos pedidos verbais simples nas crianças com SD de uma IC aproximada de 5 anos.

Cariótipo e variabilidade comportamental

Os casos de trissomia 21 são classificados geralmente em três subcategorias etiológicas (Berg, 1975): a) trissomia 21 padrão; b) translocação e c) mosaicismo.

Em 97% dos casos (trissomia 21 padrão), o erro genético acontece no óvulo ou no espermatozóide antes da singamia ou no momento da primeira divisão celular. Todas as células vivas do embrião, desde este momento, recebem três cromossomas 21. Em 1% dos casos (Hamerton et al., 1965; ou em 2%, segundo Richards, 1969), o erro genético acontece na segunda ou terceira divisão celular. Nestes casos, o embrião desenvolve um "mosaico" que compreende células normais, isto é, com um número regular de 46 cromossomas e células com uma triplicação do cromossoma 21.

Na percentagem restante dos casos (1-2%), o material cromossômico adicional não é uma triplicação do cromossoma 21, mas uma parte ou a totalidade de outro cromossoma (o cromossoma 14 ou o 22). Em 66% dos casos de translocação, o erro genético acontece no momento de formação do óvulo ou do espermatozóide ou então, durante a primeira divisão da célula embrionária. Nos outros 34% dos casos,

Tabela 3.3 Freqüência (em percentagens médias) de diferentes tipos estruturais de frases e enunciados em crianças com síndrome de Down, com três níveis de LMPV (comprimento médio da produção verbal)

	Crianças					
	Síndrome de Down Níveis de LMPV[a]			Normais Níveis de LMPV		
Índice	1	2	3	1	2	3
1. Enunciados sem verbo	0,87	0,76	0,58	0,90	0,74	0,55
2. Proporção de modificadores por enunciado[b]	0,21	0,29	0,43	0,19	0,35	0,41
3. Declarativas	0,02	0,14	0,31	0,04	0,18	0,28
4. Imperativas	0,02	0,03	0,05	0,02	0,04	0,07
5. Perguntas sim/não com inversão da ordem sujeito pronominal / primeiro elemento verbal	0,00	0,00	0,00	0,00	0,00	0,01
6. Perguntas sim/não baseadas na entonação	0,00	0,00	0,01	0,01	0,01	0,02
7. Perguntas QU[c]	0,05	0,05	0,04	0,00	0,02	0,05
8. Proporção total de perguntas	0,05	0,05	0,05	0,01	0,03	0,08

[a] Nível de LMPV1: 1,00 – 1,50; Nível de LMPV2: 1,75 – 2,25; Nível de LMPV3: 2,50 – 3,00. O LMPV é calculado segundo as regras de Brown (1973).
[b] Os modificadores são os adjetivos e os verbos.
[c] São perguntas introduzindo um adjetivo, um pronome ou advérbio interrogativo (no francês, *qui, quoi, quand, commet, lequet, etc*)[2] de Rondall, 1978a.

um dos pais, mesmo sendo fenotipicamente normal sob todos os pontos de vista, é portador da translocação em seu próprio genótipo.

Neste ponto, caberia propor a pergunta: as diferenças no cariótipo correspondem a variações no perfil psicológico dos sujeitos portadores de SD? Esta questão foi considerada pela primeira vez por Clarke e colaboradores em 1961. Os autores descreveram um caso de trissomia com mosaicismo em uma menina de inteligência normal, mas que apresentava traços de SD. Estudos posteriores observaram a freqüência das células aberrantes em comparação com o nível de inteligência das pessoas afetadas. De maneira geral, estas observações (ver Gibson, 1981, para uma revisão sobre o tema) sugerem: a) que os portadores da SD com mosaicismo apresentam um retardo mental menos severo do que os sujeitos com trissomia padrão e translocação e b) que os portadores de SD com translocação apresentam um déficit intelectual menor do que os sujeitos com trissomia 21 padrão. No entanto, o grau de coincidência entre os diferentes estudos levados à prática deixa muito a desejar.

Existem poucos dados específicos sobre a aplicação do mesmo ponto de vista às capacidades lingüísticas. Fishler e Koch (1991) encontraram em seu estudo uma diferença média, em termos de QI, de 12 pontos (segundo o teste de Wechsler) entre um grupo de 30 pessoas com trissomia 21 padrão (QI médio, 52; desvio padrão [DP], 14,6) e um grupo de pessoas com trissomia 21 de tipo mosaico (QI médio, 64; DP, 13, 8). Os dois grupos se encontravam equiparados segundo a idade cronológica (entre 2 e 18 anos), o sexo e o nível socioeconômico dos pais. Como os autores indicaram, alguns sujeitos com mosaicismo apresentam melhores capacidades verbais (de fato, se trata de capacidades léxicas receptivas, como as medidas pelo PPTV), e alguns deles demonstram, inclusive, uma habilidade visoperceptiva normal, ou quase normal, nos exercícios de tipo "papel e lápis"; já em relação aos sujeitos com trissomia 21 padrão, não se pode fazer qualquer observação deste gênero.

---

[2] N. de R. T.: As perguntas qu–, no português, seriam introduzidas por "quem, quando, como, o que, que..."

Especialização hemisférica cerebral

Diversos pesquisadores se referiram à especialização hemisférica cerebral (HC) das pessoas com SD. Os resultados dos estudos sobre este tema são controvertidos. Alguns desses estudos que utilizaram a técnica denominada de escuta dicótica[3] parecem indicar que os indivíduos com SD apresentam uma dominância do hemisfério cerebral direito para o tratamento da fala. No entanto, outras observações estabelecem que um modelo simples de dominância cerebral invertida nesses sujeitos é insustentável (Elliott et al., 1987).

Especialização hemisférica cerebral invertida

Vários estudos sobre a especialização hemisférica cerebral dos sujeitos com SD foram realizados utilizando a técnica da escuta dicótica (p. ex., Sommers e Starkey, 1977; Hartley, 1981; Pipe, 1983; Tannock et al., 1984; Zekulin-Hartley, 1978, 1981, 1982; para uma revisão detalhada desses estudos, ver Elliott et al., 1987).

Nesses estudos, foram emitidos simultaneamente nas duas orelhas mediante fones de ouvido, uma série de sílabas, sons, números ou pares de palavras que rimavam entre si (p. ex., *paon* e *banc*, em francês). Para a emissão das respostas, podia ser utilizado o sistema de apontar com o dedo, a fim de evitar qualquer confusão devida aos problemas de linguagem expressiva (o participante apontava com o dedo a imagem que representasse a palavra-estímulo emitida, selecionando-a dentre outras imagens com as quais estava misturada). Como o percurso nervoso que vai da orelha ao cérebro é invertido, todo estímulo enviado à orelha direita será projetado no nível do hemisfério cerebral esquerdo e, ao contrário, para as respostas dos estímulos enviados à orelha esquerda. Nos sujeitos normais, a partir dos 3 meses de idade, observa-se geralmente uma vantagem da orelha direita neste tipo de tarefa, o que é considerado um indicativo de dominância cerebral esquerda para a fala. Parece que essa dominância é estatisticamente mais acentuada nos sujeitos do gênero masculino do que nos do feminino (Lake e Bryden, 1976; Witelson, 1977; Bryden, 1982; Hiscock e Decter, 1988). O hemisfério cerebral esquerdo controla a fala em 96% dos indivíduos manualmente destros. A mesma observação é válida para 70% dos indivíduos canhotos. Em 15% dos indivíduos canhotos, a fala é controlada pelo hemisfério cerebral direito, enquanto nos 15% restantes, o controle é bilateral. As estimativas atuais apontam que aproximadamente 10% da população normal é canhota (Bresson, 1991).

Sobre este assunto, é mais pertinente expressar em fala do que em linguagem (isto é, da organização lingüística considerada em si mesma). Com efeito, a execução verbal requerida nas tarefas de escuta dicótica e nos trabalhos duais (ver mais adiante) não implica – ou implica muito pouco – controle semântico, pragmático, sintático ou todos. As indicações neuropsicológicas recentes quanto à especialização hemisférica para as funções lingüísticas apontam um amplo domínio do HC no tratamento da estrutura morfológica das palavras, na morfologia gramatical e na sintaxe, assim como uma participação não-desprezível do HC direito nos tratamentos léxico-semânticos e pragmáticos da linguagem (Eisele, 1991; Koening et al., 1992).

A maioria dos estudos realizados com indivíduos portadores da SD determinou a superioridade da orelha esquerda, isto é, um domínio do HC direito para a recepção dos sons da fala. Ao contrário, os grupos de controle constituídos por crianças normais ou com retardo mental de outras etiologias diferentes da SD, mas com IM comparáveis, apresentaram a superioridade esperada da orelha direita, isto é, um domínio do HC esquerdo.

A dominância invertida em muitos sujeitos com SD não é, pois, um efeito do retardo mental em si, mas uma particularidade vinculada à SD. No entanto, dois trabalhos (Sommers e Starkey, 1977; Tannock et al., 1984) não obtiveram uma assimetria clara no que diz respeito à orelha e, portanto, ao HC, em grupos de crianças e adolescentes com

---

[3] N. de R. T.: O termo dicótico se refere à apresentação simultânea de um estímulo acústico diferente para cada orelha.

SD. Contudo, em um estudo atento dos dados oferecidos pelo trabalho de Tannock e colaboradores (1984), pôde-se constatar que o nível global de lateralização relativamente baixo do grupo SD no teste, pareceu resultar na apresentação de uma vantagem da orelha direita para certos sujeitos e de uma vantagem da orelha esquerda, para outros; o que fez ambas as séries numéricas se neutralizarem entre si. Já os dados negativos de Sommers e Starkey (1977) não foram explicados até o momento.

Essa série de observações não é fácil de ser interpretada, uma vez que pode ser apresentado um conjunto de objeções metodológicas sobre os estudos mencionados. Por exemplo, o fato de não encontrar assimetria nos sujeitos com SD, nos parâmetros mencionados, pode ser devido a variáveis de execução sem uma relação real com a especialização do HC propriamente dita; variáveis como um desvio de nível da emissão dos estímulos (p. ex., uma tendência a emitir sistematicamente um estímulo antes de outro, um *priming* não-intencional, outras variáveis em matéria de escuta ou todas elas). Se, por qualquer razão, esses fenômenos fossem mais freqüentes nas pessoas com SD do que em outros indivíduos, talvez os estudos que não apresentam uma assimetria clara nas funções consideradas deveriam ser mais cuidadosamente analisados do ponto de vista metodológico.

A confrontação teórica continua sendo em relação à possibilidade de os indivíduos portadores da SD terem, efetivamente, uma localização HC invertida para os sons da fala ou não. As publicações atuais sobre o tema, parecem que, contrariamente aos sujeitos com outros tipos de retardo mental, pelo menos alguns sujeitos com SD (e pode ser que muitos entre eles) não apresentam a dominância esperada do HC esquerdo para os sons da fala e para o material verbal habitualmente utilizado nas tarefas de escuta dicótica.

Hartley (1982) sugeriu que esta situação é responsável pelas dissociações de execução observadas entre as funções de tratamento cognitivo seriado e paralelo nas pessoas com SD. Sabemos que esses indivíduos, enquanto grupo, conseguem resultados inferiores aos das pessoas com outros retardos mentais da mesma IM nas tarefas que exigem imitação vocal (Mahoney et al., 1981) e imitação verbal – tanto de séries de palavras como de frases (Rondal, 1980a; Rondal et al., 1981) – e nas tarefas de memória seqüencial (Marcell e Armstrong, 1982; ver também Rondal, 1977, para outros dados procedentes de uma revisão dos estudos que utilizaram o Illinois Test of Psycholinguistic Abilities [ITPA]), assim como no tratamento lingüístico seqüencial.

Ao contrário, as pessoas com SD apresentam, habitualmente, uma melhor execução em relação aos sujeitos com retardo mental de outras etiologias, mas de IM equivalente, nas tarefas que implicam imitação motora não-verbal (Rondal et al., 1981), na discriminação de padrões visuais ou nos exercícios visomotores (Silverstein et al., 1982). Qualquer que seja o interesse intrínseco da hipótese de Hartley, deve-se ter sempre presente que as tarefas de escuta dicótica são, simplesmente, um índice de dominância cerebral no que se refere à *percepção* da fala. No que se refere à *produção* da fala, devem ser utilizados e considerados, sem dúvida, outros tipos de provas.

Hipótese dissociativa concernente aos hemisférios esquerdo e direito

Os exercícios denominados duais podem oferecer dados pertinentes para a análise da dominância do HC no que diz respeito à *produção da fala*. A hipótese de base é a seguinte: quando solicitamos aos indivíduos destros para falar enquanto executam um trabalho motor unimanual, como bater rápida e repetidamente com o dedo sobre uma superfície qualquer, observa-se uma interferência, mais marcante, no nível da fala quando os movimentos são feitos com a mão direita do que quando são feitos com a mão esquerda (ver Kinsbourne e Hiscock, 1983, para uma visão dos estudos que corroboram estas observações em indivíduos sem retardo mental). Segundo Kinsbourne e Hicks (1978), esse fenômeno se deve a uma interferência entre os centros cerebrais que controlam as funções verbal e manual, respectivamente. Os movimentos efetuados com a mão direita interferem mais com a fala do que os movimentos efetuados com a mão esquerda, porque os primeiros são controlados pelo HC esquerdo, que também controla a produção da fala. No entanto, outros especialistas não estão de acordo com esta interpretação. As interferências observadas poderiam ser produzidas, mesmo assim, por uma competência no nível periférico entre diversas respostas ou, então, por conflitos no nível da programação seriada, tanto central como periférica, das ações (ver Howe e Rabinowitz, 1989, para uma discussão sobre este ponto).

Harris e Gibson (1986), citados por Elliott e colaboradores (1987), apresentaram para sujeitos com SD e sujeitos normais (não é oferecido qualquer detalhe sobre os procedimentos de equiparação utilizados) uma série de exercícios que consistiam em bater rapidamente com o dedo em uma superfície, servindo-se de apenas uma mão, e em silêncio ou repetindo rapidamente várias palavras que apareciam com freqüência na língua, as quais tinham sido propostas pelo pesquisador (técnica denominada *shadowing*). Como se esperava, os sujeitos normais apresentaram melhores resultados do que os sujeitos com SD em todas as condições. Observou-se nos grupos, apesar disso, que a fala estava mais alterada quando as batidas eram feitas com a mão direita do que com a esquerda (de fato, no estudo de Elliott e colaboradores, o efeito perturbador aparece somente nos homens, o que sugere a possibilidade, tanto nos sujeitos normais como nos sujeitos com SD, de que o controle da produção da fala esteja menos lateralizado nas mulheres).

Elliott e colaboradores (1987) propuseram a hipótese de que a maioria dos indivíduos portadores da SD percebe a fala predominantemente com o HC direito, no entanto, depende do HC esquerdo para a produção. Os mesmos autores interpretaram que os problemas de linguagem nas pessoas com SD poderiam estar relacionados a uma dissociação entre as áreas cerebrais responsáveis, respectivamente, pela produção e pela percepção da fala. Semelhante dissociação poderia provocar atrasos ou dificuldades de comunicação entre alguns sistemas funcionais que, normalmente, se encobrem parcialmente. Poderia ser acrescentado que se o HC esquerdo age principalmente como um analisador seqüencial e os mecanismos corticais da recepção da fala se encontram localizados no HC direito na maioria dos sujeitos com SD, então, certos tipos de funções lingüísticas, nessas pessoas, se encontram afastados dos mecanismos neurológicos mais bem equipados para conduzi-los.

Outros dados

No entanto, parece que as coisas não são tão simples como resumimos no parágrafo anterior, se é que se pode falar de simplicidade. Procedeu-se uma pesquisa de dominância HC em um grupo de sujeitos portadores da SD que freqüentavam um centro ocupacional (Rondal, 1995a). Nesse estudo foi avaliado o funcionamento receptivo através do paradigma da escuta dicótica. A dominância cerebral para a produção da linguagem foi avaliada, pois, mediante um paradigma de trabalho dual.

Escuta dicótica

Os sujeitos incluídos nessa pesquisa eram adultos com SD (15 homens e 10 mulheres), de idades compreendidas entre 21 e 36 anos. Sabe-se que uma proporção relativamente importante de sujeitos com SD sofre dificuldades auditivas, freqüentemente de tipo condutivo, e, por isso, selecionamos pessoas com SD para esse estudo de maneira que pudéssemos minimizar, o máximo possível, esta variável. A partir dos relatórios médicos, pôde-se estabelecer que os sujeitos escolhidos não tinham mais de 30db de perda em uma ou outra orelha nas freqüências mais importantes da fala (a maioria tinha déficits inferiores a este nível e parecia, de fato, desfrutar de uma audição praticamente normal). A lateralidade manual foi estabelecida ao solicitar para os sujeitos que realizassem cinco tarefas (escrever seu nome, desenhar um círculo, recortar uma folha de papel com tesoura, abrir uma lata e atirar uma bola apenas com uma mão), e, a partir desses resultados, se calculou a lateralidade dominante. Esta forma de estabelecer a lateralidade, utilizada comumente na bibliografia sobre a especialização cerebral, foi baseada no *Edinburgh handeness inventory* (Oldfield, 1971). Os indivíduos que escreviam com a mão direita e que a utilizavam, pelo menos, para três das atividades citadas anteriormente eram considerados destros. Dos homens, 5 (uma terça parte do grupo) eram canhotos, enquanto 10 eram destros. Todas as mulheres eram destras.

Utilizou-se um equipamento de gravação Revox A77 (quatro pistas) e um par de fones de ouvidos para apresentar as mensagens dicóticas aos sujeitos: os sons eram emitidos em um nível de intensidade confortável para cada indivíduo (mas não inferior a 70db, devido à possibilidade de uma leve disfunção auditiva em alguns deles). O examinador também tinha fones de ouvidos para controlar a apresentação dos estímulos. Os estímulos de fala consistiam em seis sílabas sem significado (*ba, da, ga, hi, di, gi*), dispostas em pares, de tal maneira que atingissem ambas as orelhas, exatamente, ao mesmo tempo. Os pares de sílabas eram apresentados, regularmente, em intervalos de 5 segundos. Foi feito um total de 60 ensaios experimentais com cada sujeito.

Toda a série de tarefas foi realizada em uma só sessão para cada sujeito.

O processo utilizado é denominado de "atenção dirigida" (Bryden et al., 1983). Pediu-se aos sujeitos que concentrassem sua atenção em uma orelha durante uma série de tarefas e que informassem verbalmente somente sobre os estímulos apresentados a esta orelha. A taxa de correção na orelha direita quando lhe era pedido que prestassem atenção nesta orelha foi comparada com a taxa de correção na orelha esquerda quando lhes era pedido que se concentrassem nesta. Este procedimento pretende reduzir os desvios de atenção (Tannock et al., 1984), porque o paradigma denominado vantagem da orelha direita (VOD) é sólido e reduz a variabilidade entre sujeitos (Bryden, 1982). Sete sujeitos masculinos e cinco femininos (escolhidos ao acaso) começaram a experiência com a instrução de comunicar os estímulos apresentados à orelha direita, enquanto os demais tinham instruções de comunicar os estímulos apresentados à orelha esquerda. Utilizou-se este sistema para estabelecer um controle adicional de eventuais desvios de atenção ou concernentes ao eventual efeito de outras variáveis sem relação particular com a especialização HC, como os desvios vinculados ao estímulo em si, a um *priming* não-atencional ou a outras estratégias de escuta. O examinador indicava com o dedo a orelha à qual o sujeito devia prestar atenção, de maneira que, eram prevenidas ou minimizadas as possíveis confusões ou o esquecimento da instrução. Asseguramo-nos de que os sujeitos compreendiam corretamente a tarefa antes de começar as provas. Explicou-se a tarefa no nível de conversação e foram realizadas várias repetições. Os ensaios experimentais propriamente ditos não começaram até que estivéssemos razoavelmente seguros de que os sujeitos haviam compreendido o que se esperava.

Os resultados foram expressos em forma de proporção de erros[4] do tipo "de intrusão", isto é, o número de vezes, em um mesmo ensaio, que o sujeito situa em uma orelha a sílaba que foi enviada a outra orelha, em comparação com o número total de estímulos apresentados. Esta medição é a preferida, para a escuta dicótica, na literatura especializada, uma vez que permite evitar confusões entre os erros denominados de "comissão" em cada orelha, erros que podem resultar de uma variedade de fatores (déficit de atenção, déficit auditivo, inibição pró ou retroativa na série de sílabas apresentadas, etc.) e erros de intrusão de uma orelha sobre a outra, que são a principal variável de interesse em uma tarefa de escuta dicótica (Tannock et al., 1984).

---

[4] N. de R. T.: Tedesco (1997) considera erro toda omissão ou emissão de um terceiro segmento que não foi apresentado a nenhuma das orelhas. Já a inversão é a repetição da sílaba apresentada à orelha esquerda nas etapas de atenção livre e atenção direita, bem como a repetição da sílaba apresentada à orelha direita na etapa de atenção esquerda.

Para cada orelha, se calculou a seguinte fórmula:[5]

$$\text{Resultado de escuta dicótica} = (30 - E1) \times 100/30$$

na qual 30 é o número de sílabas apresentadas a cada orelha e E1 o número de erros de intrusão a partir da outra orelha. De acordo com esta fórmula, calculou-se um índice VOD, um índice VOE (vantagem da orelha esquerda) ou uma diferença nula (não-existência de vantagem lateralizada).

Tomando uma diferença na percentagem de, pelo menos, 10 pontos como prova da vantagem de uma orelha sobre a outra (Hartley, 1985), pôde-se constatar que, entre as mulheres com SD, quatro apresentavam VOD (situada entre 30 e 77%); outras quatro, VOE (situada entre 16 e 64%) e duas não apresentavam vantagem de uma orelha sobre a outra. Entre os homens com SD, seis apresentavam VOD (de 10 a 63%), enquanto os nove restantes apresentavam VOE (de 10 a 77%). Não se observou nenhuma diferença em função do que lhes era pedido que informassem antes dos estímulos apresentados à orelha direita ou se começavam informando sobre os apresentados à esquerda.

Assim, parece confirmar-se a tendência geral, de que os sujeitos com SD apresentam uma VOE (dominância do HC direito) para a percepção da fala, antes de uma VOD (dominância do HC esquerdo). No entanto, na amostra estudada, foram encontrados vários indivíduos que apresentavam, também, uma importante VOD e, portanto, uma dominância clara do HC esquerdo para a percepção da fala, tal como acontece habitualmente nos sujeitos em processo de desenvolvimento normal ou já normalmente desenvolvidos.

Tarefa dual

Os sujeitos incluídos nesta pesquisa foram 20 adultos com SD (10 mulheres e 10 homens), todos destros (ver anteriormente), procedentes da mesma amostra de sujeitos da avaliação anterior. O estudo foi realizado, aproximadamente, uma semana depois do final da prova de escuta dicótica. A tarefa dual consistia em bater com o dedo em uma superfície, ao mesmo tempo, em que se repetiam sons ou palavras (*shadowing*). Um computador pessoal IBM-padrão, equipado com um programa que havíamos preparado, nos permitia registrar as respostas das batidas digitais dos sujeitos e calcular as estatísticas descritivas que se referiam a este exercício. Foram utilizadas três séries de 10 palavras na subprova de repetição verbal. As palavras foram escolhidas a partir de tabelas de freqüências compiladas por Gougenheimy e colaboradores (1964). Cada lista era composta de nomes monossilábicos concretos que tinham a mesma freqüência média de ocorrência na língua corrente. As listas eram as seguintes:

- Lista 1: *temps, chant, beau, pain, eau, jeu, point, lit, nom, fond.*
- Lista 2: *fois, lait, mois, camp, coup, fou, bois, vin, pied, nuit.*
- Lista 3: *bon, nez, gens, faim, mot, voix, bout, bas, main, long.*

Estas listas foram registradas em um equipamento de gravação Panasonic comum com a freqüência de uma palavra a cada 2 segundos.

O procedimento experimental se desenvolveu em cinco etapas:

- *Etapa 1.* Foi pedido aos sujeitos que repetissem, de um em um, os nomes que figuravam na primeira lista. Isto permitiu obter uma lista básica da repetição dos sons por parte de cada sujeito.
- *Etapa 2.* Foi pedido aos sujeitos que ficassem diante do computador. O exercício consistia em bater repetidamente com o indicador da mão direita em uma tecla situada exatamente na direção do corpo do sujeito, de maneira que a batida fosse a mais rápida possível. Isso permitia obter uma linha básica dos toques digitais da mão direita para cada sujeito.

---

[5] N. de R. T.: Outra forma de calcular o predomínio de orelha e índice de diferença de resposta encontra-se descrito em Tedesco (1997, p. 140).

- *Etapa 3*. Consistia no mesmo exercício da Etapa 2, mas a batida digital devia ser feita com o indicador da mão esquerda. Isto facilitou uma linha básica do toque digital com a mão esquerda para cada sujeito.
- *Etapa 4*. Como na Etapa 1, mas, além disso, se pedia aos sujeitos que repetissem, um a um, os nomes da lista 2 apresentada pelo examinador utilizando o equipamento de gravação.
- *Etapa 5*. Como na Etapa 3, mas, além disso, se pedia que os sujeitos repetissem, um a um, os nomes da lista 3 apresentada pelo examinador utilizando o equipamento de gravação.

Cada período de toques digitais durava 20 segundos. A metade dos sujeitos masculinos e a metade dos sujeitos femininos, escolhidos ao acaso, receberam a série na seguinte ordem: Etapa 1, Etapa 2, Etapa 3, Etapa 4 e Etapa 5. A outra metade dos sujeitos recebeu a série nesta ordem: Etapa 1, Etapa 2, Etapa 3, Etapa 5 e Etapa 4.

As variáveis dependentes eram duas (com níveis para cada variável):

1. Proporção de palavras omitidas por sujeito em comparação com sua linha básica durante os toques digitais com a mão direita e com a mão esquerda, consideradas separadamente.
2. Proporção de toques digitais discretos produzidos por sujeito com cada mão, com e sem repetição verbal concorrente.

Dois sujeitos masculinos e dois femininos foram eliminados porque, em vez de produzir toques digitais repetidos sobre a tecla do computador, apertavam a tecla durante vários segundos antes de soltá-la. Nenhuma instrução suplementar durante a prova conseguiu convencê-los de fazê-lo diversamente, e, por isto, se optou por sua eliminação. Quanto aos sujeitos restantes, os resultados indicam grandes diferenças interindividuais no exercício dos toques digitais, tanto entre os sujeitos masculinos como os femininos. Entre os homens, a comparação das freqüências de toques digitais produzidas com a mão direita e com a esquerda, com e sem fala simultânea, revelaram a interferência esperada entre verbalização e toque digital no que diz respeito à mão direita, em seis dos oito casos.

O grau de interferência relativa (GIR), expresso em valor médio por segundo, foi calculado com a seguinte fórmula:

$$GIR = ([\text{toques digitais etapa 2} - \text{toques digitais etapa 4}] - [\text{toques digitais etapa 3} - \text{toques digitais etapa 4}]) / 20$$

O índice GIR foi positivo para seis dos oito sujeitos, variando de 4,05 a 9. O mesmo índice foi negativo para os dois sujeitos restantes (-1,40 e –1,90, respectivamente). No que diz respeito à produção da fala, os erros eram relativamente menores (um máximo de um ou dois nomes não-repetidos durante os toques digitais, tanto com a mão direita como com a esquerda.).

Quanto aos sujeitos femininos, a interferência esperada entre verbalização e toques digitais com a mão direita observou-se em 4 dos 8 casos, com valores de 3,20, 3,05, 4,05 e 4,10. Nos outros casos, foram observadas pequenas diferenças nos efeitos da verbalização sobre os toques digitais tanto na mão esquerda como na direita (os valores de GIR são nulos ou próximos de zero). Nos casos restantes, o índice era negativo (-3,90 e –4,50 respectivamente). Como acontecia com os sujeitos masculinos, os erros de produção verbal durante os exercícios de toques digitais não se referiram mais do que a uma ou duas palavras, no máximo, exceto em um caso em que foram observados três erros durante os toques digitais com a mão direita e também três erros durante os toques digitais com a mão esquerda.

Parece que, apesar da existência de uma importante variação interindividual, um número importante de sujeitos masculinos e femininos apresentaram uma interferência notável entre verbalizações e movimentos da mão direita. Esta interferência é compatível com a hipótese de uma dominância do HC esquerdo para a produção da fala nessas pessoas. Os resultados são menos claros no que diz respeito aos sujeitos femininos, uma vez que apresentam um grau de interferência menor entre os exercícios. Esta observação coincide com as indicações de Elliott e colaboradores (1987), segundo as quais as mulheres, tanto normais como portadoras da SD, poderiam ter mecanismos de produção da fala menos lateralizados do que os homens (hipótese compatível com o fato bem-conhecido de que os problemas da linguagem, especialmente os de tipo expressivo, são cerca de quatro vezes mais freqüentes nos homens do que nas mulheres, em todas as idades, [Rondal e Seron, 1989]).

Comentários

Devemos ter claro que existe um certo número de observações e dificuldades que tornam a interpretação das tarefas de escuta dicótica e das tarefas duais uma questão delicada quando se trata de avaliar a especialização do HC para as funções de fala, especialmente no caso dos indivíduos com retardo mental.

Em primeiro lugar, as pessoas com retardo mental de etiologia distinta da SD, mas com uma IM comparável à dos sujeitos com SD avaliados, apresentam a superioridade esperada da orelha direita, isto é, uma dominância do HC esquerdo, nas tarefas de escuta dicótica (Hartley, 1981).

Em segundo lugar, como aparece publicado na literatura especializada e como observamos em nossos dados experimentais, existe uma variabilidade interindividual relativamente importante nos sujeitos com retardo mental (e a hipótese, não-demonstrada, de uma estabilidade intra-individual nas execuções desses sujeitos no nível das tarefas utilizadas para avaliar a dominância do HC para a fala). Foi demonstrado também um certo grau de variabilidade interindividual nos sujeitos normais.

Deste ponto de vista, e mesmo deixando de lado a possível influência da variável idade nos sujeitos normais (também nos sujeitos com retardo mental, embora, pelo que se sabe, o efeito desta variável não tenha sido estudado de forma sistemática nestes últimos), não está claro que nível de VOD, no que diz respeito à percepção da fala, e que nível do índice GIR, no que diz respeito à produção da fala, correspondem a uma especialização do HC para as funções da fala que possa ser considerada *completa* ou *suficientemente completa*.

Foram realizadas poucas tentativas com o retardo mental para estabelecer uma relação entre o grau de dominância do HC evidenciado nas tarefas de escuta dicótica ou nas tarefas duais com as capacidades lingüísticas dos sujeitos. Uma delas é o estudo de Sommers e Starkey (1977), que utilizaram uma tarefa de escuta dicótica (com palavras) para comparar o funcionamento receptivo da fala em dois grupos de sujeitos com SD que apresentavam algumas capacidades de fala e de linguagem muito diferentes, comparando, além disso, estes dois grupos com um terceiro constituído por crianças normais de IMs equivalentes. Neste estudo, obtiveram um índice VOD de 23% nos sujeitos normais, mas não aconteceu o mesmo nos sujeitos com SD que, independentemente de seu nível de funcionamento lingüístico, não apresentavam superioridade hemisférica cerebral de nenhum tipo. Outra exceção do mesmo tipo se refere a um trabalho de Hartley (1985), que avaliou um grupo de crianças com SD e outro grupo de crianças com retardo mental de outras etiologias distintas da SD mediante a parte 5 do Token Test for Children (DiSimoni, 1978) e lhes propôs uma tarefa de escuta dicótica (utilizando algarismos). As crianças com SD e as crianças com outros retardos mentais estavam equiparadas segundo suas ICs e segundo os resultados que tinham conseguido no PPVT. Hartley observou que as crianças com SD apresentavam, na prova de escuta dicótica, uma vantagem da orelha esquerda (isto é, uma dominância do HC direito) significativamente mais importante do que as crianças com outro tipo de retardo mental. Paralelamente, pôde estabelecer que as crianças com SD conseguiam resultados inferiores aos das crianças com retardo mental distinto da SD nas tarefas que exigem a compreensão de estruturas sintáticas complexas (como as subordinadas temporais). Os sujeitos com SD, apesar disso, não apresentavam qualquer déficit em comparação com os sujeitos com retardo mental não-SD nas provas verbais espaciais. Hartley (1985) dividiu, assim mesmo, esses sujeitos em grupos, o que apresentassem uma superioridade da orelha direita, da orelha esquerda ou não apresentassem superioridade de uma orelha sobre a outra nas tarefas de escuta dicótica, sem levar em conta a etiologia do retardo mental. Foram encontradas poucas diferenças na execução lingüística dos sujeitos que apresentavam uma VOE ou não apresentavam qualquer tipo de superioridade de uma orelha sobre a outra. No entanto, os indivíduos com VOD eram superiores aos dois outros grupos no que se refere à sua execução nas provas sintáticas, embora não fossem nas provas espaciais.

No comentário sobre esses resultados, Hartley (1985) sugeriu a existência nas crianças intactas neurologicamente falando (normais) de um vínculo direto (sobre o que insistimos) entre vantagem de uma orelha e capacidade de ação receptiva da linguagem. No entanto, o que o autor entende por "neurologicamente intacto" não fica claro no contexto de sua conclusão, dado que não avaliou mais do que sujeitos com retardo mental, os quais pode-se suspeitar que não estivessem "intactos" do ponto de vista neurológico. Devemos ser prudentes antes de propor uma relação direta semelhante entre dominância HC e funcionamento da linguagem no estado atual (totalmente insuficiente) dos conhecimentos sobre este tema.

Em terceiro lugar, e retornando aos nossos próprios dados, é interessante examinar a homogeneidade da dominância do HC esquerdo para a percepção e para a produção da fala entre os sujeitos com SD adultos que apresentam uma assimetria cerebral marcante. Quatro sujeitos femininos com SD apresentavam uma superioridade da orelha direita (de 30 a 77%). Seis sujeitos masculinos apresentavam também uma superioridade da orelha direita (de 10 a 63%). Se selecionarmos os indivíduos nos quais a superioridade da orelha direita era equivalente a 50% ou mais, obteremos 3 sujeitos femininos e 1 sujeito masculino. Estes 4 sujeitos tinham valores de GIR positivos nas tarefas duais. Segundo estes dados, e de acordo com o critério estabelecido anteriormente (e utilizado na literatura especializada), pode-se considerar que os 4 sujeitos são relativamente homogêneos no que concerne à dominância do HC esquerdo para a produção e para a percepção da fala. No entanto, depois de tê-los encontrado e de haver consultado as informações contidas em seus prontuários no centro ocupacional que freqüentavam (informação procedente de testes de fala e de linguagem realizados por fonoaudiólogos), tornava-se evidente que suas capacidades lingüísticas expressivas e receptivas eram, de fato, as que se espera habitualmente de pessoas portadoras da SD. Este era também o caso do restante dos adultos do grupo estudado, com a única exceção de um (feminino e de nome Françoise), de quem falaremos mais adiante neste mesmo capítulo, em "Diferenças interindividuais", no desenvolvimento e no funcionamento lingüístico dos sujeitos com retardo mental, e cuja linguagem estava excepcionalmente bem-desenvolvida, em especial nos seus aspectos formais, para uma pessoa com SD.

Concluindo, dos fatos e das dificuldades expostas neste parágrafo, se depreende que não se pode fazer qualquer previsão segura que vincule o que os pesquisadores consideram habitualmente como indicações válidas de dominância HC para a fala e para o funcionamento lingüístico nas pessoas com SD. Esta conclusão não é verdadeiramente surpreendente se recordarmos que a organização da fala e da linguagem são duas coisas distintas. Alguns dos sujeitos adultos com SD estudados parecem efetivamente tratar os estímulos da fala por meio de seu HC esquerdo. Parece difícil, conseqüentemente, sustentar uma concepção da SD como uma síndrome que implique necessariamente a transferência de toda ou parte da organização cerebral da fala do hemisfério esquerdo para o hemisfério direito.

PROBLEMA ATRASO-DIFERENÇA

Existe um grande número de dados disponíveis que evidenciam atrasos em alguns aspectos do desenvolvimento da linguagem nas pessoas com retardo mental moderado e severo, atrasos que são superiores aos que se pode prever, baseando-nos em sua IM. Na literatura especializada, este problema é denominado *mental age lag*, isto é, "defasagem em relação à idade mental", e se refere à questão denominada atraso-diferença (Yoder e Miller, 1972) que é incluída nos comentários sobre o desenvolvimento da linguagem nos sujeitos com retardo mental (adaptação a partir do marco referencial teórico geral elaborado por Zigler [1966] e por Ellis [1963]; ver Rondal [1980b] para uma exposição deste marco referencial teórico). Propomos, também, revisões e fizemos comentários dos estudos pertinentes de forma muito detalhada (Rondal, 1984, 1985a, 1987, 1988a, b). Para outras revisões e comentários no mesmo sentido que os nossos, ver Rosenberg (1982) e Cromer (1988, 1991). O leitor interessado pode remeter-se às fontes originais para qualquer informação complementar.

Tal como indicam os dados analisados, o desenvolvimento léxico, semântico-estrutural e pragmático nos sujeitos com retardo mental ocorre, de maneira regular com o aumento da IM ou do LMPV. No entanto, os sujeitos com retardo mental apresentam atrasos nos aspectos fonológicos, morfológicos, gramaticais e sintáticos da organização da linguagem que vão além dos que poderíamos prever baseando-nos na IM ou no LMPV.

Durante o primeiro desenvolvimento sintático, as seqüências gerais de desenvolvimento (p. ex., a progressão através de diversos subestados de desenvolvimento da linguagem, a classificação dos problemas sintáticos por ordem de dificuldade crescente, etc.) parecem ser semelhantes nos sujeitos com retardo mental e nas crianças normais (quando se deixa de lado, naturalmente, os atrasos que existem nos primeiros). Quanto aos aspectos mais simples da produção e da compreensão de frases, existem poucas ou nenhuma diferença. No entanto, em uma IM ou em um nível de LMPV equivalente, os sujeitos com retardo mental se comportam de maneira diferente dos sujeitos normais no que diz respeito aos aspectos mais sofisticados do uso e da organização sintática da linguagem (p. ex., a compreensão das palavras funcionais; a concordância no gênero e número; a compreensão das frases passivas, das subordinadas temporais e das relações temporais entre orações; a inversão da ordem do sujeito e do primeiro elemento verbal nas frases interrogativas em francês; a freqüência e o nível de desenvolvimento dos pronomes pessoais e indefinidos produzidos; etc.).

Baseando-nos nesses dados, podemos chegar à conclusão de que, se os problemas gerais da linguagem nos sujeitos com retardo mental refletem suas limitações cognitivas, o nível cognitivo geral em si (como é avaliado, p. ex., pela IM) não é uma explicação satisfatória das dificuldades que existem nos aspectos avançados do desenvolvimento lingüístico nesses sujeitos.

O marco geral que inclui essas indicações disponíveis é complexo. Uma estrita "posição de atraso" diz respeito, somente, aos aspectos mais simples dos problemas de desenvolvimento lingüístico nos sujeitos com retardo mental. O desenvolvimento da linguagem nesses sujeitos não é uma versão mais lenta do mesmo desenvolvimento nas crianças normais, mesmo que seja correto dizer que o desenvolvimento léxico, semântico e pragmático progride regularmente com o aumento da IM e que as seqüências de aquisição relativas aos aspectos elementares da fonologia, morfologia gramatical e sintaxe parecem ser efetivamente as mesmas nos sujeitos com retardo mental e nas crianças normais. No entanto, existem diferenças em vários aspectos da linguagem, especialmente no que se refere à fonologia e à gramática. As diferenças entre sujeitos com retardo mental e sujeitos normais são cada vez mais marcadas com o tempo e com as diferentes etapas que interferem no curso do desenvolvimento da linguagem nos sujeitos com retardo mental (Fowler, 1988), até que este desenvolvimento, incompleto em muitos pontos de vista, se estabilize.

Como conseqüência, pode-se sugerir que o marco referencial teórico atraso-diferença não é realmente apropriado para uma caracterização correta do desenvolvimento da linguagem nos sujeitos com retardo mental (para um ponto de vista semelhante, ver Kamhi e Masterson, 1989).

ESPECIFICAÇÕES SINDRÔMICAS

A realização de estudos, particularmente lingüísticos, em sujeitos com retardo mental de etiologias distintas da SD, assim como de pesquisas comparativas intersindrômicas, é de grande importância. Parece que existem importantes diferenças na linguagem segundo a etiologia do retardo mental. Como veremos, é isso que a literatura especializada sugere. Os estudos lingüísticos mais interessantes para nosso propósito são os que foram feitos nos últimos anos, com crianças e adolescentes afetados pela síndrome de Williams (SW) e pela síndrome denominada do cromossoma X frágil (SXF). Como esses trabalhos são ainda pouco conhecidos, será útil resumir aqui suas principais conclusões.

Síndrome de Williams

Esta síndrome tem sua origem em um problema metabólico pouco freqüente (cerca de 1 caso em cada 20 mil nascimentos, com uma incidência mais elevada, aparentemente, nos meninos [63%] do que nas meninas). Os sujeitos afetados são caracterizados, fisicamente, por um rosto mais fino e alongado, um desenho em forma de estrela no nível da íris em algumas pessoas, uma importante insuficiência cardíaca (estreitamento da artéria aorta), com debilidade pulmonar em 80% dos casos e hipercalcemia infantil. É freqüente também a hiperacusia (junto com preservação das freqüências agudas). O QI varia de 40 a 70 (Arnold et al., 1985). O mecanismo etiológico responsável pela SW é uma anomalia no cromossoma 7 que provoca produção excessiva de calcitonina e de um peptídio associado, que desempenha papel importante no desenvolvimento do sistema nervoso central. Bellugi e colaboradores (1988) sugeriram que os sujeitos portadores da SW apresentam um perfil psicológico e neuropsicológico particular. Em linhas gerais, observa-se freqüentemente: a) dissociação acentuada entre linguagem e atitudes cognitivas gerais; b) existência de um déficit severo no nível do conhecimento espacial e c) importantes problemas quanto à motricidade "ampla" e "fina". Dadas as limitações deste artigo, não faremos aqui uma revisão completa da literatura psicológica e neurológica sobre a SW e nos limitaremos a destacar os dados lingüísticos pertinentes.

Bellugi e colaboradores (1990) compararam uma série de aspectos do funcionamento lingüístico e do funcionamento cognitivo de seis adolescentes portadores da SW e de seis adolescentes portadores da SD. A idade cronológica média do grupo com SW era de 14 anos e 4 meses, com um intervalo de variação de 10 a 17 anos. O QI médio era de 50,8 (desvio padrão de 5,8 pontos). A IC média dos sujeitos pertencentes ao grupo com SD (todos casos de trissomia 21 padrão) era de 15 anos e 4 meses (intervalo de variação de 12 a 18 anos). O QI médio era de 48,8 (desvio padrão de 8,7 pontos). Os seis adolescentes com SW apresentavam déficits cognitivos importantes, juntamente com uma linguagem bem-desenvolvida nos planos articulatório, léxico e morfossintático. Ao contrário, os seis adolescentes com SD, como é comum nessas pessoas, apresentavam deficiências importantes em todos os aspectos lingüísticos. Por exemplo, os seis adolescentes com SD conseguiram resultados correspondentes à sua IM (idade média de vocabulário receptivo de 5 anos e 3 meses; desvio padrão de 1 ano e 5 meses) no PPVT, enquanto cinco dos seis adolescentes com SW conseguiram resultados nitidamente superiores às suas IMs respectivas (idade média de vocabulário receptivo de 8 anos e 4 meses; desvio padrão de 1 ano e 8 meses).

A linguagem espontânea dos sujeitos com SW revelava, mesmo assim, capacidades léxicas referenciais de bom nível. O vocabulário expressivo era diversificado com uso correto de termos pouco freqüentes na língua. O léxico expressivo dos sujeitos com SD, ao contrário, era notavelmente pobre e limitado aos termos concretos de freqüência relativamente elevada na língua. No nível de definições de nomes, contudo, os sujeitos com SW e com SD não se diferenciavam em nada. Suas execuções definicionais eram rudimentares. A superioridade dos sujeitos com SW sobre os sujeitos com SD era, pois, léxica, e não-metaléxica. Snow (1990) demonstrou que a definição correta das palavras exige um bom controle simultâneo da significação dos termos e da forma definicional. A maneira que um conceito é definido depende amplamente das capacidades intelectuais, da prática nesse tipo de atividade e da freqüência escolar (ao menos para as crianças em desenvolvimento normal); as duas últimas variáveis estão freqüentemente associadas. Foi proposto às crianças com SW e com SD um teste de "fluência semântica" que consistia na produção do maior número possível de *itens* lexicais pertencentes a uma categoria semântica determinada (p. ex., animais, flores, alimentos), com um intervalo de 60 segundos entre eles. Os adolescentes com SW produziram um número significativamente superior de elementos léxicos em relação aos sujeitos com SD. Com base nas observações anteriores, podemos falar de uma capacidade lexical preservada nos adolescentes com SW estudados por Bellugi e colaboradores. Nos sujeitos com SD, como se poderia esperar (Rondal, 1988a, b), o nível lexical não superou o nível mental geral.

No nível sintático, Bellugi e colaboradores (1990) estabeleceram uma diferença clara entre os adolescentes com SW e os com SD, especialmente no que concerne ao aspecto expressivo da linguagem. Os sujeitos com SW produziram enunciados com uma extensão média superior aos dos sujeitos com SD (por volta de 10 para os primeiros e 3 para os segundos). Os sintagmas nominais e verbais dos sujeitos com SW eram mais complexos. Suas produções verbais continham orações passivas, relativas incorporadas e condicionais, estruturas que se incluíam na linguagem dos sujeitos com SD. Quanto à compreensão da linguagem, os sujeitos com SD conseguiam resultados que se situavam no nível dos obtidos, ao acaso, nos testes que avaliavam as frases passivas reversíveis, as condicionais, as negativas, as frases para completar e a correção de frases não-gramaticais. A maioria dos sujeitos com SW conseguiram resultados nitidamente superiores nas mesmas provas.

Quanto aos aspectos prosódicos da linguagem espontânea (entonação, acentos de intensidade, pausas) e à dimensão discursiva (estruturação e coesão de textos narrativos), outras pesquisas (p. ex., Reilly et al., 1991; Wang e Bellugi, 1993) indicam que os adolescentes com SW possuem boa capacidade nesses aspectos, o que não acontece com os sujeitos com SD.

Bellugi e colaboradores (1990, 1998) não parecem estar interessados nas capacidades pragmáticas dos sujeitos com SW. Existem, não obstante, alguns trabalhos a este respeito na literatura especializada. Arnold e colaboradores (1985), Crisco e colaboradores (1988) e Kelley (1990) observaram a existência de defasagens notórias no nível de organização pragmática nos sujeitos com SW. As dificuldades diziam respeito à participação nas trocas conversacionais e na manutenção do contato ocular com o interlocutor. Os sujeitos com SW expressam freqüentemente enunciados bem-formados, mas que parecem não ter qualquer sentido relacional nem valor comunicativo, são repetitivos e com incessantes perguntas que não parecem solicitar uma resposta. Podem repetir, como um eco, os sintagmas ou as frases produzidas pelo interlocutor; às vezes, aparentemente com uma compreensão limitada destes enunciados (o que parece contradizer as observações de Bellugi e colaboradores [1990] sobre a boa compreensão da linguagem nos sujeitos com SW). Nos sujeitos com SD praticamente não existem problemas relacionais desta gravidade nas trocas comunicativas (Rondal, 1988a, b).

Bellugi e colaboradores (1990) compararam, mesmo assim, seus adolescentes com

SW e SD do ponto de vista do conhecimento não-verbal. Confirmando observações próprias (1988, 1990) e de Bihrle e colaboradores (1989), descreveram as dificuldades importantes dos sujeitos com SW no domínio do conhecimento espacial. Foi proposto a adolescentes com SW e com SD uma série de provas visoespaciais, nas quais as execuções de ambos foram rudimentares, mas por razões diferentes. Os sujeitos com SW conseguiram resultados particularmente baixos nas tarefas que exigiam a integração no meio de uma estrutura (p. ex., o desenho de um objeto complexo como uma bicicleta). Os desenhos dos sujeitos com SD eram igualmente simplificados, mas falhavam, sobretudo, na análise das partes, e não da integração global. Os sujeitos com SW e SD conseguiram resultados uniformemente baixos nas tarefas de cópia de formas geométricas, transformações espaciais e no teste de Orientação Linear de Benton. Apesar de suas execuções pobres no domínio espacial, os sujeitos com SW (mas não os sujeitos com SD) demonstraram uma assombrosa capacidade de reconhecer e discriminar rostos não-familiares em condição de transformação espacial (teste de Reconhecimento facial de Benton). Seus resultados correspondiam a um nível de desenvolvimento de 13 anos (praticamente o nível de execução dos adultos normais).

Bellugi e colaboradores (1990) submeteram seus sujeitos com SW e SD a um exame neurológico. Os adolescentes com SW apresentam hipotonia generalizada, tremores, dificuldades de equilíbrio e anomalias motoras; tudo isto, em conjunto, sugere uma importante disfunção cerebelar. Os adolescentes com SD apresentam uma hipotonia mínima, poucos sinais cerebelares claros e melhores funções motoras.

Os trabalhos mencionados anteriormente mostram uma organização psicológica e, provavelmente, neurológica diferente nos sujeitos com SW e com SD em uma mesma IC e idêntico QI. É conveniente, no entanto, propor o problema da homogeneidade da SW. Bellugi e colaboradores postulam em favor desta homogeneidade. No entanto, existem várias pesquisas que mostram importantes variações dentro da SW, particularmente no que diz respeito às funções lingüísticas. Por exemplo, Kelley (1990) apontou o caso de um menino com SW, de 4 anos e 8 meses, que apresentava um nível léxico estimado equivalente ao de 3 anos e 10 meses, um nível de desenvolvimento léxico expressivo de 3 anos e 8 meses, um nível de 2 anos e 8 meses na prova de compreensão verbal das *Reynell Developmental Language Scales* e um nível de desenvolvimento inferior aos 3 anos e 7 meses, segundo os diferentes subtestes do ITPA. O comprimento médio dos enunciados (LMPV ou MLU) era de 2,75 (estágio de desenvolvimento III; alcançado na criança normal entre os 24 e os 41 meses). Essas observações foram inferiores ao que se esperaria de sua IC. Arnold e colaboradores (1985) revelaram diferenças da mesma ordem entre IC e nível de desenvolvimento lingüístico em outras crianças portadoras da SW. Por exemplo, nas *Reynell Developmental Language Scales*, três sujeitos com SW em um grupo de 20, de 7 a 12 anos de IC, superaram o nível máximo do teste situado nos 7 anos, enquanto a execução lingüística dos outros 17 sujeitos com SW se situava entre os 3 e os 7 anos (idade média de linguagem expressiva, 5 anos e 9 meses; idade média de compreensão verbal, 5 anos e 5 meses). Thal e colaboradores (1989) estudaram a linguagem de duas meninas portadoras de SW (Becky, IC de 5 anos e 6 meses; Rachel, IC de 23 meses, no momento do estudo). As duas meninas tinham um LMPV de 1,00, conheciam e utilizavam algumas dezenas de palavras. Rachel parecia apresentar um desenvolvimento da linguagem idêntico ao das crianças normais, enquanto Becky, ao contrário, estava muito atrasada. Este estudo colocou em evidência a variabilidade que pode ser observada na SW. Um problema importante no que diz respeito a esta síndrome consiste em estabelecer, com maior precisão, em que medida as características psicológicas e, especialmente, psicolingüísticas invocadas por Bellugi e colaboradores (1990) são representativas do sujeito com SW e especificar, portanto, a margem de variação interindividual na síndrome. Apesar desta reserva, os sujeitos portadores da SW (ao menos alguns deles) parecem apresentar um perfil lingüístico particular.

Síndrome do cromossoma X frágil

A SXF, objeto também de numerosas pesquisas nos últimos anos, permite estudar de maneira relativamente direta a relação entre patologia genética molecular e sintomatologia psicopatológica. Os indivíduos que sofrem de SXF apresentam uma mutação (nula) no gene *FMR-1* (na posição 27 do cromossoma X), pela qual os níveis protéicos do DNA são reduzidos de maneira importante (Hagerman, 1992). Nestes pontos se encontra uma repetição anormal das seqüências de trinucleotídeos.

Muitos casos de SXF permanecem ainda não-identificados, o que dificulta estabelecer a incidência exata desta síndrome. Oitenta por cento dos sujeitos masculinos afetados sofrem um retardo mental moderado ou profundo; os outros têm uma inteligência normal (Miezejeski et al., 1986). Estes últimos são denominados "não-penetrantes" e transmitem necessariamente o cromossoma X afetado para suas filhas, que se transformam em portadoras (Dykens et al., 1994). Cerca de um terço das mulheres portadoras estão afetadas de uma variante da SXF que se manifesta com dificuldades de aprendizagem. Uma parte dessas mulheres apresenta retardo mental leve ou moderado. As outras portadoras não são afetadas, mas podem transmitir o problema genético para seus filhos.

Einfeld (1993) resumiu um pequeno número de estudos sobre o funcionamento cognitivo das pessoas portadoras da SXF. Não existe um acordo generalizado sobre um perfil cognitivo exato, fora a eventualidade do retardo mental. Os autores informam sobre dificuldades de memória verbal e visual, déficit de atenção, hiperatividade e tendência à impulsividade, especialmente nos sujeitos masculinos. O trabalho de Hodapp e colaboradores (1992) merece uma atenção especial. Estes autores aplicaram o teste de Kaufman e Kaufman a um grupo de sujeitos masculinos com SXF, a um grupo com SD e a um terceiro com retardo mental de etiologia desconhecida. Os sujeitos dos três grupos apresentavam as mesmas ICs (9 anos) e as mesmas IMs (4 anos e meio). O teste em questão permite analisar o estilo de tratamento da informação nas provas cognitivas. Analisa este funcionamento segundo duas dimensões, o tratamento seqüencial da informação (com um forte componente temporal) e o tratamento simultâneo (que implica a síntese de elementos separados). Os três grupos de sujeitos com retardo mental apresentaram um tratamento seqüencial da informação relativamente rudimentar. O retardo mental diminui o nível de eficiência quanto ao tratamento da informação. No entanto, aparecia também um efeito específico da etiologia. A debilidade do tratamento seqüencial é mais pronunciada no grupo com SXF, e outras características da execução dos sujeitos submetidos ao teste demonstraram também efeitos específicos atribuíveis à etiologia do retardo mental (p. ex., no subteste dos movimentos manuais, os resultados dos sujeitos com SD foram nitidamente melhores do que os dos sujeitos com retardo mental de etiologia desconhecida e, mais ainda, do que os dos sujeitos com SXF). Essas indicações confirmaram as apresentadas por Bilovsky e Share (1965) e Pueschel e colaboradores (1987) quanto à capacidade preservada de reprodução correta de seqüências de movimentos manuais nos sujeitos com SD. De um ponto de vista prático (p. ex., intervenção educativa), essas observações sugerem que o emprego de técnicas de simbolização e de expressão gestuais, particularmente manuais, pode ser de utilidade para a educação precoce dos sujeitos com SD, assim como para melhorar a comunicação em alguns destes com dificuldades articulatórias graves.

Lehrke (1974) havia observado que as formas de retardo mental vinculadas ao cromossoma X pareciam estar associadas a dificuldades de fala (entrecortada e perseverativa). Alguns dados (p. ex., Vilkman et al., 1988) confirmaram essa sugestão. Os sujeitos masculinos com SXF apresentam, efetivamente, notáveis dificuldades articulatórias e de controle do ritmo da fala. Hanson e colaboradores (1986) observaram a existência de problemas vocais, disritmia e uma inteligibilidade reduzida da fala. Borghgraef e colaboradores (1987) confirmaram estas observações. Wolf-Schein e colaboradores (1987) compararam um grupo de sujeitos com SXF com outro com SD de um nível de comportamento adaptativo equivalente. Em seu estudo, confirmaram que os sujeitos com SXF falam mais e apresentam mais perseveraçoes verbais e ecolalias do que os sujeitos com SD. A linguagem pragmática dos primeiros é menos apropriada. Suas respostas não correspondem às perguntas que lhes são apresentadas, inclusive se, via de regra, falam mais do que os sujeitos com SD.

Poucos estudos disponíveis analisaram as capacidades léxicas dos sujeitos com SXF; parece que estas, tanto receptivas como expressivas, estão bem-desenvolvidas nos sujeitos de sexo masculino (Paul et al., 1984).

Do ponto de vista sintático, existem alguns estudos que fazem referência aos déficits nos sujeitos masculinos portadores da SXF (Fryns et al., 1984; Paul et al., 1984). Sudhalter e colaboradores (1991) observaram que o comprimento médio dos enunciados (MLU) e a sintaxe produtiva dos sujeitos masculinos com SXF correspondem aos de sua idade mental. Os comportamentos lingüísticos desses sujeitos parecem encontrar problemas no nível pragmático, tal como demonstra um estudo de Sudhalter e colaboradores (1990). Estes autores analisaram os enunciados conversacionais de 12 sujeitos adolescentes e jovens adultos do sexo masculino com SXF, de 9 sujeitos masculinos com SD e de 12 sujeitos masculinos diagnosticados como autistas, todos com IC, idade comunicativa e comportamento adaptativo equivalentes. Os sujeitos com SD manifestaram uma produção pragmática e trocas verbais geralmente bem adaptados e pouca linguagem repetitiva. Ao contrário, os sujeitos com SXF apresentaram vários episódios de perseveração verbal, embora menos do que os dos sujeitos autistas, que produziram muitos comportamentos ecolálicos.

Não há dados suficientes sobre a fala e a linguagem dos sujeitos com SXF de sexo feminino. Madison e colaboradores (1986) analisaram os dados procedentes de seis sujeitos com SXF, de sexo feminino, de idades compreendidas entre 6 e 63 anos e chegaram à conclusão de que apresentavam um bom nível de fala, sem problemas articulatórios, e um bom vocabulário expressivo e receptivo. Estes autores observaram, não obstante, uma porcentagem elevada de autocorreções sintagmáticas (até 20%) e presença de numerosas expressões de "enchimento" (*fillers*), assim como de termos particulares utilizados com grande freqüência.

Em *resumo*, os sujeitos com SXF de sexo masculino parecem apresentar um perfil de linguagem particular com repetições e perseverações anormais, impulsividade verbal, menor capacidade de seqüencialização correta das sílabas no nível da fala e, às vezes, dificuldades articulatórias. Os funcionamentos léxico e gramatical parecem relativamente preservados. No entanto, são necessários mais dados antes de considerar como definitivos esses últimos pontos de vista. O leque das variações individuais nesta síndrome é, até hoje, desconhecido.

Outras síndromes

Outras síndromes genéticas que determinam um retardo mental moderado ou severo foram objeto de estudo médico, psicológico, citogenético ou todos eles. Trata-se, essencialmente, da síndrome de Prader-Willi (SPW), da síndrome do miado de gato, da síndrome de Turner, de Klinefelter, de Sotos, de Rett, de Angelman e outras.

Pode-se consultar Rondal e Comblain (1999) para uma caracterização destas síndromes e uma síntese dos dados preliminares que as definem do ponto de vista de seu desenvolvimento e funcionamento lingüístico. A SPW começa a ser um pouco mais conhecida e há mais informações lingüísticas sobre ela (embora ainda preliminares), que permitem considerar, hipoteticamente, uma sistematização.

A SPW é caracterizada por uma hiperfagia crônica (compulsão alimentar extrema), hipotonia congênita e retardo mental de leve a moderado (Dykens et al., 1992). A incidência estimada é de 1 caso para cada 15 a 30 mil nascimentos vivos sendo a mesma para os dois gêneros (Daniel e Gridley, 1998). A etiologia parece implicar, na maioria dos casos, o cromossoma 15, no qual se produz uma destruição do segmento q11-13, de origem paterna.

Os principais problemas lingüísticos que os sujeitos apresentam dizem respeito aos níveis fonatório e articulatório o que tornam a expressão verbal pouco inteligível. Os enunciados e as frases são freqüentemente malformados e incompletos. A compreensão da linguagem é deficiente, especialmente quando se trata de enunciados mais longos e estruturalmente mais complexos. A comunicação pode ser difícil e confusa, uma vez que as regulações pragmáticas habituais não são invariavelmente utilizadas (Klepp et al., 1990).

Conclusão

A *noção de retardo mental* está ficando obsoleta, uma vez que se viu que as diferentes síndromes que o provocam têm um perfil lingüístico (e provavelmente neuropsicológico) especial. É possível que todas as síndromes que conduzem a um retardo mental tenham, cada uma, um perfil lingüístico específico. Essas observações são de grande importância. Em primeiro lugar, é fundamental, do ponto de vista terapêutico, colocar em prática *programas de intervenção e procedimentos paliativos específicos para as diferentes síndromes*, a fim de otimizar a eficácia das intervenções.

Em segundo lugar, convém aumentar as pesquisas comparativas intersindrômicas, dado que este tipo de estudo é indispensável para aprofundar a noção geral de retardo mental, assim como para identificar os aspectos comuns e específicos das diferentes síndromes e definir as relações entre as diversas características anatômicas, fisiológicas e citogenéticas do cérebro bem como para o desenvolvimento e o funcionamento psicológico (especialmente lingüístico) dos sujeitos com retardo mental. Em terceiro lugar, finalmente, os dados revistos neste capítulo mesmo quando preliminares, demonstram a existência de importantes diferenças lingüísticas entre os sujeitos portadores da SD, da SW, da SXF, da SPW e de outras síndromes genéticas, sem dúvida, no nível do desenvolvimento cognitivo equivalente. Esses dados confirmam as indicações dissociativas e modulares cognição-linguagem (ou, mais exatamente, "cognição-certos componentes lingüísticos") evidenciadas em outros estudos (ver Rondal, 1994a, b, para as revisões e comentários correspondentes).

Especificidade intersindrômica

Às vezes nos questionamos sobre a existência de características orgânicas, mentais ou comportamentais próprias dos sujeitos afetados pela SD, pela SW ou por outras síndromes que determinam um retardo mental moderado ou profundo.

Formulada desse modo, a questão se torna ambígua. Se considerarmos as palavras *próprio, particular* ou *específico* em um sentido estrito, estamos nos perguntando, de fato, se certos sintomas ou características da SD, da SW ou de outras síndromes acompanhados de retardo mental são *patognomônicos*, isto é, se existem em uma entidade patológica com exclusão das demais. A resposta a essa pergunta é "não". Nenhuma característica lingüística ou cognitiva da SD, da SW, da SXF ou de outras síndromes genéticas, *considerada separadamente*, existe em uma única síndrome com exclusão de todas as outras. No nível comportamental, no entanto, existem algumas indicações que parecem ser específicas (ou quase específicas) de algumas síndromes genéticas que comportam retardo mental. É o caso da hiperfagia na SPW e da automutilação (extrema) na síndrome de Lesch-Nyan e, em menor medida, na síndrome do miado de gato (Shprintzen, 1997). Possuímos indicadores claros de que existem sintomas patognomônicos da SD, da SW ou de outras entidades sindrômicas do retardo mental referentes às bases biológicas das funções cognitivas, das patologias cerebrais, etc.? Não acreditamos que esse seja o caso (ver as contribuições psicobiológicas nas obras sintéticas dirigidas por Perera, 1995; Rondal et al., 1996, 1999).

O que acontece com a etiologia das trissomias 13, 18, 21 e outras patologias genéticas? Por definição, essas etiologias são específicas, no sentido estrito da palavra. No entanto, não se pode dizer a mesma coisa dos mecanismos implicados. Por exemplo, a não-disjunção antes da singamia ou durante a primeira divisão celular, fenômeno responsável por cerca de 98% dos casos de SD, é encontrada também nas trissomias 13 e 18, assim como em outras aberrações genéticas. O mesmo acontece, *mutatis mutandis*, com outros mecanismos patológicos como a deleção cromossômica parcial. Parece que a busca de sintomas estritamente patognomônicos da SD ou de outras entidades responsáveis pelo retardo mental, em qualquer nível de organização ou de funcionamento do organismo, é pouco promissora.

Isso significa que não existe nenhuma especificidade sindrômica no campo do retardo mental? Segundo nossa opinião, a resposta a essa pergunta também é negativa. Acreditamos (cf. Rondal, 1995b) que existe uma especificidade, no sentido estrito do termo, nas síndromes em questão, *não no nível de sintomas isolados, mas em um nível mais integrador ou "sistêmico"*. Em várias síndromes que determinam um retardo mental moderado ou profundo (pode ser que em todas as síndromes), existe um "sistema", uma organização particular de sintomas que justifica a hipótese específica e impõe a disposição de meios terapêuticos, educativos e sociais particulares adaptados às características próprias das pessoas portadoras de cada uma dessas síndromes.

Para ilustrar esse tipo de especificidade, a Tabela 3.4 resume, esquematicamente, a informação disponível sobre a organização lingüística dos sujeitos com SD, SW, SXF e SPW. Até hoje, nenhuma outra síndrome foi suficientemente estudada para permitir este tipo de formalização.

A sistematização proposta na Tabela 3.4 é suficiente para observar até que ponto os perfis lingüísticos dos sujeitos com SD, SW, SXF e SPW são diferentes. No caso da SD, os aspectos semânticos e pragmáticos da linguagem se encontram relativamente preservados, enquanto aparecem problemas importantes no nível fonético-fonológico, morfossintático e discursivo. Nos sujeitos com SW, os principais problemas dizem respeito à pragmática. Nos sujeitos com SXF, as capacidades léxicas se encontram freqüentemente preservadas, embora sejam evidentes, ao contrário, as dificuldades no nível da realização da fala.

Heterogeneidade neurológica

É, sem dúvida, prematuro tentar explicar as diferenças constatadas. No entanto, permitimo-nos, pesquisar de maneira razoável. Uma possibilidade séria é que as variações

Tabela 3.4   Quatro perfis sindrômicos lingüísticos

Componentes lingüísticos	Síndromes			
	Down	Williams	X frágil	Prader-Willi
Fonético-fonológico	--	++	--	--
Léxico	-	+	+	-
Morfossintaxe	--	+ (compreensão)	-	-
Pragmática	+	--	--	-
Organização discursiva	--	+	-	?

+(+): ponto forte; –(-): ponto fraco;?: dados disponíveis insuficientes.

lingüísticas sejam principalmente o produto de diferenças neuropsicológicas vinculadas especialmente com:

1. o cronograma do desenvolvimento neuronal;
2. o cronograma dos "ataques" contra diversos pontos do cérebro (ou do cerebelo) nos períodos neonatal e pré-natal e os prejuízos anatomofisiológicos que resultam deles, segundo os fatores patológicos associados com cada síndrome.

Ainda é preciso investigar muito sobre este assunto para poder precisar as indicações, apontadas aqui, como causais.

Deve-se fazer referência às sugestões de Bellugi e colaboradores (1990), segundo as quais os sujeitos portadores da SW estariam comportamentalmente próximos dos sujeitos adultos sem retardo mental, mas com uma lesão no hemisfério cerebral direito, enquanto os sujeitos portadores da SD se aproximariam mais dos quadros sintomatológicos apresentados pelos adultos sem retardo mental, mas com uma lesão no hemisfério cerebral esquerdo. Jernigan e colaboradores (1993) observaram que as estruturas corticais frontais e temporais se encontram relativamente preservadas na SW, o que poderia estar relacionado às boas execuções lingüísticas no plano formal desses sujeitos, enquanto os gânglios da base do cérebro e as estruturas diencefálicas estão mais preservadas na SD. Bellugi e colaboradores (1990) e Wang e colaboradores (1992) estabeleceram os perfis neuroanatômicos dos sujeitos portadores da SW e dos sujeitos portadores da SD a partir, especialmente, de técnicas de ressonância magnética cerebral. Estes autores observaram uma redução do volume cerebral e uma mielinização deficiente em ambas as síndromes. No entanto, a morfologia cerebral global nos sujeitos com uma ou outra síndrome é diferente. O cérebro dos sujeitos com SD apresenta um grau importante de hipofrontalidade, com redução das projeções calosas no nível frontal. Os autores relacionam esta dismorfologia frontal dos sujeitos com SD com os déficits nas tarefas que exigem uma grande flexibilidade mental, assim como a redução das tendências perseverativas e da fluência verbal. Os sujeitos com SW, ao contrário, têm uma morfologia frontal mais próxima do normal, porém apresentam redução da amplitude posterior do cérebro, assim como uma extensão excessiva na distância cerebral ântero-posterior. Bellugi e colaboradores sugerem que essas características anatômicas estão vinculadas às importantes dificuldades visoespaciais dos sujeitos com SW.

Finalmente, segundo Galaburda e colaboradores (1994), várias características da arquitetura cortical dos sujeitos com SW (especialmente a densidade celular aumentada, a disposição horizontal dos neurônios e a mielinização reduzida das fibras nervosas, a imaturidade do desenvolvimento vascular) sugerem que seu desenvolvimento neuronal é interrompido, em algum momento, entre o final do segundo trimestre do primeiro ano e o segundo ano de vida. A hipótese de um caráter incompleto do desenvolvimento neuronal é corroborada pelo número excessivo de neurônios subcorticais que mostram a anormalidade das migrações neuronais durante o desenvolvimento pré-natal, assim como pela disposição desordenada das capas corticais de neurônios. O período estimado no qual se detém (ou no qual sofre uma importante lentificação) o desenvolvimento neuronal cortical na SD é mais precoce (por volta do momento do nascimento, segundo Nadel, 1986). É tentador especular que este período adicional de epigênese cerebral entre os 6 e os 12 meses na SW em comparação com a SD está relacionado com o melhor desenvolvimento posterior da linguagem, particularmente em seus aspectos formais, que os sujeitos com SW experimentam em oposição aos sujeitos com SD. Isto constitui, talvez, uma indicação de que o desenvolvimento neuronal, durante os primeiros seis meses do primeiro ano ou no primeiro ano de vida, afeta de maneira direta as estruturas responsáveis pelo desenvolvimento fonológico e gramatical posterior.

Certamente, encontramo-nos somente nas primeiras análises comparativas, restando ainda muito trabalho por fazer. Pode-se pensar, no entanto, que o estudo em profundidade dos perfis cognitivos e lingüísticos da população portadora da SW, da SD e de outras síndromes genéticas trará uma contribuição decisiva para a explicação das relações entre linguagem, funcionamento cognitivo e suas bases neuroanatômicas.

DIFERENÇAS INTERINDIVIDUAIS

Nosso grupo defende que as capacidades lingüísticas relativas das pessoas com algum retardo mental (em diferentes níveis psicométricos de retardo ou de deficiência mental) são distribuídas segundo uma curva que constitui uma boa aproximação da curva de Gauss-Laplace, denominada normal (e que corresponde à função $y = e - x^2$ ou, como sabemos, ao número incomensurável 2,71828... que serve de base para os logaritmos neperianos). Na linguagem habitual, isso significa que devemos esperar um número estatisticamente importante de sujeitos que apresentem algumas capacidades médias (situadas dentro do intervalo de variação do retardo mental) e um número cada vez menor de sujeitos à medida que nos aproximamos dos dois extremos da curva de distribuição (capacidades fracas e capacidades importantes). No extremo direito da distribuição, situa-se um pequeno número de pessoas que apresentam algumas capacidades lingüísticas muito desenvolvidas (para o habitual dentro do retardo mental) que podem se aproximar, até o ponto de atingir, pelo menos em certos aspectos, os níveis habituais nas pessoas que não tem retardo mental. Alguns casos, às vezes qualificados de excepcionais (excepcionalidade relativa, como acabamos de indicar), apareceram recentemente na literatura especializada.

Seagoe (1965) descreveu o desenvolvimento da linguagem escrita, amplamente superior à média, em um sujeito com trissomia 21 (Paul), cujo QI era aproximadamente 60. Paul trouxe um caderno de notas pessoais entre os 11 e os 43 anos. Seagoe não concretiza qual subcategoria etiológica da SD era a que afetava Paul. O diagnóstico foi realizado pelo médico da família durante os primeiros anos de vida do menino. Paul só começou a caminhar depois dos 2 anos e não falou antes dos 6. Apresentava, além disso, todos os sintomas físicos da SD. Viveu com sua família até os 43 anos. Neste momento, decidiu-se uma internação institucional e morreu com 47 anos. A pedido de seus pais, alguns educadores particulares ensinaram o menino a falar, a ler e a escrever. O estudo de Seagoe se refere exclusivamente à linguagem escrita de Paul. Não contém qualquer informação sobre o nível de linguagem oral do sujeito, salvo que este nível podia ser comparado ao de um menino normal de uns 5 anos. Um exame atento do material escrito produzido por Paul trouxe algumas indicações interessantes sobre suas capacidades gramaticais. Sua educação na linguagem escrita começou aos 6 anos e 9 meses. Foi ensinado a falar de maneira compreensível e, depois, a ler e a escrever.

O ambiente educativo de Paul era excepcional para a época. Estava completamente integrado em sua família e participava em suas atividades, incluídas as numerosas viagens que faziam. Tinha um educador à sua disposição 24 horas por dia. A aprendizagem da fala, da leitura e da escrita partia sempre de seu nível de capacidade e seus progressos eram continuamente recompensados. Com 11 anos, Paul começou a escrever um caderno de notas no qual se referia às suas viagens e continuou fazendo-o até os 43 anos. O artigo de Seagoe contém 10 fragmentos registrados entre os 13 e os 41 anos. As observações que se depreendem de seu estudo mostram um desenvolvimento que avança até à maturidade, alcançada por volta dos 25 anos, seguida de um declive em sua vida, com deterioração marcante a partir dos 41 anos. O aumento e a diminuição da produção verbal, da diversidade do vocabulário, da utilização dos verbos e dos adjetivos e do número de palavras por frase refletem esta evolução. A LMPV varia de 9 a 30, com uma média de 9,75, o que é considerável, inclusive se levarmos em conta o fato de que a linguagem escrita é, geralmente, mais duradoura do que a linguagem oral correspondente (supondo que haja a capacidade necessária para torná-la mais duradoura). São incluídas algumas frases constituídas por orações coordenadas ou subordinadas, e são observados poucos erros gramaticais. O vocabulário é considerável, utilizando palavras que não são comuns em inglês (p. ex., *to confiscate, to contrast*). É possível supor que a capacidade lingüística de Paul estava bem-desenvolvida e próxima da normal, independentemente dos problemas de fala que eventualmente pudesse ter tido.

Outros dados e análises confirmaram a afirmação segundo a qual a gramática pode ser adquirida apesar de uma deficiência cognitiva geral severa. Cromer (1987) citou um estudo realizado por Hadenius e colaboradores (1962) sobre seis crianças hidrocefálicas, nas quais se observava um retardo mental associado a uma excelente capacidade de aprendizagem de palavras, de articulação e de fala, assim como o fato de "não saber muito bem o que estavam dizendo". Esses autores inventaram a expressão *cocktail-party syndrome*[6] para descrever esta condição particular. Outros estudos trazem mais informações adicionais sobre as mesmas características, igualmente agrupadas sob o nome de *chatter-box syndrome*.[7] Swisher e Pinsker (1971) estudaram 11 crianças com espinha bífida e hidrocefalia, com idades compreendidas entre 3 anos e 2 meses e 7 anos e 10 meses. Sua linguagem foi comparada à de um grupo de crianças semelhantes quanto às idades, deficiência física (congênita) e período de internação hospitalar. As crianças hidrocefálicas utilizavam mais palavras e iniciavam mais enunciados do que as crianças que faziam parte do grupo controle. Anderson e Spain (1977) mencionaram um estudo realizado com 145 crianças de 6 anos com espinha bífida. Entre essas, 40% apresentava a característica hiperverbal mencionada nos estudos anteriores, embora a metade delas mostrasse este traço em um grau importante. Estes sujeitos, tipicamente do gênero feminino, tinham QIs rebaixados e apresentavam execuções verbais superiores a suas execuções não-verbais.

Utilizavam uma sintaxe complexa, mas, com freqüência, semanticamente imprópria. Produziam uma proporção importante de frases feitas ou clichês nitidamente superior em relação ao grupo de crianças normais com QI verbal semelhante obtido no Wechsler Preschool and Primary Scale of Intelligence (WIPPSI). Tew (1979) comparou um grupo de crianças com espina bífida que apresentava o *cocktail-party syndrome* com outras crianças com espinha bífida que não apresentavam esta síndrome. As crianças consideradas hiperverbais tinham também QIs mais baixos do que as outras crianças e apresentavam uma produção verbal "fluída" associada a uma compreensão geralmente baixa.

Cromer (1988) mencionou outros estudos com sujeitos hidrocefálicos com retardo mental, crianças e adolescentes, um número significativo dos quais apresentava também a característica de possuir uma linguagem expressiva bastante complexa e uma produção fluída, associados a uma compreensão limitada.

Em 1991, esse mesmo autor fez referência ao seu próprio estudo de DH, uma adolescente com espinha bífida e com uma hidrocefalia controlada, que apresentava também a síndrome denominada *chatter-box*. DH tinha um nível intelectual baixo segundo os testes-padrão de inteligência baseados na leitura e na escrita e não podia manusear corretamente o dinheiro. Já sua fala, ao contrário, estava corretamente articulada e era fluída. Sua linguagem era dotada de significação, com vocabulário amplo e uso apropriado dos principais dispositivos pragmáticos. A linguagem de DH continha formas sintáticas complexas, tais como sintagmas nominais e verbais elaborados, frases condicionais, subordinadas complexas e orações integradas. A julgar pelo extrato de conversação (limitado) proporcionado por Cromer (1991) em seu estudo, a morfologia gramatical utilizada por DH era correta. Do mesmo modo, parecia compreender adequadamente os conteúdos da conversação e ser capaz de controlar e seguir o curso desta dentro das situações de troca dialógica. Isto pareceria indicar, contrariamente ao que se depreende dos estudos anteriores sobre os sujeitos hidrocefálicos com déficit mental, que DH compreendia o conteúdo daquilo

---

[6] N. de R. T.: Souza (2003), refere que o termo "síndrome do freqüentador de coquetel" (Cocktail-party syndrome) é usado pelo fato de as crianças serem amáveis e desinibidas. Características encontradas na SÍNDROME DE WILLIANS.

[7] N. de R. T.: A palavra *chatter* significa: falador, fala rápida e imprecisa. Dessa forma, sujeitos com esta síndrome, apesar do retardo mental, aprendem a falar, porém o fazem de maneira rápida, sem saber exatamente o que estão falando.

que lhe estava sendo dito, assim como as produções de outras pessoas em situação habitual de conversação. Infelizmente, Cromer não traz os resultados de qualquer teste formal de compreensão da linguagem que tivesse sido proposta a DH, o que teria permitido verificar objetivamente a impressão de compreensão que parecia deduzir-se no nível das trocas conversacionais.

Um caso diferente e incomum de hidrocefalia com retardo mental leve a moderado foi descrito por O'Connor e Hermelin (1991) em um sujeito masculino de 28 anos, chamado Christophe. Tinha um QI de execução de 67 e um quociente verbal de 102 na escala WAIS. Essa distorção entre os quocientes intelectuais parciais era devido, em parte, a uma execução muito pobre no subteste dos cubos e no armar objetos, o que demonstrava importantes problemas de cognição espacial. Christophe demonstrava uma capacidade excelente para tradução do inglês para três línguas: francês, alemão e espanhol, nas quais também era capaz de se expressar corretamente (em níveis distintos, conforme a língua). Sua compreensão do vocabulário e das estruturas morfossintáticas das três línguas em questão era, igualmente, satisfatória. Por exemplo, o "quociente intelectual lexical" de Christophe conseguido nas versões inglesa, alemã, francesa e espanhola do PPVT era, respectivamente, de 121, 114, 110 e 89.

Curtiss e colaboradores (Curtiss et al., 1979; Curtiss, e Yamada, 1981; Curtiss et al., 1981; Curtiss, 1981, 1982, 1988, 1989; Yamada, 1981, 1983, 1990) realizaram estudos de linguagem de três sujeitos com retardo mental que eram excepcionais: um menino chamado Antony e dois adolescentes: uma menina, Marta (seu nome real era Laura, tal como indicou Yamada em seu livro [1990]; a partir daqui, seguindo o exemplo de Yamada, a chamaremos também de Laura), e um menino, Rick. Este apresentou uma anoxia grave durante o nascimento. Nos outros casos, a etiologia do retardo mental era desconhecida.

Antony tinha por volta de 6-7 anos no momento do estudo. Seu QI era, aproximadamente, 50. Aos 5 anos e 6 meses de IC, sua IM era de 2 anos e 9 meses. Suas capacidades lógicas seqüenciais (quando se tratava de organizar imagens que representavam acontecimentos familiares) estavam no nível das crianças normais com 2 anos. Sua capacidade de construção hierárquica (prática-construtiva) e suas capacidades classificatórias eram inferiores às equivalentes a um nível de 2 anos. Seu nível de conservação lógica não pôde ser avaliado. Os pais diziam que o início da linguagem aconteceu quando tinha 1 ano, e a produção de frases completas, aos 3 anos, apesar de vários atrasos no desenvolvimento em outros níveis. Curtiss (1988, p.374) descreveu a linguagem de Antony como "... bem-formada no nível fonológico e sintático, assim como estruturalmente rica... completamente elaborada com presença de morfemas ligados inflexionais e derivacionais e morfemas gramaticais livres, incluindo estruturas sintáticas que implicam movimento, integração e complementação". Contrastando com suas notáveis capacidades morfossintáticas, a linguagem de Antony era semanticamente deficiente, continha palavras utilizadas de maneira incorreta. Quando lhe era pedido que definisse essas mesmas palavras, Antony propunha definições erradas e, às vezes, inexatas, o que, em alguns momentos, provocava problemas de comunicação com outras pessoas. Note-se, no entanto, que, como observou Curtiss (1988), nenhum dos erros léxicos cometidos por Antony implicava a violação das regras das classes sintáticas, das regras de subcategorização, dos casos gramaticais ou da ordem das palavras. Todos os erros eram de especificação dos traços semânticos. Os erros que se referiam aos substantivos léxicos eram devido a confusões ou a uma diferenciação definitória inadequada entre palavras pertencentes a um mesmo campo semântico (p. ex., *birthday* no lugar de *cake*; ou *cutting* no lugar de *pasting*). Os erros nas preposições diziam respeito à marcação incorreta da direção, da localização ou da função (p. ex., *to* no lugar de *from*; *in* no lugar de *with*). Os erros nos pronomes se referiam ao gênero ou ao caráter animado (p. ex., *who* no lugar de *what*; *that* no lugar de *he*). Em certas ocasiões, Antony utilizava sua competência gramatical para compensar suas deficiências lexicais, produzindo um novo tipo de erros formados pela criação de nomes a partir de verbos, no caso de palavras que tinham já uma forma nominal derivacional simples (p. ex., *sweeper* no lugar de *broom*; *sewing* no lugar de *spool*). Este tipo de erro revela um conhecimento produtivo da derivação morfológica e das classes sintáticas que a morfologia cria. A linguagem de Antony era igualmente deficiente quanto ao conteúdo. Com freqüência, era incapaz de captar o significado exato de seus próprios enunciados e dos de outras pessoas. No nível pragmático e discursivo, Curtiss (1981, 1982, 1988) observou que Antony dominava uma série de funções pragmáticas e de intenções comunicativas de base (p. ex., o respeito dos turnos na conversação, os pedidos, os comentários, a resposta aos pedidos e às perguntas) e que utilizava meios lingüísticos adequados para tais efeitos. No entanto, sua execução era limitada no que diz respeito à continuidade conversacional, à manutenção dos temas de conversação e não era mais do que moderadamente sensível aos interesses de seus interlocutores. Antony não manifestava mais do que um interesse limitado pela necessidade de ser pertinente e informativo nas conversações (ver as máximas de Grice, 1975).

Rick tinha 15 anos no momento do estudo. Seu QI não aparece no artigo. Sua linguagem era parecida com a de Antony. Tinha capacidades fonológicas, morfológicas e sintáticas bem-desenvolvidas, mas apresentava um nível léxico e semântico fraco. Rick era extremamente social e utilizava amplamente as rotinas sociais e as outras formas de conversação convencionais; no entanto, seus déficits semânticos reduziam muito a eficácia de suas comunicações proposicionais, uma vez que apresentava freqüentemente dificuldades para compreender de forma correta o significado dos enunciados que lhe eram dirigidos. Rick cometia muitos erros envolvendo o significado de suas próprias produções lexicais e proposicionais. As execuções não-lingüísticas de Rick eram parecidas, em linhas gerais, às de Antony. Suas capacidades classificatórias eram equivalentes às de uma criança de 2 ou 3 anos. Quanto às suas seriações, o funcionamento era pré-operatório. Seus desenhos espontâneos e cópia eram pré-representacionais e correspondiam a um nível pré-escolar.

O caso de Laura aparece documentado em várias publicações de Curtiss (p. ex., 1988) e é objeto de uma monografia escrita por Yamada (1990). Laura foi estudada durante vários anos a partir dos 16 anos. Além disso, seus pais ofereceram informações sobre seu desenvolvimento anterior. Aos 14 anos e 9 meses, seu QI global era de 41; seu quociente de execução, de 32, e seu quociente verbal, de 52. Laura apresentava, desde seu nascimento, um atraso em seu desenvolvimento, incluindo os domínios da fala e da linguagem. A partir dos 4 ou 5 anos, contudo, a linguagem foi identificada como seu melhor domínio. De um ponto de vista geral, o perfil lingüístico de Laura era bastante parecido com o de Antony e com o de Rick, com a diferença de que seu vocabulário era mais rico particularmente quanto a quantificadores e advérbios. O nível de Laura no PPVT foi de 6 anos e 1 mês. No entanto, apesar de seu vocabulário mais amplo, Laura apresentava deficiências semânticas semelhantes às de Antony e Rick. Pode-se fazer a mesma observação no que se refere a suas organizações pragmática e discursiva. Apesar disso, sua linguagem era fonologicamente correta, completamente desenvolvida no plano morfológico e continha estruturas sintáticas complexas bem-formadas. Por exemplo, Laura utilizava orações passivas completas e segmentadas, frases com orações coordenadas e subordinadas, incorporações múltiplas, complementos formados por infinitivos e por formas de particípio. Era também capaz de utilizar enunciados elípticos, o que confirma o caráter avançado de suas capacidades produtivas.

Receptivamente, no entanto, a situação era completamente outra. Além das dificuldades semânticas, Laura apresentava verdadeiras dificuldades gramaticais em nível de compreensão. Foi aplicado o *Compreensive language evaluation*, de Curtiss-Yamada (CYCLE, 1992). A execução receptiva de Laura avaliada mediante este teste, que se refere especialmente à bateria de sintaxe, foi fraca situando-se no mesmo nível ou abaixo do das crianças de 2 anos para a maior parte dos subtestes, incluído os que avaliam a ordem das palavras nas frases ativas e passivas, a resposta a perguntas sobre o sujeito e o objeto gramatical, as provas sobre as orações relativas, etc. Em sua língua espontânea, produzia muitas estruturas das quais o teste apontava somente uma compreensão limitada. No contexto conversacional, era capaz de compreender algumas estruturas sintáticas, mas fracassava nos testes formais correspondentes.

É claro que na conversação corrente, a disponibilidade dos índices semânticos e extralingüísticos supõe uma ajuda considerável para a compreensão. Yamada (1990) observou que a menina tentava reduzir o grau de dificuldade conceitual dos testes gramaticais de diversas maneiras, mas que, de qualquer modo, conseguia resultados rudimentares na compreensão. Yamada concluiu: "Parece claro que sua produção supera em muito sua compreensão, o que explica, ao menos em parte, o caráter desprovido de sentido de muitas de suas produções" (p.144, nota 2). Aplicou-se também o *Token Test* (De Renzi e Vignolo, 1962), que avalia a capacidade de compreender frases de complexidade sintática variada. Os resultados obtidos foram baixos, sendo sua pontuação de 17 sobre um total de 39; inferior, portanto, à pontuação média obtida por crianças de 3 anos e 6 meses (que era de 19,55).

Do mesmo modo, a compreensão que Laura tinha dos morfemas gramaticais era reduzida. No teste CYCLE, na bateria relativa à morfologia gramatical, a menina demonstrava domínio somente sobre dois morfemas gramaticais (o marcador temporal-aspectual *-ing* e o comparativo *-er*). Esses resultados indicaram que seu conhecimento receptivo das formas gramaticais era reduzido. De novo, era notável constatar que Laura utilizava voluntária e corretamente algumas destas mesmas formas em sua linguagem espontânea. Além disso, podia detectar e corrigir erros morfológicos e sintáticos de superfície nas tarefas de imitação, demonstrando, assim, uma capacidade, ao menos mínima, de julgar a correção das formas gramaticais que não podia compreender (ou pelo menos não completamente). Por exemplo, quando lhe era apresentada a frase seguinte, que é agramatical em inglês, *Her wear his shirt*, Laura a transformava rapidamente em uma forma correta correspondente. No entanto, dava somente 20% de respostas corretas na parte do CYCLE de compreensão morfológica que se refere à marcação da terceira pessoa do singular nos verbos.

Como Antony e Rick, Laura apresentava dissociações importantes entre capacidades gramaticais e conhecimentos gerais. Não tinha noção numérica e não podia sequer contar objetos concretos. Suas capacidades de cópia e de desenho estavam em um nível pré-escolar. O raciocínio lógico (avaliado mediante provas piagetianas de seriação, classificação e conservação) era pré-operatório. Era incapaz de organizar desenhos de acordo com uma seqüência lógica, e finalmente, sua capacidade de construção hierárquica (prática) era de um nível estimado equivalente ao de 2 anos.

O caso mais surpreendente, no entanto, é o que foi apresentado em um estudo realizado nos arredores de Liège (Rondal, 1994a, b; 1995a). Tratava-se de uma mulher adulta com trissomia 21 (trissomia-padrão genótipo 47, XX + cromossoma 21 livre), que se chamava Françoise. Esta mulher foi estudada nos aspectos psicolingüístico, neurolingüístico e cognitivo durante cerca de quatro anos, sendo analisada tanto sua linguagem receptiva como expressiva e seus conhecimentos metalingüísticos. Foi submetida a um grande número de provas para avaliar suas aptidões intelectuais não-verbais, capacidades perceptivas, memória de curto e longo prazo, etc. Seu nível intelectual era pré-operatório, princípios de operatório. Sua idade mental não-verbal era de 5 anos e 8 meses (Epreuves Différentielles d'Efficience Intellectuelle [EDEI]; Perron-Borelli e Mises, 1974). Seu QI verbal era de 71 (WAIS), e o QI de execução, 60 (sendo 64 o QI global).

De acordo com as análises, o funcionamento fonético e fonológico de Françoise era normal e o mesmo acontecia, praticamente, com seu funcionamento gramatical. Seu funcionamento expressivo no nível de frase e de parágrafo era notável e parecia estar de acordo com as especificações de uma gramática descritiva como a *Functional grammar*, de Halliday (1985), adaptada para as características particulares do francês segundo as indicações da gramática normativa (*Larousse du XXe Siècle* [1936]) e da *Grammaire transformationnelle*, de Dubois e Dubois-Charlier (1970). O funcionamento gramatical receptivo de Françoise, estabelecido por meio de diversas provas psicolingüísticas (sobre a compreensão das frases declarativas ativas e passivas, as relativas, as temporais e as subordinadas de causa e de conseqüência, a captação da co-referência no caso das anáforas pronominais, etc.), era também igualmente, ou ainda mais, notável. Já em relação aos aspectos léxicos, demonstrava um nível expressivo e receptivo longe de ser desprezível, mas inferior ao da média das pessoas. O funcionamento léxico e semântico de Françoise era, em conjunto, comensurável com seu nível de desenvolvimento intelectual. No que diz respeito à organização pragmática, as regulações de base estavam presentes. Dava mostras, contudo, de dificuldades notáveis na manutenção da coesão textual. Seus conhecimentos metalingüísticos eram limitados; referiam-se, do ponto de vista fonológico, a uma consciência da unidade silábica (mas não fonêmica). O funcionamento metalexical (p. ex., definição de palavras) era pobre. Metagramaticalmente (juízo da gramaticalidade e análise gramatical), Françoise se situava em um nível de desenvolvimento de uma idade aproximada dos 7 anos. Acontecia a mesma coisa do ponto de vista metasemântico (juízos de aceitabilidade semântica sobre as regras de seleção léxica). O leitor interessado pode consultar a obra de 1995, dedicada totalmente à analise do caso de Françoise, para a exposição completa dos dados e dos comentários teóricos a respeito.

Os dados empíricos resumidos nas seções anteriores demonstram a amplitude das variações existentes no retardo mental quanto a capacidades dos sujeitos afetados. Alguns indivíduos apresentam capacidades próximas à normalidade, em relação a alguns aspectos do sistema lingüístico. Os mais favorecidos nos casos descritos até hoje são os mais formais, isto é, a fonologia e a morfossintaxe. Este tipo de observação, junto com outras na literatura neurolingüística que não seria pertinente recordar aqui (ver Rondal e Edwards, 1997, para uma síntese), contribui para formar a idéia de que a organização lingüística é constituída a partir de componentes amplamente autônomos e dissociáveis patologicamente (ver Rondal, 1994a, b, para aprofundar o tema), mas integrados no funcionamento normal.

Do mesmo modo, o caso de Françoise, como os outros casos de excepcionalidade publicados na literatura especializada, demonstra que a organização fonológica e gramatical da linguagem não está em relação estreita com o desenvolvimento cognitivo geral (ou desenvolvimento operatório). Estes casos invalidam, portanto, qualquer teoria que pretenda explicar o desenvolvimento fonológico ou gramatical em termos de uma generalização de princípios cognitivos (p. ex., Ingram, 1976, para o desenvolvimento fonológico; Piaget, 1979; Sinclair, 1971; Langacker, 1987, para o desenvolvimento gramatical). O que fica invalidado não é a indicação segundo a qual os aspectos de conteúdo da linguagem, como as aquisições semânticas, léxicas e pragmáticas, estão em relação estreita com os conhecimentos gerais e o desenvolvimento cognitivo. As observações que confirmam esta indicação são, ao contrário, numerosas, uma vez que se trata de algo esperado. O que deve ser considerado invalidado é a indicação segundo a qual o desenvolvimento da gramática dependeria, completamente ou de maneira primordial, do desenvolvimento cognitivo. Isto não é certo, absolutamente. Parece que o desenvolvimento lingüístico, em seus componentes fonológico e morfossintático, se completa, ao menos em parte, de maneira intrínseca. Isso não significa que os mecanismos cognitivos especializados, como a memória de trabalho, por exemplo (ver especialmente, Baddeley, 1990), não possam desempenhar um papel importante no funcionamento lingüístico e, inclusive, em seus aspectos fonológicos e gramaticais. Essa perspectiva é, atualmente, objeto de muitas pesquisas. No entanto, não implica mais do que a retenção e a mobilização nos espaços mentais de trabalho das informações e dos conhecimentos disponíveis. Estas estruturas são, portanto, incapazes de produzir os conhecimentos específicos das operações lingüísticas, que devem ser criadas em outra parte.

A variabilidade lingüística exemplificada e os casos de sujeitos com retardo mental com capacidades lingüísticas excepcionais exigem, evidentemente, uma explicação. Nosso grupo se dedicou a essa difícil tarefa, e um pouco arriscada, em uma publicação recente (Rondal, 1998), e por isso não é interessante retomar os detalhes desse estudo nesta obra. Diremos, no entanto que nenhum fator educativo particular parece ser o responsável pelos níveis de excepcionalidade lingüística observados. Uma boa intervenção educativa é, certamente, uma condição necessária para um bom desenvolvimento lingüístico, mas não é suficiente para justificar a diferença entre os casos incomuns e os casos típicos. Acontece o mesmo com a dominância do HC. Uma lateralização hemisférica homogênea esquerda foi descoberta nos diferentes sujeitos excepcionais estudados deste ponto de vista. No entanto, como observamos na primeira parte deste capítulo, também encontramos em outros sujeitos com retardo mental cuja capacidade lingüística-padrão era equivalente a um retardo mental moderado ou severo. Uma dominância do HC esquerdo para as funções lingüísticas pode constituir uma condição necessária para um funcionamento lingüístico de bom nível, mas não pode, de acordo com toda evidência, tratar-se de uma condição suficiente. O funcionamento cognitivo geral (expresso através de valores como a IM, o QI, eficiência intelectual ou nível operatório considerado na tradição piagetiana) não pode explicar as capacidades lingüísticas dos sujeitos com retardo mental qualificados como excepcionais. No entanto, estes sujeitos excepcionais não se diferenciam, segundo este ponto de vista, dos sujeitos típicos com retardo mental. Finalmente, é possível que a maior amplitude e o funcionamento mais aprimorado da memória de trabalho, descobertos nos sujeitos excepcionais estudados em relação aos sujeitos típicos com retardo mental, contribuam para o melhor desenvolvimento lingüístico dos primeiros. Entretanto, pode-se demonstrar (Rondal, 1995a, 1998) que a facilitação assim induzida no funcionamento lingüístico é muito limitada e não explica, na melhor das hipóteses, mais do que uma pequena parte da variabilidade observada.

Qual é, então, a procedência das diferenças lingüísticas objetivadas nos estudos, resumidos anteriormente, entre sujeitos com retardos mentais excepcionais e padrão? Acreditamos que sua origem está em uma importante variação entre esses sujeitos no nível das estruturas cerebrais implicadas no funcionamento lingüístico, particularmente as que dizem respeito ao tratamento dos aspectos mais formais da linguagem. Parece-nos muito provável, e logicamente necessário, que as macroestruturas cerebrais dedicadas aos aspectos fonológicos e morfossintáticos, que implicam, em linhas gerais, os setores perisilvianos anterior e posterior do HC esquerdo (na maioria das pessoas normais; Damasio e Damasio, 1989, 1992), estejam amplamente preservadas nos sujeitos com retardo mental com capacidade lingüística excepcional, enquanto devem estar subdesenvolvidas, e talvez prejudicadas, nos sujeitos com retardo mental e com capacidade lingüística padrão.

Mas, de onde provêm, então, as diferenças na arquitetura cerebral dos sujeitos com retardo mental? Segundo nossa opinião, do estágio genético. Admite-se, em genética (Phelps, 1998), que à parte os mecanismos mendelianos que implicam somente um par de genes, a transmissão hereditária poligênica faz intervir vários genes, às vezes um número considerável, que são suscetíveis de interagir entre eles, o que pode modificar notavelmente sua expressão fenotípica e dessa forma a extensão da patologia induzida. As principais fontes de variação genética nas transmissões de traços poligênicos são quatro:

1. Um gene isolado ou vários genes podem ter uma penetrabilidade (intrínseca) variável. Esta se define como a proporção de indivíduos que possuem o gene ou genes em questão e que apresentam o problema considerado.

2. Um gene isolado ou um grupo de genes podem apresentar uma expressividade variável segundo as influências procedentes dos genes vizinhos ou, até, de outros genes situados em outros cromossomas ou pelo efeito de fatores ambientais.

3. Um mesmo gene pode existir em várias versões ligeiramente diferentes (alelismo), o qual pode produzir fenótipos diversificados.

4. A expressividade de um gene ou de um grupo de genes pode variar segundo sua origem paterna ou materna (efeito chamado de impregnação).

A pesquisa genética sobre a SD permitiu progredir na identificação dos genes que figuram no cromossoma 21. Korenberg e colaboradores (1994) sugeriram que a SD é uma "síndrome de genes contíguos", o que implica que os traços fenotípicos são da superexpressão e das interações que intervêm no nível de subconjuntos entre os 1.000 e 1.700 genes localizados no cromossoma 21 (particularmente as regiões p11.2 à p22.3). Uma sugestão desse tipo é compatível com a diversidade de fenótipos observados na SD. É provável que, a partir daqui, possa existir uma importante variabilidade interindividual quanto à arquitetura cerebral das zonas lingüísticas específicas bem como, com outras zonas cerebrais não-pertinentes neste artigo, como conseqüência da variabilidade genética existente nos sujeitos portadores da SD e, do mesmo modo, *mutatis mutandis*, nas outras síndromes genéticas que determinam um retardo mental moderado ou severo.

A perspectiva explicativa cérebro-gene esboçada aqui para o caso da excepcionalidade lingüística, em alguns sujeitos com retardo mental, coincide exatamente com as considerações neurogenéticas desenvolvidas anteriormente em relação a variabilidade sindrômica no retardo mental.

As indicações anteriores confirmam o interesse que se deve dedicar sistematicamente aos setores da genética molecular, da neurologia e das ciências da linguagem para seu benefício mútuo, com a certeza de esclarecer, de maneira pertinente, as causas das dificuldades lingüísticas nas disfasias genéticas. Como observou Shprintzen (1997), o campo dos problemas da linguagem e da comunicação permaneceu muito tempo (e ainda se encontra em grande parte situado) fora da ciência genética, que, como se sabe, progrediu enormemente nas últimas décadas. Mesmo assim, os cientistas que trabalham no setor da genética sabem habitualmente tão pouco sobre a linguagem como os lingüistas, psicolingüistas e os especialistas dos problemas da linguagem sobre genética molecular. É chegado o momento de esta ignorância recíproca ser substituída por uma colaboração eficaz entre os protagonistas de ambos os setores.

PRINCÍPIOS DA INTERVENÇÃO LINGÜÍSTICA

Segundo nosso ponto de vista, a intervenção lingüística dirigida às pessoas com retardo mental deve ser organizada para responder aos princípios gerais resumidos na Figura 3.1 e que explicamos brevemente a seguir.

O caráter fundamentalmente normal do desenvolvimento lingüístico nos retardos mentais (no sentido em que este desenvolvimento, consideravelmente lento e geralmente incompleto, procede, segundo as mesmas etapas, seqüências e mecanismos que nas pessoas normais) proporciona, por sua vez,

```
┌─────────────────────────────────────────────────────────┐
│ Perspectivas de desenvolvimento e de abrangência⁸ de vida│
│  ┌───────────────────────────────────────────────────┐  │
│  │ Composição (componencialidade) lingüística        │  │
│  │  ┌─────────────────────────────────────────────┐  │  │
│  │  │ Variabilidade sindrômica                    │  │  │
│  │  │  ┌───────────────────────────────────────┐  │  │  │
│  │  │  │ Variabilidade individual              │  │  │  │
│  │  │  └───────────────────────────────────────┘  │  │  │
│  │  └─────────────────────────────────────────────┘  │  │
│  └───────────────────────────────────────────────────┘  │
└─────────────────────────────────────────────────────────┘
```

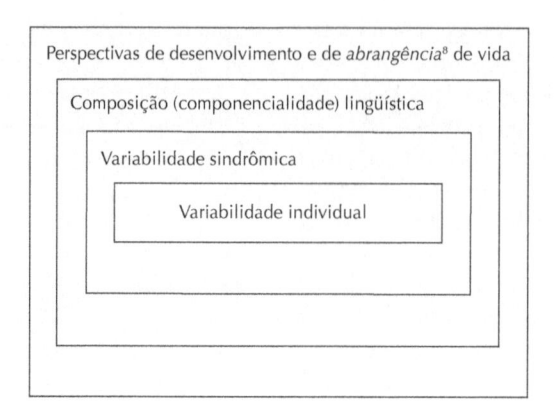

Figura 3.1 Modelos de produção da linguagem oral.

o caminho e os objetivos da intervenção. Trata-se de reduzir, o máximo possível, os atrasos registrados habitualmente e de empurrar, por assim dizer, a pessoa com retardo mental tão longe quanto puder em sua marcha para o desenvolvimento. Os melhores resultados são obtidos quando a intervenção é iniciada o mais precocemente possível, com certa intensidade e preparando as aquisições lingüísticas para um trabalho sistemático no nível pré-lingüístico (Rondal, 1998). É conveniente que as atividades reeducativas lingüísticas correspondam de forma adequada e ajustada à idade da pessoa com retardo mental ou, mais exatamente, ao seu nível de desenvolvimento.

Sem perder de vista a integração funcional dos diferentes componentes do sistema lingüístico, é importante, para conseguir eficiência, que sejam trabalhados separadamente os componentes articulatório (assim como, a discriminação auditiva), lexical, morfossintático, pragmático e discursivo. Recordaremos dois pontos sobre este último ponto de vista. Em primeiro lugar, existem períodos sensíveis para o desenvolvimento articulatório e gramatical, como indicamos ao longo deste capítulo. Os períodos devem, ser cuidadosamente levados em conta, uma vez que, de maneira diversa, a relação entre inversão educativa e resultados aparentes se tornará cada vez menos favorável à medida que nos separemos no tempo do período sensível em questão. Em segundo lugar, o restante dos componentes lingüísticos (semântico, pragmático e discursivo) não se encontram submetidos a essas periodicidades. Isso não significa, contudo, que devamos adiar inutilmente o trabalho educativo que lhes diz respeito até mais tarde, mas que se pode intervir até durante a idade adulta nessas matérias lingüísticas em especial (embora consideremos que poucos profissionais o sabem ou o colocam em prática).

Neste capítulo, insistimos nas diferenças existentes entre o desenvolvimento e o funcionamento lingüístico das diversas síndromes genéticas que provocam um retardo mental. A partir disto, é importante que a intervenção lingüística dirigida às pessoas com retardo mental se realize levando em consideração a especificidade sindrômica e adaptando os objetivos reeducativos e os procedimentos utilizados para o que se conhece do perfil lingüístico típico dessas pessoas, segundo a síndrome que apresentam. Uma prática reeducativa rígida e estritamente idêntica para as diferentes síndromes não tem qualquer justificativa, devido aos dados (inclusive limitados) dos quais se pode dispor atualmente. Podemos dizer, sem risco de nos equivocar, que estamos somente no princípio de um caminho bastante longo no que diz respeito à especificidade sindrômica (considerando que existem várias centenas

---

[8] N. de R. T.: No original *empan*.

de síndromes genéticas que levam a um retardo mental).

Finalmente, é vital, em matéria de intervenção lingüística, levar em consideração as importantes diferenças interindividuais existentes dentro das diversas síndromes genéticas com retardo mental. Os potenciais de desenvolvimento lingüístico variam de uma criança para outra e não há nenhum meio de saber, antecipadamente, como uma criança com retardo mental vai se desenvolver, do ponto de vista lingüístico. É preciso adotar uma organização educativa e reeducativa aberta e flexível, sensível aos progressos feitos pela pessoa com retardo mental, e que siga o ritmo dos progressos adquiridos. É importante informar aos pais e educadores sobre as potencialidades individuais das crianças com retardo mental, tal como as modificações ao longo da intervenção, de maneira que possam adaptar suas práticas respectivas e suas expectativas às capacidades reais destas crianças, adolescentes e jovens adultos. Na Tabela 3.5 detalhamos os princípios gerais da intervenção lingüística, cujos passos já esclarecemos em outras publicações (Rondal, 1996). Trata-se de um modelo que segue a cronologia do desenvolvimento lingüístico e que convém adaptar às situações particulares.

Tabela 3.5 Modelo geral dos passos que devem ser seguidos na intervenção lingüística dirigida a pessoas com retardo mental

---

1. Antes que a criança com retardo mental moderado ou severo atinja os 20 meses, não há necessidade de realizar um treinamento morfossintático sistemático. Durante esses primeiros 20 meses, podemos aproveitar o tempo disponível para fortalecer as bases lingüísticas do futuro desenvolvimento lingüístico e facilitar, a partir dos 12 ou 15 meses, as primeiras aquisições de vocabulário.
2. As bases lingüísticas da linguagem são inscritas naturalmente no desenvolvimento sensório-motor e no primeiro desenvolvimento cognitivo da criança. Sua prática pode ser desenvolvida mediante uma série de atividades apropriadas apresentadas sempre em forma de jogos. Essas atividades têm como objetivo: a) melhorar o funcionamento sensorial e a capacidade de descriminação da criança; b) desenvolver a expressão e a comunicação verbal; c) estimular o balbucio e orientá-lo para as características fonéticas da língua materna; d) estimular o conhecimento do universo prático imediato e e) favorecer a captação do mecanismo de simbolização.
3. Durante o primeiro ano, deve ser realizado uma avaliação das capacidades auditivas e visuais da criança com retardo mental.
4. Serão aproveitados, mesmo assim, os primeiros anos para avaliar e, chegado o caso, reduzir na medida do possível as disfunções orofaciais da criança.
5. Até os 18 ou 20 meses, será realizado, sobre as bases pré-lingüísticas estabelecidas, o treinamento léxico propriamente dito. Contrariamente ao que pode parecer, este tipo de aprendizagem é delicado. Para ser eficaz, deve responder a um certo número de características (progressividade, referência clara, funcionalidade) e respeitar as dimensões principais da organização léxica da linguagem (categorias conceituais, hierárquicas, estruturas sêmicas).
6. Paralelamente, será realizado o treinamento no domínio articulatório. Este treinamento responde a uma lógica fonética e de desenvolvimento que convém respeitar. Trata-se de um trabalho delicado e demorado em termos de energia e de atenção por parte da criança e do educador. Será reservado este aspecto do treinamento lingüístico preferencialmente a um especialista em foniatria ou fonoaudiologia, que procederá gradualmente, sempre em forma de jogo, com a criança e em sessões curtas de educação da fala, sem perder de vista a dimensão de significação das produções lingüísticas. Além disso, é importante que os pais compreendam o percurso educativo segundo este ponto de vista e colaborem nele.
7. Quando a criança com retardo mental é dotada de um repertório léxico de umas 50 palavras, procede-se ao treinamento de suas produções de duas palavras, acrescentando, depois, mais palavras e, so-

(continua)

Tabela 3.5   Modelo geral dos passos que devem ser seguidos na intervenção lingüística dirigida a pessoas com retardo mental

(continuação)

bre esta base, procede-se gradualmente à necessária gramaticalização da expressão lingüística. Para isso, convém identificar as palavras funcionais que costumam faltar nas produções da criança e favorecer sua produção, uma por uma, mediante as atividades apropriadas, as quais devem estar orientadas para a captação do papel funcional e da significação dos elementos lingüísticos em questão.

8. Em seguida, deve-se favorecer a compreensão e a produção dos diferentes tipos pragmáticos de frases, de maneira que a criança possa compreender e produzir ordens verbais, perguntas e frases declarativas, nas modalidades afirmativa e negativa.

9. Com as crianças com retardo mental com boa habilidade lingüística, pode-se estimular mais o treinamento lingüístico e abordar estruturas gramaticais mais complexas. Entre estas, serão introduzidas, por sua utilidade comunicativa, as principais formas de subordinação (completivas, relativas-sujeito, circunstanciais de causa e de tipo, passivas não-reversíveis e, eventualmente, reversíveis). Esses tipos de enunciados, gramaticalmente mais elaborados, permitem uma expressão mais ajustada de toda uma série de matizes semânticas.

10. Devemos nos esforçar, mesmo assim, para melhorar a organização discursiva, particularmente no que diz respeito às narrações dos adolescentes e dos adultos com retardo mental. Deste ponto de vista, as atividades mais importantes dirão respeito à coesão discursiva (especialmente no nível de elipses e do processo de conjunção) e ao estabelecimento de conferências pronominais claras para os pronomes em terceira pessoa. Finalmente, preparar a pessoa com retardo mental para um funcionamento mais eficaz em situações de comunicação social, mediante diversas técnicas como a autoscopia[9] pedagógica, os jogos de papéis e as atividades incluídas no terreno social, descansando tudo sobre uma análise detalhada dos registros de comportamento (predominantemente verbais) necessários para funcionar de maneira adequada no contexto social real.

REFERÊNCIAS

ABBEDUTO, L.; ROSENBERG, S. The communication competence of mildly retarded adults. *Applied Psycholinguistics*, 1980, 405-426.

ANDERSON, E.; SPAIN, B. *The child with spina bifida*, London: Methuen, 1977,.

ARNOLD, R.; YULE, W.; MARTIN, N. The psychological characteristics of infantile hypercalcaemia: A preliminary investigation, *Developmental Medicine and Child Neurology*, 27, 49-59, 1985.

BADDELEY, A. *Human memory*. Hillsdale, NJ: Erlbaum, 1990.

BAIRD, P.; SADOVNICK, A. Life expectancy in Down syndrome adults, *Lancet*, 1354-1356, 1988.

BARRETT, M.; DINIZ, F. Lexical development in mentally handicapped children. In: M. BEVERIDGE, G. CONTI-RAMSDEN; Y. LEUDAR (eds), *Language and communication in mentally handicapped people* (p. 3-32). London: Chapman & Hall, 1989.

BEDROSIAN, J.L.; PRUTTING, C.A. Communicative performance of mentally retarded adults in four conversational settings. *Journal of Speech and Hearing Research*, 21, 79-95, 1978.

BELLUGI, U.; BIHRLE, A.; JERNIGAN, T.; TRAUNER, D.; DOHERTY, S. Neuropsychological, neurological and neuroanatomical profile of Williams syndrome. *American Journal of Medical Genetics Supplement*, 6, 115-125, 1990.

BELLUGI, U.; MARKS, S.; BIHRLE, A.; SABO, H. Dissociation between language and cognitive functions in Williams syndrome. In: D. BISHOP; K. MOGFORD (eds). *Language development in exceptional circumstances* (p. 177-189). London: Churchill Livingstone, 1988.

BELLUGI, U.; SABO, H.; VAID, J. Spatial deficits in children with Williams syndrome. In: J. STILES-DAVIS; M. KRITCHEVSKY; U. BELLUGI (eds). *Spatial cognition: Brain bases and development* (p. 273-298). Hillsdale, NJ: Erlbaum, 1988.

BENDA, C. *Mongolism and cretinism*. New York: Grune & Stratton, 1949.

BERG, J.M. Aetiological aspect of mental subnormality: Pathology factors. In: A.M. CLARK; A.B.D. CLARK (eds), *Mental deficiency: The changing outlook* (p. 27-58), London: Methuen, 1975.

BERRY, P.; POUNTNEY, C.; POWELL, I. Meal-time communication in moderately and severely retarded adults: An ethological study. *Australian Journal of Mental Retardation*, 5, 105-108, 1978.

BIHRLE, A.; BELLUGI, U.; DELIS, D.; MARKS, S. Seeing either the forest or the trees: Dissociation in visuospatial processing. *Brain and Cognition*, 11, 37-49, 1989.

---

[9] N. de R. T.: Recurso de videogravação de uma prática, visando a análise e auto-avaliação por um ou mais protagonistas dessa prática.

BILOVSKY, D.; SHARE, J. The ITPA and Down's syndrome: An exploratory study. *American Journal of Mental Deficiency*, 70, 78-83, 1965.

BOEHM, A. *The Boehm Test of Basic Concepts*. New York: The Psychological Corporation, 1971.

BORGHGRAEF, M.; FRYNS, J.P.; DIELKENS, A.; PYCK, K.; VAN DEN BERGHE, H. Fragile X syndrome: A study of the psychological profile in 23 prepubertal patients. *Clinical Genetics*, 32, 179-186, 1987.

BRESSON, F. Phylogeny and ontogeny of languages. In: G. PIÉRAULT LE BONNIEC; M. DOLITSKY (eds), *Language bases and discourse bases* (p. 11-29), Amsterdam: Benjamins, 1991.

BROWN, R. *A first language*. Cambridge, MA: Harvard University Press, 1973.

BRYDEN, M. *Laterality: Functional asymmetry in the intact brain*. New York: Academic, 1982.

BRYDEN, M.; MUNHALL, K.; ALLARD, F. Attentional biases and the right-ear effect in dichotic listening. *Brain and Language*, 18, 236-248, 1983.

BUDDENHAGEN, R. *Establishing vocal verbalizations in mote mongoloid children*. Champaign, 11: Research Press, 1971.

BURR, D.; ROHR, A. Patterns of psycholinguistic development in the severely retarded: A hypothesis. *Social Biology*, 25, 15-22, 1978.

BYRD FAZIO, B.; JOHNSTON, J.; BRANDL, L. *Relationship between mental age and the development of vocabulary consisting of labels versus relational terms among mildly mentally handicapped children*, unpublished manuscript. Vancouver: University of British Columbia, Department of Linguistics, 1992.

CARDOSO-MARTINS, C.; MERVIS, C.B.; MERVIS, C.A. Early vocabulary acquisition by children with Down syndrome. *American Journal of Mental Deficiency*, 90, 177-184, 1985.

CHAFE, W. *Meaning and the structure of language*. Chicago: University of Chicago Press, 1970.

CLARKE, C.; EDWARDS, J.; SMALLPIECE, V. Trisomy 21 normal mosaicism in an intelligent child with some mongoloid characters. *Lancet*, 1028-1030, 1961.

CLAUSEN, J. Behavioral characteristics of Down's syndrome subjects. *American Journal of Mental Deficiency*, 73, 118-126, 1968.

COGGINS, T. Relational meaning encoded in two-word utterance of stage 1 Down's syndrome children. *Journal of Speech and Hearing Research*, 22, 166-178, 1979.

COMBLAIN, A. *Compréhension de la voix passive chez l'adulte trisomique 21*. Mémoire de licence (unpublished). Liège: Université de Liège. Laboratoire de Psycholinguistique, 1989.

CRISCO, J.; DOBBS, J.; MULHERN, R. Cognitive processing of children with Williams syndrome. *Developmental Medicine and Child Neurology*, 30, 650-656, 1988.

CROMER, R. The cognition hypothesis revisited. In: F. KESSEL (ed.): *The development of language and language researches* (p. 48-65). Hillsdale, NJ: Erlbaum, 1987.

_____. Differentiating language and cognition. In: R. SCHIEFELBUSCH; L. LLOYD (eds), *Languages perspectives: Acquisition, retardation and intervention* (p. 128-156). Austin, TX: Proed, 1988.

_____. *Language and thought in normal and handicapped children*. London: Blackwell, 1991.

CUNNINGHAM, C. *Aspects of early development in Downs syndrome infants*, unpublished doctoral dissertation. Manchester: University of Manchester, 1979.

CUNNINGHAM, C.; SLOPER, E. The relationship between maternal ratings of first word vocabulary and Reynell language scores. *British Journal of Educational Psychology*, 54, 160-167, 1984.

CURTISS, S. Dissociation between language and cognition. *Journal of Autism and Developmental Disorders*, 11, 15-30, 1981.

_____. Developmental dissociations of language and cognition. In: L. OBLER; L. MENN (eds). *Exceptional language and linguistics* (p. 285-312). New York: Academic, 1982.

_____. The special talent of grammar acquisition. In: L. OBLER; D. FEIN (eds). *The exceptional brain* (p. 364-386). New York: Guilford, 1988.

_____. Abnormal language acquisition and the modularity of language. In: F. NEWMEYER (ed). *Linguistics: The Cambridge Survey* (vol. 2, p. 96-116). Cambridge University Press, 1989.

CURTISS, S.; YAMADA, J. Selectively intact grammatical development in the retarded child. *UCLA Working Papers in Cognitive Linguistics*, 3, 87-120, 1981.

_____. *The Curtiss-Yamada Comprehensive Language Evaluation (CYCLE)*. Los Angeles: UCLA, Department of Linguistics, 1992.

CURTISS, S., FROMKIN, V.; YAMADA, J. How independent is language? On the question of formal parallels between grammar and action. *UCLA Working Papers in Cognitive Linguistics*, 1, 131-157, 1979.

CURTISS, S.; KEMPLER, D.; YAMADA, J. The relationship between language and cognition in development. *UCLA Working Papers in Cognitive Linguistics*, 3, 1-59, 1981.

DAMASIO, A.; DAMASIO, H. Brain and Language. *Scientific American*, September, 89-95, 1992.

_____. *Lesion analysis in neuropsychology*. Oxford, UK: Oxford University Press, 1989.

DANIEL, L.; GRIDLEY, B. Prader-Willi syndrome. In: L. PHELPS (ed.). *A guidebook for understanding and educating health-related disorders in children and adolescents. A compilation of 96 rare and common disorders* (p. 534-540). Washington, DC: American Psychological Association, 1998.

DE RENZI, E.; VIGNOLO, L. The Token Test: A sensitive test to detect receptive disturbances in aphasics. *Brain*, 85,665-678, 1962.

DEVRIES, L.; DUBOWITZ, L. Cystic leukomalacia in preterm infant: Site of lesion in relation to prognosis. *Lancet*, 2, 1075-1076, 1985.

DiSIMONI, E. *The Token Test for Children*, Boston, MA: Teaching Resources, 1978.

DODD, B. A comparison of the phonological systems of mental age matched normal, severely subnormal and Down's syndrome children. *British Journal of Communicative Disorders*, 11, 27-42, 1976.

DODD, B.; LEAHY, J. Phonological disorders and mental handicap. In: M. BEVERIDGE; G. CONTI-RAMSDEN; Y. LEUDAR (eds). *Language and communication in mentally handicapped people* (p. 33-56). London: Chapman & Hall, 1989.

DUBOIS, J.; DUBOIS-CHARLIER F. *Elements de linguistique française*. Paris: Larousse, 1970.

DUCHAN, L.F.; ERICKSON, J.G. Normal and nonretarded children's understanding of semantic relation in different verbals contexts. *Journal of Speech and Hearing Research*, 19,767-776, 1976.

DUNN, L.; DUNN, L. *Peabody Picture Vocabulary Test*, Circle Pines, MN: American Guidance Service, 1965.

_____. *British Picture Vocabulary Scale*. Windsor, England: Nelson, 1982.

DYKENS, E. Measuring behavioral phenotypes: Provocations from the "new genetics". *American Journal on Mental Retardation*, 99,522-532, 1995.

DYKENS, E.; HODAPP, R.; LECKMAN, J. *Behavior and development in Fragile X syndrome*, London: Sage Publications, 1994.

DYKENS, E.M.; HODAPP, R.M.; WALSH, K.; NASH, L. Adaptative and maladaptative behavior in Prader-Willi syndrome. *Journal of the American Academy of Child and Adolescent Psychiatry*, 31,1131-1136, 1992.

EINFELD, S. Fragile-X syndrome. *Current Opinion in Psychiatry*, 6, 655-658, 1993.

EISELE, J. Selective deficits in language comprehension following early left and right hemisphere damage. In: L. PAVÃO MARTINS; A. CASTRO-CALDAS; H. VAN DONGEN; A. VAN HOUT (eds). *Acquired aphasia in children* (p. 225-238). Boston: Kluwer, 1991.

ELLIOTT, D.; EDWARDS, J.M.; WEEKS, D.; LINDLEY, S.; CARNAHAN, H. Cerebral specialization in young adults with Down syndrome. *American Journal on Mental Retardation*, 91, 480-485, 1987.

ELLIOTT, D.; WEEKS, D.; ELLIOTT, C. Cerebral specialization in individuals with Down syndrome. *American Journal on Mental Retardation*, 92, 263-271, 1987.

ELLIS, N. The stimulus trace and behavioral inadequacy. In: N. ELLIS (ed.). *Handbook of mental deficiency* (p. 134-158). New York: McGraw-Hill, 1963.

FELDMAN, H.; EVANS, J.; BROWN, R.; WAREHAM, N. Early language and communicative abilities of children with periventricular leukomalacia. *American Journal on Mental Retardation*, 97,222-234, 1992.

FERRI, R.; BERGONZI, P.; COLOGNOLA, R.; MUSUMECI, S.. SANFILLIPPO, S.; TOMASSETTI, P.; VIGLIANESI, A.; GIGLI, G. Brainstem auditory evoked potentials in subjects with mental retardation and different kariotypes. In: V. GALLAI (ed). *Maturation of CNS and evoked potentials* (p. 369-392), Amsterdam: Excerpts Medica, 1986.

FILLMORE, C. The case for case. In: E. BACH; R. HARMS (eds). *Universals in linguistics theory* (p. 1-88). New York: Holt, Rinehart & Winston, 1967.

FISHLER, K.; KOCH, R. Mental development in Down's syndrome mosaicism. *American Journal of Mental Retardation*, 96,345-351, 1991.

FOWLER, A. Determinants of rate of language growth in children with Down syndrome. In: L. NADEL (ed), *The psychobiology of Down syndrome* (p. 217-245). Cambridge, MA: MIT Press, 1988.

FRYNS, J.P.; JACOBS, I.; KLECZKOWSKA, A.; VAN DEN BERGHE, H. The psychological profile of the fragile X syndrome. *Clinical Genetics*, 25, 131-134, 1984.

GALABURDA, A.; WANG, R.; BELLUGI, U.; ROSSEN, M. Cytoarchitectonic anomalies in a genetically based disorder: Williams syndrome. *Cognitive Neuroscience and Neuropsychology*, 5, 753-757, 1994.

GIBSON, D. *Down's syndrome: The psychology of mongolism*, Cambridge University Press, 1981.

GIGLI, G.; FERRI, R.; MUSUMECI, S.,; TOMASSETTI, P.; BERGONZI, P. Brainstem auditory evoked responses in children with Down syndrome. In: J.M. BERG (ed). *Perspectives and progress in mental retardation* (vol. 2, p. 277-286); London: International Association for the Scientific Study of Mental Deficiency, 1984.

GILHAM, B. *The first words language programme: A basic language programme for mentally handicapped children*. London: Allen & Unwin, 1979.

GOPNICK, A. *Language before stage six*, Communication presented at the 4th International congress for the Study of Child Language. Lund, Sweden, Julho de 1987.

GOUGENHEIM, G.; RIVENC, E.; MICHÉA, R.; SAUVAGEOT, A. *L'élaboration du français fondamental*. Paris: Didier, 1964.

GRICE, H. Logic and conversation. In: P. COLE; J.L. MORGAN (eds). *Syntax and semantics vol. 3: Speech acts* (p. 89-126). New York: Academic, 1975.

GUNN, P. Speech and language. In: D. LANE; B. STRADFORD (eds). *Current approaches to Down's syndrome* (p. 260-281). London: Cassell, 1985.

HADENIUS, A.; HAGBERG, B.; HYTTNAS-BENSCH, K.; SJOGREN, I. The natural prognosis of infantile hydrocephalus. *Acta Paediatrica,* 51, 117-118, 1962.

HAGERMAN, R. Fragile-X syndrome: Advances and controversy. *Journal of Child Psychology and Psychiatry,* 33, 1127-1139, 1992.

HALLIDAY, M. *An introduction to functional grammar.* London: Arnold, 1985.

HAMERTON, J.; GIANNELLI, F.; POLANI, P. Cytogenetics of Down's syndrome (mongolism) I. Data on consecutive series of patients referred for genetic counseling and diagnosis. *Cytogenetics,* 4, 171-185, 1965.

HAMERTON, J.; GIANNELLI, F.; POLANI, P. Cytogenetics of Down's syndrome (mongolism) I. Data on consecutive series of patients referred for genetic counseling and diagnosis. *Cytogenetics,* 4,171-185, 1965.

HANSON, D.; JACKSON, A.; HAGERMAN, R. Speech disturbances (cluttering) in mildly impaired males with Martin-Bell/Fragile-X syndrome. In: J. OPITZ; J. REYNOLDS; L. SPANO (eds), *X-linked mental retardation* (p. 128-142). New York: Liss, 1986.

HARRIS, A.; GIBSON, D. *Asymmetries in language processing and syndrome specificity in the mentally handicapped,* Communication presented at the Annual Meeting of the Canadian Psychological Association. Toronto, maio de 1986.

HARTLEY, X. Lateralization of speech stimuli in young Down's syndrome children. *Cortex,* 17, 241-248, 1981.

_____. Receptive language processing of Down's syndrome children. *Journal of Mental Deficiency Research,* 26, 263-269, 1982.

_____. Receptive language processing and ear advantage of Down's syndrome *children. Journal of Mental Deficiency Research,* 29, 197-205, 1985.

HISCOCK, M.; DECTER, M. Dichotic listening in children. In: K. HUGHDAHL *(ed.), Handbook of dichotic listening: Theory, methods and research* (p. 431-473). New York: Wiley, 1988.

HODAPP, R.; LECKMAN, L; DYKENS, E.; SPARROW, S.; ZELINSKY, D.; ORT, S. K-ABC profiles in children with Fragile X syndrome, Down syndrome, and nonspecific mental retardation. *American Journal on Mental Retardation,* 97, 39-46, 1992.

HOPPER, P.; THOMPSON, S. Transitivity in grammar and discourse. *Language,* 56, 251-299, 1980.

HOWE, M.; RABINOWITZ, F. On the uninterpretability of a dual task performance. *Journal of Experimental Child Psychology,* 47, 32-38, 1989.

HURFORD, J. The evolution of critical period for language acquisition. *Cognition,* 40, 159-201,1991.

INGRAM, D. *Phonological disability in children.* London: Arnold, 1976.

JARVIS, C. *A comparison of the phonologies of young adults Down's syndrome and non-Down's syndrome subjects resident in an institution,* unpublished bachelor's thesis. Newcastle, University of Newcastle, 1980.

JERNIGAN, T.; BELLUGI, U.; SOWELL, E.; DOHERTY, S.; HESSELINK, J. Cerebral morphologic distinctions between Williams and Down syndromes. *Archives of Neurology,* 50, 186-191, 1993.

KAENS, A.M. *Le role de l'imagerie mentale dans la compréhension des phrases déclaratives chez l'enfant,* Mémoire de Licence (unpublished). Liège: Université de Liège, Laboratoire de Psycholinguistique, 1988.

KAMHI, A.; MASTERSON, J. Language and cognition in mentally handicapped people: Last rites for the difference-delay controversy. In: M. BEVERIDGE, G. CONTI-RAMSDEN; I. LEUDAR (eds). *Language and communication in mentally handicapped people* (p. 83-111), London: Chapman & Hall, 1989.

KELLEY, K. *Language intervention for children with Williams syndrome,* Communication presented at the meeting of the National Williams Syndrome Conference. Boston, MA, 1990, agosto.

KINSBOURNE, M.; HICKS, R. Functional cerebral space: A modal for overflow, transfer, and interference effects in human performance. In: J. REQUIN (ed.). *Attention and performance* (vol. 7, p. 345-362). New York: Academic, 1978.

KINSBOURNE, M.; HISCOCK, M. Asymmetries of dual task performance. In: J. HELLIGE (ed.). *Cerebral hemisphere asymmetry: Method, theory, and application* (p. 255-334), New York: Praeger, 1983.

KLEPP, S.; KATAYAMA, K.; SHIPLEY, K.; FAUSHER, D. The speech and language characteristics of children with Prader-Willi syndrome. *Journal of Speech and Hearing Disorders,* 55,300-309, 1990.

KOENIG, O.; WETZEL, C.; CARAMAZZA, A. Evidence for different types of lexical representations in the cerebral hemispheres. *Cognitive Neuropsychology,* 9, 33-45, 1992.

KORENBERG, J.; CHEN, X.; SCHIPPER, R.; SUN, Z.; GONSKY, R.; GERWEHR, S.; CARPENTER, N.; DAUMER, C.; DIGNAN, P.; DISTCHE, C.; GRAHAM, J.; HUGDINS, L.; MCGILLIVRAY, B.; MIYAZAKI, K.; OGASAWARA, N.; PARK, J.; PEGON, R.; PUESCHEL, S.; SACK, G.; FAY, B.; SCHUFFENHAUER, S.; SOUKOUP, S.; YAMANAKA, T. Down syndrome phenotypes. The consequences of chromosomal imbalance. *Proceedings of the National Academy of Sciences,* 91, 4997-5001, 1994.

KOSSLYN, S. *Image and mind.* Cambridge, MA: Harvard University Press, 1980.

KRAUS, B.; CLARK, A.; OKA, S. Mental retardation and abnormalities of the dentition, *American Journal of Mental Deficiency,* 72, 905-917, 1968.

LAKE, D.; BRYDEN, M. Handedness and sex differences in hemispheric asymmetry. *Brain and Language,* 3, 266-282, 1976.

LAMBERT, J.-L.; RONDAL, J.A. *Le mongolisme.* Brussels: Mardaga, 1980.

LANGACKER, R. *Foundations of cognitive grammar.* Standford: Standford University Press, 1987.

LAYTON, T.; SHARIFI, H. Meaning and structure of Down's syndrome and nonretarded children spontaneous speech. *American Journal of Mental Deficiency, 83,* 139-445, 1979.

LEHRKE, R. X-linked mental retardation and verbal ability. *Birth Defects, 10,* 1-100, 1974.

LEIFER, J.; LEWIS, M. Acquisition of conversational response skills by young Down syndrome and nonretarded young children. *American Journal of Mental Deficiency, 88,*610-618, 1984.

LEJEUNE, J.; GAUTIER, M.; TURPIN, R. Études des chromosomes somatiques de neuf enfants mongoliens. *Comptes rendus de l'Académie des Sciences de Paris,* 248,1721-1722, 1959.

LEJEUNE, J.; TURPIN, R.; GAUTHIER, M. Le mongolisme, premier exemple d'aberration autosomique humaine. *L Année Génétique, 2,* 41-49, 1959.

LENNEBERG, E. *Biological foundations of language.* New York: Wiley, 1967.

LENNEBERG, E.; NICHOLS, I.; ROSENBERGER, E. Primitive stages of development in Mongolism. In: D. MCRIOCH; A. WEINSTEIN (eds). *Disorders of communication* (p. 119-137). Baltimore: Williams & Wilkins, 1964.

LYLE, J. The effect of an institution environment upon the verbal development of imbecile children: II, Speech and language. *Journal of Mental Deficiency Research, 4,*1-13, 1960.

LYLE, J. Comparison of the language of normal and imbecile children. *Journal of Mental Deficiency Research, 5,* 40-50, 1961.

MADISON, L.; GEORGE, C.; MOESCHLER, J. Cognitive functioning in the fragile-X syndrome: A study of intellectual, memory and. communication skills. *Journal of Mental Deficiency Research, 30,*129-148, 1986.

MAHONEY, G.; GLOVER, A.; FINGER, I. Relationship between language and sensorimotor development of Down syndrome and nonretarded children. *American Journal of Mental Deficiency 86,* 21-27, 1981.

MARATSOS, M.; FOX, D.; BECKER, J.; CHALKLEY, M. Semantic restrictions on children's passives. *Cognition, 19,*167-191, 1985.

MARCELL, M.; ARMSTRONG, V. Auditory and visual sequential memory of Down syndrome and nonretarded children. *American Journal of Mental Deficiency, 87,* 86-95, 1982.

MEIN, R. A study of the oral vocabularies of severally subnormal patients: II, Grammatical analysis of speech samples. *Journal of Mental Deficiency Research, 5,* 52-59, 1961.

MENN, L. Development of articulatory, phonetic, and phonological capabilities. In: B. BUTTERWORTH (ed). *Language production* (vol. 2, p. 3-50), New York: Academic, 1983.

MERVIS, C.B. Early lexical development: Theory and application. In: L. NADEL (ed.). *The psychobiology of Down syndrome* (p. 101-143). Cambridge, MA: MIT Press, 1988.

MERVIS, C.B. Early conceptual development of children with Down syndrome. In: D. CICCHETTI; M. BEEGHLY (eds). *Children with Down syndrome: A developmental perspective* (p. 252-301). Cambridge University Press, 1990.

MIEZEJESKI, C.; JENKINS, E.; HILL, A.; WISNIEWSKI, K.; FRENCH, J.; BROWN, W. A profile of cognitive deficit in females from fragile X families. *Neuropsychologia,* 24,405-409, 1986.

MILLER, J. Language and communication characteristics of children with Down syndrome. In: S. PUESCHEL; C. TINGEY; J. RYNDERS; A. CROCKER; D. CRUTCHER (eds). *New perspectives on Down syndrome* (p. 233-262). Baltimore: Brookes, 1987.

MILLER, J., CHAPMAN, R.; MACKENSIE, H. Individual differences in the language acquisition of mentally retarded children. *Proceedings of the Second Wisconsin Symposium on Research in Child Language Disorders, 2,* 130-147, 1981.

MONTAGUE, J.; HOLLIEN, H. Perceived voice quality disorders in Down's syndrome children. *Journal of Communication Disorders, 6,* 76-87, 1973.

MONTAGUE, J.; HOLLIEN, H. Perceived voice quality disorders in Down's syndrome. *Training School Bulletin, 71,* 80-89, 1974.

NADEL, L. Down syndrome in neurobiological perspective. In: C. EPSTEIN (ed.). *The neurobiology of Down syndrome* (p. 239-251). New York: Raven Press, 1986.

O'CONNOR, N.; HERMELIN, B. A specific linguistic ability. *American Journal on Mental Retardation,* 95,673-680, 1991.

OLDFIELD, R. The assessment and analysis of handedness: The Edinburgh Inventory. *Neuropsychologia, 9,* 97-113, 1971.

OSTER, J. *Mongolism.* Copenhagen: Danish Science Press, 1953.

OWINGS, N.; MCMANUS, M. An analysis of communication functions in the speech of a deinstitutionalized adult mentally retarded client. *Mental Retardation,* 309, 314, 1980.

PAIVIO, A. *Imagery and verbal process.* New York: Holt, Rinehart & Winston, 1971.

_____. *Mental representations: A dual-coding approach.* New York: Oxford University Press, 1986.

PAUL, R.; COHEN, D.; BREG, R.; WATSON, M.; HERMAN, S. Fragile X syndrome: Its relations to speech and language disorders. *Journal of Speech and Hearing Disorders, 49,* 326-336, 1984.

Perera, J. (ed.) *Síndrome de Down. Aspectos específicos*, Barcelona: Masson, 1995.

Perron-Borelli, M., Mises, R. *Epreuves différentielles d'efficience intellectuelle*, Issy les Moulineaux: Éditions Scientifiques et Psychologiques, 1974.

Phelps, L. A guide to genetics. In: L. Phelps (ed.), *Health-related disorders in children and adolescents* (p. 6-14). Washington, DC: American Psychological Association, 1998.

Piaget, J. Schèmes d'action et apprentissage du langage. In: Piattelli-Palmarini (ed). *Théories du langage. Théories de l'apprentissage. Le débat entre Jean Piaget et Noam Chomsky* (p. 53-64). Paris: Seuil, 1979.

Pipe, M.E. Dichotic-listening performance following auditory discrimination training in Down's syndrome and developmentally retarded children. *Cortex*, 19, 481-491, 1983.

Pueschel, S.; Gallagher, P.; Zartler, A.; Pezzullo, J. Cognitive and learning processes in children with Down syndrome. *Research in Developmental Disabilities*, 8, 21-37, 1987.

Reilly, J.; Klima, E., Bellugi, U. Once more with feeling: Affect and language in atypical populations. *Developmental Psychopathology*, 2, 367-391, 1991.

Richards, B. Mosaic mongolism. *Journal of Mental DefciencyResearch*,13, 66-83, 1969.

Rigrodsky, S.; Prunty, F.; Glovsky, G. A study of the incidence, types and associated analogies of hearing loss in an institutionalized mentally retarded population. *Training School Bulletin*, 58,30-44, 1961.

Rondal, J.A. Développement du langage et retard mental: une revue critique de la littérature en langue anglaises. *L'Année Psychologique*, 75, 513-547, 1975.

_____. Développement du langage et retard mental: une revue des études ayant utilisé l'Illinois Test of Psycholinguistic Abilities. *Psychologica Belgica*, 17, 24-34, 1977.

_____. Developmental sentence scoring procedure and the delay-difference question in language development of Down's syndrome children. *Mental Retardation*, 16, 169-171, 1978a.

_____. Maternal speech to normal and Down's syndrome children matched for mean length of utterance. In: E. Meyers (ed), *Quality of life in severely and profoundly mentally retarded people: Research foundations for improvement* (p.193-265). Washington, DC: American Association on Mental Deficiency, Monograph Series N° 3, 1978b.

_____. Verbal imitation by Down syndrome and non-retarded children. *American Journal of Mental Deficiency*, 85, 318-321, 1980a.

_____. Une note sur la théorie cognitive-motivationnelle d'Edward Zigler en matière de retard mental culturel-familial. *Psychologica Belgica*, 20, 61-82, 1980b.

_____. Linguistic development in mental retardations. In: J. Dobbing, A.D.B. Clarke, J. Corbett; J. Hog; R. Robinson (eds), *Scientific studies in mental retardation* (p. 323-345), London: Royal Society of Medicine Macmillan, 1984.

_____. *Langage et communication chez les handicapés mentaux*. Bruxeles: Mardaga, 1985a.

_____. *Adult-child interaction and the process of language acquisition*. New York: Praeger, 1985b.

_____. Language development and mental retardation. In: W. Yule; M. Rutter (eds), *Language development and disorders* (p. 248-261). Oxford: Blackwell, 1987.

_____. Down's syndrome. In: D. Bishop; K. Mogford (eds), *Language development in exceptional circumstances* (p. 165-176). London: Churchill Livingstone; Hove, Sussex Erlbaum, rpt., 1993, 1988a.

_____. Language development in Down's syndrome: A life-span perspective. *International Journal of Behavioral Development*, 11, 21-36, 1988b.

_____. Exceptional cases of language development in mental retardation: The relative autonomy of language as a cognitive system. In: H. Tager-Flusberg (ed), *Constraints on language acquisition: Studies of atypical children* (p. 155-174). Hillsdale, NJ: Erlbaum, 1994a.

_____. Exceptional language development in mental retardation: Natural experiments in language modularity. *Current Psychology of Cognition*, 13, 427-467, 1994b.

_____. *Exceptional language development in Down syndrome. Implications for the cognition-language relationship*. New York: Cambridge University Press, 1995a.

_____. Especificidad sistémica del lenguaje en el síndrome de Down. In: J. Perera (ed.), *Síndrome de Down: Aspectos específicos* (p. 91-107), Barcelona: Masson, 1995b.

_____. *Faire parler l'enfant retardé mental. Un programme d'intervention psycholinguistique*. Bruxelles: Labor, 1996.

_____. Cases of exceptional language in mental retardation and Down syndrome Explanatory perspectives. *Down Syndrome*, 5, 1-15, 1998.

Rondal, J.A.; Cession, A.; Vincent, E. *Compréhension des phrases déclaratives selon la voix et l'actionalité du verbe chez un groupe d'adultes trisomique 21*, unpublished manuscript. Liège: University of Liège, Laboratoire de Psycholinguistique, 1988.

Rondal, J.A.; Comblain, A. Language in adults with Down syndrome, *Down Syndrome*, 4,3-14, 1996.

Rondal, J.A.; Comblain, A. Current perspectives on genetic dysphasias. *Journal of Neurolinguistics*. 1999, no prelo

RONDAL, J.A.; EDWARDS, S. *Language in mental retardation.* London: Whurr, 1997.

RONDAL, J.A.; LAMBERT, J.L. The speech of mentally retarded adults in a dyadic communication situation: Some formal and informative aspects. *Psychologica Belgica,* 23, 49-56, 1983.

RONDAL, J.A.; LAMBERT, J.L.; SOHIER, C. Analyses des troubles articulatoires chez des enfants arriérés mentaux mongoliens et non mongoliens. *Bulletin d'Audiophonologie,* 10, 13-20, 1980a.

———. L'imitation verbale et non verbale chez l'enfant retardé mental mongolien et non mongolien. *Enfance,* 3, 107-122, 1980b.

———. Elicited verbal and non-verbal imitation in Down's syndrome and other mentally retarded children: A replication and an extension of Berry. *Language and Speech,* 24, 245-254, 1981.

RONDAL, J.A.; PERERA, J.; NADEL, L. (eds) *Down syndrome. Current knowledge.* London: Whurr, 1999.

RONDAL, J.A.; PERERA, J.; NADEL, L.; COMBLAIN, A. (eds) *Downs syndrome: Psychobiological, psychological, and educational perspectives,* London: Whurr; Madrid: Imserso, 1996.

RONDAL, J.A.; SERON, X. (eds) *Troubles du langage. Diagnostic et rééducation,* Bruxelles: Mardaga, 1989.

RONDAL, J.A.; THIBAUT, J.P.; CESSION, A. Transitivity effects on children's sentence Comprehension. *European Bulletin of Cognitive Psychology,* 10, 385-400, 1990.

ROSENBERG, S. The language of the mentally retarded: Development, processes, interventions. In: S. ROSENBERG (ed). *Handbook of applied psycholinguistics: Major thrusts of research and theory* (p. 329-393), Hillsdale, NJ: Erlbaum, 1982.

ROSENBERG, S.; ABBEDUTO, L. *Indicators of linguistic competence in the peer group conversational behavior of mildly retarded adults,* unpublished manuscript. Chicago: University of Illinois, 1986.

RUSHTON, D.; PRESTON, P.; DURBIN, G. Structure and evolution of echodense lesions in the neonatal brain. *Archives of Diseases in Children,* 60, 798-808, 1965.

RYAN, J. Mental subnormality and Language development. In: E. LENNEBERG (ed.), *Foundations of Language development: A multidisciplinary approach* (vol. 2, p. 269-277). New York: Wiley, 1975.

———. The silence of stupidity. In: J. MORTON; J. MARSHALL (eds). *Psycholinguistics Developmental and pathological* (p. 101-124). Ithaca, NY: Cornell University Press, 1977.

SCHERER, N.; OWINGS, N. Learning to be contingent: Retarded children's responses to their mothers' requests. *Language and Speech,* 27, 255-267, 1984.

SEAGOE, M. Verbal development in a mongoloid. *Exceptional Children,* 6, 229-275, 1965.

SHPRINTZEN, R. *Genetics, syndromes, and communication disorders.* San Diego, CA: Singular, 1997.

SILVERSTEIN, A.; LEGUTKI, G.; FRIEDMAN, S.; TAKAYAMA, D. Performance of Down syndrome individuals on the Stanford-Binet Intelligence Scale. *American Journal of Mental Deficiency,* 86, 548-551, 1982.

SINCLAIR, H. Sensorimotor action patterns as a condition for the acquisition of syntax. In: R. HUXLEY; E. INGRAM (eds). *Language acquisition: Models and methods* (p. 121-135). New York Academic Press, 1971.

SMITH, B. *Phonological development in Down's syndrome children,* Communication presented at the 85th annual convention of the American Psychological Association. San Francisco, agosto de 1977.

SMITH, B.; OLLER, K. A comparative study of pre-meaningful vocalizations produced by normally developing and Down's syndrome infants. *Journal of Speech and Hearing Disorders,* 46, 46-51, 1981.

SNOW, C. The development of definitional skills. *Journal of Child Language,* 17, 68-697-710, 1990.

SOMMERS, R.K.; STARKEY, K.L. Dichotic verbal processing in Down's syndrome children having qualitatively different speech and Language skills. *American Journal of Mental Deficiency,* 82, 44-53, 1977.

SPITZER, R., RABINOWITCH, J.; WYBAR, K. A study of the abnormalities of the skull, teeth and lenses in mongolism. *Canadian Medical Association Journal,* 84, 567-572, 1961.

STEFFELAAR, J.; EVENHUIS, H. Life expectancy, Down syndrome, and dementia. *Lancet,* 492493, 1989.

STRAZZULA, M. Speech problems of the mongoloid child. *Quarterly Review of Pediatrics,* 8, 268-272, 1953.

SUDHALTER, V.; BRAINE, M. How does passive develop? A comparison of actional and experiential verbs. *Journal of Child Language,* 12, 455-470, 1985.

SUDHALTER, V.; COHEN, I.; SILVERMAN, W.; WOLFSCHEIN, E. Conversational analyses of males with Fragile X, Down syndrome, and autism: Comparison of the emergence of deviant Language. *American Journal on Mental Retardation,* 94, 431-441, 1990.

SUDHALTER, V.; SCARBOROUGH, H.; COHEN, I. Syntactic delay and pragmatic deviance in the Language of males with fragile X syndrome. *American Journal of Medical Genetics,* 43, 65-71, 1991.

SWISHER, L.; PINSKER, E. The Language characteristics of hyperverbal, hydrocephalic children. *Developmental Medicine and Child Neurology,* 13, 746-755, 1971.

TANNOCK, R.; KERSHNER, J.; OLIVER, J. Do individuals with Down's syndrome posses right hemisphere Language dominance? *Cortex,* 20, 221-231, 1984.

TEW, B. The "cocktail party syndrome" in children with hydrocephalus and spina bifida. *British Journal of Disorders of Communication,* 14, 89-101, 1979.

THAL, D.; BATES, E.; BELLUGI, U. Language and cognition in two children with Williams syndrome. *Journal of Speech and Hearing Research*, 32, 489-500, 1989.

THIBAUT, J.P.; RONDAL, J.A.; KAENS, A.M. Actionality and mental imagery in children's comprehension of declaratives. *Journal of Child Language*, 23, 189-209, 1995.

VAN BORSEL, J. An analysis of the speech of five Down's syndrome adolescents. *Journal of Communication Disorders*, 21, 409-422, 1988.

_____. *De articulatie bij adolescenten en volwassenen met het syndroom van Down*, unpublished doctoral dissertation. Bruxeles: Vrije Universiteit Brussels, 1993.

VEIT, S.W.; ALLEN, G.J.; CHINSKY, J.M. Interpersonal interactions between institutionalized retarded children and their attendants. *American Journal of Mental Deficiency*, 80, 535-542, 1976.

VILKMAN, E.; NIEMI, J.; IKONEN, U. Fragile X Speech phonology in Finnish. *Brain and Language*, 34, 203-221, 1988.

WANG, P.; DOHERTY, S.; HESSELINK, J.; BELLUGI, U. Collosal morphology concurs with neuropathological findings in two neurodevelopmental disorders. *Archives of Neurology*, 49,407-411, 1992.

WANG, P.; BELLUGI, U. Williams syndrome, Down syndrome, and cognitive neuroscience. *American Journal of Diseases of Children*, 147, 1246-1251, 1993.

WEINBERG, B.; ZLATIN, M. Speaking fundamental frequency characteristics of five – and six-year-old children with mongolism. *Journal of Speech and Hearing Research*, 13, 418-425, 1970.

WITELSON, S. Early hemisphere specialization and interhemisphere plasticity. In: S. SEGALOWITZ; F. GRUBER (eds), *Language development and neurological theory* (p. 182-197). New York: Academic Press, 1977.

WOLF-SCHEIN, E.; SUDHALTER, V.; COHEN, I.; FISH, G.; HANSON, D.; PFADT, A.; HAGERMAN, R.; JENKINS, E.; BROWN, W. Speech-language and the fragile X syndrome: Initial findings. *Journal of the American Speech and Hearing Association*, 29, 35-38, 1987.

YAMADA, J. Evidence for the independence of language and cognition: A case study of a "hyperlinguistic" adolescent. *UCLA Working Papers in Cognitive Linguistics*, 3, 121-160, 1981.

_____. *The independence of language: A case study*, unpublished doctoral dissertation, UCLA, Los Angeles, 1983.

_____. *Laura: A case for the modularity of language*. Cambridge, MA: MIT Press, 1990.

YODER, D.; MILLER, J. What we may know and what we can do: Input towards a system. In: J. MCLEAN; D. YODER; R. SCHIEFELBUSCH (eds). *Language intervention with the retarded: Developing strategies* (p. 89-107). Baltimore: University Park Press, 1972.

ZEKULIN-HARTLEY, X. *Hemispheric asymmetries in Down's syndrome children*, unpublished doctoral dissertation. Toronto: University of Toronto, 1978.

_____. Hemispheric asymmetries in Down's syndrome children. *Canadian Journal of Behavioral Sciences*, 13, 210-217, 1981.

_____. Selective attention to dichotic input in retarded children, *Cortex*, 18, 311-316, 1982.

ZIGLER, E. Mental retardation: Current issues and approaches. In: M. Hoffman. L. Hoffman (eds). *Review of child development research* (vol. 2, p. 107-168). New York: Russel Sage, 1966.

ZISK, P.; BIALER, I. Speech and language problems in mongolism: A review of the literature. *Journal of Speech and Hearing Disorders*, 32, 228-241, 1967.

REFERÊNCIAS DO REVISOR TÉCNICO

RANGEL, G. A aquisição da fonologia e a síndrome de Down. *Cadernos de Pesquisas em Lingüística*, Porto Alegre, vol. 1, n. 1, p. 185-189, 2005.

SOUZA, D. *Estudo citogenético da região 7q11.23 – A síndrome de Williams-Beuren*. (Dissertação de Mestrado). Pós-Graduação em Pediatria da Faculdade de Medicina de Botucatu – UNESP, 2003. biblioteca digital unesp.

TEDESCO, M. Consoante-vogal de escuta direcionada. In.: PEREIRA SCHOCHAT; *Processamento auditivo central*: manual de avaliação. São Paulo: Louise, 1997.

4

TRANSTORNOS DO DESENVOLVIMENTO FONÉTICO E FONOLÓGICO

Laura Bosch

INTRODUÇÃO

Os transtornos do desenvolvimento fonético e fonológico constituem um amplo grupo de problemas que se manifestam na produção da fala. O termo *desenvolvimento* serve para delimitar o âmbito de transtornos em que estão excluídos os problemas nos adultos, isto é, aqueles casos cujas manifestações aparecem após o desenvolvimento fonológico ter sido consolidado (depois da infância, p. ex., após um acidente vascular encefálico, que pode dar lugar a um transtorno de tipo afásico em que podem ser observados diversos problemas na produção da forma das palavras, isto é, problemas de base claramente fonológica, fonética ou ambas). Cerca de 2,5% das crianças em idade pré-escolar (entre 4 e 6 anos) apresentam algum tipo de alteração moderada ou grave de fala (Shriberg et al., 1986). Gierut (1998) reuniu os dados apresentados pelo *National Institute of Deafness and Other Communication Disorders* norte-americano e situou-se em 10% a percentagem da população infantil (incluindo a idade escolar) que apresenta algum tipo de alteração fonológica. Dos motivos de consulta na clínica fonoaudiológica, mais da metade (60%) correspondem a alterações fonológicas (Dodd, 1982) e, para os fonoaudiólogos que trabalham no âmbito escolar, este é o problema mais freqüente para o qual se solicita intervenção, especialmente devido à relação existente entre os problemas de natureza fonológica e certas dificuldades na aprendizagem da leitura (ver Bird et al., 1995, entre outros).

Em termos gerais, as alterações do desenvolvimento da fala correspondem aos tradicionalmente denominados transtornos articulatórios, isto é, dificuldades na realização de um ou mais fonemas da língua quando comparamos as produções da criança com as do adulto. Os enfoques lingüístico e psicolingüístico e sua incidência dentro do terreno da fonoaudiologia ajudaram a estabelecer uma melhor caracterização desse tipo de problema, permitindo por um lado distinguir entre os níveis fonético e fonológico, e por outro, facilitando uma análise mais completa das dificuldades e dos mecanismos implicados na recuperação da forma fonológica do vocabulário. O enfoque evolutivo proporcionou um novo olhar para a avaliação das dificuldades observadas na fala da população infantil. Assim, permitiu distinguir aquilo que simplesmente é um processo normal dentro da aquisição fonológica (p. ex., as crianças de 3 anos podem ainda cometer erros na fala espontânea que, certamente, não denunciam qualquer tipo de patologia) daquilo que representa uma clara alteração ou um atraso dentro do desenvolvimento lingüístico (ver Ingram, 1989; Vihman, 1996, para uma boa síntese sobre as pautas do desenvolvimento fonológico normal).

Entretanto, o conhecimento mais aprimorado aplicado à análise das alterações do desenvolvimento da fala não possibilitou a solução de todos os problemas. Porém, pressupõe ser um salto qualitativo na perspectiva de análise, trazendo mudanças possíveis de serem observadas tanto na avaliação dos casos como na metodologia do tratamento. Longe de um enfoque tradicional, majoritariamente centrado nos aspectos de execução articulatória, é inevitável nos dias de hoje adotar uma visão do caso que permita descrever as dificuldades no âmbito do sistema fonológico que se construiu em relação ao léxico adquirido e localizar os problemas em algum modelo de produção da fala que englobe todos esses aspectos.

Certamente, alguns dos problemas com os quais vamos nos deparar, têm uma natureza estritamente articulatória (motora), e, como tais deveriam ser tratados; no entanto, a análise prévia deverá ter limitado com precisão o alcance do problema, descartando que a natureza do transtorno esteja localizada em níveis superiores do processamento da fala. Mesmo assim, uma dificuldade definida como articulatória deverá ir mais além de uma indicação do som "em substituição" para poder fazer uma avaliação em termos de traços fonêmicos que podem estar ausentes do sistema. Trataremos de todas essas questões, ao longo do capítulo, e apresentaremos alguns exemplos para ilustrar a proposta apresentada de caracterização das alterações do desenvolvimento da fala.

TIPOLOGIA BÁSICA

Como mencionado na introdução, dentro desta categoria de alterações podemos encontrar problemas de natureza distinta, cuja manifestação na fala se concretiza em um número indeterminado de "erros" na produção dos elementos sonoros que caracterizam a fala. Podem ser problemas que se limitam a um tipo de segmento consonantal (para citar um exemplo freqüente, os problemas na realização da vibrante múltipla[1]), até casos nos quais a inteligibilidade da fala se encontra claramente comprometida pela quantidade de elementos modificados, tanto pela simplificação de estruturas de sílaba quanto de palavra.[2] É freqüente, portanto, encontrar nos manuais de fonoaudiologia e em textos gerais sobre transtornos de fala uma dicotomia entre problemas articulatórios (também denominados fonéticos) por um lado, e fonológicos, por outro (Grundy, 1990). O primeiro caso é definido como um transtorno da produção da fala, e se considera que há uma dificuldade *fisiológica* para articular um ou mais sons da língua materna: tanto em tarefas de nomeação de objetos como na produção de orações em fala espontânea ou nas tentativas de produzir o som isoladamente ou no contexto silábico. A dificuldade é idêntica, e o som é substituído por uma mesma realização; porém, incorreta.[3] No outro extremo, encontraríamos os transtornos fonológicos propriamente ditos, isto é, aqueles nos quais se observa uma maior modificação em termos dos sons que estão erroneamente pronunciados na fala da criança. Esse extenso padrão de erros costuma ser traduzido em um alto nível de inteligibilidade, e também é freqüente observar uma *aparente* menor sistematicidade nos erros produzidos após comparação entre as produções da criança e as do adulto. Assim, há casos nos quais alguns sons po-

---

[1] N. de R. T.: Por exemplo, "carro" → [kawo] ou "rato" → [atu] ou [latu].
[2] N. de R. T.: Por exemplo, a fala de uma criança com preferência sistemática do fonema /k/: 'João' → [kuãw], 'batatinha' [kakatsina] 'preto' → [keku], 'abacaxi' → [kaki].
[3] N. de R. T.: O sigmatismo e/ou ceceio são exemplos de um transtorno articulatório.

dem ser produzidos corretamente em situação de repetição (quer se trate de palavras ou de pseudopalavras), mas em fala espontânea aparecem mais erros do que o esperado pela falta de habilidade articulatória. Além disso, na simples repetição de palavras podem aparecer erros na seleção dos fonemas envolvidos. Resumindo, o problema fonológico apresenta algum tipo de alteração na maneira como a informação relativa aos sons da fala foi armazenada e representada no léxico mental, ou também na forma de acessar a esta e de recuperá-la em uma perspectiva cognitiva (Gierut, 1998). A clara dicotomia entre os dois tipos de transtornos – um de base especificamente produtiva e outro mais relacionado com a organização do sistema de categorias contrastivas e sua vinculação com o vocabulário adquirido – na prática, se apresentam só excepcionalmente como casos nitidamente diferenciados. Uma percentagem elevada de consultas por problemas de fala, na idade infantil, evidenciam uma alteração de tipo misto: alguns déficits de base articulatória, junto com sistemas fonológicos incompletos ou parcialmente desenvolvidos nos quais o componente percentual pode desempenhar um papel importante como fator de manutenção do problema.

A existência de alterações envolvendo o componente articulatório e o fonêmico faz com que o *transtorno (do desenvolvimento) fonológico*[4] continue sendo utilizado como termo genérico para todo tipo de problemas de fala nos quais está afetada a produção (articulação); a representação mental (organização) dos sons da língua ou ambas (Benrthal e Bankson, 1993; Edwards e Shriberg, 1983; Grunwell, 1981; Stoel-Gammon e Dunn, 1985; Ingram, 1976, 1987; Leonard, 1973, 1985; Shriberg e Kwiatkowski, 1994). Entretanto, é freqüente a utilização do termo *funcional* para referir a esse mesmo grupo de transtornos, para especificar concretamente que tais alterações não podem ser consideradas de base orgânica (Dinnsen et al., 1990; Gierut, 1998) e dessa forma distinguí-los dos transtornos de base neuropatológica, como por exemplo, a disartria. Em suas origens, o termo funcional sugeria diretamente que o transtorno não tinha etiologia conhecida e era atribuído à aprendizagem incorreta, que se mantinha no tempo, dos gestos articulatórios correspondentes a cada um dos sons da língua (ver, p. ex., Winitz, 1969, e, em castelhano, Perelló et al., 1977, e Corredera Sánchez, 1973).[5] Atualmente se aceita, que o grupo de transtornos representa não somente problemas de precisão articulatória, mas, fundamentalmente, alterações na organização do sistema de sons da língua (Leonard, 1995).

Em uma perspectiva propriamente psicolingüística, os modelos de produção da fala, que têm presentes os processos implicados antes de emitir uma frase ou pronunciar uma palavra, podem ser úteis para compreender a localização do transtorno em uma etapa intermediária (lingüística) ou posterior (articulatória) do processo. De forma esquemática e remetendo-nos concretamente a um dos modelos mais influentes neste âmbito (Levelt, 1989), podemos distinguir três grandes componentes ou níveis no processamento: um conceitualizador, um formulador e um articulador. O *conceitualizador* engloba uma série de atividades mentais (intenção comunicativa, seleção da informação relevante, aspectos pragmáticos) que desembocam na preparação da mensagem pré-verbal, segundo a qual fica selecionada a estrutura de argumento e a forma abstrata do vocabulário (p. ex., quem faz o que a quem...). O *formulador*, que é considerado uma etapa lingüística propriamente dita (encarregado da codificação gramatical e fonológica), engloba os processos implicados na recuperação da forma fonológica do léxico, sua inserção em um âmbito sintático e a geração de sufixos e palavras funcionais; o resultado final deste nível de processamento é um plano fonético que inclui as últimas modificações ou especificações de toda a informação recuperada. Finalmente, o *articulador* é encarregado de selecionar as ordens motoras e de executar articulatoriamente, no plano fonético, o que foi preparado.

---

[4] N. de R. T.: O termo "transtorno (do desenvolvimento) fonológico" usado pelo autor, equivale ao termo "desvio fonológico evolutivo".

[5] N. de R. T.: No português, sugere-se a leitura de Mota (2001).

Na problemática que nos ocupa, o *locus* do transtorno pode estar situado na etapa de codificação fonológica ou na etapa articulatória. No primeiro caso, o número de subprocessos implicados supõe recuperar a forma fonológica do léxico armazenado (que inclui sua estrutura prosódica, silábica e segmental), existindo uma possibilidade importante de erro devido a forma lexical estar parcialmente representada e porque a recuperação é somente parcial, perdendo-se elementos ou simplificando a estrutura. No segundo caso, o léxico foi recuperado adequadamente, mas para sua realização falta algum detalhe, nas ordens motoras, que impede uma correta articulação. Um modelo deste tipo também pode explicar a existência de dificuldades em ambas etapas do processamento, dessa forma, podem existir, na realidade, casos mistos com ambos os fatores – o fonológico e o articulatório – alterados.

Este modelo explica a produção de fala no sujeito adulto e requer importantes adaptações para explicar os mesmos mecanismos na criança (ver Wijnen, 1990, para uma primeira abordagem). Um fator-chave diferencial é o fato de que, para o adulto, o sistema fonológico já está constituído e, portanto, os erros que podem ser observados na fala espontânea são assistemáticos, fruto da fadiga, por exemplo, da velocidade ou da tensão. Os segmentos selecionados ao recuperar a forma fonológica do léxico representam as categorias contrastivas que o adulto já consolidou no período da aquisição de sua primeira língua. No entanto, no caso da população infantil deve-se levar em conta que este sistema de contrastes pode ainda estar em formação ou, então, pode ter sido realizado incorretamente, com um maior ou menor número de categorias contrastivas, que darão lugar a uma série de padrões de substituição de alguns segmentos quando as produções da criança são comparadas com as de um adulto. Como conseqüência, os modelos de produção de fala devem ser considerados, fundamentalmente, como um marco referencial que permite distinguir entre problemas de natureza distinta, basicamente de codificação fonológica ou de realização articulatória, corroborando com a grande dicotomia apresentada no começo deste parágrafo e que, também, corresponde à distinção entre transtornos fonológicos e fonéticos, respectivamente. Mas, além disso, a escolha desta perspectiva, de natureza dinâmica, para analisar os problemas de fala da população infantil, busca relacionar representações lexicais armazenadas com a forma final que se produz ao falar. Assim, permite melhorar o conhecimento sobre os mecanismos de processamento implicados, bem como, seu âmbito de atuação (Williams e Chiat, 1993; Chiat, 1994) e torna possível propor hipóteses de trabalho sobre os déficits observados.

Depois dessas considerações gerais sobre as alterações evolutivas da fala e o marco teórico a partir do qual iniciamos a abordagem do tema, torna-se necessário descrever algum tipo de caracterização dos padrões de erro que se apresentam em cada caso (especialmente quando estamos considerando alterações de natureza claramente fonológica) uma vez que a avaliação, o prognóstico e os objetivos de intervenção fonoaudiológica serão baseados nesta descrição minuciosa e nas hipóteses formuladas sobre os possíveis fatores subjacentes que estariam na base do transtorno. Analisaremos estas questões separadamente nos itens seguintes.

ANÁLISE DO PADRÃO DE ERROS

A análise da fala das crianças com diagnóstico de transtorno articulatório/fonológico pode ser feita a partir de diversas perspectivas. Um enfoque extremamente simplista consistiria em identificar os fones produzidos de maneira incorreta em comparação com os correspondentes na forma adulta. Uma análise desse tipo poderia ser resumida em uma lista de fonemas omitidos, substituídos ou distorcidos, junto com uma percentagem que refletiria a incidência de cada uma dessas manifestações em uma amostra de fala espontânea, por exemplo. A descrição se reduz ao repertório de fonemas que a criança utiliza corretamente e àqueles nos quais tem algum tipo de dificuldade. Essa caracterização não leva em conta o contexto fonético no qual os erros foram produzidos, nem o papel que as estruturas prosódicas e fonotáteis[5] desempenham no aparecimento dos mesmos, tampouco trata de estabelecer regras ou processos fonológicos que permitam especificar como e quando um determinado fonema ou uma categoria de sons serão alterados. Esses aspectos, em maior ou menor grau, têm sido levados em consideração nas várias orientações teóricas da fonologia infantil. Assim, em uma breve revisão sobre o tema, comprova-se que os transtornos fonológicos tem sido descritos em termos de traços subfonêmicos ausentes, presença de regras atípicas ou idiossincráticas, uso reduzido do contraste fonológico, presença, além do esperado, de processos de simplificação de fala ou todos eles (Fletcher, 1990). Um ponto em comum entre os diferentes enfoques é que nesse tipo de transtorno são observadas restrições no número e na variedade de elementos que compõem o repertório fonético, bem como são identificados, por um lado, déficits em termos dos traços subfonêmicos e suas combinações, e por outro lado, déficits nas estruturas fonotáteis que se manifestam no nível silábico das palavras.

A vantagen dos enfoques que se baseiam em traços, regras ou processos fonológicos é que permitem prever o comportamento "fonológico" da criança, isto é, sugerem de que modo uma determinada palavra poderia ser produzida, dispondo unicamente da informação colhida em uma amostra de fala que tenha sido convenientemente analisada em busca dessas tendências ou padrões sistemáticos. Exemplos já clássicos desses diversos enfoques para a análise da fala são encontrados em MacReynolds e Engmann (1975), cujo trabalho é centrado nos traços distintivos; em Smith (1973), que caracteriza em termos de regras o desenvolvimento fonológico normal e em Ingram (1976) que introduz a linha de análise baseada nos denominados processos fonológicos de simplificação da fala e que teve muita influência na caracterização dos transtornos fonológicos desde a década de 1980 até hoje (propostas mais recentes, como o enfoque auto-segmental, são comentados no último item). Em função do enorme impacto que teve a perspectiva de análise baseada nos processos fonológicos e a popularidade alcançada entre os profissionais da fonoaudiologia, apresentamos com mais detalhes esta proposta.

Processos fonológicos de simplificação da fala

No âmbito da fonologia infantil, o trabalho pioneiro de Stampe (1969) propôs uma forma de caracterização das diferenças entre a fala da criança (em processos de desenvolvimento fonológico) e a forma das palavras na língua do adulto em uma perspectiva distinta da utilizada até aquele momento. A assim denominada *fonologia natural* estabelece a noção de processos fonológicos de simplificação da fala como mecanismos que permitem à criança expressar-se, mesmo quando suas capacidades de fala lhe impedem de reproduzir adequadamente todos os traços e estruturas fonológicas de sua língua. Esta noção de processo fonológico deve ser entendida como uma operação mental que, diante de um contraste ou oposição fonológica, age favorecendo a realização do elemento que se vê menos restringido pelas limitações da capacidade de fala na criança. É considerado *natural,* porque traduz características implícitas na capacidade humana para a fala. Trata-se de um conjunto de processos inatos, universais e hierarquicamente ordenados que se manifestam na fala das crianças desde o início do desenvolvimento lexical até a primeira etapa de desenvolvimento situada por volta dos 3 anos; momento a partir do qual a incidência de processos de simplificação começaria a decrescer paulatinamente (a incidência seria quase desprezível até à idade de 5 anos, momento em que a aprendizagem fonológica da língua materna está praticamente resolvida, embora possam permanecer algumas questões articulatórias pontuais para serem resolvidas). Em

---

[5] N. de R. T.: As regras fonotáteis estabelecem a seqüência de fonemas que podem formar sílabas e palavras em uma determinada língua.

outras palavras, este ponto de vista sobre a aquisição fonológica apresenta um percurso de certa forma inverso ao crescimento fonológico padrão: os sons que formam o sistema não são adquiridos gradualmente, mas o que acontece é uma supressão gradual daqueles processos que não estão presentes na língua que a criança está aprendendo (Stoel-Gammon, 1991). A supressão de um processo se manifesta com a incorporação de um novo traço ou propriedade fonotática; no caso de o processo persistir, estaríamos diante de uma possível manifestação de algum tipo de alteração fonológica.

Esse enfoque, diferente do que se baseia em traços distintivos ou regras fonológicas, também permite captar as regularidades existentes na fala das crianças com transtorno fonológico e consegue alcançar o objetivo de estabelecer a possível sistematicidade das substituições/omissões e os contextos fonéticos em que acontecem. O número de tendências sistemáticas de substituição/omissão que foram definidos como processos fonológicos de simplificação da fala varia segundo a proposta de diversos autores (Weiner, 1979; Shriberg e Kwiatkowski, 1980; Hodson, 1980; Ingram, 1981; Grunwell, 1985; Bosch, 1983, 1987; Díez-Itza, 1995), mas, salvando as diferenças, podem ser agrupados em três grandes categorias:[6] a) processos de substituição, que modificam categorias inteiras de sons; b) processos relativos à estrutura silábica das palavras, que reduzem sua complexidade estrutural e c) processos de assimilação, que representam dificuldades específicas para produzir corretamente as características distintivas dos sucessivos segmentos que formam as palavras.

Dentro do primeiro grupo, nos processos de substituição, são descritas tendências sistemáticas para substituir os segmentos correspondentes a uma determinada categoria fonética por outro com os quais mantêm um paralelismo exato, com exceção do traço omitido. Assim, o padrão de substituição das fricativas por oclusivas permite constatar que, embora o traço contínuo esteja ausente, as diferenças quanto ao ponto de articulação ou sonoridade são mantidas (p. ex., /f/, /s/, /x/,[7] seriam substituídas por /p/, /t/, e /k/, respectivamente, isto é, oclusivas surdas como as fricativas às quais substituem e que são articuladas em um lugar semelhante). Outros processos freqüentes são os de anteriorização (oclusivas velares são realizadas como dentais), dessonorização de oclusivas sonoras (/b/, /d/, /g/ se transformam em [p], [t], [k]), lateralização (não diferenciação entre a líquida lateral [l] e a líquida não-lateral ou vibrante (/r/ /R/)), semivocalização de líquidas (/j/ ou /w/ substitui as consoantes líquidas) e despalatatização (sons palatais como [ʃ] ou [ʒ] são produzidos como alveolares [s] ou [z], por exemplo).

Dentro do segundo grupo, processos que interferem na correta realização da estrutura silábica das palavras quando essa estrutura se afasta do padrão canônico consoante-vogal (CV), encontramos a tendência em simplificar os ataques silábicos complexos (CVC → CV), apagar as consoantes em posição de coda[8] (CCV → CV) apagar sílabas átonas, consoantes em posição de ataque simples, reduplicar elementos consonantais que perseveram de uma sílaba para a seguinte, epêntese ou metátese (deslocamentos de segmentos entre sílabas no interior da palavra).

Já no terceiro grupo, os processos costumam ser identificados como assimilações, isto é, são erros de natureza assistemática (podem ocorrer ou não, devido falhas pontuais nos mecanismos de recuperação da forma fonológica do léxico). Costumam ser descritos em termos de direcionalidade (assimilações progressivas ou regressivas, quando o primeiro segmento influencia o seguinte ou ao contrário) e, mais freqüentemente, em termos do ponto de articulação quando o som é assimilado (labial, alveolar, velar, etc.) ou do modo de articulação (assimilações nasais são as mais freqüentes na fala infantil).

---

[6] N. de R. T.: Veja notas de R. T. 14 e 19 do Capítulo 1.

[7] N. de R. T.: O símbolo fonético [x] é considerado uma fricativa velar desvozeada e representa o 'r' e 'rr' ortográfico. No português é considerado a pronúncia típica do dialeto carioca.

[8] N. de R. T.: Coda – Termo usado pela Teoria da Sílaba para indicar o som ou sons que, junto com o núcleo, constituem a rima da sílaba. Ex.: nas palavras [barko] e [kalor] a líquida [ɾ] está em posição de coda.

A caracterização do desenvolvimento fonológico segundo a incidência dos processos de simplificação de fala nas primeiras etapas de aquisição se estendeu, de forma natural, para a caracterização dos transtornos fonológicos.[9] Stoel-Gammon e Dunn (1985), assim como Grunwell (1985, 1988), entre outros, identificaram cinco características básicas nas alterações do desenvolvimento fonológico dentro dos processos fonológicos de simplificação de fala: a) persistência de processos fonológicos normais; b) desencontro cronológico – processos tardios que desaparecem antes dos que costumam ser suprimidos em idades iniciais; c) presença de processos incomuns ou atípicos, que não costumam ser descritos no desenvolvimento fonológico normal; d) uso variável de processos e e) preferência sistemática por algum tipo de som ou categoria de sons. Este tipo de enfoque tornou possível estabelecer uma diferenciação entre atrasos no desenvolvimento (os também denominados retardos simples de fala) e alterações fonológicas propriamente ditas. De forma breve, se pode afirmar que, no retardo simples de fala, o sistema fonológico seria característico de uma criança com idade inferior, normalmente entre 12 e 18 meses abaixo do esperado pela idade cronológica. Muitos desses casos evoluem satisfatoriamente, isto é, costumam alcançar os níveis adequados de desenvolvimento, muitas vezes, sem necessidade de uma intervenção fonoaudiológica sistemática (ver Shriberg et al., 1994, para uma análise da normatização da fala, no curto e longo prazo, na população com transtornos fonológicos[10]). Ao contrário, a presença de um bom número de processos fonológicos de simplificação de fala além dos 3 a 4 anos, assim como a coexistência de processos de superação inicial junto com outros mais tardios e a possível manifestação de tendências incomuns no desenvolvimento fonológico normal, foram considerados fatores que caracterizam os chamados transtornos fonológicos, isto é, os que não apresentam simplesmente um atraso em alcançar a maturidade fonológica, mas algum tipo de desvio (ver entre outros, Leonard, 1985). Existem vários trabalhos nos quais são propostas listas dos processos que parecem caracterizar a fala nos transtornos fonológicos (Hodson e Paden, 1981; Stoel-Gammon e Dunn, 1985; Dodd, 1993);[11] no entanto, o interesse deste tipo de caracterização é limitado, dada a alta variabilidade das manifestações individuais. Mesmo assim, as diferenças fonológicas entre línguas também apresentam dificuldades para aceitar a universalidade desses processos considerados específicos de um transtorno, mas não de um atraso de fala. Por outro lado, a partir da perspectiva que analisa a fala em termos de processos fonológicos, foram observadas importantes semelhanças entre os repertórios fonéticos e as restrições fonotáticas de um grupo de crianças com transtornos de fala e outro com aquisição fonológica normal (Dinnsen et al., 1990). Segundo este trabalho, a noção de sistemas fonológicos desviados não parece ser sustentável, muito pelo contrário; as análises parecem sugerir tendências favoráveis a noção de atraso no desenvolvimento neste tipo de patologia de fala.

Após um primeiro momento em que a caracterização das alterações da fala infantil passava exclusivamente por uma análise dos processos fonológicos de simplificação, na perspectiva contemporânea há uma tendência em ir mais além dessa descrição útil como ponto de partida para buscar uma explicação mais adequada para as manifestações observadas (que podem ser descritas minuciosamente em termos de processos, traços, repertórios fonéticos e estruturas silábicas utilizadas). Em parte, esse progresso será alcançado quando forem incorporados dados precisos sobre a forma da representação do léxico, os mecanismos de codificação fonológica implicados e a atualização da forma fonológica das palavras na fala espontânea.

---

[9] N. de R. T.: O termo "transtorno fonológico" equivale ao termo "desvio fonológico" – nomenclatura amplamente usada no Brasil. Para preservar a forma do autor, optou-se em manter o termo no original.

[10] N. de R. T.: A cronologia da aquisição dos fonemas do português (por idade) é descrito em Lamprecht, R. (org.), 2004.

[11] N. de R. T.: Processos encontrados na fonologia com desvios são descritos, no português, por Yavas, Hernandorena e Lamprecht, 1991.

FATORES SUBJACENTES

As descrições anteriores tratam de explorar o padrão de erros na fala (*output*) da criança diagnosticada com transtorno fonológico. Tentam caracterizar o resultado dos mecanismos de processamento da fala que foram colocados em andamento, mas não se referem explicitamente ao processamento psicolingüístico realizado nem às conexões entre as representações lexicais de entrada e de saída (Chiat, 1994). Esse tipo de perspectiva, nitidamente psicolingüística e baseada em modelos de produção da fala, começa a ser considerada uma visão imprescindível para poder elaborar hipóteses sobre o déficit e, como conseqüência, adotar estratégias de intervenção claramente adaptadas à natureza do transtorno.

O trabalho pioneiro de Ingram (1976) descrevia um primeiro nível de caracterização psicolingüística ao apresentar um modelo com três níveis nos quais localizava o mecanismo alterado ou o tipo de operação deficitária em cada caso. Assim, distinguia entre o nível de percepção, de organização (cognitivo) e de produção como possíveis núcleos básicos do transtorno. Dessa maneira, em determinados casos, os problemas de fala refletiam dificuldades de base perceptiva, isto é, problemas na correta percepção/discriminação dos segmentos que formam as unidades léxicas. Em outros casos, o déficit se sustentaria sobre o nível articulatório/produtivo, com incapacidade para reproduzir um determinado traço, por exemplo. Em terceiro lugar, haveria um elevado número de casos nos quais o transtorno teria uma base organizacional, isto é, se relacionaria com a organização fonológica baseada em um sistema de contrastes entre as categorias de sons constituídos nos processos de aquisição fonológica. Nesta primeira proposta, amplamente aceita em trabalhos posteriores (Grunwell, 1981; Stoel-Gammon e Dunn, 1985; Leonard, 1985; Grundy, 1990), não se especifica, no entanto, que tipo de manifestações concretas serão observadas caso a base do déficit for fundamentalmente perceptiva, produtiva ou organizacional. Foi preciso esperar até princípios da década de 1990 para encontrar trabalhos cujo objetivo fundamental era o de aprofundar tais questões, mediante uma abordagem com enfoque experimental e clínico. A seguir revisamos algumas dessas pesquisas.

Dodd e colaboradores (1989) partiram de uma caracterização dos transtornos fonológicos em três grupos distintos: aqueles que representam um sistema atrasado (erros que correspondem a idades ligeiramente inferiores), aqueles que mostram um sistema desviado, mas com erros sistemáticos e, finalmente, os que apresentam manifestações predominantemente inconsistentes (erros assistemáticos). Os três grupos de sujeitos foram avaliados mediante uma série de tarefas incluindo imitação, nomeação de objetos e descrição de lâminas absurdas, assim como uma tarefa de preferência de padrões fonotáticos possíveis diante de impossíveis e outra de percepção de suas próprias produções incorretas. A informação obtida permite começar a explorar as possíveis dificuldades subjacentes para cada um desses tipos de casos. De acordo com as autoras, a existência dos três subtipos parece ser validada pelos resultados obtidos. Isto é, o grupo que apresenta um atraso não só mostra um menor número de erros, mas, além disso, mantém o nível de realização nas diversas tarefas de produção utilizadas. Por outro lado, os grupos com padrões fonológicos desviados melhoravam em tarefas de imitação (especialmente o que apresentava padrões assistemáticos) e pioravam nas tarefas mais complexas de produção (especialmente os que apresentavam erros sistemáticos). Outra importante distinção relativa aos dois grupos com fonologia desviante situa o déficit na programação motora para o subgrupo assistemático, e para o subgrupo com erros sistemáticos, o déficit se situa em um nível prévio, uma vez que parece haver dificuldades em derivar hipóteses sobre as regras que governam o sistema fonológico que está sendo aprendido (as representações do léxico seriam corretas, mas teriam dificuldades na recuperação e manipulação deste tipo de informação).

Williams e Chiat (1993) trabalharam com uma abordagem semelhante. Planejaram tarefas de nomeação e repetição de palavras, não-palavras e frases para dois grupos de sujeitos com transtornos do desenvolvimento de fala (atraso simples e transtornos propriamente ditos). Seus resultados se aproximam muito do trabalho descrito antes, embora sejam observadas algumas diferenças. As crianças diagnosticadas com atraso de fala cometem significativamente menos erros e apresentam um comportamento sistemático ao longo das diversas tarefas. O grupo com transtorno se subdivide entre os que cometem menos erros na tarefa de repetição e mais erros na de nomeação e os que apresentam um mesmo comportamento em todas as tarefas. Do ponto de vista dos níveis de processamento se estabelece uma série de considerações. Quando as respostas nas tarefas de repetição de palavras e não-palavras são congruentes com as obtidas em tarefas de nomeação, parece possível afirmar que o problema subjacente não se relaciona nem com as representações léxicas, nem com o acesso a elas, mas com um nível de processamento posterior. Por outro lado, quando a realização é pior na tarefa de nomeação, então, o problema se situaria no nível da codificação, pressupondo a existência de representações instáveis no léxico de saída. Um tema polêmico neste tipo de trabalho refere-se ao formato das representações lexicais e à possível existência de dois léxicos diferenciados: um receptivo e outro produtivo. A postura que ganhou maior aceitação atualmente é a de um único léxico (contrariamente às propostas iniciais de Williams e Chiat, 1993), no qual geralmente o formato da representação é o que corresponde ao nível adulto, embora a especificação dos traços distintivos não seja completa (Ingram, 1999). Em casos de desenvolvimento fonológico alterado, seria de grande interesse poder esclarecer o formato da representação que está sendo utilizado pela criança. Em uma perspectiva diferente, um estudo recente (Edwards et al., 1999) observou uma certa fragilidade tanto na representação perceptiva das consoantes como nas estruturas de controle motor necessárias para produzir e coordenar os gestos articulatórios em crianças com transtornos fonológicos. Esta linha de pesquisa encontra-se ainda em uma etapa inicial, mas torna-se imprescindível para poder delinear melhor estas questões em um futuro imediato.

Em última análise, a identificação de diversos tipos de problemas a partir dos mecanismos de processamento é útil para melhorar o conhecimento sobre este tipo de patologia de fala, bem como para sugerir linhas específicas de intervenção, com ênfase na modificação dos hábitos motores ou, então, centrar o trabalho nas unidades léxicas para estabilizar sua forma no nível de representação.

ALGUNS EXEMPLOS

C. é um menino de 6 anos que apresenta uma clara dificuldade para a realização das líquidas vibrantes (/ɾ/ e /r/) características do espanhol, sua língua materna. Trata-se de sons nos quais intervém o ápice da língua, produzindo uma vibração no ponto de articulação alveolar. Em seu lugar realiza uma vibração uvular, com a base da língua em vez do ápice. Este tipo de articulação incorreta aparece em todos os contextos nos quais se deve produzir uma vibrante simples ou múltipla (/ɾ/ intervocálica, /ɾ/ final de sílaba, /ɾ/ em *onset* silábico complexo [CCV], depois de qualquer consoante oclusiva ou fricativa e [r] vibrante múltipla em posição inicial de palavra ou intervocálica). O erro aparece em fala espontânea, em nomeação de imagens, e na repetição imediata de palavras e pseudopalavras. Não se observa, portanto, nenhum contexto no qual seja facilitada a produção deste som pertencente à sua língua materna. Do ponto de vista perceptivo, há uma boa diferenciação entre o erro e o som correto, inclusive se diferencia a vibrante simples da múltipla em tarefas de discriminação. Parece se tratar, portanto, de um problema de realização motora. Em outras palavras, uma vez que as respostas são idênticas tanto na repetição como na fala espontânea, pode-se inferir, de acordo com Williams e Chiat (1993), que o problema não interfere nas representações léxicas nem no seu acesso, mas estaria localizado entre este e a correspondente execução motora. Esta tipologia é característica dos denominados problemas articulatórios ou fonéticos nos quais um som, geralmente uma vibrante ou uma fricativa, não é produzido de forma correta, apesar de poder ser percebido de forma adequada e diferenciado de outros sons da própria língua.

F. é um menino de 6 anos, de língua materna catalã, com um nível de fala de baixa inteligibilidade. A caracterização de suas dificuldades permite observar um repertório reduzido de sons, com ausência não somente daqueles que costumam ter um aparecimento tardio (a vibrante múltipla, p. ex.), mas de todos aqueles representativos do ponto de articulação palatal e da categoria de fricativas e africadas (os traços subfonêmicos fricativo e palatal estão ausentes de seu sistema de contrastes). Na categoria dos sons fricativos utiliza um único segmento como substituição genérica, (/t/ substitui o /f/, /s/, /z/ e a palatal surda e sonora do catalão), isto é, não mantém os traços correspondentes à sonoridade e ao ponto de articulação, os quais determinam o contraste no interior desta categoria. Simplifica também as estruturas silábicas complexas, recorrendo ao padrão simples CV, embora melhore em tarefas de repetição e consiga uma produção correta para os *onset* silábicos formados por uma bilabial + líquida. Além dos erros sistemáticos, em fala espontânea, aparecem erros esporádicos por assimilação de consoantes dentro da palavra, assim como erros envolvendo o ponto de articulação para as oclusivas e substituições entre as aproximantes e líquidas[12] (/ð/, /ɣ/, /l/, /ɾ/). Na repetição melhora substancialmente, mas produz ainda respostas inconsistentes. Trata-se de um caso de transtorno fonológico, que se afasta do que denominaríamos uma alteração fonética ou um simples atraso de fala. Neste caso há um sistema desviado com padrões atípicos em relação ao desenvolvimento fonológico normativo. Parece existir uma base mista para suas dificuldades, pois, junto com problemas de possível natureza articulatória (ausência do traço palatal, p. ex.), se pressupõe a existência de representações léxicas instáveis e dificuldades na recuperação da forma fonológica das palavras.

Embora descritos esquematicamente, estes dois casos representam os extremos da problemática que abordamos. Por um lado, déficits menores (apesar de poderem ser muito resistentes à correção), restritos à realização articulatória de um ou dois fonemas da língua, localizados em uma etapa final do processamento da fala. Por outro lado, déficits que se situam claramente no nível correspondente à codificação fonológica, com possíveis mecanismos de recuperação da informação alterados, em um falante cujo sistema de contrastes não se completou ou está incorretamente delimitado.

CONSIDERAÇÕES FINAIS

Depois desse breve percurso pelos transtornos evolutivos da fala, o leitor talvez tenha sentido a falta de um parágrafo sobre aspectos etiológicos. Tivemos a oportunidade de indicar que se tratava de uma patologia "funcional", isto é, sem uma causa estabelecida. É certo, no entanto, que existem pesquisas nas quais se buscou encontrar algum tipo de correlação entre os transtornos do desenvolvimento fonológico e uma série de variáveis, das quais as mais evidentes seriam as relacionadas com fatores do ambiente linguístico (exposição a modelos incorretos no meio familiar) ou de base perceptiva relativos à audição (otite média recorrente em importantes períodos da primeira infância). Para a primeira dessas variáveis, estaríamos de acordo com Dodd (1993) que não permite atribuir um papel determinante ao ambiente linguístico sobre o aparecimento de um transtorno fonológico. Exemplos de casos que compartilham um mesmo ambiente familiar e nos quais somente em um deles se observa o transtorno, impedem a aceitação deste fator como uma causa direta e exclusiva do déficit. Mais controvertido é o segundo dos fatores

---

[12] N. de R. T.: Na língua portuguesa não existe a fricativa dental sonora [ð]. Já o símbolo fonético [ɣ] representa a fricativa velar sonora (semelhante ao R uvular).

destacados, o relativo à existência de problemas de base auditiva, com caráter flutuante, no período de claro desenvolvimento fonológico. Sabendo que as perdas auditivas permanentes, inclusive leves ou moderadas, interferem no desenvolvimento da fala e da linguagem, a presença irregular de episódios de perda auditiva durante a primeira infância não pode ser considerada de modo superficial, uma vez que, com muita probabilidade, pode ter algum tipo de repercussão, não somente na (im)precisão com a qual a criança vai perceber a fala, mas no possível desenvolvimento de estratégias compensatórias de aquisição (recorrer à informação de base visual [gestos articulatórios], p. ex.) que podem manter-se inclusive depois que os episódios de otite tenham cessado. No entanto, nem todas as crianças com problemas recorrentes de otite média acabam apresentando algum tipo de déficit fonológico. Neste sentido, estudos prospectivos, como o de Friel-Patti e Finitzo (1990), não puderam chegar a oferecer um modelo explicativo previsível entre alterações otorrinolaringológicas (ORL) na primeira infância e os transtornos fonológicos de fala. Trata-se, portanto, de um fator claramente de risco, mas não o único responsável por um déficit de natureza fonológica.

Este capítulo pretendeu rever diversos aspectos dos transtornos evolutivos de fala, desde a terminologia até à caracterização dos subtipos mais freqüentes dentro do âmbito da patologia, tratando de incorporar uma perspectiva psicolingüística na qual, explicitamente, são levados em consideração aspectos do processamento da fala, cujo conhecimento é de grande importância para a compreensão dos déficits e estabelecer as bases da intervenção. Partimos de uma linha de análise baseada na caracterização dos processos fonológicos de simplificação de fala por ser um enfoque amplamente utilizado desde a década de 1980 e que serviu como ferramenta para a caracterização desse tipo de alterações. A existência de dados longitudinais sobre a incidência dos processos fonológicos de simplificação de fala, em diversas idades, contribuiu para o seu uso extensivo nos instrumentos de avaliação fonética-fonológica, enquanto outros enfoques se tornam mais adequados para a análise do sistema fonológico de casos individuais, com a finalidade de explicar o padrão de erros observado, sem propor uma avaliação em termos de idade e de nível alcançados. Dentro deste último tipo de enfoque, deve-se destacar a *fonologia auto-segmental* (Goldsmith, 1990; Kenstowicz, 1994), oriunda de mudanças teóricas recentes no terreno da fonologia infantil. O enfoque não-linear e auto-segmental é utilizado como modelo teórico tanto para a análise da aquisição fonológica (Stoel-Gammon, 1996; Lleó, 1997; Ingram, 1999) como para ser aplicado à análise de casos (Bernhardt e Gilbert, 1992). A partir deste novo marco teórico se mantém a dicotomia entre a forma superficial das palavras (forma fonética) e sua representação (forma abstrata), como nos enfoques gerativos tradicionais, bem como considera que toda representação ou forma subjacente inclui informação prosódica sobre a estrutura silábica, além dos traços distintivos. A fonologia auto-segmental se constitui como um marco eficaz para explicar as relações entre os diversos níveis fonológicos, uma vez que propõe uma organização de tipo hierárquico entre palavras, sílabas, segmentos e traços. Nessa abordagem, há uma redução da ênfase em regras e processos fonológicos para considerar a representação fonológica das palavras em termos de níveis autônomos hierarquicamente organizados (níveis prosódico, estrutural e segmental). Indubitavelmente, esta nova perspectiva permite uma melhor explicação das produções de fala infantil e torna compreensíveis alguns "erros" que em outros tipos de modelos eram considerados isolados ou de difícil justificativa. Resta comprovar como esse tipo de enfoque fonológico é generalizado para a avaliação dos transtornos evolutivos de fala e como vai repercutir sobre os métodos de intervenção.

Finalmente, não seria justo terminar este capítulo sem mencionar outra linha de análise em fonologia, a *teoria da "otimidade"* (TO, *Optimality theory*, em inglês), que representa uma perspectiva totalmente distinta dentro da fonologia gerativa (ver Barlow e Gierut, 1999, para uma boa apresentação deste enfoque em relação à aquisição fonológica). Embora ainda seja cedo para avaliar sua aplicabilidade à análise dos transtornos evolutivos de fala, sua viabilidade para explicar os traços característicos do desenvolvimento fonológico (tem capacidade para identificar os padrões de erro comuns na aquisição, permite a variabilidade individual e preserva a continuidade na gramática) faz desta teoria uma possível ferramenta de estudo do funcionamento destes sistemas desviados que caracterizam a patologia que nos ocupa. Nos próximos anos haverá maior expansão desses novos enfoques e será possível comprovar sua validade no âmbito da classificação e análise dos transtornos fonológicos, assim como no da intervenção fonoaudiológica.

REFERÊNCIAS

BARLOW, J.A.; GIERUT, J.A. Optimality Theory in phonological acquisition. *Journal of Speech, Language and Hearing Research*, 42: 1.482-1.498, 1999.

BENRTHAL, J.E.; BANKSON N.W. *Articulation and phonological disorders* (3.a ed.). Englewoog Cliffs, NJ: Prentice Hall, 1993.

BERNHARDT, B.; GILBERT J. Applying linguistic theory to Speech-language pathology: the case for nonlinear phonology. *Clinical Linguistics and Phonetics*, 6: 123-145, 1992.

BERNHARDT, B.; STOEL-GAMMON, C. Nonlinear phonology: Introduction and clinical application. *Journal of Speech and Hearing Research*, 37:123-143, 1994.

BIRD, J.; BISHOP, D.V.M.; FREEMAN, N.H. Phonological awareness and literacy development in children with expressive phonological impairments. *Journal of Speech and Hearing Research*, 38: 446-462, 1995.

BOSCH, L. La evaluación del desarrollo fonológico en niños de 3 a 7 años. *Anuario de Psicologia*, 28: 87-114, 1983.

_____. Avaluació dal desenvolupament fonològic en nens catalanoparlants de 3 a 7 anys. Barcelona: *Promocions i Publicacions Universitàries* (ICE, Universitat de Barcelona), 1987.

CHIAT, S. From lexical access to lexical output: What is the problem for children with impaired phonology? In: YAVAS, M. (ed.) *First and second language phonology*. San Diego, CA: Singular Publishing, 1994.

CORREDERA SÁNCHEZ, T. *Defectos en la dicción infantil.* Buenos Aires: Kapelusz, 1973.

DÍEZ-ITZA, E. Procesos fonológicos en la adquisición del español como lengua materna. In: RUIZ, J.M.; SHEERIN, P.; GONZÁLEZ-CASCOS, E. (eds.) *Actas del XI Congreso Nacional de Lingüística Aplicada.* Valladolid: Universidad de Valladolid, 1995.

DINNSEN, D.A.; CHIN, S.B.; ELBERT, M.; POWELL. T.W. Some constraints on functionally disordered phonologies: Phonetic inventories and phonotactics. *Journal of Speech and Hearing Research*, 33: 28-37, 1990.

DODD, B. *Subgroups of phonologically disordered children. Paper to Neurolinguistics and Speech Pathology Conference.* University of Newcastle upon Tyne, U.K., 1982.

_____. Speech disordered children. In: BLANKEN, G. (ed.). *Linguistic disorders and pathologies: An international handbook.* Berlin: De Gruyter, 1993.

DODD, B.; LEAHY, J.; HAMBLY, G. Phonological disorders in children: underlying cognitive deficits. *British Journal of Developmental Psychology*, 7: 55-71, 1989.

EDWARDS, J.; FOURAKIS, M.; BECKMAN, M.E.; FOX, R.A. Characterizing knowledge deficits in phonological disorders. *Journal of Speech, Language and Hearing Research*, 42: 169-186, 1999.

EDWARDS, M.L.; SHRIBERG LD. *Phonology: Applications in communicative disorders.* San Diego, CA: College Hill, 1983.

FLETCHER, P. The breakdown of language: Language pathology and therapy. In: COLLINGE, N. (Ed.) *Encyclopaedia of Language.* London: Routledge, 424-457, 1990.

FRIEL-PATTI, S.; FINITZO, T. Language learning in a prospective study of otitis media with effusion in the first two years of life. *Journal of Speech and Hearing Research*, 33:188-194, 1990.

GIERUT, J.A. Treatment efficacy: Functional phonological disorders in children. *Journal of Speech, Language and Hearing Research*, 41: 585-5100, 1998.

GOLDSMITH, J. *Autosegmental and metrical phonology.* New York: Garland Press, 1990.

GRUNDY, K. Developmental speech disorders. In: GRUNDY, K. (ed.) *Linguistics in clinical practice.* London: Whurr Publishers, 255-280, 1990.

GRUNWELL, P. *The nature of phonological disability in children.* New York: Academic Press, 1981.

_____. *Phonological assessment of child speech (PACS).* Windsor: NFER-Nelson, 1985.

_____. Phonological assessment, evaluation and explanation of speech disorders in children. *Clinical Linguistics and Phonetics*, 2: 221-252, 1988.

_____. Developmental phonological disorders from a clinical-linguistic perspective. In: YAVAS, M.S. (ed.) *Phonological disorders in children.* London: Routledge, 37-64, 1991.

HODSON, B.W. *The assessment of phonological processes*. Danville, IL: Imerstate, 1980.

HODSON, B.W.; PADEN, E.P. Phonological processes which characterize unintelligible and intelligible speech in early childhood. *Journal of Speech and Hearing Disorders*, 46: 369-373, 1981

INGRAM, D. *Phonological disability in children*. London: Edward Arnold, 1976.

_____. *Procedures for the phonological analysis of children's language*. Baltimore, MD: University Park Press, 1981.

_____. *Categories of phonological disorder. Proceedings of First International Symposium: Specific Speech and Language Disorders in Children*. University of Reading. London: AFASIC, 1987.

_____. *First language acquisition: Method, description and explanation*. Cambridge: Cambridge University Press, 1989.

_____. Phonological acquisition. In: BARRETT M (ed.). *The development of language*. Philadelphia, PA: Psychology Press, 1999.

KENSTOWICZ, M. *Phonology in generative grammar*. Cambridge, MA: Blackwell, 1994.

LEONARD, L.B. The nature of deviant articulation. *Journal of Speech and Hearing Disorders*, 38: 156-161, 1973.

_____. Unusual and subtle phonological behavior in the speech of phonological disordered children. *Journal of Speech and Hearing Disorders*, 50: 4-13, 1985.

_____. Phonological impairment. In: FLETCHER, P.; MACWHINNEY, B. (eds.) *The handbook of child language*. Oxford: Basil Blackwell Ltd, 1995.

LEVELT, W.J.M. *Speaking: from intention to articulation*. Cambridge, MA: MIT Press, 1989.

LLEÓ, C. *La adquisición de la fonología de la primera lengua y de las lenguas extranjeras*. Madrid: Visor, 1997.

MACREYNOLDS, L.V.; ENGMANN, D.L. *Distinctive feature analysis of misarticulations*. Baltimore, MD: University Park Press, 1975.

PERELLÓ, J.; PONCES, J.; TRESSERRA L. *Trastornos del habla*. (3ª ed.) Barcelona: Editorial Científico médica, 1977.

SHRIBERG, L.D.; KWIATKOWSKI, J. *Natural Process Analysis (NPA)*. New York: John Wiley, 1980.

_____. Developmental phonological disorders I: A clinical profile. *Journal of Speech and Hearing Research*, 37: 1.100-1.126, 1994.

SHRIBERG, L.D.; KWIATKOWSKI, J.; GRUBER, F.A. Developmental phonological disorders II: Short-term speech sound normalization. *Journal of Speech and Hearing Research*, 37: 1127-1150, 1994.

SHRIBERG, L.D.; GRUBER, F.A.; KWIATKOWSKI, J. Developmental phonological disorders III: Long-term speech sound normalization. *Journal of Speech and Hearing Research*, 37: 1.151-1.177, 1994.

SHRIBERG, L.D.; KWIATKOWSKI, J.; BEST, S.; HENGST, J.; TERSELIC-WEBER B. Characteristics of children with phonological disorders of unknown origin. *Journal of Speech and Hearing Disorders*, 51: 140-161, 1986.

SMITH, N. *The acquisition of phonology*. Cambridge: Cambridge University Press, 1973.

STAMPE, D. *The acquisition of phonetic representation. Papers from the Fifth Regional Meeting of the Chicago Linguistic Society*. Chicago: Chicago Linguistic Society, 433-444, 1969.

STOEL-GAMMON, C. Theories of phonological development and their implications for phonological disorders. In: YAVAS MS (ed.) *Phonological disorders in children*. London: Routledge, 1991.

_____. Phonological assessment using a hierarchical framework. In: COLE, K.N.; DALE, P.S.; THAL, D.J. (eds.) Assessment of communication and language. *Communication and. language intervention series*. Baltimore, MD: Paul H. Brookes Publishing, vol. 6, 1996.

STOEL-GAMMON, C. DUNN, C. *Normal and disordered phonology in children*. Baltimore, MD: University Park Press, 1985.

VIHMAN, M.M. *Phonological Development*. Oxford: Blackwell, 1996.

WEINER, F.F. *Phonological process analysis (PPA)*. Baltimore, MD: University Park Press, 1979.

WIJNEN, F. The development of sentence planning. *Journal of Child Language*, 17: 651-675, 1990.

WILLIAMS, N.; CHIA, S. Processing deficits in children with phonological disorder and delay: a comparison of responses to a series of output tasks. *Clinical Linguistics and Phonetics*, 7(2): 145-160, 1993.

WINITZ, H. *Articulatory acquisition and behavior*. New York: Appleton Century Crofts, 1969.

YAVAS, M.S. (ed.). *Phonological disorders in children*. London: Routledge, 1991.

REFERÊNCIAS DO REVISOR TÉCNICO

MOTA, HELENA. *Terapia fonoaudiológica para os desvios fonológicos*. Rio de Janeiro: Revinter, 2001.

YAVAS; HERNANDORENA; LAMPRECHT. *Avaliação fonológica da criança*. Porto Alegre: Artmed, 1991.

LAMPRECHT, R. (org.). *Aquisição fonológica do português: perfil de desenvolvimento e subsídeos para terapia*. Porto Alegre: Artmed, 2004.

5

DESENVOLVIMENTO COMUNICATIVO-LINGÜÍSTICO NA CRIANÇA COM SURDEZ PROFUNDA

Rafael Santana e Santiago Torres

INTRODUÇÃO

Definição e classificação da deficiência auditiva

O *sistema auditivo humano* é uma estrutura complexa responsável por receber, processar e interpretar a informação sonora. Consta essencialmente de três elementos: o órgão receptor periférico, as vias de condução nervosa e as estruturas centrais. O *órgão receptor* é o que denominamos orelha e se encarrega de transformar a informação sonora em impulsos nervosos, isto é, uma vibração mecânica em um sinal elétrico. Este mecanorreceptor é duplo para facilitar a estereofonia e, com isso, a localização da fonte sonora, entre outras razões. A orelha se encontra localizado no osso temporal do crânio, que também abriga os órgãos receptores do equilíbrio. As *vias nervosas* começam nos nervos auditivos (VIII par craniano), estendendo-se desde as orelhas até o córtex cerebral. Encarregam-se de transportar e de fazer o processamento inicial dos impulsos nervosos procedentes de ambas orelhas, para o que estão parcialmente interconectadas. As vias terminam nas *estruturas centrais* localizadas, principalmente, no córtex do hemisfério cerebral esquerdo, no nível de sua porção lateral, no denominado lobo temporal. Essas estruturas são constituídas pelas áreas auditivas e de linguagem, 41, 42 e 22 da classificação de Brodman. Essas áreas se encarregam de interpretar a mensagem sonora e de conduzí-la a outras áreas do cérebro para evocar as respostas correspondentes (reações instintivas, movimentos voluntários, sentimentos, pensamentos, etc.).

A orelha é somente o receptor periférico de um sistema muito complexo, Consta de três partes: *orelha externa*, que inclui o pavilhão auditivo e o conduto auditivo externo; *orelha média*, formada por uma cavidade que abriga o tímpano e a cadeia de ossíclos, e *orelha interna*, formada pelo caracol ou cóclea. A orelha externa e média operam com energia mecânica e, basicamente, a amplificam. A orelha interna opera com energias mecânica e elétrica, convertendo a primeira na segunda, sendo, portanto, um autêntico transformador biológico, de tipo mecanoelétrico, de alta precisão e grande sensibilidade. É, além disso, uma estrutura extraordinariamente complicada da qual existem muitos aspectos desconhecidos, apesar de ter sido, nas décadas passadas, a parte mais estudada da otorrinolaringologia. Uma descrição mais completa desses aspectos clínicos da surdez pode ser encontrada em Torres e colaboradores (1999).

Uma vez delimitados os aspectos biológicos, distinguir entre os diferentes tipos de surdez, ou melhor, de deficiência auditiva, é essencial devido ao fato de existirem diferenças importantes quanto às possibilidades educacionais e de intervenção.

Em primeiro lugar, *um surdo não tem nada a ver com um mudo*. Daí o infeliz emprego do termo *surdo-mudo*, hoje pouco ou nada usado. A surdez corresponde a uma deficiência auditiva; o mutismo,[1] muito menos comum e com implicações diferentes, está relacionado com uma deficiência dos órgãos fonatórios. Na maioria dos idiomas, existem termos diferenciados para designar os mudos e os surdos, e, em todos eles, aconteceu uma mudança histórica progressiva no uso do termo surdo-mudo, que passou para o termo *surdo*, e atualmente vai impondo-se a expressão *pessoa com surdez*.[2]

Em segundo lugar, a condição fundamental que estabelece a diferença entre uma deficiência auditiva com implicações mais profundas ou mais superficiais é o desenvolvimento normal da linguagem oral. Existem deficiências auditivas que pouco interferem na produção lingüística e, praticamente nada, na compreensão; enquanto outras dificultam sobremaneira. A distinção entre elas se torna imprescindível quando se trata de estabelecer um prognóstico e elaborar um programa de intervenção, que poderia basear-se nas seguintes cinco variáveis (Tabela 5.1):

1. A primeira delas, e talvez a mais importante, é o *momento em que se instaura a perda auditiva*. Existe uma diferença radical entre os sujeitos que desenvolvem a deficiência auditiva antes ou depois de adquirir a linguagem oral. Os primeiros são chamados *surdos pré-locutivos*, e os segundos, *pós-locutivos*. Exemplos evidentes do primeiro caso são as crianças que sofrem de uma surdez congênita, enquanto do segundo seriam aqueles casos de crianças, adultos ou ambos que sofrem de uma lesão auditiva por traumatismo, enfermidade viral, etc. Encontramo-nos, assim, diante de um contínuo entre os surdos pré-locutivos, que, por *iniciativa própria*, não desenvolverão a linguagem oral, e os

---

[1] N. de R. T.: Condição de ser incapaz de falar devido distúrbio orgânico ou estrutural, tal como paralisia ou surdez, histeria, inibição normal ou envolvimento emocional. (Nicolosi et al., 1998)
[2] N. de R. T.: Ou indivíduo portador de surdez.

Tabela 5.1 Classificação da deficiência auditiva

Critérios	Tipos de hipoacusia
Momentos de aquisição	Pré-locutivas: < 3 anos
	Pós-locutivas: > 3 anos
Quantidade	Leve: 20-40dB
	Moderada: 40-70dB
	Severa: 70-90dB
	Profunda: > 90dB
Qualidade	Hipoacusia de condução
	Hipoacusia de percepção
	Hipoacusia mista
Momento da detecção	Seria desejável que coincidisse com o momento da aquisição, mas nem sempre isto acontece
Momento do começo da intervenção	Seria desejável que coincidisse com o momento da aquisição e detecção, mas nem sempre isto acontece

surdos pós-locutivos, que já desenvolveram a linguagem oral e nos quais a deficiência auditiva provocará poucos problemas de compreensão e alguns problemas de expressão. Neste contínuo se situam todos os sujeitos surdos. Deve-se destacar que quanto maior for a idade de aparecimento da perda, menores serão os problemas em relação ao desenvolvimento cognitivo. Do ponto de vista metodológico, costuma-se admitir como surdos pré-locutivos aqueles sujeitos que sofrem de surdez desde o nascimento ou ao longo do período que vai desde o nascimento até aproximadamente 2-3 anos de vida.

2. A segunda variável fundamental é o *grau de perda auditiva* (critério de quantidade). A deficiência auditiva não é um problema de tudo-ou-nada. Muito pelo contrário, poderíamos dizer que a habilidade auditiva é uma faculdade prejudicada em maior ou menor medida em todos os sujeitos, e que esta habilidade varia com a idade. Os sujeitos tradicionalmente considerados ouvintes são aqueles que têm raras perdas auditivas e que estas não interferem no desenvolvimento de sua vida cotidiana. Começamos a falar de deficiência auditiva quando a audição começa a não ser instrumental em decorrência das perdas auditivas. Essa diferenciação, freqüentemente centrada nos termos *hipoacusia* e *surdez*, é estabelecida pelo grau da perda auditiva tendo implicações diferentes nos indivíduos. Para a determinação do grau da perda são levados em conta dois elementos: a intensidade, medida em decibéis (dB), e a categoria de freqüências afetadas, medidas em hertz (Hz). Convém recordar que a zona de melhor percepção da fala humana está situada na banda limitada pelas freqüências entre 500 e 4.000Hz. Portanto, quanto maior for a perda auditiva e quanto mais atingir as freqüências conversacionais, maiores serão as repercussões negativas sobre o desenvolvimento da linguagem — diretamente e sobre o desenvolvimento dos processos cognitivos — indi-

retamente (Conrad, 1979). Lafón (1987) classifica as perdas auditivas em função do grau:

A. *Hipoacusia leve ou ligeira.* É a perda compreendida entre 20 e 40dB. As crianças com esta perda percebem a fala e aprendem a falar espontaneamente de forma correta. As perdas geralmente passam despercebidas e, em alguns casos, são a origem de algumas dificuldades de aprendizagem. O uso de uma prótese adequada (aparelho auditivo) lhes permite acompanhar uma escolarização normal.
B. *Hipoacusia moderada.* A perda se situa entre 40 e 70B, podendo-se perceber a fala e desenvolver espontaneamente a linguagem, embora com algumas defasagens. Nesses casos, o aparelho auditivo e a intervenção fonoaudiológica são as chaves para acompanhar uma escolarização sem grandes problemas.
C. *Hipoacusia ou surdez severa.* Quando a perda se situa entre 70 e 90dB, a linguagem não é aprendida espontaneamente. A amplificação e a intervenção fonoaudiológica são absolutamente necessárias para desenvolver a linguagem em todos os aspectos: fonético, morfossintático, semântico e pragmático.
D. *Hipoacusia ou surdez profunda.* São perdas superiores a 90dB, nas quais é impossível perceber a linguagem por via auditiva, nem mesmo com a ajuda de amplificação. A aquisição da linguagem, nesses casos, se transforma em uma aprendizagem intencional especializada.

As possibilidades de percepção dos sons da fala são, portanto, uma função da intensidade e da freqüência do som. Quanto maior for a banda de freqüências nos níveis de intensidade mais baixos, maiores serão as possibilidades de utilização da audição. Nos sujeitos com deficiências auditivas, os níveis de audição possíveis são denominados *restos auditi-*

vos. A utilização dos restos auditivos na educação das crianças surdas é importantíssima, na medida em que vão aprimorando as possibilidades técnicas de amplificação e modificação dos parâmetros do som.

O grau de perda auditiva é uma variável que interfere diretamente as ações das crianças surdas nos diferentes processos psicológicos. Quanto maior a perda auditiva, piores serão os resultados no nível funcional do indivíduo. As possibilidades de reeducação da surdez moderada são maiores do que as da surdez severa e profunda.

3. Atendendo à estrutura fisiológica afetada (orelha externa, média ou interna), as hipoacusias podem ser *condutivas ou de transmissão* (localizadas, principalmente, na orelha externa e média) e neurossensoriais (localizadas na orelha interna e no nervo auditivo) (critério de qualidade). As primeiras derivam de malformações e lesões da orelha externa, média ou ambas (tímpano e cadeia de ossículos), que dificultam a transmissão mecânica do som. As segundas derivam de lesões na cóclea ou no nervo auditivo, que dificultam a transformação do sinal e sua condução às áreas temporais do córtex. O caráter temporário ou permanente de umas diante de outras é uma diferença importante. As deficiências auditivas transitórias são funcional, médica ou cirurgicamente recuperáveis. A maioria das perdas condutivas simples (também chamadas periféricas, porque afetam a orelha externa e média) pertencem a este tipo. São transtornos que, evidentemente, precisam de tratamento, mas que costumam ter pouca incidência no indivíduo. Ao contrário, as perdas permanentes, muito mais graves e de maior dificuldade diagnóstica, geralmente são irrecuperáveis, embora a pesquisa tecnológica e médica esteja apresentando resultados esperançosos graças aos *implantes cocleares*.

4. *Momento da detecção*. Seria desejável conhecer o momento em que se adquire a deficiência auditiva, sobretudo quando é súbita e acontece nos primeiros 10 meses de vida. Este dado é de máxima importância em perdas adquiridas, uma vez que o tempo que passou despercebida será precioso e perdido para a reabilitação. Mais ainda, a criança poderia perder as vantagens da estimulação auditiva e lingüística desde o terceiro mês de gravidez até o momento da perda auditiva.

5. *Momento do início da intervenção*. Em perdas profundas deve-se começar a intervenção o mais cedo possível, sendo desejável que não haja intervalo, por mais curto que seja, sem intervenção, pois poderiam perder-se as aquisições lingüísticas adquiridas que, embora a criança não as manifeste, estão presentes.

Finalmente, no nosso modo de ver, convém não confundir as variáveis que definem o tipo de surdez *com outras variáveis diferenciais das crianças surdas*. Referimo-nos a aspectos tão variados como a *aceitação do filho surdo*, o *nível socioeconômico das famílias*, a *utilização de um determinado modo ou sistema de comunicação com a criança surda* (língua oral, bimodal, palavra complementada, língua de sinais, etc.) de forma precoce, o seguimento de um *programa de estimulação precoce*, etc. (Marchesi, 1987; Santana, 1999). Em todas essas variáveis, uma atitude compreensiva e ativa por parte de todos repercutirá, positivamente, no desenvolvimento global da criança surda. Obviamente, uma participação não-adequada das famílias com relação aos elementos citados produz maiores desajustes no desenvolvimento pessoal, lingüístico, intelectual, etc. No entanto, boa parte dessas variáveis são relevantes para as crianças surdas na mesma medida em que o são para as crianças ouvintes.

Finalmente, deve-se destacar que, quando se trabalha com crianças surdas, é preciso especificar, ao máximo, o tipo de características dos sujeitos. Caso contrário, a interpretação dos resultados e das experiências pode ser prejudicada, quando não bloqueada totalmente. Neste capítulo, quando falamos de crianças surdas, não estamos referindo a um transtorno permanente, excluindo as perdas temporárias. O estudo do desenvolvimento da linguagem que abordamos aqui será centrado nas *perdas neurossensoriais pré-locutivas, severas ou profundas*, pelo fato de poder observar, de maneira mais evidente e isolada, o peso da deficiência auditiva.

Incidência da deficiência auditiva

Entre 1 e 1,5 sujeitos em 1.000 da população geral é portador de surdez profunda. A deficiência auditiva, longe de desaparecer, se mantém, ou até aumenta, nos países desenvolvidos. No nível quantitativo, ocupa o segundo lugar no número de portadores, sendo superada apenas pela deficiência mental. Segundo o relatório do *National Center for Health Statistics dos Estados Unidos* (1991, citado por Hruby, 1995), 8,6% da população geral tem algum problema de audição e quase a metade da população afetada (4,2%) tem problemas para se comunicar oralmente. Segundo o relatório da *Oficina de Publicaciones Oficiales de las CC. EE.*, que reúne os trabalhos da Comissão COST-219 (Roe, 1996), o número de pessoas com algum tipo de deficiência auditiva na CE é superior a 81 milhões, aos quais se deve acrescentar mais 33 milhões com problemas de linguagem, de fala ou ambos.

Na Espanha, segundo os dados da pesquisa realizada em centros hospitalares de Madrid, Valência e Navarra, escolhidos por sua trajetória em audiologia pediátrica, foram estudados 12.839 recém-nascidos, destes 2,8% adquirem algum tipo de deficiência auditiva durante o primeiro trimestre de vida e, entre eles, estima-se que 0,77% terão surdez bilateral neurossensorial severa ou profunda. Se a busca se restringir aos casos de alto risco, a taxa de surdez estimada é de 24,55%. Entre os fatores de risco que mais aparecem com a surdez, destacam-se os seguintes: a) antecedentes familiares, que dará lugar a chamada surdez hereditária; b) pouco peso ao nascer, inferior a 1.500g; c) malformação congênita craniofacial; d) hiperbilirrubinemia; e) infecção pré ou pós-natal; f) ototoxicidade; g) hipoxia; h) convulsões e i) permanência na unidade de terapia intensiva (UTI) durante mais de 48 horas, provocando surdez em 50% dos nascidos prematuros e em 1% dos nascidos no término da gestação.

Dentre os fatores detectados como maiores responsáveis pela surdez infantil estão a ototoxicidade e o pouco peso ao nascer (Manrique et al., 1994).

SISTEMAS DE COMUNICAÇÃO NOS SURDOS

A longa controvérsia educacional em torno dos métodos de comunicação e de reabilitação marcou decisivamente a aquisição e o desenvolvimento da linguagem na criança com surdez profunda. Não é nossa intenção estudar, neste capítulo, os métodos de educação e de ensino da criança surda, mas questionar sobre os níveis de desenvolvimento lingüístico alcançados por esses alunos, para o que julgamos pertinente uma breve introdução aos *métodos de comunicação*. São os sistemas de comunicação aos quais foram expostas as crianças estudadas nos diversos trabalhos que são apresentados aqui, e que Torres e colaboradores (1995) conceituaram como: *oral puro, oral complementado* e *gestual*.

Métodos orais puros

No congresso de Milão de 1880, uma das resoluções aprovadas pelos educadores foi a de que o método oral puro, com a exclusão de todo tipo de sinais, devia ser o preferido para levar a criança surda à aquisição da fala. Somente o método oral era considerado adequado para desenvolver a linguagem oral na criança surda, enquanto os sinais deviam ser evitados visto que eram considerados prejudiciais para o desenvolvimento da fala.

Os métodos orais puros, também conhecidos como métodos audiofonatórios ou audio-orais, colocam a ênfase na estimulação dos restos auditivos mediante o uso de amplificadores e do treinamento fonoaudiológico intensivo. Entre esses métodos, alguns são unissensoriais, os mais estritos por estarem baseados na estimulação dos restos auditivos, e outros são plurissensoriais, que admitem ajuda de outros sentidos, principalmente da visão (audição + leitura labial). A estimulação dos restos auditivos, nesta perspectiva, procura, reproduzir, dentro do possível, o processo percorrido pela criança ouvinte: a interiorização da linguagem (compreensão) e a produção da fala.

Um exemplo de método oral puro, muito difundido na Europa a partir da década de 1960, é o método verbotonal desenvolvido pelo professor Guberina (1961) e seguido de uma intensa atividade prática (Gajic et al., 1985; Asp 1988; Ramos, 1988) e pesquisadora (Guberina, 1984, 1985; Guberina e Asp, 1981; Guberina e Gospodnetic, 1991, etc.). O método verbotonal é uma aplicação concreta do sistema verbotonal à reabilitação do surdo. Os verbotonalistas insistem no treinamento audiofonoarticulatório, explorando, de um lado, a percepção dos componentes acústicos graves da palavra e, de outro, utilizando a percepção vibrotátil como complemento da audição, e tudo isto através dos recursos como SUVAG (amplificadores, modificadores, ou ambos, de sinais acústicos).

O método verbotonal se transformou no ponto de referência dos métodos orais puros. Fundamentando-se na fonologia, coloca a ênfase na percepção auditiva da fala. É um processo lento no tempo, pois requer a formação de categorizações e representações mentais dos diversos sons da língua, mediante um processo de complexidade crescente tendo como marco referencial a linguagem funcional (Guberina e Gospodnetic, 1991; Renard, 1975).

A introdução da escrita nas crianças expostas aos métodos orais puros ocorre na mesma idade das crianças ouvintes e, em algumas situações, como a do *método reflexivo de van Uden* (1977) ou o projeto MOC [Modelo Oral Complementado] (Torres e Ruiz, 1996), a introdução da escrita já faz parte do programa de educação precoce. Em todos os casos, a aquisição da leitura e da escrita ocorre antes que as crianças surdas tenham um nível de linguagem oral comparável ao das crianças ouvintes da mesma idade. Igualmente, a maioria dos educadores, fonoaudiólogos, ou ambos, se apóiam na aprendizagem da leitura e da escrita para conseguir desenvolver estruturas gramaticais da língua oral, isto é, a leitura e a escrita são consideradas como um sistema complementar para o desenvolvimento da língua oral.

Línguas de sinais[3]

A partir dos anos sessenta, a língua de sinais foi reabilitada não somente pelas pessoas surdas, mas também por educadores e pesquisadores, com trabalhos empíricos que contribuíram para banir a antiga crença de que era uma língua inferior às orais. Desde que Stokoe, em 1960, iniciou uma linha de pesquisa sobre a língua americana de sinais (ASL), pesquisadores de diversos países se preocuparam com a língua de sinais, constituindo seu estudo numa seção independente na sociedade lingüística internacional. As pesquisas de Kyle e Woll (1985) sobre a língua britânica de sinais (BSL), de Volterra (1981) sobre a língua italiana de sinais (LIS), de Loncke (1985) na língua francesa de sinais (LSF), de Wallin (1994) sobre a língua sueca de sinais (SLS), de Rodríguez (1992) sobre a língua espanhola de sinais (LSE), etc., são uma boa amostra.

As línguas de sinais, também conhecidas como *métodos signados ou gestuais*,[4] são as línguas em uso nas comunidades de surdos em diversos países. A primeira língua de sinais que foi estudada do ponto de vista lingüístico e psicolingüístico é a ASL. Os lingüistas demonstraram que, como outras línguas de sinais, possui a dupla articulação própria dos sistemas de comunicação criativos que permite criar e compreender um número ilimitado

---

[3] N. de R. T.: Para o estudo da língua de sinais brasileira sugere-se a leitura de Quadros e Karnopp, 2004.

[4] N. de R. T.: As línguas de sinais são denominadas línguas de modalidade gestual-visual ou espaço-visual, uma vez que a informação lingüística é recebida pelos olhos e produzida pelas mãos. (Quadros e Karnopp, 2004, p.47 e 48)

de frases jamais produzidas e jamais entendidas, concluindo que se trata de uma autêntica língua. Vários trabalhos demonstraram que, apesar de sua organização espacial, o tratamento da língua de sinais faz intervir processos psicolingüísticos comparáveis aos que são mobilizados para o tratamento das línguas orais. A maioria dessas pesquisas comprova que a língua de sinais é arbitrária e que a iconicidade não é mais do que aparente.

Como as línguas orais, as de sinais possuem um número limitado de unidades abstratas, que podem ser combinadas entre si para formar o vocabulário das mesmas. Os sinais podem ser decompostos em unidades mínimas de significados, os queremas, que podem ser comparados aos fonemas das línguas faladas (Stokoe, 1972). As *formas dos sinais* podem ser descritas, basicamente, segundo três parâmetros independentes: a *configuração*, o *movimento* e a *posição ou lugar de articulação da mão*. O conjunto das alternativas permitidas por cada um desses parâmetros constitui o sistema *"fonológico"* ou *"querológico"* das línguas de sinais.

A associação de queremas constitui o *morfema* ou *"kinema"*, que é a unidade mínima de significado. A combinação de kinemas é regida por um conjunto de regras sintáticas e morfossintáticas. A sintaxe na língua de sinais utiliza as mesmas formas básicas das línguas orais: nomes, pronomes, verbos, adjetivos e advérbios. Em oposição, as palavras funcionais (artigos, preposições, conjunções e interjeições) não costumam estar muito presentes. Newport e Meier (1986) afirmaram que as relações semânticas que ocorrem com as preposições em inglês acontecem na ASL através de processos morfossintáticos. A ASL, como as línguas faladas, possui uma ordem de palavras ou estrutura de base, mas a flexibilidade desta estrutura é considerável.

As línguas de sinais são línguas autênticas e constituem a língua de um grupo reduzido de surdos profundos, os surdos de pais surdos que, em conjunto, não chegam a 10% da população surda (Arlow, 1976; Jones et al., 1989; Mallory et al., 1992; Buchino, 1993). O restante dos surdos são filhos de pais ouvintes que não têm acesso de forma precoce, natural e espontânea a esta língua. Os primeiros contatos desse numeroso grupo de surdos com a língua de sinais costumam acontecer ao longo de sua escolarização ou na adolescência.

Sistemas orais complementados

Entre as duas orientações metodológicas extremas, educação oral diante da gestual, apareceram os chamados *sistemas aumentativos ou complementares* de comunicação, cujo principal objetivo é permitir à criança surda ter acesso a melhores condições dos diferentes componentes da linguagem oral. Quando a linguagem oral é simultânea à realização de sinais ou gestos manuais, classificamos como um sistema *misto* ou *bimodal*. Esse sistema utiliza sinais próprios das línguas de sinais, porém a organização da frase é a mesma da língua oral, razão pela qual falamos em *sistema oral complementado com gestos manuais*. Quando a linguagem oral, ou seja, leitura labial ou orofacial (LLF)[5] + fala + audição residual, é acompanhada de complementos manuais sem valor lingüístico, falamos em *sistema oral complementado com formas manuais*, tais como a palavra complementada (LPC).

Com os *métodos bimodais*, o surdo recebe os sinais da língua de sinais em estruturas sintáticas próprias da língua oral correspondente. O resultado é um modelo de expressão oral com aparência gestual. Deste ponto de vista, não são muito diferentes dos métodos orais puros em seus objetivos. A meta está centrada, essencialmente, na aquisição da linguagem oral e escrita. As palavras com conteúdo semântico (nomes, adjetivos, verbos e advérbios) são oralizadas e acompanhadas de sinais manuais emprestados da língua de sinais do país, enquanto as palavras-função (artigos, preposições, conjunções e interjeições) e os morfemas acrescentados são indicados com algum gesto inventado, datilologia[6] ou LPC.

Os sistemas bimodais conheceram algum desenvolvimento nos países anglo-saxões e

---

[5] N. de R. T.: No original, Leitura lábio-facial (LLF). Usaremos "leitura orofacial" como sinônimo de "leitura labial".
[6] N. de R. T.: Grafia pelos dedos (Nicolosi et al., 1996).

são chamados com o nome genérico de *signed english* (inglês gestual) ou de *manually coded english* (inglês codificado manualmente). Foram desenvolvidos com a finalidade pedagógica de permitir à criança surda perceber todos os constituintes dos enunciados da língua oral e, por isso, não são considerados como uma língua. No entanto, como observa Mayberry (1989), constituem com muita freqüência o primeiro sistema ao qual são expostas, atualmente, as crianças surdas de diferentes países.

A primeira sistematização do bimodal na Espanha é recente. Monfort e colaboradores (1982) distinguiram entre o uso *alternativo* e o uso *complementar* do bimodal, segundo diversos ambientes educativos e reabilitadores com alunos surdos e com o objetivo de progredir no desenvolvimento da língua oral. O recurso bimodal foi e continua sendo freqüente pela facilidade de aprendizagem e pela possibilidade de combiná-lo com outros sistemas durante os primeiros anos de intervenção. Com isso, facilita-se a expressão da criança, que, em sistemas mais puros oralmente, poderia ser retardada. A finalidade é colocar precocemente a criança surda em contato com as estruturas morfossintáticas da língua oral e preservar suas capacidades expressivas. A partir dos 2 anos, os conceitos adquiridos e expressos com o bimodal vão sendo transmitidos mediante a LPC com abandono progressivo do sinal correspondente.

A LPC é uma resposta para o maior problema com o qual se defrontam os surdos: a percepção da fala sem ambigüidades (Figura 5.1).

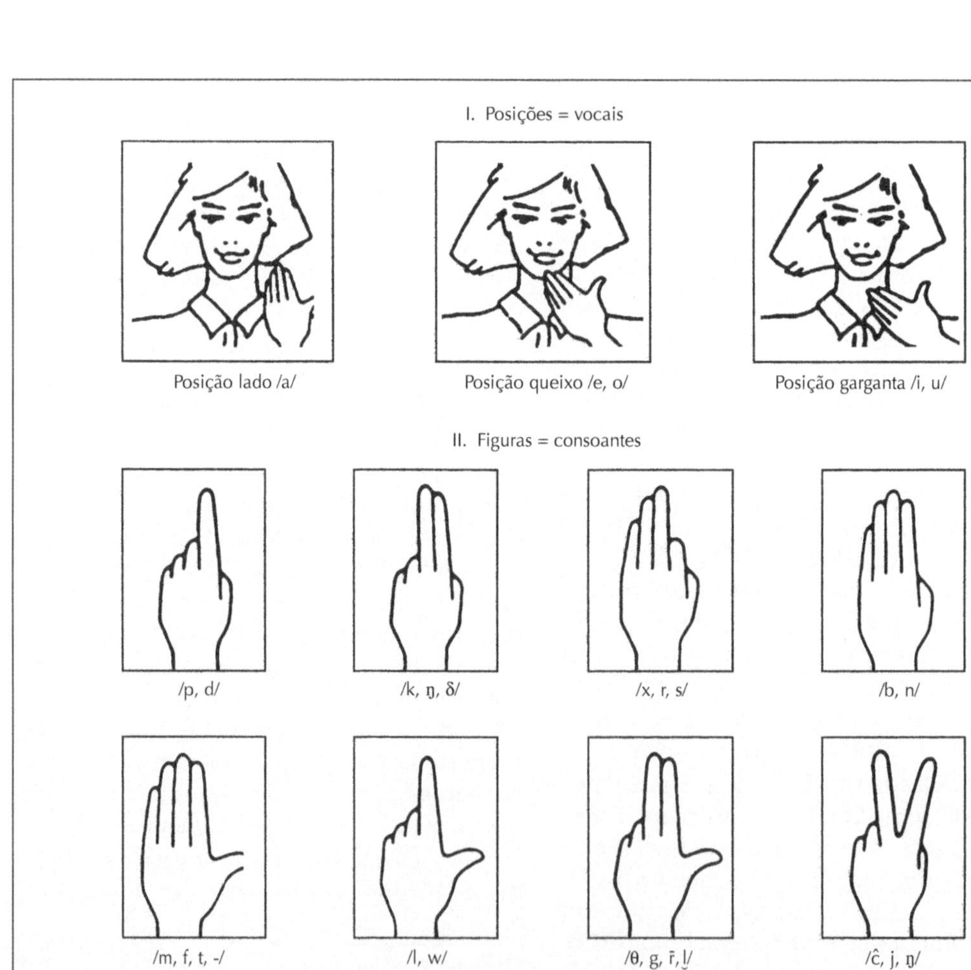

Figura 5.1 Versão espanhola da palavra complementada (LPC).

Sabe-se que a partir de certo grau de surdez, as informações auditivas percebidas pelo surdo têm uma qualidade insuficiente, que não lhe permite receber satisfatoriamente a linguagem falada. O recurso à leitura labial ou orofacial (LLF) é, portanto, indispensável. Mas esta proporciona informações incompletas ou ambíguas pelo fato de os fonemas auditivamente distintos serem articulados com idêntico visema[7] labial. Por exemplo, quando se diz ao surdo "papai", "mamãe", "mapa", "baba", etc., fora do contexto, ele terá de adivinhar qual palavra foi dita, na melhor das hipóteses, supondo que conheça todas as palavras possíveis com o mesmo visema. A LLF é um exercício fatigante e ambíguo, que proporciona informação incompleta. Para solucionar este problema, surgiram sistemas de apoio à leitura orofacial, cuja lógica se baseia em desfazer a ambigüidade da leitura orofacial mediante códigos manuais desprovidos de significado lingüístico.

A LPC é um sistema criado e desenvolvido pelo professor Cornett, na *Universidade Gallaudett*, de Washington, baseado nos sons da fala. Mediante oito configurações da mão em três posições distintas em relação ao rosto em sincronia com a LLF, elimina as confusões orofaciais e permite a total percepção da fala através da visão (Cornett, 1967). Seus elementos formais, na versão castelhana adaptada por Torres (1988) e Torres e Ruiz (1996), são:

1. Três posições da mão em relação ao rosto, para complementar as vogais.

2. Oito figuras da mão (kinemas), para complementar as consoantes.

3. Quatro movimentos da mão, para indicar os diversos tipos de sílabas e a prosódia.

O método da palavra complementar (LPC) é formado por dois componentes: a leitura orofacial (palavra) e os complementos manuais. Este sistema proporcionou um progresso extraordinário sobre os sistemas fonético/fonológicos baseados em sinais isolados, pois, une lugar (vogal) e forma da mão (consoante) em um único movimento, representando segmentos fonológicos, que em espanhol coincidem em quase 60% com sílabas diretas.

Até aqui, tivemos a apresentação dos métodos educacionais. No parágrafo seguinte, veremos o desenvolvimento lingüístico que deu lugar a cada uma das opções metodológicas descritas.

DESENVOLVIMENTO COMUNICATIVO-LINGÜÍSTICO NOS SURDOS

A estrutura desta terceira epígrafe apresenta as seguintes características:

1. A revisão não será feita tomando como eixo diferentes métodos, mas os diversos níveis de análise da linguagem, a saber: desenvolvimento fonológico, léxico, morfossintático e pragmático (forma, conteúdo e uso, segundo Bloom e Lahey, 1983).

2. Todos os dados que serão expostos devem ser tomados com cautela, devido à especial heterogeneidade da população surda e aos múltiplos problemas metodológicos das pesquisas. Ao abordarmos o estudo do desenvolvimento lingüístico da criança surda, encontramos a dificuldade acrescentada dos diversos tipos de surdez já descritos. A presença desses tipos torna complexo falar de níveis de aquisição e de desenvolvimento lingüístico homogêneos, no caso de crianças surdas, pois as diferenças entre grupos são maiores do que as que acontecem entre ouvintes. Finalmente, se ao estudar a aquisição e o desenvolvimento lingüísticos das crianças ouvintes encontramos variações entre indivíduos, ao tratar este tema referindo-nos a crianças surdas as diferenças interindividuais são muito maiores.

É bastante freqüente que os dados de algumas pesquisas sobre crianças surdas não descrevam essas variáveis, por exemplo, os sistemas ou métodos de comunicação e de inter-

---

[7] N. de R. T.: Unidades fonéticas diferentes, do ponto de vista acústico, que podem ser confundidas visualmente; também são denominadas "sósias" ou "homófonas". (Kozlowski, L., 1997)

venção que foram utilizados, e, por isso, é difícil, e às vezes impossível, localizá-los. Portanto, quando não temos dados a respeito, suporemos que se trata de resultados provenientes de sujeitos estimulados com métodos orais puros. Esta é, por outro lado, a opção comunicativa majoritariamente seguida por profissionais e pais de crianças surdas. As opções metodológicas restantes serão citadas pontualmente.

Desenvolvimento fonológico

Percepção da fala nos surdos

A surdez profunda pré-locutiva, sem outras deficiências associadas, pode ser definida como um *déficit perceptivo* pelo material afetado – a fala natural – e pelo momento em que aparece, tem ramificações que atingem todo o sistema cognitivo. A percepção é um processo ativo, no sentido de que o sujeito, em cada acontecimento usa suas experiências anteriores ou se apossa de novas experiências. A contínua percepção da fala adulta, por parte da criança pequena, serve para construir seu universo de maneira determinada, incluindo a ordem de valores, as crenças, as qualidades das coisas ou suas relações. A criança surda, como a ouvinte, se aproveita da linguagem percebida, antes de ser capaz de produzí-la, como o principal aliado de seu desenvolvimento cognitivo. Por outro lado, a redundância e a estabilidade do *input* verbal, conhecido como *variância perceptiva*, levará a criança a poder usar, precocemente os mesmos materiais que recebeu para fazer comprovações e confirmações sobre o ambiente. Entre a percepção e a produção terá acontecido uma série de passos encaminhados à abstração, à simbolização e à representação mental, tanto dos parâmetros físicos do significante como dos aspectos cognitivos do significado.

Não somente as pessoas alheias à educação do surdo mas também entre os profissionais é comum a crença de que o surdo é sempre um bom leitor de lábios, ou seja, percebe toda a fala nos lábios, mas a realidade é muito diferente. A LLF é definida como o reconhecimento da fala nos lábios, mas somente se pode reconhecer o que previamente se conhece; desta forma a LLF é pobre e imprecisa na medida em que não se conhece bem a língua oral. Portanto, a pergunta-chave seria: pode-se perceber a fala através da visão e desenvolver um sistema fonológico quando a audição está seriamente deteriorada?

O caráter limitado da leitura orofacial impede de diferenciar a totalidade dos contrastes fonéticos. A maioria das diferenças acústicas entre consoantes são geradas a partir de movimentos bucofonatórios que não podem ser vistos isoladamente (Binnie et al., 1974; Dodd, 1977; Perelló e Tortosa, 1978). Assim, /p/, /b/, /m/, ou ainda, /s/, /t/, /n/, apresentam imagem visualmente iguais. O traço de nasalidade que permite distinguir /b/ e /m/ não se vê, da mesma forma como a sonoridade que permite distinguir /p/ de /b/ não pode ser vista na garganta do interlocutor. Outras consoantes são articuladas atrás dos lábios ou dos dentes. As consoantes /k/, /g/, /r/, por exemplo, são todas indecifráveis visualmente.

Binnie e colaboradores (1974) e Dodd (1977) demonstraram que o lugar ou ponto de articulação é visível nos lábios, enquanto a sonoridade e o modo de articulação são perceptíveis somente pelas características acústicas do sinal de fala. Binnie e colaboradores (1974) registraram em vídeo uma locutora pronunciando um conjunto de consoantes formando sílaba direta com a vogal /a/. Os sujeitos adultos ouvintes não-iniciados especificamente na LLF deviam apontar o que percebiam nas condições variáveis de alteração do ruído ambiente. Em uma das condições experimentais, a locutora não acrescentava informação auditiva complementar à leitura orofacial. Nesta condição visual, os sujeitos identificaram corretamente 43% dos fonemas apresentados. Uma análise por traços, segundo o tipo de respostas e de erros, mostrou que, em 98% de respostas, o lugar de articulação foi corretamente identificado. A visibilidade de outros traços era consideravelmente restringida, posto que a nasalidade e a sonoridade foram reconhecidas somente em 11% dos casos. Estes dois traços apresentam poucos índices visuais, e, por isso, torna-se difícil o seu reconhecimento. A fricção foi percebida corretamente em 63% dos casos. Uma matriz das confusões confirmou os dados e mostrou que os fonemas são confundidos no interior dos grupos, tais como /p, b, m/, /f, v/, /s, z/, /s, z, t, d, n, k, g/ baseadas, prioritariamente, no lugar de articulação. Erver (1969) mostrou que aquilo que observamos nos ouvintes é igualmente válido para os surdos. Perelló e Tortosa (1978) apontaram, para o espanhol, cinco grupos de confusão, referindo-se aos visemas consonantais: /d, t/, /m, b, p/, /s, r/, /k, g, x/ e /l, r/.[8]

As vogais são mais fáceis de serem identificadas visualmente (Jackson et al., 1976; Perelló e Tortosa, 1978) nas condições ótimas de visibilidade, embora a discriminação entre /e, i/ e /o, u/ apresente alguns problemas. A dificuldade é ainda maior quando se acrescenta aos movimentos labiais consonantais e vocálicos os efeitos de co-articulação. Em castelhano, a vogal /a/ produz níveis de inteligibilidade superiores às vogais anteriores /i, o/ e às posteriores /e, u/.[9]

O que mostram os dados experimentais sobre o reconhecimento da fala por sujeitos surdos, exclusivamente, na modalidade visual? Nicholls e Ling (1982) apresentaram porcentagens de discriminação de sílabas e de palavras de 30 e 50% respectivamente, na modalidade de LLF exclusivamente. Charlier e Paulissen (1986; citado em Charlier, 1994), em uma tarefa de identificação de pseudopalavras dissílabas, conseguem porcentagens de respostas corretas de 66%, somente na modalidade LLF, com sujeitos que tinham sido treinados, desde tenra idade, em sistemas de ajuda na LLF, como na LPC. Resultados idênticos foram conseguidos por Charlier e colaboradores (1990), em uma tarefa de percepção de frases, quando a LLF foi utilizada como única modalidade de percepção. Em castelhano, Villalba e colaboradores (1996), em uma tarefa de identificação de palavras com 30 surdos profundos pré-locutivos de 8 a 15 anos, obtiveram 61% de identificação correta de palavras na mesma modalidade.

Diante dessa realidade sobre os deficientes níveis de percepção da fala pelos surdos, através da leitura orofacial os dados científicos lançam luz sobre a contribuição da visão para a percepção da fala: as informações auditivas e visuais se integram na percepção dos sons da fala. McGurk e McDonald (1976) demonstraram, através de um experimento imaginativo, que publicaram com o sugestivo título de *Hearing lips and seeing voices* (Ouvindo lábios e vendo vozes), que se são apresentadas, através do canal auditivo, informações que contradizem a informação vista nos lábios, a informação visual influi inevitavelmente na percepção. Por exemplo, um sujeito que vê um rosto pronunciando a sílaba [ga] (consoante velar), ao mesmo tempo em que escuta o som [ba] (consoante bilabial), tem a impressão de perceber /da/ (consoante dental). Da mesma forma, [ka] visual, combinado com [pa] ouvido, produz a percepção de [ta]. Ou ainda, o sujeito que vê [*goes*], ouve [*bows*] e diz perceber [doze] [*those*] (Dodd e Campbell, 1987).

A interação entre audição e visão não resulta do fato de que o sujeito realiza uma escolha de compromisso entre as informações percebidas auditiva e visualmente; parece, antes, que a informação visual modifica o que o receptor percebe auditivamente. Esta descoberta se revela fundamental para compreender os mecanismos de percepção da fala, obrigando os pesquisadores em psicolingüística a introduzir a noção de leitura orofacial em seu programa teórico. Com efeito, a identificação de sílabas, pelos sujeitos, no tipo de experiência de McGurk e McDonald (1976), confirmada repetidas vezes (Massaro, 1987), reflete uma integração da informação a partir de duas fontes: uma visual e outra acústica.

Os dados de crianças surdas descritos até agora sobe percepção da fala, exclusivamente através de LLF, melhoram levemente se observamos as pontuações de identificação de sílabas, palavras, frases ou todas que os surdos conseguem, quando se combina a audição (com fones de ouvido) e a visão (audição + LLF): 42% em palavras no estudo com surdos norte-americanos de Nicholls e Ling (1982; 25,5% somente em LLF); 69% em palavras nos sujeitos castelhanos de Villalba e colaboradores (1996; 61,4% somente em LLF); 73% em pseudopalavras para os surdos bel-

---

[8] N. de R. T.: No português, Kozlowski (1997) classifica os visemas ou grupos de sósias em: /p, b, m/, /f, v/, /t, d, n, s, ʃ, z, ʒ, k, g, l, r/.

[9] N. de R. T.: Kozlowski (1997) refere que, no português, as melhores respostas são obtidas com a vogal /a/ (52,60%).

gas de Charlier e Paulissen (1986; 66% somente em LLF). A diferença significativa entre este último estudo e os dois anteriores se deve a que os sujeitos deste último haviam sido treinados em sistemas de ajuda para a percepção visual da fala, concretamente LPC.

Desenvolvimento fonológico derivado da LLF

A visão é combinada ou integrada com a audição residual e ajudas técnicas (próteses auditivas ou implantes cocleares); tudo isso permite criar, no surdo, a idéia da percepão audiovisual da fala. No entanto, na percepção da criança surda, as informações visuais e auditivas, ambas ambíguas e inexatas, mesmo se combinando, não podem levar à percepção completa da fala se não forem acompanhadas de um sistema complentar de comunicação. Estas informações audiovisuais, por si mesmas, não podem contribuir de maneira eficaz para a tarefa de geração e desenvolvimento do sistema fonológico na criança surda. Isto significa que a criança surda nunca poderá desenvolver uma fonologia de qualidade?

A literatura especializada constatou que os surdos congênitos podem fazer uso das informações provenientes de diferentes fontes para desenvolver representações mentais que, em maior ou menor medida, podem ser compatíveis com a estrutura fonética da língua. Essas fontes são: audição residual, leitura orofacial (LLF), articulação, dactilologia, língua de sinais e ortografia alfabética. Entre essas fontes de informação ao alcance das pessoas surdas para o desenvolvimento de suas representações fonológicas, os trabalhos de Dodd (1976, 1980a), de Dodd e Hermelin (1977) e de Dodd e Campbell (1987) começaram a mostrar o papel importante da LLF na geração e desenvolvimento desses códigos (ver Campbell et al.,1998, para uma revisão). Na realidade é mais apropriado assumir que esta fonte de informação não se apresenta habitualmente de forma isolada, mas em combinação com a audição residual, o que é perfeitamente coerente com a hipótese da integração audiovisual da fala.

Que características têm os contrastes fonéticos adquiridos através da LLF e da audição? Dodd (1976) se interessou pelo estudo do papel da LLF na produção da fala. Examinou as produções orais de 10 crianças surdas profundas congênitas de 9 a 12 anos, na tarefa de nomear uma série de imagens. Mostrou que os surdos respondem produzindo alguns tipos de erros de forma consistente: redução de encontros, consoantes sonoras e simplificação do sistema de sons (ver também Hudgins e Numbers, 1942; Nickerson, 1975; Smith, 1975 para uma descrição semelhante dos erros de fala dos surdos).

Em conjunto, os sons produzidos pelos surdos correspondem a fonemas que aparecem tardiamente no repertório de crianças ouvintes (entre 5 e 7 anos). Por exemplo, as crianças surdas reduzem encontros consonantais da mesma forma que os ouvintes: *spoon* foi realizado como /pun/, *hand* como /haed/, *bridge* como /bidz/. As substituições feitas pelos surdos eram semelhantes às dos ouvintes menores: [r] é pronunciado como [w], como em *train* [twein]; boa parte dos erros cometidos foram atribuídos à influência da LLF: os fonemas difíceis de perceber por Leitura orofacial são os mais afetados na produção.

Em um segundo estudo, Dodd (1980b) solicitou, novamente, a sujeitos surdos profundos que pronunciassem em voz alta pseudopalavras apresentadas por escrito e mediante a LLF. A análise de suas produções mostrou que, estabelecido o sistema de regras que permitem explicar os erros cometidos, por exemplo, consoantes nas quais o lugar de articulação era anterior (/p, b, m, f, v/) ou média (/t, d, s, z, l, n/), seis entre as nove regras estudadas permitiam prever adequadamente os resultados dos sujeitos (por exemplo, que as consoantes cuja articulação era posterior apresentavam maior dificuldade). Tomados em conjunto, esses resultados fazem crer que a LLF é uma fonte de informação fonológica para as crianças nascidas surdas, mas que não lhes permite desenvolver produções eficazes na ausência do *input* auditivo.

Dodd e Hermelin (1977) demonstraram que os surdos educados oralmente são hábeis em desenvolver as noções de "homofonia" e "rima" a partir de percepções da fala por leitura orofacial e escrita. Propuseram a surdos profundos pré-locutivos de 12 a 14 anos várias tarefas: emparelhamento de palavras homófonas apresentadas por escrito, leitura de palavras homófonas em voz alta, reconhecimento de pseudopalavras rimadas apresentadas mediante a LLF. Na tarefa de emparelhamento de palavras homófonas por LLF, os sujeitos obtinham melhores pontuações quando recordavam pares de palavras que eram homófonas (p. ex., rain-reign) do que pares que não eram homófonos (p. ex., *than-train*). As autoras observaram que os mesmos sujeitos pronunciavam mais da metade dos pares homófonos de forma muito diferente (tarefa número 3) e, por isso, sugeriram que é improvável que sua pontuação na tarefa de memória pudesse estar baseada na informação articulatória anterior de suas próprias produções. A conclusão que derivaram dessas tarefas é que a habilidade de perceber, armazenar e utilizar a informação fonológica seria muito menos dependente das capacidades de percepção auditiva, como sempre se havia imaginado, e muito mais das capacidades de percepção visual através da leitura labial. Dodd e Hermelin mostraram que as palavras que parecem semelhantes nos lábios são consideradas pares rimantes. Portanto, o que estas autoras realmente demonstraram não é o efeito de rima, mas que os surdos são hábeis em reconhecer semelhanças entre duas representações nos lábios e confiam nesta informação quando processam palavras escritas ou mediante a LLF (Leybaert e Charlier, 1996).

Como conclusão, a criança surda parece capaz de integrar uma série de informações visuais e auditivas em seus processos de percepção da fala, capacidade intermodal que dá lugar ao desenvolvimento de representações mentais abstratas da fala. O mais importante para que esse desenvolvimento interno se produza não seria tanto a modalidade de apresentação da informação, mas o tipo de código presente na mesma, isto é, códigos que, como os fonemas, representem a fala. Em qualquer caso, uma condição imprescindível é que o tipo de código-base possa ser percebido em sua totalidade e integridade de forma clara e precisa, permitindo, assim, uma discriminação de todas as unidades pertinentes da língua. Como isso não ocorre dessa forma, o desenvolvimento fonológico do surdo, produto da LLF e da audição, é retardado e incompleto. A criança tem a tendência de reduzir o sistema fonológico, produzindo corretamente os fonemas cuja imagem orofacial é muito diferente, caso dos sons de /p/, /f/, /a/, /o/, etc. Os fonemas menos visíveis nos lábios são os mais difíceis de serem adquiridos e mais fáceis de serem confundidos ou não-discriminados e vice-versa. As oposições surda-sonora e oral-nasal apresentam muitas dificuldades.

Papel da Palavra Complementada (LPC) sobre a percepção da fala e do desenvolvimento fonológico

Diversos pesquisadores estudaram os efeitos do *Cued Speech* (CS, em espanhol *La palavra complementada*, [LPC]) no plano da percepção audiovisual da fala. Ling e Clarke (1975) examinaram 12 crianças surdas profundas de 7 a 11 anos, expostas durante um ano unicamente na escola. Foram apresentadas palavras e frases com e sem velocidades de fala lenta e normal. O experimentador, uma professora familiarizada com as crianças, pediu aos sujeitos que escrevessem suas respostas depois de cada apresentação. Em conjunto, os resultados de palavras e frases são baixos. Por exemplo, a melhora trazida pela LPC se situa em torno de 9% e não permite atingir mais do que 75% de respostas corretas. De um total de 355 fonemas apresentados, há 25% de omissões com LPC, diante de 32% sem LPC.

Um segundo estudo dos mesmos autores (Clarke e Ling, 1976) permitiu avaliar, um ano depois, oito sujeitos do estudo anterior, utilizando as mesmas condições experimentais. Em conjunto, foram observados resultados semelhantes, isto é, uma melhora na identificação de palavras e frases e um efeito da audição residual. Apesar disso, a melhora devida à LPC foi mais importante do que na experiência anterior. As pontuações no reconhecimento das palavras passaram de 85% com a LPC e 57,5% sem a LPC desta experiência, para 59,0% com a LPC e 45,4% sem a

LPC da experiência anterior. Para as frases, as pontuações foram de 19,4% sem LPC e de 62,8% com a LPC, enquanto na experiência anterior foram de 5,8 e 12%, respectivamente. A principal diferença entre os dois estudos foi uma melhora significativa na análise dos erros produzidos pelos sujeitos. Ditongos e vogais foram, neste segundo estudo, melhor percebidos, e os erros na LLF, menos numerosos.

Os dois estudos citados mostram um efeito favorável da LPC sobre a percepção da fala, mas por não dispor de um grupo controle, é impossível precisar se a melhora entre os resultados de um ou dois anos de exposição ao sistema é devido ao aumento da idade dos sujeitos ou a um efeito positivo da LPC sobre a percepção da palavra.

Na realidade, a primeira pesquisa sistemática sobre compreensão da fala através da LPC foi feita na Austrália por Nicholls, em 1979. Nicholls e Ling (1982) foram os primeiros a destacar um nível de rendimento bastante importante nas condições onde se faz intervir a LPC. O estudo avaliou os efeitos da LPC sobre a percepção da palavra por crianças surdas australianas com as quais tinha sido utilizado intensivamente, no marco escolar, depois de quatro anos. Foram avaliados 18 sujeitos surdos pré-locutivos em idades compreendidas entre 9 anos e 2 meses e 16 anos e 9 meses, com uma perda auditiva entre 97 e 120dB. A idade do começo da exposição à LPC varia dos 2 aos 9 anos e 7 meses. O material foi constituído por *sílabas* e *palavras-chave* inseridas no final de frases em contextos de baixa previsibilidade (*Where is my book?*) ou de alta previsibilidade (*Go to sleep in your bed*). As primeiras eram mais curtas do que as segundas e proporcionavam um modelo prosódico ou sintático, com exclusão de toda informação semântica. As frases de alta previsibilidade, ao contrário, continham informação não só prosódica e sintática como também semântica. Os sujeitos tinham que identificar a última palavra da frase. Os resultados na condição de audição + LLF (35% nas sílabas e 42% nas palavras) foram sensivelmente inferiores em relação aos resultados na condição LPC + audição (80% nas sílabas e 95% nas palavras). Observemos, no entanto, uma restrição em relação à metodologia utilizada que levou em conta o contexto para a identificação de palavras. Este procedimento não permite isolar o papel da LPC na identificação de palavras, dado que podem ser utilizados os conhecimentos lingüísticos dos sujeitos. Contudo, os resultados mostraram que a introdução da LPC produziu um ganho substancial em comparação com a condição somente de leitura labial, de 25 para 95%, comparáveis às dos ouvintes em percepção pela audição de material semelhante.

Com objetivo de estudar os efeitos da LPC em francês, Charlier e colaboradores (1990) elaboraram uma tarefa de recepção de palavras com material lingüístico simples na qual a compreensão implicava somente os conhecimentos lingüísticos dos sujeitos. Todas as frases apresentavam estruturas lingüísticas bem conhecidas das crianças surdas, além de serem ativas, declarativas e afirmativas. Cada frase era ilustrada por uma imagem, e a tarefa dos sujeitos consistia em assinalar, em um quadro que continha quatro imagens, a que correspondia à frase que estava gravada em vídeo pronunciada por um locutor. As frases apresentavam sempre a estrutura SVO (sujeito-verbo-objeto), segundo o número de confusões labiais a ser decifrado para responder corretamente. A dificuldade não era de natureza léxica ou sintática, mas ligada à identificação dos componentes léxicos da frase em relação às imagens.

As frases eram apresentadas de forma aleatória, ou só com leitura orofacial, ou com leitura orofacial + complementos. A amostra era de 55 alunos, dos quais 46 eram surdos profundos. Suas idades oscilavam entre os 5 anos e 11 meses e 16 anos e 1 mês (M = 10 anos e 7 meses). Todos os sujeitos estavam em contato com a LPC, criando-se três grupos: os que tinham contato com a LPC no meio familiar; somente na escola; ou em casa e na escola. Os tempos de contato variaram de 10 a 102 meses. Uma experiência preliminar com 24 sujeitos foi realizada por Périer e colaboradores (1988). Os resultados mostraram que a presença dos complementos produzia resultados superiores para os três grupos, em todas as condições de dificuldade. O efeito da LPC era mais importante na condição D3 do que na condição D1, para a qual as pontuações beiravam o máximo (92%). A análise dos resultados, em função dos grupos, mostrou uma ausência de diferença entre os níveis de leitura orofacial, mas uma diferença entre grupos no que diz respeito a pontuações em LPC. O grupo que esteve em contato com a LPC em casa, melhorou seus resultados de maneira significativamente mais importante do que os que estavam expostos à LPC, unicamente, na escola: 10,7 e 4,79%, respectivamente, e uma idade média muito inferior para o primeiro grupo (8 anos e 6 meses) comparado com o segundo (12 anos e 1 mês). Quanto antes as crianças são expostas à LPC, maior é a melhora observada. Melhores ainda foram os resultados na combinação casa + escola. A percentagem de ganho na condição mais difícil, para os sujeitos que praticaram a LPC em casa, a nosso ver, é substantiva (32,87% em casa e 15,70% na escola).

Um estudo posterior de Alegría e colaboradores (1995) comparou sujeitos que haviam sido expostos à LPC somente em casa (grupo *early*), com crianças que haviam sido expostas unicamente na escola (grupo *late*), levando em conta a idade e o tempo de exposição à LPC. Os primeiros haviam sido expostos antes dos 2 anos, enquanto os segundos haviam começado em torno dos 6 anos. Solicitou-se aos sujeitos que escrevessem o que percebiam a partir de um material apresentado em vídeo por um locutor. Este material era constituído por pseudopalavras, palavras que apareciam somente com leitura orofacial ou acompanhadas da LPC. Todos os *itens* eram formados por quatro fonemas, agrupados em duas sílabas. Os resultados mostraram que o grupo *early* obteve maiores pontuações que o grupo *late* para as palavras e pseudopalavras apresentadas em LLF sem LPC, principalmente quando era eliminado o efeito da idade. Possivelmente, o fato de serem expostas precocemente à LPC aprimora, não somente a percepção da palavra visual, mas também os processos puramente fonológicos da fala, manifestados por uma melhor pontuação para as pseudopalavras. Como nos estudos anteriores, a presença da LPC aprimorou a recepção da fala para ambos os grupos. As pseudopalavras foram melhores percebidas pelo primeiro grupo do que pelo segundo, o que supõe que o grupo "somente em casa" apresenta melhores competências no tratamento da palavra com a LPC. Uma conclusão importantíssima deste trabalho é que o processamento fonológico é mais dependente do momento da exposição (precocidade) do que da duração.

A pesquisa de Nicholls e Ling (1982) foi replicada por Torres (1987), que estudou a compreensão verbal de 20 crianças surdas profundas que haviam sido treinadas em LPC pelo menos durante um ano. O material era composto de palavras sem sentido (logatomos) e de ditados, e foram apresentadas aos sujeitos sob duas condições experimentais: audição e leitura labial (A + LLF) e audição e LPC (A + LPC). Seus dados confirmaram a hipótese de que LPC é um sistema apto para a decifração da mensagem oral.

Finalmente, Santana (1999) estudou a identificação de palavras e de pseudopalavras em 68 surdos profundos espanhóis, agrupados segundo o método educacional seguido. Seus resultados para o grupo de surdos LPC, na condição de percepção visual (condição audição + LPC), mostraram percentagens de identificação correta de 92% para as palavras e de 52% para as pseudopalavras. Este resultado, nas pseudopalavras, é muito superior ao do resto dos grupos, incluído o próprio grupo LPC na condição A + LLF, com percentagens de reconhecimento de: LPC = 16%; Oral = 18%; LS = 19% e bimodal = 3%.

Os resultados das pesquisas centradas na percepção da fala mediante a LPC, tanto em inglês como em francês ou em espanhol, levam às seguintes conclusões:

1. As crianças surdas que recebem os estímulos orais através da audição residual mais LPC conseguem taxas de acertos muito próximas às das crianças normo-ouvintes mediante a audição.

2. Existem diferenças importantes nas pontuações obtidas através do sistema tradicional de somente LLF diante das pontuações conseguidas mediante LPC, ou seja, LLF mais complementos manuais.

3. A LPC se mostra eficaz para esclarecer as ambigüidades da LLF, tanto nas sílabas sem sentido e pseudopalavras como nas palavras-chave dentro do contexto lingüístico. Isso supõe que a criança surda pode perceber a fala em seus aspectos fonológicos e criar representações exatas de palavras antes ou ao mesmo tempo em que tem acesso aos significados. Em tarefas de discriminação, a recepção de sílabas e palavras utilizando LPC melhora pelo menos 50%.

O sistema idealizado por Cornett reduz de maneira significativa ambigüidades ligadas à LLF. Assim, pode-se conceber que se a LPC é utilizada *de forma intensiva* nas crianças surdas, pode ter conseqüências profundas sobre o desenvolvimento lingüístico. A *precocidade* da exposição ao sistema e a *participação comprometida e ativa das famílias* poderia ser um fator crítico.

Qual é o desenvolvimento fonológico decorrente de uma percepção proporcionada por sistemas LPC? Seu estudo em profundidade está fora das possibilidades deste capítulo. Apesar disso, o leitor interessado pode acompanhar a leitura de Leybaert (1993), Alegría (1996) e Santana (1999), uma vez que se trata de um tema muito estudado, fundamentalmente a partir da análise das habilidades cognitivas conhecidas na literatura anglo-saxônica como *os três R*, isto é: *rhyming* (efeito rima), *remembering* (tarefa de recordação) e *reading* (leitura). Os autores concluem que a LPC contribui de forma eficaz para a criação de representações fonológicas completas e exatas, produzindo, assim, um desenvolvimento fonológico mais adequado na criança surda.

Desenvolvimento lexical

Ao longo da década de sessenta foram realizados, sobretudo nos Estados Unidos, diversos estudos e pesquisas sobre o desenvolvimento lexical das crianças, adolescentes e adultos surdos. Meadow (1980) revisou os trabalhos realizados antes de 1980, concluindo que o repertório léxico utilizado pelos surdos de 4 ou 5 anos chega a 200 palavras, o que corresponde, aproximadamente, ao desenvolvimento lexical dos ouvintes de 2 anos e 6 meses. A maioria dessas pesquisas consistiu na aplicação, em sujeitos surdos, de provas de vocabulário padronizadas como o *Stanfortd Achievement Test Battery* (Fusfeld, 1955), o *Teste de vocabulário de Columbia* (Myklebust, 1960) ou o *Peabody Picture Vocabulary Test* (PPVT – Ives, 1974). Os resultados mostraram que as diferenças individuais eram enormes. Em termos globais, os surdos de 15 anos obtinham pontuações como os ouvintes de 5 anos. O conjunto desses estudos deixa claro a pobreza do vocabulário da criança e do adolescente surdo. Diante desta realidade, suficientemente comprovada, deve-se ter em conta, contudo, que as concepções sobre a linguagem, assim como as provas utilizadas foram diversas e muito discutidas.

Métodos orais puros e desenvolvimento lexical

Estudos recentes sobre o desenvolvimento do vocabulário em crianças e adolescentes surdos coincidem em mostrar o distanciamento progressivo entre surdos e ouvintes da mesma idade. Hughes (1983), na Grã Bretanha, examinou as interações verbais de 30 crianças surdas de 3 a 5 anos e suas mães. Para essas crianças foi usado a tarefa de compreensão verbal de Reynel (vocabulário receptivo). Os resultados mostraram que as pontuações médias correspondiam às de crianças ouvintes de 2 anos e 6 meses; somente algumas crianças tinham resultados comparáveis aos de ouvintes de sua mesma idade, e em apenas poucas crianças a pontuação correspondia a um nível de idade de 9 meses. Este estudo deixou, novamente, claro o déficit lexical dos alunos surdos em contato com o oralismo puro.

Resultados semelhantes foram mostrados pela Tarefa comum de vocabulário administrada por Bishop (1983) a 79 surdos de 8 a 13 anos, que freqüentavam cinco escolas diferentes em Oxford. Para 75% dos sujeitos avaliados, as pontuações foram inferiores às mostradas pelos ouvintes de 4 anos.

Gallaway e colaboradores (1990; citado por Lepot-Froment e Clerebaut, 1996) obtiveram amostras de linguagem espontânea, em situações de jogo a partir de trocas comunicativas com suas mães, de 79 crianças surdas das quais 26 apresentavam perdas auditivas superiores a 90dB. As idades oscilavam entre 3 e 7 anos. Administraram, também, a versão revisada das Escalas de desenvolvimento da linguagem receptiva e expressiva de Reynell. Os resultados mostraram, para a maioria das crianças em torno dos 4 anos, uma pontuação entre 12 e 22 meses em compreensão.

Se a compreensão oferece este panorama, a expressão deve ser sensivelmente pior. As possibilidades de expressão oral das crianças expostas precocemente ao oralismo são limitadas. Isto é o que ilustra o estudo de Gallaway e colaboradores (1990). Gregory e Mogford (1981) realizaram um estudo longitudinal com crianças que, no começo do estudo, tinham entre 4 e 5 anos. As observações foram feitas em um período de 15 a 18 meses. As crianças com surdez profunda produziram menos de 10 palavras na idade de 4 anos, enquanto nos ouvintes a progressão lexical é caracterizada por períodos de expansão rápida do vocabulário. Os autores deixam claro o fato de que o crescimento do vocabulário nas crianças surdas observadas reflete a influência do ensino da linguagem deliberadamente planejada pelo adulto. Os conteúdos expressos pela criança parecem estar condicionados por este ensino, assim como, pelos interesses e experiências proporcionadas pelo meio.

Bishop e Gregory (1986) pesquisaram o vocabulário expressivo de 24 surdos entre 2 anos e 6 meses e 5 anos. O vocabulário dessas crianças foi registrado no momento de sua entrada na pré-escola, por meio de pesquisas com suas mães. Um pequeno número de crianças não produziu palavras de forma oral (n = 4); outras podiam produzir de 1 a 150 palavras (n = 12) e outras, entre 200 e 500 palavras (n = 8). O vocabulário das crianças que expressaram menos de 150 palavras foi reavaliado depois de passarem um trimestre na escola especial. O aumento observado foi baixo (de 1 a 2 palavras em 3 crianças), apreciável (de 20 a 40 palavras em 5 crianças) e, às vezes, espetacular (de 60 a 120 palavras em 4 crianças). No entanto, na média, somente um terço do vocabulário aprendido era utilizado tanto em casa como na escola. Esses dados sugerem, como se indicou anteriormente, que a aprendizagem da linguagem é muito dirigida e, por isso, sua generalização da escola para casa ou vice-versa é muito reduzida.

Língua de sinais e desenvolvimento lexical

Os dados que possuímos sobre o desenvolvimento lexical em crianças surdas que tiveram como língua materna a língua de sinais são heterogêneos, tanto pela juventude dessas línguas como pela heterogeneidade dos níveis de domínio (Hoffmeister e Moores, 1987). Centraremos nossos dados nas pesquisas realizadas com sujeitos surdos, filhos de pais surdos, cuja primeira língua tenha sido a língua de sinais.

Diversas pesquisas mostram a semelhança dos processos em jogo e das primeiras etapas da linguagem (comunicação pré-lingüística), entre a criança ouvinte exposta à língua oral e a criança surda exposta à língua de sinais. Surdos e ouvintes desenvolvem, no curso deste período, os meios vocálicos e gestuais comparáveis para apresentar suas intenções, segundo a natureza da fonte lingüística à qual as crianças são expostas. A fronteira entre o estágio pré-lingüístico e o lingüístico propriamente dito representa uma controvérsia científica clássica muito interessante que não abordaremos aqui. Admitamos, simplesmente, que esta fronteira poderia ser situada, aproximadamente, a partir do momento em que a criança começa a combinar duas palavras ou dois sinais. Este seria o momento em que as crianças surdas e ouvintes parecem se valer do *input* lingüístico ao qual foram expostas.

Caselli (1987) estudou o desenvolvimento de dois meninos, um ouvinte e outro surdo, filho de pais surdos, que haviam sido expostos precocemente a um sistema lingüístico completo, embora em modalidades diferentes. As observações longitudinais foram colhidas a partir do registro de interações livres entre mães e filhos. As crianças foram estudadas desde os 10 até os 22 meses e desde os 9 até os 24 meses, respectivamente. Os dados colhidos mostram as mesmas etapas de desenvolvimento, apesar de se tratar de modalidades lingüísticas diferentes. Até os 9 meses, somente os gestos dêiticos estavam presentes. Até os 12 meses, os primeiros gestos referenciais apareciam, e, ao mesmo tempo, o ouvinte produzia suas primeiras palavras. Os gestos e as palavras não designam um referencial específico, mas um esquema complexo de ação ou tópicos de trocas ritualizados com a mãe. Em seguida, os gestos/sinais e as palavras eram progressivamente produzidos de maneira descontextualizada e utilizados para comunicar intencionalmente. O conteúdo semântico e os valores funcionais dos sinais eram utilizados de maneira comparável. De forma evidente, o vocabulário gestual e as combinações gestuais da criança surda eram mais ricos e mais freqüentes do que os do ouvinte, que as utilizava na modalidade vocal.

Caselli e Volterra (1990), comparando também dois meninos surdos, um exposto à ASL e outro à LIS, com duas crianças ouvintes, chegaram às mesmas conclusões na semelhança essencial, entre uns e outros, quanto ao seu desenvolvimento da comunicação pré-lingüística.

Folven e Bonvillian (1991) descreveram o desenvolvimento comunicativo e lingüístico ente os 6 e os 18 meses de nove crianças surdas de pais surdos que utilizaram a ASL como primeiro meio de comunicação. Suas conclusões foram as seguintes: a) os primeiros sinais reconhecíveis são produzidos na idade média de 8 meses (variação de 6 a 11 meses);

b) a etapa correspondente ao vocabulário de 10 sinais (de valor referencial) aconteceu na idade média de 13 meses (variação de 11 a 16,5 meses) e c) as primeiras combinações dos sinais aparecem na idade média de 16 meses (variação de 13 a 19 meses).

Fernández Viader e Pertusa (1995) estudaram o desenvolvimento do vocabulário em duas meninas surdas, uma filha de pais surdos (Esperança) que se comunicava na língua de sinais catalã e outra (Montse) filha de pais ouvintes que se comunicava na língua oral catalã. Na idade de 23 meses, o repertório expressivo de Esperança era composto de 20 sinais. Aos 25 meses, o vocabulário se elevou para 53 sinais; em contrapartida, Montse, não produziu mais do que dois vocábulos. Embora o desenvolvimento do vocabulário de Esperança fosse ligeiramente atrasado em relação às médias nas crianças ouvintes, as diferenças entre as duas meninas surdas eram óbvias, o que levou as autoras a solicitar modelos lingüísticos mais favoráveis com as peculiaridades comunicativas visuais e gestuais da criança surda.

Métodos orais complementados e desenvolvimento lexical

Sistemas bimodais. O apoio de sinais, presente nos sistemas bimodais, deveria favorecer a utilização de palavras (ou sinais) desde idades muito precoces, em melhores condições que o faz o oralismo puro.

Schlesinger e Meadow (1972), em um estudo longitudinal com crianças surdas expostas ao inglês gestual, mostraram que estes adquiriam vocabulário rapidamente. Por exemplo, uma das crianças, maior de 15 meses, em contato com o inglês gestual praticado por seus pais, apresentou um vocabulário expressivo total de 348 palavras aos 3 anos e de 604, meses mais tarde.

Bornstein e colaboradores (1980) avaliaram a compreensão do vocabulário apresentado oralmente e em inglês gestual. O estudo foi realizado com crianças de 4 a 5 anos, que se comunicavam na pré-escola através do inglês gestual, nos últimos quatro anos. Foram avaliadas, quatro anos depois, no começo e no fim do período escolar, nas condições de apresentação oral e gestual. Os resultados no PPVT, ao finalizar o período escolar, mostraram um atraso de dois anos na condição inglês gestual, enquanto a condição oral não apresentou qualquer progresso.

Shafer e Lynch (1981) estudaram o desenvolvimento da linguagem em crianças em contato com diversas formas de comunicação e colheram os dados a partir de breves observações de crianças filmadas em interação com suas mães, de observações provenientes de pais e educadores especializados e de amostras de linguagem. Para o período de 15 a 24 meses, os dados correspondem a quatro crianças. Duas estavam em contato com a comunicação total (comunicação oral mais sinais) e duas com métodos orais puros. As observações mostram diferenças significativas no vocabulário expressivo dos dois pares de crianças aos 24 meses: mais de 50 palavras para as crianças em contato com a comunicação total e 10 palavras para crianças em contato com o oralismo. Outros estudos resenhados por Lepot-Froment e Clerebaut (1996) apontam na mesma linha de crescimento rápido do vocabulário expressivo em sinais e na combinação de dois ou mais deles (Collins-Ahlgreen, 1975; Stoloff e Dennis, 1978).

Todos os dados parecem confirmar que as crianças não precisam ser "mudas" previamente para poder expressar-se e comunicar-se graças ao apoio dos sinais. A compreensão parece ser melhor nas crianças que utilizam métodos bimodais do que nas que empregam sistemas orais puros. Greenberg (1980), Clemente (1991) e González (1993) estudaram as modalidades de interação mãe-filho e sua repercussão no desenvolvimento posterior e concluíram que o sistema bimodal favorece a interação mãe-filho e, portanto, o desenvolvimento da linguagem.

A palavra complementada. Mohay (1983) trouxe as observações de três crianças surdas (uma com surdez severa e duas com profunda). Os sujeitos tinham 13, 18 e 21 meses, respectivamente, no momento da introdução à LPC, depois de terem passado por um programa de educação precoce, de tipo oral puro. As três crianças usavam LPC com um mesmo professor, sem que saibamos se seus pais também o utilizavam ou não. A duração de exposição ao programa variou para cada criança e foi de 25, 5 e 9 meses, respectivamente (a criança menos surda foi exposta à LPC mais tempo e mais precocemente). As crianças foram filmadas mensalmente, em situação de interação com suas mães, e somente foram transcritas as produções das crianças. Foram analisados o desenvolvimento lexical e a freqüência de utilização de gestos, complementos e palavras. Os dados coletados foram comparados com os que o próprio autor possuía para as mesmas crianças quando fizeram o programa oral. Ele concluiu que a introdução da LPC desencadeou, nas três crianças, gestos abundantes, sem que paralelamente se produzisse um aumento da produção oral. O vocabulário expressivo não apresentou melhora significativa mais do que no caso da criança cujo acesso ao vocabulário começou com a introdução à LPC. Para Mohay (1983), a introdução à LPC em idades precoces além de não ajudar no desenvolvimento da expressão, em idades tenras, pode ser desfavorável ao retardar as capacidades expressivas das crianças surdas.

A respeito dos efeitos da LPC sobre a produção foram feitas as mesmas considerações que Cornett (1973) fez sobre a pesquisa de Nash (1973): os hipotéticos benefícios da LPC devem ser esperados no nível da linguagem, e não da fala. Por outro lado, a duração da exposição dos sujeitos de Mohay (1983) à LPC nos parece bastante breve como para produzir os efeitos no plano da compreensão, que também não são descritos pelo autor.

Périer e colaboradores (1986) ilustraram o desenvolvimento lingüístico de Sacha, um menino de 4 anos, surdo profundo pré-lingüístico, com o qual se utilizou a LPC em sua versão francesa. Tanto na compreensão como na expressão, a linguagem de Sacha se desenvolveu de maneira particularmente regular e rápida, isto é, totalmente diferente dos dados habituais proporcionados pelas crianças surdas profundas expostas aos métodos orais puros. Esses bons resultados não podem, no entanto, serem atribuídos com exclusividade à LPC, na medida em que os pais de Sacha utilizavam uma combinação de francês gestual (bimodal) e LPC, ao menos no princípio. Como comentamos na introdução deste capítulo, as palavras com conteúdo semântico eram signadas com a ajuda de sinais da língua de sinais belga, enquanto as palavras funcionais, que não existem nas línguas de sinais e todas as palavras para as quais seus pais não conheciam o sinal, eram produzidas oralmente e acompanhadas de LPC. Uma vez que o sinal era compreendido e usado pela criança, os pais o substituíam pela palavra oral de significado semelhante, complementada com a LPC.

Peterson (1991), professora de surdos e fonoaudióloga da fundação Houston Ear Research, fez o acompanhamento e avaliou durante 3 anos mais de 75 surdos profundos no centro de implantes cocleares onde trabalhava. Reuniu dados de um subgrupo de 36 crianças, com idades compreendidas entre 5 e 11 anos, baseados nos resultados de três provas selecionadas para medir seus progressos no desenvolvimento lingüístico: um questionário de perguntas, o *Teste de Vocabulário e Sintaxe de Maryland* (*Maryland Syntax Evaluation Instrument – MSEI*), e o teste de vocabulário expressivo através de imagens (*Expressive One Word Picture Vocabulary Test, EOWPVT*). Foram analisados os resultados das crianças ajustadas aos seguintes critérios, ao menos em uma das três provas: a) ter respondido com sucesso pelo menos 85% das perguntas; b) ter realizado, corretamente, pelo menos 6 frases das 10 que compõem o MSEI; c) ter alcançado, pelo menos, o percentual 20 no EOWPVT. Dos 36 sujeitos experimentais cujas pontuações foram analisadas, 20 receberam algum tipo de reabilitação bimodal, 7 foram expostos às LPC e 9 seguiram um enfoque oral puro. Os resultados foram os seguintes:

1. A maioria das crianças que tinham recebido a LPC desempenharam bem as três provas, com mais de 70% de acerto.

2. Dos 36 sujeitos, 3 do grupo bimodal, composto por 20 alunos, 6 do grupo dos 7 com LPC e 3 do grupo dos 9 oralistas atingiram o nível mínimo estabelecido em alguma das três provas.

Os dados dos sujeitos estimulados segundo as diretrizes do projeto MOC[10] foram também positivos em relação a esta dimensão da linguagem:

1. *Desenvolvimento léxico-semântico no nível compreensivo*. Aos 12 meses, quando precedeu pelo menos um período de quatro meses de exposição à LPC, a criança compreende mais de 50% (30/60) das onomatopéias apresentadas na LPC, dentro e fora do contexto, e prefere a apresentação em LPC à realizada mediante LLF ou audição. Antes dos 2 anos, compreendem por volta de 100 palavras (onomatopéias inclusive). A partir dos 3 anos, seu vocabulário não se diferencia do seu par ouvinte. A sintaxe, medida mediante a extensão média do enunciado (LME), está no mesmo nível do ouvinte. Aos 6 anos, é capaz de ler textos adequados à sua idade com níveis adequados de compreensão, muito acima das crianças de seu mesmo nível escolar.

2. *Desenvolvimento léxico-semântico no nível produtivo*. Aos 12 meses, quando precedeu um período de quatro meses de exposição à LPC, a criança produz ou balbucia em LPC, espontaneamente, algumas onomatopéias e coloca a mão na posição correspondente à vogal enquanto tenta produzir a fala, tanto na situação formal como na espontânea. A partir dos 18 meses, costuma fazer a LPC, espontaneamente, para acompanhar suas produções orais. A partir dos 3 anos, complementa perfeitamente, e a análise das gravações permitiu comprovar seu desenvolvimento sintático, que está dentro de limites normais do ouvinte. Observou-se que, freqüentemente, a criança do projeto MOC tem uma compreensão muito superior em relação à produção. Quando acontece isso, a crian-

---

[10] N. de R. T.: MOC (Modelo Oral Complementado). Grupo de pesquisa psicolingüística e de reabilitação de crianças surdas junto à Faculdade de Psicologia da Universidade de Nálaga.

ça costuma deixar de produzir a fala, tendo de recorrer ao sistema bimodal durante um tempo para instigar a criança a se comunicar. Até os 4 ou 6 anos, a criança rejeita a LPC enquanto fala, mas pede que se fale com ela em LPC. As categorias gramaticais do vocabulário são distribuídas assim: 70% são substantivos, 20% são verbos e 10%, outras categorias.

O conjunto desses dados, embora ainda reduzido, apresenta, níveis de desenvolvimento de linguagem pouco freqüentes em crianças surdas, que justificam a continuação de pesquisas sobre o papel da LPC.

O conjunto dos estudos citados sobre o desenvolvimento lexical aponta a existência de um vocabulário restrito pelas crianças surdas, assim como uma evolução particularmente lenta. As crianças surdas apresentam, em conjunto, uma ausência de explosão léxica comparável à dos ouvintes; não se produz o que se conhece como o *"boom lexical"*. O vocabulário nos surdos evolui, principalmente, não através de estimulações lingüísticas funcionais e ecológicas, mas através de estimulações didáticas desenvolvidas pelos pais e professores. O desenvolvimento lexical dessas crianças é lento e trabalhoso, na medida em que os conhecimentos são adquiridos à custa de um trabalho repetitivo, passando dificilmente os limites do lugar de aquisição e de utilização dessas palavras. Esta realidade é particularmente característica das crianças surdas, filhos de pais ouvintes, que se comunicam através de sistemas orais puros. A exceção a estas conclusões é dada pelos sujeitos que se comunicam desde seus primeiros dias em sua língua materna gestual e, em menor medida, nos que se comunicam através de sistemas orais complementados.

Desenvolvimento morfossintático

O estudo da morfossintaxe na criança surda foi feito a partir de tarefas escritas e orais. As pesquisas sobre o domínio da gramática escrita são mais numerosas do que as existentes sobre a gramática expressa oralmente pelos surdos. A razão se apóia em que, efetivamente, é muito mais complexo pesquisar o domínio da gramática através da expressão, dado que é difícil separar as habilidades de percepção da fala das especificamente gramaticais. Percebida essa dificuldade, no entanto, vários trabalhos sugerem que os problemas da morfologia e da sintaxe – ou através da compreensão escrita, ou através da compreensão oral – são semelhantes na criança surda profunda pré-locutiva. Esses trabalhos mostram que, em geral, a criança surda apresenta atrasos, desvios, ou ambos, em relação ao desenvolvimento gramatical observado nos ouvintes. Swisher (1976), Mogford (1988) e Lepot-Froment e Clerebaut (1996) fizeram uma excelente resenha de pesquisas sobre o domínio da gramática pelos sujeitos surdos.

Um primeiro conjunto de pesquisas, localizadas cronologicamente no período de maior auge de estudos sobre o componente gramatical da linguagem, deixa claro que os surdos têm uma série de problemas comuns no domínio da morfossintaxe. Heider e Heider (1940), Templin (1950), Fusfeld (1955) e Simmons (1962), comparando produções escritas de ouvintes e de surdos, destacaram as primeiras considerações sobre o domínio gramatical destes últimos, a saber:

- Menor LME (comprimento médio do enunciado) das frases: surdos de 17 anos produzem frases mais curtas do que ouvintes de 8 anos.
- Tendência ao uso de frases simples: os surdos de mais idade não produzem frases compostas e complexas que, no entanto, os ouvintes de 11 anos produzem.
- Utilização de construções sintáticas pouco variadas, nas quais acontece um menor uso de adjetivos, auxiliares e conjunções.

Myklebust (1960) recolheu as narrações escritas de 747 ouvintes de 7 a 17 anos e de 812 surdos das mesmas idades, a partir de uma imagem-estímulo que representa uma criança sentada sobre uma mesa na qual figuram vários objetos. Para Myklebust, no conjunto dos surdos, o domínio da gramática na idade de 17 anos é semelhante ao dos ouvintes de 7 anos. Assim:

- Aos 17 anos, a produtividade dos surdos (número total de palavras emitidas) é comparável à de um ouvinte de 10 anos.
- A LME das frases produzidas pelos surdos de 17 anos é semelhante à dos ouvintes de 11 anos: entre 3 e 12 palavras para os surdos (conforme a idade), e entre 6,5 e 16 para os ouvintes.
- Abundante produção de frases simples e repetitivas.
- Maior abundância de uso de nomes e de verbos (tanto em surdos como em ouvintes), mas com menor utilização. Mais tarde e com maior dificuldade o uso de artigos, pronomes, preposições, adjetivos, advérbios e conjunções, nesta ordem.

Os estudos citados até aqui foram criticados pelo fato de centralizar uma concepção comportamentalista da linguagem, que avalia mais a atuação dos surdos do que sua competência lingüística, além dos problemas metodológicos (como a identificação dos tipos de erros ou a pouca fidelidade interjuízes). Apesar disso, os primeiros trabalhos deram início a uma linha de pesquisas bastante frutífera, por exemplo, em torno do desenvolvimento da morfologia e das classes de palavras utilizadas pelos surdos.

Alguns autores, baseando-se na classificação de palavras elaborada para a língua inglesa por Fries (1952) e também por Jones e colaboradores (1963), colocaram em evidência o fato de que as palavras com conteúdo semântico pleno são melhor utilizadas pelos surdos do que os marcadores gramaticais ou palavras funcionais. As palavras com conteúdo semântico (*open-class items*) se referem, segundo as classificações citadas, às palavras que evocam significados determinados, isto é, substantivos, verbos, adjetivos e advérbios. Em contrapartida, as palavras funcionais (*closed-class items*) se referem ao conjunto de palavras que especificam as relações entre as palavras de significado pleno, isto é, artigos, auxiliares, preposições, conjunções, pronomes. Para verificar esta hipótese, diversas pesquisas recorreram a tarefas nas quais mediante material escrito são apresentadas frases incompletas (geralmente, o sujeito deve escolher uma das quatro opções das classes de palavras dadas, ou dizer se uma destas é ou não correta). Dada a grande importância que a psicolingüística atual atribui ao bom uso e domínio das palavras funcionais para a compreensão oral e escrita (tenha-se presente que mais de 50% das palavras de um texto escrito são deste tipo), citaremos com generosidade os dados que conhecemos.

Simmons (1962) observou, na linguagem gerada pelas crianças surdas de 12 a 15 anos, a tendência a utilizar mais determinantes de nome e de verbos e menos conjunções e auxiliares.

Goda (1964) ao registrar a produção oral de relatos a partir de imagens em surdos de 12 a 18 nos, concluiu que 75% de sua produções consistiam em verbos e substantivos (60% em ouvintes), e o total de adjetivos, advérbios e palavras funcionais não representavam nem um quarto do total das palavras produzidas.

Odom e colaboradores (1967) projetaram uma tarefa de compreensão de frases na qual, por um lado, faltavam nomes, verbos e adjetivos (palavras de conteúdo semântico) e, por outro lado, artigos, auxiliares, preposições, conjunções, etc. (palavras funcionais). Os sujeitos eram surdos profundos de 18 anos, em média. Dois grupos de crianças ouvintes serviam de controle: um tinha a idade cronológica (IC) dos surdos e o outro era formado por crianças da 6ª série que tinham um nível de leitura que correspondia ao dos adolescentes surdos. Os resultados mostraram que as principais diferenças entre surdos e ouvintes eram devido ao uso das palavras funcionais.

Brannon (1968) selecionou 50 frases espontâneas produzidas por cada sujeito a partir de um material baseado em imagens que representavam personagens em situações variadas. A tarefa do sujeito era elaborar uma história para cada uma das imagens apresentadas. Examinou 15 surdos severos e profundos, de 8 a 18 anos, um grupo de ouvintes e outro de hipoacúsicos. A análise das classes de palavras concluiu que os surdos tinham deficiências na utilização de advérbios, auxiliares, pronomes, preposições, quantificadores e pronomes indefinidos.

Certos estudos têm interesse particular para apontar influências diferenciadoras na aquisição das palavras funcionais a partir de determinadas variáveis. Newport e colaboradores (1977) deixaram claro que as características da linguagem que as mães de surdos utilizam não exercem a mesma influência sobre os tipos de palavras: a influência sobre as palavras-conteúdo[12] seria nula, mas seria importante quando se trata de adquirir os aspectos gramaticais da língua. Goldin-Meadow (1979) sugeriu que as crianças educadas nos sistemas orais puros, sem exposição a nenhum tipo de sinais, inventam seus próprios sinais para designar objetos significativos (palavras-conteúdo). Em contrapartida, suas habilidades gramaticais não se beneficiam de uma habilidade semelhante de criação de índices.

Um segundo grupo de estudos sobre o domínio da morfossintaxe pelos surdos foi realizado a partir de uma concepção diferente de linguagem, inspirada na Gramática Gerativa e Transformacional de Chomsky (1957). A mais conhecida é a do grupo de pesquisas dirigido por Quigley na Universidade de Illinois. Algumas dessas pesquisas foram concluídas no projeto do *Test of Syntactic Abilities* ou TSA. Daquelas (ver Quigley e King, 1980, para uma leitura), se depreendem três grupos de conclusões:

1. Em relação aos graus de dificuldade das diferentes classes de palavras, a negação, a conjunção e a formulação de perguntas são as estruturas menos complexas. Ao contrário, os pronomes, a conjugação dos verbos e a formação de frases são muito mais complexas; estas últimas costumam ter estrutura simples SVO (sujeito-verbo-objeto).

2. Em relação aos ritmos de aquisição das regras da língua, a progressão das estruturas mais simples é positiva, embora não de forma completa até os 18 anos. Ao contrário, as estruturas mais complexas têm um progresso mínimo em função da idade.

3. Em relação ao tipo de erros específicos mostrados pelos surdos (omissão do verbo principal, situação incorreta da negação, uso incorreto de palavras funcionais), em conjunto, Quigley e sua equipe admitiram que se trata, aproximadamente, do mesmo tipo de erros apresentado nos trabalhos anteriores aos seus.

Uma terceira e última fonte de dados vem dos estudos de caráter neurofisiológico. Neville (1991) traz um fundamento neurofisiológico para a linha de estudos sobre as dificuldades dos surdos no domínio da morfossintaxe. Seus dados se inserem no marco de uma pesquisa ampla sobre os determinantes da especialização do hemisfério esquerdo. A técnica consiste em apresentar enunciados em inglês e por escrito, palavra por palavra, no campo visual esquerdo e direito. A tarefa do sujeito consiste em escrever essas palavras, reunindo e registrando os potenciais evocados no decorrer da tarefa para as diferentes classes de palavras. Foram estudados dois grupos de sujeitos (ouvintes e surdos). Os surdos tinham adquirido a ASL como primeira língua, nenhum deles tinha aprendido a falar nem a compreender a linguagem oral baseando-se na leitura labial, e a maioria deles (n = 10) tinha sido reprovada em um teste de gramática inglesa. Os ouvintes e quatro surdos tinham sido aprovados. Os potenciais evocados dos ouvintes e dos quatro surdos mostram uma diferença quantitativa nas áreas cerebrais ativadas pelos diferentes estímulos. As áreas cerebrais anteriores esquerdas eram ativadas por palavras funcionais, enquanto as respostas eram mais nítidas nas zonas parietais posteriores, tanto no hemisfério direito como no esquerdo, para as palavras com conteúdo semântico. Este tratamento cerebral diferencial segundo o tipo de palavras não foi encontrado na maioria dos sujei-

---

[12] N. de R. T.: Forma lingüística dentro de uma sentença que transmite a maior parte do sentido e fornece a substância de uma sentença. São exemplos de palavra-conteúdo ou palavra-classe: substantivos, verbos, adjetivos, advérbios e pronomes. (Nicolosi et al., 1996).

tos surdos que tinham sido reprovados no teste de gramática, nem apresentavam atividade específica para as palavras funcionais nas regiões anteriores do hemisfério esquerdo. No entanto, os potenciais para as palavras com conteúdo semântico pleno eram semelhantes em surdos e ouvintes. Estas observações sugerem que o componente morfossintático é altamente dependente da modalidade do *input* lingüístico da língua de exposição e sugerem também, como se argumentará mais adiante, que a aquisição precoce de uma língua, sobretudo em seus aspectos gramaticais, é condição necessária para a especialização hemisférica esquerda para a linguagem.

Língua de sinais e desenvolvimento morfossintático

A aquisição e o desenvolvimento da língua de sinais mantêm importantes paralelismos com o desenvolvimento da linguagem oral, quando aparece um interlocutor de sinais. Essas semelhanças podem ser resumidas nos seguintes pontos (Torres et al., 1995):

1. Como a criança ouvinte, a criança surda exposta à língua de sinais se encontra em uma posição extremamente favorável de imersão lingüística na medida em que, como as mães ouvintes, as mães de surdos que praticam a língua de sinais não estão tão preocupadas em ensinar a língua mas em se comunicar com o seu filho.

2. No início da aquisição da língua de sinais, as crianças surdas não respeitam todos os parâmetros de formação dos sinais, produzindo-os em posições distintas ou configurando-os deficitariamente. Collins-Ahlgren (1975) destaca a semelhança entre essas produções signadas imaturas e o *baby talk*.

3. As crianças surdas, como as ouvintes, são iniciadas no desenvolvimento lingüístico produzindo *holófrases*. Meadow (1980) observou, até os 15 meses, emissões compostas por somente um sinal cujo significado podia ser interpretado como uma frase.

4. Schlesinger e Meadow (1972), assim como Collins-Ahlgren (1975), observaram que, como as crianças ouvintes, as crianças surdas, no início, adquirem sinais concretos e os utilizam para se referir a classes, estendendo, assim, seu significado — fenômeno definido com o termo superextensão nos estudos do desenvolvimento evolutivo da linguagem.

5. Em relação às frases dos sinais, Bellugi e Klima (1972) e Collins-Ahlgren (1975) consideram que a seqüência na qual emergem as relações semânticas das frases de dois sinais é, aproximadamente, a mesma que nas frases de duas palavras.

6. Quanto ao aumento na extensão dos enunciados, Bellugi e Klima (1972) encontraram proporções comparáveis entre a aquisição da língua de sinais por parte das crianças surdas e o desenvolvimento lingüístico das crianças ouvintes estudadas por Brown (1973).

7. No desenvolvimento sintático posterior, observa-se que as crianças surdas fazem generalizações das regras gramaticais de forma semelhante ao que acontece no desenvolvimento normal da linguagem oral. Concretamente, Fischer (1974; citado em Quigley e King, 1982) observou que as crianças surdas que adquirem a ASL passam, no desenvolvimento da estrutura de negação, etapas semelhantes às das crianças ouvintes inglesas.

Embora seja importante reconhecer que a língua de sinais possui um *status* de língua natural completa, ainda permanecem incógnitas sobre sua contribuição para a solução de duas grandes deficiências do sujeito surdo: o desenvolvimento lento, e às vezes incompleto, da língua oral e da aquisição eficaz da leitura. Os programas chamados bilíngües são uma aposta nesta linha cujos resultados ainda estão por vir. Quando são apresentados resultados em favor do bilingüismo, o peso do sucesso, com todos os matizes que o tema exige, recai sobre o componente oral mais do que sobre o gestual, principalmente quando o sistema complementar empregado é a LPC.

O trabalho de Geers e colaboradores (1984), no qual os autores mostraram que as produções sintáticas dos bimodais não eram superiores às de crianças orais puras, teve uma segunda fase, na qual novamente os resultados procediam de cem crianças expostas ao inglês gestual e do exame do *status* auditivo de seus pais. Cinqüenta delas eram filhos de pais surdos, enquanto outras eram de pais ouvintes. Os resultados mostraram que, embora exista uma superioridade dos surdos de pais surdos, estes não dominam, na idade de 8 anos, mais do que aproximadamente 70% das estruturas sintáticas simples adquiridas pelos ouvintes de 4 anos. Este estudo mostrou, igualmente, que as dificuldades encontradas por essas crianças são as mesmas que as de todos os surdos, qualquer que fosse o *status* auditivo de seus pais ou o tipo de estimulação ao qual fossem expostas. Essas dificuldades se centravam em marcadores como o uso das flexões, dos verbos de ligação, dos artigos, das preposições, das conjunções, da negação, etc.

O estudo de Taeschner e colaboradores (1988), comparando sujeitos surdos (de 11 a 15 anos) educados oralmente e sujeitos expostos à LSI, aponta na mesma direção: as dificuldades no domínio gramatical são as mesmas para ambos os grupos. Volterra e Bates (1989) seguiram as observações de um adulto surdo exposto desde a mais tenra idade, por seus pais surdos. Esta circunstância, *a priori* favorável, não previne as dificuldades mais específicas ligadas à aquisição da morfossintaxe da língua oral.

Embora seja adequado que as línguas de sinais proporcionem um acesso precoce a uma verdadeira língua, esta língua é organizada segundo parâmetros lingüísticos espaciais, radicalmente, afastados da organização seqüencial da língua oral. Os marcadores morfossintáticos da língua de sinais não têm correspondência com a língua oral na medida em que os sinais são produzidos simultaneamente no espaço, enquanto a língua oral utiliza os fonemas. O domínio da língua de sinais, embora tenha a vantagem incontestável de oferecer um sistema gramatical acessível à criança surda e precocemente, não facilita o acesso à morfofonologia das línguas orais. Os estudos citados anteriormente apontam sujeitos que utilizam a língua de sinais e que cometem os mesmos erros e têm as mesmas dificuldades específicas no nível das palavras funcionais do que os surdos expostos ao oralismo puro. Mais uma vez, fica claro que, nas crianças surdas, tanto expostas à língua de sinais como à língua oral, o componente fonológico da língua falada parece faltar ou, ao menos, não ser muito eficaz. Nem a leitura orofacial, nem a morfossintaxe da língua de sinais permitem um acesso aos aspectos lingüísticos mais aprimorados da língua oral, entre os quais cabe destacar a complexidade gramatical e a fonologia.

Métodos orais complementados e desenvolvimento morfossintático

Sistemas bimodais. O desenvolvimento da morfossintaxe também foi estudado em crianças surdas que utilizaram métodos mistos. Em uma perspectiva pragmática, vários trabalhos coincidem em destacar o importante papel das interações mãe-filho surdo no domínio da morfossintaxe, assim como o uso estrito do inglês gestual.

Crandall (1978) estudou a aquisição dos morfemas do inglês em 20 crianças de 42 a 83 meses, instruídos através de sistemas bimodais. Os dados foram colhidos de um registro de interações entre as mães e seus filhos surdos, em situações de narração de comentários a partir de imagens. Todos os pais implicados no estudo praticavam uma forma de inglês gestual. O exame das produções, em função da idade, mostra que a ordem de aquisição dos morfemas flexionais em inglês gestual é comparável à aquisição de morfemas na criança ouvinte. Os seis primeiros morfemas flexionais observados por Brown (1973) para o inglês eram também utilizados pelas crianças surdas (presente contínuo, plural, passado irregular, possessivo, passado regular e a terceira pessoa regular). A autora observou que a aquisição dos morfemas não depende da idade, e sim da freqüência da utilização dos morfemas por suas mães: enquanto as mães de crianças ouvintes produzem os morfemas de maneira constante e regular, as mães que praticam o inglês gestual não o fazem assim.

Gaustad (1986) examinou o conhecimento de 12 marcadores morfossintáticos (advérbio, singular/plural da terceira pessoa do indicativo, presente/passado, possessivos, preposições) em crianças surdas que acompanhavam um ensino em inglês gestual. Os sujeitos surdos selecionados para o estudo deviam ter um nível intelectual normal, um nível médio de desenvolvimento da linguagem, ausência de problemas associados e, pelo menos, três anos de inglês gestual com seus pais e professores. Na primeira avaliação, os sujeitos surdos tinham de 5 a 8 anos. Na segunda, entre 8 e 10 anos. Todos os sujeitos eram surdos profundos, com exceção de três, que tinham perdas inferiores a 85dB. O grupo controle era formado por crianças ouvintes de 3 a 6 anos. Os resultados apresentaram pontuações mais baixas do que as dos surdos quanto ao conhecimento dos marcadores morfossintáticos, em comparação com os ouvintes, embora melhorassem significativamente com a idade. A autora sugere que a duração da exposição ao inglês gestual parece ter um efeito sobre a qualidade das produções dos sujeitos mais jovens e que o impacto do inglês manual praticado de maneira estrita será mais importante quanto mais precoce for a intervenção. Meadow (1980) incidiu nesta mesma linha de argumentação, mas ressaltando o papel preponderante dos pais em comparação com o dos professores.

Outros estudos sobre a aquisição do inglês manual não são tão otimistas em suas conclusões. Alguns apresentam não somente um atraso em comparação com os ouvintes, mas também dificuldades particulares no plano do domínio dos marcadores morfossintáticos. Geers e colaboradores (1984) compararam a competência produtiva de 327 sujeitos surdos de 5 a 8 anos e 6 meses, expostos depois dos 3 anos, tanto a diversos programas de tipo oralistas puros (n = 168) como a diversos programas de inglês gestual (n = 159). A primeira coisa que se constata é que as competências sintáticas expressivas em inglês gestual não eram superiores às produções sintáticas produzidas oralmente pelas crianças expostas aos métodos orais.

Os dados de Bishop (1983) já citado na ocasião do desenvolvimento lexical, coincidem com os de Geers e colaboradores (1984). Bishop desenvolveu uma tarefa na qual todos os sujeitos situados diante de quatro imagens deviam designar aquela que correspondia à frase correta. Por exemplo, para a apresentação do enunciado: *The girls sit on a table*, os sujeitos deviam escolher entre as imagens de uma única menina sentada sobre uma mesa, duas meninas sentadas sobre um tapete, dois gatos sentados sobre uma mesa e duas meninas sentadas sobre uma mesa. Foram estudados muitos aspectos da sintaxe inglesa, como preposições, pronomes, frases negativas, comparativas, plural, etc. A amostra era formada por 79 surdos profundos de 8 a 13 anos, dos quais 45 tinham sido expostos ao inglês gestual na escola. A comparação de ouvintes com surdos mostra não somente um atraso considerável destes últimos, mas também desvios. Essas crianças pareciam adotar uma estratégia que consistia em selecionar as palavras com conteúdo semântico da frase e designar a imagem coerente com elas. Foram descritos erros sistemáticos, como frases negativas interpretadas como afirmativas, frases passivas como ativas, etc.

Como conclusão, pode-se afirmar que a situação das crianças expostas aos métodos bimodais parece ser mais favorável do que a daquelas expostas ao oralismo puro, embora existam evidentes contradições entre as conclusões dos estudos citados. As crianças bimodais parecem desenvolver um vocabulário receptivo e expressivo de maneira muito mais fácil, com efeitos favoráveis sobre as interações com seus pais. Os efeitos positivos sobre o desenvolvimento lexical podem acontecer também no domínio da gramática, na condição de utilizar o bimodal de maneira estrita (sinalizar todos e cada um dos elementos da frase) e constante por seus pais.

A palavra complementada. Cornett (1967) afirmou que a LPC confere aos surdos um domínio das regras sintáticas, ao lhes permitir uma percepção completa da fala. No nível sintático e morfossintático, a LPC permite à criança surda ter acesso a todos os elementos constitutivos da frase, como finais de palavra, artigos, preposições, pronomes, etc. Todo o sistema morfossintático pode ser visto mediante a LPC, o que permite que a criança entre em contato com as regras e com a estrutura gramatical da língua. No entanto, precisamos conhecer se essas afirmações contam com os dados empíricos bem-comparados.

As produções espontâneas de Sacha, comentadas por Périer e colaboradores (1986) sugeriram um efeito positivo sobre a aquisição dos aspectos morfossintáticos, observando que a maioria das palavras funcionais eram acompanhadas de complementos. A observação das interações verbais entre a mãe de Sacha e ele, quando tinha 4 anos e meio, permitiram revelar um nível de expressão oral quantitativa e qualitativamente diferente do das crianças surdas de sua mesma idade. Isto é, não somente da variedade do vocabulário utilizado, mas também o fato de que as produções, em comparação com as telegráficas típicas dos surdos expostos a métodos orais puros, contêm palavras funcionais e marcadores gramaticais obrigatórios. Hage exemplifica esta afirmação com enunciados como os seguintes: *je m'appelle aussi Cathy comme toi,... non, parce que aujourd'hui, c'est samedi... non, je ne vais pas manger dans le salon, je vais manger au GB, etc*. Estes enunciados mostram uma utilização perfeita de estruturas sintáticas, de advérbios: *aussi, comme, parce que*, emprego correto de formas negativas, utilização de pronomes da primeira pessoa e pronome reflexivo e utilização de pronomes e de artigos.

Kipila (1985) fez a observação longitudinal de uma criança com surdez profunda, com uma perda média de 110dB em ambas orelhas, exposta intensivamente à LPC, em casa, na idade de 18 meses, assim como na creche a partir dos 2 anos. A mesma criança complementava suas produções orais depois dos 2 anos e 6 meses. Antes dos 4 anos, foi realizado um implante coclear que lhe permitiu tomar consciência da palavra em um nível de 50dB e de vocalizar de maneira mais consistente. A criança tinha 5 anos quando foram colhidas as amostras de linguagem: a expressão oral era ininteligível, razão pela qual se pode mostrar a dissociação entre as capacidades articulatórias das crianças expostas à LPC e seu conhecimento da linguagem. A criança, em suas conversas com um adulto, complementava suas próprias produções orais, o que permitiu, ao experimentador, analisar as filmagens feitas em vídeo. A análise das amostras de linguagem foi feita sobre a aquisição dos 14 primeiros morfemas identificados por Brown (1973) em crianças ouvintes. O autor escolheu 111 enunciados, renunciando às respostas de uma única palavra, para estudar os marcadores morfossintáticos. Os 111 enunciados continham um total de 459 morfemas dos quais 124 eram exemplos dos 14 primeiros morfemas tipicamente adquiridos pelas crianças ouvintes. A LME era de 4,5 morfemas (isto é, o número de morfemas observados nas crianças do estudo de Brown entre 4 e 5 anos). Sobre os 124 morfemas revelados pela análise, 109 eram corretos. A utilização de 7 tipos de morfemas era 100% correta: o auxiliar contraído (*I've*), o passado regular (*played*) e irregular (*broke*), o plural (*fishes*), o possessivo (*daddy's hat*), a terceira pessoa irregular (*he does*) e o verbo de união (*be*). Os artigos eram corretos em 90% dos casos (38 em 42), e os erros, para os 4 artigos incorretos, consistiam em omissões. As avaliações para os outros 6 tipos de morfemas foram as seguintes: o verbo de ligação contraído (*I'm*) (11 sobre 14,80%), o auxiliar não contraído (*is*) (2 em 3), o presente contínuo (*-ing*) (3 em 5), a preposição *in* (2 sobre 4), a terceira pessoa regular (*she uses it*) (1 em 2) e a preposição *on* (0 em 2). Dos 15 erros, 10 eram omissões e 5 erros de uso.

Hage e colaboradores (1991) estudaram a aquisição do gênero gramatical em nove sujeitos surdos pré-linguísticos expostos à LPC, de 4 anos e 6 meses a 21 anos (M = 10 anos e 11 meses). Todos haviam sido expostos à LPC em casa antes dos 2 anos, enquanto os outros três somente na escola, mas com uma duração de, pelo menos, 8 anos.

Foi apresentada aos sujeitos uma série de imagens representando objetos que o experimentador nomeava oralmente e complementava omitindo o artigo. O sujeito devia repetir a palavra e dar o artigo feminino ou masculino correspondente. Os itens eram 60 nomes, a metade deles selecionados entre o vocabulário conhecido pelos sujeitos, enquanto a outra metade era constituída de palavras pouco freqüentes. Dez palavras em cada série de 30 eram femininas (*tartine* ou *chaussette* para as palavras familiares ou *echanguette* ou *courtine* para as não-familiares), outras 10 masculinas (*manteau, trumeau*, para as familiares ou *troussequin* ou *vraquier* para as não-familiares, e as 10 últimas, neutras, isto é, sua terminação não era nem masculina nem feminina (*la mer, le verre* para as palavras familiares, ou *la foyère, le carter* para as não-familiares). Para construir o gênero na língua francesa, as crianças devem estabelecer uma relação entre o índice encontrado na terminação das palavras e outros marcadores do gênero tais como o artigo, o adjetivo possessivo e outros determinantes.

A percentagem de palavras corretas para as palavras familiares era de 97, 89 e 89% para as de gênero masculino, feminino e neutro, respectivamente. Essas pontuações mostraram que os sujeitos dominavam o gênero gramatical e utilizavam corretamente o artigo correspondente à palavra apresentada. As percentagens de respostas corretas para os itens não familiares eram de 73, 78 e 50% nas mesmas condições. As respostas corretas, como se pode observar, aumentaram de maneira importante e significativa quando as palavras não-familiares proporcionaram uma indicação clara de gênero masculino ou feminino. Esta constatação sugere que a exposição à LPC permite à criança surda profunda adquirir um conhecimento gerador do gênero gramatical.

Para estabelecer o papel de LPC na aquisição do gênero gramatical fazendo intervir procedimentos fonológicos, este estudo deveria ter sido desenvolvido incluindo um grupo controle sem benefício de LPC. Isto é precisamente o que Hage (1994) fez em uma pesquisa mais completa, com 170 crianças expostas a diferentes métodos de comunicação em suas casas e escolas. Aos critérios clássicos de seleção dos sujeitos foram acrescentados outros como: precocidade da estimulação em um sistema determinado, programa seguido por profissionais e exposição em casa, escola, ou em ambas. Formou seis grupos de sujeitos, com média de 11 a 14 anos, representativos de diversos sistemas metodológicos. Hage examinou, através de um completo conjunto de provas, diversos aspectos da morfossintaxe da língua francesa, com provas de múltipla escolha: a primeira examina o domínio do gênero gramatical e a segunda, a utilização de preposições e dos determinantes. Examinou-se o vocabulário mediante uma prova escrita de múltipla escolha. Os resultados mostraram, para as três provas (vocabulário, gênero, preposições e determinantes), uma superioridade significativa do grupo de LPC sobre os restantes grupos de surdos, particularmente dos surdos orais.

Com o objetivo de examinar a contribuição específica da LPC no domínio da morfologia, foram compostos dois subgrupos com base nos resultados obtidos na prova de vocabulário: somente os sujeitos cujos resultados obtidos correspondiam, pelo menos, a 70% de respostas corretas foram selecionados. Com a aplicação deste critério foram formados os subgrupos, um LPC composto por 21 sujeitos (M = 11 anos e 2 meses) e, outro "oral" de 39 sujeitos (M = 14 anos e 7 meses). Os resultados mostraram, em ambas as provas, pontuações significativamente superiores para o primeiro subgrupo. A autora concluiu que a LPC traz as informações fonológicas necessárias para a aquisição do uso correto dos marcadores do gênero e a utilização de preposições e artigos da língua oral. Constatou também que, no mesmo nível de vocabulário, a idade média do grupo de crianças LPC era de 4,6 anos inferior à das crianças do grupo oral. Isto indica que, nas crianças expostas à LPC, os conhecimentos léxicos se desenvolvem mais precocemente e que as crianças expostas precocemente à LPC por seus pais dominam uma parte importante da morfossintaxe antes de seu ingresso na escola, enquanto, como apontamos, as crianças "oralistas" aprendem as regras gramaticais no curso da escolarização.

Finalmente, consideramos de grande interesse analisar sucintamente os dados relativos à prova de preposições da pesquisa de Santana (1999) com surdos espanhóis. Das pontuações dos diversos grupos de sujeitos destaca a do grupo LPC, apesar de ser um grupo tardio, no mesmo nível que os ouvintes (oral = 60%; LPC = 82%; LS = 51%; bimodal = 39%; ouvintes = 90%). Estes dados têm uma maior significação dado que o grupo LPC não era um grupo puro, no sentido dos descritos na pesquisa de Hage (1994). Estes estudos, realizados dentro do projeto MOC, confirmam as vantagens da exposição precoce à LPC.

Resumindo, os aspectos diferenciais quanto ao estudo comparativo do desenvolvimento morfossintático entre crianças ouvintes e crianças surdas pré-lingüísticos são quatro:

1. O conjunto dos estudos mostra um importante déficit do desenvolvimento gramatical nas crianças surdas, denominado de atraso para alguns autores e de comportamento ou desenvolvimento desviante para outros, sempre em comparação com os ouvintes da mesma idade.

2. As *palavras funcionais* são pouco perceptíveis através da fala, ou porque estão situadas nos finais da palavra, ou porque são palavras pouco acentuadas, breves e pouco portadoras de significação. O atraso, a diferença gramatical, ou ambos, dos surdos é especialmente significativo para esta classe de palavras.

3. O ambiente lingüístico do surdo em um meio oralista não está motivado pelas intenções comunicativas do ambiente, como na criança ouvinte, mas sim pelas intenções pedagógicas e didáticas dos pais dirigidas para o "ensino da língua" ao surdo. Interações mãe-criança surda em contextos comunicativos plenamente funcionais, assim como exposição permanente a um modelo lingüístico completo através de sistemas complementares, parecem ser duas boas variáveis a serem levadas em consideração.

4. No momento do ingresso na pré-escola ou no ensino fundamental, os surdos não possuem a mesma bagagem lingüística que os ouvintes. Enquanto os ouvintes adquiriram o sistema morfossintático da língua à qual foram expostos em idades pré-escolares, os surdos abordam a aprendizagem da leitura e da escrita com uma experiência muito restrita.

Desenvolvimento pragmático

Os aspectos de maior interesse no estudo do desenvolvimento pragmático são dois:

1. As interações comunicativas mães-filhos na idade precoce deram lugar a vários estudos na década de setenta que não somente descreveram com detalhes o tipo de trocas que acontecem nessas díades, mas também o importante papel que exercem para o desenvolvimento lingüístico, cognitivo e socioafetivo infantil.

2. O desenvolvimento evolutivo das funções comunicativas. Os estudos evolutivos sobre o desenvolvimento das funções comunicativas infantis refletem a existência de algumas funções básicas desenvolvidas precocemente, inclusive na etapa pré-lingüística. Entre elas encontramos as funções *imperativas* (pedidos ou ordens), *reguladoras* (controle da atenção do outro) e de denominação ou *referencial* (compartilhar a atenção dos outros sobre um mesmo referencial). Com o progressivo domínio da linguagem, as funções relativas à transmissão de informação sobre objetos e sucessos (*declarativas, descritivas e explicativas*), se tornam mais freqüentes; também são incrementados os pedidos de informação (*interrogativas*), (Dore, 1979; Muñoz, 1984). Examinemos ambas as questões, começando pela situação dos pais surdos e seus filhos surdos.

Língua de sinais e desenvolvimento comunicativo

A questão central poderia ser a seguinte: O déficit auditivo infantil interfere na adequada interação comunicativa entre mães e filhos? Alguns estudos analisam as interações comunicativas mantidas entre *mães surdas e filhos surdos*, descrevendo as características dessas trocas e suas repercussões na aprendizagem da linguagem por parte das crianças.

Maestas e Moores (1980), ao analisarem a forma como as mães surdas se dirigem a seus filhos surdos utilizando a ASL, observaram que são cumpridas as características do que na bibliografia sobre a interação mãe-filho é denominado *motherese* ou estilo materno. A ASL dos pais se ajusta aos níveis infantis: quando as crianças ainda são muito pequenas para fazer sinais, os pais oferecem modelos e ajudam a produzir os sinais moldando as mãos dos filhos, proporcionando inclusive, informação cinestésica, fazendo sinal sobre o corpo do filho. Apresentam os sinais em variedade de formas, para que possam ser percebidos pelo filho em uma ampla classe de perspectivas.

Harris e colaboradores (1989) analisaram as interações comunicativas de quatro mães surdas com seus filhos surdos desde os 7 até os 20 meses. O interesse dos autores está na análise das estratégias que as mães surdas empregam para resolver o problema da atenção dividida, que consiste em atender tanto ao contexto da interação como ao sinal. Desta análise podem ser destacadas três características peculiares da interação entre mães e filhos surdos:

1. As mães não utilizam os sinais até que os filhos sejam capazes de entender o que está sendo sinalizado. Neste sentido, podemos comprovar que se diferenciam das interações entre mães e filhos normo-ouvintes, pois as mães ouvintes falam aos seus filhos, praticamente, desde o nascimento.

2. Até os 10 meses, as mães aumentam a quantidade de sinais que dirigem aos seus filhos, mas produz-se um decréscimo por volta dos 16 meses. Isto é devido às habilidades motoras das crianças, concretamente o começo da caminhada, proporciona menos oportunidades para captar a atenção visual infantil. Mas, este fato será transitório; por volta dos 20 meses, o número de sinais que as mães dirigem aos seus filhos é novamente aumentado, pois os filhos olham com mais freqüência para suas mães e estas podem sinalizar em posição normal.

3. As mães sinalizam, principalmente, quando os filhos estão entendendo. Isto é, parecem aproveitar os momentos de atenção visual infantil para se comunicar com eles. Quando precisam atrair a atenção dos filhos fazem-no tocando-os ou movendo um objeto diante deles.

Estes dados, somados a outros trabalhos de índole comparativa (Meadow et al., 1981; Sánchez et al., 1991) permitem concluir que as interações entre mães e filhos surdos são semelhantes às que mães e filhos ouvintes mantêm. O emprego de um sistema de comunicação compartilhado, que no caso dos casais surdos é a língua de sinais, permite um tipo de interação recíproca e um ajuste materno semelhante ao que se observa nas díades ouvintes.

Quanto ao desenvolvimento das funções comunicativas, os dados da pesquisa de Meadow e colaboradores (1981) refletem que são estes surdos, filhos de pais surdos usuários de línguas de sinais, os que mais se assemelham aos filhos ouvintes, não somente por sua participação na conversação, mas também pelo tipo de funções comunicativas que exibem.

Métodos orais e desenvolvimento comunicativo

As pesquisas dedicadas ao estudo da interação entre filhos surdos e suas mães ouvintes são numerosas. Isto parece razoável se levarmos em conta que 90% dos pais de filhos surdos possuem uma audição normal e, para eles, a detecção do déficit auditivo em seus filhos constitui uma situação desconhecida, que pode dificultar o desenvolvimento da interação comunicativa.

Gregory (1976) observou a partir dos 2 anos a interação do filho ouvinte com seus pais aumenta de forma significativa; no entanto, nas díades mãe ouvinte-filho surdo essa interação diminui. Este fato parece justificar-se da seguinte forma: freqüentemente as iniciativas verbais maternas não encontram resposta no filho surdo, dando lugar a uma sensação inconsciente de rejeição e frustração por parte dos pais que os leva a reduzir a freqüência de suas iniciativas; ao mesmo tempo, é possível que as respostas que os pais proporcionam a seus filhos sejam pouco contingentes e a percepção disto, por parte dos pais, dá lugar a sentimentos de insegurança no estabelecimento da interação. Esses sentimentos de insegurança e frustração configuram um estilo comunicativo nas mães ouvintes de filhos surdos que Schlesinger e Meadow (1972) definiam, em comparação como as mães de filhos ouvintes da mesma idade, como as "mães de filhos surdos são mais diretivas e intrusivas, mais didáticas e inflexíveis".

Estudos posteriores (Gregory et al., 1979; Cheskin, 1992) confirmaram as teses de Schlesinger e Meadow, apontando, além disso, que as mães ouvintes de filhos surdos comparadas com as mães de filhos ouvintes dirigem mais emissões de controle e ordem aos seus filhos, mantêm mais a iniciativa na interação, se expressam em uma linguagem menos complexa, tanto lingüística como cognitivamente, respondem menos às iniciativas de seus filhos e formulam menos perguntas a eles. As mães de surdos exercem um papel mais dominante na interação, desenvolvem menos expansões e o nível de complexidade cognitiva de suas emissões não se adapta nem à idade dos filhos, nem aos seus níveis lingüísticos. Essas pesquisas enfatizam, principalmente, esta última característica, ao considerar pouco favorecedor para o desenvolvimento cognitivo do filho surdo o emprego maciço de denominações e descrições em detrimento de outros tipos de emissões mais complexas (p. ex., explicações).

Outro aspecto de interesse ao estudar as interações comunicativas entre mães ouvintes e filhos surdos é comprovar se as mães de filhos surdos como de filhos ouvintes vão ajustando seu estilo comunicativo aos progressos lingüísticos de seus filhos. Tucker e colaboradores (1987) consideraram que a linguagem das mães está sintonizada com o nível de competência lingüística de seus filhos surdos e se baseiam em dois grupos de dados para afirmar isto:

1. Existe uma relação positiva entre a extensão de enunciado das mães e a dos filhos.

2. As mães parecem fazer esforço especial para se adaptar ao filho surdo, quando este é menos competente fazem mais emissões por turno, emitem mais imperativas e sua extensão de enunciado é mais curta.

Nienhuys e colaboradores (1985), ao contrário, consideraram que, embora se produza um ajuste por parte das mães, este é excessivo se o comparamos com o estilo das mães de filhos ouvintes de igual nível lingüístico e, portanto, não contribuem tanto como poderiam para potenciar o desenvolvimento lingüístico de seus filhos. Nossas conclusões (González, 1993) apontam também neste sentido.

Os estudos realizados em torno do desenvolvimento das funções comunicativas das crianças surdas oralistas refletem que o desenvolvimento pragmático das crianças surdas mantém semelhanças com o das crianças ouvintes, mas algumas funções, como as declarativas de tipo explicativo e as interrogativas, aparecem mais tardiamente (Skarakis e Prutting, 1977; Curtis et al., 1979). Meadow e colaboradores (1981), ao comparar o desenvolvimento comunicativo de crianças surdas filhas de pais ouvintes com crianças ouvintes de idade pré-escolar, observaram que as crianças surdas produzem não somente menos interrogativas, mas também se referem menos aos objetos, produzem menos imitações e menos emissões referidas a si mesmas, e aparecem mais passivas na interação, produzindo menos atos conversacionais do que suas iguais ouvintes. Nienhuys e colaboradores (1985) observaram que as crianças surdas filhas de pais ouvintes proporcionam menos respostas às iniciativas de suas mães do que seus pares ouvintes. Parece que as crianças surdas preferem interromper a conversação quando esta apresenta dificuldades (lembremos as limitações de compreensão que comentávamos ao falar da leitura orofacial), em lugar de responder como o fazem seus iguais ouvintes, embora seja de forma ambígua ou inadequada.

Finalmente, no que diz respeito ao desenvolvimento das habilidades comunicativas da criança surda filha de ouvintes, que emprega unicamente a linguagem oral como meio de comunicação, cabe destacar o seguinte:

1. As funções mais complexas (declarativas, explicativas e interrogativas), aparecem tardiamente.

2. As crianças são menos ativas na conversação com suas mães e respondem menos às iniciativas maternas e, portanto, produzem mais interrupções na conversação que as crianças ouvintes.

Sistemas complementares e desenvolvimento comunicativo

Sistema bimodal. As conclusões anteriores não são extensíveis às crianças surdas que empregam modalidades manuais de comunicação. Diversos autores (Greenberg, 1980; Meadow et al., 1981; Musselman e Churchill, 1991; Clemente, 1991; González, 1993) observaram que *as crianças surdas, filhas de ouvintes, que empregam o sistema bimodal* para se comunicar têm trocas comunicativas mais equilibradas com usas mães, são mais ativas e respondem mais e melhor na interação do que as crianças surdas, filhas de ouvintes, que empregam sistemas orais puros.

A palavra complementada. O projeto MOC já tem 8 anos de experiência e 12 casos rigorosamente seguidos. O componente básico é o uso sistemático e preciso da LPC como sistema de comunicação único, além de uma série de normas para a comunicação no ambiente familiar e de tarefas para a estimulação da linguagem oral. A evolução lingüística das crianças está sendo controlada rigorosamente e também é acompanhado a atividade dos pais. Os dados relativos aos pais, coletados mediante questionários e registros de atuação, mostram um alto grau de satisfação com o modelo, normalização da comunicação com a criança, ajuste de personalidade, conhecimento do problema e solução das incapacidades inerentes à surdez.

CONCLUSÃO

A criança surda integra as informações visuais e auditivas em seus processos de *percepção da fala*. Esta capacidade intermodal, aplicada à estrutura sonora da fala, dá lugar ao desenvolvimento de representações mentais abstratas da fala, chamadas *representações fonológicas*. Uma condição imprescindível é que esta estrutura sonora possa ser percebida em sua totalidade e integridade de forma clara e precisa, permitindo assim uma discriminação de todas as unidades pertinentes da língua. Dado que através de LLF e audição isto não é possível, em conjunto, os dados revisados afirmam que o *desenvolvimento fonológico* do surdo – produto da leitura orofacial e da audição – é atrasado e incompleto. A criança surda tem a tendência a reduzir o sistema fonológico. Na medida em que a criança surda tem, visualmente, acesso a informações lingüísticas completas da mensagem oral através de sistemas que complementem a leitura orofacial, seus efeitos se fazem sentir no plano do desenvolvimento fonológico. Os dados das pesquisas centradas na percepção da fala mediante a LPC, tanto em inglês, francês ou espanhol, confirmam que o sistema idealizado por Cornett reduz notavelmente as ambigüidades ligadas à LLF. Sua utilização na tenra idade, de forma completa e intensiva e em casa pelos pais, pode ter conseqüências profundas no desenvolvimento lingüístico.

Quanto ao desenvolvimento lexical, os diversos estudos apontam a existência de um vocabulário restrito pelas crianças surdas, assim como uma evolução particularmente lenta em comparação com a evolução do vocabulário das crianças ouvintes. O desenvolvimento lexical nos surdos se faz, principalmente, através de estimulações – estimulações didáticas desenvolvidas por pais e professores, e não de estimulações lingüísticas funcionais. Essa realidade é característica, especialmente das crianças surdas, de pais ouvintes, que se comunicam através de sistemas orais puros. As exceções a estas conclusões são dadas por aqueles sujeitos que se comunicam desde seus primeiros dias em sua língua materna gestual e, em menor medida, pelos que se comunicam através de sistemas orais complementados, como o bimodal ou melhor ainda, a LPC.

O conjunto dos estudos sobre o *desenvolvimento morfossintático* mostra um déficit importante do desenvolvimento gramatical nas crianças surdas, catalogado como atraso para alguns autores e de *comportamento ou desenvolvimento desviante* para outros, e especialmente deficiente para as *palavras funcionais*, que são pouco perceptíveis através da fala. No momento do ingresso na escola de educação infantil ou no ensino fundamental, os surdos não têm a mesma bagagem lingüística que os ouvintes. Estes últimos adquiriram o sistema morfossintático da língua à qual foram expostos em idades pré-escolares, mas os surdos abordam a aprendizagem da leitura e da escrita com uma experiência muito restrita, certamente no nível fonológico e léxico, mas também no morfossintático.

Sobre o desenvolvimento pragmático, a interação comunicativa mães-filhos surdos, comparada com a das mães de filhos ouvintes, é caracterizada por dirigir mais emissões de controle e ordem aos seus filhos, uma manutenção maior da iniciativa na interação, uma expressão em uma linguagem menos complexa, tanto lingüística como cognitivamente, uma menor resposta às iniciativas de seus filhos e uma menor formulação de perguntas aos filhos. As mães de surdos exercem um papel mais dominante na interação, desenvolvem menos expansões e o nível de complexidade cognitiva de suas emissões não se adapta à idade dos filhos, nem aos seus níveis lingüísticos. Quanto às funções comunicativas, as crianças surdas produzem não somente menos interrogativas, menos imitações e menos emissões referidas a si mesmas, mas também se referem menos aos objetos, e aparecem mais passivas na interação, produzindo menos atos conversacionais do que seus iguais ouvintes. Estas conclusões coincidem na bibliografia nos casos de crianças surdas de pais ouvintes, não nos de crianças surdas filhas de pais surdos, que contam com uma aceitação natural da surdez, desde o primeiro momento, e que possuem uma língua na qual se comunicam de forma natural, espontânea e afetiva.

Não queremos terminar essas conclusões sem antes fazer uma breve referência a uma noção científica que consideramos de enorme utilidade prática, a noção de *período crítico para o desenvolvimento da linguagem*. Esta noção, introduzida por Lenneberg (1967), propõe a idéia de que a aquisição da linguagem não é uniforme ao longo da vida, produzindo-se de maneira ótima durante a primeira infância. O período crítico se refere ao desenvolvimento estrutural, explosivo, da linguagem durante o "período pré-operatório" (Belinchon et al., 1992). O desenvolvimento da linguagem, dos símbolos e das capacidades mentais das crianças, evolui em seus aspectos fundamentais em um mesmo período crítico. Durante esta fase as crianças são capazes de adquirir, com extraordinária facilidade, qualquer língua à qual estejam expostas. Apesar de estarem expostas a um conjunto fragmentar, finito e assistemático de dados lingüísticos, desenvolvem um sistema muito complicado e sistemático de regras, capaz de produzir infinitas orações gramaticais de sua língua. Além disso, adquirem um vocabulário amplo em um ritmo aproximado de 1 palavra a cada hora que passam acordadas (chegando a adquirir, pelo menos, uns 15 mil elementos léxicos). Estes e outros fenômenos refletem a existência de uma fase crítica para a aquisição da linguagem. No entanto, a linguagem não é o único sistema simbólico que a criança desenvolve na fase crítica. Ao longo dela, elabora constantemente formas simbólicas diversas, que permitem falar de um período crítico de formação simbólica em geral, e não somente da linguagem em particular. Esses desenvolvimentos, contudo, devem ser localizados sob condições cognitivas normalizadas por parte da criança, afetivas e comunicativas normalizadas por parte do meio, especificamente de seus pais.

Esta questão nos parece importante, na medida em que 90% das crianças surdas não são, na maioria dos casos, expostas normalmente a uma língua completa, seja esta oral ou de sinais. No caso dos surdos com pais ouvintes expostos ao oralismo, os primeiros contatos com a estrutura completa da língua oral acontecem no momento da aquisição da leitura. Quanto à língua de sinais, a maioria dos surdos de pais ouvintes não têm o primeiro contato com ela até o ingresso na escola. Tanto em um caso como no outro, a criança surda não é exposta de forma precoce a uma língua completa. Um bom conjunto de dados experimentais, tanto do tipo lingüístico (pesquisas sobre a ASL) como de tipo neurofisiológico (predominância hemisférica para a linguagem) deixam claras suas conseqüências para o desenvolvimento da linguagem. Como conclusão desses estudos (Marcotte e Morere, 1990; Neville, 1991; Newport, 1993; Mayberry, 1993), a hipótese sobre a existência de um período crítico para o desenvolvimento da linguagem oferece duas importantes conclusões, a saber:

1. A especialização hemisférica esquerda para a linguagem está geneticamente determinada, mas sua consolidação requer a estimulação, em uma língua completa, o mais precoce possível. (Neville, 1991).

2. Os níveis de domínio da morfologia e da sintaxe de uma língua não estão em função da duração da exposição à mesma, embora esta seja uma exposição completa, mas da idade do início de exposição à língua. (Newport, 1993; Mayberry, 1993).

Segundo essas conclusões, a dúvida histórica sobre o tipo de língua seria uma questão banal. Mas, segundo as conclusões mediante revisão sobre o domínio da morfossintaxe pelos surdos, esta competência é altamente dependente de um *input* lingüístico na modalidade oral. Isto é, as representações fonológicas completas e exatas, desenvolvidas e consolidadas através da percepção audiovisual completa da fala, em situações de comunicação naturais e funcionais (certamente, desde a mais tenra idade) são as que, unicamente, tornam possível o domínio da morfossintaxe. Os surdos ASL "que usam a língua de sinais desde o nascimento" são produto das duas conclusões apontadas, mas também são "vítimas" dos fracos níveis de domínio na morfossintaxe da língua oral, da qual dependem para sua competência de leitura e escrita. Portanto, os sujeitos surdos devem ter acesso às representações fonológicas de suas respectivas línguas orais dentro de prazos temporais estritos e precoces. Isto é condição necessária, embora não suficiente, para a posterior aprendizagem da leitura e da escrita. Neste sentido, os vários métodos ou sistemas de intervenção marcam diferenças importantes. Uma compreensão desapaixonada do tema surdez e suas seqüelas, desde o conhecimento científico sobre o uso da fonologia em processos e tarefas cognitivas, aceitará a exposição precoce da criança a um modelo oral que torne a fala perceptível no nível audiovisual (Santana, 1999).

Nessas hipóteses se baseia o trabalho de estimulação que seguimos no projeto MOC, no qual os participantes conheceram unicamente a LPC como sistema de comunicação para interagir, tanto em casa como na reabilitação. A metade dos casos acompanhados até o momento (12) seguiram este modelo, começando antes dos 2 anos e a outra metade, antes de 1 ano. Os controles de progresso, comparados com o desenvolvimento de seus pares ouvintes, demonstraram uma notável superioridade na compreensão lingüística, vocabulário (tanto qualitativo como quantitativo), habilidade leitora e expressão crítica. Em alguns casos, crianças surdas de 8 anos alcançaram o nível de redação escrita e compreensão leitora de crianças ouvintes de 12 anos.

REFERÊNCIAS

ALEGRÍA, J. On the origin of phonological representations in deaf people. In: CARREIRAS, M. GARCÍA-ALBEA I; SEBASTIÁN-GALLÉS N. (eds.) *Language processing in Spanish*. Mahwah, New Jersey: Lawrence Erlbaum Ass., 119-143,1996.

ALEGRÍA, J.; CHARLIER, B.L.; MATTYS, S. *The role of lipreading and Cued Speech in the processing of phonological information in deaf children*. Manuscrito aguardando publicação, 1995.

ARLOW, J. Communication and character. A clinical study of a man raised by deaf-mute parents. *Psychoanalysis Study of the Child*, 1976; 31: 139-163.

ASP, C. Evaluación del método verbotonal contrastado con los actuales temas de rehabilitación. *Jornadas Internacionales Verbotonales*. Zaragoza, 1988; 21-30.

BELINCHÓN, M.; RIVIÈRE, A.; IGOA, J.M. *Psicologia del lenguaje*. Madrid: Trotta, 1992.

BELLUGI, U.; KLIMA, E.S. The roots of language in the sign talk of the deaf. *Psychology Today*, 1972; 76: 61-64.

BINNIE, C.A.; MONTGOMERY, A.A.; JACKSON, P.L. Auditory and visual contributions to the perception of consonants. *J. Speech Lang Hear Res.* 1974; 17: 619-630.

BISHOP, D.V.M. Comprehension of English syntax by profoundly deaf children. *Journal of Child Psychiatry*, 1983; 24: 415-434.

BISHOP, D.V.M.; GREGORY, J. The language development of deaf children during their first term at school. *Journal of the British Association of Teachers on the Deaf*, 1986; 10: 33-35.

BLOOM, L.; LAHEY, M. *Language development and language disorders*. New York: Wiley, 1983.

BORNSTEIN, H.; SAULNIER, K.; HAMILTON, L. Signed English: a first evaluation. *Am Ann Deaf* 1980; 125: 467481.

BRANNON, J.B, JR. Linguistic word closes in the spoken language of normal, hard-of-hearing and deaf children. *J. Speech Lang Hear Res.* 1968; 11: 279-287.

BROWN, R. *A first Language: the early stages*. Cambridge, Harvard University Press, 1973.

BUCHINO, M.A. Perceptions of the oldest hearing child of deaf parents. *Am Ann Deaf*, 1993; 124 (1): 10-15.

CAMPBELL, R. Speech in the head? Rhyme skill, reading and immediate memory in the deaf. In: REISBERG, D. (ed.). *Auditory imagery*. Hillsdale, NA: Lawrence Erlbaum Associates, 1991.

CASELLI, M.C. Language acquisition by Italian Deaf Children. Some recent trends. In: KYLE, J. (ed.). *Sign and School*. Philadelphia: Multilingual Matters, 1987.

CASELLI, M.C.; VOLTERRA, V. From communication to language in deaf and hearing children. In: Volterra V.; Erting, C. (eds.). *From Gesture to Language in hearing and deaf Children*. Berlin: Springer Verlag, 1990.

CHARLIER, B.L. *Le développment des représentations phonologiques chez l'enfant sourd: étude comparative du Langage Parlé Complété avec d'autres outils de communication*. Bruxelles. Université Libre de Bruxelles. Tese de doutoramento, inédita, 1994.

CHARLIER, B.L.; HAGE, C.; ALEGRÍA, J.; PÉRIER, O. Evaluation d'une pratique prolongée du LPC sur la comprehension de la parole par l'enfant atteint de déficience auditive. *Glossa*, 1990; 22: 28-39.

CHARLIER, B.L.; PAULISSEEN, D. Audiométrie vocale et Langage Parlé Complété. *Otica*, 1986; 10: 3-9.

CHESKIN A. The use of language by hearing mothers of deaf children. *J. Commun Disord* 1992; 15:145-153.

CHOMSKY, N. *Syntactic structures*. The Hague: Mouton, 1957.

CLARKE, B.R.; LING, D. The effects of using Cued Speech: a follow up story. *Volta Review*, 1976; 78: 23-34.

CLEMENTE, R. A. La evolución de las interacciones comunicativas entre madre e hijo sordo. *Anuário Español e Iberoamericano de Investigación Educativa en E.E.*, 1991; 2: 247-274.

COLLINS-AHLGREN, M. Language development of two deaf children. *Am Ann Deaf* 1975; 120: 524-538.

CONRAD, R. *The deaf schoolchild*. London: Harper & Row, 1979.

CORNETT, R.O. Cued Speech. *Am Ann Deaf*, 1967; 112: 3-13.

_____. Comments on the Nash case study. *Sign Language Studies* 1973; 3: 92-98.

CORNETT, R.O.; DAISEY, M. The Cued Speech Resource Book for parents of Deaf Children. National Cued Speech Association. *Raleigh, North Carolina*: National Cued Speech Association, 1992.

CRANDALL, K.E. Inflectional morphemes in the Manual English of young hearing-impaired children and their mothers. *J. Speech Lang Hear Res.* 1978; 21: 372-386.

CURTIS, S.; PRUTTIN, C.; LOWELL E. Pragmatic and semantic development in young children with hearing impairments. *J. Speech Lang Hear Res.* 1979; 22: 534-552.

DODD, B. The phonological systems of deaf children. *J. Speech Lang Hear Res.* 1976; 41: 185-198.

_____. The role of vision in the perception of speech. *Perception* 1977; 6: 31-40.

_____. The interact of auditory-visual information in speech perception. *Br. Psychol.* 1980a; 71: 541-549.

_____. The spelling abilities of profoundly y pre-linguistically deaf children. In: FRITH, U. (ed.). *Cognitive Processes in spelling*. New York Academic Press, 1980b; 423-443.

DODD, B.; CAMPBELL, R. *Hearing by eye: the psychology of lip-reading*. Hillsdale: Lawrence Associates, 1987.

DODD, B.; HERMELIN, B. Phonological coding by the prelinguistically deaf. *Percep. Psychophys.* 1977; 21: 413-417.

DORE, J. Conversational acts and the acquisition of language. In: OCHS, E.; SCHEFFELIN, B. (eds.). *Developmental pragmatics*. London: Academic Press, 1979.

ERBER N. Interaction of audition and vision in the recognition of oral speech stimuli. *J. Speech Lang Hear Res.* 1969; 12: 423-425.

FERNÁNDEZ VIADER, M.P.; PERTUSA, E. Primer vocabulario de dos niñas sordas con diferente modelo lingüístico familiar. *Logopedía, Foniatría y Audiología* 1995; XV (3): 155-163.

FOLVEN, R.; BONVILLIAN, J.D. The transition from non-referential to referential language in children acquiring American sign Language. *Dev. Psychol.* 1991; 27, (5): 806-816.

FRIES, C.C. *The structure of English*. New York: Harcourt, 1952.

FUSFELD, I.S. The academic program of schools for the deaf. *Volta Review* 1955; 57: 63-70.

GAJIC, K.; RAMOS, S.; PÉREZ, C.; CATALÁ, C.; MORA, A. *Habla y audición. Método verbotonal*. Valencia: Nau Llibres, 1985.

GALLAWAY, C.; APLIN, D.Y.; NEWTON, V.E.; HOSTLER, M.E. The GMC project some linguistic and cognitive characteristic of a population of hearing-impaires children. *British Journal of Audiology* 1990; 24: 17-27.

GAUSTAD, M. Longitudinal effects of manual English instruction on deaf children's morphological skills. *Applied Psycholinguistics* 1986; 7: 101-128.

GEERS, A.; MOOG, J.; SCHICK, B. Acquisition of spoken and signed English by profoundly deaf children. *J. Speech Lang Hear Disord* 1984; 49: 378-388.

GODA, S. Spoken syntax of normal, deaf and retarded adolescents. *Journal of Verbal Learning and Verbal Behaviour* 1964; 3: 401-405.

GOETZINGER, C.P.; ROSEY, C.L. Educational achievement of deaf children. *Am Ann Deaf* 1959; 104: 221-231.

GOLDIN-MEADOW S. Structure in a manual communication system developed without a conventional language modal: Language without a helping hand. In: KEITH E., NELSON (ed.). *Children's Language*, vol. 5. Hillsdale, N.J.: Lawrence Erlbaum Ass., 1979.

GONZÁLEZ, A.M. *Estudio evolutivo de las interacciones entre madres normo-oyentes y niños sordos*. Tese de doutoramento não publicada. Universidade de Málaga, 1993.

GREENBERG, M.T. Mode use in deaf children: The effects of communication method and communication competence. *Applied Psycholinguistics* 1980; 1: 65-79.

GREGORY, S. *The deaf children and his family*. London: Allen and Unwin, 1976.

GREGORY, S.; MOGFORD, K.; BISHOP, J. Mother's speech to young hearing impaired children. *Journal of the British Associations for Teachers of the Deaf* 1979; 3: 42-43.

GREGORY, S. MOGFORD, K. Early language development in deaf children. In: WOLL, B.; KILE, J.; DEUCHER, M. (eds.). *Perspectives on British Sign Language and. Deafness*. London: Croom Helm, 1981.

GUBERINA, P. La méthode audiovisuelle estructuro-globale et ses implications duns l'enseignement de la phonétique. *Studia Románica et anglica Zagrebiensia* 1961; 11.

———. *El método verbotonal del Profesor Petar Guberina: estimulaciones psicomotoras*. Zagreb: Centro Suvag, 1984.

———. The role of the body in learning foreign languages. *Revue de Phonétique Appliquée* 1985; 73-73.

GUBERINA, P.; ASP, C. *The verbotonal method for rehabilitation people with communication problems*. New York: World Rehabilitation Fund, 1981. Monográfico, 13.

GUBERINA, P.; GOSPODNETIC, J. Audition y articulation à la lumière de la méthode verbotonale. In: *Actas del Congreso Internacional de Foniatria*. Padua, 1991.

HAGE, C. *Développement de certains aspects de la morphosyntaxe chez l'enfant à surdité profonde: role du Langage Parlé Complété*. Thése de doctorat en Sciences Psychologiques. Université Libre de Bruxelles (não publicada), 1994.

HAGE, C.; ALEGRÍA, J.; PÉRIER, O. Cued Speech and language acquisition: The case of grammatical gender morphophonology. In: MARTIN, D.J. (ed.). *Advances in Cognition, Education and Deafness*. Washington, D.C.: Gallaudet University Press, 1991.

HARRIS, M.; CLIBBENS, J.; CHASIN, J.; TIBBITTS, R. The social context of early sign language development. *First Language* 1989; 9: 81-97.

HARRIS, M.; BEECH, J. Reading development in prelingually deaf children. In: KEITH, E.; NELSON REGER, Z. (eds.). *Children's Language*. Hillsdale, New York: LEA, 1995; 8 (9):181-203.

HEIDER, F.K.; HEIDER, G.M. A comparison of the sentence structure of deaf and hearing children. *Psychological Monographs* 1940; 52: 42-102.

HOFFMEISTER, R.; MOORES, D.F. Cede switching in deaf adults. *Am Ann Deaf* 1987; 132: 31-34.

HRUBY, J. Terminology in the field of hearing impairment: one root of the troubles for dead children. In: HRUBY, J. (ed.) *Proceeding of the international conference the equal opportunities for the deaf*. Praga: FPFHI, 1995.

HUDGINS, C.; NUMBERS F. An investigation of the intelligibility of the speech of the deaf. *Genetic Psychology Monographs* 1942; 25.

HUGHES, M.E. Verbal interaction between mothers and their young hearing-impaired children. *Journal of the British Association of Teachers of the Deaf* 1983; 7: 18-22.

IVES, L.A. A screening survey of 2.060 hearing impaired children in the Midlands and North of England. Language results. *Supplement to the British Deaf News*, Outubro de 1974;.

JACKSON, P.; MONTGOMERY, A.; BINNIE, C. Perceptual dimensions underlying vowel lip-reading performance. *J. Speech Lang Hear Res.* 1976; 19: 796-812

JONES, E.; STROM, R.; DANIELS, S. Evaluating the success of deaf parents. *Am Ann Deaf* 1989; 134: 312-316.

JONES, L.V.; GOODMAN, M.F.; WEPMAN, J.M. The classification of parts of speech for the characterization of aphasia. *Language and Speech* 1963; 6: 94-107.

KIPILA, B. Analysis of an oral language sample from a prelingually deaf child's Cued Speech: A case study. *Cued Speech Annual* 1985; 1: 46-59.

KYLE, J.G.; WOLL, B. *Sign Language*. New York: Cambridge University Press, 1985.

LAFÓN, J.C. *Los niños con deficiencias auditivas*. Barcelona: Toray-Masson, 1987.

LEOPOT-FROMENT, C.; CLEREBAUT N. *L'enfant sourd*. Bruxelles: DeBoeck Université, 1996.

LEYBAERT, J. Reading in the Deaf: The Roles of Phonological Cedes. In: MARSCHARK, M.; DIANA M CLARK (eds.) *Psychological perspectives on deafness*. Hillsdale, New Hersey: Lawrence Erlbaum Ass, 1993; 269-309.

LEYBAERT, J.; CHARLIER, B. Visual Speech in the Head: The Effect of Cued-Speech on Rhyming, Remembering, and Spelling. Journal of Deaf Studies and Deaf 1996; *Education*, 1 (4): 234-248.

LING, D.; CLARKE, B.R. Cued Speech: an evaluative study. *Am Ann Deaf* 1975; 120: 480-488.

LONCKE F. Beliefs and misbeliefs about sign languages: a critical review of Van Uden's critical evaluation of sign languages of the deaf and psycholinguistics. *Communication and cognition* 1985; 18: 415-427.

MCGURK, H.; MCDONALD, J. *Hearing lips and seeing voices*. Nature 1976; 264: 746-748.

MAEDER, C. Espace, *Temps et relations temporo-logiques chez le sujet sourd. Ètude comparative de sujets sourds et entendants dans le maniement das marqueurs espace-temporels en LSF et en français*. Thèse de doctorat en Sciences du Language, Université de Nancy (não publicada), 1994.

MAESTAS, L.; MOORES, J. Early linguistic environment: interactions of deaf parents with their infants. *Signs Language Studies* 1980; 26:1-13.

MALLORY, B.; SEHEIN, J.; ZINGLE, H. Hearing offspring as visual language mediators in deaf parented families. *Sign Languages Studies* 1992; 76: 193-213.

MANRIQUE, M.; MORERA, C.; MORO, M. Detección precoz de la hipoacusia infantil en recién nacidos de alto riesgo. Estudio multicéntrico. *Anales Españoles de Pediatría* 1994; 40 (supl. 59): 13-45.

MARCHESI, A. *El desarrollo cognitivo y lingüístico de los niños sordos*. Madrid: Alianza, 1987.

MARCOTTE, A.; MORERE, D.A. Speech Lateralization in Deaf Population: Evidence for a developmental Critical Period. *Journal of Brain and Language* 1990; 39: 134-152.

MASCARO, D.W. Speech perception by ear and eye. In: DODD, B.; CAMPBELL, R. (eds.) *Hearing by eye: the psychology of lip-reading*. Hillsdale, N.J.: Lawrence Erlbaum Ass. 1987; 53-83.

MAYBERRY, R. Looking through phonological shape to lexical meaning: The bottleneck of non-native sign language processing. *Mem. Cognit.* 1989; 17: 740-754.

_____. First-language acquisition after Childhood differs from second-language acquisition: The case of American Sign Language. *J. Speech Lang Hear Res.* 1993; 36: 1-13.

MEADOW, K. *Deafness and child development*. London: Edward Arnold, 1980.

MEADOW, K.; GREENBERG, M.T.; ERTING, C.; CARMICHAEL, H. Interactions of deaf mothers and deaf preschool children: comparisons with three other groups of deaf and hearing dyads. *Am Ann Deaf* 1981; 4: 454-468.

MOGFORD, K. Oral language acquisition in the prelinguistically deaf. In: BISHOP, D.; MOGFORD, K. (eds.) *Language Development in exceptional Circumstances*. New York: Churchill Livingstone, 1988; 110-131.

MOHAY, H. The effects of Cued Speech on the language development of three deaf children. *Sign Language Studies*, 1983; 38: 25-49.

MONFORT, M.; ROJO, A.; JUAREZ, A. *Programa elemental de Comunicación Bimodal*. Madrid: CEPE, 1982; 1994.

MONTGOMERY, A.A.; WALDEN, B.E.; PROSEK, R.A. Effects of consonantal context on vowel lipreading. *J. Speech Lang Hear Res.* 1987; 30: 50-59.

MUÑOZ, T. Las intenciones comunicativas de los niños: estudio de dos casos. Un enfoque pragmático. *Infancia y Aprendizaje* 1984; 24: 19-34.

MUSSELMAN, C.; CHURCHILL, A. Conversational control in mother Child dyads: Auditory oral versus total communication. *Am Ann Deaf* 1991; 136: 5-16.

MYKLEBUST, H.R. *The Psychology of Deafness*. New York: Grupe & Stratton, 1960; 1975. Tradução castelhana: MYKLEBUST, H.R. *Psicología del sordo*. Madrid: Magisterio Español, 1975.

NASH, J.E. Cues or signs: a case study in language acquisition. *Sign Language Studies*, 1973, 3:80-91.

NEVILLE, H. Whence the specialization of the Language Hemisphere? In: MATTINGLY, I.G.; SUDDERT-KENNEDY, M. (eds.). *Modularity and Theory of Speech Perception*. Hillsdale, N.J.: Lawrence Erlbaum Ass, 1991.

NEWPORT, E. Maturational constraints on language learning. In: BLOOM, P. (ed.) *Language Acquisition: Core readings*. New York: Harvester Wheatseaf, 1993.

NEWPORT, E.; GLEITMAN, H.; GLEITMAN, L.R. MOTHER, I'd rather do it myself: some effects and non-effects of maternal speech style. In: SNOW, C.E.; FERGUSON, C.A. (eds.). Talking to children: *Language input and acquisition*. New York: Cambridge University Press, 1977.

NEWPORT, E.; MEIER, R. The acquisition of ASL. In: SLOBIN, D.O. (ed.). *The crosslinguistic study in language acquisition*. Vol. l: The data. Hillsdale, N.J.: Lawrence Erlbaum Ass., 1986.

NICHOLLS, G.H. *Cued Speech and the reception of spoken language*. Tese de doutoramento, não publicada, McGill University, Montreal, Quebec, Canada, 1979.

NICHOLLS, G.H.; LING, D. Cued Speech and the reception of spoken language. *J. Speech Lang Hear Res*. 1982; 25: 262-269.

NICKERSON, R.S. Characteristics of the speech of deaf persons. *Volta Review* 1975; 77: 342-362.

NIENHUYS, T.; HORSBOROUGH, K.; CROSS, T. A dialogic analysis of interactions between mothers and their deaf of hearing preschoolers. *Applied Psycholinguistics* 1985; 6: 121-140.

NORMAN, D.A.; SHALLICE, T. Attention to action: Willed and automatic control of behavior. In: DAVIDSON, R.J.; SCHWARTS, G.E.; SHAPIRO, D. (eds.). *Consciousness and self-regulation. Advances in research and theory*. New York: Plenum Press, 1986; 4, 1-18.

ODOM, P.; BLANTON, R.; NUNNALLY, J.C. Some "cloxe" technique studies of language capability in the deaf. *J. Speech Lang Hear Res*. 1967; 10: 816-827.

OLLER, D.K.; KELLY, C.A. Phonological substitution processes of a hard-of-hearing child. *J. Speech Lang Hear Disord*. 1974; 39: 65-74.

PERELLÓ, J.; TORTOSA, F. *Sordomudez*. Barcelona: Científico-Médica, 1978.

PÉRIER, O. L'enfant à audition déficiente. Aspects médicaux, éducatifs, sociologiques et psychologiques. *Acta Otorhinolaryngol* Bélgique, 1987; 41.

PÉRIER, O.; BOCHNER-WUIDAR, A.; EVERARTS, B.; MICHIELS, J.; HAGE, C. The combination of Cued Speech and signed French to improve spoken language acquisition by young deaf children. In:

TERVOORT, B. (ed.). *Signs of Life: Proceedings of the Second European Congress on Sign Language Research* (pp. 194199). Amsterdam, 1986. Reimpresso em The *Cued Speech Journal*, 1990; 4: 7.

PÉRIER, O.; CHARLIER, B.; HAGE, C.; ALEGRÍA J. Evaluation of the effects of phonological Cued Speech practice upon the reception of spoken language. In: TAYLOR, I.G. (ed.). *The education of the deaf: currents perspectives*, vol. 1, 1985. International Congress on Education for the Deaf. Beckenham, Kent, U.K.: Croom Helm, 1988; 616-625.

PETERSON, M. *Data on language of profoundly deaf children with oral, signing and Cued Speech Hackgrouds*, 1991. Não publicado. Citado por Cornett e Daysey, 1992.

QUIGLEY, S.; KING, C. Syntactic performance of hearing impaired and normal hearing individuals. *Applied Psycholinguistics* 1980; 1: 329-356.

QUIGLEY, S.; KING C. The language development of deaf children and youth. In: ROSENBERG (ed.) *Handbook of Applied Psycholinguistics*. New Jersey: Erlbaum, 1982.

QUIGLEY, S.; PAUL P. Deafness and language development. In: ROSENBERG, S. (ed.) *Advances in applied Psycholinguistics*, vol. I. New York: Cambridge University Press, 1987.

RAMOS, S. Los principios verbotonales en la rehabilitación de la presbiacusia. *Jornadas Verbotonales Internacionales*. 1988; Zaragoza, pp. 38-46.

REISBERG, D.; MCLEAN, J.; GOLDFIELD A. Easy to hear but hard to understand: a lim-reading advantage with intact auditory stimuli. In: Dodd, B.; Campbell, R. (eds.). *Hearing by eye: the psychology of lipreading*. Hillsdale, N.J.: Lawrence Erlbaum Ass., 1987; 97-113.

RENARD, R. *Introduction to the verbotonal method of phonetic correction*. Paris: Didier, 1975.

RODRÍGUEZ, M.A. *Lenguaje de Signos*. Madrid: CNSE-Inserso, 1992.

ROE, P. *Telecomunicaciones para todos*. Madrid: Fundesco, 1996.

SÁNCHEZ, P.; GONZÁLEZ, A.; QUINTANA, I. Interacción madre-niño: diferencias atribuibles a la sordera maternal. *Revista de Logopedía, Foniatría y Audiología* 1991; 4: 229-236.

SANTANA, R. *Papel de La Palabra Complementada en el desarrollo y uso de las representaciones fonológicas en el sordo*. Tese de doutoramento. Universidade de Las Palmas de Gran Canaria (microficha), 1999.

SCHLESINGER, H.S.; MEADOW, K.P. *Sound and Sign: Childhood Deafness and Mental Health*. Berkeley: University of California Press, 1972.

SHAFER, D.; LYNCH, J. Emergent Language of six prelingually deaf children. *Journal of The British Association of Teacher of the Deaf*, 1981; 5: 84-111.

SIMMONS, A.A. A comparison of the type-taken ratio of spoken and written language of deaf and hearing children. *Volta Review*, 1962; 64: 417-421.

SKARAKIS, E.A.; PRUTTING, C.A. Early communicating: semantic functions and communicative intentions in the communication of the preschool child with impaired hearing. *Am Ann Deaf* 1977; 122: 382-391.

SMITH, C. Residual hearing and speech production in deaf children. *J. Speech Lang Hear Res.* 1975; 18: 795-811.

SOTKOE, V. *Semiotics and human sign language*. The Hague: Mouton, 1972.

STOLOFF, L.; DENNIS, Z.G., Matthew. *Am Ann Deaf* 1978; 123: 442-447.

SUMMERFIELD, Q. Visual perception of phonetic gestures. In: MATTINGLY, E.G.; STUDDERT-KENNEDY, M. (eds.). *Modularity and the motor theory of speech perception*. Hillsdale, N.J.: Lawrence Erlbaum Ass., 1991; 117-137.

SWISHER, L. The Language Performance of the oral Deaf. In: WHITAKER, H.; WHITAKER, A. (eds.) *Studies in Neurolinguistics*, vol.2. New York: Academic Press 1976; 59-93.

TAESCHNER, T.; DEVESCOVI, A.; VOLTERRA, V. Affixes and function words in the written language of deaf children. *Applied Psycholinguistic* 1988; 9: 385-401.

TEMPLIN, M.C. *The development of reasoning in children with normal and defective hearing*. Minneapolis: University of Minesotta Press, 1950.

TORRES, S. El *Cued Speech: adaptación española y estudio experimental sobre su contribución a la madurez verbal del niño sordo profundo*. Tese de doutoramento, não publicada. Universidades Complutense e de Murcia, 1987.

_____. La *Palabra Complementada*. Madrid: CEPE, 1988.

TORRES, S.; RODRÍGUEZ, J.M.; SANTANA, R.; GONZÁLEZ, M.A. *La deficiencia auditiva. Aspectos psicoevolutivos y educativos*. Málaga: Aljibe, 1995.

TORRES, S.; RUIZ, M.J. *La Palabra Complementada. El Modelo Oral Complementado: introducción a la intervención cognitiva en logopedia*. Madrid: CEPE, 1996.

TORRES, S.; URQUIZA, R.; SANTANA R. *Deficiencia auditiva. Guía para profesionales y padres*. Málaga: Aljibe, 1999.

TUCKER, I.; GALLOWAY, C.; HOSTLER, M. The study of interaction data on a population of children with sensori-neural hearing impairment. *Journal of British association for Teachers of the Deaf*, 1987; 4K: 101108.

TULVING, E. How many memory systems are there? *Am Psychol.* 1985; 40: 385-398.

VAN UDEN, A.M. *A world of language for deaf children. Part 1: Basic principles*. Amsterdam: Swets en Zeitlinger, 1977.

VILLALBA, A.; FERNÁNDEZ, J.A.; ROSS V. *Instrumentos de valoración de la percepción del habla*. AEES, 1996; 45: 4-10.

VOLTERRA, V. GESTURES, Signs and Words at two Years: When does Communication become Language? *Sign Language Studies* 1981; 33: 351-362.

VOLTERRA, V.; BATES, E. Selective Impairment of Italian grammatical Morphology in the congenitally Deaf: A case study. *Cognitive Neuropsychology* 1989; 6: 273-308.

WALLING, L. *Lenguaje de signos sueco*. Tese de Doutoramento não publicada. Universidade de Estocolmo, 1994.

REFERÊNCIAS DO REVISOR TÉCNICO

NICOLOSI, L. et al. *Vocabulário dos distúrbios da comunicação: fala, linguagem e avaliação*. Porto Alegre: Artmed, 1996.

KOZLOWSKI, L. *A percepção auditiva e visual da fala*. Rio de Janeiro: Revinter, 1997.

QUADROS, R; KARNOPP, L. *Língua de sinais brasileira: estudos lingüísticos*. Porto Alegre: Artmed, 2004.

Anexo I. Exemplificação prática: resumo da avaliação escolar e lingüística de um caso de surdez profunda

Dados de identificação da aluna
Sobrenome e nome: XX   Idade: 28/09/1986 (9 anos)   Série: 2ª
Nível 1º

Dados sociofamiliares
Nome do pai: BB   Profissão: Agricultor/boiadeiro   Estudos: Primário
Nome da mãe: SS   Profissão: Doméstica   Estudos: primário

Gravidez normal. Parto com fórceps, mas sem sofrimento fetal aparente. Não existe consangüinidade entre os pais. Não tem familiares com surdez. O irmão maior é sadio e ouvinte (11

(continua)

Anexo I. Exemplificação prática: resumo da avaliação escolar e lingüística de um caso de surdez profunda

(continuação)

anos). Suspeita de surdez da menina a partir dos 14 meses de vida. Nível sociocultural baixo. Atitude positiva e colaboradora da mãe diante da situação pessoal e escolar da aluna.

Dados clínicos
Primeiro estudo otorrinolaringológico (ORL): 16 meses. Conclusões: exame ORL normal. Estudo timpanométrico normal. Depois da realização de potenciais evocados, é diagnosticada hipoacusia neurossensorial coclear profunda (superior a 95 dB em freqüências de 1.000Hz em diante). Recomendou-se o uso de próteses auditivas retroauriculares em ambas orelhas. Foram usadas aos 24 meses.

Dados psicopedagógicos
Várias entrevistas com a mãe (o pai não está presente). Má aceitação do problema: depressão, ansiedade, nervos, prantos freqüentes, inclusive recentemente. Atenção precoce inexistente, salvo conselhos elementares do otorrinolaringologista. Menina inquieta, boa capacidade de imitação, bom nível psicomotor, apego à mãe.
Comunicação: intencionalidade muito boa, através de gestos naturais, gestos codificados e fala.
Linguagem oral: dificuldades importantes para a percepção e compreensão; fala inteligível somente para interlocutores familiares; vocabulário reduzido, muitos erros articulatórios e gramaticais. Uso de frases simples e de pouca complexidade morfossintática.
Linguagem escrita: leitura no ritmo mais lento que o adequado (silabação); problemas importantes de compreensão.
Cognição: dificuldades óbvias para a percepção audiovisual da fala; percepção fraca de resíduos auditivos (uso irregular dos fones de ouvido); a atenção é boa com as limitações próprias (fadiga).
Atualmente, a equipe psicopedagógica específica de deficiências auditivas, faz a atualização do estudo e relatório psicopedagógico da aluna. Não há, portanto outros dados de interesse até que se tenha esta informação.

Histórico escolar
Não teve atenção precoce. Escolarização no centro específico provincial de surdos desde os 4 até os 6 anos. Neste centro teve acesso à aprendizagem da língua de sinais. Escolarização no centro integrado ao lado de sua casa aos 6 anos (primeiro nível do primeiro ciclo da educação primária). Continuou mais um ano no primeiro ciclo ("retardo" de 1 ano em relação à sua idade cronológica). Passou para o ciclo seguinte, embora não tenha atingido totalmente os objetivos e conteúdos do ciclo anterior para a área da língua. Nos 2 primeiros anos neste centro recebeu apoio escolar do professor especialista em educação especial. A partir do presente curso, é apoiada por uma professora especializada em audição e linguagem.

6

TRANSTORNO ESPECÍFICO DA LINGUAGEM

Víctor M. Acosta

O desenvolvimento da linguagem durante os primeiros anos de sua aquisição irrompe de maneira muito irregular. Isso fica claro na educação infantil onde se constata como muitas crianças chegam rapidamente ao mundo da linguagem oral sem nenhum tipo de dificuldade, enquanto outras apresentam sérios problemas em sua aprendizagem. A metáfora do trem pode ilustrar o acontecimento da aquisição da linguagem. Os vagões do trem estão engatados em uma mesma direção, circulam por uma única linha e obedecem alguns princípios de gravidade, aceleração, velocidade e movimento. Para a maioria das crianças, o trem sai da estação pelo final do primeiro ano de vida e costuma chegar ao seu destino na idade de 4 ou 5 anos. No entanto, segundo Rigo (1999; ver Acosta e Moreno, 1999)

"Em muitas ocasiões o trem chega atrasado; atrasado, mas com o mesmo número de vagões com os quais se poderia esperar que chegasse, e com os vagões em bom estado. Em outros casos, não só chega tarde, mas com os vagões sujos e descarrilhados; em outras ocasiões, faltará algum vagão, ou os vagões chegarão em ordem alterada. Nos piores casos, o comboio ficará retido em uma estação anterior, impossibilitado de seguir adiante".

Entre as crianças que apresentam dificuldades na aquisição da linguagem foi identificado um grupo com o chamado *transtorno específico da linguagem* (TEL), um atraso na aquisição das habilidades lingüísticas que progride, simultaneamente, com o funcionamento normal nas esferas intelectual, socioemocional e auditiva. Trata-se, portanto, de crianças que apresentam dificuldades de linguagem; em princípio, não necessariamente associadas nem derivadas de alterações intelectuais, sensoriais, motoras, afetivas ou neurológicas.

DEFINIÇÃO

Apesar de a década de 1990 ter sido declarada, por vários autores, como a década do TEL, este não foi definido pelo que é, mas pelo que não é. Isto é devido, principalmente, à enorme heterogeneidade existente nos perfis de comportamento e nas manifestações associadas com esta dificuldade lingüística. As crianças com problemas na aquisição da linguagem foram incluídas em categorias como "afasia evolutiva", "disfasia evolutiva", "retardo de linguagem", "transtorno evolutivo de linguagem" e, mais recentemente, "transtorno específico de linguagem" (TEL). O uso desses termos está estreitamente ligado às possíveis causas do problema. Assim, os termos *afasia* e *disfasia* estão relacionados com transtornos da linguagem derivados de lesões em determinadas áreas cerebrais, enquanto no *retardo de linguagem* se acentua o problema no ritmo e na velocidade de aquisição da linguagem. Embora nos últimos anos se prefira a utilização do termo TEL, especialmente entre os pesquisadores, uma cientista de prestígio como Tallal (1990) opta por utilizar o termo *transtornos de aprendizagem baseados na linguagem* (TABL; *linguagem/learning impairment* ou LLI) ao entender que as crianças com problemas de linguagem oral são, ao mesmo tempo, sujeitos com dificuldades de aprendizagem, ou, o que é o mesmo, que a linguagem é a responsável direta pelas dificuldades de aprendizagem (p. ex., os problemas no acesso à leitura e à escrita). Também se conserva o uso do termo *transtorno evolutivo de linguagem (developmental language disorder)*, como se diz no Manual Diagnóstico e Estatístico de Transtornos Mentais – 4ª Edição (DSM-IV), categoria que, por sua vez, integra o TEL e o retardo de linguagem, distinção que continua sendo muito útil no campo educativo.

RETARDO DE LINGUAGEM E TRANSTORNO ESPECÍFICO DA LINGUAGEM

Existe uma enorme heterogeneidade entre os TELs que impede uma classificação rigorosa deste transtorno. O TEL pode variar tanto nas dimensões, nos componentes ou unidades da linguagem que estejam alteradas (pragmática, morfossintaxe, semântica e fonologia) como na modalidade prejudicada (expressão diante da recepção). A tendência geral é que o termo TEL englobe tanto os transtornos da linguagem de origem neurológica (disfasia) como aqueles relacionados com o ritmo e velocidade na aquisição da linguagem (retardo de linguagem). No entanto, do ponto de vista da intervenção fonoaudiológica, pode ser conveniente diferenciar entre retardo de linguagem e TEL, uma vez que permite precisar as estratégias de intervenção (Aguado, 1999) e facilitar a resposta educativa necessária para as crianças com dificuldades de linguagem. As características gerais destes dois conceitos estão reunidas na Tabela 6.1.

Disto se depreende uma idéia que tem derivações educacionais consideráveis. Estamos nos referindo àquelas crianças que, muitas vezes, permanecem despercebidas nas aulas, que apresentam problemas na comunicação em sua esfera pragmática, semântica, fonológica, ou todas elas, que se traduz em um retardo de linguagem com claras conseqüências educativas e sociais. Se não forem atendidas, em tempo, às primeiras manifestações desses desajustes evolutivos resultarão em um TEL. Concordamos com Bosch (1997) quando aponta que as características gerais dos retardos de linguagem costumam ser mais homogêneas, e, por isto, existe menor variabilidade entre os indivíduos. Entendemos que, da mesma forma, como o TEL terá repercussões graves nos aspectos do desenvolvimento social e educativo, assim também poderá acontecer com os casos de retardo de linguagem, que em muitas ocasiões precisará de uma intervenção explícita. Pensamos, além disso, que é dever da escola dar uma resposta devidamente apoiada e adaptada às necessidades comunicativas e lingüísticas que seus alunos apresentam, para garantir a igualdade de oportunidades e um maior sucesso escolar e social. Tanto as crianças com retardo como as que apresentam TEL manterão algumas formas singulares de interação e relação com seus companheiros, assim como dificuldades para aprender questões básicas como a leitura e a escrita, e, por isso, se faz necessária uma atuação psicopedagógica e fonoaudiológica preventivas.

Tabela 6.1   Características do retardo e do transtorno específico da linguagem

Retardo de linguagem	Transtorno específico da linguagem
O núcleo do problema se centra, fundamentalmente, no aspecto expressivo.	Os problemas se estendem tanto ao plano expressivo como ao compreensivo.
O retardo no desenvolvimento lingüístico é homogêneo em todos os componentes do sistema.	Observam-se assincronias no desenvolvimento dos diversos componentes, coexistindo habilidades lingüísticas próprias de sua idade com a ausência ou formulação errônea de outras mais simples e primitivas.
A comparação entre sujeitos com o mesmo diagnóstico oferece pouca variabilidade em em seus perfis lingüísticos.	A comparação entre sujeitos oferece perfis lingüísticos pouco uniformes.
As alterações fonológicas e a limitação do vocabulário são os comportamentos mais evidentes.	O componente morfossintático é um dos mais alterados, sobretudo quando se analisa o uso de regras em situações de interação espontânea, tais como conversação sobre um tema, narração de uma história ou fatos acontecidos, explicação de um evento, etc.
O acesso à linguagem oral como forma de comunicação inicia um ano ou um ano e meio mais tarde do que costuma ser habitual.	Apresentam padrões de erro que não correspondem aos usuais nos processos de aquisição.
Apesar do atraso temporal, observa-se uma evolução paralela à evolução-padrão nos traços característicos de cada uma das etapas.	
Muitos sujeitos podem compensar, por si sós, este desajuste temporal. Para isso é necessário um ambiente estimulador e boas capacidades intelectuais.	
Este tipo de criança costuma responder muito bem à intervenção, melhorando em pouco tempo sua competência lingüística.	

Fonte: Acosta e Moreno, 1999.

De qualquer maneira, a tendência contemporânea é a utilização do termo TEL para se referir, de forma genérica, a um grupo amplo e heterogêneo de crianças que apresentam um atraso, em maior ou menor grau, na aquisição da linguagem; questão que as torna mais vulneráveis na transição da linguagem oral para a leitura e a escrita e, portanto, para um provável fracasso escolar e uma persistência do problema que pode chegar à vida adulta (Catts, 1993; Wallach e Miller, 1988). Essas crianças apresentam, além disso, sérios problemas no desenvolvimento de habilidades de interação social e por isso, tendem a ser mais facilmente ignoradas por seus companheiros nas conversações mantidas em aula e não costumam ser escolhidas como companheiros favoritos (Hadley e Rice, 1991; Rice, 1993). As expectativas e as percepções que os professores depositam sobre essas crianças são muito negativas. As crianças com TEL são vistas como mais lentas em um bom número de áreas acadêmicas e sociais, sobretudo quando são comparadas com os outros companheiros da classe.

CRITÉRIOS DIAGNÓSTICOS PARA O TRANSTORNO ESPECÍFICO DA LINGUAGEM

Como observa Bishop (1997), para diagnosticar o TEL, é importante refletir sobre as seguintes questões: que grau de gravidade o problema da linguagem apresenta? Sua presença se estabelece levando em conta as pontuações normativas dos testes ou considerando as dificuldades comunicativas que a criança apresenta em sua vida diária? Como identificar as crianças com um problema *específico*? As crianças com um amplo histórico de dificuldades auditivas ou disfunção neurológica deveriam ser excluídas da categoria do TEL?

É evidente que as respostas a essas interrogações não são simples. Em primeiro lugar, porque a linguagem da criança se desenvolve ao longo de um período de tempo que impede a utilização de critérios absolutos. A avaliação da linguagem para determinar a existência ou não de um TEL costuma ser feita através da utilização de critérios estatísticos (p. ex., entre as habilidades lingüísticas, avaliadas através de um teste padronizado, estão dois desvios-padrão ou mais abaixo da média, segundo Classificação Internacional das Doenças (CID-10) (1993). Uma alternativa para este critério estatístico tem sido a definição do TEL em termos de deficiência, isto é, as dificuldades que essas crianças têm em cumprir as rotinas e atividades da vida diária ou se as dificuldades interferem no rendimento acadêmico ou na comunicação social. O problema desta última abordagem é que se precisa contar com a opinião de pais e de professores, que, embora seja válida para fins clínicos, apresenta mais dúvidas para seu uso na pesquisa. Contudo, a abordagem estatística também não escapa a uma possível arbitrariedade, já que os testes não oferecem grande quantidade de informação que pode ser problemática nesses sujeitos (Bishop, 1997). Na Tabela 6.2 estão reunidos os critérios diagnósticos oferecidos por Leonard (1998), que tem grande aceitação entre pesquisadores e clínicos.

Aos critérios anteriores, Bishop (1997) acrescenta outros quatro que têm algum interesse:

1. Em crianças de 7 anos ou mais, a idade leitora não está mais do que 6 meses abaixo da idade lingüística.

2. A idade lingüística (média da idade lingüística receptiva e da idade lingüística expressiva) é, pelo menos, 12 meses mais baixa do que a idade cronológica ou que a idade mental não-verbal.

3. A idade lingüística receptiva é, pelo menos, 6 meses mais baixa do que a idade cronológica ou que a idade mental não-verbal.

4. A idade lingüística expressiva é, pelo menos, 12 meses mais baixa do que a idade cronológica ou que a idade mental não-verbal.

Com estes últimos critérios se apresentam vários problemas. Por um lado, existe forte discrepância entre os parâmetros idade lingüística e idade mental. Pôde-se comprovar que "em 16 meses, 30 % das crianças examinadas, entre 3 e 7 anos, passam de uma inteligência normal para baixa" (Aguado, 1999). Por outro lado, o uso de testes padronizados cobre somente uma parte dos aspectos da linguagem que devem ser estudados e, por isso, deveriam ser utilizados somente como ponto de partida.

Tabela 6.2 Critérios diagnósticos para o TEL

Pontuação nos testes de linguagem de –1,25 desvios padrão ou inferior
QI não-verbal 85 ou mais elevado
Superar um *screening* de audição de acordo com os níveis convencionais
Não apresentar episódios recentes de otite média serosa
Não apresentar disfunções neurológicas, tais como paralisia cerebral ou lesões cerebrais
Ausência de anomalias estruturais na cavidade oral
Motricidade oral correta mediante *screening*

QI = Quociente intelectual
Fonte: Leonard, 1998.

Os critérios referidos a problemas auditivos, otites médias supuradas e inteligência não-verbal não fica claro que servem para identificar as crianças com TEL. Assim, em relação à inteligência não-verbal, Leonard (1998) afirmou que recorrer ao juízo de ter um quociente intelectual (QI) 85 manipulado ou mais elevado em crianças com TEL não exclui que apresentem problemas em certas áreas cognitivas não-lingüísticas.

Disto se depreende que não é nada fácil identificar crianças com TEL, uma vez que os critérios expostos nem sempre são cobertos em sua totalidade. Por isso, para a intervenção fonoaudiológica é preciso ter algumas doses de flexibilidade. "A flexibilidade que dá experiência é a que permite avaliar bem a presença e a importância de uma otite média, ou a pontuação de 80 em um teste de inteligência não-verbal, por exemplo." (Aguado, 1999).

FATORES RELACIONADOS COM O APARECIMENTO DO TRANSTORNO ESPECÍFICO DA LINGUAGEM

As crianças com TEL apresentam um problema que poderíamos considerar como um verdadeiro quebra-cabeça. Sua aquisição da linguagem é desviante ou atrasada, apesar de ter uma exposição suficiente ao *input* lingüístico, uma capacidade adequada para perceber a linguagem, um cérebro bem organizado para a aprendizagem do domínio não-verbal e algumas estruturas articulatórias intactas (Bishop, 1992). Então, por que aparece o TEL? Uma das possibilidades com maior grau de consenso é a existência de bases biológicas, isto é, o risco para adquirir um TEL está vinculado a fatores genéticos, como, por exemplo, pertencer a uma família com antecedentes claros de alterações lingüísticas, entre gêmeos monozigotos e ser do gênero masculino (Chevrie-Muller, 1997). Ao contrário, tem sido comum excluir como fatores determinantes do TEL todos aqueles derivados do *input* ambiental, especialmente, nos casos em que o meio familiar proporciona um *input* muito deficitário. No entanto, o mais provável é que estamos diante de um problema multifatorial, isto é, a combinação de um ambiente familiar pouco estruturado com deficiências no *input* lingüístico tanto por déficits intrínsecos das crianças, por causas estritamente ambientais, como por ciclos de *feedback* negativos, bem como por alguma disposição genética ao atraso de linguagem, podem desencadear um TEL.

Leonard (1987, 1998) sugere que não se deveria buscar uma causa específica para os TEL, uma vez que os problemas dessas crianças são, simplesmente, o produto de alguns tipos de variações em determinados fatores genéticos e ambientais que em outras crianças se manifestam, por exemplo, em possuir um menor número de habilidades ou em ser mais lento para a música.

Parece claro que as áreas do desenvolvimento não evoluem no mesmo ritmo. Daí se depreende a possível falta de sincronia entre diversos aspectos da aquisição da linguagem, ou determinadas diferenças, por exemplo, entre as habilidades verbais e as não-verbais. Da mesma maneira, não há uma razão para supor que todas as crianças deveriam apresentar níveis semelhantes de habilidades em todos os aspectos do funcionamento mental; muito ao contrário, como acontece com outros aspectos do desenvolvimento biológico, é comum encontrar discrepâncias na evolução do desenvolvimento cognitivo e lingüístico. Se for assim, não se poderia adotar nunca uma definição absoluta de TEL e, provavelmente, seria mais categórico falar em termos de um espectro (Hall, 1993).

CARACTERÍSTICAS DA LINGUAGEM NAS CRIANÇAS COM TRANSTORNO ESPECÍFICO DE LINGUAGEM

Apesar de as crianças com TEL possuírem todos os pré-requisitos para a aquisição da linguagem (habilidade intelectual adequada, boa percepção auditiva, mecanismos neuromotores sem defeitos e um ajustado desenvolvimento socioemocional), a evidência parece demonstrar que sua aprendizagem apresenta algumas dificuldades. Continua-se sem encontrar uma resposta satisfatória para a pergunta: qual é origem ou o ponto de partida do problema? Uma explicação possível é que o TEL surge como conseqüência de uma dificuldade com alguns mecanismos gerais responsáveis pelo início do processo de aquisição da linguagem. Um ponto de vista alternativo tem enfatizado as limitações de processamento, isto é, as dificuldades que algumas crianças podem ter na hora de processar o fluxo de *input* da linguagem falada. Recentemente, se chegou à conclusão de que estamos na presença de limitações nos mecanismos lingüísticos, isto é, diante de déficits seletivos nas representações mentais subjacentes de estruturas lingüísticas (Rice, 1994).

Há muito que dizer sobre as manifestações lingüísticas das crianças com TEL, uma vez que aos problemas morfossintáticos evidentes se unem também sérias dificuldades no desenvolvimento fonológico e na aquisição do vocabulário; aspectos que derivam de uma competência social muito pobre. Seguramente, precisaremos buscar uma explicação integrada do TEL, mas, ao mesmo tempo, se exige aprofundar cada um dos componentes da linguagem.

Déficits fonológicos

Há duas décadas, os pesquisadores e clínicos começaram a mudar seus pontos de vista sobre os erros nos sons da fala das crianças. O termo *transtorno articulatório* foi evoluindo até ser substituído por *transtorno fonológico* (para uma leitura exaustiva, ver Acosta et al., 1998; Acosta 2000a[1]). A população infantil pesquisada se caracterizava por apresentar erros de pronúncia que não pareciam ter qualquer causa física ou fisiológica, e, por isso, se propôs que as dificuldades de fala poderiam ser vistas como problemas na aprendizagem do sistema fonológico. Com a introdução do componente fonológico se produz uma distinção clara entre erros fonéticos e fonológicos. Os primeiros acontecem quando os sons não aparecem no inventário de um sujeito e, por isso, podem se atribuídos a erros na execução motora. As crianças com este tipo de transtorno cometem erros estáveis, incorrendo sempre na mesma dificuldade quando emitem o som ou sons problemáticos (Torres, 1996). Por sua vez, são considerados erros fonológicos aqueles que derivam de uma má estruturação do sistema de contrastes da língua, no entanto as unidades estariam presentes no repertório das crianças. Neste caso, o que acontece é a perda do poder de oposição entre fonemas, em um contexto determinado como conseqüência do desconhecimento pela criança das regras que governam sua língua materna (MacReynolds e Huston, 1971). Para Torres (1996), a alteração se produz mais no nível perceptivo e organizacional do que no articulatório, isto é, nos processos de discriminação auditiva, interferindo os mecanismos responsáveis em conceituar os sons e em estabelecer a relação entre significante e significado. Estes últimos são os problemas encontrados nas crianças com TEL. Elas "formam representações baseadas em unidades maiores do que o fonema, seja o contorno geral da palavra, seja a sílaba ou seus componentes (aliteração e rimas). Assim, as crianças com TEL devem aprender as palavras usando uma grande quantidade de recursos que ainda não possuem. E isto é o que produz seus característicos déficits de fala" (Aguado, 1999). Nas palavras de Bishop (1997), as crianças persistem em utilizar estratégias perceptivas imaturas, codificando as palavras em termos de sílabas inteiras, completas, sem a consciência de que a fala pode ser analisada em termos de unidades subsilábicas menores. Esta autora reúne as duas explicações existentes para justificar os transtornos fonológicos nas crianças com TEL. A primeira é a hipótese de Tallal (1976, 1990) sobre um transtorno no processamento temporal, isto é, dificuldades para pro-

---

[1] N. de R. T.: Ver Capítulo 4 deste livro.

cessar os sons muito breves e em sucessões rápidas. A segunda, por sua vez, se baseia nos trabalhos de Lincoln e colaboradores (1992) que destacam as limitações no armazém fonológico da memória de curto prazo (Bishop, 1997; Aguado, 1999).

Desenvolvimento do vocabulário

As crianças com TEL apresentam sérias restrições em seu vocabulário. Em comparação com crianças de mesma idade as crianças com TEL possuem uma menor quantidade de palavras conhecidas, aliadas a uma limitada compreensão do vocabulário, bem como apresentam dificuldades para recuperar as palavras armazenadas na memória. Este último processo é menos eficiente e preciso do que nas crianças normais (fenômeno da ponta da língua), provavelmente devido a problemas na representação fonológica. Para Bishop (1997), a aprendizagem do vocabulário pode ser influenciada por problemas na percepção fonológica, na memória ou em ambos. Além disso, as limitações no componente morfossintático da linguagem, em crianças com TEL, limitam suas habilidades para usar o conhecimento sintático a fim de inferir o significado das palavras (*syntactic bootstrapping*). Esta autora destaca, também, que as dificuldades leitoras nas crianças maiores podem ser um obstáculo adicional na aprendizagem do vocabulário.

Déficits morfossintáticos

Um bom número de trabalhos identificou dificuldades morfossintáticas nas crianças com TEL, especialmente os relacionados com a aprendizagem e uso de morfemas gramaticais (Leonard, 1989; Watking e Rice, 1991; Rice e Oetting, 1993, entre outros). A explicação desses problemas foi exposta por três grandes teorias (Rice, 1994): a abordagem baseada no retardo de linguagem; a hipótese superficial e a perspectiva dos mecanismos lingüísticos limitados.

Retardo de linguagem

Os partidários desta abordagem (Lahey e et al., 1992) concluem que as crianças com TEL não apresentam gramáticas inusitadas ou dificuldades específicas com determinados morfemas. O que acontece é que o desenvolvimento da linguagem é mais lento e, por razões desconhecidas, precisam de um maior período de tempo para finalizar sua aquisição morfossintática. Portanto, não existem diferenças entre a gramática das crianças com TEL e a das crianças menores com desenvolvimento normal (p. ex., demonstrou-se que isto acontece no uso dos plurais e da concordância verbal).

Hipótese superficial

Uma das causas pela qual os mecanismos de aquisição da linguagem poderia se alterar seria a dificuldade para processar, de maneira fluída, a entrada da cadeia da fala. Uma possível explicação deste problema se centrou nos níveis básicos da percepção, isto é, em uma limitada capacidade de discriminação auditiva (p. ex., Tallal e Piercy, 1973). Ao contrário, Leonard (1989, 1998) buscou um esclarecimento na chamada hipótese superficial, segundo a qual existem sérias limitações na habilidade para perceber, processar e desenvolver regras que facilitem as generalizações lingüísticas, situação que leva a um sistema gramatical com enormes falhas nas crianças com TEL. A dificuldade na aprendizagem de determinadas inflexões morfológicas se atribui a uma distorção sistemática do *input*, isto é, a habilidade para processar a forma gramatical está perturbada por um acesso limitado à informação morfológica do *input*. O problema é de natureza morfofonêmica (p. ex., uma dificuldade no processamento da realização superficial – fonética – de unidades morfológicas). Os mecanismos subjacentes de aquisição lingüística se encontram intactos, mas a formação das representações lingüísticas é incompleta. Esta explicação parece evidenciar-se nos trabalhos em inglês, uma vez que muitos fonemas gramaticais, tomam a forma de consoantes não-silábicas no final de palavras e de sílabas não-acentuadas. Esses morfemas têm durações mais curtas que os morfemas adjacentes, e, portanto, podem ter maior dificuldade para serem percebidos (p. ex., em relação ao aparecimento e ao uso de [s], as crianças terão mais facilidade para usá-lo em uma palavra como *box* que na forma verbal *knocks*).

Mecanismos lingüísticos limitados

Outra versão explicativa do mau uso de regras morfológicas e sintáticas é a de Gopnik e Crago (1991), segundo a qual os indivíduos com TEL perdem os traços distintivos abstratos do processamento sintático-semântico (eles o chamam *Modelo dos traços distintivos perdidos*). Estes traços são necessários para marcar cada item lexical e para provocar ou desencadear as regras morfológicas afins ou relacionadas. Os indivíduos com TEL perdem essas marcas distintivas para os traços de número, gênero, entidade animada ou não, distinção entre os nomes contáveis ou não-contáveis, nomes próprios, tempos verbais e aspecto. Por exemplo, a marca de número no nome poderia ser necessária para marcar o plural. O conceito de pluralidade poderia ser considerado uma noção semântica, mas poderia não ser marcado como uma expressão morfológica. A previsão relevante é que nenhuma forma plural poderia ser marcada corretamente, porque o traço distintivo de número, que é essencial para ambos, foi perdido.

Sem sombra de dúvidas, a hipótese superficial é a explicação mais aceita na hora de esclarecer os problemas morfossintáticos nas crianças com TEL. O que acontece, finalmente, é que um determinado tipo de palavra e de morfema mostra uma forma pouco acentuada e de baixa saída fonética do ponto de vista perceptivo, e, portanto, mostra-se vulnerável para o processamento do *input* (p. ex., em inglês, o uso de plurais e a concordância verbal). Como a hipótese superficial se apresenta a partir dos estudos feitos com crianças de fala inglesa, Leonard (1998), junto com um grupo de pesquisadores, estudaram o que acontece em outras línguas. O primeiro estudo comparativo foi feito entre crianças com TEL de origem italiana e inglesa, encontrando-se que as primeiras produzem mais fonemas do que as inglesas, "porque são mais acentuadas, têm mais substância fonética" (Aguado, 1999). Foram encontrados resultados parecidos quando se compara o inglês com o francês, o hebraico ou o espanhol.

Déficits pragmáticos

As pesquisas e a prática clínica pouco estudam sobre o componente pragmático da linguagem nas crianças com TEL, ao contrário do que aconteceu com as outras áreas lingüísticas (morfossintaxe, vocabulário e fonologia). Este dado é desanimador se pensarmos que boa parte das crianças com dificuldades de linguagem e aprendizagem apresenta sérios problemas em sua interação social (Bryan, 1986; Antia e Kreimeyer, 1992; Guralnick, 1992; Fujiki e Brinton, 1994). Os professores de educação infantil e de séries iniciais reclamam maior atenção para a tarefa de ensinar crianças com TEL no sentido de participar de maneira mais efetiva em situações de iteração social, uma vez que comunicar-se através da linguagem é imprescindível. Sem dúvida, o desenvolvimento da competência social é paralelo ao da competência comunicativa, isto é, para que esta última seja efetiva precisa ser produzida em cenários sociais.

É provável que as dificuldades pragmáticas estejam ligadas a alterações de outros componentes da linguagem; tanto é assim que as crianças, em muitas ocasiões, falham em suas trocas comunicativos quando não dispõem de requisitos necessários tanto no plano da morfossintaxe como no vocabulário (Leonard, 1998). Existe uma clara interdependência entre "os atos de fala e as formas lingüísticas em que aqueles podem ser expressos" (Fey e Leonard, 1983).

Talvez seja conveniente esclarecer que a noção de *atos comunicativos* não somente incluiu o comportamento comunicativo não-verbal, mas leva implícito o impacto do ato na manutenção da conversação ou do discurso (Leionen et al., 2000). As crianças com TEL produzem dois tipos de atos comunicativos: os usuais e os não-usuais. Recorre-se aos primeiros para apontar um atraso no uso de determinadas expressões com significado que se colocam em prática, através de gestos e de uma linguagem muito limitada, em lugar de utilizar formas mais elaboradas. As formas não-usuais correspondem mais aos transtornos no desenvolvimento pragmático, ao se tratar de uma má seleção da função comunicativa quando o ato comunicativo é executado em contextos sociais. Por exemplo, quando uma criança, dentro da sala de aula, ao tentar utilizar uma função reguladora a troca por uma forma declarativa, produz-se um desconcerto entre seus companheiros, que omitem qualquer tipo de resposta. (Willcox e Mogford-Bevan, 1995).

Além disso, foram detectados problemas na compreensão dos atos comunicativos; circunstância que acontece quando uma criança com TEL não responde adequadamente a uma demanda comunicativa determinada, por razões como a não-compreensão do vocabulário utilizado, certo grau de confusão pela extensão, complexidade, ou ambas, das orações, o uso de um estilo indireto de fala ou, simplesmente, porque a criança não deseja responder na direção adequada. Em outra ordem, torna-se desigual a participação das crianças com TEL em situações de conversação, nas quais se exigem habilidades como iniciar e responder, manter o assunto, usar turnos e refrasear em função do *feedback* do ouvinte ou das interrupções produzidas. Assim, parece que as crianças com TEL são conversadores muito mais ativos quando o fazem com crianças que também apresentam TEL do que quando a conversação é com crianças de sua mesma idade. Ao mesmo tempo, sua participação na conversação é mais eficaz quando a interação é entre um e um, tendo mais problemas em participar em situações com mais de um interlocutor. Claramente, os lugares e situações com muitos participantes constituem uma séria dificuldade ou obstáculo conversacional para as crianças com TEL (Leonard, 1998). Essas crianças mudam o assunto com muita rapidez, mas costumam apresentar menos problemas na hora de trocar o turno corretamente e de fazer reparos, modificando suas frases originais, mediante alteração de detalhes fonéticos ou acrescentando informação, embora existam mais dúvidas sobre se as reformulações que produzem são apropriadas do ponto de vista morfossintático.

Os trabalhos de Bishop (1997) deixam claro os graves problemas que as crianças com TEL têm para compreender um discurso, entre outras razões, pelas sérias dificuldades que apresentam no processamento da linguagem oral, no nível da palavra ou da oração. Quando as orações se processam rapidamente, uma depois da outra, as crianças demonstram um baixo nível de processamento impedindo sua compreensão. A esta explicação se acrescenta outra que relaciona os problemas na compreensão do discurso com uma limitada memória de trabalho para reter e manipular o material lingüístico.

INTERVENÇÃO NO TRANSTORNO ESPECÍFICO DA LINGUAGEM

Habitualmente se distinguem três abordagens na intervenção da linguagem (Fey, 1986): a) abordagens centradas no adulto; b) abordagens centradas na criança e c) abordagens híbridas. Neste trabalho, incorpora-se uma quarta abordagem, denominada *colaborativa*, que se ocupa da resposta educativa às crianças com TEL, em uma perspectiva curricular.

Abordagens orientadas para o adulto ou métodos formais

Nesta metodologia, é o adulto quem determina os objetivos da intervenção e toma as decisões sobre quando e onde intervir, ao mesmo tempo em que se responsabiliza pela seleção e administração do reforço, bem como por estabelecer os critérios que permitem julgar se a resposta é correta ou não. Esta forma de proceder se aproxima das técnicas de modificação de comportamento, constituindo duas de suas máximas expressões: a imitação e a modelagem.

Imitação

O adulto produz uma estrutura lingüística (p. ex., uma oração) para a criança repetir. Às vezes, para incrementar o êxito na intervenção, são introduzidas leves variações. Desse modo, pode-se reforçar algum aspecto da frase que chame a atenção da criança ou se recorre para a apresentação, em unidades menores, da estrutura lingüística alvo (*modelação*).

Em muitas ocasiões, recorre-se ao emprego de desenhos, contos ou jogos para não criar situações excessivamente mecânicas e repetitivas. Para Leonard (1998), a imitação se torna mais eficaz quando são introduzidas perguntas que servem de ajuda e oferecem orientações para a criança sobre a estrutura lingüística a imitar.

A imitação foi utilizada, especialmente, para o trabalho da produção morfossintática (p. ex., uso de estruturas em que se refletem as relações básicas das orações, tais como sujeito (S) + verbo (V) + objeto (O) (Warren e Kaiser, 1986; Whitehurst et al., 1989), e em algumas ocasiões foi empregada para o treinamento de alguns aspectos do vocabulário (Whitehurst et al., 1989) e da compreensão lingüística em tarefas como marcar, descrever ou explicar situações através de folhas com desenhos (Warren e Kaiser, 1986).

Modelagem

Embora existam muitos aspectos em comum com a imitação (as sessões são realizadas em situações clínicas, existe uma programação rígida, usa-se o reforço, etc.), na modelagem a principal tarefa da criança consiste em escutar muitos exemplos que contêm a estrutura lingüística que está sendo o objeto da intervenção. Às vezes, são utilizados mediadores na comunicação (bonecos, marionetes, etc.) que desempenham um papel ativo nas sessões de trabalho. Estes, por exemplo, podem produzir frases incorretas de maneira intencional que, ao serem corrigidas pelo fonoaudiólogo oferecem pistas, para as crianças, da estrutura que se quer conseguir.

Embora a maior parte dos estudos que utilizam a modelagem se ocupe de objetivos relacionados ao componente morfossintático, também foi utilizado com sucesso notável na obtenção de objetivos de natureza pragmática e semântica.

Abordagens orientadas para a criança ou métodos funcionais

Os métodos funcionais introduzem a análise dos cenários sociais no exame das dificuldades da linguagem, e, por isso, a linguagem de todas as pessoas significativas na vida dos TELs, deve ser contemplada no planejamento da intervenção.

O estudo da linguagem das crianças com TEL ocorre a partir das complexas transações que se estabelecem entre a criança e seus interlocutores mais imediatos, assumindo uma importância capital os comportamentos comunicativos de todas as pessoas que se relacionam com elas. Para Fey (1986), o objetivo principal deste enfoque não é o ensino de comportamentos lingüísticos específicos, mas a modificação da relação entre o adulto e a criança onde cada um desempenha um papel importante. A criança toma a iniciativa selecionando os materiais para estabelecer seus próprios jogos. A partir daí, o adulto deve aceitar e se adaptar a cada situação, esforçando-se por facilitar a interação e a linguagem. Para tanto, pode recorrer a procedimentos como a modificação e o ajuste da fala, o uso de boas perguntas, o emprego da contingência semântica (uso de expansões, extensões, incorporações e continuação do assunto) ou a solicitação de esclarecimentos (Juárez e Monfort, 1989; Acosta e Moreno, 1999). Em todos os casos, trata-se da reconstrução que o adulto faz da fala infantil, aproveitando situações de jogo para introduzir turnos conversacionais relevantes acrescentando estruturas lingüísticas que são objetivo da intervenção em crianças com TEL. Por exemplo, se o objetivo da intervenção é a forma *comer*, o fonoaudiólogo pode responder à frase: "O ursinho Winnie pega o mel", com uma frase como: "O ursinho Winnie pega o mel e o come".

Camarata e Nelson (1992), Camarata e colaboradores (1994) e Nelson e colaboradores (1995) ofereceram evidências de que esses procedimentos são efetivos em crianças com TEL para melhorar estruturas como algumas formas verbais, construções passivas e orações relativas. Uma adaptação do uso de expansões foi utilizada, com certo sucesso, por Schwartz e colaboradores (1985) para conseguir um incremento no uso, por parte da criança, da combinação das primeiras palavras.

Abordagens híbridas

Essas abordagens centram sua atividade na criação de situações naturais que buscam manter e generalizar os objetivos lingüísticos treinados para situações de fala espontânea. A estimulação focalizada, o ensino incidental e a intervenção nos contextos de produção são três das derivações mais importantes das abordagens híbridas.

Estimulação focalizada

Esta metodologia tenta conseguir os objetivos da intervenção fonoaudiológica através de atividades lúdicas, nas quais é freqüente a formulação de perguntas. Também se costuma recorrer a uma adequada organização de eventos não-lingüísticos (p. ex., *O conserto do automóvel*) de maneira que exista uma alta probabilidade de aparecimento de uma frase que contenha o objetivo da intervenção, com o fim de incentivar uma produção semelhante, por parte da criança (Leonard, 1998). A estimulação focalizada demonstrou sua eficácia no trabalho da compreensão em crianças com TEL (Rice et al., 1990).

Ensino incidental

Esta modalidade de intervenção tenta lançar pontes entre a rigidez do trabalho clínico e a comunicação em situações naturais. Para isso, propõe-se aproveitar as rotinas e as atividades habituais que acontecem tanto na aula como em casa, nas quais a seleção do assunto e a iniciativa sempre estão de acordo com a criança. O papel do fonoaudiólogo se restringe à preparação das respostas adequadas que são incorporadas aos objetivos da intervenção. Quando uma criança responde de maneira satisfatória receberá a confirmação pertinente; mas se o faz de maneira incorreta, será solicitado para que produza o objetivo desejado (p. ex., por meio da imitação ou de uma tarefa de completar orações).

Intervenção nos contextos de produção (milieu teaching)

Neste caso, também se parte de uma situação lúdica em um contexto bem-organizado. O objetivo é orientar as preferências da criança em uma direção que garanta suas tentativas comunicativas. A iniciativa na seleção da atividade é da criança, mas não é necessário que esta inicie sempre a comunicação. O fonoaudiólogo presta atenção à criança e irá introduzindo as ajudas oportunas. Aplicam-se contingências naturais à produção do objetivo desejado, por parte da criança. Por exemplo, se o objetivo é o uso de frases de duas palavras, e a criança diz "urso bom", o fonoaudiólogo dá à criança o objeto pedido.

Segundo Leonard (1998), existe alguma distância entre o *milieu teaching* e determinadas formas de *estimulação focalizada* que empregam situações naturais a partir de atividades lúdicas. A diferença principal se apóia no fato de que na primeira abordagem, a ênfase é colocada na obtenção de tentativas comunicativas às quais se responde sempre com contingências naturais; ao contrário, na *estimulação focalizada*, oferece-se à criança um grande número de exemplos do objetivo da intervenção.

Intervenção colaborativa

Embora tenha havido alguma evolução nas abordagens baseadas nos princípios da modificação de comportamento, até postulados mais naturalistas, ainda é dado pouca importância aos contextos nos quais se produz a comunicação de maneira privilegiada. É necessário, portanto, continuar avançando até modelos de trabalho mais integrados onde são analisadas as condições familiares e educativas das crianças com TEL, ao se tratar de contextos singulares e complexos em relação ao uso da linguagem. Nas crianças com TEL a linguagem é utilizada como instrumento de socialização e ferramenta mediadora nos processos de ensino-aprendizagem. Por tudo isso, é um enorme desafio mudar a realidade dessas crianças. Até o momento, a resposta educativa para as crianças com TEL estava distante dos contextos naturais de produção linguística e dos currículos ministrados nas instituições escolares.

A integração escolar, a educação para a diversidade ou a escola inclusiva são conceitos que exigem uma mudança no perfil profissional do fonoaudiólogo, que deve se orientar para práticas colaborativas de trabalho. Essa mudança supõe empreender ações conjuntas, tanto com outros profissionais das equipes pedagógicas (psicopedagogo, psicólogo, educador social) como com as famílias; fato que facilitará uma resposta mais integrada e global às dificuldades da linguagem de crianças com TEL. A colaboração é entendida como o esforço comum que fazem duas ou mais pessoas, a partir de relações de igualdade e respeito, com o fim de conseguir metas determinadas (Conoley e Conoley, 1982). Embora, possa existir um certo grau de coordenação e cooperação, a colaboração não acontece quando o fonoaudiólogo adota o papel de especialista. No entanto, quando existe alguma proximidade e familiaridade entre o fonoaudiólogo, os professores e outros membros da comunidade educativa, então se pode estabelecer um trabalho conjunto (Miller, 1989). Todavia, existem fatores que podem interferir com o sucesso da colaboração, tais como a ausência de apoio das equipes diretivas, o número de alunos da escola, a quantidade de profissionais que trabalham, o tempo disponível e a falta de motivação.

A intervenção no TEL em planejamento colaborativo deverá acontecer, tanto na aula como em casa, porque esses são os ambientes menos restritivos nos quais a motivação e os interesses da criança se unem, facilitando, assim, o uso da linguagem.

Alguns dos traços mais importantes que definem a intervenção colaborativa são os seguintes:

1. Oferece oportunidades para o uso da linguagem e da interação a partir da própria programação de aula (atividades de expressão oral, plástica, musical, etc.).

2. Incorpora as estruturas que devem ser trabalhadas nas rotinas diárias da turma, com o fim de apoiar a aprendizagem da linguagem nas crianças com TEL.

3. Recorre a atividades em que existe uma ampla troca de papéis e que podem ser introduzidas novas palavras (jogo dramático, uso de scripts, etc.).

4. Estimula a interação entre as crianças, o que provoca, entre outros benefícios, que as crianças com desenvolvimento normal utilizem estruturas lingüísticas (palavras, orações, conceitos) que podem servir aos TELs para modelar suas próprias produções.

5. Trabalha em parceria com a família.

Precisamente, um aspecto essencial deste planejamento é a criação de vínculos estáveis entre a escola e a família e os apoios, tanto formais como informais, que os pais devem receber por parte de todas as pessoas implicadas na educação das crianças com TEL. Trata-se de lhes ensinar toda uma série de recursos comunicativos para que usem nos eventos e nas rotinas da vida diária. Resumidamente, deve-se ensinar-lhes: a) a seguir sua própria iniciativa; b) responder de forma contingente ao seu comportamento, de maneira que seja congruente com seus interesses imediatos e com o desenvolvimento de habilidades e c) oferecer conseqüências naturais que estejam direta e semanticamente relacionadas com a comunicação da criança ou seus desejos.

Procedimentos de intervenção dentro da abordagem colaborativa

Tratar dos TELs em uma abordagem colaborativa exige levar em consideração algumas das características da escola e, sobretudo, da sala de aula (p. ex., o projeto curricular, a estrutura e organização da aula ou o estilo de comunicação utilizado). Um princípio fundamental que guia a ação é a incorporação de objetivos de intervenção às rotinas diárias da turma, aproveitando e adaptando os próprios conteúdos do currículo e utilizando os recursos e os materiais que todas as crianças comumente usam em aula. A tudo isso se deve acrescentar a colocação em prática de algumas estratégias interativas de comunicação que podem ser aplicadas de forma direta (especialmente, a modelagem e a imitação) ou indireta, na qual o adulto facilita a participação da criança indiretamente em uma interação comunicativa modificando e adaptando sua linguagem em diversos aspectos, ao mesmo tempo em que respeita a iniciativa comunicativa da criança devolvendo-lhe suas produções lingüísticas de forma mais elaborada.

Algumas estratégias de ensino muito mais específicas que podem incluir objetivos de intervenção são realizadas individualmente, enquanto para outras se recorrerá à formação de situações diádicas ou grupais. Entre essas estratégias, podemos fazer uso de jogos nos quais se dá a oportunidade de enfatizar um som ou uma frase ou nos quais aparece, obrigatoriamente, um contexto lingüístico em que se deve utilizar o objeto de intervenção; o uso de *pares mínimos* (Acosta et al., 1998; Acosta e Moreno, 1999); o *treinamento metafonológico*[2]; contar *histórias* ou cantar *canções*.

O ponto de partida é que o professor e o fonoaudiólogo possam trabalhar juntos dentro da sala de aula, sendo este último o encarregado de realizar processos de avaliação específicos, assim como a atenção individualizada que se fizer necessária. Esses dois profissionais facilitam a aprendizagem da linguagem a todas as crianças, mas prestarão uma atenção especial aos que apresentam TEL, para o que é necessário que ambos conheçam perfeitamente as técnicas necessárias para isso. Na realidade, trata-se de apoiar e de adaptar o processo de aprendizagem no qual a criança desempenha um papel ativo. Os adultos, na turma, tentam alcançar determinados objetivos lingüísticos oferecendo as oportunidades e os modelos adequados para isto, dirigindo a atenção para contrastes lingüísticos específicos e oferecendo o incentivo necessário, assim como proporcionando um *feedback* adequado.

Os reforços serão estabelecidos em várias fases ou etapas. Na primeira, o adulto estimula e convida a criança a participar de uma situação de ensino-aprendizagem. Em seguida, se introduz alguma espécie de reforço, para que a criança comece a se familiarizar com a estrutura lingüística, objetivo da intervenção. Em uma fase posterior, o adulto terá de modificar as demandas da tarefa e, aos poucos, renuncie ao controle da mesma, de tal maneira que a criança consolide a própria aprendizagem. Finalmente, o adulto vai restringindo sua ajuda, preocupando-se com a generalização da aprendizagem para outras situações e contextos.

A graduação do reforço pode ser estabelecida através de um processo de avaliação dinâmica (Acosta, 1999a, 2000b; Puyuelo et al., 2000). Bain e Olswang (1995) usaram um protocolo que examina a quantidade de apoio de que as crianças com TEL precisam para produzir frases de duas palavras. Foram empre-

---

[2] N. de R. T.: Para atividades envolvendo metafonologia, sugere-se o livro *Consciência fonológica em crianças pequenas*, de Adams, M. et al., publicado pela Artmed, em 2006.

gados seis graus de reforço desde o pedido direto à criança para que fizesse alguma imitação (p. ex., Diga "urso come") até o simples chamado de atenção à criança sobre determinados materiais que servem para a estimulação ("Preste atenção nisto"). Os resultados obtidos foram altamente positivos, constatando-se, além disso, que o grau de apoio necessário para escolher frases de duas palavras durante a fase de avaliação serviu como preditor das aquisições das crianças durante a intervenção.

REFLEXÕES FINAIS

Neste capítulo, apesar de aceitar o rótulo TEL, considerou-se o conceito como um contínuo que aglutina um grande número de transtornos na aquisição da linguagem, desde o retardo de linguagem até o próprio TEL. A enorme heterogeneidade existente sob esta denominação é uma das razões da inexistência de uma metodologia e de técnicas específicas para trabalhar com essas crianças, como pode haver razões para se trabalhar com a surdez ou a gagueira. Faltou, portanto, uma congruência entre os aspectos teóricos dos TEL e os modelos de intervenção, provavelmente devido a razões como as seguintes (Adams et al., 1997):

1. a diversidade e a individualidade das crianças afetadas e a necessidade de uma intervenção adaptada a suas necessidades e interesses particulares;

2. a mudança natural que se produz na linguagem dessas crianças com o passar do tempo;

3. a necessidade de integrar o trabalho de aprendizagem dentro dos próprios objetivos educativos;

4. a grande quantidade de conhecimentos que o fonoaudiólogo deve manipular, em termos do que é o desenvolvimento normal da linguagem desde os primeiros níveis do vocabulário e da morfossintaxe até os níveis mais elevados de habilidades semânticas e pragmáticas;

5. a enorme quantidade de conhecimentos que se exige para adaptar e apoiar este diverso e complexo conjunto de transtornos que se agrupam sob o rótulo TEL.

É provável que, nos próximos anos, se incentive o uso combinado dos métodos funcionais e formais para trabalhar com crianças que apresentem TEL. Porém, além disso, a evidência de que os transtornos lingüísticos dessas crianças facilitarão o aparecimento de dificuldades de aprendizagem (Tallal, 1987), assim como conseqüências negativas no desenvolvimento de habilidades de compreensão leitora (Bishop e Adams, 1990) e dos domínios social e emocional (Stone, 1992), fará os profissionais da intervenção na linguagem repensarem a necessidade de integrar suas práticas em modelos colaborativos de trabalho que incorporem os objetivos da intervenção no currículo escolar. Mais concretamente, a colaboração seria buscada com os pais para que se comuniquem melhor com seus filhos (Acosta e Moreno, 1999; Acosta, 2000c), assim como com os professores para que as dificuldades da linguagem das crianças com TEL não interfiram em seu desenvolvimento emocional, escolar e social.

ESTUDOS DE CASO

Os dois estudos de caso que são apresentados a seguir tentam ilustrar qual foi a resposta que, em um enfoque colaborativo de trabalho, se deu a crianças que apresentam TEL.

Marta

No momento em que este livro foi escrito, Marta se encontrava no 1ª série do ensino fundamental (6 anos) e era a maior de três irmãs. As principais dificuldades de Marta se manifestavam em sua linguagem expressiva e, mais concretamente, nos componentes morfossintático e fonológico.

Quando tinha 4 anos, recebeu tratamento fonoaudiológico individualizado. Ao completar 5 anos decidiu-se fazer a intervenção dentro da sala de aula e em casa, com os planejamentos do trabalho colaborativo expostos na parte teórica deste capítulo, tentando desenvolver tanto a avaliação como a intervenção em contextos reais de comunicação e empregando um estilo interativo de comunicação e linguagem.

Durante o processo de avaliação, conseguido um *corpus* da linguagem de Marta, através de quatro situações básicas: diálogo a partir do quadro "O gatinho preto se perde", de J. Tough; conversação através da atividade denominada "A caixa de surpresas"; encenação do *script* "A visita ao médico" e a tarefa de "Recontar um conto" em uma situação de grupo. Os problemas morfossintáticos e fonológicos se concretizaram nos seguintes aspectos:

1. pouco uso de complementos nas estruturas simples;
2. pouco uso das estruturas múltiplas e pouca variedade de ligações;
3. pouca variedade e complexidade das formas verbais;
4. erros de concordância, omissão e adição de elementos nas frases;
5. alteração da estruturação lógica da oração;
6. processos fonológicos de anteriorização que transformava o fonema /g/ em /d/ ou /b/ obrigatoriamente na posição inicial da palavra (*onset* inicial) e opcionalmente na posição medial (*onset* medial).

Os contextos de intervenção foram realizados em grupo pequeno e individualmente. De maneira mais pormenorizada, para a morfossintaxe o trabalho consistiu em contar contos, usar quadros nos quais aparecem coisas que estão erradas, fazer associações gramaticais a partir de uma série de palavras, jogar com cartas de *Mi primer memory*, utilizar o quebra-cabeça e cartões com desenhos, inventar histórias, etc. Para o componente fonológico, foram realizadas atividades metafonológicas em grupo e foram projetados *pares mínimos* de maneira individual.

Os resultados foram muito consoladores. Por um lado, conseguiu-se eliminar os processos de substituição, tanto na posição inicial como na medial da palavra. Por outro, Marta organizou melhor as orações completas, melhorou o uso de estruturas de complemento e passou a utilizar uma maior quantidade de conjunções coordenadas aditivas e adversativas. Em geral, a menina otimizou, substancialmente, a produção de orações.

João

João tinha 7 anos e era, o segundo de dois irmãos. Durante a etapa da educação infantil, recebeu tratamento fonoaudiológico individualizado fora da sala de aula. Tinha algumas dificuldades de relação com a fonoaudióloga, comentando com sua mãe que se sentia "diferente" quando tinha de sair da sala de aula para receber tratamento individualizado.

Para a avaliação, foi seguido o procedimento para a obtenção de amostras de linguagem espontânea de Acosta (1999b). Os problemas de João estavam situados nos componentes semântico e morfossintático com uma linguagem ambígua, pouco explícita, com abundantes muletinhas ou circunlóquios entre as palavras e com um emprego fraco de adjetivos, advérbios e conectores oracionais (conjunções e preposições).

A partir de sua incorporação na etapa do curso fundamental, a intervenção com João começou a ser organizada em situações de grupo na qual participavam alguns de seus companheiros. Eram realizadas duas sessões semanais. Os pais também participavam de um programa de trabalho dirigido para melhorar a comunicação entre a família e a escola, alcançando-se uma colaboração autêntica entre o trabalho do fonoaudiólogo, do professor e dos pais.

A intervenção durante o período escolar 1999-2000 baseou-se em um trabalho interativo com atividades de identificação, diferenciação e elaboração verbal de componentes do significado; atividades de julgamento sobre a consistência do significado; atividades de classificação e categorização semântica e atividades de comunicação descritiva mediante o uso de *scripts*.

João melhorou substancialmente suas interações sociais e sua linguagem. Sua competência comunicativa foi otimizada notavelmente, fato que se constata na integração entre as aquisições relacionadas com o conhecimento das palavras e as relações de significado, além de uma aprendizagem significativa e funcional dos fatos semânticos, incorporando-os a suas interações comunicativas diárias.

REFERÊNCIAS

ACOSTA, V. La evaluación dal lenguaje espontáneo: ventajas y dificultadas para la práctica logopédica. In: MONFORT, M. *Logopedia: Ciencia y Técnica*. Madrid: CEPE, 1999a: 95-120.

_____. Evaluación dal lenguaje: procesos y estrategias. In: MONFORT, M. *Logopedia escolar y clínica*. Madrid: CEPE, 1999b: 27-40.

_____. Naturaleza, evaluación e intervención en las dificultades fonológicas desde el enfoque de las reglas fonológicas. *Revista de Logopedia, Foniatría y Audiología* 2000x; 2: 96-108.

_____. La evaluación del lenguaje en una escuela inclusiva. Ponencia presentada en las I Jornadas sobre Lenguaje infantil: Desarrollo normal y alteraciones. Madrid: *Centro de Psicología Aplicada de la UAM* (inédita).

_____. La colaboración con la familia en la evaluación e intervención en el lenguaje. In: MINAMBRES, A.; JOVÉ, G. *La atención a las necesidades educativas especiales: de la educación infantil a la universidad*. Lleida: Ediciones de la Universidad de Lleida, 2000c: 113-122.

ACOSTA, V.; LEÓN, S.; RAMOS, V. Dificultades del habla infantil: un enfoque clínico. Archidona: Aljibe, 1998.

ACOSTA, V.; MORENO, A. *Dificultades del lenguaje en ambientes educativos. Del retraso al trastorno específico del lenguaje*. Barcelona: Masson, 1999.

ADAMS, C.; BROWN, B.; EDWARDS, M. *Developmental disorders of language*. San Diego: Singular Publishing Group, 1997.

AGUADO, G. *Trastorno específico del lenguaje. Retraso del lenguaje y disfasia*. Archidona: Aljibe, 1999.

ANTIA, S.; KREIMEYER, K. Social competence intervention for young children with hearing impairment. In: ODORO, S.; MCCONNELL, S.; MCEVOY, M. (Eds.). *Social competence of young children with disabilities: Issues and strategies for intervention*. Baltimore: Paul 11. Brookes Publishing, 1992: 135-164.

BAIN, B.; OLSWANG, L. Examining readiness for learning two-word utterances by children with specific expressive language impairment: Dynamic assessment. Am,1 *Speech-Language Pathol and Audiol* 1995; 4:81-91.

BISHOP, D. Biological basis of developmental language disorders. In: FLETCHER, P.; HALL, D. *Specific Speech and Language Disorders in Children: Correlates, Characteristics and Outcomes*. London: Whurr Publishers, 1992:2-17.

_____. *Uncommon understanding. Development and disorders of language comprehension in children*. Hove: Psychology Press, 1997.

BISHOP, D.; ADAMS, C. A prospective study of the relationship between specific language impairment, phonological disorders and reading retardation. *J. Child. Psychol. Psychiatry* 1990; 31: 1027-1050.

BOSCH, L. El desarrollo comunicativo y lingüístico en niños con Trastorno Específico del Lenguaje. In: DEL RIO. *Lenguaje y comunicación en personas con necesidades educativas especiales*. Barcelona: Martínez Roca, 1997; 161-182.

BRYAN, T. A review of studies on learning-disabled children's communicative competence. In: SCHIEFELBUSCH, R. (ed.) *Language competence: Assessment and intervention*. San Diego: College-Hill Press, 1986: 227-259.

CAMARATA, S.; NELSON, K. Treatment efficiency as a function of target selection in the remediation of child language disorders. *Clin Linguist Phon* 1992; 6: 167-178.

CAMARATA, S.; NELSON, K. CAMARATA, M. Comparison of conversational recasting and imitative procedures for training grammatical structures in children with specific language impairment. *J. of Speech Lang Hear Res*. 1994; 37: 1414-1423.

CATTS, H. The relationship between speech-language impairments and reading disabilities. *J Speech Lang Hear Res*. 1993; 36: 948-958.

CONOLEY, J.; CONOLEY, C. *School Consultation: A Guide to Practice and Training*. Oxford: Pergamon, 1982.

CHEVRIE-MULLER, C. Trastornos específicos del lenguaje. In: NARBONA, J.; CHEVRIE-MULLER, C. (eds.) *El lenguaje del niño. Desarrollo normal, evaluación y trastornos*. Barcelona: Masson, 1997.

FEY, M. *Language intervention with young Children*. San Diego: College-Hill Press, 1986

FEY, M.; LEONARD, L. Pragmatic skills of children with specific language impairment. In: GALLAGHER, T.; PRUTTING, C. (eds.) *Pragmatic assessment and intervention Issues in language*. San Diego: College-Hill Press, 1983.

FUJIKI, M.; BRINTON, B. Social Competence and Language Impairment in Children. In: WATKINS, R.;

RICE, M. *Specific language impairment in children*. Baltimore: Paul H. Brookes Publishing, 1994:121-143.

GOPNIK, M.; CRAGO, M. Familial aggregation of a developmental language disorder. *Cognition* 1991; 39: 1-50.

GURALNICK M. A. hierarchical modal for understanding children's pear-related social competence. In: ODOM, S.; MCCONNELL, S.; MCEVOY, M. (eds.) *Social competence of young children with disabilities: Issues and strategies for intervention*. Baltimore: Paul H. Brookes Publishing, 1992: 37-64.

HADLEY, P.; RICE, M. Conversational responsiveness of speech and language-impaired preschoolers. *J Speech Lang Hear Res*. 1991; 34: 1308-1317.

HALL, D. Early screening and intervention. In: FLETCHER, P.; HALL, D. *Specific Speech and Language Disorders in Children: Correlates, Characteristics and Outcomes*. London: Whurr Publishers, 1993: 241-256.

JUÁREZ, A.; MONFORT, M. *Estimulación del lenguaje oral*. Madrid: Santillana, 1989.

LAHEY, M.; LIEBERGOTT, J.; CHESNICK, M.; MENYUK, P.; ADAMS, J. Variability in children's use of grammatical morphemes. *Applied Psycholinguistics* 1992; 13: 373-398.

LEINONEN, E.; LETTS, C.; RAE, B. *Children's pragmatic communication difficulties*. London: Whurr Publtshers, 2000.

LEONARD, L. Is specific language impairment a useful construct? In: ROSENBERG, S. (ed.) *Advances in applied psycholinguistics, I. Disorders of first-language development*. New York: Cambridge University Press, 1987: 1-39

_____. Language learnability and specific language impairment in children. *Applied Psycholinguistics* 1989; 10: 179-202.

_____. *Children with Specific Language Impairment*. Cambridge: The MIT Press.

LINCOLN, A.; DICKSTEIN, P.; COURCHESNE, E.; ELMASIAN, R.; TALLAL P. Auditory processing abilities in non-retarded adolescence and young adult with developmental receptive language disorder and autism. *Brain and Language* 1992; 43: 613-622.

MACREYNOLDS, L,; HUSTON, K. A distinctive feature analysis of children's misarticulation. *Journal of Speech and Hearing Disorders* 1971; 2: 155-166.

MILLER, M. Classroom-based language intervention. Language. *Speech and Hearing Services in Schools*, 1989; 20: 149-152.

NELSON, K.; CAMARATA, S.; WELSH, J.; BUTKOVSKY, L.; CAMARATA, M. Available input for language-impaired children and younger children of matched language levels. *First Language* 1995; 43: 1-18.

PUYUELO, M. RONDAL, J.; WIIG, E. *Evaluación del lenguaje*. Barcelona: Masson, 2000.

RICE, M. Don't talk to him: He's weird: The role of language in early social interaction. In: KAISER, A.; GRAY, D. (eds.). *Enhancing children's communication: Research foundations for intervention*. Baltimore: Paul H. Brookes Publishing, 1993: 139-158.

_____. Grammatical categories of children with Specific Language Impairment. In: WATKINS, R.; RICE, M. *Specific Language Impairment in Children*. Baltimore: Paul H. Brookes Publishing, 1994: 69-90.

RICE, M.; BUHR, J.; NEMETH, M. Fast mapping word-learning abilities of language-delayed preschoolers. *Journal of Speech and Hearing Disorders*, 55, 33-42.

RICE, M.; OETTING, J. Morphological deficits of children with SLI: Evaluation of number marking and agreement. *J. Speech Hear Res*. 1990; 36: 1249-1257.

RIGO, E. PRÓLOGO. In: ACOSTA, V.; MORENO, A. *Dificultades del lenguaje en ambientes educativos*. Barcelona: Masson, 1999.

SCHWARTZ, R.; CHAPMAN, K.; TERREL, B.; PRELOCK, P.; ROWAN L. Facilitating word combination in language-impaired children through discourse structure. *Journal of Speech and Hearing Disorders* 1985; 50: 31-39.

STONE, E. A follow-up study of ex-pupils from a speech and language therapy unit. Child Language Teaching and Therapy 1992; 8: 285-313.

TALLAL, P. Rapid auditory processing in normal and disordered language development. *J. Speech Lang Hear Res*. 1976; 19: 561-571.

_____. The neuropsychology of developmental language disorders. Proceeding of First International Symposium "Specific Speech and Language Disorders in Children", University of Reading. London: AFASIC, 1987.

_____. Fine-grained discrimination deficits in language-learning impaired children are specific neither to the auditory modality nor to speech perception. *J Speech Lang Hear Res*. 1990; 33: 616-621.

TALLAL, P.; PIERCY, M. Defects of noverbal auditory perception in children with developmental aphasia. *Nature* 1973; 2,1: 468-469.

TALLAL, P.; MERZENICH, M.; MILLER, S.; JENKINS, W. Language learning impairment: integrating basic science, technology, and remediation. *Exp. Brain Res*. 1998; 123: 210-219.

TORRES, J. *Como detectar y tratar las dificultades en el lenguaje oral*. Barcelona: CEAC, 1996.

WALLACH, G.; MILLER, L. *Language intervention and academic success*. San Diego: College-Hill, 1988.

WARREN, S.; KAISER, S. Generalization of treatment effects by young language-delayed children: A longitudinal analysis. *Journal of Speech and Hearing Disorders* 1986; 51: 239-251.

WATKING, R.; RICE, M. Verb particle and preposition acquisition in language-impaired preschoolers. *J Speech Lang Hear Res*. 1991; 34: 1130-1141.

WILLCOX, A.; MOGFORD-BEVAN, K. Assessing conversational disability. *Clin Linguist Phon* 1995; 9: 235-254.

WHITEHURST, G.; FISCHEL, J.; CAULFIELD, M.; DEBARYSHE, B.; VALDEZ-MENCHACA, M. Assessment and treatment of early expressive language delay. In: AELAZO, P.; BARR, R. (eds.). *Challenges to developmental paradigms: Implications for assessment and treatment*. Hillsdale: Lawrence Erlbaum, 1989: 113-135.

REFERÊNCIAS DO REVISOR TÉCNICO

HAGE, S. *Distúrbio específico do desenvolvimento da Línguagem. Subtipos e correlações neuroanatômicas*. (Tese de doutorado) Universidade Estadual de Campinas, 2000.

7

DESENVOLVIMENTO DA LINGUAGEM EM IMIGRANTES E MINORIAS SOCIOCULTURAIS

Víctor M. Acosta

INTRODUÇÃO

A cada dia é mais freqüente encontrar nas escolas um significativo grupo de alunos que, procedentes de países diversos, precisa aprender uma segunda língua que lhes permita atingir um adequado desenvolvimento emocional, escolar e social.

A realidade é que a Espanha passou de um país de emigrantes para imigrantes. Este fenômeno, além de ter conseqüências políticas, econômicas e sociais, traz consigo determinados problemas que interferem a organização de muitas escolas. Efetivamente, chega a nossas escolas um bom número de crianças chinesas, polonesas ou africanas (para citar somente alguns dos casos mais freqüentes) que acrescentam um pouco mais de complexidade à já difícil vida das salas de aula, visto que surgem novos problemas de comunicação e dificuldades de acesso ao currículo. Esta nova situação desenha um mapa singular, em muitas salas, que é articulado a partir de três realidades distintas: uma parte das crianças são monolingües com o desenvolvimento normal, em outra estariam os alunos com dificuldades de comunicação e, na última, se encontrariam todas aquelas crianças que aprendem uma segunda língua, habitualmente o espanhol.

Esse panorama introduz um elemento novo em relação às funções que tanto os professores como os fonoaudiólogos desempenham nos ambientes educativos. E o desafio, agora, não é outro senão projetar e pôr em prática programas de intervenção que facilitem às crianças imigrantes seu caminho para o domínio de uma segunda língua. No entanto, como se vai procurar explicar neste capítulo, colocar em prática esses programas não deveria estar associado somente com atuações próximas de um modelo clínico de trabalho, que implique a separação dessas crianças do resto de seus companheiros, assim como das rotinas e atividades diárias que acontecem na sala de aula, com o pretexto de receber um treinamento intensivo; muito pelo contrário, se tratará de oferecer um apoio contextualizado, tanto na sala de aula como em casa, que ajude as crianças na aprendizagem da segunda língua em situações de interações naturais, além de conseguir uma ótima compreensão do *input* lingüístico.

NECESSIDADE DE UMA EDUCAÇÃO PRECOCE

Um aspecto essencial na aprendizagem da segunda língua é o fato de as crianças serem iniciadas quando pequenas. O período idôneo parece corresponder ao segundo ciclo da educação infantil (3 a 6 anos), quando as estratégias utilizadas não difeririam basicamente das usadas para se ter acesso à primeira língua. Os trabalhos de Cumming (1984) apontam que quando são fortalecidas as interações naturais nas quais participam diversos interlocutores, as crianças adquirem uma certa competência na segunda língua, embora, é certo, o manejo de determinados aspectos formais, além de seu uso como instrumento de aprendizagem escolar, precisarão de um período maior de tempo.

Outro aspecto básico para a aprendizagem de uma segunda língua é que o *input* seja compreensível para a criança. Para que isso aconteça, é importante que tanto os contextos como as atividades que são realizadas ofereçam a informação ou as pistas adequadas para que a criança compreenda a língua. Produz-se um aumento da compreensão lingüística nas situações habituais que acontecem na sala de aula, onde as crianças, além de observar como se usa a língua, devem também ter momentos para repetir as estruturas mais habituais, especialmente em situações de interação com crianças que falam espanhol.

Foi mencionado, na introdução, que era preciso evitar atuações fonoaudiológicas isoladas e que, ao contrário, o objetivo é o projeto e o desenvolvimento de um programa de aquisição da língua dentro da sala de aula, implementado desde a etapa da educação infantil; desta forma, se atinge um duplo objetivo: por um lado, se oferece a possibilidade de que as crianças aprendam uma segunda língua e, por outro, se facilita o acesso ao conhecimento, assim como a determinadas habilidades pré-acadêmicas.

Todavia, uma situação de diversidade lingüística dentro das salas de aula exige contar com uma resposta educativa devidamente apoiada. Neste sentido, torna-se primordial a colaboração entre o professor e o fonoaudiólogo no planejamento e no desenvolvimento do trabalho em sala de aula. Ao mesmo tempo, é recomendável contar com a figura do intérprete, cujo papel é decisivo tanto nas tarefas de avaliação como nas de intervenção, explicando ou traduzindo a informação para a criança em sua primeira língua e ajudando-a nas interações com outras crianças e adultos. Paralelamente, no desenvolvimento da maioria das atividades, as crianças precisarão receber apoio social, emocional, funcional, físico e contextual.

O apoio social torna-se imprescindível para que essas crianças possam se relacionar com os outros companheiros. Para este fim é indicado a distribuição e a modificação dos papéis que as crianças desempenham em uma atividade, de tal maneira que cada criança possa assumir diversos tipos de responsabilidade, em função de suas necessidades e possibilidades dentro do grupo. Esses papéis poderão ser atribuídos e modelados mediante o uso da aprendizagem cooperativa ou através da criação de jogos ou histórias devidamente contextualizadas.

O apoio emocional é necessário, entre outras razões, pela existência das diferenças individuais entre as crianças que aprendem uma segunda língua. Estas ficam claras, por exemplo, no grau de aceitação dentro da sala de aula, uma vez que, enquanto algumas crianças aceitam completamente, outras o rejeitam abertamente. As diferenças também se refletem no comportamento que as crianças adotam na turma; assim, enquanto algumas parecem se mostrar extrovertidas, outras não saem de um estado de timidez que dificulta enormemente suas possibilidades de comunicação (Wong, 1989).

Mediante o apoio funcional, as crianças conseguem os objetivos de cada situação e melhoram sua participação no grupo, em diferentes situações (aula, recreio, família).

Através do apoio físico, se incorpora o uso de determinados recursos que favorecem a comunicação como o desenvolvimento de muitas atividades (uso de desenhos, jogos para falar, cartões, computadores, etc.).

Outro aspecto fundamental é o apoio contextual oferecido aos acontecimentos e ao discurso, às atividades e à linguagem. Esse apoio se baseia em um processo de *andamiaje* que estimule a comunicação entre os diversos interlocutores, estabeleça padrões de participação com a atribuição de diferentes papéis e, finalmente, elimine qualquer barreira de comunicação que possa existir. Bruner (1978) introduziu a popular metáfora do *andamiaje* para se referir à ampla variedade de apoios que podem ser introduzidos com o fim de que uma criança possa fazer com êxito uma tarefa, adquirindo, ao mesmo tempo, conhecimento e as habilidades implícitas nela.

Os apoios dados às crianças estão incluídos dentro de um modelo mais global que se encarrega de organizar a aprendizagem de uma segunda língua. Neste sentido, Cumming (1984) estabeleceu diferenças entre o *modelo de transmissão* e o *modelo de interação recíproca*.

MODELOS PARA A APRENDIZAGEM DE UMA SEGUNDA LÍNGUA

Os *modelos de transmissão* estão perto das teorias que baseiam seu trabalho em atuações prescritivas próximas da modificação do comportamento. Sua vinculação é estreita com o que poderíamos chamar a *intervenção fonoaudiológica tradicional* ou modelos *pull-out*, nos quais o projeto, a organização e o desenvolvimento das seções de trabalho são atribuídos ao adulto, concedendo-se à criança pouca iniciativa. Com efeito, compete ao adulto determinar o ritmo de trabalho, assim como o momento e o tipo de correções utilizadas (quase sempre se recorre à correção explícita). Entre as estratégias mais utilizadas neste modelo, sobressaem-se a imitação e a modelagem, que costumam ser incorporadas a situações de prática oral em jogos e a outros jogos mais estruturados. Finalmente, se procura resolver o problema da generalização transferindo o que foi aprendido em situações clínicas para contextos mais naturais.

Os *modelos de interação recíproca* se aproximam dos modelos colaborativos de intervenção fonoaudiológica (Acosta e Moreno, 1999), nos quais as decisões são tomadas através de uma ação coordenada entre os fonoaudiólogos, os professores, os intérpretes, os pais e outros profissionais. A partir desta posição, o fonoaudiólogo trabalha a linguagem com toda a turma, com as crianças em pequenos grupos e individualmente. A atuação fonoaudiológica é apresentada em uma posição holística, uma vez que a base para o ensino de uma segunda língua está em conseguir uma boa interação, um *input* mais compreensível para a criança e uma abordagem conjunta do conteúdo, da forma e do uso da linguagem (Lahey, 1988).

As teorias do desenvolvimento que sustentam esses modelos estão próximas dos postulados que defendem que as crianças constroem seu próprio conhecimento a partir da ação sobre um contexto e, especialmente, dos modelos teóricos que destacam a natureza social e interativa da comunicação e da linguagem (Vygotsky, 1962; Bruner, 1978). Considera-se de vital importância que a criança tenha um papel relevante durante o desenvolvimento de qualquer atividade, podendo usar sua fala para se referir a fatos significativos que tenham efeito nos outros interlocutores. A meta não é *ensinar* linguagem, mas sim proporcionar experiências baseadas na ação e no uso da linguagem de tal modo que esta possa ser construída.

As idéias anteriores foram defendidas por Vygotsky (1978), que afirmou que as crianças sempre podem fazer mais coisas em colaboração com os adultos do que quando funcionam de maneira independente. Portanto, o caminho mais eficiente para que as crianças possam adquirir conhecimento e habilidades lingüísticas é que as tarefas sejam apoiadas por pessoas com grande experiência. Este apoio acontece a partir de um trabalho colaborativo ou interativo que provoca um efeito positivo tanto no desenvolvimento lingüístico como no cognitivo e social, especialmente nas crianças pequenas. As interações que acontecem habitualmente na sala de aula e em casa devem ser aproveitadas para melhorar a comunicação e a linguagem. Parece ser mais fácil, para as crianças, aprender o que é oferecido pelos "cuidadores" do que pelas situações prescritas baseadas em uma metodologia tradicional de cunho comportamental.

Em resumo, o papel do adulto consiste em fazer uma correta interpretação da atividade intencional da criança, apresentando, em seguida, um estilo interativo que facilite a realização de uma mensagem mais elaborada e efetiva. Kaiser e Alpert (1988, ver Sánchez e del Río, 1995) estabeleceram as seguintes características para um estilo interativo:

- escutar e olhar a criança atentamente; criando um clima de interação positiva;
- estabelecer atenção compartilhada;
- intervir por turnos;
- compartilhar um mesmo tema e sustentá-lo;
- agir contingentemente ao comportamento do outro;
- seguir a iniciativa da criança.

Nem tudo, porém, se consegue apresentando um estilo interativo. O adulto deveria recorrer, além disso, ao uso de determinadas estratégias que destaquem e estimulem as características principais da segunda língua. Entre essas estratégias, se sobressaem as seguintes:

- oferecer a informação adicional de que o ouvinte precisa;
- usar a modelagem;
- utilizar procedimentos de fechamento;[1]
- recorrer a gestos e mímicas, especialmente para iniciar a comunicação;

- fazer descrições continuadas sobre uma determinada atividade (p. ex., se fazer de comentarista na confecção de uma torta);
- manejar as expansões;
- empregar extensões e reformulações (*recasts*);
- dar sugestões sobre termos relacionais (temporais, causais, condicionais, etc.);
- fazer perguntas pertinentes;
- proporcionar produções com alternativas;
- oferecer entradas fonêmicas;[2]
- utilização dos *scripts*.

O uso de um estilo interativo e a apresentação de estratégias adequadas adquirem sentido quando acontecem em um ambiente bem-organizado onde cada atividade está planejada considerando as características das crianças com as quais se trabalha. Tendo presente que a ação das crianças e o apoio do adulto são dois dos motores que devem conduzir as atividades, o formato aconselhável das mesmas deverá ser em forma de jogos variados, desde exercícios sensório-motores simples até situações mais complexas e imaginativas. É também muito importante que as situações lúdicas não sejam muito simbólicas e, conseqüentemente, impeçam o uso da linguagem. Finalmente, a manutenção da atenção durante o desenvolvimento de uma atividade exige levar em conta, no seu planejamento, a combinação de fatores como a complexidade da resposta em si, o número de participantes implicados, o nível de abstração e de inferência demandado, a quantidade de deslocamentos espaço-temporais exigidos e o nível de descentralização (egocentricidade ou perspectiva) solicitado (Norris e Hoffman, 1990).

À medida que as atividades vão se realizando e a comunicação da criança se torna efetiva, o adulto deverá reconstruir a fala infantil a partir de uma avaliação da efetividade da comunicação da criança, recorrendo,

---

[1] N. de R. T.: Habilidade de reconhecer um todo quando uma ou mais partes estão faltando. Também denominado "closura". Pode ser auditivo (habilidade de integrar estímulos auditivos em um todo, como por ex.: completar as partes omitidas de uma palavra falada: bana_); gramatical ou visual. (Nicolosi et al., 1996). Neste procedimento, o contexto tem função decisiva.

[2] N. de R. T.: Estímulos envolvendo a percepção consciente dos sons. Por ex: Para falar o nome deste animal é preciso juntar os lábios e soltá-los como uma explosão ("pato") ou entre dois objetos "vaca" x "faca" solicitar para a criança pegar aquela que começa com o som "V".

então, a correções implícitas (o adulto não desaprova a produção infantil verbalmente, mas no seu turno de intervenção retoma a produção da criança e introduz a correção pertinente, no plano fonético, semântico ou gramatical) ou explícitas, quando o adulto desaprova verbalmente a produção da criança quando é incorreta (Serra et al., 2000).

Do que se expôs até aqui se depreende que, como acontece com a primeira língua, na segunda as crianças precisam receber as oportunidades para seu uso e interação, sendo tudo isso mais efetivo quando é realizado em rotinas familiares, tanto no contexto escolar como no familiar.

COLABORAÇÃO COM A FAMÍLIA

A colaboração com as famílias das crianças que aprendem uma segunda língua torna-se fundamental por um duplo motivo. Em primeiro lugar, porque é uma forma de estabelecer vínculos entre escola e família, levando os pais a participar da aula através de questões que possam estar relacionadas com sua própria cultura (canções, contos, costumes, comidas, etc.). Em segundo lugar, porque é a única fórmula que permite garantir que a criança utilize uma língua em casa e outra na escola e, portanto, se mantenha a situação bilíngüe.

As famílias devem ser informadas sobre os aspectos sobressalentes relacionados com a aquisição de uma segunda língua. Ao mesmo tempo, é explicado a importância do *input*, a interação na aquisição da linguagem e a necessidade de aumentar o uso da modelagem, das repetições, das expansões, das extensões, das incorporações e das reformulações, a partir de suas interações verbais, com seu filho, ao longo das rotinas da vida diária.

Para conseguir estes objetivos, os profissionais devem trabalhar estreitamente com as famílias, oferecendo-lhes um apoio informal e outro mais formal.

Os apoios informais acontecem com cada família, separadamente. Posteriormente tentam usar em outras atividades de caráter mais formal, como a linguagem ou o currículo. Trata-se de motivá-las a partir de conversações sinceras nas quais possam resolver todas as dúvidas que aparecerem, ajudando-as na busca de soluções para os problemas que se apresentarem e oferecendo-lhes, também, apoio social e emocional. As relações poderão ser estabelecidas através de contato pessoal freqüente, mediante ligações telefônicas ou correio eletrônico.

Os apoios formais estarão direcionados para melhorar a linguagem, tanto a usada em casa como na escola, questão que exige uma cuidadosa coordenação e planejamento do trabalho por parte dos profissionais e das famílias.

Tal qual se disse no começo deste parágrafo, a família cujo filho aprende uma segunda língua deve entrar em contato com o centro escolar e mais, concretamente, com a professora de seu filho. A visita às salas de aula favorecerá uma relação positiva com os pais, o fonoaudiólogo e o intérprete.

A elaboração e o uso de materiais e recursos como manuais, folhetos, folhas informativas e vídeos didáticos, nos quais se explica pormenorizadamente os passos que são seguidos com o programa de linguagem, o papel dos diversos profissionais, os procedimentos utilizados na sala de aula, etc., devem combinar com reuniões, conferências ou encontros entre famílias em situações similares. O objetivo é orientar o plano de trabalho a ser seguido e a finalidade é melhorar a comunicação em suas casas e conseguir uma linguagem adequada para seus filhos. Entre as perguntas às quais se deve responder nos encontros com pais, Turnbull e Turnbull (1997) apontam:

1. *Qual é a história do aluno?* A família deve contar os fatos mais importantes da história familiar e, mais concretamente, a da criança que está adquirindo uma segunda língua.

2. *Quais são suas aspirações?* Contar quais são as expectativas de futuro que possam servir de base para planejar as atividades da escola e as extracurriculares.

3. *Quais são suas preocupações?* Dariam pistas para lhes oferecer apoio em suas necessidades.

4. *Quem é esta pessoa?* Trata-se de expor aqueles aspectos e características mais sobressalentes da personalidade do sujeito que se está estudando.

5. *Quais são seus pontos fortes e seus pontos fracos?* Interessa-nos conhecer o que funciona mal, mas, sobretudo, seus pontos fortes que nos permitirão também fazer avaliações positivas. Poderá ser aproveitado no planejamento escolar o que a criança faz corretamente.

6. *Quais são as necessidades dessa pessoa?* Identificar as necessidades é a base para a programação educativa.

7. *O que é um plano de ação?* Um plano de ação inclui os passos específicos necessários para chegar ao que se deseja. O plano de ação inclui as tarefas, a distribuição do tempo, os recursos e outros detalhes necessários para que se progrida adequadamente.

O objetivo fundamental do trabalho realizado pelos profissionais e pelas famílias é contribuir com a aprendizagem da linguagem das crianças mediante os procedimentos encaminhados para intensificar seu uso de maneira correta. A idéia de partida é que, por um lado, a família participe ativamente no programa que se vai desenvolver e, por outro, que exista uma sincronia total entre o que se faz na escola e o que se realiza em casa.

REFERÊNCIAS

ACOSTA, V.; MORENO, A. *Las dificultades del lenguaje en ambientes educativos. Del retraso al trastorno específico del lenguaje.* Barcelona: Masson, 1999.

BRUNER, J. The role of dialogue in language acquisition. In: SINCLAIR, A.; JARVELLA, R.; LEVELT, W. (eds). *The child's conception of language: Springer series in language and communication.* New York: Springer-Verlag, 1978, 242-256.

CUMMING, J. *Bilingualism and special education: Issues in assessment and pedagogy.* San Diego: College Hill, 1984.

KAISER, A.; ALPERT, C. *Milieu language training manual. Department of Special Education.* Peabody College, Vanderbilt University, 1988.

LAHEY, M. *Language disorders and language development.* New York: MacMillan, 1988.

NORRIS, J.; HOFFMAN, P. Language intervention within naturalistic environments. *Language, Speech, and Hearing Services in Schools,* 1990, 21: 72-84.

SÁNCHEZ, M.; DEL RIO, M. La interacción en el aula. *Textos de Didáctica de la Lengua y de la Literatura,* 1995; 3: 24-31.

SERRA, M.; SERRAT, E.; SOLÉ, R.; BEL, A.; APARICI, M. *La adquisición del lenguaje.* Barcelona: Ariel, 2000.

TURNBULL, A.P.; TURNBULL, H.R. *Families, Professionals, and Exceptionality.* New Jersey: Prentice-Hall, 1997.

VYGOTSKY, L. *Thought and language.* Cambridge: MIT Press, 1962. (Versão original de 1934.)

_____. *Mind and society: The development of higher psychological processes.* Cambridge: Harvard University Press, 1978. (Versão original de 1935.)

WONG, L. Teachability and second language acquisition. In: RICE, M.; SCHIEFELBUSCH, R. (eds.). *Teachability of language.* Baltimore: Paul H.. Brookes Publishing, 1989; 311-332.

REFERÊNCIAS DO REVISOR TÉCNICO

NICOLOSI et al. *Vocabulário dos distúrbios da comunicação. Fala, linguagem e audição.* Porto Alegre: Artmed, 1996.

8

AQUISIÇÃO E APRENDIZAGEM DA LEITURA E DA ESCRITA: BASES E PRINCIPAIS ALTERAÇÕES

Pilar Vieiro

ABORDAGEM DO CONCEITO DE LEITURA

A leitura e a escrita são consideradas atividades instrumentais básicas de crucial importância para o indivíduo que itermedeiam qualquer tipo de aprendizagem realizada através do formato escrito. Permitem-nos, portanto, adquirir novos conhecimentos e habilidades e, inclusive, preencher momentos de lazer. Talvez por isso, Berko e Bernstein (1999) afirmem que o desenvolvimento da linguagem oral nos converte em uma espécie única que transforma nossa capacidade cognitiva (Olson, 1980, 1986), os conhecimentos que podemos obter (Havelock, 1976) e até nossa neuroanatomia (Geschwind, 1974). Nenhuma outra atividade humana alterou tanto o rumo do desenvolvimento individual e cultural (Berko e Bernstein, 1999).

No entanto, o número de processos envolvidos na leitura e sua complexa natureza transformam esta atividade em uma tarefa de grande dificuldade que culmina com a construção e integração de uma representação textual. Esta é muito mais do que a soma de significados das palavras individuais. Dessa forma, o conceito de leitura e compreensão se sobrepõem (García Madruga et al., 1995; Colomer e Camps, 1996). É evidente que a aprendizagem da leitura não pode ser entendida como uma simples aquisição de códigos gráficos, mas se trata do desenvolvimento da capacidade de elaboração e utilização da língua escrita. Tal e qual afirmam Colomer e Camps (1996), ler é algo mais do que um simples ato de decifrar mecânico (conversão grafema-fonema), é, sobretudo, um ato de raciocínio que leva o sujeito à construção ativa e consciente de uma interpretação da mensagem escrita.

Esta concepção é fruto do desenvolvimento da pesquisa em psicologia cognitiva e mais concretamente, dos avanços na inteligência artificial. Os estudos de Hall (1989), citados por Colomer e Camps (1996), resumem claramente os pressupostos fundamentais da pesquisa contemporânea sobre leitura:

1. A leitura é uma tarefa que depende de fatores perceptivos, cognitivos e lingüísticos.

2. Os processos que intervêm na leitura (perceptivos, léxicos, sintáticos, semânticos e discursivos) agem de maneira interativa.

3. Os processos de baixo nível agem automaticamente, diante dos de alto nível sobre os quais o leitor pode ter controle.

4. A leitura é uma tarefa estratégica na qual o leitor é, de um ponto de vista de atenção, seletivo.

De tudo isto se depreende a importância de uma leitura compreensiva, a qual não deve estar baseada somente no ensino de técnicas de decifração ou de decodificação, mas na interpretação e adequação dos textos aos nossos conhecimentos prévios.

PRÉ-REQUISITOS PARA A APRENDIZAGEM DA LEITURA COMO PROCESSO DE DECODIFICAÇÃO

Para que aconteça uma boa aprendizagem leitora, a criança deve ter desenvolvido alguns aspectos fonológicos, lingüísticos e cognitivos. Estes aspectos devem ser treinados, pois tanto a leitura como a escrita são ferramentas culturais e, por isso, precisam de uma aprendizagem específica que supõe a obtenção de objetivos, entre os quais se destacam:

- *Desenvolvimento da consciência fonológica* ou capacidade de transformar grafemas em fonemas. Aspecto que, segundo vários pesquisadores (Cain et al., 2000), apresenta múltiplas dificuldades para o leitor, devido, provavelmente, ao fenômeno da coarticulação[1] (ou assimilação de fonemas) e a falta de transparência na relação grafema-fonema.
- *Desenvolvimento de representações léxicais adequadas*, ou seja, representações léxicais visuais para palavras conhecidas e fonológicas para palavras desconhecidas.
- *Rima e aliteração* ou capacidade de relacionar palavras que terminam (cordão, melão) ou começam (*arma, armazém*) com a mesma sílaba ou fonema. Neste sentido, foram várias as pesquisas que mostram como os bons leitores rimam e aliteram desde idades muito tenras, sendo a tarefa de identificação de rimas um bom indicador de sucesso leitor (Cain et al., 2000; Bryant et al., 2000).
- Possuir rica *memória semântica*, isto é, ter armazenado um bom número de significados.
- Possuir uma capacidade ampla de *memória operativa*, isto é, ser capaz de manter ativo na memória um certo número de elementos com significado.

Analisemos, a seguir, estes requisitos.

Desenvolvimento da consciência fonológica

Como já indicamos anteriormente, a consciência fonológica[2] é a capacidade para transformar os grafemas em seus correspondentes sons ou fonemas. Esta tarefa é extremamente difícil, uma vez que exige considerar como sinônimos, sons correspondentes a grafemas diferentes entre si. Neste sentido, Bradley e Bryant (1983), pesquisadores destacados no estudo da leitura, afirmaram a necessidade de que a criança possua uma consciência fonológica antes de começar a ler, sendo um poderoso indicador para o sucesso na leitura.

De qualquer forma, deve-se matizar a generalização desta afirmação para línguas transparentes ou medianamente transparentes, como é o caso do espanhol.[3] Neste sentido, estudos recentes realizados pelo professor Peter Bryant, que compararam as habilidades

---

[1] N. de R. T.: Influência de uma forma sobre outro na percepção ou produção (Nicolosi et al., 1996).

[2] N. de R. T.: Moojen e colaboradores (2003, p.11) refere, que consciência fonológica envolve o reconhecimento, pelo indivíduo, de que as palavras são formadas por diferentes sons que podem ser manipulados, abrangendo não só a capacidade de reflexão (constatar e comparar), mas também a de operação com fonemas, sílabas, rimas e aliteração (contar, segmentar, unir, adicionar, suprimir, substituir e transpor). Por outro lado, consciência fonêmica é o conhecimento consciente de que palavras faladas são feitas de sons individuais separados (os fonemas). É o conhecimento de que as letras representam os sons da língua (Oliveira, J., 2003, p.28). Dessa forma, o que o autr conceitua como consciência fonológica, na realidade, é consciência fonêmica.

[3] N. de R. T.: Também é o caso da língua portuguesa.

de rima e consciência fonológica de vogais em grupos de sujeitos ingleses, espanhóis e bilíngües (espanhóis escolarizados em centros de língua inglesa), nas chamadas *oddity tasks* (tarefas de exclusão) com rimas, ritmo, detecção de sílabas e detecção de vogais mostraram que os aspectos fonológicos e, provavelmente, os ortográficos desempenham um papel muito importante na aquisição e no desenvolvimento da leitura em ambas as línguas. No entanto, os resultados também mostram que a estrutura da língua é um fator importante; assim, a rima se apresenta como um forte indicador do sucesso na leitura no inglês e não no espanhol (Bryant, 2000). Este fenômeno pode ser interpretado em termos de transparência lingüística na correspondência fonema-grafema. O espanhol é um idioma bastante transparente, apesar de existirem diversas exceções na regularidade da relação fonema-grafema. Vejamos algumas delas:

1. Em determinadas situações, um mesmo grafema compartilha sons diferentes. Por exemplo, o grafema "g" soa como a plosiva [g] quando combinado com "a", "o" e "u" (gato, gorro, gula) e soa como a fricativa [ʒ] quando combinado com "e" e "i" (gente, gigante). Do mesmo modo, o grafema "c" soa como a fricativa [s] quando combinado com os grafemas "e", "i" (cereja, cinta) e soa como a plosiva [k] quando combinado com os grafemas "a", "o" e "u" (casa, coisa, cuco).[4]

2. Em outras situações, dois grafemas diferentes compartilham um fonema, como é o caso dos grafemas "l" e "y" (llevar, e yema, em espanhol),[5] de "b" e "v" cuja pronúncia é muito semelhante (balón, vale, em espanhol),[6] ou o caso do "h" que é mudo (hoje, osso).

3. Além disso, outro fenômeno que deve ser destacado é a co-articulação, isto é, quando algum grafema é "absorvido" pelo grafema anterior, como acontece com o grafema "u" precedido do "q". O grafema "u" tem um fonema correspondente /u/ na palavra "quadro", mas não na palavra "queijo" [keyʒu].[7]

A este tipo de fatores, pode unir-se o fato apontado por Canals e colaboradores, (2000) sobre as diferenças neurológicas entre leitores de línguas diferentes. Assim, estudos como os de Lindgren, Renzi e Richman (1985; citados por Canals et al., 2000) apontam que os sujeitos disléxicos de línguas opacas (em seu estudo, americanos) mostram maiores déficits visuomotores e maior associação entre compreensão leitora e decodificação que os sujeitos disléxicos de línguas transparentes (neste caso, italianos).

Fatores lingüísticos

Na linguagem oral, as frases são mais curtas e o apoio no contexto é maior, isto é, o papel da prosódia é mais evidente. Ao contrário, na linguagem escrita temos de captar uma série de descrições que nos permitam seguir o fio da narração, pois, quando existe, o apoio contextual é menor e a prosódia é marcada pelos sinais de pontuação.

Quando as crianças começam a ler enfrentam dois "problemas": o primeiro, consiste em resolver a tarefa da conversão grafema-fonema; o segundo, em compreender um formato diferente do usual. As crianças, nos primeiros anos, estão acostumadas a compreender a linguagem oral no contexto comunicativo e, o que é pior, em alguns casos, a compreender somente ordens. Por isso, é importante que as crianças, desde os primeiros anos, escutem textos, por exemplo, narrações. Se os pais não lêem contos para seus filhos, se seu único elo comunicativo são as ordens ou não falam com a criança, é pouco provável que estes se transformem em leitores ávidos.

Uma criança que não tem um bom vocabulário, isto é, que não conhece muitas pala-

---

[4] N. de R. T.: Também ocorre no português.
[5] N. de R. T.: No português, os grafemas "j" e "g" compartilham o mesmo som [ʒ] assim como os grafemas "x" e "ch" compartilham o som [ʃ].
[6] N. de R. T.: No português, não há semelhança entre "b" e "v". O primeiro é considerado um som plosivo e o segundo, fricativo.

[7] N. de R. T.: Também ocorre no português.

vras, precisa criar novas unidades fonéticas para cada uma das palavras desconhecidas que encontrar no livro texto; mas, se ao contrário, possui um vocabulário amplo já terá o significado da palavra e a unidade de produção fonêmica e, somente, terá de unir a nova unidade visual aos componentes já presentes. Além disso, uma criança que desde muito pequena está acostumada a escutar o formato escrito, isto é, uma criança a quem seus pais lêem contos ou qualquer tipo de superestrutura expositiva, terá mais facilidade para ler compreensivamente. Um exemplo disto encontramos no pronto aparecimento das superestruturas narrativas (Vieiro et al., 1997), que surgem na idade de 5 ou 6 anos; isso, sem dúvida, é devido ao fato de as crianças desde tenra idade estarem expostas à escuta de contos. Não acontece a mesma coisa com os textos expositivos cujas superestruturas, como estratégias de organização de lembrança, aparecem em uma idade tardia. Por isto, se os pais lessem para seus filhos, desde pequenos, textos de natureza expositiva, embora sem a intenção de serem compreendidos, possivelmente este tipo de superestrutura surgiria antes. Não podemos esquecer que as estratégias superestruturais são adquiridas por exposição repetida.

Fatores cognitivos

Quanto melhor organizado estiver o sistema cognitivo de uma criança, mais fácil será aprender a ler. Não vamos fazer uma análise exaustiva de todos os componentes do sistema cognitivo que participam na leitura, porque são muitos. Limitaremo-nos a recordar os mais relevantes.

1. *A capacidade da memória operativa* (MO).[8] Os estudos evolutivos demonstram a capacidade limitada de MO das crianças. Neste sentido, é fácil adivinhar que as crianças pequenas terão dificuldades para a compreensão de frases longas que ultrapassem sua capacidade de MO (Seigneuric et al., 2000).

2. *A memória conceitual ou sistema semântico.* Quanto mais significados a criança tiver armazenados, mais fácil será estabelecer representações entre as diversas palavras. É difícil formar uma representação de uma ou várias palavras se não conhecermos seu significado. Neste sentido, vários estudos demonstraram que o nível de vocabulário é um bom índice da complexidade do aparato conceitual do leitor (Anderson e Shiffrin, 1980) e, de fato, existe uma alta correlação entre as pontuações de vocabulário e compreensão, até o ponto de que o vocabulário é o melhor indicador da compreensão (Rosenshire, 1980), embora não seja a única causa.

3. Os *esquemas de conhecimento.* Permitem entender os textos, isto é, criar um modelo mental da representação textual (situação, objetos, pessoas, relações conceituais, etc.). Esta representação não é tanto do texto, mas produto do conhecimento do mundo que permitirá, ao leitor, a elaboração das inferências, isto é, a elaboração da informação não-explícita no texto necessária para sua compreensão. Para isso, o leitor deverá adequar o que lê aos conhecimentos prévios que possui.

COMO TREINAR E AVALIAR O PROCESSO DE LEITURA?

Processos perceptivos visuais

Na linguagem escrita, a primeira operação que realizamos ao ler é a de extrair os sinais gráficos escritos do papel para sua posterior identificação. Esta tarefa consta de várias operações consecutivas, a primeira das quais é a de direcionar os olhos para os diferentes pontos do texto que vamos processar. E, embora quando lemos tenhamos a impressão de que nossos olhos percebem as palavras à medida que avançam de forma contínua e uniforme através das linhas escritas, essa im-

---

[8] N. de R. T.: A memória operativa também é conhecida como memória de trabalho ou memória ativa. Para Kandel e colaboradores (1997) é o armazenamento temporário da informação que será usada para guiar ações futuras.

pressão é errônea. Há mais de um século, se sabe que quando uma pessoa lê um texto seus olhos avançam em pequenos saltos, chamados *movimentos sacádicos*, que se alteram com períodos de fixação em que permanecem imóveis. Os momentos de fixação permitem ao leitor perceber uma parte do material escrito e os movimentos sacádicos o transportam para o ponto seguinte do texto.

Para o registro e a análise dos movimentos oculares são utilizados sofisticados instrumentos, em situação de laboratório, através dos quais podemos observar os sacádicos, as *regressões* (movimentos oculares para trás) e os tempos de fixação. Se não fosse uma técnica tão custosa em tempo e recursos, seria a técnica recomendável para uma medida *on-line*.

O modelo de movimentos oculares em um bom leitor é o seguinte: fixações variáveis segundo a natureza da palavra (fixa-se nas palavras-conteúdo, pulando as palavras funcionais, e dentro das palavras-conteúdo o tempo de fixação é variável em função da carga cognitiva da palavra; deste modo, o bom leitor realizará uma fixação maior nos verbos, nos substantivos e, por último nos advérbios e adjetivos); os sacádicos são amplos e farão poucas regressões. Fazendo exceção a esta regra, se fixará sempre na primeira palavra de cada linha impressa, independentemente de a natureza desta ser conteúdo ou função. Ao contrário, um mau leitor apresentará tempos de fixação constantes, sacádicos pouco amplos e uma infinidade de regressões.

Até aqui, todos os pesquisadores parecem estar de acordo. O problema surge quando se propõe como a *análise visual* é executada. Em princípio, cabe supor que, se as palavras são formadas por letras, quando queremos reconhecer uma palavra teremos de identificar previamente as letras que a compõem. No entanto, muitos estudos colocam em dúvida esta afirmação.

Em geral, podemos estabelecer dois tipos de posturas a respeito, os defensores da *hipótese do reconhecimento prévio das letras* e os defensores do *reconhecimento global da palavra*. Atualmente se defende uma análise global da palavra para a leitura de palavras conhecidas e uma análise letra-por-letra para a leitura de palavras desconhecidas. Durante a aprendizagem da leitura devemos procurar uma leitura global, devido, fundamentalmente, a uma restrição cognitiva própria das idades iniciais e que tem a ver com a limitada capacidade de MO. Se esta capacidade, em um sujeito adulto, oscila entre cinco e nove unidades de processamento, temos de pensar que em uma criança que começa a decodificar, a capacidade é muito menor. Portanto, quanto maiores forem as unidades de processamento, melhor será o processamento e quanto mais a criança fraciona as palavras tanto antes estará saturada sua capacidade de memória operativa.

No nível perceptivo precisamos trabalhar ou intensificar a análise global da palavra e para isto, são desenvolvidos métodos de aprendizagem da leitura denominados analíticos ou globais. Essa defesa se assenta, fundamentalmente, em dois princípios psicológicos fundamentais: a) *princípio de globalidade*: o pensamento da criança quando começa a aprender a ler é um pensamento sincrético, isto é, percebe melhor o todo do que as partes; b) *princípio de interesse*: é mais funcional, mais significativo aprender palavras com significado (cf. casa, mesa, criança) do que letras ou sílabas isoladas (mi, pa, ta, etc.).

Acesso ao significado

Uma vez que o leitor tenha reconhecido a palavra, deve ter acesso ao vocabulário. No *nível lexical* o leitor ou ouvinte decodifica os padrões de figuras, constitui as letras, integra as sílabas em palavras e busca seu significado na memória semântica. Para chegar ao significado a partir das palavras escritas ou ouvidas existem duas vias diferentes: a rota visual e a rota fonológica.[9]

A *rota visual* consiste em comparar a forma ortográfica da palavra, ou o som, com uma série de representações armazenadas na memória para comprovar com qual delas se encaixa. Para isso, o leitor segue uma série de passos: em primeiro lugar, faz uma análi-

---

[9] N. de R. T.: A rota visual também é reconhecida como rota lexical ou direta e a fonológica, como rota auditiva ou indireta.

se visual ou auditiva da palavra; em seguida, o resultado desta análise é transmitido a um armazém de representações ortográficas ou fonológicas de palavras denominado "léxico visual" onde, por comparação com as unidades armazenadas, a palavra é identificada, e, finalmente, a unidade lexical ativará a correspondente unidade de significado situada no "sistema semântico". Mas se, além de compreender a palavra, deve lê-la em voz alta, a representação semântica ativará a correspondente representação fonológica localizada em outro armazém lexical, o denominado "léxico fonológico", e, daí, vai se depositar no "armazém articulatório" pronta para ser emitida.

Porém, esta rota só pode funcionar com as palavras que o leitor reconhece visualmente, isto é, com as que fazem parte de seu léxico visual, mas não serve para as palavras desconhecidas nem tampouco para as pseudopalavras (que não têm representação lexical). Neste caso, os leitores utilizam a rota fonológica que consiste em identificar as letras que compõem a palavra, no sistema de análise visual, em seguida recuperarão os sons que correspondem a essas letras mediante o denominado "mecanismo de conversão grafema-grafema-fonema", e, uma vez recuperada a pronúncia da palavra, consulta-se no "léxico auditivo" a representação que corresponde a esses sons, tal como ocorre na linguagem oral. Finalmente, esta representação ativa o significado correspondente no sistema semântico. Para que esta rota funcione é necessário relacionar os fonemas e as letras (Schwanenflugel e Akin, 1994; Thompson e Johnston, 2000). Por isso, em um primeiro momento, se deve trabalhar o acesso à representação fonológica da palavra. No entanto, pouco a pouco e devido à quase total transparência do idioma castelhano, deve-se introduzir a criança na aprendizagem de uma representação visual da palavra. Com isto evitaremos possíveis problemas de escrita, como veremos ao longo deste capítulo.

A capacidade que uma pessoa possui para dividir as palavras em sons pode parecer uma tarefa trivial. No entanto, pode acontecer que muitas crianças quando começam a aprendizagem da leitura não tenham consciência da existência dos segmentos dos sons nas palavras, pois o mais importante para elas é o significado das mesmas (Cain et al., 2000; Rodrigo e Jiménez, 2000). Neste sentido, as crianças com problemas de leitura compartilham a especial dificuldade para adquirir a "consciência fonológica".

Para trabalhar a consciência fonológica recomenda-se a realização de exercícios do tipo:[10]

1. Jogo do eco. O professor dirá uma palavra e as crianças são orientadas em repetir a última letra como se fosse um eco: Casa aaaaa.... Mono ooooo....

2. Escuta de contos em que se insiste na produção de um determinado fonema ("conto do o"). *"Loló viu um ogro quando estava só. Nunca tinha visto um ogro, mas uma ovelha, uma onça e um ouriço. Se este conto te parece curto, amanhã contarei outro".*[11]

3. Exercícios nos quais se trabalha as sílabas como elementos da palavra, insistindo em grupos de fonemas:

   ☆   ➚   ♥   ❀
   es-tre-la   fle-cha   co-ra-ção   flor

4. Tarefas de exclusão de sons (excluir a primeira letra destas palavras e depois ler em voz alta): c/ asa; a/ sa; m/ esa; p/ isa; m/ esa.

5. Atividades de soletração e conhecimento dos fonemas: c-a-s-a b-r-i-l-h-o– q-u-e-m (observe-se que devem ser combinadas palavras com sílabas, diretas, inversas, mistas, assim como palavras nas quais algum fonema é absorvido por outro quando lemos globalmente, como é o caso do fonema /u/ na palavra *quem*).

---

[10] N. de R. T.: Como leitura complementar sugere-se o livro *Distúrbios de leitura e escrita*: teoria e prática, organizado por Santos e Navas (2002); o *ABC do alfabetizador* escrito por Oliveira (2003); o livro *Consciência fonológica: atividades práticas* de Almeida e Duarte (2003) e Adams, M. et al. *Consciência fonológica em crianças pequenas*. Porto Alegre: Artmed, 2006.

[11] N. de R. T.: No original "Loló vio una oca cuando estaba solo. Nunca habia visto una oca, pero si una oveja, una oruga y una osa. Si este cuento te parece corto mánana te contaré otro".

6. Atividades de identificação de sílabas: ca-sa; me-sa; mo-la; la-ta (são combinados todos os tipos de sílabas).

7. Atividades de identificação de vogais: queijo; casa; mesa.

Diretamente relacionada com o tema da consciência fonológica está a capacidade para produzir rimas e aliterações. Atualmente se sabe que leitores atrasados apresentam sérios problemas para identificar rimas e aliterações levando tais habilidades a serem consideradas pré-requisitos de aprendizagem da leitura. O trabalho com rimas deve começar com rimas e aliterações de monossílabos, para progressivamente passar para os polissílabos.

A habilidade de consciência fonológica permitirá uma adequada representação fonológica das palavras; no entanto, é conveniente que o leitor passe o quanto antes para uma representação visual do vocábulo. Para conseguir uma análise visual da palavra, podemos fazer, por exemplo, exercícios de discriminação de homófonos, de pseudo-homófonos; identificar palavras escritas incorretamente, ou por inversão de letras, ou por falsas uniões ou divisões.

1. Tarefas de discriminação de homófonos, isto é, de palavras fonologicamente iguais, grafêmica e semanticamente diferentes e, ambas, são ortograficamente corretas: posso/poço; concerto/conserto (a dificuldade que os sujeitos têm para identificar homófonos é sintoma de utilização da rota fonológica).

2. Tarefas de decisão lexical com pseudo-homófonos, isto é, palavras fonologicamente iguais, mas grafemicamente diferentes e, além disso, o pseudo-homófono é ortograficamente incorreto: casa/caza; chuva/xuva; geito/jeito (os sujeitos que não realizam corretamente esta tarefa lêem pela rota fonológica).

3. Tarefas de tempo de leitura com palavras de extensão distinta: casa, cachorrinho, lobo, armário (as crianças que demoram mais para ler a palavra longa apresentam o sintoma de uma leitura letra-por-letra).

Processamento sintático e semântico

O processamento lexical é uma condição necessária, mas não suficiente para entender o texto. As palavras isoladas não transmitem informação, mas é necessário estabelecer uma relação entre elas para compreender a mensagem. Através do processamento sintático, o leitor atribui rótulos aos diversos componentes da oração, especificando qual é a relação entre eles. Embora o processamento sintático seja necessário para realizar o processamento semântico, é independente deste. Assim, há orações que são sintaticamente iguais, mas semanticamente diferentes: *O cachorro mordeu o gato/ O gato mordeu o cachorro.*

Ao contrário, existem frases sintaticamente diferentes, mas semanticamente iguais: *O cachorro mordeu o gato/ O gato foi mordido pelo cachorro.*

O processamento sintático dá lugar ao uso das seguintes estratégias: a) permite ao leitor estabelecer a ordem das palavras; b) estabelece a relação entre as palavras-conteúdo e as palavras funcionais, por exemplo, saber que o artigo é colocado antes do nome; c) atribui o significado às palavras, isto é, o leitor sabe que se tem um verbo animado, o sujeito também será e d) elabora estruturas sintaticamente diferentes graças aos sinais de pontuação, como podemos observar no seguinte exemplo:

Enquanto a criança comia o frango, fazia ruído.
Enquanto a criança comia, o frango fazia ruído.

Trabalhar o processador sintático supõe a realização de atividades favorecedoras da capacidade de memória operativa (memorização de dígitos, letras, palavras, etc.) e atividades que incentivem o uso de chaves sintáticas (apresentar um desenho com várias orações e o leitor deve apontar aquela que corresponde ao desenho, ou apresentar vários desenhos com somente uma oração e indicar a que desenho se refere a oração).

Por sua vez, o processamento semântico é crucial para que aconteça a compreensão da linguagem. Através deste, são estabelecidas as relações de significado da oração. Enquanto no processamento sintático se realizam processos de baixo nível ou microprocessos, no nível semântico se fala de macroprocessos, uma vez que o leitor não somente tem de compreender as palavras, analisar e conhecer suas relações, mas também tem de organizar os conhecimentos e conceitos que o texto comunica.

O funcionamento do processamento semântico é visto claramente diante da compreensão de frases com verbos polissêmicos uma vez que é o significado do contexto que permite descobrir a verdadeira significação do verbo. Por exemplo, em *minha mãe fez batatas fritas*, graças ao processamento semântico sabemos que o verbo *fez* tem, neste caso, o significado de *fritar*.

Para favorecer o bom uso do processador sintático, devem ser trabalhadas atividades relacionadas com os seguintes aspectos:

1. Capacidade de memória operativa: a) recordar elementos de uma figura; b) recordar dígitos, letras ou palavras em ordem direta ou inversa e c) recordar a última palavra da frase aumentando o número de frases de cada seqüência.[12]

2. Incentivar o uso das chaves sintáticas indicando qual, dentre várias frases, representa a idéia de uma figura.

Quanto a atividades que favorecem o acesso ao processamento semântico, estariam todas aquelas dirigidas a:

1. Escrever o significado dos verbos de determinadas expressões: *João acertou na mosca com aquela resposta / Com aquele professor choviam suspensos*.

2. Organizar figuras conforme a seqüência lógica da ação.

3. Organizar orações na seqüência lógica, formando um texto.

COMO COMPREENDER E APRENDER A PARTIR DE UM TEXTO?

Existem, fundamentalmente, três linhas de pesquisa que estudam os processos que intervêm na compreensão do discurso:

1. Modelos estruturais que explicam qual é a organização interna dos textos, isto é, os esquemas que nos guiam na hora de organizar ou estruturar os textos. Em geral, segundo sua superestrutura, os textos se dividem em narrativos e expositivos.

Abaixo, apresentamos um exemplo de como se extrai a superestrutura narrativa de um texto conforme a gramática de Thorndyke (1977), atividade útil para ajudar os leitores a descobrir a organização de um texto, assim como sua recordação.

MARCO
1. Era uma vez
2. em um longínquo país
3. um leão orgulhoso

TEMA
4. que acreditava ser o rei da selva
5. por isso, não permitia
6. que ninguém se aproximasse.

TRAMA
EPISÓDIO 1
7. Um dia sentiu que um mosquito que passava por ali
8. o tocou.
9. Como se atreve a se aproximar de mim, inseto desprezível? Rugiu o leão.
10. Você acha que eu tenho medo porque você é grande?
11. Ou porque o chamam de rei da selva?

---

[12] N. de R. T.: Um bom exemplo, com palavras, seria a brincadeira " Fui ao mercado.". Quem inicia a frase diz o que comprou. O subsequente repete exatamente o que o outro falou e acrescenta um novo item, e assim sucessivamente (Fui ao mercado e comprei...).

12. Você precisa de uma boa lição, meu amigo.
13. Agora vou lhe ensinar quem é o mais forte dos dois.

EPISÓDIO 2
14. O mosquito tomou impulso
15. e se lançou vertiginosamente no pescoço do leão
16. o qual, inutilmente, tentou detê-la agitando as patas e rugindo.
17. Enfurecida por semelhante afronta, a fera, com os olhos flamejantes, começou a dar patadas e a dar rabadas em seu próprio pescoço,
18. onde havia pousado o inseto.
19. Parecia enlouquecido
20. e rugia espantosamente,
21. retorcendo-se e rolando no chão com a boca cheia de baba pela raiva.

EPISÓDIO 3
22. Enquanto isso, o mosquito deixou o pescoço do leão
23. e picou-lhe o lombo, depois na pata e depois, no focinho.
24. Quando, por cúmulo da humilhação, se meteu no nariz
25. e lhe fez cócegas,
26. o rei da selva se irritou de tal maneira
27. que seus gritos fizeram tremer os bosques ao seu redor.
28. Revirou-se no chão,
29. contorceu-se,
30. ficou ensangüentado tentando pegar com as garras.
31. Finalmente, exausto, deixou-se cair por terra
32. e se deu por vencido. Vencido por um mosquito!

EPISÓDIO 4
33. Sentia que seria o animal mais forte do mundo
34. e correu a anunciar por toda parte sua vitória.
35. mas não voou muito longe
36. porque topou com uma teia de aranha.
37. Suas intenções de se vangloriar duraram pouco tempo,
38. pois caiu na armadilha da aranha.

RESOLUÇÃO: SUCESSO + CONSEQÜÊNCIA
39. Quando a aranha se deu conta do acontecido,
40. correu para ver
41. quem se debatia na teia.
42. Julguei que tinha capturado um animal mais importante,
43. mas este não é nada,
44. e a engoliu de uma só vez.

Quanto às superestruturas expositivas, Meyer (1984) estabeleceu cinco tipos de relações retóricas: descrição, comparação, seqüência, esclarecimento e causa (Tabela 8.1).

Tabela 8.1 Tipos de superestruturas expositivas

Tipo de texto	Superestrutura	Palavras-chave
Textos descritivos	Idéia principal + detalhes	Ausência de palavras-chave
Textos comparativos	Dois ou mais grupos de idéias com seus respectivos detalhes comparados 2 a 2	Em contraste com, por outro lado, do, mais do que, menos do que, tão..., como, tanto quanto, etc.
Textos causais	Causa + efeito	A causa, devido a, como resultado de, etc.
Textos informativos	Problema + solução	O problema é, a resposta é, etc.
Textos seqüenciais	Ordem temporal dos eventos	Em primeiro lugar, em seguida, finalmente, seguidamente, por último, etc.

Fonte: Meyer, 1999.

2. Modelos macroestruturais que dão uma explicação sobre como podem ser construídas ou extraídas as idéias principais de um texto, processo que é realizado através do que Kintsch e van Dijk (1978) denominaram estratégias macroestruturais. Este tipo de estratégias permite passar da microestrutura do texto (número de idéias do texto, tanto principais como secundárias) para a macroestrutura textual (idéias principais do texto). Existem quatro tipos de macroregras (Tabela 8.2).

3. Modelos mentais que afirmam que a identificação das idéias principais ou compreensão do discurso não termina com a construção de macroestruturas, mas com uma integração do novo nos conhecimentos prévios. Quando isto ocorre, a verdadeira compreensão acontece. Mas, para isto, o leitor precisa ativar seus conhecimentos prévios, o que lhe permitirá entender ou conectar determinadas partes do texto. Ambas operações supõem incorporar o que o texto nos diz em nossos conhecimentos prévios e, portanto, ir mais além; esse processo é denominado *processo inferencial*. Neste sentido, torna-se fundamental a ativação do que se costuma chamar de *esquemas cognitivos*, que seriam representações de alto nível que, normalmente, incluem conhecimento genérico e que se referem a eventos, seqüências, situações, relações ou objetos.

Quando o leitor põe em funcionamento esta complexa trama de relações, se diz que ele aprende a partir do texto.

ALTERAÇÕES NA APRENDIZAGEM DA LEITURA

Para conceituar o termo *dificuldade de leitura*, basearemo-nos em dois dos principais sistemas diagnósticos: a CID-10 (*Classificação Internacional de Doenças*, OMS, 1992) e o DSM-IV-TR (*Manual diagnóstico e estatístico de transtornos mentais*). Como veremos a seguir, ambos apresentam coincidências importantes em relação ao uso dos critérios de exclusão e de discrepância.

Os modelos de diagnóstico dos transtornos de leitura CID-10 (OMS, 1992) são os seguintes: a) o rendimento na leitura deve ser significativamente inferior ao esperado para

Tabela 8.2   Tipos de estratégias macroestruturais segundo o modelo de Kintsch e van Dijk

Tipo de macrorregras	Definição	Microestrutura	Macroestrutura
Macrorregra de construção	Uma série de proposições é enunciada de maneira diferente de como aparecem, mas conservando seu significado	*Maria subiu ao monte, contemplou a paisagem e decidiu tomar ali sua merenda.*	*Maria comeu uma comida campestre.*
Macrorregra de seleção	Suprime uma proposição que é redundante	*Minha mãe estendia a roupa, pegava os prendedores e pendurava no varal cada peça de roupa.*	*Minha mãe estendia a roupa.*
Macrorregra de supressão	São eliminadas proposições irrelevantes	*Ontem vi teu primo passeando na praia com uma calça roxa.*	*Ontem vi teu primo na praia.*
Macrorregra de generalização	São englobados diversos conceitos em um conceito superordenado	*Comprei um vestido, uma calça e uma camisa.*	*Comprei roupa.*

Fonte: Kintsch e van Dijk, 1978.

sua idade, inteligência e nível escolar; b) o déficit deve ser precoce, isto é, deve apresentar-se desde a infância, e não ter sido adquirido posteriormente e c) devem estar ausentes fatores externos que possam justificar as dificuldades de leitura.

Além disso, é oferecida uma descrição do tipo de dificuldades presentes desde o começo da escolarização. Em um primeiro momento, costuma-se observar dificuldades para dizer o alfabeto, para fazer rimas simples, para nomear as letras e categorizar os sons; posteriormente, durante a leitura, costumam ser produzidas omissões, substituições, distorções, adições, leitura lenta, vacilações, falsos inícios, inversões e incapacidade para lembrar o que foi lido, bem como para extrair a idéia principal e para fazer inferências.

O DSM-IV-TR, por sua vez, estabelece os seguintes critérios para considerar que existe um transtorno de leitura, considerado este como um transtorno de aprendizagem: a) o rendimento na leitura (velocidade, exatidão, compreensão) medido através de provas padronizadas e administradas individualmente se situa abaixo do esperado para a idade cronológica, o quociente intelectual (QI) e a escolaridade; b) a alteração do critério anterior interfere significativamente no rendimento acadêmico ou nas atividades da vida cotidiana que exigem habilidades leitoras e c) se há déficit sensorial ou retardo mental, as dificuldades para a leitura excedem às habitualmente associadas ao transtorno.

Dislexia evolutiva ou de desenvolvimento[13]

Conceituação

São chamadas *disléxicas evolutivas* aquelas crianças que sempre tiveram problemas na leitura e nos quais as dificuldades não são explicadas por outras categorias diagnósticas.

As características específicas da criança disléxica evolutiva são: a) costuma ser freqüente na 2ª e 3ª séries do ensino fundamental; b) a leitura é caracterizada por omissões, distorções e substituições de letras ou sílabas e, em alguns casos, de palavras e c) o problema é generalizado para todas as aprendizagens mediadas pela leitura, excluindo-se, portanto, dificuldades na matemática e na expressão escrita.

Fatores causais

Seguindo a classificação de Miranda e colaboradores (2000), enumeramos os principais fatores causais da *disléxica evolutiva*:

1. *Fatores genéticos*. Na perspectiva biológica, considera-se que a dislexia está praticamente determinada por fatores genéticos, apoiando-se em estudos que mostram que: a) existe alta incidência da dislexia entre irmãos, pais e outros familiares (Hallgreen, 1950; Thompson, 1992); b) as diferenças individuais na leitura costumam situar-se nos genes (Cardon et al., 1994; LaBuda e DeFries, 1988) e c) existe maior incidência em homens do que em mulheres (Pennington, 1990; Vogel, 1990)

2. *Fatores neurológicos* relacionados com a falta de maturação do hemisfério esquerdo (Rourke, 1976).

3. *Fatores visuoperceptivos* relacionados com déficit visual, óbvio na dificuldade para recordar visualmente símbolos não-familiares, assim como no modelo de movimentos oculares durante a leitura, com tempos de fixação longos, abundantes regressões e sacádicos pouco amplos (Livingston et al., 1991; Willows et al., 1993).

4. *Fatores verbais* relacionados aos aspectos fonológicos (Snowling, 1991), lexicais (Felton e Wood, 1992), sintáticos (Bryant et al., 1998) e semânticos (Vellutino et al., 1995).

5. *Fatores temporais*, isto é, déficit no processamento temporal, o que significa que as crianças disléxicas precisam de intervalos de tempo maiores para reconhecer dois estímulos apresentados de forma seqüencial (Boden e Brodeur, 1999).

---

[13] N. de R. T.: Como leitura complementar, sugere-se o livro de Shaywitz, S. *Entendo a dislexia*, publicado pela Artmed, 2006.

6. *Déficit no processamento automático*, isto é, na capacidade para nomear ou processar letras, dígitos, cores, desenhos, etc. (Snowling, 1991)

Tipologia

Durante muitos anos, se manteve a classificação defendida por Boder (1970, 1973) realizada em função da execução em testes de leitura e de escrita. Falava-se em três tipos de dislexia:

1. *Dislexia disfonética*: devido ao uso inadequado da rota fonológica durante a leitura.
2. *Dislexia disseidética*: devido ao uso inadequado da rota visual.
3. *Dislexia aléxica*: déficit na análise fonológica e na capacidade de perceber palavras como *gestalts*.

No entanto, atualmente diversos autores ressaltaram a importância dos fatores relacionados com o acesso ao léxico (Castles e Coltheart, 1993; Bryant e Bradley, 1998). Dessa forma, surge uma nova classificação, baseada no modelo de dupla rota que aceita que os disléxicos devem ser classificados em função do fracasso em algum dos sistemas de funcionamento implicados na leitura. Assim, fala-se de dislexia fonológica e superficial:

1. *Dislexia fonológica*. As crianças que não utilizam adequadamente a rota fonológica e usam exclusivamente a rota visual para a leitura são consideradas disléxicas fonológicas. Esses sujeitos apresentam: a) erros de lexicalização, isto é, lêem uma pseudopalavra como uma palavra do idioma (p. ex., *LOGA* por *LOJA*); b) erros de conversão grafema-fonema; assim, possuem dificuldade para ler palavras desconhecidas e não-palavras; c) erros fonológicos quando substituem um fonema por outro com o qual compartilha traços fonológicos, veja-se modo ou ponto de articulação; d) erros morfológicos ou derivativos, isto é, modificação nas variantes do morfema (p. ex., *viverá* por *viveu*), adições, substituições, inversões, etc., de letras, sílabas ou ambas e e) erros na leitura de palavras longas, tanto regulares como irregulares, em comparação com as curtas que são lidas corretamente.

2. *Dislexia superficial*. São disléxicos superficiais aqueles sujeitos que têm problemas na rota visual, isto é, lêem somente fonologicamente. Estes sujeitos costumam apresentar: a) erros na consciência da palavra, o que provoca divisões de sílabas dentro da mesma palavra ou uniões entre sílabas de palavras diferentes; b) erros fonológicos derivados da má aplicação das regras de acentuação (p. ex., *arvôre* por *árvore* ou *anímo* por *ânimo*); c) regularização ("ochigênio") d) erros na identificação de grafemas com traços gráficos semelhantes (bola/dola) e e) repetições, retificações, vacilações, silabação.

Avaliação

Em primeiro lugar, o especialista deve analisar o histórico educativo e evolutivo pessoal do aluno. Para isso, costumam ser feitas entrevistas não-estruturadas ou semi-estruturadas (para uma revisão mais exaustiva, ver Miranda et al., 2000). Através das primeiras, se obtém informação sobre as expectativas, percepção, atitudes, etc. dos pais, dos professores e do próprio sujeito. Através das entrevistas semi-estruturadas, se reúne informação sobre os diversos aspectos da problemática do estudante: a) história clínica e evolutiva sobre as aquisições lingüísticas, cognitivas, motoras e habilidades de autonomia pessoal; b) história médica sobre as enfermidades sofridas e realização de um exame oftalmológico e auditivo; c) história familiar e d) histórico acadêmico.

Esta abordagem do problema nos dará informação sobre seus antecedentes e nos permitirá descartar dificuldades visuais, auditivas ou emocionais como causas do problema.

Em segundo lugar, faremos uma avaliação individual da leitura e da inteligência da criança. A avaliação da leitura pode ser feita através de testes de leitura padronizados ou de uma avaliação funcional dos processos de leitura.

1. Avaliação através de provas padronizadas. O Teste de Análise de Leitura e Escrita (TALE), PEREL ou a prova de avaliação dos Processos Leitores (PROLEC) são ferramentas úteis para avaliar o processo leitor. Porém, se o que pretendemos é medir o QI, pode ser especialmente útil a escala WISC-R (Wechsler,1993), amplamente utilizada no diagnóstico de sujeitos disléxicos (Tansley e Panckhurst, 1981).

2. Avaliação funcional. Para fazer uma avaliação funcional, temos de começar pela seqüência apresentada a seguir. Nela enumeramos os aspectos que devem ser estudados, sem nos determos em atividades concretas, posto que exemplos de cada uma delas já foram tratados no item dedicado ao treinamento em processos de leitura (para uma revisão mais exaustiva, podem ser consultados Cuetos, 1991, ou Vieiro et al., 1999): a) a análise visual a fim de decidir se é global ou letra-por-letra, através de técnicas de tempo de leitura de palavras curtas/longas e de palavras ou não-palavras; b) acesso lexical através de tarefas de discriminação e compreensão de homófonos, decisão lexical com pseudo-homófonos, rima e aliteração, consciência fonológica (soletração, identificação de sílabas, identificação de vogais) e c) MO (recordação de números e de palavras na ordem direta e inversa, recordação de palavras no contexto, recordação de palavras com apoio visual, recordação da última palavra da frase).

Linhas atuais na intervenção[14]

Enfoque neuropsicológico de Bakker. Este método se baseia na estimulação do hemisfério cerebral menos ativo, ou seja, do esquerdo, mediante a estimulação hemisférica específica, ou visual apresentando letras ou palavras no hemicampo visual esquerdo (tipo F) ou no direito (tipo L); mediante estimulação tátil, na qual as crianças tocam as letras com a mão esquerda (tipo Fonológica) e com a direita (tipo Lexical) ou mediante estimulação alusiva hemisférica em que a criança com dislexia "tipo F" deve ler um texto com caixa alterada, isto é, combinando maiúsculas e minúscula *BalCãO, GatO* já para a criança com dislexia "tipo L", são apresentadas algumas letras borradas ou ausentes a fim de utilizar pista contextual para sua decifração.[15]

Intervenção a partir da psicologia cognitiva. Das e colaboradores (1995), a partir do modelo de integração da informação PASS (planejamento, atenção, processamento sucessivo e simultâneo), analisaram as dificuldades dos sujeitos disléxicos em decodificação e fonemas o que foi foi denominado *enfoque cognitivo de Das*. A partir dele, foi elaborado um programa para a melhoria da leitura (PREP: Pass Remedial Program), que foi adaptado por Molina e Garrido (1997). Nele são trabalhados os seguintes aspectos: a) memorização de matrizes de maneira seqüencial, primeiro através de desenhos e, depois, através de palavras; b) união de figuras, começando com figuras geométricas (grupos de triângulos, quadrados, retângulos, etc.) para continuar com a busca de letras para formar palavras; c) seqüência memorizada de elementos, primeiro com figuras e, depois, com palavras; d) união de letras através de linhas e letras unidas por linhas que formam palavras (os alunos seguem a linha com os olhos e identificam a palavra); e) relação de partes, primeiro com animais (p. ex., relacionar partes traseiras e dianteiras de animais) e, depois, relacionando palavras afins; f) lembrança de matrizes de números e letras e de palavras afins e não afins; g) verificação de significados através de desenhos; h) organização de formas geométricas e de animais em um espaço conforme o conteúdo de uma história; i) comparação de desenho com forma abstrata e classi-

---

[14] N. de R. T.: Outras sugestões são discutidas no artigo "Diagnóstico e reabilitação da dislexia: uma visão neuropsicológica", de Alvarez e colaboradores publicado em 1999 pela revista do CEFAC.

[15] N. de R. T.: Um ótimo material adaptado de um livro argentino é *O LEITURÃO*: jogos para despertar leitores, criado por Maite Alvarado, publicado pela Ática, 1996.

ficação de orações e j) identificação de desenhos e de solução de problemas (p. ex., sair de um labirinto ou qualquer outra tarefa que requeira um certo grau de planejamento).

Como podemos ver, cada grupo de tarefas possui vários graus de dificuldade; em princípio, se trabalha com material não-lingüístico para que a criança se familiarize com a tarefa.

A aplicação do programa pode ser individual ou em pequenos grupos, e a instrução exige de 15 a 18 horas divididas aproximadamente em 12 semanas (para uma leitura mais exaustiva deste programa, ver Molina e Garrido, 1997).

A seguir, apresentamos um *programa de treinamento em dislexia fonológica* (Vieiro, 2000). Em nosso estudo participaram 25 crianças disléxicas fonológicas que apresentavam, na avaliação inicial, as seguintes características: a) dificuldades em tarefas de consciência fonológica relacionadas, fundamentalmente, com a identificação de vogais e de consoantes, redução de encontros consonantais e dos ditongos, ausência de rima e aliteração, erros de lexicalização; b) substituição de palavras por outras visualmente semelhantes e c) pouca amplitude de MO (2) e capacidade pobre de memória semântica. A idade média das crianças era de 8 anos e 2 meses.

O programa foi desenvolvido em sessões de 40 minutos, dois dias por semana, durante dois meses. Este programa contemplava o trabalho nas seguintes áreas:

1. Consciência fonológica: soletração, identificação de sílabas, identificação de vogais.

2. Rima e aliteração de monossílabos e polissílabos.

3. Acesso lexical: discriminação de homófonos, decisão lexical com pseudopalavras, consciência de palavra.

4. Memória operativa e semântica: recordação de elementos de uma figura, recordação de palavras, letras e números em ordem direta e invertida, vocabulário na escala WISC.

Para treinar o processo de leitura, também podem ser úteis as fichas de trabalho da *Coleção atenção para a diversidade,* da Editorial Promelec, dentro do Programa de Melhoria da leitura e da escrita: *Metacompreensão leitora,* de Antonio Vallés; *Programa para o desenvolvimento da habilidade leitora,* de M. Carrillo; *Programa de estratégias cognitivas e metacognitivas para compreender a leitura, Compreensão leitora 1 e 2,* de Antonio Vallés; *Programa de habilidades lingüísticas de segmentação de palavras,* de Antonio Vallés.

Dislexia profunda ou adquirida

Conceituação

Disléxicos profundos são aqueles que, no princípio, não tiveram problemas para aprender a ler, mas que, mais adiante, devido a algum tipo de lesão cerebral, perderam sua capacidade de ler ou lêem com maior dificuldade.

Por haver diversidade nestas pessoas, os pesquisadores foram levados a falar de três tipos de dislexia adquirida, como veremos a seguir.

Tipologia

1. *Dislexia adquirida profunda.* Pertencem a este grupo os sujeitos que são praticamente incapazes de fazer uma análise fonética e, portanto, incapazes de decifrar palavras sem sentido ou novas palavras. Além disso, na leitura, costumam substituir palavras por outras com familiaridade semântica (p. ex., maçã por pêra).

2. *Dislexia adquirida fonológica.* Têm esta dislexia os sujeitos que não utilizam adequadamente a rota fonológica, isto é, que têm problemas na conversão grafema-fonema, e, por isso, como os anteriores, têm problemas na leitura de novas palavras e não-palavras. Além disso, quando a rota fonológica falha, são abundantes os erros com fonemas que compartilham o ponto ou o modo de articulação. (p. ex., vaca por faca)

3. *Dislexia adquirida superficial*. Diversamente dos casos anteriores, a rota fonológica funciona adequadamente, mas os sujeitos cometem erros com os grafemas, por isso, têm dificuldades na discriminação de homófonos (poço/posso, concerto/conserto, etc.) e em tarefas de decisão lexical com pseudo-homófonos (casa/caza).

Dificuldades na compreensão de textos

Conceituação

Nos últimos anos, escreveu-se muito sobre a necessidade de investir na melhoria da compreensão dos textos, tanto que se formou uma longa tradição de pesquisas para examinar as estratégias dominantes nos diversos níveis escolares (van Dijk e Kintsch, 1983; García Madruga et al., 1995; Sánchez, 1993, 1998; Solé, 1992; Vidal-Abarca e Gilabert, 1991; Vieiro et al., 1997, entre outros).

Todos contribuíram para que pudéssemos contar com diversas teorias que permitem explicar a origem das dificuldades na compreensão de textos. As variáveis mais relevantes que parecem explicar este déficit são: a) memória de trabalho e MO de longo prazo; b) os conhecimentos prévios do leitor sobre o conteúdo do texto, assim como o uso que faz dos mesmos; c) o conhecimento das superestruturas textuais; d) as macroestratégias que guiam a identificação das idéias principais e e) as meta-estratégias.

Em relação à memória operativa de longo prazo (MOLP), Ericsson e Kintsch (1995) consideram que os sujeitos, nas tarefas em que são especialistas, têm certas habilidades de memória adquiridas, o que lhes permite fazer uso eficaz de sua MOLP durante a leitura de textos. Estas habilidades são resultado de um armazenamento da informação processada e organizada hierarquicamente. De qualquer maneira, para que se possa fazer uso dela, certa parte da informação tem de estar acessível desde a MO e, por isso, ter uma boa expansão de MO se transforma em um pré-requisito para uma boa compreensão, porque permite manter ativa a informação que deve ser relacionada para se compreender o texto. Por ambos motivos, a expansão de MO e algumas boas habilidades de MOLP se transformam em bons previsores do êxito na compreensão de textos.

Os pesquisadores também concordam que as razões mais poderosas para explicar os problemas de compreensão são *a ausência ou mau uso que os leitores fazem de seus conhecimentos prévios*. O estudo de Spillich e colaboradores (1979) mostra que os bons leitores se comportam como se não o fossem, diante de textos com conteúdos pouco familiares. No entanto, em outros casos, embora possuindo os conhecimentos prévios necessários para a compreensão do texto, a falha se encontrava no uso de *estratégias*, devido a que apresentavam um comportamento muito rígido e pouco flexível.

Uma terceira explicação é a inexistência de organização nos textos. Como vimos ao tratar dos processos de compreensão, a aquisição das estratégias superestruturais acontece por exposição repetida. Portanto, como afirmou Sánchez (1998), a experiência com a leitura é uma variável importante para que os alunos descubram as regularidades dos textos. Meyer (1984) e Scardamalia e Bereiter (1984), entre outros, descreveram magistralmente as estratégias que maus e bons leitores utilizam. Meyer fala de estratégia estrutural diante da estratégia de lista em uns e outros. Scardamalia e Bereiter (1984) denominam estratégia de tema mais detalhe a estratégia própria dos maus leitores que os leva a transformar os textos que lêem em um tema a mais de uma coleção de detalhes, carecendo totalmente de organização lógica. Na Espanha, os estudos de Sánchez (1993) constituem um bom exemplo para o estudo das características dos sujeitos com boa e pobre capacidade de compreensão, o que se faz necessário na hora de determinar quais são os aspectos sobre os quais temos de incidir para a melhoria da compreensão da leitura.

Foi também demonstrado que os sujeitos com compreensão pobre possuem menos estratégias para identificar as idéias principais (macroestratégias).

Para compreender realmente um texto, por mais simples que seja, o leitor deve recorrer ao conhecimento implícito, que não é estritamente lingüístico. Neste sentido, os trabalhos desenvolvidos na psicologia cognitiva na década de setenta deixaram claro que a compreensão somente pode ser explicada pela participação de *processos de inferência*. Estes, a partir das unidades lingüísticas emitidas, constituem a via para se ter acesso aos significados ou as idéias que somente em parte são ditas, mas que se incorporam à representação coerente do texto na memória. Reconhecida a relevância e a influência dos processos de inferência no resultado da compreensão, as teorias que se aproximaram do estudo do processamento do discurso, dedicam um lugar de destaqueaos processos de inferência, especialmente aquelas que defendem que para compreender um enunciado em profundidade, é necessário construir um modelo referencial sobre a situação considerada (van Dijk e Kintsch, 1983). Ainda mais, se afirma que *compreender é inferir*, posto que para aprender realmente a partir de um texto, o leitor deve ir além do nível superficial. É aqui que os maus leitores encontram tremendas dificuldades, sendo o mau uso dos conhecimentos prévios ou a falha na ativação destes uma das causas mais importantes da origem nas dificuldades de compreensão.

Finalmente, outro conjunto de dificuldades tem a ver com a capacidade para *auto-regular* o processo de compreensão por falhas generalizadas no processo de planejamento. Nesse sentido, as crianças encontram muitas dificuldades na hora de detectar incoerências textuais (dificuldades de supervisão, ver Markman, 1979) e em imaginar perguntas relevantes com as quais podem se auto-avaliar.

Avaliação

1. Avaliação funcional: a) avaliação das estratégias superestruturais: resumo, lembrança livre e questionários cumulativos (provas de múltipla escolha); b) avaliação das estratégias macroestruturais: resumo, testes acumulativos e sistemáticos (perguntas abertas) e *c)* avaliação das estratégias de integração: questionários cumulativos e sistemáticos para a avaliação dos processos inferenciais e resolução de problemas.

2. Avaliação através de provas padronizadas: a) subteste de compreensão da leitura do TALE (Cervera e Toro, 1984); b) prova de compreensão da leitura de Lázaro (1996); c) prova Cloze Test (CLT) de Suárez e Meara (1985); d) prova CLP, de Aliende e colaboradores (1991); e) subteste de processos semânticos do PROLEC, de Cuetos e colaboradores (1996).[16]

Intervenção

Foram muitos os pesquisadores que dedicaram seus estudos para elaborar programas de instruções para a melhoria da compreensão de textos (p. ex., Mateos, 1991; Leon, 1991; Gilabert, 1995; García Madruga et al., 1996; Sánchez, 1993; Vieiro, 1994).

Em geral, todos proporcionam aos sujeitos as ferramentas necessárias para ativar os conhecimentos prévios de que precisam para compreender o texto; dotá-los das estratégias organizativas necessárias para a construção de um texto coerente e seqüenciado superestruturalmente; ensinar a identificar as idéias principais através das estratégias macroestruturais; ajudar a relacionar o que o texto diz com os conhecimentos prévios do leitor e, finalmente, auto-regular a aprendizagem.

Na Tabela 8.3, apresentamos a seqüência de um programa para melhorar a compreensão (Vieiro, 1994). Neste caso se treina crianças de 8 anos na compreensão de textos narrativos. A seqüência de atividades foi fundamentada nos programas de instrução direta (Baumann, 1990).

No entanto, outros programas publicaram as atividades que devem ser desenvolvidas. Entre eles se destacam:

---

[16] N. de R. T.: Para avaliar a compreensão da leitura sugere-se o material elaborado por Moojen: Saraiva e Munarski *Avaliação da compreensão leitora* - textos expositivos. Porto Alegre, outubro de 2005.

Tabela 8.3   Seqüência de um programa de melhoria da compreensão

1. Introduzir o conhecimento sobre o que é a instrução na compreensão:
   Qual é a idéia principal?
   Entender a importância de compreender um texto.
2. Atividades dirigidas a gerar e a ativar os conhecimentos prévios:
   Mapas semânticos.
   Turbilhões de idéias.
3. Atividades destinadas a conhecer vocabulário.
4. Atividades destinadas a gerar superestruturas textuais:
   Identificar a estrutura interna de um conto: marco, tema, trama e resolução através de contos já conhecidos.
5. Leitura.
6. Atividades destinadas a reconhecer a superestrutura textual do texto lido.
7. Atividades destinadas à identificação das idéias principais através do uso de macrorregras:
   Uso de macrorregra de supressão: "marcar" com um lápis azul as idéias irrelevantes para a compreensão do conto.
   Uso da macrorregra de seleção: "marcar" com um lápis verde as idéias redundantes do conto.
   Uso da macrorregra de generalização: circular com um lápis roxo conceitos particulares em um ou mais círculos.
   Uso de macrorregra de construção: construir uma proposição nova que represente as ideais.
8. Resumo do texto com o objetivo de integrar as estratégias aprendidas.
9. Atividades destinadas a gerar meta-estratégias (autocorreção com *feedback* corretivo).

Fonte: Vieiro, 1994.

1. O Programa de Estimulação da Compreensão, de Huerta e Matamala (1990), com atividades de autocontrole da compreensão, palavras desaparecidas, atividades de vocabulário, de relação entre idéias, de formação de macroidéias, de estruturação de narrações, etc.

2. O Programa Compreender para Aprender, de Vidal-Abarca e Gilabert (1991), indicado para crianças de 10 a 12 anos para o treinamento de habilidades cognitivas básicas: identificação das idéias principais, organização da lembrança e aquisição de habilidades metacognitivas.

3. Programa Ler para Compreender e Aprender, de Martin (1993), indicado a crianças de 12 a 16 anos, para a identificação das idéias principais, identificação da estrutura interna dos textos, resumo e esquematização de textos e autocontrole da aprendizagem.

4. Compreensão de textos, de J.G. Vidal.

5. Compreensão da leitura, de J. Ripalda e J. Martín.

O QUE SUPÕE SER UM BOM ESCRITOR? ESCRITA PRODUTIVA *VERSUS* ESCRITA REPRODUTIVA

Escrita reprodutiva

Normalmente, quando falamos de escrita nos referimos à composição escrita ou *escrita produtiva*, isto é, à atividade mediante a qual processamos algumas de nossas idéias, conhecimentos, etc. por meio de traços gráficos. Isso acontece quando redigimos uma notícia ou escrevemos uma carta, já que estamos transformando as idéias em palavras. Todavia, existem outras formas de escrever, como, por exemplo, copiar ou escrever um ditado (escrita reprodutiva).

Quando um sujeito copia a partir de algo escrito, pode fazê-lo através de diversos caminhos:

1. Escritor especialista que copia uma palavra conhecida tendo acesso ao significado:

   Análise visual da palavra ("câmbio") → *acesso ao léxico visual ("câmbio") sistema se-*

mântico (significado) → armazém ortográfico (m + p) → processos motores (alógrafos e padrão motor).

2. Escritor especialista que copia pela primeira vez uma palavra armazenando seu significado:

   Análise visual "c-â-m-b-i-o" → transformação grafema/fonema [k] [a] [m] [b] [i] [o] → armazém articulatório [kambio] → sistema semântico (significado) → transformação fonema/grafema ("câmbio") → armazém ortográfico (m + b) → processos motores (alógrafos e padrão gráfico).

3. Escritor novato que copia uma palavra conhecida ou desconhecida tendo acesso ou armazenando seu significado, conforme o caso:

   Análise visual "c-â-m-b-i-o" → transformação grafema/fonema [k] [a] [m] [b] [i] [o] → armazém articulatório [kambio] → sistema semântico (significado) → armazém ortográfico (m + b) → processos motores (alógrafos e padrão gráfico).

Observe-se que, nestes exemplos, o escritor tem acesso ao armazém ortográfico e ao semântico; ao primeiro deles pelo fato de a palavra conter uma regra de ortografia natural e ao segundo por armazenar, recuperar, ou ambos, o significado da palavra.

Quando o escritor, por sua vez, copia alguma coisa que lhe é ditada, também pode fazê-lo através de caminhos diferentes:

1. Escritor especialista que copia, no ditado, uma palavra conhecida tendo acesso ao significado:

   Análise acústica da palavra ("kambio) → acesso ao léxico acústico ([kambio]) → sistema semântico (significado) → transformação fonema-grafema (" câmbio") → armazém ortográfico (m + b) → processos motores (alógrafos e padrão motor).

2. Escritor especialista que copia, no ditado, pela primeira vez uma palavra armazenando o seu significado:

   Análise acústica "k-a-m-b-i-o" → armazém de pronúncia /kambio/ → sistema semântico (significado) → transformação fonema/grafema ("câmbio") → armazém ortográfico (m + b) → processos motores (alógrafos e padrão gráfico).

3. Escritor especialista que copia, no ditado, uma palavra conhecida ou desconhecida tendo acesso ou armazenando seu significado, conforme o caso:

   Análise acústica "k-a-m-b-i-o" → armazém articulatório [kambio] → sistema semântico (significado) → armazém ortográfico (m + b) → processos motores (alógrafos e padrão gráfico).

Escrita produtiva

Por escrita produtiva entendemos a redução escrita. Esta atividade requer que seja colocada em funcionamento uma série de processos, como o planejamento de idéias, a busca de estruturas sintáticas e a busca de elementos léxicos e processos motores (somente esse último é compartilhado com a escrita reprodutiva).

A escrita produtiva supõe planejar, textualizar e revisar.

Quanto ao *planejamento*, são três as etapas desse processo: a) cria-se informação sobre o tema que se vai escrever mediante a busca na memória a longo prazo (MLP); b) toma-se como guia o tema do que se vai escrever para relacionar os conteúdos mais relevantes dos recuperados da MLP, que são organizados em um plano coerente e, finalmente, c) são estabelecidos critérios ou perguntas que serão utilizados no processo posterior de revisão, para julgar se o texto se ajusta ou não aos objetivos pretendidos.

Depois de decidir o que será escrito, o escritor deve construir as estruturas gramaticais que lhe permitam expressar a mensagem. As primeiras escritas da criança são caracterizadas pela ausência de orações (a estratégia característica é a listagem), e em alguns casos, podem aparecer palavras unidas inadequadamente ou, ao contrário, falsas divisões. Unindo isso à dificuldade no uso dos sinais de pontuação, as escritas tornam-se ilegíveis.

A construção sintática deve atender a dois fatores que são: o tipo de oração (passiva, ativa, interrogativa, relativa, exclamativa, etc.) e a colocação das palavras funcionais para ligar as palavras conteúdo. O tipo de oração que escolhemos para comunicar uma mensagem não acontece ao acaso, mas é determinado por diferentes variáveis lingüísticas e contextuais (Cuetos, 1991). Assim, por exemplo, o fato de utilizarmos um artigo definido ou indefinido para acompanhar o nome depende do fato de o nome já ter aparecido ou não no texto. O verbo, por sua vez, será também um componente da oração que determinará muito bem a estrutura da frase (Cuetos, 1991). Além disso, os fatores contextuais ou programáticos são decisivos na hora de escolher a estrutura sintática. Ao formular as orações, uma série de chaves pragmáticas e contextuais estão presentes para influenciar na estrutura. Embora as orações: "Estava cansado e não fui praticar esporte" e "Não fui praticar esporte porque estava cansado" expressem a mesma mensagem, a segunda oração pretende estabelecer uma forte conexão entre as duas idéias expressas na oração.

Para a colocação das palavras funcionais, possuímos uma série de chaves ou normas: o sintagma nominal requer a presença de um artigo, o complemento circunstancial uma preposição ou um advérbio, a oração subordinada um pronome, etc. Por outro lado, as palavras funcionais desempenham um importante papel na determinação da mensagem da oração, acima até de fatores sintáticos. A ordem das palavras indica quem é o sujeito da oração e quem é o objeto, e uma mudança na ordem pode supor uma mudança de significado da mensagem que se quer transmitir (Cuetos, 1991).

De posse das estruturas sintáticas, o passo seguinte é buscar no léxico as palavras que devem completar o armazém sintático. Para isso, o autor deve buscar no armazém lexical as representações visuais adequadas, lugar onde se encontram a maioria dos problemas de escrita; pelo menos a reprodutiva. Seguramente, muitas vezes nos perguntamos: como é que, copiando a palavra, a criança a escreve errado? A explicação para este fenômeno é, embora complexa, simples em sua resposta. O que as crianças recuperam do armazém lexical são representações fonológicas, porque, possivelmente ainda continuam lendo fonologicamente (p. ex., a palavra *abuelo,* compartilha representações fonológicas com "*avuelo*", "*habuelo*", "*havuelo*", daí que a recuperação ortográfica pode corresponder a qualquer uma delas).[17]

A partir daí, se busca a forma ortográfica da palavra, se esta se atém a alguma regra de ortografia natural ou arbitrária. Em seguida, acontece a recuperação de representações léxicas visuais, isto é, de grafemas, por transformação fonema-grafema se a palavra é desconhecida, com exceção dos maus escritores, que quase sempre têm de fazer a transformação por possuírem representações. Os grafemas resultantes, correspondentes à palavra que se quer escrever, serão depositados em uma memória operativa denominada *armazém grafêmico,* prontos para serem emitidos, e, para isso, são colocados em funcionamento os processos motores. A primeira destas operações é a seleção do tipo de letra que se vai utilizar. Cada letra pode ser escrita de formas variadas em função das regras ortográficas (maiúsculas ou minúsculas) ou de estilos próprios (cursiva, *script,* etc.), é preciso decidir que letra vamos usar. As diversas formas em que se pode representar cada letra se denominam *alógrafos,* e a zona de memória em que se encontram os alógrafos é conhecida com o nome de *armazém alógrafo de longo prazo.*

Uma vez selecionado o alógrafo, o processo seguinte é traduzí-lo em movimentos musculares que permitem as diversas representações gráficas. Para realizar essa tarefa, a primeira coisa é recuperar o padrão motor correspondente ao alógrafo que pretendemos

---

[17] N. de R. T.: No português, um exemplo seria a palavra "hoje" que compartilha representações fonológicas com "hoge"; "oje"; "oge".

escrever em outra zona da memória (mais próxima da área motora cortical) denominada *armazém de padrões motores gráficos*.

ALTERAÇÕES NA APRENDIZAGEM DA ESCRITA

Conceituação das dificuldades de aprendizagem na escrita

Para conceituar o termo *dificuldade na escrita*, nos basearemos, como fizemos com o tema da leitura, em dois dos principais sistemas diagnósticos: a CID-10 e o DSM-IV-TR.

O modelo de diagnósticos dos transtornos da escrita são coincidentes e se caracterizam: a) por um rendimento na escrita significativamente inferior ao esperado para sua idade, inteligência e nível escolar; b) pela precocidade do déficit, isto é, deve se apresentar desde a infância, e não ter sido adquirido posteriormente e c) por não ter presentes fatores externos que possam justificar as dificuldades na escrita.

Disgrafia evolutiva

Conceituação

Trata-se de um transtorno apresentado pelos sujeitos que têm dificuldades para aprender a escrever, sendo seu sinal mais distintivo, a dificuldade lexical e ortográfica, embora possam aparecer problemas no planejamento da mensagem e na construção da estrutura sintática.

A disgrafia evolutiva é o atraso simples na aquisição da aprendizagem escrita ou em qualquer aprendizagem mediada pela escrita, embora outras áreas possam ter uma execução perfeita (cf. cálculo, raciocínio, etc.), porém não a leitura. As crianças com disgrafia evolutiva tendem a apresentar, também, problemas na aprendizagem da leitura; apesar de a leitura e a escrita serem processos diferentes porém são ensinados simultaneamente. Muitas vezes, os disléxicos evolutivos tendem também a ser disgráficos evolutivos ou vice-versa (Cuetos, 1991).

Tipologia

Como a disgrafia adquirida, na disgrafia evolutiva nos encontramos com uma tipologia diversa, embora neste caso as características diferenciais não costumam ser tão claras, pois os problemas tendem a ser mais generalizados (Cuetos, 1991):

1. *Disgrafia fonológica.* Os sujeitos apresentam dificuldades na hora de escrever pseudopalavras, por falta de desenvolvimento da rota fonológica.[18]

2. *Disgrafia superficial* por dificuldades no uso da rota ortográfica, o que se reflete na recuperação de alógrafos com traços gráficos comuns.[19]

Fatores causais

Um dos traços distintivos da criança disgráfica evolutiva é a confusão de grafemas que têm traços fonológicos comuns e grafemas que compartilham traços gráficos. Durante muitos anos se atribuiu à origem das disgrafias evolutivas o problema da lateralidade e a confusão direita/esquerda (Lebrun et al., 1989; citados por Cuetos, 1991. Atualmente se defende a idéia de que a origem dessas dificuldades se situa em uma falta de amadurecimento do processador lexical, tanto no nível de representação ortográfica como no de transformação fonema-grafema (isto é, léxico), e em uma sobrecarga da memória de trabalho por ser o processo de recuperação de grafemas muito lento, além de a criança ter pouca capacidade de MO (Cuetos, 1991).

De qualquer forma, existem outras explicações para esse fenômeno. Assim, no caso das inversões de traços, Miles e Ellis (1981) atribuíram esta alteração ao fato de que mesmo a criança não possuindo boa representação dos sinais, conhece parte da informação, mas não sua totalidade; por exemplo, ela pode saber que o "b" é caracterizado por um traço vertical, mas não sabe que também tem uma "meia-lua", devido possivelmente ao

---

[18] N. de R. T.: Para "draspe" escreve 'traste'.
[19] N. de R. T.: Para "exército" escreve 'ezército'.

abstrato das letras. Lewis e Lewis (1995) citados por Cuetos, 1991), por sua vez, informaram que o número de erros cometidos com o "d" e com o "q"é maior do que o que se comete com o "b" e com o "d" por um erro de regularização.

Avaliação

1. *A avaliação através de técnicas padronizadas.* Existem diversas provas padronizadas que avaliam o processo de escrita. Entre elas se destacam: a Escala de Escrita, de Ajuriaguerra; o Teste de Análise da Leitura e Escrita (TALE); a Escala de Escrita, de J. F. Huerta; a Escala de Ortografia, de E. Villarejo, e o Diagnóstico ortográfico, de J. Pérez, entre outras.[20]

2. *Avaliação funcional.* Este tipo de avaliação considera a avaliação funcional dos diversos processos de escrita como expusemos anteriormente.

A avaliação do *processo de planejamento* pode ser feita através de: a) provas de memória que podem ser de recordação livre. Para isso podemos utilizar a escala de informação do teste Wechsler (WISC e WAIS, conforme seja para crianças ou para adultos) ou de provas de *reconhecimento*; b) provas de composição, variando o nível de complexidade. Assim, pode-se começar com tarefas de pouca complexidade no planejamento (como p. ex., descrever uma figura), de complexidade média (p. ex., contar contos conhecidos), de planejamento elevado (p. ex., escrever uma composição) ou transformar idéias em proposições, como apontou Scardamalia (1981) com a tarefa de transformar matrizes em orações.

Quanto ao processo de construção sintática, pode ser medido através de tarefas de construção de frases a partir de: uma palavra dada, reescrita de um texto, reelaboração de um texto telegráfico, completar frases incompletas, colocação dos sinais de pontuação, avaliação dos processos de recuperação lexical, discriminação de homófonos e decisão lexical com pseudo-homófonos.

Finalmente, através de tarefas de recuperação de alógrafos e de colocar em funcionamento os padrões gráficos poderemos avaliar os processos motores.[21]

Linhas de intervenção

Em primeiro lugar, uma série de diretrizes sobre como intervir de maneira geral em cada um dos processos. A seguir, será exposto um programa específico projetado para este fim.

Quanto ao processo de *planejamento*, uma vez detectada a origem do problema, as ajudas serão determinadas pelo tipo de déficit:

1. Se o problema é falta de informação, *geram-se conhecimentos prévios.*

2. Se o problema é falha na *ativação dos conhecimentos prévios* necessários, devido a uma falha na seleção da informação na memória, então, são ativados os conhecimentos prévios necessários, por exemplo, através de um programa de instrução direta com técnicas de mapas semânticos, turbilhão de idéias ou qualquer outro tipo de estímulo externo destinado a guiar o pensamento.

3. Se o sujeito é incapaz de *iniciar o discurso*, pode-se ajudar através de conectores como "isto é", "por causa de", "o porquê", "a seguir", "finalmente", etc.

4. Se o problema é de *desorganização*, o sujeito deve ser treinado no conhecimento das superestruturas textuais, como apontamos ao tratar do tema do discurso, ou ajudando-o a organizar figuras. Para isso, se pode utilizar a escala de "histórias" do WISC ou do WAIS, conforme o caso, atividades de completar textos, discussão de "prós" e "contras" em grupo ou organizar frases e construir um texto.

---

[20] N. de R. T.: Na língua portuguesa, cita-se o ditado balanceado (Kiguel, 1985).

[21] N. de R. T.: Um bom instrumento de observação motora da grafia foi elaborado pela psicopedagoga Jaqueline Gazola, publicado pela Abpp *O olhar clínico na prática psicopedagógica.* Porto Alegre, 2003/2004.,p.79 - 90.

5. Para *estruturar a informação em função de objetivos e de um receptor*: a) A quem se dirige? Como você explicaria a uma criança de 8 anos por que é importante reciclar? E a um rapaz de 16?; b) Com que finalidade? (Tente convencer um companheiro sobre como é importante praticar esportes).

Naquilo que se refere à recuperação dos *processos sintáticos*, as atividades deverão ser destinadas a:

1. Conseguir que o sujeito utilize *a oração como unidade de escrita* e aprenda a se expressar mediante diferentes tipos de orações (p. ex., construir orações a partir de algumas palavras dadas ou combinar orações para formar um texto).

2. Aprender *a importância da separação entre as palavras*. Escrever frases corretamente (minhamãesechamaHelena,meupaiAntoniomeucachorrosecha-maHugo) ou classificar frases segundo o número de palavras.

3. Fazer *uso adequado dos sinais de pontuação*. Modificar frases, utilizando o ponto e a vírgula quando for necessário.

Quanto ao *acesso ao vocabulário*, é preciso facilitar a aprendizagem das regras de transformação fonema-grafema; para isso, são recomendadas atividades de discriminação grafêmica:

1. Sublinhar as palavras iguais às do modelo destacado em itálico: *submarino* – submarino – supmarino – sudmarino – submarino.

2. Completar com *r* ou *l* conforme for preciso: ma-telo – deg-au – ca-tela.

3. Ler e sublinhar a seqüência *mb*: ambição – pombo – sombra.

4. Exercícios de discriminação de homófonos.

5. Exercícios de decisão léxica com pseudo-homófonos.

Além disso, podem ser úteis os manuais *Atenção à diversidade*, do programa de *Melhoria da leitura e da escrita*, de A. Valles (Inversões gráficas 1 e 2), o programa para a *Aprendizagem da composição escrita*, de A. Valles (Redação 1 e 2, Autocorreção da escrita) ou o programa multimídia *Leio e escrevo*.

Disgrafia adquirida

Conceituação

A *disgrafia adquirida* é uma dificuldade na aprendizagem da escrita causada por uma lesão cerebral. A sintomatologia dependerá da zona afetada e, por isso, a variedade dentro deste tipo de transtorno é mais heterogênea do que no caso da disgrafia evolutiva, tratado anteriormente. Além disso, como observa Cuetos (1991), o déficit pode ser encontrado no acesso a determinado armazém ou no próprio armazém. Quando o fracasso é consistente, provavelmente a falha se situa na representação desse estímulo; mas quando o fracasso aparece somente algumas vezes, o problema parece estar no acesso.

Fatores causais

Os fatores causais da disgrafia adquirida estão relacionados a uma lesão cerebral que pode ter destruído algum dos mecanismos psicológicos implicados na leitura, ou talvez somente foi produzido um prejuízo, isto é, não o destruiu completamente e, com isso, o paciente manifesta algumas dificuldades, mas continua fazendo uso desse mecanismo. Assim, alguns sujeitos não são capazes de escrever a mão, mas a máquina; outros podem pôr em funcionamento alguns mecanismos, mas não outros, ou parcialmente algum deles.

Tipologia

1. *Agrafismo*. Este tipo de alteração é produzida por uma lesão na área de Broca e é caracterizada por dificuldades para criar

orações gramaticalmente corretas. Suas principais dificuldades são estruturais: a) problemas para ordenar as palavras, com confusão de sujeito e complemento indireto ou direto (p. ex., dizem: *Maria deu flores a Pedro* quando querem dizer *Pedro deu flores a Maria*); b) omissões de palavras, fundamentalmente das palavras funcionais, isto é, artigos, preposições, conjunções, etc., e dos afixos que marcam tempo, número e pessoa (*Casa muito grande* para *A casa é muito grande*, e *Sair ontem* para *Foram-se ontem*); c) linguagem holográfica (*Água* para *Me dá água*) e d) linguagem telegráfica como conseqüência da característica *b* anteriormente citada (*Maria foi logo* por *Maria se foi logo*).

2. *Disgrafias centrais*. Estes transtornos do processador lexical podem ter diversas tipologias devido aos componentes léxicos serem vários. Assim, pode-se falar de: a) *disgráficos superficiais*, como aqueles pacientes que escrevem corretamente as palavras regulares e as pseudopalavras, mas, ao contrário, cometem erros com palavras irregulares devido a uma lesão cerebral que afeta a rota lexical, o que leva à perda da capacidade para escrever palavras que não se ajustam às regras de transformação fonema-grafema (Cuetos, 1991); b) *disgráficos fonológicos*, quando se lesiona a rota fonológica, o que leva os sujeitos a serem incapazes de escrever pseudopalavras, isto é, o sujeito somente poderá escrever palavras para as quais tenha uma representação léxica. Além disso, esses sujeitos cometem erros derivativos, isto é, erros com os sufixos das palavras compostas (p. ex., *Conduzir a grande velocidade* por *O motorista ia a grande velocidade*). A explicação que se dá para essas alterações é que tanto as palavras funcionais como os afixos são escritos com o uso da rota fonológica, rota prejudicada nesse tipo de pacientes (Cuetos, 1991); c) *disgráficos profundos*, quando estão prejudicadas ambas as rotas e, portanto, apresentam-se dificuldades para escrever palavras irregulares e pseudopalavras pelo mau funcionamento da rota ortográfica; daí, um dos traços mais evidentes deste tipo de sujeitos é cometer erros semânticos ao escrever no ditado ou de maneira produtiva; entre todos os erros se sobressaem aqueles nos quais são substituídas palavras dentro da mesma família semântica (p. ex., *a margarida tem perfume muito bom* por *a rosa tem perfume muito bom*) e d) *disgrafia semântica*, caracterizada por escrever no ditado palavras de ortografia arbitrária sem conhecer seu significado, o que supõe acesso ao armazém ortográfico, mas sem ter acesso prévio ao sistema semântico, porém chegam a ele a partir do fonológico.

3. *Disgrafias periféricas*. São produzidas por transtornos nos processos grafêmicos e motores. Por isso, não afeta todas as formas de escrita. Como acontece com as disgrafias centrais, há também diversas tipologias de disgrafias periféricas, dependendo da origem das mesmas: a) se a origem está em um estágio posterior ao armazém grafêmico, aparecem dissociações entre escrita e soletração oral; b) se a lesão afeta o mecanismo de transformação alográfica, os pacientes podem escolher bem o grafema, mas não o alógrafo que lhe corresponde, isto é, maiúscula, minúscula, cursiva, etc. (*ArVore* por *árvore*); c) se a lesão pode afetar o mesmo armazém alográfico, o sujeito terá dificuldades para alguns ou todos os alógrafos (p. ex., podem escrever corretamente em maiúsculas, mas não em minúsculas); d) se a lesão é produzida na conexão do armazém grafêmico como o de padrões motores, os erros mais comuns irão referir-se à substituição de letras quando a escrita é manual. (Rothi e Heilman, 1981, citados por Cuetos, 1991); e) se a lesão é produzida no mecanismo de atribuição do padrão motor grafêmico, a conseqüência é a perda da informação sobre os padrões motores que controlam as letras, embora o padrão ortográfico seja

mantido e f) se são alterados os processos perceptivos por ausência de informação visual e sinestésica, o sujeito apresentará dificuldades para manter as letras horizontalmente, tendendo a omitir ou duplicar traços ou letras.

ESTUDO DE CASOS*

Caso 1

- **História clínica e evolutiva:** Tomás é um menino de 8 anos que vai mal na escola devido aos problemas de leitura, habilidade para a qual sempre apresentou dificuldades desde o início da escolarização. Quanto a outros aspectos evolutivos, não há nada destacável no desenvolvimento lingüístico, cognitivo, motor e de autonomia pessoal.
- **História médica:** Ausência de problemas oftalmológicos e auditivos.
- **História familiar:** Nada a destacar.
- **História acadêmica:** Tomás esteve em uma escola infantil desde os 2 até os 4 anos. A partir daí, foi escolarizado em uma escola pública, onde cursou dois anos de educação infantil e três anos do ensino fundamental. Atualmente, embora com grande atraso, Tomás está matriculado na 3ª série do ensino fundamental. Suas principais dificuldades estão centradas em tarefas mediadas pela leitura. Não acontece a mesma coisa com o cálculo.
- **Exploração:**
  - *Exploração intelectual:* Tomás foi submetido ao teste de QI, e sua inteligência era média; QI geral: 95; QI de execução: 100 e QI verbal: 95, medidos através da escala WISC.
  - *Avaliação funcional da linguagem escrita:* na leitura, eram abundantes as pausas e as repetições. Gravamos uma sessão da leitura de um texto. Apresentamos a transcrição a seguir.

  - *Transcrição da leitura de um texto:*

    Al dí-í-, día si-gui— en-te es-taba em la lla—lle dis-dis – disfazada de car-carni-cera, cuan-cuando pasar Tan-Tancy.

    Bue-nos días, niña. ¿Qui-e—res caer-carne?

    No se—nõra, venvengo a com—prar bo-llo.

    Va-ya, pens—só l abru—ja

    Al dí-a siguien-se te dis-fra-zó de vem-de-do-ra-ra de a-ves.

    Bue-nos –días ni-ña. ¿Me com-compras bo-llo?

    No señora. Hoy que—ro car—ne.

    ¡Ca-ram-ba! Pen-sar la pru-pruja.

    El ter-cer-cer día, disfra-za-da de nue-vo, vencía a la vez car-car-nes de a-ves.

    Bue-nos d-ías Nadia. Bue-bue-nos dias pe-que-ña! ¿Qué querer? Ves-ves hoy tem-go de to-to-do: cor-ce-ro, po-llo, cone-jo...

    Si pero hoy yo qui-ero pes-ca-to.

    Texto original:

    Al día seguiente estaba en la calle disfrazada de carnicera, cuando pasó Nancy.

    Buenos días, niña, ¿Quieres carne?

    No señora, vengo a comprar pollo.

    ¡Vaya!, pensó la bruja.

    Al día siguiente se disfrazó de vendedora de aves.

    Buenos días, niña ¿Me compras pollo?

    No señora. Hoy quiero carne.

    ¡Caramba! Pensó la bruja.

    El tercer día, disfrazada de nuevo, vendía a la vez carnes de aves.

    Buenos días, Nadia ¡Buenos días, pequeña! ¿Que quieres? Ves, hoy tengo de todo: cordero, pollo, conejo...

    Sí, pero hoy yo quiero pescado.

    Nessa transcrição, podemos observar: silabação, omissões de fonemas, repetições, mu-

---

* N. de R.: Os exemplos foram mantidos no original por serem ilustrativos.

danças fonológicas (llalle, Tancy, pollo, pruja, corcero, pescato) e erros de derivativos (pasar, pensar, querer).

- *Avaliação do desenvolvimento fonológico*:

    1. Baixa pontuação em tarefas de rima e aliteração (produção, identificação e exclusão).
    2. Leitura de palavras isoladas e no contexto: servia-se do contexto para ler, e, por isso, decifrar palavras isoladas lhe era difícil.
    3. Leitura de palavras de tamanhos diferentes: tinha dificuldade para a leitura de palavras longas e pseudopalavras. A seguir, transcrevemos a leitura de uma série de estímulos propostos: mesa (*mesa*), mastigar (*maticar*), murciélago (*mu-mu-mucila-go*), mentira (*mentira*), bicho (*bicho*), bondadoso (*mon-mondadoso*), sofisticado (*sofi-sofiscado*), escarabajo (*escaba-bajo*), ordenador (*orte-tenador*), laca (*laca*), musculatura (*musmulclatura*), extravagante (*exbra-gante*), satisfacción (*satis-facción*).

- *Avaliação do processo de leitura com testes padronizados*: na leitura apresentava um atraso de 3 anos e 1 mês, medido através do PEREL, onde a idade de leitura foi de 4 anos e 11 meses. Uma avaliação mais qualitativa através deste teste nos revelou que os problemas de leitura eram de origem disfonética, isto é, a criança trocava fonemas que compartilhavam traços fonológicos (modo, ponto de articulação ou ambos), e não gráficos. As pontuações no PROLEC (Subteste de processos de identificação de letras e processos léxicos) foram baixas em relação às crianças de sua idade.

- *Avaliação da extensão de MO*: Nível de extensão 2 na recordação de números (escala WISC).

- *Avaliação da memória semântica*: A recordação de palavras escritas era muito baixa, como a de uma criança de 5 anos.

- **Diagnóstico:** A exploração da linguagem escrita, assim como o atraso na leitura de mais de 2 anos, medido através do teste PEREL, indica que não é um caso comum de atraso de leitura, mas uma síndrome de natureza disléxica. A ausência de lesão cerebral e o fato de não haver adquirido a leitura indicam que o tipo de dislexia é evolutiva e, dentro dela, devido à natureza dos erros cometidos (confusão de grafemas com traços fonológicos comuns, dificuldades na rima, aliteração e consciência fonológica), se trata de uma dislexia evolutiva de tipo fonológico.

- **Tratamento:** Iniciou-se um tratamento centrado em: a) consciência fonológica relacionada fundamentalmente com a identificação e exclusão de vogais (p. ex., quantas vogais há em Cuenca, queijo, quem, choça? Em que palavras não aparece a letra u: mesa, mula, mosca, quem?) e de consoantes (p. ex., querer, gritar, olhar, moro) e com tarefas de soletração; b) rima e aliteração (gerar, identificar e exclusão); c) consciência de palavra (dividir uma frase em palavras, detectar frases segundo o número de palavras previamente estabelecido) e d) trabalho de memória operativa com recordação de números, palavras com e sem contexto.

Caso 2

- **História clínica e evolutiva:** Marta é uma menina de 9 anos e 4 meses, com problemas de escrita reprodutiva (cópia e ditado) que apareceram desde o início de sua escolarização. Nenhuma alteração no desenvolvimento lingüístico, motor, cognitivo e de autonomia pessoal.
- **História médica:** Ausência de alterações oftalmológicas, auditivas e motoras.
- **História familiar:** Nada a destacar.
- **História acadêmica:** Atualmente cursa a 4ª série do ensino fundamental e seu de-

senvolvimento na leitura e escrita é muito inferior ao das crianças de sua idade.

- **Exploração:**
  - Avaliação funcional da linguagem escrita: Esta avaliação foi feita pedindo à menina que fizesse uma cópia (Figura 8.1a) e um ditado (Figura 8.1b) do seguinte texto:

    Hace mucho, mucho tiempo, nadie vivía en este lugar. No había ninguna ciudad, ningún pueblo, ninguna cabaña... Pero un día los hombres llegaron en una piragua. Construyeron unas chozas junto al río. Después se instalaron sobre la colina para tener más sol e mejores suelos. Poco a poco la aldea fue creciendo. Y las casas se hicieron de madera e adobe.
  - *Avaliação da linguagem escrita através de testes padronizados. As pontuações no teste PROLEC foram baixas em relação às das crianças de sua idade.*
  - *Avaliação da inteligência:* através do WISC, com pontuações de QI total: 100; QI verbal: 95 e QI de execução: 110.

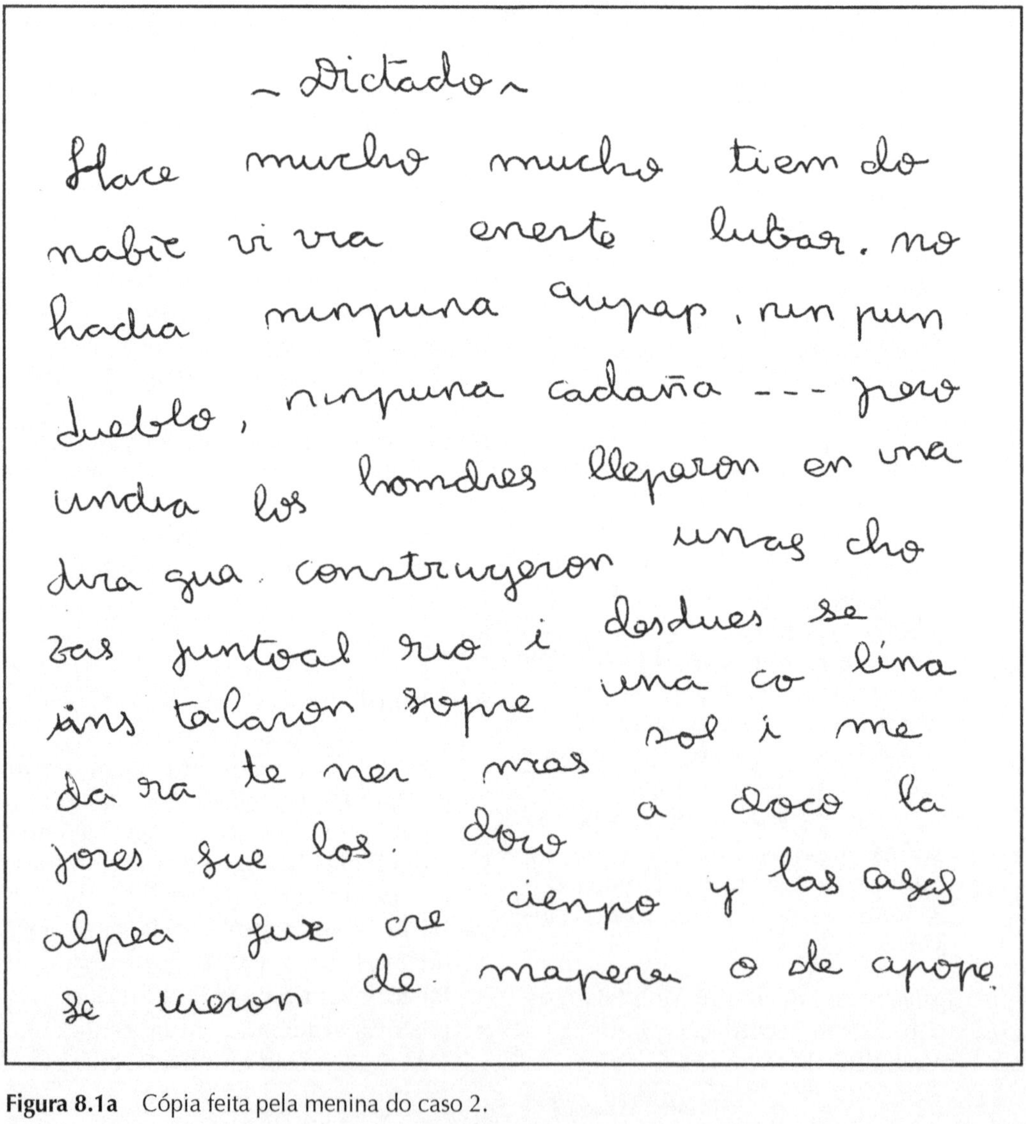
- Dictado -
Hace mucho mucho tiem do
nabie vi vra enesto lubar. no
hadia ninpuna cupap. nin pun
duelblo, ninpuna cadaña --- pero
undia los hondres lleparon en una
dira gua. construyeron unas cho
zas juntoal rio i dosdues se
ins talaron sopre una co lina
da ra te ner mas sol i me
jores fue los. doro a doco la
alpea fue cre cienpo y las casas
se iceron de mapera o de apope.

Figura 8.1a Cópia feita pela menina do caso 2.

– *Avaliação da memória:* Avaliou-se a extensão da MO através de uma adaptação do teste de Daneman e Carpenter. A extensão de memória foi de 2.
- **Diagnóstico:** A exploração da linguagem escrita indica que se trata de um caso de disgrafia evolutiva (por não ter tido lesão cerebral e não ter adquirido previamente as habilidades de escrita reprodutiva), superficial (por falha na rota ortográfica). Os principais problemas que apresenta são: a) substituição de grafemas consonânticos afins quanto a traços e padrão gráfico (*tiemdo, napie, lubar, hadia, ninpuna ciupap, ninpun, lleparon, diragua, desdues, sodre, dara, doco, alpea, crecienpo, mapera, apope*); b) separações de sílabas dentro da palavra (*mu cho, na pie, cho zas, jun to, ins talaron, co lina, cre cienpo*; c) união de sílabas de palavras diferentes (*eneste, enuna*); d) erros de ortografia natural (*i/y*) e e) ausência de regras de acentuação (*vivia, hadia, pia, rio, desdues, mas*).
- **Tratamento:** o tratamento baseou-se no trabalho do acesso ao vocabulário; as atividades foram centradas no desenvolvimento da rota ortográfica e na consciência da palavra: a) completar com l ou n, conforme corresponder: –ana, –adie, –unca,

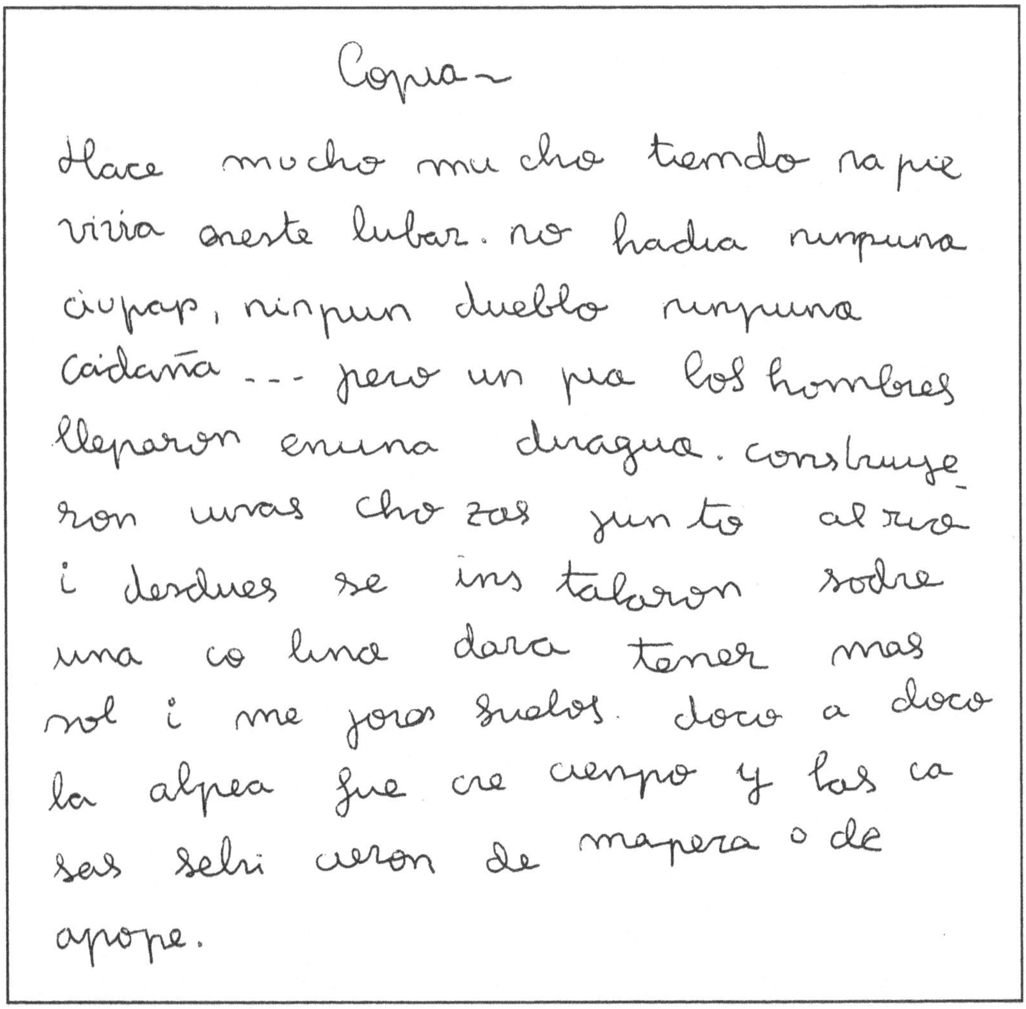

Figura 8.1b Cópia do ditado feita pela menina do caso 2.

–isto, iño, –ucas; b) discriminação visual de grafemas inseridos em palavras: sublinhe as palavras iguais ao modelo: *Vaquinha* – baquinha – paquinha – vaquinha – paquinha; c) correção de erros de ortografia natural e arbitrária; d) consciência de palavra; e) separar palavras dentro de uma frase: MeuprimosechamaJosé, e f) identificar a frase corretamente escrita: minhacasa é grande / minha casa é grande / minhacasa égrande.

Além disso, utilizamos o programa *Atenção à diversidade,* do Programa de Melhoria da Leitura e Escrita, de A. Valles, da Editorial PROMOLEC: Separação de palavras, substituições e omissões.

Caso 3

- **História clínica e evolutiva:** Marcial é um menino de 12 anos com problemas de compreensão de textos. É um bom leitor na hora de decodificar textos, e sua escrita reprodutiva é correta. No entanto, o problema surge quando tem de tirar idéias de um texto que leu. Isso lhe provoca muitas dificuldades de aprendizagem em tarefas mediadas pela compreensão da leitura.
  Nenhuma alteração no desenvolvimento lingüístico, motor, cognitivo e de autonomia pessoal.
- **História médica:** Ausência de alterações oftalmológicas e auditivas.
- **História familiar:** Nada a destacar.
- **História acadêmica:** Atualmente, cursa a 6ª série do ensino fundamental, e seu desenvolvimento em compreensão da leitura é muito inferior ao das crianças de sua idade.
- **Exploração:**
  Avaliação funcional das estratégias de compreensão da leitura: a organização da lembrança (estratégias superestruturais), a identificação das idéias principais (estratégias macroestruturais) e a integração do que foi lido (estratégias inferenciais) foram avaliadas através da realização de um resumo escrito e de um questionário sistemático. A seguir apresentamos o texto original, o resumo e o questionário com suas respectivas respostas:

Texto original:
Em 1799, um jovem e ambicioso general, chamado Napoleão Bonaparte, deu um golpe de estado. Para dar forma jurídica às conquistas revolucionárias, começa-se a preparação de um "Código Civil" e para fazer uma "Concordata" com os católicos em 1801. Reforma-se a universidade, que fica controlada pelo Estado e o governo da França fica centralizado em Paris. No exterior, este jovem consegue uma vitória sobre a Áustria em Marengo, ao mesmo tempo em que consegue isolar a Inglaterra, obrigada a assinar a paz na primeira metade do século XIX.

Consolidada a revolução, o general convocou um plebiscito que o proclama imperador. O próprio papa Pio VII o coroa em Paris, em uma cerimônia solene. Camponeses e burgueses, os mais favorecidos pela Revolução, apóiam com entusiasmo o imperador. Assim, Napoleão preparou um grande exército para conquistar toda a Europa. Áustria e Prússia foram submetidas facilmente e o exercito francês venceu o exército austríaco na batalha de Austerlitz.

Todos estes fatos provocaram na Europa o despertar dos nacionalismos. Primeiro, foi o levante espanhol, de 2 de maio de 1808, ao qual se uniu a oposição russa, o que motivou uma invasão maciça deste país no verão de 1812.

Napoleão chegou até Moscou, mas, finalmente, teve de se retirar perdendo o melhor de seu exército, vítimas do duro inverno russo. O fracasso russo reavivou as resistências nacionais enraizadas da Inglaterra.

A França foi ocupada sem resistência, e Napoleão foi derrotado pelo general inglês Wellington na batalha de Waterloo e confinado na ilha de Santa Helena onde morreu.

Transcrição do resumo:
Em 1799 um jovem e ambicioso general, chamado Napoleão Bonaparte, deu um golpe de estado. O papa Pio VII o coroou em Paris numa cerimônia solene e os camponeses e burgueses se alegraram.

Em Moscou morreram muitos homens de seu exército pelo frio.

Morreu na ilha de Santa Helena.

A compreensão da leitura também foi avaliada em um questionário sistemático com perguntas que precisavam pôr em funcionamento no leitor processos de construção (1 e 2), de inferências (3-6) e de memória (7-9).

1. O que o autor deste texto pretendeu? (*Falar de Napoleão*)

2. Dê um título ao texto: (*Napoleão*)

3. O que o conquistador da Áustria sentiu? (não respondeu)

4. Como Napoleão pôde conquistar um grande exército? (não respondeu)

5. Por que aconteceram o levante espanhol e o russo? (*Para lutar contra Napoleão*)

6. Como você pensa que Napoleão poderia ter vencido a Rússia? (*Se fosse verão*)

7. Como se chamava a ilha para onde Napoleão foi desterrado? (*Santa Helena*)

8. Quem foi o papa que coroou Napoleão? (*Pio VII*)

9. De que país era o general que derrotou Napoleão? (*Inglaterra*)

A partir daqui, foram analisadas as estratégias superestruturais e macroestruturais comparando o texto-base do texto lido e o do resumo. Desta análise, se pôde observar que, do ponto de vista superestrutural, o resumo não se ajustava ao texto lido. Além disso, o grau de incoerência referencial era baixo. A ausência de conjunções era uma constante no resumo feito. Macroestruturalmente, predominava a característica própria dos maus compreendedores: "copiado-apagado", isto é, eliminavam idéias principais e se lembravam de idéias de nível mais baixo. A ausência de estratégias macroestruturais e inferências era uma constante. A análise do questionário sistemático, por sua vez, revelou um bom nível de memória, mas com problemas nos processos de construção e integração.

Avaliação de extensão de memória: Mediu-se através da escala WIS que atingiu uma pontuação de 4, o que situa o menino em um nível médio-alto.

- **Diagnóstico:** Problemas de compreensão da leitura no nível de organização da recordação, identificação das idéias principais.

- **Tratamento:** O menino foi submetido a um programa de instrução direta, seguindo o procedimento dos programas descritos anteriormente durante sessões de 45 minutos, duas vezes por semana ao longo de três meses. Os textos utilizados foram extraídos de seus livros escolares.

REFERÊNCIAS

ANDERSON, R.C.; SHIFFRIN, Z. The meaning of words in context. In: SPIRO, R.; BRUCE, B.; BREWER W. (eds.) *Theoretical issues in reading comprehension*. Hillsdale, NJ: Erlbaum, 1980.

AJURIAGUERRA, J.; AUZIAS, M.; COUMES, F. e cols. *La escritura del niño. La escritura del niño y sus dificultades*. Barcelona: Laia, 1973.

ALLIENDE, F.; CONDEMARÍN, M.; MILICIC N. *Prueba CLP*. Madrid: CEIF, 1991.

APA. *Manual diagnóstico y estadístico de los trastornos mentales*. Texto revisado. Barcelona: Masson, 2002.

BAUMANN, J. F. *La comprensión lectora*. Madrid: Aprendizaje-Visor, 1990.

BERKO, J.; BERNSTEIN, N. *Psicolingüística*. 2ª Ed. Madrid: McGrawHill, 1999.

BODEN, C.; BRODEUR, D.A. Visual processing and non-verbal stimuli in adolescents with reading disabilities. *J. Learn Disabil*. 1999; 32: 58-71.

BODER, E. Developmental dyslexia: a new diagnostic approach based on the identification of three subtypes. *J. Sch. Health* 1970; 40: 289-290.

BODER E. Developmental dyslexia: a diagnostic approach based on three atypical reading pattern. *Dev Med Child Neurol* 1973; 15: 663-687.

BRADLEY, L.; BRYANT, P. Categorizing sounds and learning to read. A causal connection. *Nature*, 1983; 301: 419-421.

BRYANT, P. *Phonological awareness and children's reading*. Relatório apresentado no XXI Congresso Internacional de la AELFA. A Coruña, 2000.

BRYANT, P.; BRADLEY, L. Psychological strategies and the development of reading and writing. In: MARTLEW M (Ed.) *The Psychology of written language: Developmental and educational perspectives*. Chichester: Wiley, 1983.

BRYANT, P.E.; BRADLEY, L. *Los problemas infantiles de lectura*. Madrid: Alianza, 1998.

BRYANT, P.; NUNES, T.; BINDMAN, M. Awareness of language in child who have reading difficulties: historical comparisons in a longitudinally. *J Child Psychol Psychiatry* 1998; 39: 501-510.

_____. The relations between children's linguistic awareness and spelling the case of the apostrophe. *Reading and Writing*, 2000; 12 (3-4): 253-276.

CAIN, K.; OAKHILL, J.; BRYANT, P. Phonological skills and comprehension failure: a test of phonological processing deficit hypothesis. *Reading and Writing* 2000; 13 (1-2): 31-56.

CANALS, R.; SERRAT, E.; VALLÉS E. *Aportaciones de la neuropsicología a la comprensión de las relaciones entre lectura y habla*. Relatório apresentado no XXI Congresso Internacional AELFA, A Coruña, 2000.

CARDON, L.; SMITH, S.; FULKER, D.; KIMBERLING, W.; PENNINGTON, B.; DEFRIES, J.C. Quantitative trait locus for reading disability on Chromosome 6. *Science* 1994; 266: 276-279. Correction: *Science* 1995; 268: 1553.

CASTLES, A.; COLTHEART, M. Varieties of developmental dyslexia. *Cognition* 1993; 47:149-180.

CERVEZA, M.; TORO, J. *TALE: test de análisis de la lectoescritura*. Madrid: Visor, 1984.

COLOMER, T.; CAMPS, A. *Enseñar a leer, enseñar a comprender*. Madrid: Celeste/ MEC, 1996.

CUETOS, F. *Psicología de la lectura*. Madrid: Escuela Española, 1990.

_____. *Psicología de la escritura*. Madrid: Escuela Española, 1991.

CUETOS, F.; RODRÍGUEZ, B.; RUANO, E. Evaluación de los procesos lectores. PROLEC. Madrid: TEA, 1996.

DAS, J.P.; MISHRA, R.K.; POOL, J.E. An experiment on cognitive remediation of word reading difficulty. *L. of L. Disability*, 1995; 28: 2, 66-79.

ERICSSON, K.A.; KINTSCH, W. Long-term working memory. *Psychological Review* 1995; 2: 211-245.

FELTON, R.H.; WOOD, F.B. A reading level match study of nonword reading skills in poor readers with varing IQ. *J Learn Disabil* 1992; 25: 318-326.

GARCÍA MADRUGA, J.A.; MARTÍN, J.I. LUQUE, J.L.; SANTAMARÍA, C. *Comprensión y adquisición de los conocimientos a partir de textos*. Madrid: Siglo XXI, 1995.

GESCHWIND, N. *Selected papers on language and the brain*. Boston: Reidel, 1974.

GILABERT, R. Enseñanza de estrategias para la inferencia del significado de las palabras. *Infancia y Aprendizaje* 1995; 72: 139-151.

HALL, W.S. Reading comprehension. *American Psychologist*, 1989; 44:157-169.

HALLGREEN, B. Specific dyslexia: a clinical and genetic study. *Acta Psychiatr Neurol* 1950; (Supl. 65):#1-287.

HAVELOCK, E.A. *Origins of western literacy*. Toronto: The Ontario Institute for Studies in Education, 1976.

HUERTA, E.; MATAMALA, A. *Programa de estimulación de la comprensión lectora*. Madrid: Visor, 1990.

KINTSCH, W.; VAN DIJK, T. Toward a model of text comprehension and production. *Psychol Rev* 1978; 85: 363-384.

LABUDA, M.C.; DEFRIES, J.C. Genetic and environmental etiologies of reading disability: A twin study. *Annals of dyslexia* 1988; 38: 131-138.

LÁZARO, A.J. *Prueba de comprensión lectora*. Madrid: TEA, 1996.

LEBRUN, Y.; DERREUX, F.; LELEUX, C. *Mirror-writing disorders in different orthographic systems*. Luwer Academic Publishers, 1989.

LEO Y ESCRIBO. *Programa multimedia*. Valencia: Ediciones, 1998.

LEÓN, J.A. Intervención en estrategias de comprensión: un modelo basado en el conocimiento y aplicación de la estructura del texto. *Infancia y Aprendizaje* 1991; 56: 77-91.

LEWIS, E.; LEWIS, H. *An analysis of errors in the formation of manuscript letters by first-grade children*.

LIVINGSTONE, M.; ROSEN, G.; DRISLANE, F.; GALABURDA A. Physiological and anatomical evidence for a magnocellular defect in developmental dyslexia. *Proc Nat Acad Sei USA* 1991; 88: 79437947.

MARKMAN, E.M. Realizing that you don't understand: Elementary school children's awareness of inconsistencies. *Child Development*, 1979; 50: 643-655.

MARTÍN, E. *Leer para comprender y aprender*. Madrid: Cape, 1993.

MATEUS, M. Un programa de instrucción en estrategias de supervisión de la comprensión lectora. *Infancia y Aprendizaje* 1991; 56: 61-76.

MEYER, B. Text dimensions and cognitive processing. In: MAND, H.; STEIN, N.; TRABASSO, T. (Eds.) *Learning and comprehension of text*. Hillsdale, NJ: Erlbaum, 1984.

MILLES, T.; ELLIS, N. A lexical encoding deficiency II. In: PAVLIDIS, G.; MILLES, T. (Eds.) *Dyslexia research and its implications to education*. Chichester: John Wiley and Sons, 1981.

MIRANDA, A.; VIDAL-ABARCA, E.; SORIANO, M. *Evaluación e intervención psicoeducativa en dificultades de Aprendizaje*. Madrid: Pirámide, 2000.

MIRANDA, C.A. *Introducción a las dificultades en el aprendizaje*. Valencia: Promolibro, 1986.

MOLINA, S.; GARRIDO, M.A. *Reeducación de las dificultades de aprendizaje a través del programa P.R.D.A. de J.P. Das. Un enfoque cognitivo desde el modelo PASS*. Zaragoza: Fundafe, 1997.

OLSON, D.R. From utterance to text. The bias of Language in speech and writing. In: WOLF, M.; McQUILLAN, M.K.; RADWIN, E. (Eds.) Thought & Language/Language & reading. *Harvard Educational Review Reprint Series* no. 14. Cambridge, MA: *Harvard Educational Review*, 1980.

_____. The cognitive consequences of literacy. *Can Psychol*, 1986; 27 (2): 109-121.

ORGANIZACIÓN MUNDIAL DE LA SALUD (OMS). *Clasificación Internacional de las enfermedades, trastornos mentales y del comportamiento* (CIE-10). Genebra: OMS, 1992.

PENNINGTON, B.F. Annotation. The genetics of dyslexia. *J Child Psychol Psychiatry* 1990; 31 (2): 193-201.

PÉREZ, J. *Diagnóstico ortográfico*. Valladolid: Boecilla Multimedia, 1999.

RIPALDA, J.; MARTÍN, J. *Comprensión lectora. Método EOS*. Madrid: EOS, 1991.

RODRIGO, M.; JIMÉNEZ, J. IQ vs. Phonological recording skill in explaining differences between poor readers and normal readers in word recognition: evidence from a anming task. *Reading and Writing* 2000; 12 (1-2): 129-142.

ROSENSHIRE, B.V. Skill hierarchies in reading comprehension. In: SPIRO, R.; BRUCE, B.; BREWER, W. (Eds.) *Theoretical issues in reading comprehension*. Hillsdale, NJ: Erlbaum, 1980.

ROTHI, L.J.; HEILMAN, K. Alexia and agraphia with sfared spelling and letter recognition abilities. *Brain and Language* 1981; 12: 1-13.

ROURKE, B.P. Reading retardation in children. Developmental log or deficit? In: KNIHTS, R.M.; BAKKER, D.J. (Eds.) *The neuropshychology of learning disorders*. Baltimore: University Press, 1976.

SÁNCHEZ, E. *Los textos expositivos*. Madrid: Santillana, 1993.

_____. *Comprensión y redacción de textos*. Barcelona: Edebé, 1998.

SCARDAMALIA, M. How children cope with the cognitive demands of writing. In: FREDERIKSEN, C.H.; DOMINIC, J.F. (Eds) *Writing: the nature development and teaching of write communication*. Hillsdale, NJ: Erlbaum, 1981; vol 2.

SCARDAMALIA, M.; BEREITER, C. Developmental strategies in text processing. In: MANDL, H.; STEIN, N.; TRABASSO, T. (Eds.) *Learning comprehension of text*. Hillsdale: Erlbaum, 1984.

SCHWANENFLUGEL, P.J.; AKIN, C.E. Developmental trends in lexical decisions for abstract and concrete words. *Reading Research Quaterly* 1994; 29 (3): 277-285.

SEIGNEURIC, A.; EHRLICH, M.F. OAKHILL, J.V.; YUILL, N.M. Working memory resources and children's reading comprehension. *Reading and Writing* 2000; 13 (1-2): 81-103.

SNOWLING, M.J. Developmental reading disorders. *J Child Psychol Psychiatry*, 1991; 32 (1): 49-77.

SOLÉ, I. *Estrategias de lectura*. Barcelona: Graó, 1992.

SUÁREZ, A.; MEARA, P. *Dos pruebas de comprensión lectora (procedimiento "Cloze")*. Madrid: TEA, 1985.

TANSLEY, P.; PANCKHURST, J. *Children with specific learning disabilities*. Slough: NFER/Nelson, 1981.

THOMPSON, G.B.; JOHNSTON, R.S. Are nonword and other phonological deficits indicative of a failed reading process. *Reading and Writing* 2000; 12 (1-2): 63-97.

THOMSON, M. E. *Dislexia. Naturaleza, evaluación y tratamiento*. Madrid: Alianza, 1992. (Ed. original em inglês, 1984.)

THORNDYKE, P.W. Cognitive structures in comprehension and memory of narrative discourse. *Cognitive Psychology* 1977: 9:77-110.

VALLÉS, A. *Inversiones gráficas 1 y 2*. Valencia: Promolibro, 1998.

_____. *Programa para la mejora de la lectura y la escritura. Escritura 1*. Valencia: Promolibro, 1998.

_____. *Separación de palabras, sustituciones y omisiones*. Valencia: Promolibro, 1998.

_____. *Autocorrección de la escritura*. Valencia: Promolibro, 1999.

_____. *Programa para el aprendizaje de la comprensión escrita. Redacción 1 y 2*. Valencia: Promolibro, 1999.

VAN DIJK, T.; KINTSCH, W. *Strategies of discourse comprehension*. New York: Academic Press, 1983.

VELLUTINO, F.; SCANLON, D.M.; SPEARING, D. Semantic and phonological coding in poor and normal readers. *J Exp Child Psychol* 1995; 59: 76-123.

VIDAL-ABARCA, E.; GILLABERT, R. *Comprender para aprender*. Madrid: Cape, 1991.

VIEIRO, P. *Esquemas de comunicación oral y escrita como mediadores de la comprensión de textos narrativos*. Tese de doutorado não publicada. UNED: Madrid, 1994.

_____. *Trastornos da lecto-escritura*. Relatório apresentado no el V Congresso Galego-Português de Psicopedagogia, Santiago de Compostela, Setembro de 2000.

VIEIRO, P.; PERALBO, M.; GARCÍA MADRUGA, J.A. *Procesos de adquisición y producción de la lectoescritura*. Madrid: Aprendizaje-Visor, 1997.

VIEIRO, P.; MEILÁN, E.; GÓMEZ, I. *Entrenamiento y evaluación de los procesos de lacto-escritura*. Santiago: Tórculo, 1999.

VILLAREJO, E. *Escala de ortografía*. Madrid: Santillana, 1946.

VIDAL, J.G.; MARJON, D.G. *Comprensión de textos. Método EOS*. Madrid: EOS, 1991.

VOGEL, S.A. Gender differences in intelligence, language, visual-motor abilities and academic achievement in students with learning disabilities: A review of the literature. *J Learn Disabil*, 1990; 23: 44-52.

WECHSLER, DAVID. *WISC-R. Escala de Inteligencia de Wechsler para niños*. 6ª ed. Madrid: TEA Ediciones, 1999.

WILLOWS, D.M.; CORCOS, E. Evidence for a visual processing deficit subtype among disabled readers. In: WILLOWS, D.M,; KRUK, R.S.; CORCOS; E. (Eds.) *Visual Processes in Reading and Reading Disabilities*. Hillsdale, NJ: Erlbaum, 1993.

REFERÊNCIAS DO REVISOR TÉCNICO

SANTOS, M; NAVAS, A. *Distúrbios de leitura e escrita:* teoria e prática. São Paulo: Manole, 2002.

SHAYWITZ, S. *Entendendo a dislexia: um novo e completo programa para todos os níveis de problemas de leitura.* Porto Alegre: Artmed, 2006.

OLIVEIRA, J. *ABC do alfabetizador.* Belo Horizonte: Alfa educativa, 2003.

ALMEIDA, E. DUARTE, P. *Consciência fonológica:* atividades práticas. Rio de Janeiro: Revinter, 2003.

MOOJEN, S. et al. *CONFIAS: Consciência fonológica instrumento de avaliação seqüencial.* São Paulo: Casa do Psicólogo, 2003.

KANDEL, E. et al. *Fundamentos da neurociência e do comportamento.* Rio de Janeiro: Guanabara Koogan, 1997.

ALVAREZ, A.; CAETANO, A.; ROMAN, R. Diagnóstico e reabilitação da dislexia: uma visão neuropsicológica. *Revista Cefac*; Revinter, Rio de Janeiro; v. 1, n. 2.1999 (p. 96-106).

KIGUEL, S. Identificação de crianças disortográficas em sala de aula. *Boletim da Associação Estadual de Psicopedagogia de São Paulo.* São Paulo, 4, n. 7, p. 30 - 44, 1985.

GAZOLA, J. Uma visão psicomotora da grafia. Abpp - Associação brasileira de Psicopedagogia Seção RS. " O olhar clínico na prática psicopadagogia" Porto Alegre, 2003/2004. pg. 79 - 90.

MOOJEN; SARAIVA; MUNARSKI. *Avaliação da compreensão leitora - textos expositivos.* Porto Alegre: sem editora, out. 2005.

SUGESTÕES DE SITES

http://www.dislexia.org.br → Associação Brasileira de Dislexia

http://www.andislexia.org.br → Associação Nacional de Dislexia

http://www.abpp.com.br → Associação Brasileira de Psicopedagogia

9

DIFICULDADES NO DESENVOLVIMENTO DA FALA E DA LINGUAGEM ORAL NA INFÂNCIA E NA ADOLESCÊNCIA

María Isabel Cano e María Isabel Navarro

INTRODUÇÃO

Este capítulo pretende trazer para os leitores uma visão geral das dificuldades mais freqüentes da fala e da linguagem oral durante o processo evolutivo, desenvolvimento que coincide, em parte, com o período de escolarização. Trataremos dos déficits no desenvolvimento da fala (dislalia e retardo da fala – também chamados transtornos ou desvios fonológicos) e dos retardos no desenvolvimento da linguagem, que não estão associados a uma patologia concreta.

Neste capítulo, nos limitaremos a analisar a conceituação, as características e os sinais para sua identificação; não trataremos da intervenção, nem das estratégias mais pertinentes para suprir as necessidades educativas específicas dessas crianças.

Consideramos que é importante conhecer e detectar precocemente estas dificuldades no processo de desenvolvimento da linguagem, uma vez que, se não forem detectadas em tempo, ou se não lhes for dada a devida importância, podem afetar os processos de ensino-aprendizagem, devido à demanda de uma competência lingüística que a criança não possui. A linguagem é um instrumento básico na transmissão e na aquisição dos conhecimentos escolares, e, por isso, se a criança não é competente do ponto de vista lingüístico, o processo de construção de conhecimentos estará comprometido. Suas repercussões nesse processo e no rendimento acadêmico estão sendo estudadas atualmente; contudo, a interação entre a linguagem e a construção do conhecimento a partir de qualquer área curricular é evidente (Jorba et al., 1998; Monereo et al., 1998; Castelló, 1998).

As conseqüências das dificuldades de linguagem no contexto escolar são muitas, embora algumas vezes sejam tão sutis que podem passar despercebidas, traduzindo-se mais adiante em fracasso escolar, com as conseqüentes repercussões no âmbito emocional, pessoal e social. Não devemos esquecer que a linguagem é um instrumento de socialização, de construção do conhecimento e de organização do pensamento. Por esta razão, deve-se ressaltar a importância da linguagem e da comunicação não somente nos cenários educativos, mas também no crescimento pessoal e na futura trajetória socioprofissional.

As dificuldades no desenvolvimento da fala e da linguagem, sem estarem associadas a nenhum transtorno específico, foram menos estudadas do que as dificuldades da fala e da linguagem associadas a transtornos específicos.

No que diz respeito ao estudo dessas dificuldades (sem transtornos associados) cumpre citar as contribuições de Bishop, Edmundson, Perelló, Rondal, Ingram, Bosch, Issler, Acosta, Aguado, Wiig, etc. Em geral, esses autores estudaram a evolução padrão e o atraso no desenvolvimento da linguagem e da fala. Na elaboração deste capítulo, seguimos esses estudos e, ao mesmo tempo, referenciamos e adaptamos as contribuições dos autores (Levelt; Belinchon et al., 1992) que estudaram o processamento da linguagem e da fala.

DIFICULDADES NO DESENVOLVIMENTO DA FALA

Definição

Entendemos por dificuldades no desenvolvimento da fala uma categoria que engloba a *dislalia* (tanto simples como múltipla) e o *retardo de fala*. Outros autores preferem se referir aos transtornos fonológicos em geral sem estabelecer diferenças; parece-nos mais prático distinguir as categorias anteriores, uma vez que nos ajudará no processo de avaliação e de intervenção. Outro critério, pelo qual parece mais oportuna esta distinção entre dislalia e retardo da fala em lugar de transtorno fonológico (como termo genérico que engloba as duas categorias anteriores), é que, do ponto de vista do processamento da informação, precisamos distinguir os diferentes níveis de processamento e seu grau de implicação em cada déficit.

Tradicionalmente, considerou-se o retardo de fala e a dislalia como um déficit que afeta a fala, sem que se encontrem implicados outros níveis da linguagem. No entanto, alguns autores consideram o retardo da fala como uma manifestação leve do retardo da linguagem. Para nós o retardo da fala não deveria ser considerado como um retardo leve da linguagem, uma vez que estão implicados níveis lingüísticos diversos e, portanto, níveis de processamento diferentes.

Também devemos notar que, geralmente, se considerou a existência de uma dificuldade no desenvolvimento da fala (dislalia e retardo da fala) em função de um critério cronológico, através do qual podemos estabelecer o início do déficit por volta dos 5 anos. Consideramos que não deveríamos ajustar-nos a um critério tão rígido, mas que deveríamos considerar as características próprias e individuais da criança e seu ambiente, de maneira que em casos muito específicos é necessário agir como medida preventiva ou estimuladora a partir de um enfoque naturalista ou ecológico.

A partir desta definição genérica, *déficit que afeta a fala*, propomos outra definição mais específica em função de diferentes critérios de classificação, como comprovaremos a seguir.

Classificação

Uma vez esclarecido o que entendemos por dificuldades no desenvolvimento da fala, nos propomos estabelecer uma classificação em função dos seguintes critérios:

1. Em função do fonema implicado no erro.

2. Em função do número de erros e de sua persistência.

3. Em função do nível lingüístico implicado.

4. Em função da etiologia.

Em função do fonema implicado no erro

Atendendo ao fonema implicado podemos classificar a dislalia do modo como vemos na Tabela 9.1.

Tabela 9.1 Classificação das dislalias em função do fonema implicado[1]

Denominação	Fonema implicado
Sigmatismo	Alteração na articulação das consoantes sibilantes[2]
Rotacismo	Dificuldades com a articulação do /r/
Gamacismo	Articulação defeituosa do /g/
Lambdacismo	Articulação do /l/ em vez do /λ/
Deltacismo	Pronuncia incorreta do /d/.
Mitacismo	Nas bilabiais
Jotacismo	No /ʒ/
Yeísmo	Articulação do /y/ em lugar do /λ/
Ceceio	Interposição da língua entre os dentes
Cicio	Articulação do /s/ em lugar do /z/
Chinoísmo	Substituição do /r/ pelo /l/
Hotentotismo	Defeito da articulação de todos os fonemas

Fonte: Perelló, 1995.

Como podemos observar, a etimologia dessas denominações corresponde à estrutura, sinal do alfabeto grego mais o sufixo -ismo. Além disso, também podemos observar que esta classificação somente faz referência à produção do fonema, e não ao sistema fonológico.

Em função do número de erros e de sua persistência

Consideramos que, em função deste critério, podemos estabelecer três níveis nas dificuldades do desenvolvimento da fala:

1. **Dislalia simples**. Corresponde àqueles casos nos quais somente um fonema é alterado. O erro é constante e consistente em registros e contextos diversos. A seguir, citamos um exemplo de uma criança de 6 anos na situação de narração:

   Disse a sua plima.
   Disse que não quelia i no colégio,
   poque quelia i no paique com sua amiga.
   Disse que no paique tem passalinhos
   e que na escola tem tabalhos
   e ela não quelia tabalhai.

   Como podemos observar, o /r/ foi substituído pelo /l/, ou pela semivogal /y/, ou foi omitido em posição de *onset* complexo (p. ex.: tabalhos) e cada final (p. ex.: i).

2. **Dislalia múltipla**. Neste caso, os fonemas alterados são vários e consistentes. A seguir, citamos um exemplo da produção de uma menina de 5 anos e 7 meses, na situação de narração:

   Sapeuzinho quelia i na casa de sua fó,
   mas tinha medo do posqui
   poique hafia um ropu mau.
   Mas sua mãe disse:
   que não podia falá com ninguém
   pala que não acontecesse nada.

   Como podemos observar neste caso, existe mais de um fonema afetado; o /l/ pelo /r/, /s/ pelo /s/, /b/ pelo o /r/ pelo /l/ /v/ pelo /f/ e omissão do /r/ na posição de cada final.

3. **Retardo de fala**. Diversamente dos anteriores, a criança produz vários erros, porém não de maneira persistente. Esses erros mudam em função do contexto. Além disso, os diferentes fonemas alterados podem projetar-se nos níveis mor-

---

[1] N. de R. T.: Na literatura atual, a presente classificação tem uso restrito. Sugere-se nomenclatura descrita pelo Comitê de Motricidade Oral da Sociedade Brasileira de Fonoaudiologia, SP, nº 3, 2003.
[2] N. de R. T.: Som fricativo cuja produção é acompanhada por ruído assobiado: /s/, /z/, /ʃ/, /ʒ/, /tʃ/ e /dʒ/ (Nicolosi, et al., 1996).

fológico e sintático, estando comprometidos, sem ser a causa, mas a conseqüência, do déficit fonológico.

A seguir, trazemos um exemplo de uma menina de 5 anos, na situação de conversação:

(Explicando à fonoaudióloga o que fez na escola)
epi ota ve fazemos eta toza
nos vamos ao tadio
vamos tocê e amos a tasa
epis amos a otla tolegio de cinto anos...
sou a pimela hoze
ote foi a Teesa
edisse a Teesa que hoze eu cheia a pimela e eu sou a pimela.

Em linhas gerais, observamos inconsistência silábica, distorções da cadeia fonética devido a processos fonológicos diversos e ininteligibilidade da mensagem. Do ponto de vista da sintaxe e da morfologia, a competência da menina nestes níveis é muito mais elevada do que sua competência fonológica. Em outras amostras de linguagem, foram observados erros de concordância relacionados à formação de plurais e desinências verbais, devido à sua inconsistência fonológica. Em relação à gramática, existiam alterações na atribuição dos turnos de fala; não marcava as pautas mediante as quais o interlocutor percebe a interrupção do turno de conversação, nem captava os sinais daquele que a advertia para interromper ou manter o turno.

Apesar da utilidade da classificação, ela não faz referência ao nível lingüístico implicado (fonético ou fonológico), mas somente ao número de erros e à sua persistência.

Em função do nível lingüístico implicado

Esta classificação está baseada nos estudos de Issler (1983) e foi ampliada com algumas das contribuições sobre o processamento da fala. Consideramos interessante uma vez que é útil para estabelecer critérios e modelos na avaliação e na intervenção fonoaudiológica.

1. **Dislalias fonológicas**. O sistema fonológico não está organizado ou elaborado de forma correta e completa, ou, então, ainda não foram adquiridos alguns fonemas. Não foram determinadas as oposições sistemáticas e, portanto, não foram estabelecidos os traços distintivos que permitem diferenciar determinados fonemas entre si. Conseqüentemente, não existe uma representação mental própria de alguns fonemas no sistema fonológico.

2. **Dislalias fonéticas**. Podem ser situadas em dois níveis: a) dificuldades no *nível de representação* dos planos de articulação, basicamente planos motores, associados a conhecimentos procedimentais. Apesar de o sistema fonológico estar bem construído ou em processo de aquisição, a criança ainda não elaborou planos para a articulação de alguns fonemas; e b) dificuldades no *nível de realização* dos planos de articulação ou nível de articulação propriamente dito (nestes casos, a dificuldade está radicada, basicamente, em uma incoordenação motora dos órgãos articulatórios).

3. **Dislalias mistas**. São as mais freqüentes e costumam existir problemas fonológicos e fonéticos que se combinam, chegando até a se dissimular.

Em função da etiologia

As dislalias também podem ser classificadas em função de sua patogênese, isto é, em função da causa que lhes dá origem. Tradicionalmente, considerou-se que existem quatro tipos de dislalias em função de sua etiologia:

1. **Dislalia evolutiva**. É aquela que se manifesta através da evolução-padrão da linguagem. Não é uma dislalia patológica, mas normalmente acontece como conseqüência da imaturidade neurológica e cognitiva própria da idade da criança. Costuma resolver-se espontaneamente.

2. **Dislalia audiógena.** Este tipo de dislalia está associada a um déficit de audição.
3. **Dislalia orgânica.** Está associada a transtornos ou malformações orofaciais (como são as disglosias), lesões no SNC (como são as disartrias), etc.
4. **Dislalia funcional.** É aquela que não tem uma causa determinante e precisa ser justificada.[3]

Através do modelo biopsicossocial (que explica a psicopatologia em função da interação de variáveis biológicas ou orgânicas, psicológicas e sociais), as dislalias e os retardos da fala são classificados conforme se mostra a Tabela 9.2.

Conforme esta tabela, as causas que podem provocar uma dislalia ou retardo de fala podem ser muitas (orgânicas ou biológicas, psicológicas, sociais, etc.) e em muitas ocasiões são combinadas entre si. Também se deve explicitar que existem diferenças individuais, de tal maneira que diante de dois sujeitos que apresentam dificuldade idêntica, segundo a proposta multifatorial, as repercussões seriam diferentes em cada criança.

Características e manifestações das dificuldades no desenvolvimento da fala

As características e as manifestações dos transtornos da fala podem ser justificadas em função do sistema de processamento e do nível alterado. A seguir, descrevemos resumidamente este processamento, atendendo aos diferentes níveis que intervêm nos processos de percepção e produção (Figura 9.1).

Assim, pois, em função do sistema de processamento da fala e do nível implicado, as características mais freqüentes que costumam aparecer nos transtornos da fala, associados à produção, percepção, ou ambas, são as seguintes:

1. **Percepção auditiva.** Os sujeitos apresentam: a) dificuldade na análise fonética: identificação de segmentos da fala e das

---

[3] N. de R. T.: São os chamados "desvios fonológicos".

Tabela 9.2 Classificação das dislalias e dos retardos de fala em função de sua patogênese

Variáveis biológicas-orgânicas	Variáveis psicológicas	Variáveis sociais
Input	**Processos cognitivos**	**Âmbito escolar**
• Dislalia audiógena,[a] associada à surdez	• Dislalia produzida por um déficit de percepção auditiva	• Modelo majoritariamente inadequado
• Dislalia por perda auditiva com flutuação do nível de audição (p. ex., por uma otite cerosa).	• Dislalia por incoordenação motora dos órgãos orofaciais	• Nível de exigência inadequado
	• Dislalia por déficit de memória auditiva, seqüencial e de trabalho	• Contexto pouco estimulador, motivador, ou ambos, para a criança
Output		
• Dislalia associada a deglutição atípica	**Estado emocional**	
• Dislalia orgânica[a], associada a uma lesão no sistema nervoso central, malformação nos órgãos orofaciais, ou ambas (disartria e disglosia)	• Dislalia por regressão a etapas psicoafetivas anteriores (p. ex., ciúmes pelo nascimento de um irmão)	**Âmbito familiar**
		• Dislalia por um contexto pouco estimulador
	• Dislalia comportamental, associada a um pedido de atenção	• Dislalia por um ambiente superprotetor ou muito rígido, com um elevado grau de exigência
• Dislalias produzidas por processos ortodônticos (próteses dentárias)		• Dislalia por modelos inadequados

[a] A dislalia audiógena e a orgânica são consideradas uma manifestação intrínseca para a surdez, disglosia, disartria ou todas elas.

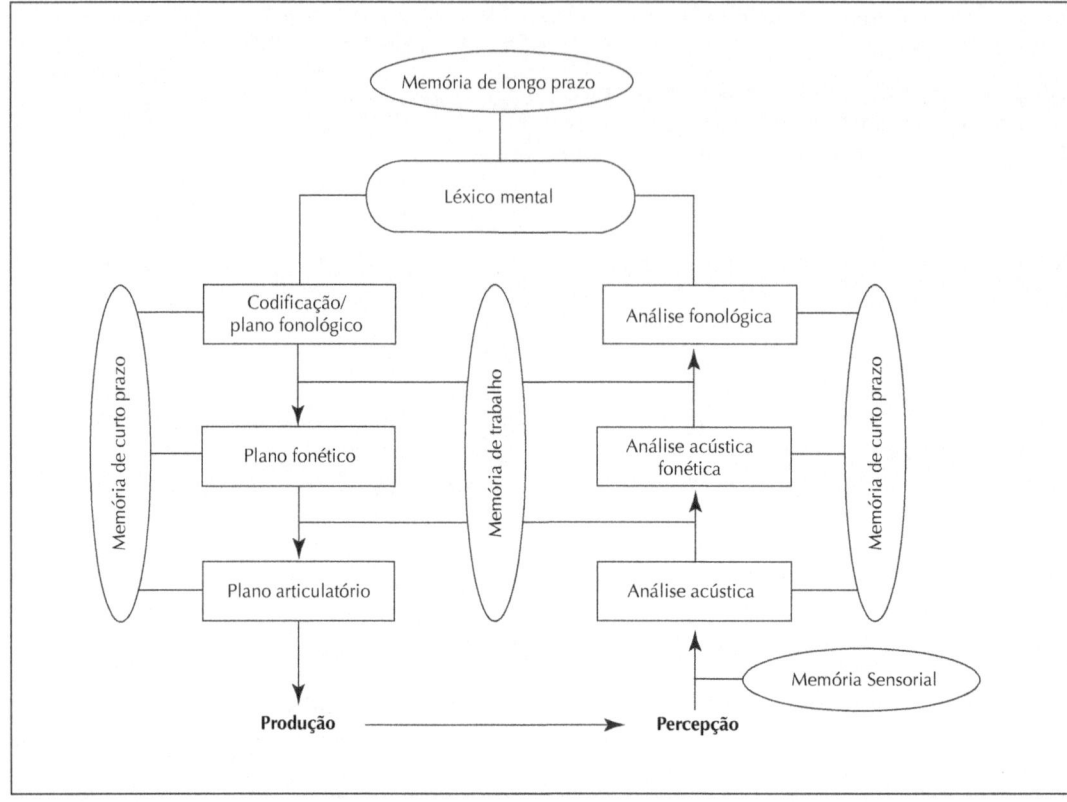

Figura 9.1 Processamento da fala.

propriedades acústicas e articulatórias dos fonemas e a obtenção de traços invariáveis (consulte Aguado, 1999; Belincós et al., 1992); b) dificuldade na discriminação auditiva de traços distintivos entre pares opostos de fonemas, o que implica uma dificuldade na identificação de traços fonológicos representados neste sistema e c) dificuldades no reconhecimento e na identificação dos fonemas de uma seqüência fônica.

2. **Processos fonológicos.** Os processos fonológicos agem diretamente no plano fonético (Aguado, 1999) e afetam todas as crianças durante seu processo de aquisição da linguagem, mas nos sujeitos que apresentam um transtorno de fala, podem ter as seguintes características específicas: a) aparecem processos que, por suas características e freqüência, correspondem a uma criança de idade menor; b) os processos podem permanecer na produção do sujeito durante um período de tempo mais longo que o normal e c) podem aparecer padrões idiossincráticos (nos casos mais graves); se estes se fixam, com o tempo podem derivar para processos desviados.

3. **Organização do sistema.** As dificuldades experimentadas pelo sujeito ao construir corretamente o sistema fonológico, junto com o fato de uma possível dificuldade na discriminação e identificação de fonemas, leva a organização do sistema fonológico a ser pouco funcional para o processamento da fala. Por outro lado, corre-se o risco de que a criança desenvolva e automatize estratégias pouco rentáveis que afetariam duplamente a organização do sistema.

4. **Memória auditiva.** A memória auditiva pode estar alterada, tanto a memória sensorial (que age em frações de segundo, e na qual o processamento é mínimo, somente no nível de traços físico-acústicos) como a memória

de curto prazo (MCP; onde a informação é retida por um tempo máximo de 15s sendo ativada a função operativa da mesma), a memória de trabalho (MT; mais relacionada com as tarefas complexas e, sobretudo, com o processo que será utilizado no armazenamento da informação), e a memória de longo prazo (MLP) (Gimeno, 1996).

Segundo alguns autores, parece que a memória auditiva (tanto a MCP como o MT ou a MLP) poderia ser um dos fatores responsáveis em ocasionar um problema fonológico, provocando dificuldades na capacidade de retenção dos fonemas, no processo de armazenamento da informação, na comparação de seu padrão interno com aquele que seu interlocutor oferece, na realização de tarefas de análise e síntese auditiva e na seqüência de fonemas.

5. **Outros níveis da linguagem.** Como conseqüência da alteração no nível da fala, outros níveis da linguagem podem estar alterados (somente nos casos de retardo da fala, não nas dislalias) devido à pouca proeminência perceptiva de alguns elementos gramaticais. Freqüentemente podemos ver refletido o déficit fonológico nos níveis morfológico e sintático, sem haver uma alteração específica nestes níveis (p. ex., na formação de plurais, desinências verbais, etc.).

6. **Linguagem escrita.** Quando a criança começa o processo de aprendizagem da língua escrita e não superou suas dificuldades de fala, costuma apresentar problemas na correspondência fonema-grafema, derivados de seu problema fonológico. Não obstante, consideramos que a língua escrita pode ser um suporte na superação do déficit fonológico, uma vez que ambos códigos se retroalimentam.

7. **Metafonologia.** Neste item nos referimos à consciência que a criança tem sobre seu próprio conhecimento, bem como o controle e organização do processo de aquisição da fonologia. As crianças com déficit de fala costumam apresentar dificuldades em separar sílabas, em identificar fonemas, omitir conscientemente um ou vários fonemas, em produzir rimas, em planejar mecanismos para realizar uma determinada tarefa fonológica, controlar o processo de execução de tarefas, detectar erros e se autocorrigir.

8. **Problemas fonéticos.** No nível fonético, a criança pode apresentar a) dificuldade na atribuição de padrões articulatórios para os diferentes fonemas (o fonema não foi adquirido ou está em um processo de aquisição, e, portanto, os padrões são oscilantes e instáveis); b) substituição sistemática de um fonema, ao mesmo tempo em que elabora um plano de articulação errado ou distorcido para produzí-lo; c) dificuldades na hora de localizar os pontos de articulação ou dificuldades motoras orofaciais; d) em alguns casos, podem aparecer dificuldades proprioperceptivas; e e) problemas no nível coarticulatório.

Sinais de alerta

Considera-se *sinal de alerta* o traço que anuncia que, no futuro, pode se produzir um possível transtorno, mas que no momento em que aparece o sinal, ainda não se manifestou.

Podemos considerar como sinais indicadores, centrados no próprio sujeito, que alertam sobre a presença de um possível déficit, os seguintes: a) aquisição reduzida de fonemas para sua idade evolutiva; b) padrões práxicos instáveis; c) dificuldades de inteligibilidade (impróprias de sua idade); d) presença de um padrão de discriminação auditiva pobre; e) memória auditiva inferior à média padrão de sua idade e f) número de erros fonológicos inadequados para sua idade cronológica.

RETARDO NO DESENVOLVIMENTO DA LINGUAGEM

Definição

Neste item, como no anterior, estudaremos o retardo de linguagem não associado a outra patologia, já que estes casos foram contemplados nos capítulos correspondentes.

Existe uma controvérsia na hora de delimitar as características do retardo da linguagem e classificar o déficit segundo sua gravidade. Se analisarmos as causas desta situação, observaremos, em primeiro lugar, que existem diferentes opiniões como a psicologia evolutiva e do desenvolvimento, a psicolingüística, a neuropsicologia, etc., que apresentam diversos pontos de vista a respeito. Em segundo lugar, a heterogeneidade da população selecionada para realizar as pesquisas reflete, em alguns casos, sintomas muito diferentes entre si, o que não permite generalizar os resultados e, por isso, ainda não se dispõe de dados concludentes sobre o tema.

De um ponto de vista prático, podemos dizer que uma criança com retardo de linguagem apresenta uma produção que lembra a de um sujeito de idade inferior e que, portanto, oferece um perfil no qual aparentemente todos os níveis de linguagem estão alterados de maneira igual. A compreensão costuma estar acima da produção; porém, quando se aplica algum teste, se comprova que a compreensão é inferior à das crianças de sua mesma idade cronológica (embora seja superior à produção), diversamente das crianças com transtorno específico de linguagem, que apresentam, em geral, uma compreensão muito abaixo de sua produção. A seguir, exemplificamos o que foi explicado anteriormente através de dois casos: um menino com retardo de linguagem e outro com disfasia ou transtorno específico de linguagem (Tabela 9.3).

Se compararmos os dois exemplos, observamos que a produção do menino com disfasia é superior à do menino com retardo; mas, no que se refere à compreensão, depois da aplicação de diferentes testes, o nível de compreensão do primeiro caso correspondia a uma idade de 4 anos e 6 meses, e, no caso de disfasia, seu nível era de 2 anos; recordemos que sua idade cronológica é de 6 anos (Navarro, 1997).

Outras diferenças nas amostras estudadas sobre as dificuldades no desenvolvimento da linguagem e as crianças com transtorno específico de linguagem, provenientes de profis-

Tabela 9.3 Exemplo da produção de um menino com retardo de linguagem e de outro com disfasia[4]

Retardo de linguagem	Disfasia ou transtorno específico de linguagem

5 anos (Na situação de conversação, explica uma foto à fonoaudióloga). M = mãe; F = Filho
M. Explique esta foto à fonoaudióloga.
F. a mama!
  Tetora nateta choia
  (explica que tem uma cesta cheia de cenouras)
M. Sim, as cenouras
F. este vale
M. Quem dava a cenoura para o elefante?
F. eu
  ooNa mia tatera
  A loxa
  (a carteira é roxa)
  e mia.
M. Você estava com uma carteira?
F. Sim, taa pan
  Mia
	6 anos (na situação de narração, explica o filme de desenhos animados *Dumbo*)
	que então tão, tão, tão, era elefante
	que se fazia aprender a fazer tolices
	se enconde digo disse, disse, disse
	a elefanta disse
	como orelhas gandes faz assim
	(Traz suas orelhas para diante)
	e sua mãe se pôs enfadada da, da, da
	e então e com a tomba ele pega o menino
	não é não lea sua tomba na mãe
	di i disse
	que era a tomba de Dumbo
	i não era.

---

[4] N. de R. T.: Os exemplos foram adaptados à língua portuguesa.

sionais no exercício da intervenção fonoaudiológica, são as seguintes:

1. Quando intervimos, a *evolução* que a criança com retardo de linguagem experimenta é mais rápida do que a das crianças com transtorno específico.
2. O retardo de linguagem tem um melhor *prognóstico*.
3. A manifestação do transtorno, nos casos de retardo de linguagem, apresenta um índice de menor *gravidade*. Segundo alguns autores, no caso do transtorno específico de linguagem, a aquisição e o desenvolvimento apresenta um desvio em relação ao processo-padrão de aquisição, enquanto no caso de retardo, apresenta-se um atraso (ou evolução mais lenta) em comparação com a média-padrão.

Outro problema na hora de detectar e diagnosticar o retardo de linguagem está em diferenciá-lo de outros transtornos semelhantes, tais como um retardo de fala grave ou uma disfasia pouco manifestada. Existem pois, dificuldades em estabelecer limites no contínuo de gravidade.

Alguns autores consideram que o retardo de linguagem reflete uma imaturidade no desenvolvimento da criança. Com o tempo, o atraso vai desaparecendo até atingir um desenvolvimento equiparável ao de um falante normal (aproximadamente, aos 6 anos). Isto levou alguns pesquisadores a considerar que as crianças que sofrem de algum retardo de linguagem evoluem de maneira espontânea, sem necessidade de qualquer intervenção. Embora seja certo que há crianças que experimentam uma melhoria espontânea, também é certo que em algumas o retardo pode se complicar e evoluir para um transtorno mais grave.

Sobre isto, Scarborough e Dobrich (1990) realizaram um estudo com sujeitos que haviam experimentado uma *evolução espontânea*. Os resultados mostraram que um grupo importante dessas crianças, que aparentemente havia evoluído para uma normalidade total, na realidade conservavam seqüelas do transtorno que tinham sofrido e que interferia na sua aprendizagem e rendimento escolar.

Seguindo esta mesma linha de pesquisa, os estudos de Brand e Ellis (1999) mostraram progressos muito importantes na evolução de crianças que haviam seguido um programa de intervenção. Foram observadas mudanças no tamanho médio do enunciado, na variedade léxica, no conteúdo do enunciado e na inteligibilidade da fala. Além disso, demonstraram que as palavras trabalhadas eram utilizadas posteriormente de forma espontânea e correta. Porém, os progressos experimentados ao longo da intervenção não somente se refletiam na produção, mas também encontravam progressos importantes na socialização, sobretudo nas relações interpessoais e no jogo. Isto pode ser devido, em parte, a intervenção ter sido feita em grupo e através do jogo, como afirmam as autoras. A respeito da família, também aconteceram mudanças, uma vez que a maneira de perceber e de agir diante do transtorno da criança havia mudado, ao mesmo tempo em que facilitava a interação.

Em função do que se comentou, podemos concluir que em todo momento devemos atender às diferenças individuais, à gravidade e às características do contexto.

Classificação

O critério de classificação mais utilizado por diferentes autores atende ao contínuo de gravidade: *retardo leve, moderado* e *severo*. Mas existem divergências sobre a conceituação desses graus de alteração. Para alguns autores, o retardo leve equivaleria ao retardo de fala; o moderado, à disfasia ou transtorno específico de linguagem; e o retardo grave, à afasia congênita. Outros autores consideram o retardo moderado e severo como um retardo de linguagem diferenciada da disfasia.

Baseando-nos no processamento da linguagem, preferimos distinguir o retardo de linguagem dos transtornos de fala daqueles que podem implicar critérios de desvio em relação à norma-padrão de aquisição e de desenvolvimento da linguagem (como na disfasia). Conseqüentemente, se atendermos a critérios de compreensão, podemos estabelecer as seguintes diferenças:

1. No *retardo de fala*, a compreensão não está alterada. O nível de compreensão é superior ao de produção e adequado à idade evolutiva.

2. No *retardo de linguagem*, a compreensão está acima da produção, mas não é a esperada para a idade evolutiva e cronológica da criança; é inferior. Apesar disso, com uma intervenção adequada, a criança evolui favoravelmente até atingir a média-padrão de sua idade cronológica.

3. No *transtorno específico* ou *disfasia*, na maioria dos casos, a compreensão está abaixo da produção e corresponde a uma idade evolutiva muito inferior à esperada.

Uma vez revisado o estado da questão, classificaremos o retardo de linguagem como *leve, moderado e severo*. Contudo, mantemos dificuldades em estabelecer limites claros e precisos entre os três graus de alteração, embora possamos propor critérios mínimos e genéricos que podem ajudar na determinação do grau de gravidade das dificuldades no desenvolvimento da linguagem, a saber:

1. Do ponto de vista do processamento, quanto mais alterados estiverem os níveis de linguagem relacionados com módulos que implicam um alto grau de automatismo, mais grave será o retardo; por exemplo, no nível sintático e dependendo da gravidade, estarão cada vez mais comprometidos: a) as primeiras combinações de palavras; b) o tamanho médio da oração; c) as palavras funcionais, e d) a complexidade da oração.

2. Quanto mais comprometido estiver o nível de abstração, mais dificuldades se refletirão na formação de conceitos e na construção de campos semânticos. No nível léxico, a criança demorará mais tempo para estabelecer a relação arbitrária existente entre significado, significante e referente.

3. Em outros tipos de representação simbólica, como são o desenho e o jogo, estes estarão abaixo de sua idade evolutiva e serão representativos de seu grau de dificuldade em relação à linguagem.

Se precisarmos de critérios mais precisos e de perspectiva lingüística, podemos consultar Aguado (1988), para o retardo moderado e severo.

Características e manifestações do retardo no desenvolvimento da linguagem

Na hora de descrever as características e as manifestações do retardo no desenvolvimento da linguagem, nos ateremos em detalhar o perfil lingüístico das crianças que apresentam esta dificuldade. Não demoraremos em outras características associadas às causas que dão origem ao retardo, como se pode observar na Tabela 9.4, no qual, seguindo o modelo biopsicossocial, comentamos brevemente as causas do retardo no desenvolvimento da linguagem (sempre considerando a interação de muitos fatores).

A seguir, são detalhadas as características lingüísticas predominantes nos retardos de linguagem. Devemos recordar que estas características não são próprias para a idade cronológica da criança.

Retardo leve de linguagem

Este tipo de retardo é caracterizado por:

1. Alterações fonológicas.

2. Alterações na concordância.

3. Léxico pobre e impreciso em algumas ocasiões, mas com recursos para resolver suas dificuldades.

Tabela 9.4 Causas dos retardos no desenvolvimento da linguagem

Origem		Causas
Biológica ou orgânica		• Atraso maturativo • Patologias leves relacionadas a órgãos implicados na aquisição da linguagem (p. ex., por uma otite recorrente durante longos períodos de tempo[a], etc.) • Predisposição genética para o transtorno no desenvolvimento da linguagem
Psicológica	Cognitiva	• Dificuldades de concentração e atenção • Dificuldades na memória de trabalho • Dificuldades no processamento da informação
	Emocional	• Problemas emocionais • Características do temperamento e da personalidade
Social		• Entorno pobre ou de privação sociocultural • Pouca estimulação • Entorno superprotetor • Entorno muito exigente • Padrões de interação inadequados
De origem desconhecida		

[a] Se esta causa aparece no período crítico de aquisição da linguagem, seu efeito provoca um transtorno mais importante.

4. Sintaxe simples para sua idade.

5. Presença de palavras funcionais, mas com nível e variedade inferiores para sua idade.

6. A compreensão é superior à expressão, mas inferior ao seu grupo normativo.

7. Nas tarefas de repetição de orações, simplifica as palavras mais longas e complexas.

A seguir, apresentamos um exemplo da produção de uma menina de 5 anos e 9 meses, na situação de conversação e, posteriormente, na situação de narração.[5]

( ) = repetição, titubeio, (:) = pausas; F = fonoaudióloga; M = menina

F. E os Reis, o que vão te presentear?
M. {(hummm)} isso de titar o pedito?
F. Uma boneca?
M. Que dá beijinhos
F. que dá beijinhos
e que cortam seu cabelo.
Uma boneca ou um cavalinho?
M. (um) uma boneca que tortam o pêlo
e depois ele volta a tescer.
F. Volta a crescer?
M. Sim
F. Eles vão dar mais presentes?
M. eles (vou) vão dar Aladin,
o tachorrinho da Bea,
dento quato
e as otas mágicas.

{(Explique a história do rei Leão)}

Seu pai e sua mãe tinham um filho (:)
i depois do fiinho piqueninho
já como havia comeu muito

---

[5] N. de R. T.: Os exemplos foram adaptados à língua portuguesa.

(ficou grande)
e depois o mano dijia:
a uma batata
(canção do filme)
Tem uma noiva
(e) e sua mãe se penteando com a língua
Depois limpa a juga
e o pai do filho (que) queria (que) que moia
e depois havia uns gatos
(queria dizer hienas)
havia (:) e perseguia o Rei Leão
(:) i depois veio seu pai
i levo a sua noiva i o Rei Leão (:) a seu país.

Como se pode observar, este retardo pode ser confundido com retardo de fala, mas ao fazer a avaliação se observou que sua compreensão, produção e estratégias eram próprias de uma menina de idade menor.

Retardo moderado de linguagem

As características mais relevantes são:

1. Alteração fonológica.
2. Sobredêixis
3. Utilização de "a" com valor genérico.
4. Dificuldade no uso de palavras funcionais (pouco uso para sua idade e com erros).
5. Uso preferencial de orações justapostas.
6. Coordenação pouco freqüente ou redundante (predomina a coordenação copulativa)
7. Estrutura básica da oração limitada a dois ou três constituintes no geral.
8. Omissão de elementos obrigatórios na oração.
9. Dificuldades em tarefas de repetição de orações.
10. Uso empobrecido das funções de linguagem.

Um exemplo de retardo moderado é o deste menino de 6 anos e 10 meses de idade.

M. *a eu jogo na casa porco*
(i, i) i também oto porco
i não sei
i vamos (a, a) a festa
eu tenho oto
F. Tens outro porco em casa?
M. Não, bola.
F. Irás a festa de aniversário de algum amigo?
M. Sim, agora.
F. Como se chama seu amigo?
M. Pelo.
F. Pedro?
M. Sim.
Eu vo joga u Pelo.
F. Que vais jogar com Pedro?
N. *a bola pátio i colê*
mas não quéler
puque ou esse não qué.
puque cai isso (:) de muito leve.

Como se pode observar, a linguagem deste menino está muito mais alterada do que no caso anterior (sobretudo se levamos em conta a diferença de idade, o primeiro com 5 anos e 9 meses, e o segundo com 6 anos e 10 meses); observamos uma sintaxe e morfologia mais comprometida, uma compreensão menos competente, a variedade léxica reduzida, circunlóquios, sobredêixis e dificuldades fonológicas.

Retardo severo de linguagem

As características lingüísticas neste tipo de retardo são as seguintes:

1. A linguagem pode chegar a ser ininteligível.
2. Holófrases e orações de duas palavras, no máximo.
3. Erros de ordem.
4. Omite elementos obrigatórios da oração.
5. Não usa palavras funcionais.
6. Apresenta dificuldades na imitação.
7. Uso limitado das funções da linguagem.

8. Pouca iniciativa conversacional.
9. Tem intenção comunicativa, embora não possa manifestá-la através da linguagem verbal.
10. A comunicação não-verbal é competente.

A seguir, um exemplo da produção de um menino de 3 anos e 5 meses.

Qui {aqui}. (Aqui e ali têm o mesmo valor não os distingue)
a yo {como eu}
mim {eu}
amo (vamos)
be (Isabel)
tata
papa
mama

la (bola)
la (bala)
do (Fernando)
do (caldo)
co (porco)
co (macaco)

Como se pode observar, o menino se limita a apontar, a gritar e a combinar o gesto indicativo com uma palavra. Podemos observar que o vocabulário do menino é muito reduzido, apesar de tê-lo aprendido em diversos contextos e com a ajuda de seus familiares. As estratégias também eram próprias de uma criança de idade menor, no entanto, a compreensão (inferior à média-padrão e seu grupo normativo) era superior à produção. O jogo que este menino representava era repetitivo, com esquemas rígidos que não admitiam nenhuma mudança e pouca criatividade (mais adiante apresentaremos diferentes amostras da evolução deste caso).

Até aqui, descrevemos perfis lingüísticos, mas, além disso, as crianças que sofrem de um retardo de linguagem podem apresentar um nível inferior de simbolização que se manifesta através do jogo (como explicamos no caso anterior) e do desenho, apresentando um nível médio abaixo do normal, como afirma Rinos (1987). O jogo que as crianças com retardo de linguagem apresentam pode ser pouco evoluído e, dependendo do grau de alteração, é mais ou menos silencioso. Podem apresentar padrões estáticos nos quais é difícil introduzir uma mudança, e, quando isto acontece, lhes custa incorporá-la e transferí-la de maneira generalizada para o seu jogo. Suas atividades lúdicas parecem repetitivas, desorganizadas e desestruturadas, correlacionando com o grau de gravidade do transtorno que a criança apresenta.

Outros aspectos relacionados com a representação e a linguagem se manifestam em tarefas de classificação e inclusão de elementos em suas correspondentes categorias, em provas de semelhanças, respondendo melhor diante do *input* visual e pior, quando este é retirado.

Sinais de alerta

Rondal (1984) considerou que é básico, na hora de detectar os retardos de linguagem, o aparecimento tardio ou inferior para a idade da criança nos seguintes aspectos:

1. Aquisição das primeiras palavras.
2. Primeiras combinações de palavras.
3. Tamanho dos enunciados.
4. Aparecimento das primeiras palavras funcionais.

Seguindo estas recomendações, seriam considerados "sinais de alerta" os seguintes sinais que podem interferir na linguagem ou em outros aspectos relacionados a ela:

1. A manifestação das primeiras palavras mais tarde do que o habitual (por volta dos 2 anos, uma vez que normalmente ocorre entre os 12 e os 18 meses).
2. Uso habitual do gesto indicativo em substituição à palavra (a partir dos 2 anos, uma vez que isto é próprio dos 18 meses).

3. Léxico inferior à idade evolutiva correspondente da criança.

4. Repetição espontânea fraca ou ausente.

5. As primeiras combinações de palavras aparecem aos 3 anos (o habitual é em torno dos 2 anos).

6. Não obedecer a ordens simples a partir dos 3 anos.

7. Pouca ou nenhuma utilização de palavras funcionais após os 3 ou 4 anos.

8. Compreensão superior à expressão, apesar de ser inferior à média-padrão correspondente à sua idade.

9. Grande número de simplificações fonológicas impróprias para sua idade evolutiva.

10. Padrões de jogo estáticos e ritualizados não-próprios de sua idade.

11. Jogo próprio de uma criança de idade menor; o jogo simbólico aparece de forma tardia.

12. A linguagem não acompanha a ação ou o jogo (o contrário do esperado para sua idade).

13. Não gostam de mudanças, nem de situações novas ou desconhecidas.

14. Dificuldades no desenvolvimento de habilidades sociais ou no processo de socialização.

15. Dificuldades na representação da figura humana, que é pobre para sua idade; apresentando uma imaturidade na representação mental do esquema corporal.

16. Lentidão psicomotora.

Dependendo da idade, esses sinais de alerta podem chegar a se transformar em autênticas manifestações de um transtorno, isto é, a variável idade evolutiva e cronológica estará diretamente relacionada aos sinais de risco.

Como se pode observar, a maioria dos sinais expostos costuma aparecer antes do ensino obrigatório; por isso, é muito importante, na detecção precoce a informação e a formação a ser passada para a família e para os profissionais do âmbito educativo e sanitário em relação à aquisição, ao desenvolvimento e à evolução da linguagem.

ANÁLISE DOS TRANSTORNOS LINGÜÍSTICOS NA PRODUÇÃO ORAL MEDIANTE ETAPAS ESCOLARES

A seguir apresentaremos as manifestações próprias da *dislalia* e do *retardo de fala e de linguagem*. Optamos em agrupar as características evolutivas gerais da linguagem em etapas e as manifestações dos retardos de fala e de linguagem, em função dos transtornos, com a finalidade de poder facilitar sua descrição; com isso, pretendemos oferecer uma visão geral das características evolutivas e dos transtornos por etapas, não por idades, que seria uma descrição mais específica e detalhada. Estamos conscientes de que em cada etapa, e mesmo em cada ciclo, as competências dos alunos variam consideravelmente no que diz respeito à evolução geral da linguagem. No que concerne às dificuldades de linguagem, o agrupamento também é representado por idades cronológicas e etapas escolares.

Os sinais do retardo de linguagem que são descritos em cada etapa podem variar dependendo de sua gravidade. Portanto, não devem aparecer simultaneamente, nem com a mesma intensidade. Deveríamos notar que, se em uma determinada etapa, não se resolveu um certo déficit, na etapa seguinte podem confluir também as características alteradas da anterior, e, com isso, o déficit adquire maior consistência e gravidade.

Etapa infantil (de 3 a 5 anos)

A etapa infantil é básica na detecção e intervenção do retardo de linguagem e de fala, uma vez que, no final desta etapa e no começo da seguinte, as bases da linguagem já estão praticamente adquiridas. Toda detecção não realizada na etapa infantil pode interferir negativamente na aquisição de conhecimentos.

Fonética e fonologia

Características evolutivas gerais

Nessas idades, a evolução dos aspectos fonético e fonológico progride notavelmente. No começo deste período, as crianças ainda apresentam uma imaturidade neurológica e cognitiva que se reflete nesses níveis. No entanto, ao finalizar esta etapa, elas já construíram praticamente o sistema fonológico, e, com isso, sua competência melhora de forma considerável.

Em linhas gerais, podemos dizer que a partir dos 3 anos, a criança domina /m/, /n/, /p/, /t/, /k/, /b/, /g/, /f/, /s/, /ʒ/, /ʃ/, /l/, /d/, /z/ e apresenta usos oscilantes do /r/ e dificuldades com os encontros consonantais. Em idades posteriores, continua aperfeiçoando os fonemas que apareceram até seu domínio total. Sua fala é cada vez mais inteligível, embora com a presença de processos fonológicos (como a assimilação, substituição, omissão, etc.) que irão remetendo progressivamente para o final desta etapa e para o começo da seguinte.

Características dos retardos de fala e de linguagem: manifestações do transtorno

Aos 3 anos, seriam consideradas manifestações de um transtorno:

1. A presença de ceceio persistente.
2. Processos generalizados de anteriorização.
3. Apagamento sistemático de consoantes finais.

Aos 4 anos, seriam consideradas manifestações de um transtorno (além das anteriores):

1. Não realização de /r/ simples.
2. Substituição de fricativas.
3. Incidência superior à normal de processos fonológicos.

Aos 5 anos, seriam consideradas manifestações de um transtorno (além dos anteriores):

1. Ceceios e substituições de fricativas.
2. Assimilações constantes.
3. Substituição de /r/ por /d/ ou /l/ de maneira sistemática.
4. Fala muito simplificada.

Morfologia

Características evolutivas gerais

1. Nesta etapa já dominam o singular, o plural e o gênero regular, os determinantes e os artigos e aparecem as generalizações.

2. Os primeiros tempos verbais surgidos são dominados nesta etapa. Entre os 3 anos e 6 meses e os 4 anos e 6 meses, são dominadas as formas perifrásticas de futuro e passado que já tinham surgido anteriormente. Entre os 4 anos e 6 meses, e os 5 anos a criança amplia seu domínio do indefinido e imperfeito.

3. Dos 3 anos e 6 meses aos 4 anos e 6 meses, a criança amplia o uso correto de pronomes pessoais e possessivos.

4. Melhora sua competência com os verbos auxiliares.

5. Aumenta o número de preposições emergentes e seu domínio: a, com, de, em, para e por.

6. Entre os 3 anos e 6 meses e os 4 anos e 6 meses, embora surjam as preposições de espaço e tempo, ainda não são dominadas. Por volta dos 4 anos dominam as de lugar e companhia. Entre os 4 anos e 6 meses e os 5 anos e 6 meses se completa o domínio das preposições de espaço e de tempo.

Características dos retardos de linguagem: manifestações do transtorno

Nesta etapa, a criança costuma dominar o gênero e o número, apesar de ainda cometer erros na hora de aplicar regras idiossincráticas. Também podem aparecer erros relacionados à aplicação de regras regulares, mas não costumam apresentar erros relacionados aos aspectos regulares do gênero e do número, como podem fazer as crianças com retardo de linguagem, ao menos em um índice de erro tão elevado.

Em relação à morfologia verbal, sempre dependendo da gravidade, pode aparecer muito alterada, chegando a omití-la ao usar verbos no infinitivo.

Quanto ao uso das palavras funcionais, estas aparecem muito comprometidas. Os sujeitos que sofrem do transtorno de linguagem costumam ter dificuldades com seu uso. No lugar da palavra funcional, pode aparecer o pseudo-sintático "a" como "apoio" e com caráter multifuncional

Devido às dificuldades que a criança pode ter nos níveis fonológico e morfológico, a estrutura da palavra pode aparecer alterada.

Outras particularidades dos transtornos neste nível lingüístico são:

1. Morfologia pobre para a idade.
2. Costuma usar infinitivos; este comportamento pode se estender para além dos 3 anos, dependendo da gravidade.
3. Dificuldades com a formação do plural.
4. Omissão de pronome, especialmente os de terceira pessoa, em relação ao seu grupo normativo.
5. Utilização do pronome "eu" de forma incorreta.
6. Omissão de artigos.
7. Omissão de verbos.
8. Uso de "a" pseudo-sintático.
9. Estrutura da palavra alterada.
10. Dificuldades com as desinências verbais.
11. Omissão de verbos auxiliares.

Sintaxe

As estruturas básicas da sintaxe quase terminam de se desenvolver nesta etapa, continuando sua evolução nas primeiras idades do ensino fundamental. Portanto, é aconselhável detectar uma possível alteração para poder evitar, no futuro, problemas de aprendizagem. Vejamos a seguir a evolução de uma criança falante normal.

Características evolutivas gerais

Seguindo alguns modelos de Acosta (1996) e de outros autores, as características evolutivas são as seguintes:

1. Dos 3 anos aos 3 anos e 6 meses, surgem as estruturas complexas introduzidas com: que, mas, porque.
2. Substituição da partícula "não" para a posição inicial, antepondo-se ao verbo.
3. Dos 3 anos e 6 meses aos 4 anos e 6 meses, aparecem as primeiras passivas.
4. Decresce consideravelmente o número de erros na morfologia e na sintaxe.
5. Dos 4 anos e 6 meses em diante aumenta a complexidade da oração aparecendo condicionais, circunstanciais, etc.

Características dos retardos de linguagem

As principais manifestações do retardo são as seguintes:

1. Estrutura pobre para sua idade.
2. As crianças com retardo de linguagem podem apresentar dificuldade na utilização e na aquisição da estrutura básica S-V-O, podendo aparecer mais tarde do que o habitual, mas, além disso, têm dificuldade em estabelecer relações entre os constituintes da oração. Por esta razão, algumas crianças de idades muito mais tardias estão ainda no período de fala telegráfica, eliminando conectores entre orações e constituintes. As palavras funcionais, portanto, não são sequer utilizadas. A linguagem telegráfica pode se estender para além dos 4 anos, dependendo da gravidade.

3. Também apresentarão dificuldade no momento de estabelecer relações de concordância no nível oracional e discursivo.

4. Compreensão pobre para sua idade, mas melhor do que a produção.

5. Permanências de estruturas próprias de uma criança de idade menor.

6. Combinação de duas palavras em torno dos 3 anos.

7. Por volta dos 4 ou 5 anos, não constroem ainda orações complexas, mas se limitam a unir orações por meio da justaposição, formando especialmente orações simples.

8. Omissão de elementos necessários na oração (sobretudo, as palavras funcionais).

9. Dificuldade em tarefas de repetição de orações.

10. Dificuldade em completar orações ou tarefas de fechamento gramatical.

Semântica e léxico

Características evolutivas gerais

Segundo Rondal (1980), o número de palavras que uma criança pode compreender nesta etapa é o seguinte:

1. Aos 3 anos, a compreensão da palavra aumenta consideravelmente; a criança conhece em torno de 900 palavras.

2. Aos 3 anos e 6 meses, 1.222 palavras.

3. Aos 4 anos, já conhece umas 1.540 palavras.

4. Aos 4 anos e 6 meses, 1.870 palavras.

5. Aos 5 anos a criança é capaz de compreender 2.072 palavras.

6. Aos 5 anos e 6 meses, 2289 palavras.

7. A partir dos 4 anos em diante, observa-se um considerável aumento nos traços semânticos das palavras. Em relação à produção, esta é reduzida aproximadamente pela metade.

Características dos retardos de linguagem

As crianças com retardo de linguagem demoram mais tempo para passar da etapa indexical para a seguinte, que lhes permitirá descobrir a existência da relação arbitrária entre o significado, o significante e o referente. Também apresentarão mais dificuldade na hora de construir uma representação mais elaborada do significado. Por esta e outras razões, a etapa das 50 primeiras palavras pode estender-se para além dos 3 anos (nos casos de retardo grave de linguagem), sendo substituídas, em algumas ocasiões, por onomatopéias ou, então, acompanhadas do gesto indicativo.

Quanto ao nível de abstração, como é natural, a criança pode apresentar mais dificuldade do que seus homólogos falantes normais na hora de adquirir as palavras abstratas. A permanência durante mais tempo do que o normal no nível indexical dificulta a aquisição de palavras com um grau de abstração mais elevado que exigem um nível de representação diferente.

A interação de todos esses fatores leva a criança a ter um léxico e um significado conceitual pobre para sua idade.

Na hora de realizar uma tarefa de seleção de palavras atendendo ao contexto discursivo, podem apresentar dificuldade, inclusive os termos selecionados podem ter um caráter vago e impreciso.

Em geral, podemos observar as seguintes particularidades:

1. Léxico pobre (a etapa das 50 primeiras palavras pode se estender até os 3 anos).

2. Sobre extensões mais numerosas do que o normal.

3. Utilização de onomatopéias no lugar de palavras.

4. O léxico e sua conceituação são pobres.

5. As palavras abstratas aparecem mais tarde.

6. Aparentemente, pode dar a sensação de que a criança compreende tudo e que sua compreensão é semelhante à de outras

crianças de sua mesma idade cronológica que não apresentam dificuldades com a linguagem, mas, na realidade, isto pode ser inexato, uma vez que possuem uma compreensão inferior à que lhes corresponde por sua idade.

7. Pode ser capaz de abstrair um significado global, mas de forma muito limitada, não sendo capaz de abstrair a informação mais concreta e complexa.

Pragmática

Uma criança que apresenta um retardo de linguagem tem intenção comunicativa, embora nem sempre a desenvolva com êxito, devido à pouca eficácia comunicativa no nível lingüístico. No entanto, é capaz de desenvolver outras habilidades de caráter não-lingüístico que a ajudarão a estabelecer, com sucesso, a comunicação com seu interlocutor.

Lembremos que, dependendo da gravidade do transtorno e das características individuais dos sujeitos, podemos encontrar comportamentos variados, desde crianças que podem aparentar um problema muito leve até sujeitos que sequer falam. De acordo com essa variabilidade, as habilidades que regem o discurso estarão mais ou menos desenvolvidas.

Características dos retardos de linguagem

As principais manifestações do retardo são:

1. No final desta etapa, não perceber (reiteradamente) que seu interlocutor não entendeu sua mensagem.

2. Ter dificuldades com as regras que regem o discurso.

3. Não saber interpretar os sinais do interlocutor que lhe cede o turno e, portanto, não saber quando intervir.

4. Não distinguir os registros discursivos próprios de sua idade.

Exemplo da evolução de dois casos de dificuldade no desenvolvimento de linguagem

Neste parágrafo, será exposto algumas amostras (longitudinais) da evolução de dois casos que apresentam retardo no desenvolvimento da linguagem; mesmo assim, oferecemos a evolução padrão da linguagem a partir de diferentes amostras (transversais) de diversas crianças. Todos os sujeitos que são apresentados (grupo-controle e grupo com retardo de linguagem) pertencem ao mesmo centro educativo (no caso dos retardos, estão na mesma série escolar e em turmas paralelas). Além disso, todas as crianças (com e sem transtorno de linguagem) têm a mesma idade cronológica, características socioculturais e nível socioeconômico semelhante (nível médio).

Os casos longitudinais, representados como caso 1 e caso 2, têm graus diferentes de gravidade. O caso 1 do menino com retardo severo de linguagem é o mesmo que utilizamos no item anterior quando falávamos da classificação dos retardos. Com esses dois exemplos queremos deixar claro a variabilidade do déficit e a dificuldade de generalizar dados para toda a patologia estudada, de maneira que as características gerais que manifestam os transtornos devem ser vistas com cautela uma vez que entram em jogo muitas variáveis: características do déficit, diferenças individuais, gravidade do retardo, fatores do entorno, etc.

Ao mesmo tempo, devemos esclarecer que os casos foram detectados precocemente (aos 3 anos e 5 meses) e foi realizado um acompanhamento através de intervenção naturalista, já que as demandas socioambientais assim o exigiam. É evidente que nessas idades não podemos afirmar o grau de gravidade do retardo e, por isso, o diagnóstico de "retardo severo" e "retardo moderado" foi definido *a posteriori*, ao finalizar a etapa escolar infantil.

Mesmo assim, as mudanças evolutivas que acontecem ao longo da etapa infantil são notáveis. Por esta razão, apresentamos um exemplo (transversal, Tabelas 9.5 a 9.9) da linguagem de crianças falantes normais com uma dupla finalidade:

1. Mostrar a evolução da linguagem nesta etapa.

2. Estabelecer um mecanismo de comparação entre os casos de retardo e a evolução padrão da linguagem

Tabela 9.5 Exemplos de amostras da produção de crianças com retardo de linguagem e de criança falante normal

	Etapa infantil	
Caso 1	Caso 2	Falante normal
3 anos e 5 meses (situação de jogo)	**3 anos e 5 meses (situação de Jogo C = criança; M = mãe**	**Menino de 3 anos e 6 meses (situação de jogo). A = criança; B = criança**
qui (aqui)	M. Quantas coisas o Papai Noel trouxe!	B. Vamos colocar a fazer pipi esta boneca?
a yo (como eu)	Que faz com os ovos?	A. Não olha, o porco caiu.
mim (eu)	(a criança queria tirar os ovos.)	B. Vá ao posto a boneca. Aqui não cabe!
amo {vamos}	C. São cacaca.	A. Não
be {Isabel}	M. Não são caca, são bons para comer.	B. Vá fazer pipi
tata	C. Não Este não. São um buvo	B. Coloco água?
papa	M. Que trouxe o Papai Noel?	A. Eu gasolina
mama	C. Um "buvo"	B. Vamos passear, Ana?
la (bola)	M. Ovos e que mais? Mala	A. Sim
la (bala)	M. Uma maleta! Que mas?	B. Lá está, lá está a "umiel" Pala vamos dar uma volta por aqui
do (Fernando)	C. Um "cote"	A. Sim, isso
do (caldo)		B. Olha aqui, o que tem debaixo?
co (porco)		A. Este?
co (macaco)		B. Sim.

Como se pode observar no caso 1 de retardo de linguagem, o número de palavras que a criança conhecia era muito baixo para sua idade. Valia-se do gesto indicativo ou de mímicas para se fazer entender. Assim, pois, o nível de intenção comunicativa estava preservado, mas sua competência lingüística era baixa. Observamos também como as sílabas que utiliza (coincidem com o final da palavra) podem obedecer a significados diferentes. O nível de compreensão era superior ao de expressão, porém, baixo para sua idade. Seu jogo era monótono, repetitivo, com estruturas rígidas e um nível simbólico baixo para sua idade. Este se desenvolvia em silêncio, não falava, nem emitia produção alguma enquanto jogava.

No caso 2, o número de palavras era mais elevado, embora ambos correspondam a crianças com retardo de linguagem. Podemos ver que até usa verbos, "son a buvo"; contudo, a estrutura da palavra aparece alterada. O jogo é mais evoluído do que no caso anterior e até acompanha suas ações com a linguagem. Embora, pela sua idade, não possamos avaliar se é um retardo severo ou moderado, podem ser observados diferentes graus de gravidade. O primeiro caso é mais grave do que o segundo. Essas diferenças também podem ser observadas se compararmos esses dois meninos com aqueles que seguem uma evolução de acordo com a norma-padrão. Não obstante, podemos observar que as crianças falantes normais ainda têm dificuldades com os diferentes níveis de linguagem, próprias de sua idade ou etapa evolutiva (erros na estrutura da palavra "umiel" (dormir), "janinera" (gasolina); substituições e omissões de fonemas "pala" (para), "ten" (trem), "il" (ir); omissão de preposições "vá ao posto a boneca." (va en el autocar esta nena), "vamos dar uma volta" (vamos a ir a dar una vuelta).

Tabela 9.6 Exemplos de amostras da produção de crianças com retardo de linguagem e de criança falante normal

	Etapa infantil	
Caso 1	Caso 2	Falante normal
4 anos e 2 meses (situação de jogo) **F = fonoaudióloga; C = criança** F. O cachorrinho. O que tem feito o cachorrinho? C. Ui! F. Onde está o cachorrinho? C. Eto, ee F. Agora não pode sair. C. Sim. F. Não pode sair, está preso. C. Não. F. Já tinha saído. C. aaah, u, u, {au, au} F. Onde vais? C. Aqui F. A praia? C. Não etá (:) a aqui F. Sobe no palácio. C. A não es a uchu, uchu a mi {dormir}	**4 anos e 2 meses.** **F = fonoaudióloga; C = Criança** F. Este guarda-pó é o teu? C. Sim. F. Não, aqui quem põe é a Rafa C. Não põe Rafa é meu tenho um guarda-pó, tês F. Três guarda-pós! C. Não sete tinha Seguí e eu tinha o dele F. Tu trocaste? C. (É que) é que eu o vedo guada-pó	**4 anos. F = fonoaudióloga; C = criança** C. A Bela estava procurando o seu cavalo e viu um *relo* e um isqueiro F. E no final o que acontece? C. Que s'axono??? deste do do pastor {se apaixonou} e depois voltou onde estavam as ovelhas e depois então se casaram C. Eu sei uma coisa F. O que sabes? C. Que um dia quando o vovô me foi me dava a mãozinha depois me dá forte a mãozinha e depois fomos ao zoo F. E o que aconteceu? C. Comprou para mim doces e vi animais, muitos animaizinhos

Podemos observar como, apesar das dificuldades que experimenta com a linguagem (o caso 1), o vocabulário foi ampliado com novas aquisições, nomes, verbos, etc. (*eto, ee, no etá, a mi*) e alguma palavra funcional. Na maioria das ocasiões, este menino justapõe palavras para formar uma oração, mas se o comparamos com sua produção de 3 anos e 5 meses, observamos que evoluiu e que ampliou suas produções. Neste exemplo, podemos constatar como aparecem algumas das características gerais do retardo de linguagem que foram oferecidos como enumeração ampla anteriormente. Ainda aparecem estruturas pobres para a idade; tem dificuldade com as estruturas S-V-O (no caso 1 aparecem, apesar de ter 4 anos e 2 meses). Seu nível se aproxima mais da fala telegráfica. Em relação ao vocabulário, este é muito inferior à sua idade, como o são todos os níveis da linguagem.

No caso 2, observa-se que a evolução do menino foi mais rápida do que no caso anterior, embora ainda apresente erros e seja pobre para sua idade. Se compararmos as estruturas oracionais, vemos que no caso 2 começam a surgir estruturas mais complexas, enquanto no caso 1 estas são muito simples. A diferença com a linguagem própria de um retardo grave (caso 1) se torna agora mais visível, apesar de os meninos terem a mesma idade e características contextuais semelhantes.

Poderia parecer-nos que o caso 2 tem uma atuação bastante boa, mas se o comparamos com o caso de controle ou falante normal, veremos que este é capaz de fazer uma narração bastante aceitável, enquanto a criança que apresentamos como caso 2 é incapaz de realizar esta tarefa.

Tabela 9.7 Exemplos de amostras da produção de crianças com retardo da linguagem e de criança falante normal

	Etapa infantil	
Caso 1	Caso 2	Falante normal
4 anos e 6 meses (amostra de linguagem em situação de jogo). C = criança; F= fonoaudióloga	**4 anos e 6 meses (situação de conversação). C = criança; F = fono**	**4 anos e 6 meses (situação de conversação e narração)** (Descreve um quadro)
C. em etá aqui, iba {vem está aqui igual}	F. escuta, que fizeste nestas férias?	havia uma menina que tinha uma roupa de banho e tinha esquecido a roupa as sapatilhas e a toalha e tinha que pintar um caminho até o que tinha esquecido
F. igual a esta? Já lavou o cabelo?	C. eu tinha io ao apatamento	
C. não	F. ao apartamento, tens um apartamento?	
F. venha senhora você não se escapa Isso, isso	C. sim, eu vevo em casa fui um dia ao apatamento porque não tinha io nunca e palava ali na paia e podia compa picolé	
C. {o menino imita o processo anterior executado pela Fonoaudióloga} Ito Uuuuuuuu		Era uma vez Aladin tinha um macaco e passava muito tempo e então um homem lhe disse serei teu pai e fez ele descer no labirinto e então ele entrou* uma lâmpada e ele disse me dê, me dê e ele não queria dar e então o labirinto se fechou e ficou fechado e apareceu o gênio e ficou quieto e então ele disse que tinha um palácio e então sempre tinha a lâmpada
	F. humm!	
	C. e eu compava no terreno um palito	
F. o secador E agora penteias	F. picolé palito!	
C. já está teminao	C. e faz mais fio com esse que a te guipa	
F. não estique meu cabelo! do que gostas?	F. anda!	
C. sim, abá teminao ebés Já eta, adeu	C. ela um pouquinho lelado fio com um papel me deram pos o de limão e comei hummm	
F. onde vais?		
C. eta		
F. a uma festa é aniversário de sua amiga?		
C. sim, em todo		

Como se pode observar, o menino (caso 1) imita espontaneamente algumas produções do fonoaudiólogo e seu léxico foi ampliado. É capaz de unir duas palavras, formar orações e até aparecem orações de três elementos. As palavras aparecem ainda alteradas em sua estrutura conservando as sílabas finais e tônicas. A estrutura oracional é enriquecida com o aparecimento de alguns relacionantes. Também podemos ver como aparece o uso de "a" pseudo-sintático.

O menino (caso 2) continuou ampliando e enriquecendo sua linguagem, as dificuldades mais visíveis se centram no nível fonológico. Se o compararmos com a produção do menino controle veremos que, em geral, sua produção é mais atrasada, e, se a comparação for feita com o caso 2, veremos que as diferenças continuam sendo notáveis.

* A criança possivelmente fez mistura de "entrou no labirinto" com "encontrou uma lâmpada".

Tabela 9.8 Exemplos de amostras da produção de crianças com retardo de linguagem e de criança falante normal

	Etapa infantil	
Caso 1	Caso 2	Falante normal
5 anos (situação de jogo). **C = criança; F = fonoaudióloga**	5 anos (situação de jogo) olha a ganja que me	5 anos (situação de jogo sim é uma amiga que eu tenho
C. ao volate fica tudo rápido	deram tem uma vaca touro e pintinhos mas perdi	grande e eu sou mais pequeno que ela
eu vou ao paque cadê (:) o paque	o cavalo vamos binca?	vai com seus amigos e não me deixa
F. tenho aqui	olha eu sou o homem que	e eu já que sei o caminho
C. cadê o paque	cuida da granja	vou sozinho
F. tiramos também o parque?	e tu vens viaje que te roubo pintinhos!	quando foi meu aniversário
C. sim o dos pingüins no baque	não vaca, não se me roubas fico bravo.	o Javi veio à noite me truxe um robô
e agola vou coloca eu e agola paque	havia um menino que brigam*	o Christian pequeno me truxe um carro
F. colocamos estes dois lá?	e que dão chutes e lutam com os maus	que batia nos móveis e depois voltava a montar
C. eu acabo praia	as vezes fazem magia	e quando eram os Reis Magos
C. ei já terminei a praia	e então transformam os	na casa da Rita um
F. já terminaste?	maus em coisas	avião me deixaram
C. ali a monte		e na casa da Mirian me truxeram
oaia no acabo a paia		uma ambulância de
no acabo a paia?		enfermeiros
eu! Eu o levo pa casa		primeiro veio a Bela
amos foca caminha		depois quando pasa um tempo
{e leva o boneco		chega Gastón
imitando que anda}		encontra uma prisão
levo pa casa!		mas o Gastón sobe pelo
olha!		telhados
evo pa casa		como ninguém ouve
		depois vem o outro amigo
		do Gastón

No caso 1, podemos ver como ficou enriquecida a estrutura sintática, o vocabulário e o discurso em geral. O número de verbos foi elevado, e as orações foram enriquecidas quanto ao número de elementos constituintes, embora não apareçam estruturas complexas como as subordinadas. Podemos observar que permanecem alterações no nível fonológico impróprio da idade do menino e são eliminadas algumas palavras funcionais. Não aparecem nesta produção "a" pseudo-sintáticos como na amostra anterior. O número de pronomes também aumentou. O nível de abstração elevou-se em relação à amostra inicial, o desenho já é próprio de uma criança de sua idade evolutiva, e o jogo experimentou uma mudança notável. Contudo, como se pode observar, continua estando abaixo da média-padrão de sua idade cronológica.

No caso 2, como se pode observar, a diferença em relação ao caso 1 é notável. A criança atingiu um nível de competência elevado e próximo da média-padrão correspondente à sua idade. Porém, quando fazemos a comparação da narração com o sujeito controle, o nível é mais simples. Mas, o caso 1 que, em princípio, parecia um retardo grave no desenvolvimento da linguagem, na idade de 5 anos, evoluiu para um retardo moderado; em contrapartida, o caso 2 que, em princípio, parecia um retardo moderado, evoluiu para um retardo leve.

* A criança faz a mistura de tempos verbais.

Tabela 9.9 Exemplos de amostras da produção de crianças com retardo de linguagem e de criança falante normal

Etapa infantil		
Caso 1	Caso 2	Falante normal
5 anos e 6 meses (situação de jogo) C = criança; F = fonoaudióloga	**5 anos e 6 meses (situação de jogo)** C = criança; F = fonoaudióloga	**5 anos e 5 meses**
F. onde colocamos a bola? C. onde botase tu? F. aqui C. eu eu coloco aos bons (é, é) sou boa F. ah! a leoa é boa C. uma, dois, tres bons ganharam os bons (canta) os, os mulos aí a lá il para F. puxa vida! C. olha, olha, olha ele gosta o leite olha não gosta o leite não quero, não gota F. o elefante não gosta? C. não, não lebo* não lebo	F. Qual é o nome do filme que viu no colégio? C. não sei C. sim o de animais o de um leão pequeno F. não me lembro Não era o de um leão pequeno que tem um leão grande muto mau que quer ser rei F. o rei do futebol C. nãoooo F. o Rei puma C. aahhhhhhhhhh! F. o Rei Leão C. sim tu não lembra era muto comprida F. gostaste? C. sim, porque tinha muitos animais mas as vezes eram muito maus alguns	Fui um vez mas agora já não me lembro faz muitos anos também fui na casa de minha tia faz anos mas não me lembro porque estava na barriga da minha mãe não sabia que fazer por- que não havia brinca- deiras que uma velhinha vai a casa da Besta e diz: toma esta flor e o príncipe lhe diz vá! e não se vá até que pega a flor e logo o transforma em besta e logo sai a Bela cantando e o Gastão quando acaba de cantar sobe em um telhao e es- pera que termine de cantar e pega um sarto* e o pai está trabalhando na casa

No caso 1, podemos ver como o uso de pronomes aumentou notavelmente, assim como outras palavras funcionais. A oração ficou enriquecida, mas orações subordinadas continuam não aparecendo. Em relação à compreensão, pôde-se observar que havia aumentado notavelmente, aproximando-se à de uma criança falante normal de sua idade.

Como observamos no caso 2, aparentemente o menino quase atingiu a média padrão, mas no final da etapa quando se avaliou através de testes padronizados comprovou-se que ainda não havia superado completamente o déficit. Como se pode observar, a criança continua evoluindo, e as diferenças entre os dois tipos de retardo se tornam cada vez mais apreciáveis.

Observamos também, a partir da amostra da produção do menino falante normal, que, ao finalizar a etapa, o menino adquiriu as principais bases da linguagem. Nas etapas posteriores, o menino aperfeiçoará e ampliará a freqüência do uso de algumas aquisições que surgiram nesta etapa. Este nível de linguagem possibilita que o menino tenha acesso a um número mais elevado e complexo de conhecimentos transmitidos no ambiente escolar e também lhe possibilitará estabelecer relações sociais adequadas.

* A palavra não foi identificada possivelmente por ser uma palavra criada pela própria criança. Portanto, não pode ser traduzida, nem adaptada à língua portuguesa.

Etapa das séries iniciais do ensino fundamental (de 6 a 11 anos)

Nesta etapa, foram adquiridos os conhecimentos básicos da linguagem. Portanto, a criança aperfeiçoa e amplia as conquistas da etapa anterior.

Deve-se considerar que os traços que serão descritos a seguir, devido à variabilidade de idade, não supõem o mesmo risco quando aparecem no começo ou no final deste período. A persistência das alterações descritas, quando se mantém até os 11 anos, poderia estar nos indicando outro tipo de problema.

Se alguma das manifestações do retardo, detalhadas na etapa anterior, persiste nesta etapa, a gravidade será maior. Contudo, entre os 6 e os 11 anos encontraremos outros sinais que manifestam o aparecimento do déficit, próprios desta idade, os quais anteriormente não levamos em conta, devido a não supor nenhum risco para a criança do ponto de vista evolutivo.

Fonética e fonologia

Características evolutivas gerais

O sistema fonológico, no começo desta etapa, já está praticamente adquirido, ficando por consolidar apenas alguns fonemas líquidos, encontros consonantais e desenvolver um maior domínio nos programas articulatórios.

Características dos retardos de linguagem

Considera-se uma manifestação de retardo quando, além dos 6 anos, a criança apresenta uma redução generalizada de encontros consonantais com líquidas e um excessivo número de processos fonológicos.

Morfologia

Características evolutivas gerais

No começo, ainda se encontram dificuldades com a morfologia relacionada com os verbos irregulares. Além disso, podemos observar as seguintes características:

1. As palavras funcionais se encontram em processo de ampliação dos valores multifuncionais discursivos.

2. Aumenta o uso multifuncional de pronomes possessivos.

3. Utilização correta de advérbios e preposições.

4. Uso multifuncional de determinantes.

Características dos retardos de linguagem

Considera-se uma manifestação do retardo o aparecimento recorrente e freqüente dos seguintes sinais:

1. Dificuldade com a morfologia verbal.

2. "a" pseudo-sintático com valor genérico.

3. Dificuldade com o uso das palavras funcionais.

4. Omissão das palavras funcionais.

5. Omissão de verbos auxiliares.

Sintaxe

Características evolutivas gerais

Por volta dos 6 anos se adquire o domínio da maioria das estruturas sintáticas.

Mesmo assim, as orações introduzidas pelos advérbios e por outras estruturas complexas não chegam a ser dominadas corretamente (embora às vezes sejam usadas) até os 7 ou 8 anos.

Características dos retardos de linguagem

As principais manifestações do déficit são, em grandes linhas:

1. Ausência de palavras funcionais e uso inadequado.

2. Erros de ordem.

3. Omissão de elementos constituintes obrigatórios.

4. Concordância alterada entre os constituintes da oração.

5. Estruturas simples para sua idade.

6. Erros de correspondência entre as estruturas sintáticas e as estruturas semânticas.

Se esses erros persistem, podem provocar uma cristalização e consolidação de erros.

Semântica e léxico

Características evolutivas em geral

Nesta etapa, o léxico aumenta de forma vertiginosa, propiciado pelo processo de ensino-aprendizagem, desenvolvido na escola.

Quanto à produção, as crianças, ao longo da etapa do ensino fundamental, aprendem a opor conceitos básicos e a realizar tarefas de classificação categorial mais complexas.

Características dos retardos de linguagem

As principais manifestações do retardo são as seguintes:

1. Desenvolvimento estancado na etapa anterior.
2. A criança não pode realizar processos de categorização de forma correta.
3. Desenvolvimento de vocabulário lento e inferior à média padrão.
4. Os traços semânticos conceituais básicos são pouco elaborados.
5. Dificuldade nas tarefas de formação de antônimos e sinônimos (além dos 8 anos).
6. Dificuldade acentuada de acesso ao léxico.
7. Freqüência de uso maior do que a média de super ou infra-extensões de significado.
8. Dificuldade na seleção de palavras adequadas ao contexto discursivo, a partir dos 8 anos.

Pragmática

No final desta etapa, o discurso sofreu uma mudança muito importante. As crianças dominam diferentes contextos discursivos que serão necessários para poder continuar o processo de aprendizagem escolar.

Este domínio de competência discursiva facilitará a aquisição e comunicação de conhecimentos. As estruturas deverão se adequar aos conhecimentos que são cada vez mais complexos; portanto, o domínio discursivo será necessariamente mais competente.

Nesta etapa, ficarão por aperfeiçoar aspectos relacionados com:

1. A comunicação referencial em relação ao ponto de vista do falante.
2. As máximas conversacionais: quantidade, qualidade, relação e modalidade.
3. A interpretação dos conhecimentos que o interlocutor tem sobre um tema.

Alguns aspectos continuarão sendo aperfeiçoados na etapa do ensino médio.

Características dos retardos de linguagem

As principais manifestações do retardo são as seguintes:

1. Baixo domínio para sua idade dos diferentes registros discursivos, sobretudo se persiste ao longo do tempo.
2. Devido ao seu nível de competência, as inferências discursivas são alteradas.
3. Tem dificuldade para se colocar no lugar do interlocutor e, conseqüentemente, adaptar-se ao seu estilo discursivo.

Exemplo da evolução de um caso de dificuldade no desenvolvimento da linguagem

Como podemos observar a seguir (ver Tabela 9.10 e 9.11), o menino que apresenta um retardo de linguagem ainda não conseguiu atingir um nível de competência próprio para sua idade e, conseqüentemente, as características evolutivas de linguagem da etapa anterior continuam sem ser atingidas em sua totalidade. Também mantém as alterações no nível fonológico e, em relação aos outros níveis, ainda apresenta atraso. Agora são acrescentadas as características que seriam consideradas como uma manifestação do retardo na etapa do ensino fundamental. Contudo, estas não chegam a se manifestar devido, em parte, aos erros não terem sido consolidados nem ter sido experimentado um processo de solidificação; por outro lado, o menino evoluiu, e sua competência não ficou estancada.

Tabela 9.10 Exemplo da produção de um menino com retardo de linguagem e de um menino falante normal

Etapa do ensino fundamental	
Retardo de linguagem	Falante normal

6 anos (situação de jogo).
 F = fonoaudióloga; C = criança
 C. etá abeto
     Onde s'capo
     escuta, escuta (eu sei) onde está onde está
     onde está o polvo
     Pipi, sim, já está fechado
     com isso
     polvo!
 F. ora! Onde está o polvo?
 C. é que ecapo
     olha está aqui no meio
     o elefante!
     e tu fora da minha peda!
 F. se as girafas não comem pedras
 C. sim comem pedas
 F. olha uma rena!
     será a rena de Papai Noel?
     olha um amiguinho!
 C. sou bom, muto bom
     comi a ceta do Papai Noel!
 F. me escondo aqui para ninguém ver
     e comerei a árvore
 C. e tu, vem aqui!
 F. não quero ir dar uma volta
 C. uma volta?
 F. e tu!
 C. fui dar uma volta
     e vou tomar banho
 F. está tomando banho
 C. se perdeu
     tem coilos
 F. olha aqui, no rio, não têm crocodilos
 C. sim têm
	6 anos (situação de jogo)
	 {Explica como irão vestidos na aula}
	 com um uniforme, uns lacinhos
	 aqui pequenos
	 uma camisa e laços aqui
	 e os meninos um boné
	 a camiseta os meninos com dois laços no mesmo lado
	 e meias também os meninos com sapatos pretos
	 {Explica o jogo de esconde-esconde}
	 alguém tem que contar
	 e os outros se esconder
	 e eles têm que procurar
	 e se encontra eles então o que se escondeu
	 se encontra eles então agora ele tem que contar
	 fui a livraria e falo
	 chegou algum livro desde ontem?
	 não, disse o senhor
	 e disse que levarei este livro
	 e disse que este já tinha lido duas vezes
	 mas é meu preferido
	 lugares distantes, aventuras, feitiços mágicos,
	 um príncipe disfarçado
	 depois disse, se gosta tanto
	 pode ficar com ele

Como podemos perceber, a linguagem do menino continua progredindo e as estruturas e recursos expressivos associados à linguagem evoluíram. Portanto, continua seu processo de evolução. No nível fonológico, continuam aparecendo erros; vemos também erros de omissão de auxiliar "me comió la ceta". A sintaxe ainda é pobre para a sua idade (p. ex., não aparecem condicionais, em contrapartida aparecem no falante normal). As estruturas complexas que, no menino falante normal já são habituais, no menino com dificuldades começam a surgir.

Tabela 9.11 Exemplo de amostras da produção de um menino com retardo de linguagem e de um menino falante normal

Etapa do ensino fundamental	
Retardo da linguagem	Falante normal

6 anos e 5 meses (situação de jogo).
 F = fonoaudióloga; C = criança
 F. isso não vai aqui, né
 C. po pode escolher um boneco e põe o vestido onde queiras
 F. ah! Posso escolher um e colocar o vestido que eu queira
 C. sim
 F. vamos ver, eu quero um e vou vesti-lo de russo deixa eu ver que vestido escolho?
 C. de esse
 F. com este de russo?
 C. valeu, não este não este
 F. visto o boneco de russo
 C. esse
    e vão a uma excursão
    todos vão de carro
    não entram
 	
 F. explica o que fizemos
 C. têm cartas
 F. e o que fizemos com as cartas
 C. ora juogo
 F. e eram iguais ou diferentes
 C. iguais não
    e não me ganhou
    ganhei eu
	6 anos e 6 meses
	 {Explica o que vai fazer nas férias}
	
	 brincar tem uma piscina eu acho
	 que vamos tomar banho
	 e à noite faremos brincadeiras
	 onde fui este ano fizeram ir buscar
	 três pombas
	 uma vermelha, uma verde e de ouro
	
	 tinha nascido um cavalo, não
	 se chamava Bambi
	 e tinha uns amigos
	 que se chamavam Tambor
	 então vão brincar
	 então escorregam por uma rampa
	 que tinha gelo
	 também mataram sua mãe
	 e seu pai era o rei do bosque

Como podemos observar, continua alterado o nível fonológico e aparecem omissões e uso incorreto de palavras funcionais. A sintaxe continua sendo pobre para sua idade.

Depois do processo de avaliação que começou nesta etapa, se pôde observar que seu nível de linguagem era inferior à norma-padrão (tanto a compreensão como a expressão).

Etapa das séries finais do ensino fundamental (de 12 a 16 anos)

Nesta idade, a linguagem está praticamente adquirida, e, portanto, no final desta etapa, a competência é semelhante à do adulto, embora ainda deva desenvolver aspectos inferenciais relacionados ao conhecimento de mundo e outros conhecimentos de tipo discursivo.

Em muitas ocasiões, nos encontramos com adolescentes que não têm um uso correto da linguagem. Costumam ser rotulados como jovens com uma linguagem pobre, que falam mal, que não sabem se expressar, que não entendem o que lêem, etc. Em sua maioria, costumam ter problemas de aprendizagem em maior ou menor grau, embora possam ser muito hábeis em determinadas áreas de conhecimento. A auto-estima e as expectativas sobre si mesmos estão subestimadas, incidindo negativamente em seu comportamento e atitude. Além disso, as dificuldades de linguagem poderão repercutir em suas relações ou habilidades sociais. Em alguns casos, nesses jovens nunca foi detectado um déficit no desenvolvimento da linguagem, e, por isso, algumas de suas dificuldades se cristalizam, e outras vão evoluindo aparentemente de forma espontânea.

As características das dificuldades na linguagem da população adolescente são muito diversas, mas podem ser resumidas, em linhas gerais, como se detalha a seguir:

1. Os jovens adolescentes, em geral, parecem apresentar um déficit de processamento, empregam estratégias mais pobres do que as de seus pares sem déficit. As habilidades de planejamento, controle, auto-avaliação e comprovação de hipóteses aparecem limitadas devido a não terem o nível adequado de competência.

2. A organização mental da informação também não é adequada, o que está relacionado ao fato de que o adolescente tem problemas de seqüência e de estruturação do discurso.

Sintaxe

As características mais freqüentes no nível da sintaxe nos adolescentes com dificuldades de linguagem são:

1. A sintaxe é um módulo (ver a teoria modular em Fodor, 1983 e, para sua aplicação no âmbito da patologia, Rondas, 1993) que possui um grau elevado de automatismo, portanto, é mais fácil de intervir e as conseqüências de uma alteração neste nível podem persistir até a idade adulta. Pode acontecer que sujeitos que sofreram um déficit importante com o decorrer do tempo e depois de uma intervenção apresentam uma sintaxe aparentemente normal, ocultando, na realidade, um rendimento inferior para a idade cronológica do sujeito, limitando sua atuação a estruturas simples e com um nível de compreensão de estruturas complexas muito restrita, o que interfere no rendimento escolar.

2. A memória lingüística apresenta um rendimento inferior ao normal. Segundo Wiig (1984), esta desempenha um papel importante na recuperação da sintaxe. É compreensível se levamos em conta que a memória lingüística é básica na hora de comparar padrões, armazená-los e recuperá-los para poder processar de forma correta a informação posteriormente.

3. Os adolescentes têm dificuldades em compreender orações ambíguas, sobretudo aquelas nas quais a dificuldade está na ambigüidade estrutural.

4. Todas essas limitações provocam um rendimento inferior na compreensão de instruções gramaticalmente complexas ou demasiadamente longas.

Semântica e léxico

Parece que os adolescentes que tiveram um retardo de linguagem persistente ou que não receberam atenção **fonoaudiológica** apresentam um desenvolvimento semântico alterado que interfere concretamente na formação de conceitos. Esta depende de diversas variáveis que são alteradas, como as seguintes:

1. Discriminação das qualidades mais relevantes dos objetos, das ações ou dos acontecimentos
2. Categorização de objetos, ações ou acontecimentos a partir de suas qualidades mais relevantes.

Esta defasagem pode ser muito sutil e passar despercebida. Em alguns casos, o sujeito usa em excesso superdêixis ou termos curingas com um significado impreciso e variável, dependendo do contexto. Não obstante, devemos recordar que este recurso pode ser usado por falantes normais, mas num índice de freqüência inferior.

Outras manifestações do retardo são as seguintes:

1. Uma vez definidos os conceitos de uma maneira completa e complexa, os indivíduos apresentam um rendimento inferior na hora de opô-los, compará-los, classificá-los, associá-los ou desfazer ambigüidades uma vez que seu nível de formação não é o adequado para sua idade, e, conseqüentemente, os sinais não estão bem definidos.

2. Wiig (1984), em um estudo, propõe que o vocabulário desses sujeitos pode estar ligado a ações, funções ou experiências concretas, apresentando um nível de atuação inferior ao normal. Conseqüentemente, os adolescentes apresentam problemas na hora de realizar tarefas escolares que exijam um vocabulário com um nível de abstração superior.

3. A pobreza de informação os leva a ter um problema de acesso ao léxico, devido à existência de uma organização pobre e inadequada do ponto de vista do processamento.

4. Em certas ocasiões, é difícil entender a ironia ou frases de duplo sentido que não conhecem. Os adolescentes ainda podem apresentar alguma dificuldade na hora de realizar esta tarefa, mas não de forma sistemática e permanente.

5. O vocabulário é pobre e limitado para sua idade.

Pragmática

As características próprias dos adolescentes com dificuldades de linguagem são as seguintes:

1. Têm dificuldade com o domínio das regras conversacionais que regem o discurso, como a troca de turnos de comunicativos ou a manutenção do tópico conversacional ou tema, etc.

2. Apresentam dificuldades na hora de adotar diferentes registros e de adaptar seu discurso aos diferentes contextos.

Se tivermos presente que a linguagem é o veículo de aquisição e transmissão de conhecimentos, poderemos entender que muitos desses jovens que apresentam os problemas descritos até agora sejam considerados "maus estudantes" pois fracassam nas disciplinas curriculares onde a linguagem é instrumento básico para ter acesso ao conhecimento (como a área de língua e literatura, ciências naturais, sociais, etc.).

Exemplo de um caso de dificuldade de linguagem

A seguir (Tabela 9.12) apresentamos amostras de linguagem de um adolescente com dificuldades em sua produção e outro, aproximadamente da mesma idade, sem dificuldades em sua linguagem oral. Como nos casos anteriores, são adolescentes que apresentam semelhanças quanto ao seu nível sociocultural, econômico e contexto escolar.

Como se pode observar, no primeiro caso, aparecem dificuldades de acesso ao léxico, circunlóquios, significado pobre das expressões e discurso desestruturado dificultando a compreensão. Um jovem nessas circunstân-

Tabela 9.12 Exemplo de amostras da produção de um jovem com dificuldades na linguagem e de um jovem falante normal

Etapa do ensino médio	
Retardo de linguagem	Falante normal

15 anos e 3 meses (situação de conversação)
F = fonoaudióloga; A = adolescente
A. havia um (:)/ um isso que cantava
    cada noite em um quiosque
    {se refere ao cantor Elton John}
    e tinha um casaco de plumas
    {se refere a um sobretudo}
    que servia pa acabar frio
    mas tia/ não estão na montanha
    e sempre tinha os olhos tapados
    {usava óculos escuros}
    movia as pernas de um jeito estranho
    e cantava
    umas tias iam com ele
    e se mexiam assim
F. era o coro?
A. não, era gente
F. mas cantavam com ele?
A. as vezes sim, otas vezes não
F. eram pessoas do público?
A. sim mas cantava atrás
    {se refere aos músicos da orquestra}
	15 anos (situação de conversação)
	F. onde irás nas férias?
	A. temos uma torre e piscina mas não
	    gostamos de enchê-la então
	    vamos a piscina do povoado
	F. vais com os amigos?
	A. as vezes vou com minha família, mas
	    geralmente vou com meus amigos
	F. O que fazem quando vão à piscina?
	A. então, depois vamos a casa
	    de alguns e falamos
	    lo mais divertido é à noite
	    vamos ao povoado
	    e ficamos até muito tarde
	    porque na praça fazem
	    festas até a madrugada
	F. e fazem apresentações de cantores ou grupos?
	A. sim
	F. me explica alguma
	A. a última não estava mal
	    vieram grupos da Serra
	F. e eram bons?
	A. ora! eram uma porcaria
	    mas nos deram cachaça

cias tem grande dificuldade em expressar oralmente os conhecimentos aprendidos, e, além disso, a dificuldade aumenta quando deve compreender e expressar esses conteúdos a partir da linguagem escrita.

AVALIAÇÃO DA LINGUAGEM

Pretendemos explicar, de maneira genérica, *para que*, *o que*, *como* e *quando* avaliar as dificuldades de fala, de linguagem e de comunicação no contexto escolar.

Se contextualizarmos este capítulo no âmbito educativo, devemos ver a avaliação e a intervenção fonoaudiológica integrada no processo educativo escolar. Por esse motivo, abordaremos a avaliação a partir de um enfoque educativo, e não clínico.

Mesmo assim, a avaliação deve ser entendida como parte integrada no processo de intervenção, de tal maneira que guiará, ajudará e controlará nossa atuação. Servirá para tomarmos novas decisões e controlarmos o processo de ensino e aprendizagem.

Para que avaliar e o que avaliar?

Em geral, a avaliação tem duas finalidades principais: *como prática de controle social* e *como um controle do processo de ensino-aprendizagem* (Rossell, 1996).

A finalidade da avaliação como *prática de controle social* é comprovar se após um período de aprendizagem foram atingidos os objetivos propostos inicialmente. Trata-se de um balanço de resultados em forma de relatório.

Algumas das funções desta avaliação seriam:

1. Situar a criança ou o adolescente em seu grupo de referência e medir sua própria evolução em relação ao grupo.

2. Informar os pais e professores sobre as competências adquiridas pela criança ou adolescente, de maneira que possam julgar o progresso.

3. Informar sobre a situação da criança ao finalizar ou começar uma nova série escolar.

A avaliação, como *controle do processo ensino-aprendizagem*, é entendida como uma atividade que traz para o fonoaudiólogo e para os professores informação útil sobre o processo de ensino-aprendizagem e permite fazer os ajustes necessários com a finalidade de refletir e melhorar a atuação. Esta avaliação tem um caráter controlador e entre suas funções se destacam:

1. Diagnosticar ou avaliar as dificuldades no começo ou ao longo do processo, permitindo o uso de estratégias adequadas para a sua superação.

2. Avaliar ou delimitar as ajudas necessárias para um comportamento mais adaptado ao contexto.

3. Controlar a aprendizagem a partir de uma interação constante entre o fonoaudiólogo, os professores ou mestres e a criança.

4. Autocontrolar o próprio processo de aprendizagem, o que consiste na aquisição, por parte da criança, de um sistema de controle de sua própria aprendizagem (permite fortalecer a metacognição).

5. Autocontrolar e refletir, por parte do fonoaudiólogo, sobre o próprio processo de intervenção.

No momento em que propomos "o que" avaliar, devemos contemplar uma variedade de fatores que incidem no desenvolvimento da linguagem: o *input*, isto é, devemos levar em conta a entrada da informação procedente do entorno, como vive a criança e como lhe é dado; o *comput*, o que e como se está registrando e como se implementa no cérebro, e o *output*, a saída da informação, contemplamos o efeito que tem sobre o próprio sujeito e sobre o entorno. Além disso, devemos ter presente o processo de interação e de *feedback* da comunicação humana inserida em um contexto determinado. De maneira geral, podemos resumir do seguinte modo (ver Tabela 9.13) os

Tabela 9.13 Múltiplos fatores a considerar na avaliação da linguagem

Fatores orgânicos	Fatores psicológicos	Fatores sociais
• Fatores anatômicos e funcionais • Fatores neurológicos • Fatores de saúde: exames médicos, otorrinolaringologia, audiologia, etc.	**Cognição** • Fatores de aquisição e desenvolvimento evolutivo sobre a linguagem, psicomotricidade, socialização, etc. • Fatores cognitivos: percepção, memória, atenção, inteligência, processamento, estratégias, etc. • Fatores lingüísticos **Emocional** • Fatores psicoafetivos e de personalidade	**Família** • Fatores da dinâmica familiar **Escola** • Fatores pedagógicos ou psicopedagógicos • Fatores psicosociais

múltiplos fatores que devemos levar em conta na hora de avaliar um caso ou situação.

Se partirmos do pressuposto de que há grande variabilidade de fatores os quais devemos considerar, em alguns casos, esta avaliação deve ser feita por uma equipe interdisciplinar. Assim, intervirão um psicólogo, um clínico geral, um psicopedagogo, um mestre ou professor, um neurologista, um otorrinolaringologista, um audiólogo, um audioprotético, etc., de tal maneira que com a informação e a análise de todos os profissionais implicados será facilitada a compreensão dos fatores que mais incidem nas dificuldades de fala, linguagem e comunicação. Além dessa avaliação global e interdisciplinar, o profissional especialista nas dificuldades de audição e linguagem (ou fonoaudiólogo) deve fazer sua avaliação específica envolvendo fatores próprios de sua disciplina (para aprofundar mais sobre esses fatores, podemos consultar Acosta et al., 1995; Martínez Celdrán et al., 1998, Puyuelo et al., 2000).

O profissional especialista nas dificuldades de fala, linguagem e comunicação (fonoaudiólogo), tanto um profissional externo ao centro educativo como pertencente ao conselho da própria escola, deve em todo momento avaliar e analisar a situação em função das variáveis contextuais que, com freqüência, determinarão a coerência e a finalidade da intervenção.

Como avaliar, quando avaliar, tipos de avaliação e instrumentos

Se tivermos claro que devemos avaliar para controlar o processo de nossa intervenção como especialistas com a intenção de que a criança evolua de maneira adequada, devemos contemplar quatro maneiras ou tipos de avaliação:

1. A *avaliação preventiva ou inicial*, permite determinar a situação pessoal da criança e seu nível de competência. Ajudará a estabelecer o ponto de partida de nossa intervenção como fonoaudiólogos ou especialistas em audição e linguagem, isto é, a partir dos resultados desta avaliação programaremos a intervenção.

Não se deve duvidar de que, neste primeiro estágio, devemos avaliar as necessidades do seu contexto, assim como as ajudas que o contexto pode oferecer para a criança.

2. A *avaliação formativa* (de acompanhamento) tem como objetivo determinar se estamos alcançando os objetivos específicos estabelecidos e identificar as dificuldades que podem aparecer no processo de ensino-aprendizagem, tomando as decisões oportunas para superá-las; ou seja, nos ajudará a controlar nossa atuação.

3. A *avaliação formadora ou de autocontrole das aprendizagens* pretende reforçar o papel da criança no controle de sua aprendizagem, estimulando sua habilidade metacognitiva, de tal maneira que aprenda a autocontrolar seu processo de aprendizagem e sua própria autonomia na aquisição de novos conhecimentos (aprender a aprender). Para facilitar este autocontrole, é necessário explicitar os objetivos de nossa intervenção, os critérios de avaliação, a gestão de seus próprios erros, etc.

4. A *avaliação somativa* determinará se conseguimos os objetivos preestabelecidos ou a finalidade que pretendíamos, através da intervenção projetada.

Ao mesmo tempo, esses tipos de avaliações nos apontam o tipo de instrumento que devemos utilizar e, inclusive, a temporização ou momento da avaliação. Assim, devemos estabelecer uma avaliação contínua do processo, marcando uma avaliação inicial e final, e um acompanhamento e controle ou organização do processo.

Os instrumentos mais utilizados para a avaliação da linguagem, tendo presentes os diversos tipos de avaliação, são os que estão detalhados na Tabela 9.14.

Todos esses instrumentos e procedimentos de avaliação não são excludentes entre si, mas complementares, uma vez que uns e outros nos oferecem aspectos diferentes da linguagem de tal maneira que obteremos dados quantitativos (através dos testes induzidos ou padronizados)

Tabela 9.14 Tipos e instrumentos de avaliação da linguagem

Tipos de avaliação	Instrumentos
Avaliação inicial ou preventiva	• Registros e análise de *corpus* narrativos, conversacionais ou descritivos • Testes padronizados • Testes não-padronizados • Escalas evolutivas ou de desenvolvimento • Observação sistematizada ou semi-estruturada • Observação não-sistematizada
Avaliação formativa	• Protocolos de levantamento • Entrevistas • Fichas de acompanhamento • Planilhas de observação sistematizada ou semi-estruturada • Registros de fatos • Escalas de avaliação • Testes padronizados
Avaliação formadora	• Testes não-padronizados • Entrevistas de acompanhamento • Mapas conceituais completos ou incompletos • Avaliação por pastas ou portfólios • Formulários de procedimentos (KPSI) • Entrevistas de acompanhamento • Tabelas ou gráficos de auto-avaliação • Questionários de auto-avaliação • Implicação e explicitação de objetivos a alcançar
Avaliação somativa	• Auto-análise dos erros • Análise da evolução através de gravações anteriores (*corpus* narrativo conversações e descritivos) • Auto-avaliação de um caso • Através de um teste, identificar os erros • Testes padronizados • Testes não-padronizados • Observação sistematizada ou semi-estruturada • Observação não-sistematizada • Escalas evolutivas ou de desenvolvimento • Protocolos de consulta

e qualitativos (através dos testes não-padronizados) necessários para a nossa intervenção.

Mais detalhadamente, apresentamos na Tabela 9.15 os diferentes testes ou instrumentos que são utilizados para avaliar a linguagem oral (com adaptação espanhola).

Apesar da válida informação que os instrumentos anteriormente relacionados nos traz, também devemos complementá-la com uma informação mais qualitativa, através de entrevistas, anamneses, planilhas de observações, fichas de acompanhamento, análises de diferentes produções, etc., em diferentes contextos e interlocutores. Sem dúvida alguma, para estabelecer o máximo grau de confiabilidade dos dados obtidos, precisamos de uma triangulação através de *multifontes* (diferentes documentos, instrumentos ou fontes na hora de solicitar a informação), de *multiformas* (diferentes maneiras ou metodologias na obtenção da informação) e de *multicontextos* (observar a linguagem da criança em diferentes si-

Tabela 9.15 Testes de linguagem oral[6]

Nome do autor	Idade
Fonética e fonologia	
• *Avaliação da percepção auditiva,* Gotzen e Marro	De 3 a 6 meses até 7 anos
• *Teste de articulação de fonemas,* Vallés Arándiga	De 5 a 8 anos
• *Registro fonológico induzido,* Monfort e Juárez	De 3 a 6 anos e 6 meses
• *Teste para avaliação do desenvolvimento fonológico infantil,* Bosch	De 3 a 7 anos e 11 meses
• *Avaliação de Discriminação Auditiva e Fonológica,* Brancal e colaboradores	De 2 a 8 anos
Morfologia e sintaxe	
• *Desenvolvimento da morfossintaxe na criança TSA,* Gerardo Aguado	De 3 a 7 anos
Vocabulário	
• *Teste de vocabulário em imagens,* Peabody, L. Dunn	De 2 anos e 6 meses a 18 anos
Conceitos	
• *Teste de conceitos básicos,* Boehem	De 4 a 7 anos
Escalas de desenvolvimento lingüístico	
• *Escala de desenvolvimento lingüístico,* Reynell (versão 1993)	De 1 ano e 6 meses a 7 anos
Linguagem geral	
• *Bateria da linguagem objetiva e criterial* (BLOC), Puyuelo e colaboradores	De 5 a 14 anos
• *Prova de linguagem oral compreensiva e expressiva* (ELCE), López e colaboradores	De 4 a 7 anos
• *Teste de habilidades psicolingüísticas de Illinois* (ITPA), Kirk e colaboradores	De 2 anos e 5 meses a 10 anos e 5 meses
Provas de desenvolvimento	
• *Teste de desenvolvimento,* Batelle	De 0 a 8 anos
Teste de Inteligência com fator verbal[7]	
• *Escala de inteligência* Wechsler *para pré-escola* (WIPPSI),	De 4 a 6 anos e 6 meses
• *Escala de inteligência* Wechsler *para crianças* (WISC)	De 6 a 15 anos
• *Escalas McCarthy de aptidões e psicomotricidade para crianças,* McCarthy	De 2 anos e 6 meses a 8 anos e 6 meses

tuações contextuais: aula, pátio, casa, etc., diferentes interlocutores: companheiros, mestres, familiares, irmãos, etc., e diferentes registros discursivos: conversação, narração, descrição, etc.).

Onde obter a informação?

A avaliação deve ser feita através de multifontes, de multiformas e de multicontextos. Esta diversidade de maneiras e de formas de avaliar permite fazer uma análise mais exaustiva e detalhada da situação da criança em seu próprio contexto, sempre garantindo o máximo de confiabilidade dos dados obtidos e analisados.

---

[6] N. de R. T.: Alguns instrumentos para avaliar a linguagem oral utilizados no Brasil: AFC - Avaliação fonológica da criança, elaborado por Yavas, Hernandorena e Lamprecht, em 1991. ABFW - Avalia fluência, vocabulário, Pragmática e Fonologia. Foi elaborado por Andrade e colaboradores, em 2000. LAVE - Lista de avaliação do vocabulário expressivo, estandartização brasileira: Capovilla e Capovilla(1997). Produção Morfossintática e Aspecto comunicativo/pragmático – critérios de análise elaborados por HAGE, 2000.

[7] N. de R. T.: Provas realizadas exclusivamente por psicólogos.

No que se refere aos contextos de desenvolvimento (escola e família) que nos podem facilitar informação relevante, deveremos prestar atenção em dois aspectos básicos: o contexto socioeducativo e o contexto familiar (Giné, 2000):

Contexto socioeducativo

Devemos levar em conta as três variáveis principais:

1. *A própria instituição escolar*; pode trazer-nos dados: o projeto educativo da escola, o projeto curricular da escola (objetivos, metodologia, avaliação), os critérios de promoção dos alunos, as propostas de atenção à diversidade, o trabalho cooperativo entre os próprios professores, etc.

2. Na *sala de aula* devem ser analisados os conteúdos e sua seqüência, as programações, estratégias, metodologias, recursos, tipos de apoios projetados (pessoais, materiais-tecnológicos, organizativos e curriculares (Giné e Ruiz, 1996), características da sala de aula, etc.

3. Quanto às *relações socioafetivas*: a dinâmica do grupo, as relações entre os alunos, entre aluno-professor, etc.

Contexto familiar

Devemos prestar atenção a:

1. a estrutura familiar; rotinas e padrões de interação;
2. os valores implícitos e explícitos da família;
3. as atitudes diante das dificuldades de seu filho;
4. as expectativas para seu filho;
5. o nível e qualidade da comunicação;
6. a organização e a dinâmica da vida cotidiana;
7. as relações afetivas entre os diferentes membros da família;
8. o grau de autonomia concedida ao seu filho;
9. o estilo educativo;
10. as oportunidades ou experiências que lhe são proporcionadas;
11. os hábitos de alimentação, saúde e higiene;
12. as condições e hábitos de trabalho em casa;
13. as atividades extra-acadêmicas;
14. o tempo de lazer e atividades familiares em comum, etc.

Além desses indicadores, e como já foi mencionado ao longo do capítulo, também devemos avaliar os fatores individuais ou próprios da criança, como sua evolução e desenvolvimento, as ajudas ou os apoios necessários em cada contexto para facilitar um comportamento adaptado e de crescimento pessoal.

É evidente que a realidade é construída em um marco de interação comum de tal maneira que, para entender uma situação ou caso, deveremos estudar o conjunto de fatores anteriormente expostos, mas, além disso, temos de analisar as interações entre os diferentes sistemas: escola, família, profissional especializado em audição e linguagem ou fonoaudiólogo.

Este conjunto de contextos inter-relacionados (Figura 9.2), cujo núcleo é a criança, determinará nossa intervenção para dar uma resposta coerente e coordenada às suas necessidades. A partir desta intervenção, identificaremos e estabeleceremos as necessidades educativas específicas e os apoios necessários no processo de ensino-aprendizagem.

Sendo assim, em resumo, devemos obter informação centrada:

1. no entorno: escola e família;
2. na própria criança ou adolescente;
3. na interação entre os entornos e a pessoa.

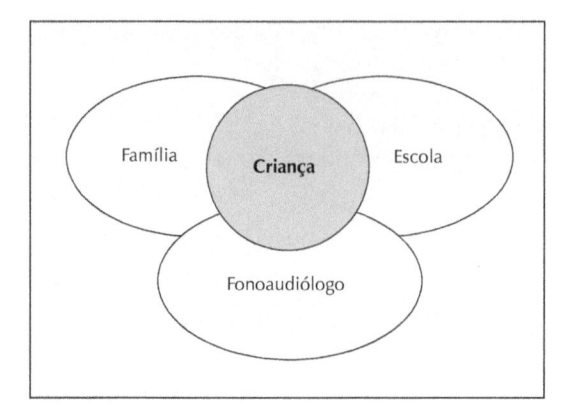

Figura 9.2 Interação de contextos.

Essa informação deverá ser analisada atendendo à análise da competência comunicativa:

1. do entorno;
2. da própria criança ou adolescente;
3. interativa e bidirecional entre a criança e os contextos.

Além do que foi anteriormente explicitado, as amostras de linguagem que analisaremos devem corresponder a diferentes registros (com diversos interlocutores) e contextos discursivos diferentes (narrações, descrições, conversas, etc.).

O FONOAUDIÓLOGO NO CONTEXTO ESCOLAR

O contexto escolar foi evoluindo em função das necessidades sociais, e, por sua vez, o próprio sistema educativo também promove novas mudanças na sociedade futura. Assim, pois, as funções do fonoaudiólogo no contexto escolar também evoluem e se adaptam às necessidades próprias de cada contexto.

As funções que normalmente são atribuídas ao fonoaudiólogo escolar são: a prevenção; a avaliação; a intervenção; o acompanhamento e a pesquisa nas dificuldades da fala, da linguagem e da comunicação. Atualmente, e dependendo das necessidades do contexto e sua estrutura organizativa, também desempenha funções de assessoria e de orientação nas modificações curriculares de alunos com necessidades educativas especiais no que diz respeito à língua, assim como projetos de programas de prevenção nas dificuldades da comunicação, da linguagem e da fala; assessoria em estratégias metodológicas e organizacionais para o enriquecimento lingüístico dos alunos em geral, etc.

Assim, pois, a figura do fonoaudiólogo no âmbito escolar é fundamental uma vez que previne e ajuda, na medida do possível, para que o processo de aprendizagem não fique comprometido; lembremos que a linguagem é um tanto instrumento para a construção de conhecimentos como uma competência básica. Se tivermos presente que o protagonista na escola é a criança e suas necessidades educativas, poderemos entender que quando estas exigem uma atenção específica, o fonoaudiólogo desempenha um papel muito importante como especialista nas dificuldades da fala, da linguagem e da comunicação. Age conjuntamente e de maneira coordenada com toda a equipe de profissionais do centro educativo, uma vez que compartilham os objetivos e as finalidades últimas, como são o satisfazer as necessidades educativas da criança e contribuir no crescimento pessoal dos alunos.

REFERÊNCIAS

Acosta, V.; Moreno, A.; Ramos, V. e cols. *La evaluación del lenguaje. Teoría y práctica del proceso de evaluación de la conducta lingüística infantil.* Málaga: Aljibe, 1996.

_____. *Dificultades del habla infantil: un enfoque clínico. Investigación, teoría y práctica.* Málaga: Aljibe, 1998.

Acosta, V.; Moreno, A. *Dificultades del lenguaje en ambientes educativos. Del retraso al trastorno específico del lenguaje.* Barcelona: Masson, 1999.

Aguado, G. Retardo del lenguaje. In: Peña J. *Manual de Logopedia.* Barcelona: Masson, 1988.

_____. *El desarrollo de la morfosintaxis en el niño, TSA.* Madrid: CEPE, 1989.

_____. *Trastorno específico del lenguaje. Retraso de lenguaje y disfasia.* Málaga: Aljibe, 1999.

Aguinaga, C. e cols. *Prueba de lenguaje oral de Navarra (PLON).* Pamplona: Departamento de Educación y Cultura, Gobierno de Navarra, 1990.

Batelle, A. *Test de desarrollo.* Barcelona: Fundación Síndrome de Down, 1989.

Belinchon, M.; Rivière, A.; Igoa, J.M. *Psicología del lenguaje, Investigación y teoría.* Madrid: Trotta, 1992.

Bishop, D.; Edmundson, A. Language-impaired 4 years old: distinguishing transient from persistent impairment. *J Speech Hear Dis* 1987; 52: 156-173.

Boehm, A. *Test de Conceptos Básicos.* Madrid: TEA, 1990.

Bosch, L. *Avaluació del desenvolupament fonològic en nens catalano-parlants de 3 a 7 anys.* Barcelona: PPU, 1987.

Brancal, M.F. e cols. *Evaluación de la discriminación auditiva y fonológica.* Barcelona: Lebón, 1998.

Brand, S.; Ellis, S. Effects of treatment on linguistic and social skills in toddlers with delayed Language development. *J Speech Lang Hear Res* 1999; 42:1234-1248.

Bruno, C. Cómo abordar la exploración logopédica en el niño. *Revista de Logopedia Fonoaud* 1985; 2: 60-86.

Castelló, M. Les estratègies d'aprenentatge en el procés de composició escrita. In: Moreno, C. (ed.). *Estratègies d'aprenentatge.* Volum II. *L'ensenyament d'estratègies d'aprenentatge dins les programacions escolars.* Barcelona: EDIVOC, 1998.

Clemente, R.A. *Desarrollo del lenguaje.* Barcelona: Octaedro, 1995.

Del Río, M.J. *Psicopedagogía de la lengua oral: un enfoque comunicativo.* Barcelona: Horsoi, 1993.

Duna, M. *Test de vocabulario en imágenes Peabody.* Madrid: MEPSA, 1986.

Edwards, S. e cols. *The Reynell Developmental Language Scales III.* Berkshire: NFERNELSON, 1997.

Fodor, J.A. *The Modularity of Mind.* MIT Press, 1983. (Trad. española: *La modularidad de la mente.* Madrid: Morata, 1986)

_____. *Psychosemantics: The Problem of Meaning in the Philosophy of Mind.* MIT Press, 1987. (Trad. española: *Psicosemántica.* Madrid: Tecnos, 1994)

Gallego Ortega, J.L. La evaluación del lenguaje oral infantil. Barcelona: *Revista de Logopedia Fon Audiol* 1995; XV (4): 241-250.

Gimeno, A.; Pérez, F. El alumno: procesos cognitivos básicos. In: González, J.A e cols. (ed.). *Psicología de la instrucción, vol. 2. Componentes cognitivos y afectivos del aprendizaje escolar.* Barcelona: EVO, 1996.

Giné, C. Evaluación psicopedagógica y necesidades educativas especiales. In: Puyuelo, M. e cols. *Evaluación del lenguaje.* Barcelona: Masson, 2000.

Giné, C.; Ruiz, R. Los servicios de apoyo psicopedagógicos. In: Solé, I.; Monereo C. (eds.). *El asesoramiento psicopedagógico: una perspectiva profesional y constructivista.* Madrid: Alianza, 1996.

González, M.J. *Trastornos fonológicos. Teoría y práctica.* Universidad de Scarborough Málaga: Secretariado de publicaciones, 1989.

Gotzens, A.M.; Marro S. *Prueba de valoración de la percepción auditiva. Explorando los sonidos y el lenguaje.* Barcelona: Masson, 1999.

Hernández-Pina, F. *Teorías psicosociolingüísticas y su aplicación a la adquisición del español como lengua materna.* Madrid: Siglo XXI, 1984.

Ingram, D. *Phonological disability in children.* London: Arnold, 1976.

_____. *First Language acquisition. Method, description and explanation.* Cambridge. Cambridge University Press, 1989.

Issler, S. *Articulação e Linguagem.* Brasil: Antares, 1983.

Jiménez, J. Imbricación de la memoria en la génesis de la dislalia funcional. *Revista de logopedia Fon. Audiol.* 1988; VIII (3): 173-182.

Jorba, J. cols. *Parlar i escriure per aprendre.* Barcelona: ICE de la UAB, 1998.

Karmiloff, K.; Karmiloff-Smith, A. *Pathways to language: from fetus to adolescent.* Cambridge: Harvard University Press, 2001.

Karmiloff-Smith, A. *Más allá de la modularidad. La ciencia cognitiva desde la perspectiva del desarrollo.* Madrid: Alianza, 1994.

Kira, S.; McCarthy, J.J.; Kira, W.D. *Test Illinois de aptitudes psicolingüísticas (ITPA).* Madrid: TEA, 1989.

Levelt, W. *Speaking.* Cambridge. Mass: Mit Press, 1989.

_____. *Accessing words in speech production: Stages, processes and representations*. Cognition, 42, 1-22, 1992.

_____. *Spoken word production: a theory of lexical access*. PNAS, nov., vol. 98, n. 23, 2001.

LÓPEZ, M.J. e cols. *Exploración del Lenguaje Comprensivo y Expresivo (ELCE)*. Madrid: CEPE, 1998.

MARTÍNEZ CELDRÁN, E. e cols. *Lingüística. Teoría y aplicaciones*. Barcelona: Masson, 1998.

MCCARTHY, D. *Escalas McCarthy de aptitudes y psicomotricidad para niños*. Madrid: TEA, 1991.

MENDOZA, E.; CABALLÓ, G. La evaluación del lenguaje en la edad preescolar (1). *Revista de Logopedia Fon Audiol* 1990; X,(2): 84-91.

MINAR, JF. Evaluación de la conducta lingüística de los niños. In: SCHIEFELBUSH, R.S. (Ed.). *Bases de la intervención en el lenguaje*. Madrid: Alambra Universidad, 1986.

MONFORT, M.; JUÁREZ, A. *Registro fonológico inducido*. Madrid: CEPE, 1990.

MONEREO, C. e cols. *Estratègies d'aprenentatge. L'ensenyament d'estratègies d'aprenentatge dins les programacions escolars*. Barcelona: EDIUOC, 1998; II.

MORENO, A.; QUINTANA, A.; RAMOS, V.; ESPINO, O. *La evaluación del lenguaje*. Málaga: Aljibe, 1996.

NAVARRO, M.I. *Estructuras lingüísticas y déficit de lenguaje*. Tesis doctoral. Universidad de Barcelona, 1997.

PEÑA, J. e cols. *Manual de logopedia*. Barcelona: Masson, 1994.

PERELLÓ, J. *Trastornos del habla*. Barcelona: Masson, 1995.

PUYUELO, M. Revisión sobre los procedimientos de evaluación del lenguaje, historia y actualidad de los métodos de evaluación. *Revista de Logopedia Fono Audiol* 1995; XV(2): 76-93.

_____. *Batería de lenguaje objetiva y criterial (BLOC)*. Barcelona: Masson, 1998.

PUYUELO, M.; BRUNA, O. Disfasia, trastorno específico del lenguaje. In: MOLINA, S. e cols. (Ed.) *El fracaso en el aprendizaje escolar. Dificultades específicas de tipo neuropsicológico*. Málaga: Aljibe, 1998; II.

PUYUELO, M.; RONDAL, J.; WÜG, E.; GOTZENS, A.M.; GINÉ, C. *Evaluación del lenguaje*. Barcelona: Masson, 2000.

RINOS, M. *Aspectos lingüísticos y cognitivos en el retraso de lenguaje*. Actas Congreso Aelfa. Madrid: CEPE, 1987.

ROSSELL, M. *Avaluar, més que posar notes*. Barcelona: Claret, 1996.

RONDAL, J. *Lenguaje y educación*. Barcelona: Ed. Médica y Técnica, 1980.

_____. *Los retardos del lenguaje: primeros indicios y reeducación*. Actas Congreso Aelfa. Madrid: CEPE, 1987.

_____. Modularidad del lenguaje, datos, teorías e implicaciones terapéuticas. *Revista de Logopedia Fon Audiol* 1993; XIII (1): 14-22.

SCARBOROUGH, H.S.; DOBRICH, W. Development of children with early language delay. *J Speech Lang Hear Res* 1990; 33: 70-83.

TORRES, J. *Cómo detectar y tratar las dificultades en el lenguaje oral*. Barcelona: CEAC, 1995.

TRIADÓ, C.; FORNS, M. *Evaluación del lenguaje*. Barcelona: Anthropos, 1992.

WECHSLER, D. *Escala de inteligencia para preescolares (WIPPSI)*. Madrid: TEA, 1992.

_____. *Escala de inteligencia para niños (WISC-R)*. Madrid: TEA, 1998.

WIIG, E. Language disabilities in adolescents: a question of cognitive strategies. *Topic in language disorders* 1984; March: 41-58.

REFERÊNCIAS DO REVISOR TÉCNICO

ANDRADE; BETI-LOPES; FERNANDES; WERTZNER. *ABFW: Teste de linguagem infantil nas áreas de fonologia, vocabulário, fluência e pragmática*. São Paulo: Pró-Fono, 2000.

CAPOVILLA, F.; CAPOVILLA, A. Desenvolvimento lingüístico na criança brasileira dos 2 aos 6 anos: Vocabulary test e da Language Development Suruey de Rescorla (LAVE). *Ciência Cognitiva: Teoria, Pesquisa e Aplicação*, v. 1, p. 353-380, 1997.

HAGE, S. *Distúrbio específico do desenvolvimento da linguagem: subtipos e correlações neuroanatômicas* [Tese de doutorado em Ciências Médicas]. Universidade Estadual de Campinas, 2000.

MARCHESAN; RAHAL; KRAKAUER; DUARTE. *Comitê de Motricidade Oral*. Sociedade Brasileira de Fonoaudiologia, n. 3, 2003.

YAVAS; HERNANDOREMA; LAMPRECHT. *Avaliação fonológica da criança*. Porto Alegre: Artmed, 1991.

10

CONCEITO E BREVE RESENHA HISTÓRICA DO AUTISMO

Maria Isabel Pérez

A palavra *autismo* deriva da grega *autós* que significa "si mesmo". Reflete a característica que para nós é mais evidente das crianças com autismo: seu comportamento centrado em si mesmo.

É um transtorno que aparece em geral nos três primeiros anos de vida, é incluído dentro dos transtornos globais do desenvolvimento (TGD) e se caracteriza por uma perturbação grave e generalizada de várias áreas do desenvolvimento.

INTERAÇÃO SOCIAL
Comunicação e linguagem

Comportamento restrito, não flexível nem imaginativo de interesses e de atividades estereotipadas.

As crianças autistas se comportam de modo estranho, podem passar horas alinhando carrinhos, virando folhas de uma revista, fazendo torres com cubos, etc. Podem fascinar-se pelo movimento contínuo de alguma coisa brilhante e, no entanto, ignorar qualquer tentativa de brinquedo ou interação social que venha de um adulto ou de outra criança. Podem chamar nossa atenção insistentemente para pedir alguma coisa, e depois ignorar o resto do tempo.

Podemos dizer quase com segurança que o autismo sempre existiu. Foram encontradas lendas de diversas civilizações que descrevem pessoas com comportamentos estranhos, chamativos e carentes de sentido comum. No entanto, foi Leo Kanner, em 1943, quem destacou um conjunto de características específicas comuns às crianças, as quais ele chamou de *autistas*.

Tentando sintetizar o percurso histórico, apresentaremos três etapas significativas.

Etapa de Leo Kanner

As características específicas do autismo destacadas por Leo Kanner são: *a) extrema solidão* causada pelas dificuldades manifestas das crianças para se relacionar com as pessoas; parecem mais felizes quando estão sozinhas e não têm dificuldades para interagir com os objetos e *b) desejo obsessivo de invariabilidade ambiental* devido ao incômodo proporcionado pelas mudanças ao seu redor. Suas reações são repetitivas, não toleram variações nos elementos que fazem parte da forma no qual se realizou um comportamento pela primeira vez.

Kanner supôs que o autismo é um transtorno puramente emocional, aspecto que foi aceito com entusiasmo pelos teóricos psicanalistas (Bettelheim, 1959) interressados na relação mãe-filho e seu papel causal no autismo.

Etapa das teorias biológicas, comportamentalistas e cognitivas

Na década de 1960, foram realizadas pesquisas a partir das quais se desenvolveram teorias que interpretam o autismo como o resultado de déficits sensoriais e perceptivos. Isso explica suas características específicas na fixação visual, estereotipias manuais, comportamentos auto-estimulatórios, etc.

Terapias comportamentalistas como alternativa para as explicações psicodinâmicas também começaram a se desenvolver nos Estados Unidos. Para os comportamentalistas (Lovaas, 1977), o autismo ou os comportamentos que uma pessoa com autismo apresenta são resultado de uma história inadequada de aprendizagens e de reforços.

Outros autores, como Hermelin e O'Connor, desenvolveram as primeiras teorias cognitivas, centrando-se no autismo como uma alteração do desenvolvimento da linguagem e com déficits cognitivos específicos.

Pesquisa atual

Permanece a controvérsia sobre se os fatores primários são os cognitivos ou os socioafetivos. Nesse sentido, existem dois grandes modelos teóricos, representados por Hobson (1995) e sua *teoria do déficit afetivo-social* e a *teoria da mente* representada por Frith (1991), Baron-Cohen e colaboradores (1993), Happé (1998) e Howlin e colaboradores (1999).

Teoria do déficit afetivo-social. Afirma que as dificuldades cognitivas e sociais que se manifestam nas crianças com autismo são de natureza afetiva, como resultado de uma alteração dos mecanismos que permitem o estabelecimento das relações socioafetivas com os outros.

É explicada através do que se denomina de *conceito limitado de pessoa*. Isto é, nas pessoas com autismo existiria uma carência inata das capacidades para interagir emocionalmente com os outros (Hobson, 1995). Essas dificuldades levam as pessoas autistas a terem problemas em reconhecer os outros como pessoas com sentimentos, pensamentos, desejos, intenções próprias e uma alteração na capacidade para abstrair, sentir e pensar simbolicamente.

Teoria da mente. Também denominada TM, é a capacidade de atribuir estados mentais a si mesmos e aos outros (Premack e Woodruff, 1978). O autismo seria resultado da incapacidade para "ler mentes" das pessoas e atribuir-lhes estados mentais tais como crenças e desejos sobre as coisas e as pessoas. São esses estados mentais que permitem prever a própria conduta e a dos outros e por isso, constituem uma condição cognitiva essencial para o desenvolvimento da vida social.

Déficit das funções executivas. No começo da década de 1990, diversos autores (Happé, 1998; Pennignton e Ozonoff, 1996) propuseram como hipótese que as alterações das crianças autistas teriam sua base nas alterações das "funções executivas". Funções que estão relacionadas as atividades dos lobos frontais e pré-frontais e que permitem resolver problemas adequadamente. No entanto, ainda estamos longe de saber qual parte do cérebro ou qual disfunção neurológica pode causar um transtorno que afeta diversos aspectos das pessoas como a linguagem, a imaginação, as relações sociais e o controle da própria conduta.

CARACTERÍSTICAS DIAGNÓSTICAS MAIS USUAIS

Somente podemos fazer um diagnóstico de autismo se a pessoa manifestar uma alteração qualitativa da interação social, da comunicação e da linguagem e um repertório restrito, não flexível nem imaginativo, de interesses e atividades. Essas alterações, além disso, devem começar antes dos 3 anos. Não se pode diagnosticar autismo apenas com um desses elementos; os três tipos de dificuldades devem ocorrer juntos, configurando um transtorno global do desenvolvimento (TGD). Na prática clínica, são os critérios empregados pelo DSM-IV e pelo CID-10.

Esses sinais podem manifestar-se de forma diferente em cada indivíduo dependendo de diversos fatores, como a idade de aparecimento, a capacidade intelectual, o sexo, a educação recebida, etc. Junto com estas características gerais que definem as pessoas com autismo e que poderiam ser englobadas em uma categoria única, aparece o conceito de *espectro autista*: a consideração do autismo como um contínuo de dimensões diferentes (ver Tabela 10.1).

Do ponto de vista da intervenção, esse conceito permite reconhecer o que há de comum e o que há de individual ou diferente entre os sujeitos com autismo; situa-nos entre a unidade do autismo e a diversidade de sintomas que observamos nas diversas pessoas.

Essa idéia teve enormes repercussões práticas uma vez que, agora, se sabe que há determinados sinais que também aparecem em outras pessoas que não têm o diagnóstico de TGD, como, por exemplo, retardos de origem metabólica ou genética, síndromes com epilepsia na primeira infância e retardo mental, etc. Tendo presente a importância prática dessa contribuição, foram desenvolvidas 12 dimensões que se encontram alteradas em todas as pessoas com espectro autista (ver Tabela 10.1).

É fundamental que o diagnóstico seja seguido de uma intervenção adequada para evitar que os problemas se agravem, tarefa na qual estão implicados diferentes especialistas. Contudo, atualmente, ainda é pouco freqüente o diagnóstico precoce.

CAUSAS DO AUTISMO

Durante anos se pensou que o autismo surgia por uma má relação da criança com seus pais. Felizmente, essa teoria sem qualquer base científica foi anulada pela biológica, que acumula continuamente provas em seu favor.

Os recentes progressos sugerem diferentes causas deste transtorno: genéticas, infecções e dificuldades no período pré-natal e pós-natal.

Componentes genéticos

Esta teoria se apóia no risco de recorrência entre irmãos (de 2 a 3% dos irmãos desenvolvem o transtorno). Vários transtornos genéticos, pouco freqüentes podem, ocasionalmente, produzir autismo:

1. Fenilcetonúria: incapacidade orgânica para decompor a fenilanina; como conseqüência se produz um aumento de toxinas que podem chegar a danificar o cérebro e produzir, ocasionalmente, o autismo.

Tabela 10-1 Dimensões alteradas nos quadros com espectro autista

1. Transtornos qualitativos da relação social
2. Transtornos das capacidades de referência conjunta (ação, atenção e preocupação)
3. Transtornos das capacidades intersubjetivas e mentalistas
4. Transtornos das funções comunicativas
5. Transtornos qualitativos da linguagem expressiva
6. Transtornos qualitativos da linguagem receptiva
7. Transtornos das competências de antecipação
8. Transtornos da flexibilidade mental e comportamental
9. Transtornos do sentido da atividade própria
10. Transtornos da imaginação e das capacidades de ficção
11. Transtornos da imitação
12. Transtornos na capacidade de criar significantes

Fonte: Riviére, 1998.

2. Neurofibromatose: é um transtorno que afeta a pele e os nervos, pode produzir lesão cerebral na criança e, embora seja pouco freqüente, pode desenvolver autismo.

3. Síndrome do X frágil: as pessoas com este transtorno apresentam um espaço irregular em seu cromossoma X; é a causa mais comum do autismo.

Infecções

As infecções que podem ter relação com o autismo são as causadas pelo vírus da rubéola, pelo citomegalovírus e pelo herpes encefálico.

Dificuldades no período pré-natal e pós-natal

Foram descritos os seguintes fatores de risco em relação ao autismo: perdas de sangue nos primeiros meses de gravidez, incompatibilidade de RH, alimentação inadequada, hiperglicemia (nível alto de açúcar no sangue), hipoglicemia (nível baixo de açúcar), lesões perinatais e infecções nos três primeiros anos de vida.

Finalmente, o autismo pode ser o resultado de diversas causas, algumas das quais ainda não são conhecidas, mas que produzem lesões irreversíveis nas áreas cerebrais encarregadas pelo desenvolvimento normal de condutas envolvendo jogo, comunicação e interação social.

CARACTERÍSTICAS GERAIS DAS PESSOAS COM AUTISMO

Comportamento social

As pessoas com autismo apresentam vários déficits no comportamento social. Não existe uma anomalia social única, mas um conjunto delas. Essas dificuldades específicas estarão presentes durante toda a vida dessas pessoas, independentemente do nível intelectual do sujeito. Além disso, também afetarão outros elementos do desenvolvimento como a comunicação e a linguagem.

As características mais específicas são: falta de reciprocidade social, incapacidade para entender estados emocionais próprios e alheios, inabilidade para compartilhar emoções e experiências com seus iguais, comportamentos desafiantes e pouco autocontrole.

Reciprocidade

Sabe-se muito pouco do desenvolvimento social das crianças autistas antes dos 3 anos. No entanto, em seu conjunto, os estudos realizados com participantes de idades tenras indicam que as crianças autistas:

1. Manifestam respostas sociais irregulares até o segundo ano de vida. Não buscam conforto ou consolo nos adultos. Observam-se poucos comportamentos antecipatórios.

2. Respondem com sorrisos ou risos às tentativas de participar de jogos sociais e gostam que estes continuem. Têm mais problemas quando a interação não é estruturada.

3. Manifestam clara preferência em interagir com seus próprios pais, depois com os adultos de referência mais próximos (... *ficam encantados quando jogamos a formiguinha que corre em seu braço, pede que a brincadeira continue estendendo sua mão para nós*).

4. Fracassa desde o começo, na interação triádica, quando tem de combinar atenção para um objeto e para uma pessoa. Olham no rosto e, concretamente, nos olhos, mas não sabem como utilizar o contato visual para se comunicar. Não olham, nem para pedir informação, nem para tentar resolver uma situação de medo, alegria ou confusa/ambígua. Seu comportamento indica que as crianças autistas carecem ou de interesse e capacidade, ou, então, da vontade de ler expressões faciais dos outros. (... *dirige-se para*

nós e nos olha, mas seu olhar parece transparente, como se nos transpassasse).

5. Prestam atenção aos aspectos "não-sociais das pessoas". (... *quando chegou à escola, aprendeu as características de seus companheiros e, com freqüência, as repetia quando dizia seus nomes, mas não estabelecia nenhuma relação com eles*).

Compreensão e expressão de emoções

A este respeito, cabe destacar as seguintes características:

1. Em situações prazerosas, manifestam expressões parecidas com as das crianças normais ou com retardo. No entanto, manifestam emoções negativas com mais freqüência, talvez porque se sentem confusos diante de determinadas situações sociais.

2. Não procuram o elogio dos adultos que as rodeiam (... *obrigava a me ensinar seu relatório quando o acabava, mas ficava passiva diante dos meus elogios*).

3. Compreendem/respondem de forma parecida a emoções distintas. Podem experimentar grandes alegrias cujo motivo não é facilmente reconhecível. (...*às vezes, ri estrepitosamente e não conseguimos adivinhar o porquê*).

4. As crianças autistas de nível alto são capazes de entender melhor as emoções e os sentimentos.

5. Os problemas sociais da criança autista desencadeiam dificuldades na forma de abordar os conflitos interpessoais e pouco autocontrole.

6. Na idade adulta, mantém um comportamento social inadequado. Fracassam na hora de iniciar interações sociais e de fazer amigos. Isolam-se e preferem fazer atividades de maneira solitária. Continuam manifestando comportamentos ritualistas e compulsivos que interferem seriamente em sua integração social (...

Vem todos os dias à oficina pela mesma rua, pela mesma calçada e, provavelmente, dá os mesmos passos. Um dia, a rua foi fechada para obras e reagiu com comportamentos agressivos. Durante vários dias, se negou a ir ao centro).

7. Em geral, têm dificuldades para aprender como e quando utilizar determinadas habilidades sociais.

Funcionamento cognitivo

A maioria dos estudos ou pesquisas realizadas sobre o funcionamento cognitivo dos autistas, através de testes psicológicos, demonstraram que:

1. Aproximadamente, três quartos das crianças com autismo têm retardo mental.

2. Os aspectos conceituais, lingüísticos e as dimensões abstratas da inteligência são os mais alterados.

3. O nível intelectual constitui o melhor índice prognóstico da evolução do autismo e dos resultados do tratamento educativo.

4. Os dados trazidos pelas pesquisas apontam dificuldades relacionadas com a atenção, percepção, memória, com a capacidade de elaborar e de dar sentido à informação e às habilidades vinculadas com a solução de problemas.

Percepção e atenção

As principais características são as seguintes:

1. Os processos perceptivos básicos não estão alterados.

2. Não têm habilidades para priorizar o mais importante da informação; se centram excessivamente nos detalhes (... *meu filho é muito bom na observação de pequenos detalhes, sobretudo os visuais; entra no quarto e se fixa em um fio que há no chão, mas não percebe que sua avó está lá*).

3. Percebem características ou sinais diferentes dos estímulos em relação outros sujeitos durante a aprendizagem.

4. O problema se denomina "hipersensibilidade de estímulos": a criança responde somente a uma parte restrita do entorno; é o que se denominou *atenção no túnel*: as pessoas, por exemplo, que entram ou saem de seu campo de visão podem passar despercebidas.

5. Têm problemas na "atenção conjunta", demoram a atender, ao mesmo tempo, o objeto e o adulto e compartilhar alguma coisa com ele.

6. Detecta-se falta de consciência de reações diante da estimulação; às vezes, parecem ser surdos, outras, parecem reagir diante de um som simples.

Memória

Quanto à capacidade de memória dos autistas, destaca-se que:

1. não têm um déficit geral, mas dificuldades no modo em que armazenam os fatos e as recordações;

2. têm boa memória para os acontecimentos pessoais que foram armazenados relacionando-os com o contexto no qual foram produzidos, isto é, têm boa memória episódica; no entanto, seu conhecimento geral do mundo (recordação de fatos armazenados em termos de suas relações significativas) é deficiente;

3. em geral, têm melhor memória visual do que verbal.

Dificuldades para elaborar e dar sentido à informação e para a solução de problemas

Os principais problemas neste âmbito são:

1. Dificuldade para dar sentido a suas experiências. Um dos problemas mais importantes das crianças autistas é a incapacidade para dar sentido a suas experiências. Podem chegar a aprender habilidades, a utilizar linguagem, a agir sobre o seu entorno, mas não possuem a capacidade independente do que significam muitas de suas ações.

2. Dificuldade para combinar e integrar idéias. As pessoas autistas podem compreender fatos ou conceitos individuais, mas têm sérias dificuldades para unir e relacionar conceitos, ou para integrá-los com informação relacionada, sobretudo quando os conceitos parecem ser, de alguma maneira, contraditórios.

3. Dificuldade com a organização e a seqüência. A organização exige integração de vários elementos para alcançar um fim determinado. Por exemplo, quando vamos viajar, antecipamos o que vamos fazer para levar os elementos adequados. As habilidades organizacionais são difíceis nas pessoas com autismo por exigirem a capacidade de se centrar, ao mesmo tempo, tanto na tarefa imediata como no seu resultado. A seqüência apresenta também problemas para essas crianças. Não é difícil vê-las realizar uma série de atos em uma ordem ilógica: comem o pão e jogam a geléia... Podem dominar os passos individuais de um processo, mas não compreendem as relações entre os passos levando em conta o resultado final.

Dificuldade para a solução de problemas e a generalização de estratégias.

Essas crianças têm dificuldades para aplicar habilidades a situações diferentes. Por exemplo, podem aprender a escovar os dentes com uma escova de uma cor determinada e colocar dificuldades quando é mudada a cor da escova. Sua aprendizagem é específica para cada situação concreta, não sabem selecionar a estratégia mais adequada para cada situação.

Condutas de jogo

O jogo simbólico é a primeira manifestação da função simbólica e também uma das primeiras manifestações da capacidade para ter uma teoria da mente, junto com as habilidades de atenção conjunta.

Vários autores constataram que as crianças autistas, fundamentalmente as não-verbais, têm dificuldades no jogo simbólico; sua presença descartaria um diagnóstico de autismo, embora sua ausência não implique, necessariamente, que o sujeito seja autista.

As crianças autistas já manifestam carências desde a manipulação simples de objetos na qual não se observa nenhum comportamento de exploração: no jogo funcional, continuam fazendo um uso pobre dos objetos, estereotipado, impróprio com as bonecas; e no que diz respeito ao jogo simbólico, uma vez que às vezes nem aparece, e quando existe é muito pobre, com poucas substituições, não utilizam agentes e não existe, praticamente, jogo imaginativo.

Ilhotas de capacidade

Certas pessoas autistas têm algumas habilidades de funcionamento cognitivo que são muito superiores ao que se deveria esperar pelo seu nível de desenvolvimento. Em geral, costumam refletir interesses idiossincráticos, por exemplo, marcas de carros, datas de calendário, etc.

CARACTERÍSTICAS MAIS SOBRESSALENTES DA COMUNICAÇÃO E DA LINGUAGEM

Aproximadamente 50% das crianças autistas não desenvolvem habilidades de comunicação lingüística; essas pessoas são denominadas "não-verbais". A dificuldade de aquisição da linguagem não é explicada pelo retardo intelectual exclusivamente, mas pelos déficits de compreensão e sociais.

A maioria das pessoas com autismo que desenvolvem uma linguagem terão limitações importantes, pois adquirem-na em idades tardias e de forma mais lenta. Alguns apresentam uma grande dificuldade de compreensão, como seguir certas instruções, entender determinadas comunicações quando são longas ou contêm conceitos abstratos ou conteúdo emocional.

O desenvolvimento fonológico começa mais tarde e caminha mais devagar, no entanto é semelhante ao desenvolvimento das crianças normais quanto à ordem e aparecimento dos sons da fala.

O desenvolvimento morfossintático não é alterado, embora tenha certo atraso e se observa um uso muito limitado de estruturas.

A linguagem é mais "anormal" e com ecolalias (repetição "como um eco" de palavras ou frases ouvidas de outros, no passado imediato ou mais longínquo; repetições verbais, tanto de sílabas como de palavras ou frases, armazenadas pelo próprio sujeito ou escutadas anteriormente) do que em outras patologias. Deve-se ter presente que, em certas ocasiões, alguns comportamentos verbais, geralmente entendidos como não-comunicativos (ecolalias, uso peculiar de palavras), podem ter uma função comunicativa.

Usam, freqüentemente, palavras idiossincrásicas. Falham nos ajustes de formas lingüísticas às necessidades sociais e comunicativas do momento.

Apresentam anomalias no tom e no ritmo da fala (que pode ser "plana" ou monótona ou com sons repetitivos).

Alterações da comunicação pré-verbal em crianças com autismo

As pesquisas realizadas até hoje comparando crianças normais e deficientes com autistas deixaram claro que as crianças autistas apresentam uma série de dificuldades características.

Kanner fez referência à existência de alterações na comunicação gestual não-verbal das pessoas com autismo, no entanto se fez uma descrição mais sistemática na raiz dos trabalhos sobre comunicação e autismo.

Todas as pesquisas convergem ao apontar, de forma sistemática e a partir de diferentes abordagens metodológicas, a existência de um déficit específico nos comportamentos protodeclarativos, que se manifesta tanto no nível quantitativo como no qualitativo.

Existem problemas no uso de gestos com função proto-imperativa, como:

1. Não levar em conta a atenção do outro antes de iniciar um gesto de pedido.
2. Estratégia de pedido evolutivamente pouco desenvolvida ou não-comunicativa.
3. Ausência de outras habilidades de atenção conjunta, como o olhar referencial.
4. Atos comunicativos acompanhados de expressões neutras ou confusas de afeto.
5. Falta de resposta a sinais emocionais positivas dos outros em situações de atenção conjunta.
6. Uso de "condutas peculiares" para conseguir objetos, ações ou jogos muito simples.

Apesar de tudo o que foi dito antes, não devemos supor que as crianças autistas "não são comunicativas", mas que são "ineficazes" comunicativamente falando porque não sabem adaptar a mensagem à perspectiva do ouvinte. Por exemplo, a ecolalia pode parecer que não tenha sentido, mas pode servir para abreviar uma troca social, pedir, protestar, etc.; as perguntas repetitivas talvez não sejam solicitudes de informação, mas podem servir para iniciar ou manter um contato social.

Podem ter diferentes desejos ou capacidades de se comunicar com diferentes pessoas e podem ser mais comunicativos com professores ou pessoas familiares do que com adultos não-familiares.

Aspectos pragmáticos

Em geral, se observa:

1. Falta de espontaneidade, poucos inícios conversacionais e dificuldade no uso dos turnos.
2. Funções comunicativas diferentes.
3. Utilizam maior número de atos comunicativos para produzir conseqüências ambientais que satisfaçam um desejo ou uma necessidade física, como pedir objetos, ações e protestar.
4. Falta de espontaneidade e poucos inícios conversacionais.
5. Pouca resposta às tentativas comunicativas dos outros.
6. Dificuldades no controle dos turnos conversacionais.
7. Uso inadequado das normas sociocomunicativas.
8. Dificuldades para entender a informação que o interlocutor conhece da que não conhece.
9. Não realizam atos comunicativos que impliquem pedidos de informação, permissão, desejo de compartilhar alguma coisa com os adultos.
10. Não se observam emissões ou expressões "autocontroladoras".

Inversões pronominais

Considera-se conduta típica das crianças autistas as inversões pronominais. Os pronomes são termos dêiticos, cuja função referencial varia conforme são utilizados pelo falante ou pelo ouvinte, e, por isso, seu uso adequado é influenciado pelo conhecimento dos turnos do diálogo e as contínuas mudanças de referência do agente da conversação, ligando-se, assim, sua aquisição a um bom desenvolvimento pragmático. (... A. *olhava continuamente o armário, e movendo-se rapidamente me pediu que o abrisse dizendo: Eu abro para você? Eu abro para você?*)

Outra característica são as alterações de prosódia. Os aspectos prosódicos não somente transmitem algum significado, mas também trazem informação sobre as intenções que motivam as comunicações, isto é, informam sobre o estado psicológico ou o humor do falante. Não se pode dizer que os autistas usam inadequadamente a prosódia, mas um ouvinte não poderia se servir da prosódia usada pela criança autista para entender seu estado psicológico; além disso, sua entonação não deixa claro que está levando em conta a informação proporcionada pelo outro durante a conversação.

A comunicação segue o princípio da relevância, isto é, o falante comunica o que ele acredita ser relevante, o ouvinte interpreta a comunicação a partir do ponto de vista que ele julga que será relevante. As pessoas autistas têm uma incapacidade para interpretar as intenções e estados mentais dos outros, o que lhes dificulta entender a relevância da comunicação alheia.

Aspectos semânticos

As crianças autistas, em geral, podem adquirir e desenvolver um certo nível semântico e reconhecer o significado de muitas palavras; no entanto, sua linguagem é muito concreta e está limitada a significados concretos.

Iniciam seu processo de aquisição semântica centrando-se, prioritariamente, nas palavras relacionadas com objetos inanimados e estáticos.

Seu vocabulário inicial ou precoce se refere a palavras de objetos inanimados ou concretos, como nomes de ações; vocabulário de elementos próximos ao seu meio; diferentemente das crianças normais, suas primeiras palavras não se referem a termos que implicam experiências sociopessoais (papai, mamãe, adeus, etc.), e, muito raramente, um vocabulário que se refere a conceitos de estados mentais e palavras relacionadas com emoções.

Existe uma aquisição lenta e um uso muito pobre de palavras de tipo relacional. Conceitos relacionados são aqueles cujo emprego se encontra conectado com o contexto de referência, tais como: termos espaciais (frente, atrás); temporais (antes-depois); de tamanho (grande-pequeno), ou não específicos (claro-escuro).

Palavras como grande, bonito, etc., implicam comparações contextuais para entender seu significado; as crianças autistas costumam entendê-lo como um termo "totalmente" unido a um objeto, e não como um atributo que pode variar conforme os contextos.

Dificuldades no uso de categorias dêiticas (conceitos que variam em função das relações interpessoais) como os artigos determinantes (o, a), os pronomes pessoais (eu, tu), as preposições (por, para) ou parentesco (pai, tio).

Uso de verbos

Empregam poucos verbos em sua linguagem. Em geral, aparecem os verbos de ação que estão unidos a sinais perceptivos, mas que se referem, fundamentalmente, a ações e acontecimentos externos (comer, andar, julgar, etc.).

Têm dificuldades para:

1. adquirir e utilizar os verbos que se referem a estados internos e suas mudanças (pensar, crer, querer, etc.);

2. entender os diferentes significados dos nomes isoladamente e, fundamentalmente, o significado que uma palavra adquire dentro de uma frase. O significado que se transmite em uma frase não é uma mescla dos significados individuais das palavras; cada palavra adquire um significado específico para essa frase e contribui, assim, para o significado global da sentença;

3. usar metáforas, neologismos;

4. considerar em conta o contexto lingüístico com fim de compreender a linguagem.

Para entender os problemas semânticos das crianças autistas devemos recordar que a comunicação é um processo dinâmico no qual o sujeito deve atender a dois tipos de informação – lingüística e contextual – e identificar o que é mais relevante em cada momento.

Os significados das palavras e das frases mudam em função das variáveis contextuais, e o uso adequado da linguagem implica analisar as relações entre os diversos lexemas expressos na mensagem e a habilidade para seguir os processos da conversação, tanto no tempo como no espaço.

Tudo isso é muito difícil para os autistas no nível da frase, mas ainda é mais problemático no nível do discurso. Devemos ter presente que às dificuldades de tipo semântico se unem as dificuldades pragmáticas.

AVALIAÇÃO

A avaliação eficaz é a centrada nas características da pessoa, em suas necessidades comunicativas, cognitivas e sociais levando em conta os ambientes naturais da vida cotidiana do indivíduo. Uma boa avaliação deve centrar no sujeito da intervenção, mas deve atender também às características do entorno no qual a pessoa se desenvolve, fundamentalmente a família, a escola e o trabalho.

Por outro lado, deve ter presente que avaliação e intervenção são dois processos continuamente inter-relacionados. Avaliamos para intervir, e a própria intervenção traz a informação sobre o que devemos modificar ou melhorar para que o processo se torne efetivo.

Devemos avaliar:

1. *Aspectos afetivo-sociais,* como a capacidade de ajuste do sujeito às exigências do entorno, as estratégias que utiliza para iniciar e responder às interações, a capacidade de antecipação a situações sociais diversas, o comportamento verbal e não-verbal nas relações sociais, etc.

2. *Aspectos cognitivos,* como as capacidades e limitações da atenção, percepção, memória, jogo, conceitos, etc.

3. *Aspectos comunicativos* como o *momento evolutivo* para determinar em que momento comunicativo se encontra: a) a criança não sabe que pode produzir mudanças nos outros através de sons, gestos, olhares, choro, etc.; b) começa a tomar consciência de que suas ações têm efeitos sobre si mesmo e sobre os outros; c) a criança é capaz de utilizar gestos, sons, etc. para protestar, pedir, etc. neste momento se desenvolve o grande passo da "atenção conjunta"; d) é um "comunicador" eficaz, realiza produções verbais mais complexas, mas sobretudo em contextos e com interlocutores conhecidos e e) a criança se comunica de maneira eficaz em diversos contextos e com interlocutores diferentes.

Assim, devem ser avaliadas as *funções que utiliza* como pedidos (de afeto e interação, alimentos, elementos cotidianos, jogos, reclamações, rejeição, ações dos adultos, comportamentos declarativos) e a expressão através de diversos *meios de comunicação*, fundamentalmente verbal e não-verbal. Quer dizer, desde o choro, agarrar, tirar a mão, olhar, vocalizar, apontar, fazer gestos, fazer entonações, até à linguagem complexa, que permitirá avaliar outros aspectos lingüísticos, como o nível de compreensão em contextos físicos e pessoais familiares e menos familiares.

E, finalmente, os *aspectos lingüísticos*, isto é, as capacidades e limitações da compreensão e expressão da língua oral, a produção (fonética, fonologia e morfossintaxe) e analise pormenorizadamente das características específicas de sua linguagem, semântica e pragmática.

Uma boa avaliação deve levar em conta o sujeito de intervenção, mas deve atender também às características do entorno no qual a pessoa se desenvolve, fundamentalmente o familiar e o escolar.

Como avaliar a comunicação?

Geralmente as crianças com autismo carecem de linguagem oral e têm sérias dificuldades nos temas sociais. Até pouco tempo, os instrumentos de avaliação pré-verbal se centravam mais na forma do que na função. Não levavam em conta os aspectos afetivo-sociais, não proporcionavam informação suficiente para intervir nas capacidades e limitações. A maioria se centrava em entrevistas com os pais, e não em uma avaliação direta das crianças. Além disso não era levado em conta a informação que pessoas de outros contextos poderiam proporcionar.

Atualmente, são realizados observações em situações naturais e artificiais e são analisados todos os elementos da interação. Com este objetivo se pode elaborar um questionário específico para cada criança procurando responder questões básicas como:

1. A criança manifesta algum comportamento intencional?
2. Ela é capaz de iniciar, responder, manter, ou todas elas, uma troca comunicativa?
3. Que funções comunicativas são observadas?
4. Que meios utiliza?
5. Que contextos facilitam o comportamento comunicativo?

Pode-se, também, fazer avaliação mediante questionários disponíveis da Espanha. Os mais significativos são a prova ACACIA (Tamarit, 1990), projetada na equipe CEPRI, de Madrid, e a adaptação do questionário ECO, feita por Hernández Rodríguez (1995).

Prova ACACIA

Esta prova pretende avaliar a comunicação de crianças sem linguagem oral e com funcionamento intelectual baixo através de formatos reais de interação. Consiste em um roteiro estruturado de interação gravado em vídeo e que é analisado posteriormente. Permite diferenciar crianças com retardo mental sem autismo e crianças com retardo mental e autismo. Oferece idéias para a intervenção.

O roteiro de interação é o seguinte: amostra de brinquedos; manipulação de brinquedos: atitude passiva com brinquedo; gestos comunicativos; afastamento de brinquedos; amostra de comida; o que está comendo?; jogos interativos; atitude passiva sem objetos; objeto em caixa transparente.

É uma prova que pretende determinar mais o nível de capacidade do que o grau de limitação e é realizada com fins terapêuticos.

Questionário ECO

O questionário de avaliação de comunicação (ECO) adaptado por Hernándes Rodríguez (1995) consta de uma série de perguntas que são feitas, como entrevista, para pessoas próximas da criança e significativas para ela, sobre crianças que têm dificuldades de comunicação e sobre os contextos nos quais interagem. Seu objetivo fundamental é conseguir informação sobre as habilidades comunicativas.

Compõe-se de quatro partes: a) funções comunicativas; b) resposta à comunicação; c) interação e conversação e d) contexto.

INTERVENÇÃO COM PESSOAS AUTISTAS

Na última década, a intervenção com pessoas autistas foi mudada significativamente. Levam-se em conta seus aspectos alterados em comunicação e linguagem, aspectos cognitivos e sociais.

A avaliação tem como objetivo determinar capacidades e limitações, como também o nível de funcionamento e os apoios necessários em cada ambiente.

"Foge-se" dos programas padrão, dada a singularidade de cada caso e os perfis diferentes nos níveis comunicativo e lingüístico.

O planejamento da intervenção fonoaudiológica também deve levar em conta todos esses elementos e organizar um plano de intervenção que inclua os objetivos perseguidos com a pessoa autista e os ambientes próximos em que se desenvolve. Em todo o processo de intervenção nos ajudará; conhecer seus gostos, preferências, limitações e os meios que utiliza; saber em que momento comunicativo o indivíduo se encontra, partir das habilidades que tem e utiliza de forma consistente, planejar aprendizagens funcionais, ensinar-lhe a utilizar adequadamente a linguagem para ajudá-la a interagir socialmente de maneira adequada e eficaz; planejar situações de jogo simbólico para que, através delas, a criança aprenda o uso funcional dos objetos e o conhecimento de seu ambiente e dar prioridade à comunicação utilizando qualquer modalidade alternativa, aumentativa, ou ambas.

Comentamos, a seguir, dois sistemas planejados para facilitar a comunicação com as crianças autistas:

1. Treatment and Education of Autistic and related Communication Handicapped Children (TEACCH). Este método, de Watson e colaboradores (1989) tem como objetivo desenvolver as habilidades comunicativas e sua utilização espontânea em contextos naturais. Diferencia cinco dimensões dos atos comunicativos: função, contexto, estrutura, categorias semânticas e modalidade.

    As habilidades comunicativas são ensinadas em situações estruturadas, mas também se planeja a intervenção em ambientes naturais para que sejam suscitadas. Faz-se a família intervir ativamente no ensino e no uso das habilidades.

2. Programa de comunicação total. Este programa, de Schaeffer e colaboradores (1980), facilita o desenvolvimento das capacidades comunicativas e favorece o desenvolvimento da linguagem oral, não exige imitação e se fundamenta no processamento visual para aquilo que as crianças autistas costumam ter menos dificuldade. É um sistema bimodal ou de comunicação total. O terapeuta emprega sinais e palavras ao mesmo tempo. A seguir, fazemos uma recomendação para melhorar a intervenção em comunicação e linguagem, com a criança, no ambiente familiar e escolar.

INTERVENÇÃO COM A CRIANÇA

Antes de intervir, devemos conhecer os gostos, as preferências, as aversões sensoriais e o estilo de aprendizagem da criança. Devemos facilitar um ambiente antecipável e previsível, e permitir que, com nossa ajuda, ela entenda o que há ao seu redor e as mudanças que acontecem.

Facilitaremos sua comunicação se:

1. nos mostrarmos sempre como um sujeito complacente diante de suas tentativas comunicativas;

2. interpretarmos o que quer nos dizer;

3. lhe fizermos ver que suas tentativas verbais ou não-verbais produzem mudanças nas pessoas que as rodeiam; isso a levará a aprender a tornar intencional sua comunicação;

4. fizermos comunicativas as suas ecolalias.

5. usarmos gestos, objetos, ações, atos de demonstração, guias físicos, etc., para complementar, substituir ou aumentar a linguagem;

6. favorecermos que aponte, ensine, etc., proporcionando-lhe ao mesmo tempo gestos, palavras, etc;

7. tomarmos a comunicação com calma, respeitando os tempos da criança.

Antes de iniciar a comunicação devemos:

1. captar sua atenção, chamando-a por seu nome, colocando-nos em seu campo de visão, fazendo sons, movimentando objetos diante dela, usando ajuda física, se for necessário;

2. centrar a atenção sobre o que queremos;

3. Manter a atenção.

Devemos utilizar uma linguagem ajustada à complexidade da linguagem no nível evolutivo da criança, isto é:

1. Evitar falar muito.

2. Usar a repetição, redundância.

3. Usar "andaimes" e "rupturas" para facilitar uma aprendizagem concreta sobre a estrutura da linguagem.

4. "Andaime": ponha. Carro aqui. Ponha o carro aqui.

5. "Ruptura": pegue sua colher e tome sopa. Pegue colher, colher, (apontando-a), pegue colher, tome sopa.

6. Segmentar claramente as emissões usando acento, entonação, pausa.

Assim, devemos adaptar o conteúdo da linguagem; se for possível, relacionar as emissões verbais com objetos, ações, etc.; falar sobre aspectos relevantes, como as pessoas, as ações e as coisas.

Explicar o que se está fazendo, o que se vai fazer e o que se fez. Usar a linguagem para ajudá-la a antecipar seus eventos futuros, especialmente mudanças inesperadas em suas "rotinas", e para revisar eventos que acabam de terminar: pessoas que foram vistas, coisas que aconteceram, etc.

Se utilizarmos a linguagem de modo funcional:

1. favoreceremos situações nas quais a criança tem de pedir, mostrar seus estados de alma, etc., através de palavras, gestos, ações ou apontando;

2. ajudaremos a manifestar preferências ou atitudes próprias sobre as pessoas, coisas, etc;

3. ajudaremos a "contar" o que faz, fez, vai fazer;

4. se possível, relacionaremos sua ecolalia com aspectos do ambiente que a rodeia, simplificando a ecolalia, demonstrando a ação e favorecendo seu uso funcional;

5. usaremos a linguagem para controlar sua ação.

Se fizer alguma coisa negativa, mostramos desagrado com uma mudança de tom, expressão facial séria. Não se deve criar uma imagem de seriedade com um volume e entonação exagerados, nem com uma expressão exagerada de tédio.

Se os pedidos ou demandas não puderem ser satisfeitos, devemos responder simples e firmemente: "Não, agora não".

Intervenção com a família

Do ponto de vista da atuação fonoaudiológica, os objetivos gerais serão proporcionar informação sobre as características de comunicação e linguagem e estratégias de intervenção com seu filho, implicando-os no processo terapêutico. De maneira mais operativa, se trataria para lhe facilitar: a) estratégias para favorecer o desenvolvimento comunicativo e social; b) ensinar-lhe a criar um contexto comunicativo estável, estruturado, antecipatório e previsível; c) planejar períodos diários de integração agradáveis para a criança; d) situações diádicas (pessoas: adulto de referência); e) interações adulto-criança-situações ou atividades preferenciais; f) interações adulto-criança-brinquedos ou objetos preferenciais; g) interações adulto-criança-objetos "desconhecidos"; h) interações com outros membros da família; i) favorecer que se cumpram ordens ou mandatos simples, cotidianos; j) ensinar-lhe a adequar sua conduta a diferentes situações sociais; k) com pessoas diferentes, em contextos diferentes; l) ensinar-lhe a interpretar e manifestar seus estados de alma, de forma verbal e não-verbal e m) realizar programas específicos sobre habilidades de comunicação.

Intervenção em contextos educativos

Os objetivos gerais serão: a) criar um contexto comunicativo, com sinalizadores (p. ex., pictogramas); b) informar adequadamente sobre a personalidade autista; c) favorecer a adequação ao contexto escolar; d) conhecer e manejar no contexto físico; e) realizar dá forma mais semelhante possível a seqüência habitual de atividades de seu grupo de idade; f) facilitar a compreensão de situações sociais e a comunicação; g) favorecer períodos estruturados de interação (com um adulto "conhecido", com crianças, com outros adultos); h) seguir ordens simples (dê, tome, sente-se, pegue...), individualmente e em grupo e i) favorecer a participação da criança com seu grupo de companheiros (aproximando-se, acostumando-se a dar e a pedir coisas e a jogar com jogos e brinquedos de outras crianças).

CASO PRÁTICO

J. L. M., de 54 meses cronológica (IC) e diagnóstico de autismo desde os 30 meses.

Características da criança, necessidades e capacidades

Foi diagnosticado autismo aos 30 meses de IC. Possui boa relação com seus pais e parentes próximos, sobretudo com o avô paterno, mas tem dificuldades com seus iguais, não se aproxima deles e, quando o faz, "não sabe como fazer".

Seus limites de sensibilidade e resposta a estímulos sociais são elevados. Assusta-o especialmente o ruído dos tambores e das máquinas caça-níqueis.

Possui iniciativa comunicativa muito fraca. Produz somente três palavras que, às vezes, usa com fins imperativos. Sua compreensão, pobre, melhora quando lhe são apresentados apoios de dois tipos (sinais, pictogramas, ou ambos).

Tem boa capacidade para a realização de encaixes e quebra-cabeças simples. No jogo, não se observam comportamentos de substituição.

Seus aspectos motores são próximos da normalidade e, às vezes, manifesta ansiedade e comportamentos de hiperatividade discreta, sobretudo quando acontecem mudanças ambientais.

Características gerais da família

É o menor de dois irmãos homens. Seus pais têm personalidades normais, são equilibrados e com boa capacidade para estimular o desenvolvimento de seus filhos. Boa situação sociocultural. Observa-se um nível de estresse importante em relação:

1. aos comportamentos "desafiantes" de seu filho;

2. às dificuldades para se comunicar com ele;

3. às dificuldades de adaptação ao meio (não podem entrar em bares, etc.);

4. aos problemas que observam para se relacionar com as pessoas.

Características do ambiente educativo

Vai pela primeira vez a um centro educacional infantil. Não recebe nenhum apoio específico, nem de adaptação do contexto.

Plano de intervenção

Organiza-se o plano de intervenção levando em conta a criança, a família e o centro educacional.

A criança recebe atenção fonoaudiológica três vezes por semana em um centro, em regime ambulatorial. Paralelamente, realiza-se uma atuação coordenada em casa e no centro escolar. A orientação do trabalho que se realizou com a criança foi "multimodal". Foram utilizados sinais manuais e fotos de situações cotidianas para proporcionar à criança elementos que lhe permitam interações que compreenda e lhe sirvam de ferramenta para controlar seu entorno. O emprego desses elementos tem dois objetivos: facilitar-lhe e possibilitar-lhe a comunicação.

No ambiente escolar se pretende:

1. favorecer um ambiente o mais organizado possível, estruturado e previsível com o apoio de indicadores visuais;

2. colocar em prática estratégias comunicativas treinadas nas sessões de terapia individual;

Com a família se pretende:

1. aumentar rotinas interativas;
2. "criar" um ambiente comunicativo adequado;
3. dar resposta a qualquer ato comunicativo da criança, por mais rudimentar que seja.
4. "dar sentido" aos atos que realiza.
5. imitar atos da criança.
6. antecipar mudanças ambientais com apoios dos pictogramas.
7. ensinar a pedir, a "contar" com apoio, desejos, sentimentos, etc.

Depois de 12 meses de intervenção, a evolução da criança foi muito favorável, sobretudo nos aspectos sociais, de comunicação e de linguagem. Igualmente a família manifesta que a intervenção serviu para melhorar sua "adaptação" à deficiência de seu filho. No centro escolar se conseguiu uma boa adaptação da criança, seguia as normas adequadamente e fazia perguntas a seus companheiros com ajuda do adulto.

REFERÊNCIAS

ACTAS DEL VII CONGRESO NACIONAL de autismo. *El autismo 50 anos después de Kanner (1943)*. Salamanca: Amaru, 1993.

ARANAIZ SÁNCHEZ, P. El PCC: *Autismo y atención a la diversidad*. Murcia: Universidad de Murcia, 1995.

AMERICAN PSYCHIATRIC ASSOCIATION (APA) *Manual diagnóstico y estadístico de los trastornos mentales (DSM-IV)*. Barcelona: Masson, 1995.

BARON COHEN, S. Autismo: un trastorno cognitivo específico de "ceguera de la mente. In: *Actas del VII Congreso Nacional de Autismo. El autismo 50 anos después de Kanner (1943)*. Salamanca: Amaru, 1993.

BARON COHEN, S.; BOLTON, P. *Autismo. Una guía para padres*. Madrid: Alianza Editorial, 1998.

BARON COHEN, S.; HOWLIN, P. *El déficit de la teoría de la mente en autismo: algunas cuestiones para la enseñanza y el diagnóstico*. Siglo Cero 1993; 150, 24(6):19-27.

BETTELHEIM, B. Childhok schizophrenia as a reaction to extreme situations. *Journal of Orthopsychiatry* 1956; 26: 507-518.

_____. *The empty fortress: infantile autism and the birth of the self*. New York The Free Press, 1967.

CANAL BEDIA, R. Deficiencias sociales severas. Autismo y otros trastornos profundos del desarrollo. In: VERDUGO ALONSO, M.A. (ed.) *Personas con discapacidad*. Madrid: Siglo XXI, 1995.

CANAL BEDIA, R.; RIVIÈRE, A. Estudio de la mirada y las contingencias de los niños autistas en situaciones naturales de interacción. In: *Actas del VII Congreso Nacional de Autismo. El autismo 50 anos después de Kanner (1943)*. Salamanca: Amaru, 1993.

CUXART, F. *El autismo. Aspectos descriptivos y terapéuticos*. Málaga: Aljibe, 2000.

FEJERMAN, N. *Autismo infantil y otros trastornos del desarrollo*. Barcelona: Paidós, 1994.

FRITH, U. *Autismo*. Madrid: Alianza, 1991.

FUENTES, J. e cols. Autismo y N.E.E. *Cuadernos para la integración social*. Gobierno Vasco. Vitoria, 1992.

GARCÍA SÁNCHEZ, J.N. *Autismo*. Valencia: Promolibro, 1992.

GÓMEZ, J.L.; SARRIÁ, E.; TAMARIT, J.; BRIOSO, A.; LEÓN, E. *Los inicios de la comunicación: Estudio comparado de niños y primates no humanos e implicaciones para el autismo*. Madrid: CIDE. M.E.C., 1995.

HAPPÉ, F. *Introducción al autismo*. Madrid: Alianza Editorial, 1998.

HERMELIN, B.; O'CONNOR, N. *Psychological Experiments with Autistic Children*. Oxford: Pergamon, 1970.

HERNÁNDEZ RODRÍGUEZ, J.M. *Propuesta curricular en el área del lenguaje*. Madrid: CEPE, 1995.

HOBSON, P. *El autismo y el desarrollo de la mente*. Madrid: Alianza Editorial, 1995.

HOWLIN, P.; BARON-COHEN, S.; HADWIN, J. *Children with Autism and Asperger Syndrome: A guide for Practitioners and Carers*. New York: John Wiley, 1999.

LESLIE, A.M. Pretense and representation. The origins of theory of mind. *Psychological Review* 1987; 94: 412-426.

LOVAAS, O.L. *Autistic Child: Language Development Through Behavior modification*. New York: Halsted Press, 1977.

_____. *Enseñanza de niños con trastornos del desarrollo*. Barcelona: Martínez Roca.

MARCHENA GONZÁLEZ, C. *El trastorno autista. Contextualización e intervención logopédica*. Sevilla: Alfar, 1992.

MEDINA FERNÁNDEZ, M.C.; VÁZQUEZ BEJARANO, C.; MANSILLA ROMERO, M.T. *Autismo: hacia la recuperación afectivo-social a través de terapia asistida por animales*. Colección Rehabilitación del INSERSO. Madrid, 1995.

PENNINGTON, B.F.; OZONOFF, S. Executive functions and developmental psycho-pathology. *Journal of Child Psychology and Psychiatry*, 37: 51-87, 1994.

PREMACK, D.; WOODRUFF, G. Does the Chimpanzee have a Theory of-Mind? *Behavioral and Brain Sciences*, 1: 515-526.

RIVIÈRE, A. Autismo. *Orientaciones para la intervención educativa*. Madrid: Trotta, 2001.

_____. El desarrollo y la educación del niño autista. In: *Desarrollo psicológico y educación 111. Necesidades educativas especiales y aprendizaje escolar*. Madrid: Alianza Editorial, 1990.

RIVIÈRE, A.; MARTOS, J. *El niño pequeño con autismo*. APNA. Madrid: Ministerio de Trabajo y Asuntos Sociales, 2000.

_____. *Tratamiento dal autismo*. Ministerio de Trabajo y Asuntos Sociales. Madrid: APNA, 1998.

Rivière,A.; Núñez, M. *La mirada mental*. Buenos Aires: AIQUE, 1996.

RUSSEL, J. *El autismo como trastorno de la función ejecutiva*. Madrid: Panamericana, 1999.

RUTTER, M. Diagnosis and definition of childhood autism. *Journal of Autism and Childhood Schizophrenia*, 1978; 8: 139-161.

RUTTER, M.; SCHOPLER, E. *Autismo, reevaluación de los conceptos y tratamiento*. Madrid: Alambra Longman, 1984.

SCHAEFFER, B.; MUSIL, A.; KOLLINZAS, G. *Total communication*. Champaign: Research Press, 1980.

SCHAEFFER, B. La mejora de la enseñanza del lenguaje para niños autistas. In: *El autismo 50 anos después de Kanner. Actas del VII Congreso Nacional de Autismo*. Salamanca: Amaru, 1993.

SOTILLO, M. *Sistemas alternativos de comunicación*. Madrid: Trotta, 1993.

TAMARIT, J. La aportación del programa de comunicación total de Schaeffer y sus colaboradores a la educación especial en nuestro país. In: *El autismo 50 anos después de Kanner. Actas del VII Congreso Nacional de autismo. Salamanca*: Amaru, 1990.

_____. *Sistema de análisis de la competencia comunicativa e interactiva en autismo y otros trastornos del desarrollo con bajos niveles de funcionamiento cognitivo. ACACIA*. Madrid: ALCEI-6EDS, 1990.

_____. Programa de comunicación total: su influencia sobre el desarrollo del niño. In: *Actas del IV Congreso Nacional de autismo y psicosis infantiles*. Valladolid, 1993.

TAMARIT, J. e cols. Prueba ACACIA. Madrid: Alcey, 1990.

WATSON, L.R.; LORD, C.; SCHAEFFER, B.; SCHOPLER, E. *Teaching spontaneous communication to autistic and developmentally handicapped Children*. New York: Irvington, 1989.

WING, L.; GOULD, J. Severe impairments of social interaction and associated abnormalities in Children: Epidemiology and classification. *Journal of Autism and Developmental Disorders* 1979; 9: 11-29.

REFERÊNCIAS DO REVISOR TÉCNICO

Sites interessantes sobre o assunto:
http://www.ama.org.br
http://www.autismo.org.br – Associação Brasileira de Autismo.

11

GAGUEIRA

Alicia Fernández-Zúñiga e Raquel Caja del Castillo

DESCRIÇÃO

O transtorno da gagueira é uma das alterações da comunicação mais discutidas. As dificuldades de fluência não se apresentam na pessoa em todas as ocasiões, nem com a mesma intensidade, mas flutuam ciclicamente por dias ou semanas. Assim, uma criança de 3 anos pode dizer para sua mãe durante uma interação: "*ma—ma—ma-*mamãe venha ver; *o, o, o, o* cachorrinho comê, o cachorrinho comê", buscando sua atenção, enquanto a mãe está fazendo outra coisa. Da mesma forma que esta criança repete as sílabas no começo da oração, das palavras ou frases, prolonga sons ou bloqueia em um momento de excitação e entusiasmo, pode falar com fluência, nesse mesmo dia, com sua mãe ou outra pessoa, quando está tranqüila. Fatores como a pressão comunicativa do contexto, a atitude do interlocutor, o tema da conversação ou a emoção que sente enquanto fala podem alterar a fluência da criança.

Início

O problema costuma aparecer entre os 2 e os 5 anos (Johnson, 1959; Van Riper, 1982), geralmente depois de ter iniciado a linguagem e ter sido fluente. Durante os primeiros anos pré-escolares, o transtorno tem uma forte tendência a desaparecer espontaneamente, e, em uma percentagem elevada de casos, o problema remete ao longo do ano seguinte ao seu aparecimento, sem intervenção profissional (Starkweather, 1987). Os estudos indicam que o risco de consolidação aumenta dos 14 aos 18 meses desde o começo (Curlee e Siegel, 1997). As causas da solução espontânea e da permanência do transtorno são desconhecidas, mas provavelmente ocorrem devido diferentes fatores relacionados com o processo de aprendizagem da linguagem e da fala.

Desenvolvimento

Por volta do terceiro ano de vida, grandes progressos confluem no desenvolvimento da criança. No *desenvolvimento lingüístico* se produz uma evolução surpreendente. A criança maneja um vocabulário amplo, suas emissões aumentam rapidamente de tamanho, e a estruturação sintática vai se tornando mais complexa. Paralelamente, a criança está desenvolvendo sua *capacidade de relação social*, inicia-se no manejo das regras conversacionais, aprende o respeito aos turnos, amplia e introduzir temas novos em seus diálogos. Finalmente, descobre que sua linguagem está a serviço de funções vitais de sua vida social e privada (Garvey, 1984).

Para a produção da fala também é exigido o desenvolvimento das habilidades motoras. Estas facilitam um planejamento adequado, coordenado e preciso dos movimentos fonoarticulatórios que permitem à criança emitir sílabas e frases. É neste período que também se observa, na criança, um aumento do número de sons que é capaz de combinar e do conhecimento de regras fonológicas que regem o uso dos sons. Tudo isso redundará em uma maior inteligibilidade de sua fala, até que, aos 3 anos, a criança é capaz de se comunicar com uma linguagem inteligível com todos os que a rodeiam.

Por outro lado, não se pode esquecer o meio em que acontecem esses progressos. Diversos fatores ambientais influem de forma significativa no desenvolvimento emocional e afetivo da criança: o tipo de estrutura familiar, a atitude dos pais, o estilo educativo e ritmos de vida, etc., em geral o contexto em que a criança cresce. Diante dessas circunstâncias, a criança deve melhorar sua capacidade para controlar as emoções e graduar o nível de excitação emocional. A interação com os adultos e o progresso cognitivo facilitam o controle de seu comportamento, a tolerância e a expressão de suas emoções (Ortiz, 1999).

Ao longo da evolução, diversos fatores podem alterar o desenvolvimento da comunicação, tanto as dificuldades da linguagem, habilidades motoras, lingüísticas, sociais ou emocionais como as exigências dos interlocutores, pais ou familiares. A alta freqüência dos erros de fluência nas crianças pré-escolares está, provavelmente, relacionada a essas variáveis. Demandas inadequadas às capacidades que a criança apresenta, nesses momentos, podem favorecer o aparecimento do transtorno em uma fluência que ainda está insuficientemente adquirida (Starkweather et al., 1990). A criança pode cometer erros, porque ainda não domina a coordenação dos órgãos, ou não lembra a palavra precisa, ou se sente insegura diante do interlocutor, refletindo-se na sua fala vacilante (Johnson, 1959; Bloodstein, 1974; Van Riper, 1982). Ao contrário, o sucesso no processo e na comunicação favorecerá a aquisição da linguagem e da fala, e no futuro a comunicação será uma atividade satisfatória para ela.

Esta circunstância apresenta a necessidade de realizar uma avaliação exaustiva nas crianças pequenas que começam a gaguejar precocemente ou de fazer um acompanhamento periódico que previna a consolidação do problema.

Em uma pequena porcentagem de crianças, essas alterações da fluência (repetições, prolongações, bloqueios), vão se tornando mais freqüentes, e a gagueira se instala de modo estável, podendo perdurar até a adolescência ou a idade adulta (Starkweather, 1987).

Adolescentes e adultos

No caso dos adultos, o grau de alteração da fala costuma ser maior e mais estável do que nas crianças (Bloodstein, 1987). Habitualmente, a pessoa chega para a consulta com grande preocupação, com uma longa história do problema e descreve suas dificuldades da seguinte maneira:

Sinto que não posso falar; mesmo antes de começar, sei que não vou poder. Às vezes, sinto como se alguma coisa me impedisse. O nó na garganta ou no peito se torna mais forte. Tento, mas não consigo. Outras vezes, sem saber por que, sai. Por isso prefiro me calar. Vejo os outros e penso: parece fácil mas o certo é que para mim é muito difícil, até falando com meus pais ou minha namorada. Muitas vezes, sinto uma sensação de impotência.

Queria poder falar como os outros, dizer o que quero, poder me comunicar. (Jorge, 27 anos).

Ao chegar à idade adulta, os *erros de fluência* (bloqueios e repetições) aumentam em freqüência e intensidade. É possível que venham acompanhados de alterações fisiológicas (taxa respiratória baixa, esgotamento do ar, tensão muscular em órgãos fonoarticulatórios e em outras áreas do corpo, provocando movimentos associados). Esses correlatos fisiológicos podem aparecer mesmo antes que o gago comece a falar (Santacreu et al., 1980).

No entanto, deve-se destacar *uma grande variabilidade nas manifestações* do transtorno. Um adolescente ou um adulto pode chegar à consulta com grande preocupação por seu problema de fluência sem cometer mais erros do que a repetição de alguma sílaba ou atrasar o início da vocalização alguns segundos, sendo somente perceptível quando se presta muita atenção. Da mesma forma, outra pessoa pode experimentar graves bloqueios na produção da fala quando está em seu trabalho e reconhecer que fala com facilidade quando está em casa.

Ao chegar a este estágio, pode ser que o problema tenha se tornado crônico, interferindo em outros âmbitos da vida social, acadêmica e profissional da pessoa. Paralelamente, à medida que se foi instalando a dificuldade, podem surgir reações emocionais associadas à falta de fluência. É freqüente que os gagos experimentem *grande ansiedade* por seu problema de gagueira, uma vez que costuma afetar sua vida diária em aspectos tão cotidianos como entrar em um bar para pedir um lanche ou saudar um amigo (Starkweather, 1987).

A experiência de bloqueio pode favorecer o aparecimento de avaliações negativas que interferem sua imagem como comunicador e *reações de temor* a sons, palavras ou temas de conversação nos quais se teve alguma dificuldade.

Essas manifestações fazem com que o adulto se antecipe às situações de comunicação, temendo gaguejar (Bloodstein, 1987; Starkweather, 1987), sendo freqüente que tente evitar falar em determinadas situações, o que costuma afetar suas habilidades comunicativas. A preocupação em cometer erros faz adotar papéis menos ativos na comunicação; centram em si mesmos, em suas sensações e na qualidade da fala e deixam de atender ao interlocutor ou ao tema do qual se está tratando, e, como conseqüência, a qualidade de sua *relação social* e comunicativa fica alterada.

A *evolução do transtorno* pode passar por ciclos irregulares de melhora e piora. Ciclos que, às vezes, parecem não estar sujeitos a regras fixas que o expliquem e outras coincidem com mudanças importantes na vida da pessoa (mudança de trabalho, início de relações, etc.).

À medida que o padrão de fala não-fluente se estabiliza, o gago vai ampliando o número de situações potencialmente negativas para a qualidade da fala. No entanto, nem todas essas situações se encontram para ele no mesmo nível de dificuldade, mas poderíamos falar de uma *hierarquia*. O sistema de organização desta atende a chaves subjetivas interindividuais variáveis (p. ex., o número de pessoas, o tema do qual se trata ou a familiaridade do interlocutor, etc.). Diante dessas situações difíceis, os gagos tendem a desenvolver *estratégias* para enfrentá-las. Entre as mais freqüentes, se encontram: fazer força, atrasar o início da fala, usar cacoetes e circunlóquios (Santacreu e Fernándes-Zúñiga, 1991).

Parece evidente que o problema da gagueira não está centrado somente na fala, mas também está relacionado com aspectos cognitivos e emocionais. Após períodos longos pode ocasionar certa degeneração na vida social e emocional do indivíduo.

Por outro lado, estas alterações comunicativas, tão evidentes, contrastam com a capacidade de falar de forma fluída em diferentes circunstâncias. Em condições de comunicação nas quais um gago se dirige a um interlocutor pouco exigente ou tolerante, quando se dirige a uma criança, a um animal, a um amigo íntimo ou falando a sós, suas dificuldades podem diminuir drasticamente, podendo até desaparecer.

Da mesma forma, se a pessoa muda sua forma de falar, diminui a velocidade da fala, cochicha, lê ou canta, a fluência pode ser total; igualmente, falando em coro, silabando, falando com um ritmo determinado, etc.

Essas características do transtorno influenciaram na dificuldade para defini-lo. É sabido que todos os falantes têm interrupções ocasionais na fala, enquanto buscam uma palavra ou constroem uma frase. Mas nem todas as alterações são conceituadas como patológicas e, tampouco, são fáceis de serem distinguidas da falta normal de fluência. Por outro lado, também depende dos aspectos perceptivos, dos critérios e das expectativas que os falantes têm, dado que estes podem ser também diferentes. Neste sentido, a definição do transtorno foi discutida devido aos diferentes critérios sobre fluência, interlocutor e falante, mas também pela exigência que implica a situação na qual se desenvolve a comunicação (Ham, 1990).

Segundo o DSM-IV-TR (APA, 2002), a gagueira se manifesta pela interrupção da fluência na fala com freqüência inusitada. Estas alterações consistem em freqüentes repetições de sons, palavras ou frases, em prolongamento de sons, bloqueios ou pausas inadequadas no discurso. Às vezes, aparecem sinais de esforço ou movimentos em alguma parte do corpo associados à fala.

INCIDÊNCIA

Os estudos sobre a incidência na população são muito díspares devido à grande variabilidade individual e evolutiva do transtorno. A elevada remissão espontânea nos primeiros anos, que está, segundo os estudos entre 23 (Andrews et al., 1983) e 80% dos casos (Sheehan e Martyn, 1966; Yairi, 1982; Bloodstein, 1987) influi nos dados. Os critérios que foram usados ao selecionar a amostra também influíram nos resultados. Portanto, a incidência em amostras de população maior de 15 anos é mais estável, enquanto em idades inferiores os dados se dispersam.

Os estudos realizados em população escolar oscilam de 3 (Andrews et al., 1983) a 4% (Cooper, 1972). Na Espanha, conhecemos somente um estudo realizado na população escolar que indica que a incidência da gagueira era de 1,49% (Santacreu et al., 1984). Esta porcentagem se aproxima da estimativa de 1% que o DSM-IV-TR (APA, 2003) faz para a população norte-americana adulta.

Em relação ao tipo de população, existe concordância em todos os estudos sobre a presença do transtorno em uma proporção maior em homens do que em mulheres (de 4 para 1, Bloodstein, 1987; DSM-IV, 1994). Também se encontrou uma elevada incidência familiar do transtorno, que aparece em diferentes gerações de uma mesma família.

Mesmo assim, observou-se a dificuldade em diversos níveis intelectuais, enquanto não foram encontradas diferenças significativas em relação ao tipo de personalidade (Sheehan, 1970; Van Riper, 1982; Bloodstein, 1987).

Esta heterogeneidade e variabilidade introduz um maior grau de complexidade, não somente no estudo do transtorno, mas também no tratamento, durante o qual os progressos são irregulares e difíceis de serem mantidos. Essas dificuldades supuseram, com freqüência, um desafio para os terapeutas e suscitaram um grande número de pesquisas e diferentes modelos teóricos.

TEORIAS SOBRE A GAGUEIRA

As tentativas de dar uma explicação para a gagueira procedem de diferentes campos. As teorias evoluíram em função das tendências e do desenvolvimento da ciência, refletindo diversas formas de entender o problema e diversos níveis de descrição.

Em um primeiro momento, e sob a influência do modelo médico, insistiu-se nas possíveis alterações fisiológicas como origem do transtorno, atribuindo a uma causa orgânica a variedade de sintomas que são observados na gagueira.

Posteriormente, a influência das pesquisas de Freud e a teoria da aprendizagem deslocaram o interesse para possíveis alterações psicológicas e ambientais como a base das dificuldades na fala.

Mais recentemente, com o desenvolvimento das teorias psicolingüísticas aplicadas ao estudo da patologia da linguagem, se insistiu nos fatores lingüísticos relacionados com a fala não-fluente.

No entanto, não foram resolvidos os aspectos básicos do transtorno e ainda não se pôde obter uma explicação global e demonstrável do problema. Da revisão bibliográfica do tema se conclui que, atualmente, existe uma forte tendência, na maioria dos autores, em formular explicações multicausais ou modelos teóricos que integrem os diversos aspectos do transtorno (Gregory e Hill, 1984; Rustin, 1987; Ham, 1990; Santacreu e Fernández-Zúñiga, 1991). Em geral, todas essas teorias atribuem a origem da gagueira à existência de certa disposição para o transtorno, que interage com outros fatores (psicológicos, sociais, ambientais, lingüísticos e motores). Os modelos podem ser resumidos em três grandes áreas: neurofisiológica, psicossocial e lingüística.

Área neurofisiológica

Genética

A hipótese de uma base hereditária nas alterações da fluência foi propiciada por uma elevada incidência familiar e pela proporção maior que se observa nos homens. Diferentes estudos, realizados em famílias de gagos em comparação com as de não-gagos, demonstraram que a incidência da gagueira nos familiares de primeiro grau é três vezes maior do que na população geral. Nas famílias estudadas, a incidência também era mais elevada nos homens do que nas mulheres, em uma proporção de 4 para 1 (Andrews et al., 1983). Em outro estudo realizado em uma família determinada se encontrou que 21% dos homens desta família eram gagos, diante de 5% das mulheres (Kidd, 1980; Andrews e Harris, 1984). Como vemos, o gênero é uma variável notável.

Na pesquisa realizada com 14 casais de gagos casados, encontrou-se que 20 dos 29 filhos nascidos desses matrimônios apresentaram gagueira e precisaram de atenção terapêutica (Van Riper, 1982).

Os estudos realizados com gêmeos e irmãos indicam que quando se trata de gêmeos monozigotos, a probabilidade de que o outro venha a ser gago é de 77%; enquanto no caso de gêmeos de óvulos separados (heterozigotos), o risco de que o irmão também apresente gagueira é de 32%; e no caso de irmãos, diminui para 17 % (Howie, 1981a). Por outro lado, em estudos realizados com gêmeos idênticos, educados separadamente, apareceram discordâncias nos dados de incidência do transtorno (Faber, 1981).

Resumindo, com os dados de que dispomos não se pode concluir que o transtorno seja hereditário, embora pareça existir um fator de predisposição, assim como outros fatores socioambientais que desencadeiam a dificuldade (Wingate, 1976; Van Riper, 1982; Santacreu e Fernández-Zúñiga, 1991).

Dominância cerebral

Em relação à assimetria na organização cerebral, se propôs a hipótese de que o transtorno estivesse relacionado com uma dominância cerebral insuficientemente estabelecida (Orton, 1927; Travis, 1931). Diversos estudos encontraram, entre os gagos, uma maior proporção de surdos e ambidestros, que utilizam preferentemente o hemisfério direito ou estratégias bilaterais no processamento da linguagem, e não o esquerdo como habitualmente fazem os falantes normais. Desses dados, se deduziam possíveis alterações na coordenação fina que se exige para falar (Stromsta, 1972; Boberg et al., 1983; Rosenfield e Nudelman, 1987; Moore e Boberg, 1987).

Em relação a alterações fisiológicas, outros trabalhos comprovaram, nos gagos, dificuldades no planejamento e execução dos movimentos da fala, início vocal, dificuldades respiratórias e articulatórias, etc., e encontraram tempos de reação significativamente mais longos nos gagos do que nos não-gagos (Adler e Starkweather, 1979; Adams, 1980). Conseqüentemente, se propôs que esta lentidão na coordenação pudesse predispor as crianças a adquirir a fluência mais lentamente e aumentar as repetições na fala (Starkweather, 1987).

Outro aspecto que recebeu atenção foi o sistema de percepção e retroalimentação auditiva. Nos experimentos realizados com retroalimentação auditiva demorada (RAD), se comprovou que, nos sujeitos normais, se produzia um tipo de fala semelhante à dos gagos quando se atrasava a percepção do próprio sujeito, através da via aérea, uns quantos milésimos de segundos (Lee, 1951; Black, 1951). Esses resultados fizeram pensar que, talvez, esta fosse a chave para explicar os problemas de fluência. Sugiram as teorias explicativas e novas pesquisas para comprovar uma possível alteração em algum dos sistemas que controlam a fala dos gagos (cinestesia óssea e aérea) (Fairbanks, 1960). Embora essa hipótese não tenha sido demonstrada, supôs a utilização de um novo sistema de controle da fala de uso em terapia (emissão de um ruído fraco que anule a percepção auditiva; Webster, 1986).

No entanto, mais pesquisas são necessárias para esclarecer os dados pouco concludentes até o momento. Recentemente, a informação proporcionada pelos novos métodos de neuroimagem cerebral abriu outras possibilidades, que apontam para diferenças entre os gagos e não-gagos em diversas dimensões do sistema nervoso central. Os déficits encontrados nas funções cerebrais implicam regiões classicamente associadas com o controle motor da fala e com o processamento da linguagem, não apresentando anomalias estruturais subcorticais (Watson e Freeman, 1997).

Em geral, os resultados das pesquisas indicam diferenças de grupo entre os gagos e não-gagos, que mostram que os primeiros não formam um grupo homogêneo e que os aspectos descritos não parecem ser suficientes para gerar a gagueira. É mais provável que esses fatores não atuem isoladamente, mas em combinação com outros para gerar o transtorno (Bloodstein, 1995; Andrews et al., 1983).

Fatores psicossociais

A partir da década de sessenta, com o surgimento da teoria da aprendizagem começou-se a centrar a atenção na variabilidade que o problema apresenta no contexto social. A influência do ambiente no falante, nos interlocutores e suas personalidades e as reações dos pais de filhos com falta de fluência são aspectos considerados para propor a relação da aprendizagem com o aparecimento do problema.

A atitude negativa dos pais ou do interlocutor é citada na bibliografia como um fator determinante na manutenção e na consolidação da gagueira (Johnson, 1959; Sheehan, 1970). Em alguns casos, a atenção aos erros pode dificultar a aquisição da fluência por um processo de aprendizagem (instrumental, clássico ou de evitação). E em outros casos, as correções podem gerar temor e ansiedade para a fala e alterar o processo de aprendizagem das habilidades comunicativas (Van Riper, 1982; Bloodstein, 1995; Williams, 1978; Meyers e Freeman, 1985).

Nesta linha, se faz referência a fatores de risco na manutenção do problema, ao nível elevado de exigência dos pais (tanto para a fala como para o comportamento do filho), à pouca habilidade social, ao retraimento ou ansiedade social, à baixa estima e a situações estressantes para a criança (Johnson, 1959; Van Riper, 1982; Bloodstein, 1997).

Esses enfoques contribuem para propor novas linhas de intervenção (de orientação operante) que são utilizadas com freqüência, obtendo bons resultados nas terapias infantis (Starkweather, 1987).

Alguns autores observaram que os gagos apresentam traços de personalidade característicos, que incidem no aparecimento da gagueira. No entanto, nenhum estudo demonstrou que os gagos apresentam um tipo de personalidade comum (Van Riper, 1982; Bloodstein, 1974; Sheehan, 1966).

Fatores lingüísticos

O fato de a gagueira começar na primeira infância coincidindo com uma etapa de amplo desenvolvimento lingüístico favoreceu relacioná-la com diferentes aspectos da linguagem. Essas pesquisas refletem que, aproximadamente 1 em cada 3 crianças que gaguejam apresenta retardo de linguagem, outras dificuldades verbais (problemas de pronúncia, sintaxe, etc.) e escores rebaixados em provas de linguagem do que a população infantil sem problemas de fluência, o que justificaria uma possível disfunção leve na área da linguagem expressiva (Brown, 1938; Van Riper, 1982; Wingate, 1977; Wall, 1980; Bloodstein, 1981; Wall e Meyers, 1984).

Observou-se que a gagueira era produzida mais freqüentemente em palavras de conteúdo (nomes, verbos, adjetivos, etc.) do que em palavras funcionais (preposições, pronomes, etc.). O mesmo acontecia em palavras longas iniciadas por consoante, em vez de vogal, e no começo da oração (Brown, 1938, 1945).

Estudos posteriores propuseram que as palavras de conteúdo tendem a ser mais longas, menos freqüentes e comportam uma carga informativa maior, e, por isso, sugerem maior estresse lingüístico do que as palavras funcionais (Wingate, 1985).

Em relação à sintaxe, a linguagem das crianças pequenas com gagueira apresenta uma complexidade sintática reduzida, emissões incompletas e erros gramaticais freqüentes, de maneira que o tamanho médio dos enunciados (TME) dos gagos tende a ser significativamente mais curto do que o dos não-gagos (Kline e Starkweather, 1979).

Atentando ao lugar em que são produzidos os erros na linguagem espontânea, constatou-se que esses aparecem mais nos limites oracionais da emissão (20%) do que em outros pontos do discurso (40%). Isso é significativo e sugere que os erros e vacilações que acontecem no começo da frase são produzidos porque estão implicados processos cognitivos de planejamento da oração (Boomer, 1965; Wall et al., 1981; Bernstein, 1981).

Em resumo, os dados clínicos e os resultados das pesquisas evidenciam que a gagueira é um transtorno complexo no qual é possível que coexistam diversos subgrupos do transtorno com diferentes etiologias (Santacreu e Fernández-Zúñiga, 1991; Yairi, 1997).

Com esses dados, se sugere que as dificuldades de fala condicionam o aparecimento das disfluências, ou pelo contrário, que a gagueira é que influi o desenvolvimento insuficiente das habilidades verbais (Bloodstein, 1974; Wall et al., 1981).

Diversos fatores aparecem como significativos e, embora não sejam os únicos, podemos concluir que:

1. A existência de *fatores genéticos, familiares e fisiopatológicos* pode favorecer ou predispor ao transtorno.

2. Em inter-relação com esses fatores de predisposição existem *fatores de aprendizagem* que podem influir na precipitação da gagueira e no desenvolvimento de reações para as dificuldades de comunicação.

3. E, finalmente, também se observam *aspectos lingüísticos* significativos no desenvolvimento da fluência (Ham, 1990).

Dada a falta de clareza no conhecimento do problema, para sua avaliação e tratamento é necessário apoiar-se em um explicação teórica. O modelo teórico do qual se parte para eliminar ou minimizar o transtorno considera a aquisição, o desenvolvimento e os fatores implicados de forma diferente. Por conseguinte, a intervenção também será abordada de forma diferenciada.

AVALIAÇÃO

A avaliação da gagueira deve iniciar descartando a existência de problemas de linguagem e comunicação associados. São descritos, de forma detalhada os problemas de fluência e os comportamentos relacionados. Em função de as alterações não se apresentarem em todas as situações, deve-se construir uma hierarquia para estabelecer em quais circunstâncias a gagueira acontece, com maior ou menor freqüência, o que permitirá programar objetivos seqüenciados na terapia.

A avaliação deve estimar a gravidade do problema e o prognóstico do caso, que é avaliado em função do tempo que a pessoa leva gaguejando, o nível de desenvolvimento, a capacidade intelectual, o número de comportamentos associados à gagueira (temor, evitação), e a degeneração que o transtorno ocasionou na vida do indivíduo. No caso das crianças, a melhoria do problema depende também da habilidade dos pais e da colaboração que prestam durante o tratamento (Starkweather, 1987).

Avaliação em crianças

No caso das crianças, deve-se fazer uma avaliação exaustiva para determinar os fatores que podem pôr em risco o desenvolvimento da comunicação. Como vimos, as dificuldades não se centram somente na expressão, mas também no ambiente que rodeia a criança. Os pais são um fator importante em função das atitudes e das reações que têm para com a não-fluência, pois podem aliviar ou agravar o problema. O meio em que a criança se desenvolve e as circunstâncias também incidem no aumento ou na diminuição de suas dificuldades. Portanto, a avaliação começa na entrevista com os pais.

1. *Entrevista com os pais.* O terapeuta dialoga com os pais sobre o problema da criança, passa as primeiras orientações e procura diminuir o nível de ansiedade. Elabora uma história clínica na qual se explora a natureza do problema a partir dos seguintes dados: a) desenvolvimento geral e lingüístico (modelos evolutivos); b) tipo de alterações na fala; c) comportamentos associados à fala, tensão, movimentos associados; d) tendência a aumentar ou diminuir o problema em determinadas situações; e) reação dos pais, atitudes; f) dinâmica familiar, relações entre os membros da família; g) organização diária, rotinas e tempos; h) modelos educativos (aplicação da disciplina); i) antecedentes familiares de problemas de linguagem e gagueira; j) história escolar e k) aspectos socioemocionais.

    Paralelamente, pode oferecer aos pais um *questionário* no qual informam detalhadamente as variações da fala da criança fora da sessão em situações diferentes e com interlocutores diferentes (pré-escolares e escolares) (Fernández-Zúñiga, 1994).

2. *Interação pais-criança.* Para obter informação dos pais com a criança é realizado uma sessão de jogo, que é gravada em vídeo para observar a interação pai-filho, tanto em seu comportamento verbal como não-verbal. Posteriormente, é analisado o registro obtido, no qual se levam em conta aspectos como: o tipo de linguagem utilizado pelos pais (sintaxe, vocabulário), o padrão comunicativo (iniciativas, perguntas, etc.) e o tipo de fala (velocidade, entonação). Mesmo assim, são avaliados aspectos do comportamento que os pais apresentam: atitude para com a fala, ansiedade, tensão, etc. (Guitar et al., 1981; Perkins, 1992).

    Às vezes, também podem ser utilizados registros de comportamento ou de situações que tragam dados relevantes sobre a forma de interagir com a criança (Santacreu e Fernández-Zúñiga, 1991).

3. *Observação da criança.* A mesma gravação feita com os pais costuma ser uma amostra representativa da linguagem e da fala da criança. Como na gagueira podem influir diferentes circunstâncias, é conveniente fazer registros em tarefas lingüísticas e comunicativas diversas. Assim, podem ser observadas diferenças ao conversar com diversos interlocutores.

    Devem ser buscados temas de seu interesse e com material ou atividades que sejam compartilhados; é solicitado descrições, contar uma história, relatar seqüências de desenhos, etc.

    A partir da idade escolar, também se examina a fala enquanto a criança lê um texto, que deve ser adequado ao nível escolar e à sua idade.

    Na gravação em vídeo, é observado também os comportamentos associados à gagueira, os sinais de tensão como movimentos do corpo, gestos faciais, etc.

Os registros obtidos são transcritos e, em ao menos 100 palavras da amostra, são analisados os erros para obter uma medida objetiva, tanto quantitativa como qualitativa. A primeira se obtém contabilizando o número de disfluências em cem palavras (fluidas e não-fluidas) ou também contabilizando o número de palavras gaguejadas por minuto. Com esta medida se pode determinar a freqüência da gagueira em linguagem espontânea.

A análise qualitativa da amostra é obtida observando o tipo de disfluências que aparecem durante o discurso: repetições, pausas, prolongamentos, etc., assim como a duração desses erros, conforme os critérios descritos na Tabela 11.2.

Esta medida permite fixar uma linha-base, estabelecendo um ponto de partida para a intervenção, e permite determinar a evolução em cada caso. A análise qualitativa percebe as alterações de fluência que possam constituir um sinal de alerta, que são habituais nesta idade pré-escolar.

Nesta idade são normais: a) as pausas silenciosas; b) as revisões e interjeições não repetidas; c) a repetição de uma sílaba ou de frases e d) a repetição de palavras monossilábicas com o mesmo ritmo, sem força (Gregory, 1992).

Na criança com dificuldade de fluência, é freqüente encontrar *alterações fisiológicas* nos processos que intervêm na produção da fala. Elas interferem nos diferentes mecanismos de planejamento, coordenação e controle motor (articulação, respi-

Tabela 11.1   Registro da fala

Tipos de tarefas
a) Em tarefas lingüísticas e comunicativas:
    – Descrição
    – Contar uma história
    – Relatar seqüências de desenhos
    – Repetir palavras, frases
b) Observar diferenças com diversos interlocutores

Tabela 11.2   Resumo da análise da fluência

Medida objetiva
Quantitativa
a) Contabilizar, em 100 palavras, o número de erros

    Número de erros: 100 = % de erros

b) Contabilizar, o número de palavras gaguejadas, em 1 minuto (em 100 palavras emitidas)

Qualitativa: contabilizar o número e os tipos de erros
    – Repetições de sons/   Número
      sílabas/palavras/frases
    – Bloqueios   Duração
    – Prolongamento de sons   Duração
    – Dividir palavras

Fonte: Rustin, 1987.

ração e fonação, Wingate, 1976; Yairy, 1997). Uma tensão muscular elevada nos órgãos fonoarticuladores ocasiona bloqueios que interrompem a fala, pelo esforço excessivo. A gravação em vídeo da linguagem espontânea, feita anteriormente, também é útil para analisar esta tensão associada à fala.

Paralelamente, também se examina a respiração da criança: a capacidade e o padrão respiratório, tanto em silêncio como falando. Observa-se se a coordenação fono-respiratória, a taxa e o ritmo respiratório se encontram alterados. Em relação à fonação, deve-se avaliar se existe tensão vocal, um volume ou um tom elevado ou inadequado.

É habitual que as disfluências apareçam de forma mais intensa diante de determinadas circunstâncias da vida da criança e que estas coincidam com um aumento da tensão. Assim, as alterações de sua vida familiar, o nascimento de um irmão, a separação dos pais, ou mudanças recentes de casa, escola, conflitos familiares, etc., são fatores que podem influenciar na fluência.

Nas crianças maiores, são consideradas as situações de conflito escolar ou social, problemas de rendimento ou de adaptação, assim como outras dificuldades que podem gerar tensão emocional na criança. Portanto, devem ser avaliados os sintomas relacionados com a ansiedade e com o estresse.

Se as alterações de fluência que a criança apresenta acontecem em momentos precisos ou diante de estímulos determinados, devem ser anotados com detalhe (pessoas, situações, atividades, temas de conversação, etc.) para avaliar se podem estar gerando tensão na criança ou exigindo dela recursos e capacidades acima de suas possibilidades (Starkweather, 1990).

4. *Escola*. Finalmente, busca-se informação na escola referente à fluência e à gagueira, com os colegas e professores. Também se consegue dados sobre suas habilidades, recursos, rendimento, etc. Conhecer sua participação na turma, integração com os colegas e o rendimento acadêmico ajudarão, na terapia, a orientar o professor sobre a melhor forma de facilitar a fluência ou fortalecer sua auto-estima na escola.

Adolescentes e adultos

A avaliação com adolescentes e adultos tem pontos em comum com as primeiras etapas. Também se elabora a história pessoal, colhendo a informação necessária, mediante uma entrevista não-estruturada. O primeiro objetivo é descartar outras patologias associadas ao problema da fala, como quadros de ansiedade, problemas emocionais (depressão ou auto-estima) e pouca competência social, etc. (Bloodstein, 1987; Ham, 1990).

No caso dos *adolescentes*, deve-se considerar o momento evolutivo em que se encontram. Neste período, o adolescente está iniciando nas relações sociais formando seu próprio estilo de enfrentar situações e construindo sua auto-imagem. Por conseguinte, na história clínica, além da avaliação do ambiente familiar e das atitudes e reações dos pais, é também importante observar a repercussão social que tem para o jovem seu transtorno (acadêmica e do grupo de amigos), os fatores cognitivos (crenças próprias e atitudes geradas ao se enfrentar as dificuldades) e sua situação emocional (auto-estima). Outro aspecto a ser avaliado é o grau de consciência e implicação do adolescente para poder assumir a responsabilidade do tratamento.

Na *entrevista com o adolescente* é prioritário favorecer uma participação ativa, estimulando a colaboração e a tomada de iniciativas para proporcionar informação. O terapeuta deve escutar e dar sinais de compreender a concepção que ele tem de seu problema. Mesmo assim, e posto que o adolescente tem um peso específico nas tarefas de avaliação, será decidido se é conveniente entrevistá-lo primeiro ou os seus pais, conforme sua idade cronológica ou sua maturidade.

Embora a participação dos pais na intervenção seja menor do que no caso das crianças, sua contribuição é fundamental na avaliação, para poder fazer a análise funcional do problema. Além disso, mediante a entrevista, se pode avaliar o nível de preocupação e ansiedade que o problema lhes provoca e, assim, poder abordá-lo ao longo do processo. Junto com os dados refletidos anteriormente sobre a história clínica (ver item "Avaliação em crianças"), seria conveniente: a) comparar a informação fornecida pelo adolescente; b) proporcionar informação sobre a vida de seu filho (amigos, estudos, etc.), e c) perceber, de modo geral a interferência do problema e dos indicadores emocionais.

Também, nesta idade, se faz um registro na conversação mediante gravação em vídeo para obter informação do estilo comunicativo que o adolescente utiliza e, posteriormente, se analisa conforme os critérios descritos no item "Avaliação em crianças".

No caso dos *adultos*, o terapeuta deve proporcionar um clima de tranqüilidade e confiança. O estilo conversacional será pausado, com turnos de fala lentos, facilitando que o adulto possa se expressar sem pressão (Williams, 1978; Bloodstein, 1987). Mediante a entrevista, o adulto poderá relatar suas preocupações sobre o problema. O terapeuta oferece informação que ajude a diminuir a ansiedade, a modificar idéias errôneas sobre a fluência e a motivar para o tratamento. A história clínica deve reunir alguns aspectos específicos: a) identificação de sensações físicas de esforço; b) atribuição que fazem de suas dificuldades; c) avaliação da motivação; d) informação sobre a vida (família, trabalho, lazer, relações pessoais, etc.); e) ciclos de evolução e atribuição dessas variações; f) atitudes, expectativas e repercussão social e emocional do transtorno; g) antecipações negativas e avaliações de sua intervenção; h) hierarquia de situações; i) comportamentos de evitação de situações de comunicação; j) recursos ou tentativas de controle da fala e k) tratamentos anteriores (motivo de interrupção do tratamento).

É importante ter presente que, às vezes, o grau de interferência na vida geral do paciente pode implicar a colaboração ou o encaminhamento para outros profissionais, sobretudo quando se detecta que os problemas de fluência ocasionaram problemas emocionais, como depressão ou quadros de ansiedade, ou quando o grau de degeneração social da pessoa repercute em sua auto-estima ou em suas habilidades sociais de forma mais grave.

Avaliação específica da fala

Uma vez recolhidos os dados da história pessoal, se avalia a gravação da linguagem espontânea mediante uma medida objetiva, analisando os erros qualitativa e quantitativamente (Resumo da análise da fluência). Esta medida serve, junto com outros indicadores fisiológicos e cognitivos, para determinar a gravidade do problema.

1. *Variáveis fisiológicas*. No caso dos adultos, os correlatos fisiológicos mais alterados são o padrão respiratório (habitualmente, com ciclos curtos e irregulares), os indicadores de tensão muscular, que favorecem o aparecimento de movimentos associados, e incoordenação dos órgãos fonoarticulatórios.

2. *Variáveis cognitivas*. É importante obter as avaliações do adulto sobre sua fluência, sobre a atribuição dos erros cometidos, assim como o índice de gravidade percebida por ele e sua sensação de esforço. Esses dados, junto com a presença de antecipações negativas diante das tarefas, permitirão que o terapeuta identifique o estilo cognitivo do adulto e, caso seja necessário, irá propor, como objetivo terapêutico, a modificação do mesmo.

3. *Aspectos emocionais*. Paralelamente, é necessário observar se existem sintomas de ansiedade (batimentos cardíacos, sudorese, etc.) ou de depressão (tristeza, abatimento), assim como reconhecer as possíveis tentativas de evitar as tarefas encomendadas.

Por outro lado, também é preciso avaliar os efeitos do tratamento de curto prazo. Para isso, se pede ao gago que utilize diferentes técnicas mediante o modelo que o terapeuta lhe propõe: falar lentamente, imitar silabando, cochichar, falar em voz baixa ou ler ao mesmo tempo que outra pessoa. Nesta prova se verifica a capacidade de controle da gagueira e se avalia a possibilidade de ser treinado prioritariamente em alguma das técnicas.

TRATAMENTO

O tratamento da gagueira varia em função da orientação do terapeuta sobre a origem do transtorno. A concepção sobre os fatores influentes no transtorno implica uma abordagem diferente na terapia para cada caso.

Há alguns anos se propunha a conveniência de não intervir nos problemas de fluência antes dos 4 anos, devido à elevada percentagem de desaparecimento espontâneo que acontecem durante os primeiros anos, sem intervenção profissional (Sheehan e Martyn, 1966; Yairi, 1982; Bloodstein, 1987). No entanto, atualmente existe acordo na maioria dos autores em intervir o mais cedo possível e antes da idade escolar (Rustin, 1987; Starkweather, 1987; Ham, 1990; Fernández-Zúñiga, 1997). Essa perspectiva tenta evitar a consolidação do problema e da fala não-fluente. Mesmo assim, deve-se ressaltar a amplitude de programas terapêuticos surgidos nos últimos anos e as referências a sucessos conseguidos, especialmente com programas preventivos aplicados nas primeiras etapas do desenvolvimento (Starkweather et al., 1990; Perkins, 1992).

Por outro lado, nos casos de crianças em idade escolar, adolescentes e adultos, não se põe em dúvida a necessidade da intervenção. Algumas terapias propõem como objetivo prioritário melhorar a fluência, enquanto outras consideram necessário abordar outros aspectos relacionados, como fatores lingüísticos, psicossociais ou emocionais (comportamentos de evitação, medo de gaguejar, ansiedade, etc.).

Na maioria desses programas é imposto um enfoque terapêutico integral, que aborde tanto a fluência da fala como outras alterações associadas (Ham, 1990).

Terapia preventiva

Na intervenção infantil, costuma-se estabelecer dois tipos de programas segundo a idade da criança: os programas de tipo preventivo para pré-escolares (de 3 a 6 anos) e o tratamento para escolares (de 6 a 12 anos). Tanto em um programa como no outro é reservado um papel fundamental para a participação dos pais na terapia (Gregory e Hill, 1984; Starkweather, 1987; Rustin, 1987; Santacreu e Fernández-Zúñiga, 1991).

CASO: Manuel, 5 anos, educação infantil

Os pais de Manuel consultaram por causa das dificuldades de fluência que seu filho apresenta há um ano. O menino é o filho mais velho e começou a gaguejar aos 3 anos, quando seu irmão tinha, aproximadamente, 12 meses. Há um ano, consultaram o pediatra, que os orientou para não dar atenção à fala e esperar. Nos meses seguintes, o problema cedeu, mas, há três meses, aumentaram de novo as disfluências. A mãe apresenta um nível de ansiedade elevado, não sabe o que fazer e teme que na escola comecem a caçoar dele. O pai se mostra menos preocupado, embora também observe as dificuldades do menino, que repete sílabas e palavras no começo da oração, o que exige esperar até que inicie a frase. Em casa, a mãe, quando o ouve falar assim, se angustia e tende a deixar o que está fazendo para atendê-lo; não quer que ele se sinta deslocado em relação ao irmão por causa de seu problema. Por esse motivo, ela acredita que Manuel recebe mais atenção do que o pequeno. Às vezes, a mãe gostaria de ajudá-lo, mas não sabe como. Não há antecedentes médicos de interesse.

Na avaliação, se observa que Manuel é retraído e dependente. Mostra-se impulsivo e busca chamar a atenção freqüentemente, impacientando-se quando não a recebe. Na interação, a mãe fala depressa, lhe faz muitas perguntas, e o menino demora em iniciar a resposta, enquanto a mãe se mantém tensa e intranqüila, observando o menino até que continue. Os problemas de fluência se centram, fundamentalmente, no começo da emissão mediante repetição da sílaba inicial, embora também apareçam na repetição de palavra e de frase. Não se observam bloqueios nem prolongamentos. Mesmo assim, apresenta vacilações e emissões ininteligíveis por dificuldades na produção de alguns fonemas. A percentagem de disfluências é de 30%, pouco habituais para a idade, sendo 20% de erros da amostra.

Iniciou-se um tratamento combinado com os pais e com o menino, foram feitas recomendações na escola, e começaram as sessões de orientação familiar para reduzir a ansiedade da mãe e diminuir o estresse comunicativo. Ofereceu-se informação sobre o transtorno, desenvolvimento da linguagem e comunicação. Concretamente, foram oferecidas sugestões sobre como melhorar a comunicação com seu filho, reduzir a velocidade, estabelecer turnos, não pressionar com tempo, indicações, correções, etc.

Paralelamente à fala, o menino apresentava atraso fonológico, e, por isso, foram programadas sessões para melhorar essa área, que foram levadas paralelamente às de linguagem, cuidando o padrão de fala e tentando que menino imitasse o terapeuta.

Em geral, a intervenção nos pré-escolares se centra, habitualmente, em quatro áreas:

1. Melhorar a comunicação no ambiente da criança.

2. Diminuir o estresse interpessoal (interação familiar, rotinas cotidianas, normas, etc.).

3. fluência da fala (oferecer recursos para melhorá-la).

4. Desenvolvimento lingüístico (gerar habilidades ou inabilidades nos aspectos sintático, semântico, fonológico e pragmático).

Em geral, nas crianças pequenas é conveniente avaliar e modificar as condições ambientais antes de iniciar procedimentos de controle da fluência. Nos últimos anos está se generalizando o uso de técnicas específicas indiretas para modificar, nas sessões, a fala em crianças pré-escolares (Gregory, 1985, 1992; Fernández-Zúñiga, 1994).

Tratamento para escolares

Nas crianças que freqüentam a escola, a metodologia de intervenção é semelhante a de idades anteriores, embora a maior capacidade da criança para abordar suas dificuldades introduza variações em sua participação na terapia; são possíveis estratégias terapêuticas mais diretas. Nas sessões se trabalha a fluência, proporcionando recursos ou "dicas" para que a criança os utilize em diferentes momentos. Também se programa a modificação dos fatores relacionados com a manutenção do transtorno. O trabalho com os pais e com a escola é um apoio fundamental no progresso da criança (Gregory e Hill, 1984; Santacreu e Fernándes-Zúñiga, 1991). Podem-se ajustar objetivos concretos, fazendo-a participar e gerando expectativas realistas para favorecer sua motivação.

CASO: Jaime, 9 anos, 4ª série do ensino fundamental

Os pais de Jaime consultaram por problemas de fluência, que foram aumentando com o passar do tempo. Jaime tem uma irmã de 6 anos. Não existem antecedentes médicos de interesse. As pautas de desenvolvimento foram normais, exceto a evolução da linguagem, que foi lenta. Aos 2 anos, apareceram repetições e prolongamentos. A evolução foi irregular existindo períodos nos quais a fala era fluida. Aos 4 anos, o problema se acentuou quando começou a freqüentar a escola. Decidiram consultar outro profissional e até hoje fez tratamento em duas ocasiões, com pouca evolução. As relações familiares são boas. Dizem que é um pouco dispersivo e que age de maneira rápida. Diante da fala, os pais costumam aconselhá-lo a "se acalmar e falar mais devagar". Na escola, a professora comenta que é comunicativo e não evita falar. Ultimamente evita ler na sala de aula. Atualmente, Jaime apresenta repetições de fonemas, de sílabas e, às vezes, de palavras, e prolongamentos. Paralelamente a esses erros, aparecem movimentos no rosto e tensão. Jaime utiliza algum recurso para melhorar o seu problema: sílaba, respira profundamente e faz força. Ele está consciente de seu problema e quer tentar um novo tratamento. Como antecedentes familiares, o pai e uma irmã também gaguejam, levemente.

Durante a avaliação, Jaime se mostrou colaborador e participativo. Na conversação, prolongava seus turnos de fala, tomando a iniciativa e deixando pouco espaço para o interlocutor. Na linguagem espontânea, produziu uma média de 17% de disfluências com erros (repetições de fonemas, sílabas e palavras, prolongações no final da palavra, pausas e bloqueios de sons). A quase totalidade dos erros se situou no início das palavras e se repetiu na leitura com maior intensidade. Quando lia começou a utilizar a estratégia de respiração ou silabação antes dos bloqueios, mas com pouco êxito e abandonou logo. Paralelamente ao seu discurso, apareceu tensão no rosto, na mandíbula e no pescoço; sudorese e agitação motora. Às vezes, apareceram mudanças tangenciais de tema. A linguagem receptiva, expressiva e a leitura-escrita foram avaliadas dentro do esperável para sua idade.

A intervenção se centrou, especialmente, no menino. Insistiu-se com os pais para que modificassem as pautas de comunicação com a criança e generalizassem os comportamentos em casa e fora da sessão. A colaboração com a escola também foi um ponto de apoio na terapia.

1. Com a criança:
   a) Aprendizagem de um padrão de fala lento com o propósito de diminuir as disfluências. Utilizou-se também a leitura para que, posteriormente, pudesse utilizar o sistema na aula.
   b) Treinamento no relaxamento para diminuir a ansiedade em situações difíceis, como falar na turma, ler, discutir com um companheiro as trocas conversacionais. É ajudado para reduzir a tensão local e generalizada e, conseqüentemente, controlar os bloqueios e a fala (Rustin, 1987).
   c) Mudança de atitudes negativas frente a situações de comunicação. Favoreceu-se, por meio de observação de outros modelos de fala e diversos enfoques na hora de interpretar, os mesmos fenômenos (Rustin, 1987).

2. Com os pais:
   a) Orientação sobre como facilitar a fluência em casa e diminuir a tensão, a pressão de tempo, a velocidade, etc. da fala.
   b) Favorecer a comunicação da criança, diminuindo o nível de exigência em diferentes âmbitos da vida cotidiana; aumentar o reforço. Ambos desfrutam de conversações sobre temas de interesse para a criança, leituras compartilhadas, jogos, etc.
   c) Mudança de atitudes negativas em relação à fala. Aceitar a forma de falar da criança.

3. Na escola:
   a) Informação ao professor sobre a gagueira e a importância de sua colaboração.
   b) Pautas para facilitar a fluência na aula, na comunicação oral e na leitura. Sugerem-se atividades na sala de aula.
   c) São oferecidos recursos para apoiar a criança e favorecer sua participação.
   d) Indicações para generalizar o que foi aprendido na terapia.

Com um esquema de intervenção desse tipo, o tratamento de Jaime se prolongou durante oito meses, com uma freqüência de duas vezes por semana. Recebeu alta quando os pais, ele e a escola informaram sobre a utilização dos recursos em diferentes ocasiões. A fluência melhorou muito, também sua segurança na fala; e nos controles estabelecidos no acompanhamento, foi se observando uma melhora gradual. Os pais foram se tranqüilizando e adquirindo confiança na capacidade do filho para utilizar as técnicas aprendidas de forma generalizada.

Tratamento com adolescentes

A partir da adolescência, as mudanças produzidas no desenvolvimento, especialmente na capacidade cognitiva, implicam uma série de características específicas na hora de enfocar o tratamento. Assim, a motivação, a responsabilidade, a aceitação do problema e a capacidade de auto-observação e de auto-avaliação se transformam em fatores importantes e, em alguns casos, necessários, para chegar a uma mudança na fluência da fala. Contudo, é freqüente a participação dos pais na consecução dos objetivos de tratamento (Gregory, 1985; Rustin, 1987; Peters e Starkweather, 1989; Fernández-Zúñiga, 1997).

CASO: Borja, 15 anos, 3º ano do ensino médio

Borja teve problemas de fluência desde que começou a falar. A mãe consultou seu pediatra quando era pequeno e este a aconselhou a não iniciar o tratamento. No entanto, na idade escolar essas dificuldades pareceram se acentuar e procuraram um especialista com o qual foi iniciado um tratamento específico de fala baseado em um padrão de fala rítmica apoiada com batidas dos dedos. Atualmente, esses recursos parecem não lhe servir e suas dificuldades se intensificaram. A mãe de Borja afirma que o acha triste, está menos comunicativo do que antes. Evita conversar até com seus familiares, especialmente quando o pai está presente. Tem um grupo de amigos, embora se mostre retraído junto deles, ultimamente, não quer sair com eles. Na escola, seu rendimento é bom, uma vez que é bastante responsável. Tem uma irmã menor, de 9 anos. Não existem antecedentes médicos nem familiares de interesse.

Através da entrevista, buscou-se sistematizar as dificuldades que Borja apresentava. Em relação às variáveis fisiológicas, observaram sudorese nas mãos e ciclos respiratórios curtos. Ele está consciente do esforço que supõe falar em determinadas situações, sobretudo diante de sua turma e em situações nas quais deve defender seu pensamento diante dos colegas. Neste ano, preocupa-o especialmente a escola porque alguns companheiros e professores são novos e não quer que tenham uma imagem negativa dele. A hierarquia de situações que ele mesmo elaborou agrupou situações nas quais aumentavam ou diminuíam suas disfluências. Entre as mais simples, se encontram aquelas nas quais se sente mais tranqüilo: falando com sua mãe e com sua irmã e com um de seus melhores amigos. Entre as avaliadas como mais complicadas, identificou as exposições em voz alta, as situações de disputa e, especialmente, as conversas com seu pai, uma vez que o corrige e parece se impacientar quando Borja tem bloqueios. Na medição de erros, não se observam grandes diferenças entre a gravação feita com a mãe e com a terapeuta. O tipo de erros que foram observados depois da análise da amostra foram, fundamentalmente, bloqueios e repetições de som e de sílaba. As disfluências eram produzidas mais no começo da frase. Associados a estas se observavam movimentos de cabeça, tensão nas pernas, estalos de dedos e tensão nos lábios. A percentagem de erros foi de 15%.

Decidiu-se que, pela idade, o tratamento se centraria fundamentalmente em Borja, propondo-se, em uma primeira etapa, os seguintes objetivos:

1. Garantir a motivação e a participação logo no tratamento mediante a explicação do problema e do plano geral do tratamento.

2. Treinamento em auto-observação e avaliação para identificar os bloqueios e os recursos inadequados.

3. Treinamento em um padrão de fala alternativo (fala mais lenta com entonação marcada).

4. Treinamento em relaxamento muscular localizado, sobretudo nos músculos faciais e pernas.

Posteriormente, e uma vez garantidos os recursos, se procedeu à abordagem da hierarquia de situações. O tratamento teve uma duração de oito meses, com uma freqüência semanal. Os primeiros níveis da hierarquia foram trabalhados sem dificuldade. No entanto, demorou para generalizar as estratégias aprendidas nas situações em que seu pai intervinha, e, por isso, se decidiu marcar sessões de trabalho com o pai, a fim de orientá-lo a modificar seu estilo de interação e adaptar seu nível de exigência comunicativa às dificuldades de Borja.

Para abordar as situações graduadas como da maior dificuldade (hierarquia), foi preciso o treinamento em habilidades para resolver conflitos e ensaios comportamentais de exposições em voz alta. Paralelamente, os pais receberam orientação para favorecer a fluência em casa. Depois, a freqüência das sessões foi se espaçando, estabelecendo-se controles periódicos que evidenciaram a melhora. Recebeu alta 13 meses depois que iniciou o tratamento, mantinha um bom controle dos recursos, e suas atitudes negativas nas situações de comunicação haviam desaparecido.

Tratamento com adultos

No caso dos adultos, se emprega uma parte importante do tratamento em modificar as variáveis cognitivas e emocionais que acompanham os problemas de fluência. Dada a diversidade dos fatores implicados no transtorno, além do treinamento nos recursos para o controle da fala disfluente (identificação de bloqueios, padrão alternativo, etc.), se exige trabalhar os aspectos associados (correlatos fisiológicos, hierarquia subjetiva de situações, atitudes negativas com a comunicação, percepção dos erros e expectativas, avaliação de progressos, fatores de estresse, etc.). A forma inadequada de avaliar suas dificuldades implica a necessidade de ajudar o adulto a fazer avaliações acertadas de suas dificuldades, a planejar objetivos de curto prazo e reconhecer os progressos conseguidos ao longo do tratamento.

CASO: Henrique, 25 anos, estudante de engenharia

Henrique consultou por causa do problema de fluência que começou quando tinha 6 anos. Embora, para ele, fosse evidente quando seus pais mudaram de cidade, aos 8 anos. Desde então, os períodos de maior fluência coincidiram com as férias. Afirma estar atravessando um dos piores momentos em relação à fala. Procura a consulta porque, neste ano, termina seus estudos e o preocupa, em médio prazo, sua inserção no mundo de trabalho e em curto prazo, o projeto de fim de curso que deve defender diante de uma banca. Entre as dificuldades de fala, Henrique descreve bloqueios, repetições de sílabas e palavras, acompanhados de falta de ar e pressão no peito, assim como nó na garganta e tensão muscular generalizada. Afirma estar muito preocupado porque suas dificuldades para falar fluidamente são freqüentes e muito intensas. Reconhece que pensa muito mais do que antes na qualidade da fala. Inclusive, antes de dizer alguma coisa, antecipa que não lhe vai sair e que é provável que se engasgue, e, posteriormente, lembra as situações nas quais teve problemas e se sente um pouco deprimido. Gosta do curso que está fazendo e o pouco tempo que tem, além dos estudos, dedica-o aos amigos (um grupo pequeno, mas escolhido) e à sua namorada. Não existem antecedentes pessoais nem familiares de interesse; nunca havia consultado antes nenhum profissional.

Depois da entrevista inicial, se completou a avaliação com a análise de uma amostra de fala tirada a partir de duas tarefas (leitura e conversa com o terapeuta). Nela foram observados bloqueios, repetições de sílabas, assim como uma velocidade excessiva. O número de erros era significativamente maior na fala espontânea, atingindo a proporção de 20%. Era abundante o uso de circunlóquios e cacoetes que tornava difícil o fio do discurso. No nível verbal, se observou que mantinha pouco contato ocular com o terapeuta assim como variáveis de tensão generalizada, sudorese nas mãos, vermelhidão no rosto, inquietude motora e movimentos associados nas sobrancelhas e nos olhos. Dentro da hierarquia de situações identificava como mais simples aquelas nas quais se encontrava mais tranqüilo (família e namorada), e como de maior dificuldade aquelas nas quais tinha de falar com desconhecidos e grupos. Além disso, reconheceu evitar falar ao telefone, pedir em restaurantes e bares e dizer algumas palavras (p. ex., quando começam pelo fonema /p/). Durante as tarefas de avaliação se evidenciou a utilização de recursos como imitar o terapeuta, falar baixo ou cochichar com resultados favoráveis.

Foram propostos, como objetivos iniciais, reduzir o nível de ansiedade e preocupação provocado pelo transtorno e, para isso:

1. Foi-lhe explicado em que consistiam os problemas de fluência com o objetivo de que diminuísse sua ansiedade diante do problema.

2. Foi-lhe exposto o plano de tratamento, explicando-lhe a relação entre os erros de fluência e os sintomas de ansiedade.

Posteriormente, nos centramos nos recursos necessários para o controle da gagueira:

1. Identificação dos bloqueios e de sinais de esforço que o acompanhavam.

2. Treinamento no padrão de fala alternativo (fala lenta, com prolongamento de vogais).

3. Treinamento em técnicas de relaxamento.

Estes objetivos foram atingidos em 6 meses, com uma freqüência semanal. Posteriormente, e depois de ensaiar os recursos na sessão, o tratamento foi centrado em generalizá-los fora dela, expondo o paciente às situações que previamente haviam sido organizadas segundo o grau de medo provocado.

A partir desse momento, sentiu-se a necessidade de fazer um treinamento em recursos psicológicos específicos para o controle do estresse. A evolução foi favorável e permitiu distanciar as sessões com controles quinzenais e, depois, mensais. Essas sessões de controle permitiram preparar a situação de exposição do projeto de fim de curso, que foi superada com sucesso, diante de uma banca.

Resumindo, na bibliografia e na clínica é sabido que uma das maiores dificuldades na intervenção da gagueira é conservar os progressos conseguidos nas sessões de terapia. Para minimizar este problema, não se deve esquecer que a terapia se centra em que o paciente adquira diferentes recursos sobre a fala, controle da tensão, diminuição do medo, etc., e que, posteriormente, o gago deve transferir estas aprendizagens para seu ambiente natural. Por esta razão, para garantir o sucesso na terapia, é conveniente que:

1. a participação do gago na terapia seja ativa;

2. o terapeuta proporcione um modelo de fala com um padrão, com entonação normal, mas lenta, e, à medida que o tratamento avança, esta forma de falar pode ir se adaptando às necessidades do indivíduo (Irwin, 1980; Bloodstein, 1987; Starkweather et al., 1990; Perkins, 1992; Gregory, 1992; Fernández-Zúñiga, 1994).

3. A redução das disfluências e de outras alterações associadas acontece de forma gradual, e por isso o gago e os pais (no caso das crianças), devem estar prevenidos para adequar suas expectativas de melhoria à evolução observada e permitir assim, a avaliação de progressos parciais, a curto e longo prazo.

4. É preciso realizar um trabalho específico de generalização fora da terapia para garantir que a fala fluída se mantenha no longo prazo.

5. Antes de dar alta, se estabelece um acompanhamento da evolução entre 6 e 12 meses.

6. Como última etapa da terapia se faz prevenção de recaídas e se estabelecem sessões de recordação (Starkweather, 1987; Santacreu e Fernández-Zúñiga, 1991; Fernández-Zúñiga, 1997).

REFERÊNCIAS

Adams, M.R. The young stutter: diagnoses, treatment and assessment of progress. In: Perkins, W. (Ed.) *Strategies of stuttering therapy.* New York: Thieme & Stratton, 1980.

Adler, J.B.; Starkweather, C.W. Oral and laryngeal reaction times in stutterers. ASNA 21, 1979.

Andrews, G.; Harris, M. The Syndrome of Stuttering. London: Heinemann, 1984.

Andrews, G.; Craig. A.; Feyer, S.S.; Hodinott, S.; Howie, P.; Neilson, M. Stuttering: a review of research findings and theories circa. J *Speech Hear Disord* 1983; 48: 226-246.

BERNSTEIN, N. Are there constraints on childhood disfluency. *J Fluency Disord* 1981; 6: 341-350.

BLACK J. The effect of delayed sidetone upon vocal rate and intensity. *J Speech Hear Disord* 1951; 16: 40-56.

BLOODSTEIN, B. The rules of early stuttering. *J Speech Hear Disord* 1974; 25: 219-237.

BLOODSTEIN, O. *A Handbook on Stuttering.* 5ª ed. California: Singular Publishing Book, 1995.

_____. Stuttering an anticipatory struggle reaction. In: CURLEE, R.F.; SIEGEL, F.M. (Eds.) *Nature and Treatment of stuttering.* Boston: Allyn and Bacon, 1997.

BOBERG, E.; YENDALL, L.; SCHOPTLOCHER, D.; BO-LASSEN, P. The effects of an intensive behavioral programme on the distribution of EEG alpha power in stutterers during the processing of verbal and visuo spatial information. *J Fluency Disord* 1983; 8: 245-263.

BOOMER, D.S. Hesitation and grammatical encoding. *Lang speech* 1965; 8.

BROWN, S.F. Stuttering with relation to word accent and word position. *J Abnorm Social Psychol* 1938; 33.

_____. The loci of stuttering in speech sequence. *J Speech Hear Disord* 1945; 10: 181-192.

COOPER, E.B. Recovery from stuttering in junior and senior high school population. *J Hear Res* 1972; 15: 632-638.

CURLEE, R.F.; SIEGEL, G.M. *Nature and Treatment of stuttering.* Boston: Allyn and Bacon, 1997.

FAIRBANKS G. *Voice and articulation drillbook.* New York: Harper and Row, 1960.

FARBER S. *Identical Twins Reared Apart: A Reanalysis.* New York: Basic Books, 1981.

FERNÁNDEZ-ZÚÑIGA A. Factores de riesgo en el desarrollo de la tartamudez. In: Logopedia: prevención, evaluación, intervención. *Actas del XVIII Congreso Nacional de AELFA.* Torremolinos, 1994.

_____. Disfemia. In: PUYUELO, M. (ed.). *Casos clínicos en logopedia.* Barcelona: Masson, 1997.

FERNÁNDEZ-ZÚÑIGA, A. SANTACREU, J. LLAVONA L. Variables fisiológicas en niños tartamudos. *Rev Logop Fon Audiol* 1988; 7 (4): 225-235.

GARVEY, C. *El habla infantil.* Madrid: Morara, 1984.

GORDON P. *The effects of syntactic complexity upon the disfluencies of five-year-old children.* Poster session, ASNA.

GUITAR, N.; KOPFF, H.; KILBURG, G.D.; CONWAY, P. *Parental verbal interactions and speech rate: A case study in stuttering.* Paper presented at the Annual Convention of American Speech Language-Hearing Association, Los Angeles, 1981.

GREGORY, H.H. *Controversies about stuttering therapy.* Tigard Oregon: C.C. Publications, 1979.

_____. Prevention of stuttering management of early stages. In: CURLEE, R.F.; PERKINS W.H. (eds.) *Nature and treatment of stuttering.* New York: Taylor & Francis, 1985.

_____. Integration: Present status and prospects for the future. Stuttering foundation of America. *Publication* 1992; 20.

GREGORY, H.H.; HILL, D. Stuttering therapy for children. In: PERKINS, W.H. (ed.). *Current therapy of communication disorders: Stuttering disorders.* New York: Thieme Stratton, 1984.

HAM, E.R. *Therapy of stuttering.* Englewood Cliffs. New Jersey: Prentice-Hall, 1990.

HOWIE, P.M. Concordance for stuttering in monozygotic and dizygotic twin pairs. *J Speech Lang Hear Res* 198la; 24: 317-321.

HUNSLEY, Y.L. Disintegration in the speech musculature of stutters during the production of a nonvocal temporal pattern. *Psychological Monographs* 1937; 49: 32-49.

INGHAM, R.J. Onset, prevalence and recovery from stuttering: A reassessment of findings from the Andrews and Harris study. *J Speech Hear Dis* 1976; 41: 208-281.

IRWIN, A. *Cómo vencer la tartamudez.* Barcelona: Grijalbo, 1980.

JOHNSON, W. *The onset of stuttering.* Minneapolis: University of Minnesota Press, 1959.

KIDD, K.K. Genetic Models of stuttering. *J Fluency Disord* 1980; 5: 187-201.

KLINE, M.L.; STARKWEATHER, C.W. Receptive and expressive language performance in young stutterers. *ASNA* 1979; 21-797.

LEE, B.S. Artificial stutter. *J Speech Lang Hear Dis* 1951; 16: 53-55.

AMERICAN PSYCHIATRIC ASSOCIATION. *Manual diagnóstico y estadístico de los trastornos mentales DSM-IV.* Barcelona: Masson, 1995.

MEYERS, S.C. *Stuttering/Disfluency as a variable of mother-child interaction.* Dallas: University of Texas,1983.

_____. Interruptions as a variable in stuttering and disfluency. *J Speech Lang Hear Res* 1985; 28: 436-444.

MEYERS, S.C.; FREEMAN. F.J. Mother and child speech rates as a variable in stuttering and disfluency. *J Speech Lang Hear Res* 1985; 28: 4336-4444.

MOORE, W.L.; BOBERG, E. Hemispheric processing and stuttering. In: RUSTIN, L.; PURSER, H. ROWLEY, L. (eds.). *Progress in the treatment of fluency disorder.* London: Taylor & Frances, 1987.

ORTIZ, M.J. *Desarrollo emocional. Desarrollo afectivo y social.* Madrid: Pirámide, 1999.

ORTON, S.T. Studies in stuttering. Archives of Neurology and Psychiatry 1927; 18: 671-672.

PETERS, H.F.M.; STARKWEATHER, W.C. Development of stuttering throughout life. *J Fluency Disord* 1989; 14: 303-321.

PERKINS, W. *Stuttering Prevented*. Snighlar Publishing Group, 1992.

ROSENFELD, D.; NUDELMAN, H. Neuropsychological models of speech disfluency. In: RUSTIN, L.; PURSER, H.; ROWLEY, D. (eds.). *Progress in the treatment of fluency disorder*. London: Tailor & Frances, 1987.

RUSTIN, L. *Assessment and therapy program for disfluent children*. Windsor: Nfer-Nelson, 1987.

SANTACREU, J.; CARBOLES, J.A.; CARDONA A. Variables fisiológicas en el patrón de habla de los sujetos tartamudos y no tartamudos. *Rev Gen Psicol Aplic* 1980; 35: 5573-5589.

SANTACREU, J,; IVARS, A.; MARCO, P. *Informe-resumen del estudio epidemiológico sobre diversos problemas en la población de Alcobendas*. Madrid: Universidad Autónoma de Madrid, 1984.

SANTACREU, J.; FERNÁNDEZ-ZÚÑIGA, A. *Tratamiento de la tartamudez*. Valencia: Promolibro, 1991.

SHEEHAN, J.G.; MARTYN, M.M. Spontaneous recovery from stuttering. *J Speech Lang Hear Res* 1966; 9: 121-135.

SHEEHAN, J.G. STUTTERING: *Research and therapy*. New York: Harper and Row, 1970.

STARKWEATHER, C.W. *Fluency and stuttering*. Englewood Cliffs: Prentice-Hall, 1987.

STARKWEATHER, W.; GOTTWALD, S.R.; HALFOND, M.M. *Stuttering Prevention: a clinical method*. Englewood Cliffs N.J.: Prentice Hall, 1990.

STROMSTA, C. EEG power spectra of stutterers and mostutterers. *J Am Speech Hear Assoc* 1964; 6: 418-419.

_____. Interaural phase disparity of stutters and non-stutterers. *J Speech Lang Hear Res* 1972; 15: 771-780.

TRAVES, L.E. *Speech Pathology*. New York: Appleton-Century-Crofts, 1931.

VAN RIPER, C. *The nature of Stuttering*. 2.ª ed. Englewood Cliffs NJ: Prentice-Hall, 1982.

WALL, M. A comparison. of syntax in young stutterers and non-stutterers. *J Fluency Disord* 1980; 5: 345-352

WALL, M.; MYERS, FL. *Clinical management of childhood stuttering*. Baltimore: M.D. University Park Press, 1984.

WALL, M.; STARKWEATHER, C.; CAIRNS, H.S. Syntactic influences on stuttering in young child stutterers. *J Fluency Disord* 1981; 6: 283-298

WATSON E FREEMAN. Brain imaging contributions. In: CURLEE, R.F.; SIEGEL, G.M. (eds.). *Nature and treatment of stuttering*. Boston: Allyn and Bacon, 1997.

WEBSTER, R.C. Postscript: Stuttering therapy from and technological point of view. In: SHAMES, G.H.; RUBIN, H. (Eds.). *Stuttering then and now*. Columbus, O.H.: Herrill, 1986.

WILLIAMS, D.E. Differential diagnoses of disorders of fluency. In: DARLEY F.L.; SPIESTERBACH, D.C. (eds.). *Diagnostic methods in Speech pathology*. New York Harper and Row, 1978.

WINGATE, M.E. *Stuttering: theory and treatment*. Washington: Irvinton-Wiley, 1976.

_____. The relationship of theory to the therapy in stuttering. *J Commun Disord* 1977;10.

YAIRI, E. Longitudinal studies of disfluencies in two-year-old children. *J Speech Hear Res* 1982; 25: 155-160.

YAIRY, E. Disfluency characteristics of child hood stuttering. CURLEE, R.F.; SIEGEL, G.M. (eds.). *Nature and treatment of suttering*. Boston: Allyn and Bacon, 1997.

REFERÊNCIAS DO REVISOR TÉCNICO

Visite o Site da Associação Brasileira
www.abragagueira.org.br

12

TRANSTORNOS DA LINGUAGEM NOS TRAUMATISMOS CRANIOENCEFÁLICOS INFANTIS

Katia Verger e María Mataró

INTRODUÇÃO

Os traumatismos cranioencefálicos (TCE) são a causa mais comum de lesão cerebral na infância e na adolescência. Segundo dados americanos dos *Centers for Disease Control* (CDC), a incidência dos TCE na infância é estimada em torno de 200 a cada 100 mil crianças a cada ano nos Estados Unidos (*Division of Injury Control*, 1990). As quedas, os acidentes com veículos motorizados (ocupantes ou atropelados) e as agressões são a causa da maioria das lesões cerebrais infantis (Levin et al., 1992). Dado o elevado índice de crianças que sobrevivem aos TCE, faz-se necessário realizar pesquisas que aumentem o conhecimento das possíveis repercussões neuropsicológicas. A avaliação da linguagem é um componente importante do acompanhamento dos TCE infantis, especialmente dos mais graves. No entanto, até hoje, foram poucas as tentativas para estabelecer um perfil claro das alterações que podem acontecer no âmbito lingüístico. A utilização de diversos índices de gravidade, assim como diferentes testes de avaliação da linguagem, os critérios de seleção da amostra e a variabilidade no tempo transcorrido entre o TCE e a avaliação neuropsicológica, tornam muito difícil a comparação dos resultados entre os diferentes estudos. Neste capítulo, revisamos os estudos que, de maneira mais sistemática, trouxeram informações ao conhecimento das seqüelas de linguagem como conseqüência de um TCE acontecido em idade infantil.

FATORES PROGNÓSTICOS DOS TCE NA INFÂNCIA

As alterações neuropsicológicas que derivam de um TCE, entre elas a linguagem, são o resultado da lesão cerebral sofrida. O prognóstico de um TCE na infância depende da idade na qual acontece, do tipo de lesão (focal, difusa ou focal mais difusa) e da gravidade do mesmo (Ewing-Cobbs et al., 1990; Jaffe et al., 1993; Kaufman et al., 1993; Levin et al., 1993, 1982, 1979a, 1988; Massagli et al., 1996; McDonald et al., 1994; Mendelsohn et al., 1992; Ruijs, Gabreëls e Keyser, 1993). Outros fatores que devem ser, imediatamente, considerados no prognóstico de um TCE em crianças é o tempo de evolução entre a lesão e a avaliação, a extensão e a localização da lesão e a preservação das áreas circundantes ou contra-laterais à lesão capazes de assumir a função perdida (Chugani, Müller e Chugani, 1996).

Na maioria dos casos, um TCE grave se associa à presença de lesão axonal difusa e lesões focais. As anomalias de tipo difuso são, geralmente, evidentes em crianças que sofreram um TCE grave (Levin et al., 2000) e, particularmente, se refletem na alteração do rendimento intelectual (Chadwick et al., 1981a, b; Fay et al., 1994; Jaffe et al., 1992, 1993; Johnston e Mellits, 1980; Klonoff, Clark e Klonoff, 1993; Levin et al., 1992, 1979a; Winogron et al., 1984). Além disso, ficou evidenciado que a lesão axonal difusa causa déficit de atenção e concentração, alterações de memória e lentidão no processamento da informação (Gronwall e Wrightson, 1981; Winogron et al., 1984). Quanto menor é a criança que sofreu um TCE grave de tipo difuso (ou difuso mais focal), pior é o prognóstico, uma vez que é provável que produza uma alteração generalizada de funções.

As lesões focais causadas por um TCE (contusões, lacerações e hematomas) provocam diversos tipos de alterações em função de sua localização, e têm melhor prognóstico quanto mais jovem for a criança, embora sempre se deva esperar alguma seqüela, mesmo de caráter sutil.

TCE E RECUPERAÇÃO DE FUNÇÕES

Desde a década de 1930, imperou a concepção de que o cérebro se recupera plenamente das lesões acontecidas na infância graças a uma maior plasticidade neuronal (*Princípio de Kennard*). Entre as décadas de 1960 e 1970, essa idéia foi apoiada pelas observações clínicas nas quais se descrevia uma boa recuperação da afasia depois de hemisferectomias praticadas no hemisfério dominante para a linguagem e, também, pela boa aquisição da fala em crianças que sofriam de uma hemiplegia direita (Basser, 1962; St. James-Roberts, 1979). Paralelamente, observava-se que o prognóstico das afasias adquiridas em crianças estava muito longe daquele dos adultos; as crianças apresentavam uma resolução rápida de seu déficit (Alajouanine e Lhermitte, 1965).

Apesar do impacto que o Princípio de Kennard causou durante décadas, essa concepção foi amplamente discutida (Rose, Johnson e Attree, 1997; Verger et al., 2000). Nem todos os neurocientistas se mostraram favoráveis, uma vez que observaram que os efeitos das lesões precoces sobre as funções cognitivas mais complexas, como a inteligência, parecem ser menos compensáveis nas crianças do que nos adultos (Verger e Junqué, 2000).

Depois de um TCE, as crianças se recuperam melhor das seqüelas neuropsicológicas produzidas por lesões focais (afasias, apraxias e agnosias) e pior das difusas (memória, atenção e velocidade de processamento da informação). A lesão cerebral difusa é menos tolerada por um cérebro imaturo uma vez que as funções ficam afetadas de forma generalizada (Junqué et al., 1998; Verger e Junqué, 1999).

A recuperação da linguagem e da fala nas crianças que sofreram um TCE é melhor quando a causa for, por exemplo, um acidente vascular ou uma infecção cerebral (Van Dongen e Loonen, 1977; Van Dongen, Loonen e Van Dongen, 1985). Isso não significa que a recuperação seja completa uma vez que foram observadas alterações permanentes da linguagem depois de um TCE em crianças e adolescentes (Chadwick et al., 1981b; Dennis e Barnes, 1990; Ewing-Cobbs et al., 1987, 1998; Levin e Eisenberg, 1979b; Winogron, Knights e Bawden, 1984).

Também se deve considerar que nem todas as funções da linguagem retornam à normalidade depois de um TCE. E, inclusive, depois da recuperação da linguagem, permanece a pergunta sobre a eficácia com que o indivíduo pode utilizá-la para a comunicação social e interpessoal, uma questão que diz respeito ao discurso e não tanto a aspectos da linguagem como a nomeação, a repetição e a fluência verbal.

TCE E ALTERAÇÕES DA LINGUAGEM

A afasia de origem traumática é relativamente pouco freqüente em crianças (Heilman, Saffran e Geschwind, 1971), uma vez que, geralmente, a lesão cerebral não é estritamente focal, mas produz uma alteração generalizada. Não obstante, foram observados déficits lingüísticos ao utilizar as baterias clássicas de afasias e testes específicos de linguagem em crianças que sofreram um TCE. Esses déficits podem ser encontrados no âmbito fonológico, gramatical (sintático), semântico ou pragmático. Ewing-Cobbs e colaboradores (1997) observaram que as crianças que haviam sofrido um TCE de leve a moderado apresentavam maior alteração da linguagem expressiva do que compreensiva. Em contrapartida, as crianças com TCE grave tinham grande alteração da compreensão e da expressão da linguagem. Essas dificuldades na compreensão e na expressão continuam sendo observadas por um ano depois da ocorrência do TCE grave em crianças (Johnston e Mellits, 1980). Na fase aguda de um TCE infantil grave, observou-se a presença de mutismo (Filley et al., 1987; Hécaen, 1983; Levin et al., 1983) e de disartria (Boyer e Edwards, 1991; Costeff, Groswasser e Goldstein, 1990). Além disso, nos TCE difusos observou-se redução da fluência verbal (Winogron et al., 1984).

Jordan e Ashton (1996) encontraram uma redução geral de todas as capacidades lingüísticas em 13 crianças que sofreram um TCE grave entre os 5 e os 16 anos, depois de um período de evolução de um e cinco anos. Os resultados foram obtidos ao comparar esses pacientes com um grupo controle. No entanto, e como limitação deste estudo, não se levou em conta o funcionamento cognitivo geral, cuja alteração global poderia ser a responsável pela modificação lingüística generalizada (Jordan e Ashton, 1996). Baseando-nos na revisão dos principais estudos neuropsicológicos sobre TCE infantis, a seguir são detalhadas as alterações mais freqüentes que interferem na linguagem expressiva, na compreensão e na escrita depois de um traumatismo em crianças. Na Tabela 12.1 são apresentadas os testes mais utilizados na avaliação da linguagem depois de um TCE, na infância ou na adolescência.

Tabela 12.1 Testes utilizados na avaliação da linguagem em crianças e adolescentes que sofreram um traumatismo cranioencefálico

Funções da linguagem	Testes
Expressiva	
Nomeação	Teste de nomeação de objetos
	Teste de nomeação de Boston
Repetição	Repetição de sílabas, palavras e frases
Vocabulário	Teste de vocabulário de Peabody
Fluência	Fluência verbal (fonética e semântica)
Sintaxe	Teste para a recepção de gramática
Semântica	Teste de conhecimento de palavras
Pragmática	Teste de nomeação de cem desenhos
Compreensão	Teste de competência lingüística
	Token test
	Designação de objetos
	Designação de partes do corpo
Leitura e escrita	Teste de análise de leitura e escrita (TALE)
	Escrita do ditado
	Tarefa de cópia
Baterias	Teste de aptidões psicolingüísticas de Illinois (ITPA)
	Multilingual Aphasia Examination (MAE)
	Neurosensory Center Comprehensive Examination for Aphasia (NCCEA)

Linguagem expressiva

Linguagem espontânea

Observou-se que as crianças que sofreram um TCE grave evocam menor número de palavras por unidade de tempo. Acredita-se que isso poderia ser em função de apresentarem uma velocidade de articulação baixa assim como um maior número de pausas devido à dificuldade de processar a informação lingüística (Campbell e Dollaghan, 1995).

Componentes pragmáticos

Os componentes pragmáticos da linguagem, isto é, aqueles que servem para a comunicação com os outros (p. ex., os turnos na conversação), se alteram depois de um traumatismo infantil (Chapman et al., 1992; Dennis e Barnes, 1990; Jordan e Ashton, 1996), de maneira que essas crianças não são capazes de se adaptar às necessidades dos ouvintes e dão explicações confusas e desorganizadas que, na maioria dos casos, contêm informação repetitiva e falta de detalhes (Biddle, MacCabe e Bliss, 1996; McDonald, 1993). Em 1992, Chapman e colaboradores analisaram a linguagem e a fala de crianças e adolescentes que tinham sofrido um TCE grave e observaram que o discurso era desorganizado e pobre em relação à quantidade de linguagem e informação. Quer dizer, as crianças tinham a tendência de omitir informação significativa das histórias que estavam repetindo verbalmente. Finalmente, essas crianças apresentavam fala superficial, linguagem pouco organizada e dificuldades pragmáticas. De acordo com esses resultados, o grupo de Ewing-Cobbs (1998) observou que a linguagem das crianças com lesão cerebral traumática de predomínio esquerdo apresentava déficit do discurso narrativo três anos depois do TCE. Essas crianças evocavam menos palavras e frases quando repetiam histórias que continham um vocabulário pobre, com falta de coesão da narração e erros de vocabulário que contribuíam para relações semânticas vagas e desconexas. Lembravam, aproximadamente, um terço das proposições necessárias para manter o tema da história e cometiam grande quantidade de erros quando colocavam as proposições em seqüência.

Colocou-se em evidência que esse tipo de problema pode ser devido à alteração nos lobos frontais (McDonald et al., 1994). A falta de planejamento e auto-análise, a alteração do autocontrole, os erros na seqüência e inclusão de informação irrelevante contribuem para que a linguagem se apresente de forma desorganizada, confusa e ineficaz (Boone et al., 1988; Vargha-Kahdem e Watters, 1985).

Denominação

A avaliação desta função é feita utilizando o teste de Denominação por Confrontação Visual (DCV), que consiste em apresentar ao paciente um objeto real ou um gráfico (desenho ou fotografia desse objeto) e pedir-lhe que diga o seu nome. Outro teste também utilizado neste âmbito é o Denominação por Confrontação Tátil (DCT); o sujeito, sem ver o objeto que lhe é colocado em uma das duas mãos e utilizando unicamente o sentido do tato, deve dizer o nome desse objeto.

A alteração lingüística mais freqüente depois de um TCE em adultos é a anomia. Em um estudo realizado por Levin e colaboradores (1981), encontrou-se que quase 50% dos pacientes apresentavam dificuldades de nomeação, em comparação com 25% nos quais se observava alteração da compreensão verbal e escrita. Chadwick e colaboradores (1981b) evidenciaram que a latência na denominação de objetos e a fluência verbal estavam alteradas em 28 crianças com TCE grave. Embora a fluência verbal tenha melhorado depois de quatro meses de ocorrido o TCE, a latência na nomeação de objetos foi inferior à esperada até dois anos depois do traumatismo, em comparação com o grupo controle. Ewing-Cobbs e colaboradores (1987), em uma amostra composta por 23 crianças (5 a 10 anos) e 33 adolescentes (11 a 15 anos) com TCE leve ou moderado/grave, encontraram que somente 7% da amostra com TCE moderado/grave apresentavam alterações na DCV, e em torno de 12%, na DCT. Os TCE leves não apresentaram alterações na tarefa de DCV e leves alterações na DCT.

Fluência

A fluência verbal é avaliada solicitando ao sujeito que diga palavras que comecem por uma determinada letra durante um período de 60 segundos. Na maioria das crianças que sofreram TCE, observa-se uma redução do número de palavras emitidas em 1 minuto mesmo depois de anos do traumatismo (Ewing-Cobbs et al., 1987; Winogron et al., 1984). Observou-se que a redução da fluência verbal depois de um TCE é determinada pela gravidade, sendo mais marcante nos traumatismos moderados/graves do que nos leves (Winogron et al., 1984).

Repetição

A tarefa de exploração consiste em solicitar ao sujeito que repita em voz alta sílabas, palavras ou frases que o examinador lhe disse previamente. As palavras e as frases vão sendo expandidas progressivamente. Ewing-Cobbs e colaboradores (1987) observaram que as crianças e adolescentes que haviam sofrido um TCE grave/moderado tinham mais dificuldades para realizar esta tarefa do que aqueles que haviam sofrido um TCE leve.

Compreensão da linguagem

Uma das estratégias utilizadas para a avaliação da compreensão da linguagem oral consiste em solicitar ao paciente que aponte objetos, partes do corpo ou zonas do lugar onde se faz a avaliação e que são nomeados pelo examinador. O Token test (De Renzi e Vignolo, 1962) é outro teste amplamente utilizado na avaliação da compreensão da linguagem e consiste na manipulação de fichas de diversos tamanhos, formas e cores, de acordo com as ordens verbais de complexidade sintática crescente dadas pelo examinador. A alteração da compreensão em crianças que sofreram um TCE costuma ser menor do que a alteração da linguagem expressiva. Gaidolfi e Vignolo (1980) encontraram cerca de 5 e 10% de crianças com um TCE sofrido há pelo menos sete anos apresentavam rendimento alterado no Token test, enquanto a redução da linguagem expressiva era observada no dobro de pacientes (19%). Em outro estudo, realizado com crianças e adolescentes com TCE de gravidade diversa (Ewing-Cobbs et al., 1987) se observou que não existiam diferenças de rendimento nas tarefas de compreensão de linguagem entre grupos de idade (crianças diante de adolescentes) nem entre grupos de gravidade (leve em comparação com a moderada/grave).

TCE E ALTERAÇÕES DA ESCRITA

Existem diversas provas que permitem avaliar a escrita: escrita espontânea, cópia e escrita por ditado. Em crianças com TCE, observou-se que o rendimento na escrita, especialmente no ditado, se altera em função da idade e da gravidade do traumatismo: quanto menor é a criança que sofreu a lesão cerebral e quanto mais grave foi esta lesão, pior o prognóstico (Ewing-Cobbs et al., 1987). O fato de a escrita se alterar mais em crianças do que em adolescentes pode ser porque ela é uma função que se desenvolve mais tardiamente e de forma mais rápida do que outras funções lingüísticas (p. ex., a expressão e a compreensão da linguagem) estando de acordo com a hipótese de que as habilidades que se encontram em uma fase de desenvolvimento podem ser mais alteradas por uma lesão cerebral do que aquelas que já se encontram consolidadas (Ewing-Cobbs et al., 1987). O tipo de erros na escrita reflete dificuldades de atenção e organização mais do que déficits semânticos, sintáticos ou apráxicos. Ewing-Cobbs e colaboradores (1987) observaram que 38% dos erros eram por omissão de palavras (e, ocasionalmente, letras), 29% eram erros de soletração, distorções de palavras, ou ambos, e 27% eram por uma utilização deficiente das regras para maiúsculas e minúsculas (misturavam ambos os tipos de letras em uma mesma palavra). Erros pouco freqüentes foram a organização incorreta das palavras e a inversão de letras.

CONCLUSÕES

O impacto dos TCE infantis depende de uma série de fatores dos quais os mais relevantes são a idade, o tipo de lesão cerebral e a gravidade. Isto se traduz em uma maior modificação de funções quanto menor for a criança e mais grave tenha sido o traumatismo sofrido. No entanto, sempre se pode esperar um certo grau de recuperação de funções depois de uma lesão cerebral, embora isso não signifique que se apaguem completamente as marcas do traumatismo. Mesmo depois de anos de haver sofrido um TCE, algumas crianças apresentam alterações de linguagem. Embora a afasia de origem traumática seja pouco freqüente em crianças, observou-se déficit em diversos níveis (fonológico, sintático, semântico ou pragmático). Nesses casos, a expressão costuma ficar mais alterada do que a compreensão da linguagem. Na fase aguda de um TCE grave a criança apresenta mutismo e disartria. Mais adiante poderão ser observadas dificuldades na hora de organizar seu discurso, vocabulário pobre, baixa agilidade articulatória, alteração na nomeação, na repetição e problemas com a escrita. A compreensão da linguagem parece ser a função que menos se altera a longo prazo. Dadas as seqüelas da linguagem que podem permanecer depois de um TCE infantil, é importante fazer um acompanhamento dessas crianças pois as seqüelas podem interferir significativamente nas aprendizagens escolares.

AGRADECIMENTOS

Este estudo foi parcialmente financiado pela bolsa de estudos 99/0968 do Fondo de Investigación Sanitaria (FIS).

REFERÊNCIAS

ALAJOUANINE, T.; LHERMITTE, F. Acquired aphasia in Children. *Brain*, 1965; 88: 653-662.

BASSER, L.S. Hemiplegia of early onset and the faculty of speech with special reference to the effects of hemispherectomy. *Brain* 1962; 85: 427-460.

BIDDLE, K.R.; McCABE, A.; BLISS, L.S. Narrative skills following traumatic brain injury in children and adults. *J Commun Disord* 1996; 29: 447-469.

BOONE, K.B.; MILLER, B.L.; ROSENBERG, L.; DURAZO, A.; McINTYRE, H.; WEIL, M.. Neuropsychological and behavioral abnormalities in an adolescent with frontal lobe seizures. *Neurology* 1988; 389: 583-586.

BOYER, M.G.; EDWARDS, P. Outcome 1 to 3 years after severe traumatic brain injury in children and adolescents. *Injury* 1991; 22: 315-320.

CAMPBELL, T.F.; DOLLAGHAN, C.A. Speaking rate, articulatory speed, and linguistic processing in children and adolescents with severe traumatic brain injury. *J Speech Hear Res* 1995; 38: 864-875.

COSTEFF, H.; GROSWASSER, Z.; GOLDSTEIN, R. Long-term follow-up review of 31 children with severe closed head trauma. *J Neurosurg* 1990; 73: 684-687.

CHADWICK, O.; RUTTER, M.; BROWN, G.; SHAFFER, D.; TRAUB, M. A prospective study of children with head injuries: II. Cognitive sequelae. *Psychol Med* 1981a; 11: 49-61.

CHADWICK, O.; RUTTER, M.; SHAFFER, D.; SHROUT, P.E. A prospective study of children with head injuries: IV. Specific cognitive deficits. *J Clin Neuropsychol* 1981b; 3:101-120.

CHAPMAN, S.B.; CULHANE, K.A.; LEVIN, H.S.; HARWARD, H.; MENDELSOHN, D.; EWING-COBBS, L.; FLETCHER, J.M.; BRUCE, D. Narrative discourse after closed head injury in children and adolescents. *Brain and Lang* 1992; 43: 42-65.

CHUGANI, H.Y.; MÜLLER, R.A.; CHUGANI, D.C. Functional brain reorganization in children. *Brain Dev* 1996;18,347-356.

DENNIS, M.; BARNES, M.A. Knowing the meaning, getting the point, bridging the gap, and carrying the message: aspects of discourse following closed head injury in childhood and adolescents. *Brain Lang* 1990; 39: 428-446.

DE RENZI, E.; VIGNOLO, L.A. The token test A sensitive test to detect receptive disturbances in aphasics. *Brain* 1962; 85: 665-678.

Division of injury Control, Center of Environmental Health and injury Control, Centers for Disease Control. Childhood Injuries in the United States. *Am J Dis Childr* 1990; 144: 627-646.

EWING-COBBS, L.; BROOKSHIRE, B.; SCOTT, M.A.; FLETCHER, J.M. Children's narratives following traumatic brain injury. Linguistic structure, cohesion, and thematic recall. *Brain Lang* 1998; 61: 395419.

EWING-COBBS, L.; FLETCHER, J.M.; LEVIN, H.S.; FRANCIS, D.J.; DAVIDSON, K.; MINAR, M.E. Longitudinal neuropsychological outcome in infants and preschoolers with traumatic brain injury. *J Int Neuropsychol Soc* 1997; 3:581-591.

EWING-COBBS, L.; LEVIN, H.S.; EISENBERG, H.M.; FLETCHER, J.M. Language functions following closed-head injury in children and adolescents. *J Clin Exp Neuropsychol* 1987; 9: 575-592.

EWING-COBBS, L.; LEVIN, H.S.; FLETCHER, J.M.; MINAR, M.E.; EISENBERG, A.M. The Children's Orientation and Amnesia Test relationship to Severity of acute head injury and to recovery of memory. *Neurosurgery* 1990; 27: 683-691.

FAY, G.C.; JAFFE, K.M.; POLISSAR, N.L.; LIAO, S.; RIVARA, J.M.B.; MARTIN, K.M. Outcome of pediatric traumatic brain injury at three years: a cohort study. *Arch Phys Med Rehab* 1994; 75: 733-741.

FILLEY, C.M.; CRANBERG, L.D.; ALEXANDER, M.P.; HARRIS, E.J. Neurobehavioral outcome after closed head injury in childhood and adolescents. *Arch Neurol* 1987; 44: 194-198.

GAIDOLFI, E.; VIGNOLO, L.A. Closed head injuries of school aged children: Neuropsychological sequelae in early adulthood. *Ital J Neurol Sci* 1980; 1: 65-73.

GRONWALL, D.; WRIGHTSON, P. Memory and information processing capacity after closed head injury. *J Neurol Neurosurg Psychiatry* 1981; 44: 889-895.

HÉCAEN, H. Acquired aphasia in children: revisited. *Neuropsychologia* 1983; 21: 581-587.

HEILMAN, K.M.; SAFFRAN, E.; GESCHWIND, N. Closed head trauma and aphasia. *J Neurol Neurosurg Psychiatry* 1971; 34: 265-269.

JAFFE, K.M.; FAY, G.C.; POLISSAR, N.L.; MARTIN, K.M.; SHURTTEFF, H.A.; RIVARA, J.M.B.; WINN, H.R. Severity of pediatric traumatic brain injury and early neurobehavioral outcome – A cohort study. *Arch Phys Med Rehab* 1992; 73: 540-547.

_____. Severity of pediatric traumatic brain injury and neurobehavioral recovery at one year – A cohort study. *Arch Phys Med Rehab* 1993; 74: 587-595.

JOHNSTON, R.B.; MELLITS, E.D. Pediatric coma: prognosis and outcome. *Dev Med Child Neurol* 1980; 22: 3-12.

JORDAN, F.M.; ASHTON, R. Language performance of severely closed head injury in children. *Brain Inj* 1996; 10: 91-97.

JUNQUÉ, C.; BRUNA, O.; MATARÓ, M.; PUYUELO, M. *Traumatismos craneoencefálicos. Un enfoque desde la neuropsicología y la logopedia. Guía práctica para profesionales y familiares.* Barcelona: Masson, 1998.

KAUFMANN, P.M.; FLETCHER, J.M.; LEVIN, H.S.; MINAR, M.E.; EWING-COBBS, L. Attentional disturbance after pediatric closed head injury. *J Child Neurol* 1993; 8: 348-353.

KLONOFF, H.; CLARK, C.; KLONOFF, S. Long-term outcome of head-injuries: a 23 year follow up study of children with head injuries. *J Neurol Neurosurg Psychiatry* 1993; 56: 410-415.

LEVIN, H.S.; ALDRICH, E.F.; SAYDJARI, C.; EISENBERG, H.M.; FOULKES, M.A.; BELLEFLEUR, M.; cols. Severe head injury in children: experience of the traumatic coma data bank. *Neurosurgery* 1992; 31: 435444.

LEVIN, H.S.; BENAVIDEZ, D.; VERGER-MAESTRE, K.; PERACHIO, N.; SONG, J.; MENDELSOHN, D.B.; FLETCHER, J.M. Reduction of corpus callosum growth after severe traumatic brain injury in children. *Neurology* 2000; 54: 647-653.

LEVIN, H.S.; CULHANE, A.; MENDELSOHN, D.; LILLY, M.A.; BRUCE, D.; FLETCHER, J.M. Cognition in relation to magnetic resonance imaging in head-injured children and adolescents. *Arch Neurol* 1993; 50: 897-905.

LEVIN, H.S.; EISENBERG, HM. Neuropsychological outcome of closed head injury in children and adolescents. *Child's Brain* 1979x; 5: 281-292.

_____. Neuropsychological impairment after closed head injury in children and adolescents. *J Pediatr Psychol* 1979b; 4: 389-402.

LEVIN, H.S.; EISENBERG, H.M.; WIGG, N.R.; KOBAYASHI, K. Memory and intellectual ability after head injury in children and adolescents. *Neurosurgery* 1982; 11: 668-673.

LEVIN, H.S.; GROSSMAN, R.G.; SARWAR, M.; MEYERS, C. Linguistic recovery after closed head injury. *Brain Lang* 1981; 12: 360-374.

LEVIN, H.S.; HIGH, W.M.; EWING-COBBS, L.; FLETCHER, J.M.; EISENBERG, H.M.; MINER, M.E.; GOLSTEIN, F.C. Memory functioning during the first year after closed head injury in children and adolescents. *Neurosurgery* 1988; 22: 1043-1052.

LEVIN, H.S.; MADISON, C.F.; BAILEY, C.B.; MEYERS, C.A.; EISENBERG, H.M.; GUINTO, F.C. Mutism after closed head injury. *Arch Neurol* 1983; 40: 601-606.

MASSAGLI, T.L.; JAFFE, K.M.; FAY, G.C.; POLISSAR, N.L.; LIAO, S.; RIVARA, J.M.B. Neurobehavioral sequelae of severe pediatric traumatic brain injury: a cohort study. *Arch Phys Medical Rehab* 1996; 77: 223-231.

McDonald, S. Pragmatic language skills after closed head injury: ability to meet the informational needs of the listener. *Brain Language* 1993; 44: 28-46.

McDonald, C.M.; Jaffe, K.M.; Fay, G.C.; Polissar, N.L.; Martin, K.M.; Liao, S.; Rivara J.M.B. Comparison of indices of traumatic brain injury severity as predictors of neurobehavioral outcome in children. *Arch Phys Med Rehab* 1994; 75: 328-337.

Mendelsohn, D.; Levin, H.S.; Bruce, D.; Lilly, M.; Harward, H.; Culhane, K.A.; Eisenberg, H.M. Late MRI after head injury in children: relationship to clinical features and outcome. *Child's Nerv Syst* 1992; 8: 445-452.

Rose, F.D.; Johnson, D.A.; Attree, E.A. Rehabilitation of head injured child: basic research and new technology. *Pediatr Rehab* 1997; 1: 3-7.

Ruijs, M.B.M.; Gabreëls, F.J.M.; Keyser, A. The relation between neurological trauma parameters and long-term outcome in children with closed head injury. *Eur J Pediatr Psychol* 1993; 152: 844-847.

St. James-Roberts, I. Neurological plasticity, recovery from brain insult, and child development. *Adv Child Dev Behav* 1979; 14: 253-319.

Van Dongen, H.R.; Loonen, M.C.B. Factors related to prognosis of acquired aphasia in children. *Cortex* 1977; 13: 131-136.

Van Dongen, H.R.; Loonen, M.C.B.; Van Dongen, K.J. Anatomical basis for acquired fluent aphasia in children. *Ann Neurol* 1985; 17: 306-309.

Vargha-Kahdem, F.; Watters, G.V. Development of speech and language following bilateral frontal lesions. *Brain Language* 1985; 25: 167-183.

Verger, K.; Junqué, C. Déficit cognitivos y conductuales en los traumatismos craneoencefálicos infantiles. *Revista de Psiquiatría Infanto-Juvenil* 1999; 3: 167-176.

_____. C. Recuperación de las lesiones cerebrales en la infanda: polémica en torno a la plasticidad cerebral. *Revista de Logopedía, Foniatría y Audiología* 2000; XX: 151-157.

Verger, K.; Junqué, C.; Jurado, M.A.; Treserras, P.; Bartumeus, F.; Nogués, P.; Poch, J.M. Age effects on long-term neuropsychological outcome in pediatric traumatic brain injury. *Brain Inj* 2000; 14:495-503.

Winogron, H.W.; Knights, R.M.; Bawden, H.N. Neuropsychological deficits following head injury in children. *J Clin Neuropsychol* 1984; 3, 269-286.

13

AFASIA INFANTIL

María Ángeles Jurado e María Mataró

INTRODUÇÃO

Os transtornos lingüísticos na infância costumam dividir-se em transtornos evolutivos e transtornos adquiridos. Em geral, o termo *transtorno evolutivo da linguagem* é usado para descrever os problemas lingüísticos que são aparentes desde os primeiros estágios de aquisição da linguagem. Em muitos casos, os transtornos evolutivos da linguagem têm uma origem idiopática, embora também possam ser secundários em outras condições, como surdez periférica, retardo mental, paralisia cerebral, autismo ou privação ambiental. Ao contrário, a afasia é causada por uma lesão cerebral. Para definir a *afasia infantil*, precisamos que seu início seja precipitado por algum tipo de lesão cerebral.

As primeiras descrições de afasia adquirida, em crianças, apresentavam como um fenômeno pouco comum que se caracterizava por um período inicial de mutismo, seguido de um transtorno da linguagem não-fluente, sem alterações da compreensão ou outras características da afasia fluente, como jargão, logorréia ou parafasia. Além disso, a afasia adquirida foi vista como um fenômeno transitório caracterizado por uma boa recuperação. Atualmente, no entanto, observou-se que as afasias infantis são mais freqüentes do que anteriormente se julgava e que, embora o padrão clínico seja predominantemente não-fluente, existem problemas na compreensão auditiva, nomeação e escrita. Também se julga que, embora a maioria dos casos se recuperam inicialmente de forma rápida, o prognóstico a longo prazo é pior do que se pensava. Além disso, entre 25 e 50% dos casos apresentam afasia depois de um ano de evolução (Dennis, 2000).

O cérebro do recém-nascido, embora possua o número total de neurônios do adulto, atinge apenas a quarta parte do peso deste. Durante o desenvolvimento cerebral, os neurônios crescem em tamanho e aumentam o número de axônios e dendritos, assim como a quantidade de conexões que estabelecem. Este processo de maturação cerebral é o que distingue o cérebro infantil do cérebro do adulto e o que leva as conseqüências de uma lesão em um cérebro imaturo a serem diferentes. As alterações da linguagem dependerão também do grau de aquisição que a criança possui no momento da lesão; por isso, se costuma distinguir entre afasia congênita e afasia infantil. A *afasia congênita* seria produzida por lesões pré ou perinatais, enquanto a *afasia adquirida na infância* seria a que acontece quando a linguagem foi ou não adquirida total ou parcialmente, abrangendo um período aproximado entre os 2 anos e a puberdade. No entanto, vários estudos incluem, no conceito de afasia infantil, sujeitos cuja lesão cerebral aconteceu antes ou depois do desenvolvimento da linguagem.

AFASIA CONGÊNITA OU PERINATAL

Classicamente se aceitou que as crianças com lesões focais esquerdas precoces têm um prognóstico favorável em relação à aquisição da linguagem, apesar de alguns estudos terem descrito déficits residuais ou atrasos. Quando se trata de lesões cerebrais unilaterais, o desenvolvimento da linguagem pode atingir níveis normais com a idade. Portanto, existe uma plasticidade neuronal depois da lesão focal precoce. MacWhinney e colaboradores (2000) estudaram 20 crianças com lesões focais precoces sofridas antes dos 2 meses e encontraram que as mesmas podem adquirir um uso sólido e funcional da linguagem sendo que a aquisição não ocorreu devido outros déficits de processamento cognitivo. No entanto, por trás dessa superfície funcional, aparecem alguns déficits residuais de processamento que consistem em problemas de funcionamento lingüístico, na repetição de palavras e na nomeação visual ao medir o tempo de reação. Os autores propõem que os déficits são resultado da reorganização do tecido neuronal subseqüente ao dano cerebral. No entanto, ao longo do tempo, esses transtornos parecem ser minimizados em comparação com o rendimento normal, conforme as crianças vão adquirindo prática com o processamento rápido da linguagem.

Embora o hemisfério esquerdo seja crucial para o controle da linguagem, quando o substrato neuronal esquerdo está prejudicado, a criança parece capaz de utilizar áreas corticais alternativas para processar a linguagem. Ao longo do tempo, surgiram cinco hipóteses sobre como o cérebro pode se organizar para a linguagem, depois da lesão precoce do hemisfério esquerdo (MacWhinney et al., 2000). As hipóteses não são mutuamente excludentes:

1. *Preservação da linguagem devido outras funções cognitivas*: a linguagem apareceria preservada porque utiliza um tecido que, normalmente, está reservado para outras funções cognitivas, causando déficit das capacidades não-verbais.

2. *Rigidez posterior:* as crianças seriam incapazes de adquirir total competência de habilidades que são aprendidas posteriormente em especial a leitura, discurso narrativo ou matemática na escola de ensino fundamental.

3. *Implicação contralateral*: as áreas homólogas do hemisfério direito seriam utilizadas para a linguagem. Embora haja evidências anatômicas e funcionais contrárias à eqüipotencialidade dos hemisférios, a plasticidade e a capacidade de reorganização do hemisfério direito ficou demonstrada não somente em crianças com lesões focais, mas também em adultos afásicos.

4. *Implicação local*: as áreas adjacentes à lesão que somente teriam tido um papel secundário, reorganizariam a função. A recuperação da linguagem em lesões bilaterais usaria este processo.

5. *Implicação da substância branca:* as principais vias de substância branca são mais difíceis de reorganizar do que as áreas corticais, mas se propôs esta hipótese, por exemplo, em crianças com hidrocefalia.

De fato, existe alguma evidência para cada uma das cinco hipóteses, e, por isso, seguramente, o processo real de organização cerebral em uma criança será influenciado concretamente por um conjunto complexo de fatores. Provavelmente, a recuperação da linguagem depois de uma lesão perinatal é fruto de diferentes formas de organização, tanto inter como intra-hemisférica.

Reilly, Bates e Marchman (1998) estudaram o discurso narrativo de 13 crianças que sofreram lesão hemisférica unilateral antes dos 6 meses, e documentaram melhorias significativas com a idade quanto à produção léxica, complexidade sintática e narrativa e diminuição de erros morfológicos. Em cada campo, exceto nas medidas léxicas, as crianças com lesões focais precoces apresentavam um atraso em relação aos seus controles e, além disso, produziram histórias mais curtas. Também sugerem um efeito específico da lesão temporal esquerda no desenvolvimento gramatical e diversidade sintática antes dos 5 anos, mas não posterior. No entanto, tanto as crianças com lesões direitas como esquerdas apresentavam atraso na complexidade narrativa e, em todos os campos, aparece uma evolução com a idade nessas crianças. Portanto, a recuperação é um processo contínuo (possivelmente, não aparecem diferenças nas medidas léxicas porque é um campo que se estabiliza rapidamente, aos 3 anos e 6 meses).

Existem diversas razões pelas quais não aparecem diferenças claras em relação à lateralização da lesão. Por um lado, a linguagem implica funções mais recentes, e é possível que a plasticidade para a linguagem seja maior do que para outras funções cognitivas filogeneticamente mais antigas. Também se propôs que a linguagem usa um número de sistemas neuronais diferentes, o que a torna ria mais vulnerável, mas também mais plástica de longo prazo. Por outro lado, a pressão e o suporte social para o desenvolvimento da linguagem são maiores do que para outras funções cognitivas.

AFASIA ADQUIRIDA NA INFÂNCIA

Embora as lesões esquerdas adquiridas no início da vida não costumam afetar significativamente o funcionamento lingüístico básico e funcional, não acontece a mesma coisa quando a criança, que sofre a lesão, já tinha começado a falar. As lesões do hemisfério esquerdo, nas crianças maiores de 2 anos, costumam produzir afasia com uma freqüência igual ou semelhante à dos adultos.

Segundo o clássico estudo de Hécaen (1983), a freqüência total de afasia nas 34 crianças destras com lesões esquerdas foi de 73%. Comparando a freqüência de afasia em crianças com lesões esquerdas com a dos adultos (63%), há mais afasia em crianças, embora a diferença não seja significativa. A freqüência de afasia em crianças é até maior nos menores de 10 anos (85%); para os maiores de 10 anos, a freqüência é a mesma que para os adultos (63%) (ver Tabelas 13.1 a 13.4).

Características lingüísticas

Como na maioria dos adultos, a afasia adquirida na criança costuma estar associada à lesão do hemisfério esquerdo (Cranberg et al.,

Tabela 13.1 Freqüência de sintomas afásicos em crianças com lesões esquerdas

Sintoma	Proporção (%)
Mutismo	47
Problemas articulatórios	52
Alteração da compreensão auditiva	35
Anomia	44
Parafasias	8
Alteração da leitura	40
Alteração da escrita	63

Fonte: Hécaen, 1983.

Tabela 13.2 Freqüência de sintomas afásicos em crianças com lesões esquerdas segundo a localização

Sintoma	Fronto-rolândico (%)	Temporal
Mutismo	63	10
Problemas articulatórios	81	20
Alteração da compreensão auditiva	45	30
Anomia	45	30
Parafasias	9	10
Alteração da leitura	25	20
Alteração da escrita	62	50

Fonte: Hécaen, 1983.

Tabela 13.3 Freqüência de sintomas afásicos em crianças com lesões esquerdas segundo a idade

Sintoma	Menos de 10 anos (%)	Mais de 10 anos (%)
Mutismo	64	30
Problemas articulatórios	64	45
Alteração da compreensão auditiva	42	30
Anomia	64	30
Parafasias	21	0
Alteração da leitura	28	42
Alteração da escrita	90	45

Fonte: Hécaen, 1983.

Tabela 13.4 Freqüência de sintomas afásicos em crianças com lesões esquerdas segundo a etiologia

Sintoma	Hematoma (%)	Trauma (%)	Tumor ou abscesso (%)
Mutismo	66	85	20
Problemas articulatórios	66	66	40
Alteração da compreensão auditiva	50	50	20
Anomia	66	50	33
Parafasias	33	0	6
Alteração da leitura	33	70	23
Alteração da escrita	100	80	37

Fonte Hécaen, 1983.

1987). As lesões em diferentes áreas do hemisfério esquerdo são responsáveis por diversas síndromes afásicas. Na maioria dos casos, a afasia é semelhante à síndrome que esperaríamos observar em um adulto, embora pareça que a linguagem não-fluente e o mutismo inicial sejam uma característica relevante em muitas formas de afasia adquirida na infância (Dennis, 2000). Os casos com lesão cerebral anterior (pré-rolândica) apresentam afasia não-fluente com boa compreensão, e as lesões nas áreas lingüísticas posteriores produzem afasia fluente, com neologismos, parafasias e alteração da compreensão.

A maioria das crianças com afasia não-fluente recupera a fluência entre 5 e 10 meses depois. Embora possam ser detectadas algumas evidências sutis da anterior falta de fluência (construções agramaticais residuais), podem sustentar normalmente conversações. Em comparação com os adultos, a recuperação da fluência é extraordinária. Apesar de os sintomas afásicos agudos poderem desaparecer com relativa rapidez, o funcionamento a longo prazo pode ser pobre e não ser recuperado ou adquirido totalmente, mesmo depois de os sintomas afásicos terem sido resolvidos.

Durante o acompanhamento, as crianças costumam apresentar problemas escolares na leitura, mesmo quando o giro angular está preservado; também apresentam problemas de soletração e aritmética, e a escrita parece estar mais alterada do que a leitura e a linguagem oral. As dificuldades escolares parecem se acentuar com o tempo, provavelmente devido ao aumento das demandas acadêmicas nos cursos superiores. Esses problemas acadêmicos poderiam refletir uma alteração generalizada na aprendizagem de novas capacidades mediadas pela linguagem como conseqüência da incapacidade lingüística inicial. Outra explicação seria que a anatomia neuronal que normalmente se dedica às habilidades acadêmicas foi usada para a recuperação da linguagem, e não pode realizar outro propósito.

É freqüente encontrar, depois das lesões cerebrais prematuras, crianças com surdez sem antecedentes familiares: síndrome da surdez patológica, causada por uma lesão nas áreas lingüísticas do hemisfério esquerdo antes dos 6 anos. Poder-se-ia também produzir representação hemisférica atípica, hipoplasia das extremidades direitas e funções visuoespaciais alteradas.

CAUSAS DA LESÃO CEREBRAL

A lesão cerebral pode ocorrer devido à traumatismo cranioencefálico (TCE), a tumores que comprimem ou invadem o tecido cerebral, à interrupção da irrigação sangüínea devido bloqueio ou ruptura de uma artéria ou a infecções, intoxicações ou radiação. Os efeitos podem ser devido uma lesão focal, localizada em uma área do cérebro (um tiro) ou a todo o cérebro (radiação). O reconhecimento da importância da etiologia bem como, o prognóstico de curto e longo prazo da afasia adquirida na infância é cada vez maior.

Na Tabela 13.5 são citadas as principais causas de afasia infantil adquirida. A freqüência das causas varia com a idade. O cérebro é particularmente vulnerável no nascimento, quando está em risco de lesão traumática ou interrupção da corrente sangüínea (anoxia), e especialmente, nas crianças prematuras, uma vez que respondem pior às mudanças de pressão sangüínea. Com isso, se a pressão é muito alta, podem sofrer hemorragias; e se é muito baixa, hipoxia e morte dos neurônios. Em crianças também acontecem acidentes vasculares cerebrais (AVC), embora sejam mais raros do que nos adultos. Os tumores infantis não costumam produzir lesões focais hemisféricas. O TCE, por queda ou acidente de tráfego, é a causa mais comum de lesão cerebral adquirida em crianças, especialmente nos homens.

Traumatismos cranioencefálicos

As crianças com afasia depois de TCE costumam apresentar déficits não-fluentes, que se associam a um melhor prognóstico. Segundo o estudo de Ewing-Cobbs e colaboradores (1987), sete anos depois do TCE,

Tabela 13.5 Principais etiologias da afasia infantil adquirida

Síndrome de Landau-Kleffner	Tratamento do câncer
Doenças vasculares	Doenças infecciosas
Traumatismos cranioencefálicos	Transtornos hipóxicos
Tumores cerebrais	Transtornos metabólicos

19% das crianças apresentavam redução da expressão oral e 10%, da compreensão complexa. Até três anos depois de um TCE grave persistem déficits no discurso, especialmente em crianças que sofreram traumatismo entre as idades de 1 a 8 anos (Ewing-Cobbs et al., 1998). As crianças com TCE anterior (4-30 meses) sofrem maiores transtornos expressivos do que os que sofrem depois (31-64 meses), e os TCEs na infância seguem com maiores transtornos na escrita do que na adolescência (Ewing-Cobbs et al., 1998). Chapman e colaboradores (1998) estudaram o discurso de crianças que haviam sofrido TCE grave e encontraram notáveis reduções da quantidade total de informação, da estrutura e da expressão do conteúdo semântico da história, apesar de haver transcorrido entre um e cinco anos desde o traumatismo. As crianças que sofreram o TCE antes dos 5 anos apresentaram maiores déficits no discurso.

Tumores

Os tumores mais comuns na infância correspondem à fossa posterior (cerebelo), e, por isso, os déficits mais comumente associados são disártricos, embora possam estar associados a condições que criam problemas lingüísticos (hidrocefalia). Além disso, a radioterapia que se aplica neste tipo de tumor pode causar afasia (problemas de sintaxe, semântica expressiva, busca de palavras e compreensão da leitura), cujos sintomas podem aparecer anos depois de haver recebido o tratamento. As crianças menores (até 3 anos), no momento de receber a radioterapia, correm mais risco de sofrer déficits neuropsicológicos do que as maiores. Os tratamentos com quimioterapia também podem causar degeneração intelectual, afasia e deficiências acadêmicas (linguagem e matemática). A combinação de quimioterapia e radioterapia pode produzir mutismo, afasia expressiva, anomia e problemas de aprendizagem.

Infecções

Nas encefalites foram descritas alterações muito graves da compreensão e um período inicial de mutismo com prognóstico restrito devido bilateralidade da lesão cerebral. Também se descreveu a presença de parafasias, problemas de nomeação entre outras características afásicas. Entre as infecções que produzem maiores transtornos, está a encefalite por herpes simples, que lesiona o lobo temporal e frontal, causando graves conseqüências afásicas.

Acidente vascular cerebral (AVC)

As descrições agudas de crianças com AVC no hemisfério esquerdo incluem alteração de compreensão, mutismo, neologismos, parafasias, fala telegráfica, dificuldades na repetição, leitura, escrita e nomeação. Embora alguns sintomas desapareçam durante o primeiro ano, os problemas de nomeação, sintaxe e gramática complexa persistem.

Anoxia cerebral aguda

Entre as áreas cerebrais identificadas como vulneráveis à anoxia encontram-se áreas relacionadas com a linguagem. A encruzilhada parietoccipital do hemisfério esquerdo é uma área de funções lingüísticas complexas, chave para a aprendizagem da leitura e da escrita, na qual se realiza a transformação da linguagem oral para a escrita. As lesões nesta área se relacionam, além disso, com uma afasia de tipo transcortical. Por outro lado, os gânglios basais também são áreas relacionadas com a linguagem cuja lesão pode provocar transtornos lingüísticos tanto em adultos como em crianças.

Hidrocefalia

A hidrocefalia pode produzir problemas na aquisição da leitura e da escrita por perda da substância branca, além de possíveis transtornos do grafismo e problemas de memória. Há algumas décadas, popularizou-se o termo de síndrome de *cocktail party* para descrever o padrão de fala aberrante, de linguagem e de comportamento das crianças com hidrocefalia. Parece certo que as crianças com hidrocefalia produzem uma linguagem fluente considerada um bom veículo para o contato social, mas pobre em conteúdo semântico. Barnes e Dennis (1998) demonstraram que as crianças com hidrocefalia precoce, e mesmo as com inteligência verbal superior produzem histórias com menos conteúdo semântico e menos econômicas. As funções mais alteradas são aquelas relacionadas com o contexto do discurso.

Epilepsia

A afasia adquirida por crises epiléticas foi descrita por Landau e Kleffner (1957). Nesses casos, a linguagem da criança se deteriora, acompanhada de crises convulsivas, embora a afasia possa aparecer antes da crise. Foram referidos muitos casos, de quadro clínico variável, tanto no modo de início como nos déficits de compreensão e expressão, sendo considerada uma síndrome heterogênea. A síndrome de Landau-Kleffner poderia ser uma situação mais comum do que tradicionalmente se considera, na qual a epilepsia produz alterações dos circuitos neuronais responsáveis por funções corticais superiores incluindo a aquisição da afasia durante a infância (Eslava-Cobos e Mejia, 1997).

AVALIAÇÃO DA AFASIA INFANTIL

De acordo com Murdoch (1990), para o diagnóstico é importante perguntar aos pais se houve um período de mutismo, uma vez que, freqüentemente, depois de uma rápida recuperação, não informam sobre ele. A avaliação da linguagem, em crianças, implica em avaliar as habilidades receptivas e compreensivas. Um quociente intelectual verbal (QIV) normal não é uma indicação de um funcionamento lingüístico normal, embora uma discrepância entre QIV e quociente intelectual de execução (QIM) possa merecer atenção.

Deve-se levar em conta os problemas associados que aparecem junto com a afasia adquirida na infância, como apraxia, disartria e agnosia. Problemas motores como hemiplegia ou paraplegia podem dificultar a resposta de perguntas ou provas. Muitos testes usam estímulos visuais, e portanto, é preciso comprovar que não existe déficits perceptivos como hemianopsia, diplopia ou nistagmo. Problemas comportamentais, como mudanças de personalidade, labilidade ou depressão, podem influir nos resultados; assim como o contexto familiar. Deve-se rever a história médica da criança e prestar a maior atenção a dados como a localização da lesão, os resultados do exame neurológico, a possível medicação e os relatórios contínuos. Dentro da história familiar, deve-se levar em conta os membros da família, os interesses da criança, suas amizades, seu rendimento acadêmico e a história anterior da linguagem e da fala. Os relatórios do fisioterapeuta, a escola, o assistente social, o audiólogo, o neuropsicólogo, os responsáveis ou fonoaudiólogos anteriores são relevantes para a avaliação do caso.

TRATAMENTO DA AFASIA INFANTIL

As afasias perinatais focais unilaterais geralmente, não precisam de intervenção fonoaudióloga se o ambiente natural da criança for adequado. É importante, no entanto, que os pais sejam avisados sobre a possível evolução para que se preocupem em vigiar a aquisição do vocabulário passivo durante os anos em que a criança ainda não fala. Também deveria ser feito um acompanhamento neuropsicológico para garantir que não surjam dificuldades ao longo do desenvolvimento. Em uma criança com lesão perinatal sempre é possível que o problema apareça algum tempo depois, quando uma área cerebral funcionar realmente.

As crianças com afasia adquirida representam um grupo heterogêneo, que pode incluir, por exemplo, indivíduos com capacidades mínimas de aprendizagem e sujeitos completamente normais neste aspecto. Cada criança terá uma variedade de capacidades, umas preservadas e outras não. Além disso, a linguagem pode estar em processo de aquisição no momento da lesão. Segundo Murdoch (1990), os objetivos do tratamento devem considerar a idade da criança, seus interesses e os problemas concorrentes que podem afetar sua execução (alteração da memória de curto prazo, problemas visuais perceptivos ou presença de reflexos primitivos). As sessões de reabilitação quando a criança está num período de recuperação espontânea devem ser freqüentes e na hora em que a criança está mais alerta; freqüentemente isto acontece pela manhã. Deve-se recordar que a criança com lesão cerebral se cansa com facilidade, e seu cansaço pode durar vários meses. Embora o período de tempo no qual possa manter a atenção varie muito de uma criança para outra, a duração das sessões de reabilitação deve começar curta (p. ex., 15 minutos, duas vezes ao dia) e ir se distanciando gradualmente quando a criança vai sendo capaz de enfrentar as demandas crescentes. Quando a criança continua progredindo, a freqüência da terapia deve ser mantida, em geral, ao menos três vezes por semana. As atividades e os materiais que são usados nas sessões devem ser funcionais e interessantes para a criança, embora transformar todas as atividades em jogos não costume ser necessário com crianças em idade escolar. Podem ser usadas tarefas de tipo escolar se forem reforçadas as habilidades de que a criança precisa para a escola. Deve-se planejar uma hierarquia de passos, introduzindo apenas uma variável por vez, por exemplo, as tarefas de memória de curto prazo podem começar com materiais familiares, e quando a criança as faz corretamente, acrescentar elementos mais exigentes. As primeiras sessões podem precisar de uma abordagem mais comportamental do que lingüística. Algumas crianças se mostram pouco cooperativas, e, por isso, o primeiro objetivo, nesses casos, será conseguir sua cooperação e atenção, usando, por exemplo, alguma tarefa fácil que permita o reforço positivo. Em todas as sessões, o fonoaudiólogo deve estar atento a qualquer situação que permita incidir nas condutas pragmáticas (que favoreçam a comunicação da criança em seu ambiente).

PROGNÓSTICO DA AFASIA INFANTIL

Embora durante muitos anos se tenha aceitado a rápida e excelente recuperação em crianças, hoje em dia somente se espera uma recuperação muito favorável quando a lesão acontece antes do primeiro ano de vida. Apesar de uma boa recuperação, esses indivíduos costumam apresentar defeitos sutis a longo prazo e, quando são explorados em profundidade, podem apresentar alterações residuais de linguagem. Muitos autores estão de acordo em que, mesmo depois de uma boa recuperação da linguagem oral, as crianças que sofreram lesões esquerdas causadoras de afasia correm riscos de sofrer déficits na matemática e na soletração além de apresentar problemas de aquisição acadêmica.

A afasia em crianças a partir dos 2 anos se assemelhará à dos adultos nos sintomas e padrões. No entanto, a freqüência de alguns sintomas, como o mutismo, será superior nas crianças, e a dos neologismos, inferior em relação aos adultos. A recuperação inicial dos sintomas afásicos será mais rápida nas crianças do que nos adultos, embora a longo prazo poderão ter um funcionamento lingüístico pior. As taxonomias existentes em modelos de afasia nos adultos não parecem adequadas para descrever a afasia infantil. Quando se tenta codificar a síndrome afásica de uma criança de acordo com uma taxonomia clássica de afasia de adultos, entre 30 e 50% dos casos não podem ser classificados (Dennis, 2000).

As lesões focais unilaterais apresentam um melhor prognóstico quanto menor for a idade no momento em que acontecem, devido à plasticidade cerebral. No entanto, as lesões difusas apresentam pior recuperação nos casos mais prematuros, posto que afetam de forma geral um cérebro muito imaturo, repercutindo em todo seu possível desenvolvimento: Por exemplo, o nível de inteligência geral será mais baixo se houver uma anoxia difusa importante perinatal do que se acontecesse aos 10 anos. Também se demonstrou que depois de um TCE, a lesão difusa interfere o nível geral de inteligência em maior medida na primeira infância do que em crianças maiores, enquanto os adultos não costumam ficar afetados.

Poderíamos dizer que não há um padrão único de perda da linguagem na afasia adquirida na infância. Os diversos perfis de transtornos da linguagem e seu prognóstico estão associados às diferentes etiologias e variam desde o mutismo característico de lesões cerebrais extensas até os transtornos da linguagem não-afásicos, de discurso pragmático e social observados com freqüência a longo prazo nos TCEs (Dennis, 2000) (Tabela 13.6).

AGRADECIMENTOS

Este estudo foi parcialmente financiado pela bolsa de estudo número 99/0968 do Fondo de Investigación Sanitaria (FIS).

REFERÊNCIAS

BARNES, M.A.; DENNIS, M. Discourse after early-onset hydrocephalus: Core deficits in children of average intelligence. *Bain Lang* 1998; 61: 309-334.

CHAPMAN, S.B.; LEVIN, H.S.; WANEK, A.; WEYRAUCH, J.; KUFERA, J. Discourse after closed head injury in young children. Brain Lang 1998; 61: 420-449.

CRANBERG, L.D.; FILLEY, C.M.; HART, E.J.; ALEXANDER, M.P. Acquired aphasia in childhood: Clinical and CT investigations. *Neurology* 1987; 37: 1165-1172.

DENNIS, M. Acquired disorders of language in children. In: FARAH, M.J.; FEINBERG, T.E. (Eds.). *Patient-based approaches to cognitive neurosciences*. Cambridge, Massachusetts: The MID Press, 2000; 199-216.

ESLAVA-COBOS, J.; MEJIA, L. Landau-Kleffner Syndrome: much more than aphasia and epilepsy. *Brain Lang* 1997; 57: 215-224.

EWING-COBBS, L.; BROOKSHIRE, B.; SCOTT, M.A.; FLETCHER, J.M. Children's narratives following traumatic brain injury: linguistic structure, cohesion, and thematic recall. *Brain Lang* 1998; 61: 395419.

EWING-COBBS, L.; LEVIN, H.S.; EISENBERG, H.M.; FLETCHER, J.M. Language functions following closed-head injury in children and adolescents. *J Clin Exp Neuropsychol*, 1987; 9: 575-592.

HÉCAEN, H. Acquired aphasia in children: revisited. *Neuropsychol*, 1983; 21: 581-587.

LOONEN, C.B.; VAN DONGEN, H.R. Acquired childhood aphasia. Outcome 1 year after onset. *Arch Neurology* 1990; 47:1324-1328.

LANDAU, W.M.; KLEFFNER, F.R. Syndrome of acquired aphasia qirh convulsive disorder in children. *Neurology* 1957; 7: 523-530.

MACWHINNEY, B.M.; FELDMAN, H.; SACCO, K.; VALDÉS-PÉREZ, R. Online measures of basic language skills in children with early focal brain lesions. *Brain Lang* 2000; 71: 400-431.

MURDOCH, E. *Acquired Neurological speech/Language disorders in childhood*. London: Taylor & Francis, 1990.

REILLY, J.S.; BATES, E.A.; MARCHMAN, V.A. Narrative discourse in children with early focal brain injury. *Brain Lang* 1998; 61: 335-375.

Tabela 13.6 Fatores prognósticos na recuperação das afasias adquiridas na infância

Fator	Tendência
Idade de início	Quanto maior a idade, pior a recuperação (síndrome de Landau-Kleffner ao contrário)
Etiologia	TCE melhor do que vascular e infeccioso. Afasia com epilepsia, prognóstico pior
Gravidade e bilateralidade	Quanto maior a gravidade, pior o prognóstico. Nas lesões bilaterais, pouca melhora

TCE = traumatismo cranioencefálico.

Fonte: Loonen e Van Dongen, 1990.

14

ALTERAÇÕES DA LINGUAGEM E DA COMUNICAÇÃO EM ADULTOS COM TRAUMATISMO CRANIOENCEFÁLICO

Juan Manuel Muñoz-Céspedes e Natalia Melle

Das diferentes causas de lesão cerebral, os traumatismos cranioencefálicos (TCEs) representam, atualmente, uma das primeiras causas de mortalidade e deficiência em nossa população. Não se pode esquecer que os acidentes de trânsito, sua principal causa, constituem na Espanha o primeiro fator responsável de mortes prematuras e de deficiências graves no grupo de idade compreendido entre 15 e 45 anos. Somente este fato justifica que o estudo e o tratamento das pessoas com lesões cerebrais traumáticas se tenha, transformado, nos últimos anos, em uma das principais preocupações da comunidade científica e sanitária. Em uma perspectiva clínica, é útil distinguir os *TCEs abertos* (que provocam alterações neuropsicológicas focais) dos *TCEs fechados* (que costumam incluir um dano cerebral mais difuso). As lesões fechadas são mais freqüentes e produzem dois tipos de alterações que é preciso conhecer, pois ajudam a compreender o tipo de déficit cognitivo e lingüístico que outros pacientes apresentam:

1. Alterações nas áreas corticais lesionadas, tanto pelo golpe inicial como pela contusão do contragolpe. Essas lesões aparecem preferencialmente nas áreas anteriores e basais dos lobos frontais e temporais (Figura 14.1).

2. Alterações devido a lesões microscópicas generalizadas por todo o cérebro, conseqüência dos movimentos de aceleração/desaceleração das estruturas do encéfalo, no momento do impacto. Aqui se inclui a denominada lesão *axonal difusa*, que afeta múltiplas áreas da substância branca cerebral em ambos hemisférios, o corpo caloso, a região periventricular e o tronco encefálico.

Por outro lado, todos os estudos de seguimentos que combinam a avaliação dos profissionais com os comentários e observações dos pacientes e suas famílias destacam que, embora as mudanças físicas costumam ser as mais evidentes, as seqüelas cognitivas e comportamentais são as mais freqüentes: persistem durante um período mais prolongado e afetam não somente o próprio indivíduo e sua capacidade para participar e se beneficiar da reabilitação, mas também as relações fami-

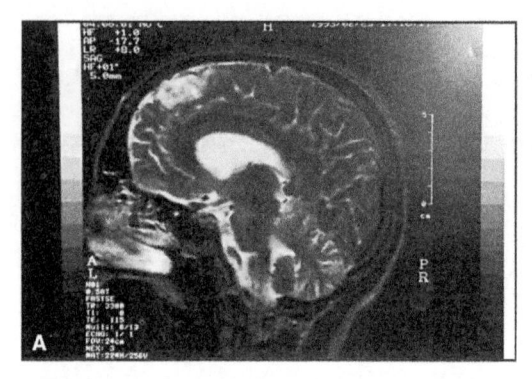

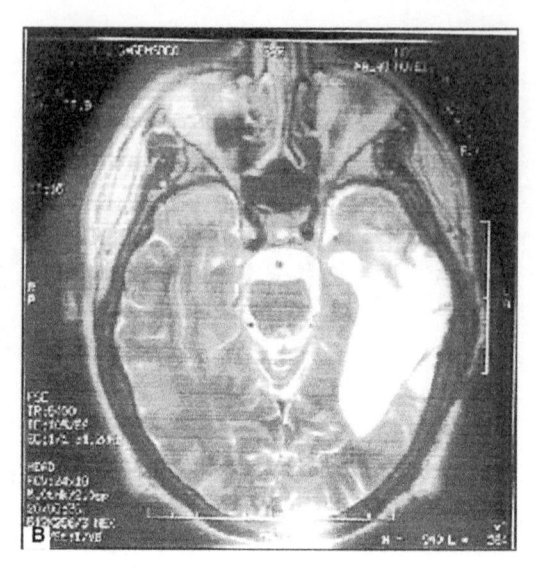

Figura 14.1 Estudos de ressonância magnética (RM) que permitem objetivar as lesões traumáticas. A) Observam-se os efeitos de uma contusão que afeta a região frontal. B) observa-se uma extensa lesão córtico-subcortical na região temporal esquerda.

liares, sociais e a possibilidade de integração ocupacional e de trabalho.

Em relação às alterações cognitivas, os problemas de linguagem e comunicação ocupam um lugar de destaque. Uma proporção muito importante desses pacientes costuma apresentar problemas motores relacionados com a voz e com a articulação, respostas de natureza perseverativa, dificuldades para encontrar as palavras adequadas, para expressar as idéias de modo claro e conciso, para compreender instruções complexas e para manter o tema da conversação, junto com alterações em outros elementos paraverbais como a mímica facial, a proximidade do interlocutor, o contato ocular, etc. Por isso, a intervenção fonoaudiológica com esses pacientes representa uma coluna fundamental do programa global de tratamento depois de um TCE.

CONSIDERAÇÕES PRÉVIAS

Quando se trabalha na avaliação e reabilitação fonoaudiológica de pacientes com dano cerebral traumático, convém ter presentes três questões fundamentais:

1. A coexistência de alterações lingüísticas ("síndromes não puras"). Os problemas de comunicação que aparecem depois de um TCE são diferentes dos que caracterizam outras lesões de natureza mais focal, como pode ser o caso dos acidentes vasculares cerebrais. Assim, é muito pouco freqüente (entre 5-15% do total dos casos) encontrar síndromes afásicas clássicas, devido o caráter multifocal dessas lesões. Ao contrário, o mais habitual é encontrar pessoas com quadros clínicos que combinam a altenação de diversos elementos da linguagem, da fala, da voz, da comunicação e da alimentação.

2. A influência de outras alterações neuropsicológicas na exploração das habilidades lingüísticas e comunicativas. Os processos que mais interferem a linguagem são a atenção, a memória, a percepção, a velocidade de processamento e as funções executivas. Qualquer transtorno associado em alguma dessas capacidades vai interferir de forma direta na avaliação e no tratamento desses pacientes, condicionando, assim, as possibilidades de recuperação.

3. A relevância dessas alterações para a integração social e de trabalho dessas pessoas. É preciso destacar também que, embora o grau de degeneração da linguagem depois de um TCE seja leve, as pesquisas mais recentes apontam que até mesmo um mínimo detrimento das habilidades lingüísticas pode ter uma notável significação clínica. Por exemplo, alguns estudos (Spence et al., 1993; McDonald, 1999) demonstraram que a diminuição da fluência verbal ou a existência de respostas perseverativas e estereotipadas influem no modo como essas pessoas são percebidas e recompensadas socialmente e condicionam, em grande parte, as possibilidades de inserção no trabalho.

TRANSTORNOS DA DEGLUTIÇÃO

A disfagia é resultado de um transtorno sensório-motor que pode alterar a preparação do bolo alimentar na cavidade bucal, a passagem deste para a faringe e para a fase faríngea e esofágica da deglutição.

A prevalência desse tipo de transtorno na população com TCE não é muito conhecida. Apesar disso, os poucos estudos realizados coincidem em afirmar que este tipo de alteração é mais freqüente em pacientes com TCE do que até agora se acreditava. As estimativas feitas a partir da avaliação clínica tendiam a subvalorizar a importância desse problema, diante das avaliações atuais que acrescentam, uma análise radiográfica do processo da deglutição. Assim, por exemplo, Mann e colaboradores (2000), em uma pesquisa realizada com 128 pacientes, encontraram alterações na deglutição em 51% dos casos (avaliação clínica), cifras que eram de até 64% quando se incluía um estudo com videofluoroscopia. Schurr e colaboradores (1999) também encontraram que entre 31 pacientes estudados, 22 deles (71%) apresentavam evidências de alteração da deglutição quando avaliados com videofluoroscopia.

Quando se trata de descrever a lesão subjacente desta alteração, alguns autores como Logemann e colaboradores (1993) destacaram a importância das vias neuronais que transmitem informação sensório-motora desde o córtex até o centro de coordenação dos movimentos na deglutição no tronco encefálico. Pelo contrário, outros, como Daniels (2000) tentam explicar as alterações da deglutição como um transtorno do sistema práxico, no qual a principal dificuldade seria a falta de coordenação dos órgãos que intervêm na formação do bolo alimentar, isto é, da mandíbula, dos lábios e da língua. A questão se complica ainda mais na medida em que algumas dificuldades se explicam melhor em função do lugar da lesão póstraumática. Assim, quando se trata de lesões do hemisfério esquerdo, é comum encontrar um aumento na fase laríngea por incoordenação oral, enquanto em lesões no hemisfério direito, pode aparecer uma maior latência no início do reflexo de deglutição com maior probabilidade de aspirações; e, se existem lesões frontais são freqüentes os problemas de impulsividade, desatenção e planejamento interferindo na deglutição.

Os principais sintomas da disfagia derivam da dificuldade para a coordenação da musculatura orofaríngea e da musculatura da epiglote, o que provoca maior lentidão na formação e no deslocamento do bolo alimentar, dificuldades no manejo das secreções e episódios de tosse – e até de afogamento – durante a deglutição. Por esse motivo, são freqüentes as complicações respiratórias por broncoaspiração de alimentos, que geram infecções repetidas e podem pôr em perigo a vida do paciente. Os sinais indicadores de risco de aspiração são:

1. A redução importante da força e os movimentos da cavidade oral, faríngea e laríngea.

2. A existência de um estado de alerta diminuído.

3. A ausência dos reflexos de tosse e de deglutição.

4. A presença de tosse e de afogamento durante e depois da deglutição.

Um resumo das principais manifestações clínicas da disfagia é apresentado na Tabela 14.1.

A avaliação deve ser feita por uma equipe multidisciplinar que inclui neurologistas, otorrinolaringologistas e fonoaudiólogos. Em primeiro lugar, deve-se fazer uma entrevista com o paciente e com os familiares para averiguar quais são as dificuldades e onde se encontram. É preciso fazer também um exame físico dos órgãos implicados na deglutição, (pescoço, mandíbula, língua e lábios, palato, orofaringe e laringe), oferecer ao paciente diversos tipos de alimentos, variando sua consistência (sólido ou líquido), estar atento ao tempo empregado para deglutir e observar se há restos de alimento na boca, se precisa introduzir várias vezes o alimento antes de engolir para formar o bolo, presença de sinais de risco de aspiração apontados anteriormente. Além disso, a incorporação de novas tecnologias (videoendoscopia, videofluoroscopia, eletromiografia superficial, acelerometria, etc.) proporciona a possibilidade de fazer um estudo mais detalhado dos movimentos que acontecem durante a deglutição do paciente, o que permite entender melhor suas dificuldades e decidir o tipo de tratamento mais adequado, conforme o caso (Leder, 1999).

Como na avaliação, o tratamento deve ser multidisciplinar e inclui a aplicação de diversas estratégias:

1. As técnicas posturais como a inclinação e rotação da cabeça e a retração do queixo permitem um melhor fechamento da via aérea e melhoram a transferência do bolo alimentar.

2. As técnicas que usam o *biofeedback*, como a eletromiografia ou a acelerometria, permitem tomar maior consciência do processo ao visualizar os padrões de normalidade e oferecer uma comparação com os do paciente.

3. As modificações na dieta tanto na textura quanto na temperatura dos alimentos são utilizadas nos casos onde as técnicas posturais não são eficientes ou o paciente apresenta dificuldades para seguir as diretrizes.

4. O uso de diversas manobras de deglutição, como as de Mendelsohn (que permitem manter aberto durante mais tempo o esfíncter cricofaríngeo mediante a contração prolongada da língua), a deglutição supraglótica (que supõe um fechamento forte das pregas vocais durante e depois da deglutição) e a deglutição forte (que consiste em uma deglutição realizada com grande contração da musculatura aumentando o movimento posterior da língua), são empregadas para conseguir uma melhor coordenação e uma deglutição efetiva.

Tabela 14.1 Principais sinais e sintomas da disfagia

Disfagia oral e faríngea	*Disfagia esofágica*
• Mudanças nos hábitos alimentares	• Sensação de alimentos aderidos no peito
• Mudanças na voz, na fala, ou ambos	• Regurgitação oral e faríngea
• Regurgitação nasal	• Salivação incontrolada
• Dificuldades para iniciar a deglutição	• Perda de peso
• Tosse ou afogamento ao deglutir	• Mudanças nos hábitos alimentares
• Aderência de alimentos na garganta	• Pneumonias recorrentes
• Salivação incontrolada	• Aderência de alimentos na garganta
• Perda de peso	
• Pneumonias de repetição	

Fonte: Palmer et al., 2000.

5. A realização de diferentes exercícios motores para a fase oral, e faríngea. Na fase oral, é utilizada a estimulação térmica com gelo aplicado mediante fricção sobre os pilares anteriores das fauces, os exercícios de pronúncia de velares oclusivas, etc. Na fase faríngea, por exemplo, solicita-se a emissão prolongada do fonema /i/ enquanto é feito força com os dedos, tentando separá-los para aumentar o tom e a mobilidade dos órgãos implicados.

ALTERAÇÕES DA VOZ

A disfonia é produzida por alterações das pregas vocais que vão interferir na qualidade da voz como a freqüência, a intensidade e o timbre. Depois de um TCE, é freqüente observar este transtorno acompanhando outros problemas de natureza disártrica, e cuja gravidade oscila entre a incapacidade para emitir algum som até à emissão de palavras com alterações na intensidade, no timbre, na duração, etc.

As alterações vocais podem responder a diversas causas: de origem neurológica (centrais ou periféricas) e de origem mecânica (traumatismo laríngeo).

As *alterações de origem neurológica*, como seu nome indica, são conseqüência de lesões no sistema nervoso. De acordo com a localização da lesão, podem ser encontradas disfunções vocais por lesões centrais, periféricas ou, então, por ambas.

As lesões centrais estão localizadas nos centros encefálicos ou nos núcleos dos nervos implicados na fonação. Isto é, alterações no córtex pré-central, nos tratos corticobulbares, na cápsula interna ou nos pedúnculos cerebrais, no tronco cerebral, no bulbo, na substância reticular, nos gânglios basais, no corpo estriado ou em todas essas localizações (Gamboa e Vegas, 1996).

As lesões periféricas acontecem ao longo do nervo vago ou em um dos três ramos nos quais se divide (faríngeo, laríngeo superior e laríngeo inferior ou recorrente) até à enervação da laringe. As lesões podem ser unilaterais ou bilaterais, sendo estas menos freqüentes. Em alguns TCE com importante afetação do tronco cerebral, junto com a alteração do nervo vago, são prejudicados outros pares cranianos, como o hipoglosso ou o glossofaríngeo, dando lugar ao que se conhece como paralisias associadas (Arias, 1994).

As *alterações mecânicas* incluem os traumatismos na laringe, tanto de origem externa como interna. As principais causas externas depois de um TCE são as traqueotomias feitas em situações de urgência, a existência de contusões nas cartilagens laríngeas (choque contra o volante de um carro, impactos contra objetos nas quedas, etc.), ou ambas. Entre os fatores de origem interna devem ser destacadas as entubações prolongadas nasogástricas, endotraqueais, ou ambas, que podem lesionar as mucosas que recobrem as cartilagens e provocar granulomas, pericordites, estenoses infraglóticas, etc.

Como nos transtornos da deglutição, a avaliação requer a participação conjunta do otorrinolaringologista, do neurologista e do fonoaudiólogo. Algumas provas úteis são a eletroglotografia, as medidas aerodinâmicas, a fotoglotografia, a eletromiografia laríngea ou a videoestroboscopia laríngea. Este último procedimento permite avaliar a freqüência fundamental da voz, a simetria bilateral dos movimentos, a periodicidade, o fechamento glótico, a amplitude, a onda mucosa, a presença de segmentos que não vibram, etc.

Em função do tipo de disfonia, o tratamento será orientado para a melhoria de determinados aspectos. No caso das disfonias neurológicas, os exercícios terão como objetivo aumentar ou diminuir a intensidade da voz, melhorando a hipoadução ou hiperabdução do fechamento glótico, facilitando o uso de uma postura da boca em sua abertura máxima, utilizando gravações e registros de *biofeedback* que permitam constatar e ajustar a intensidade. Dado que, em muitas ocasiões, a respiração é insuficiente ou incoordenada com a fonação. É importante aumentar a capacidade vital, favorecer um padrão de respiração correto e insistir nos exercícios de coordenação fono-respiratória (Barat et al., 1991). Por outro lado, nas disfonias de origem mecânica, o tratamento combina as intervenções cirúrgicas e a terapia vocal. Os procedimentos cirúrgicos são variados: vão desde a extirpação da lesão à ressecção de partes fraturadas e inserção de porções de plástico junto com enxertos de pele, ou injeção de Teflon ou Gelfoan, etc. As técnicas de terapia vocal são direcionadas a melhorar o fechamento glótico, aumentando sua tensão, para alcançar um timbre e intensidade adequados, facilitar as mudanças de intensidade e inflexões, ou o repouso vocal, etc., conforme os casos.

ALTERAÇÕES DA FALA

As dificuldades da fala alteram o controle motor dos órgãos que intervêm nesse processo. Às vezes, podem acontecer casos de disglosia como conseqüência de lesões no esqueleto ósseo ou na musculatura oral dando lugar a transtornos ou malformações orgânicas que provocam alterações articulatórias. No entanto, na maioria dos casos, é mais freqüente encontrar déficits na execução desses planos motores (disartrias) ou no planejamento e preparação dos movimentos (dispraxias).

Disartria

A disartria é uma alteração de origem neurológica que pode derivar de uma lesão no sistema nervoso central ou no periférico, ou em ambos os sistemas. Se manifesta em forma de transtorno vocal, paresias, incoordenação muscular ou paralisia que darão lugar a dificuldades no controle muscular dos órgãos da respiração, fonação, ressonância, articulação e prosódia em diversos graus.

Os estudos sobre disartria em pacientes com TCE são raros e oferecem estimativas de prevalência variáveis (desde 8 até 100%). Uma pesquisa realizada na Espanha por Urruticoechea e Bermúdez (1997), em uma série de cem pacientes encontrou dificuldades de articulação em 35% da amostra. Em qualquer caso, o que fica evidente é o elevado grau de persistência da disartria ao longo do tempo, mesmo depois da melhora de outros transtornos concomitantes da linguagem.

As teorias de estilo clássico não permitem descrever a tipologia deste transtorno nas pessoas com TCE, o que obrigou a estabelecer novas propostas de classificação em função da localização da lesão, sendo mais freqüente as disartrias mistas devido à origem multifocal das lesões cerebrais traumáticas. Assim, na Tabela 14.2 é apresentada a

Tabela 14.2 Classificação das disartrias mais habituais depois de um TCE

Disartrias específicas
Espástica: Têm origem nas lesões bilaterais das vias corticobulbares do neurônio motor superior. Com freqüência caminha junto com um quadriplegia espástica sendo o componente mais freqüente nos casos de disartria mista.
Atáxica: Acontece por lesões no cerebelo ou nas conexões entre este e o tronco encefálico. Como sinal, a ataxia é outro componente que aparece com mais freqüência nas disartrias de tipo misto.
Flácida: É conseqüência de uma lesão nos núcleos dos pares cranianos à nível do bulbo raquidiano implicados na fala (nervos hipoglosso, vago, facial e trigêmeo)
Hipocinética: Responde a uma lesão no sistema extrapiramidal, concretamente, nos gânglios basais e nos núcleos superiores do tronco encefálico.
Disartrias mistas
São *espástica-atáxica, espástica-hipocinética, espástica-flácida e flácida-atáxica*. São caracterizadas por compartilhar traços próprios de várias das específicas. A disartria mista espástica-atáxica é a que aparece com mais freqüência depois de um TCE, sendo menos comuns as disartrias flácidas e hipotônicas.

TCE = Traumatismo cranioencefálico.
Fonte: Theodoros et al., 1994.

classificação feita por Theodoros e colaboradores (1994) que distingue quatro tipos específicos e quatro mistos.

Os sintomas que podem ser encontrados são variados devido à diversidade e complexidade das lesões. No entanto, há um conjunto de sintomas que costuma aparecer com mais freqüência, embora sua presença não tenha por que ser simultânea. Portanto, os mais característicos são:

1. A imprecisão articulatória, caracterizada por dificuldades no controle do tônus da língua, redução da mobilidade da língua, diminuição da velocidade na co-articulação com um aumento na duração dos fonemas e distorção das vogais, alterações na força muscular dos lábios (principalmente, no lábio inferior), pouca protusão e arredondamento dos lábios, etc. É mais freqüente encontrar disfunções no nível da língua do que dos lábios.

2. A hipernasalidade é uma alteração da ressonância muito freqüente causada pela incompetência do fechamento velofaríngeo acompanhado de uma redução da pressão intra-oral (o que influi na produção dos fonemas oclusivos /p/ e /b/, entre outros). Também pode aparecer o contrário, isto é, hiponasalidade.

3. Alterações na respiração, desde a incoordenação dos movimentos da musculatura do abdômen e a caixa toráxica até uma redução, debilidade ou dificuldade no controle do fluxo respiratório.

4. Alterações na prosódia. Prolongamentos nos intervalos entre sílabas ou palavras, redução da flexibilidade do tom e da intensidade, aumento ou diminuição excessiva da sonoridade, etc.

5. Alterações na fonação. São caracterizadas por tom monocorde ou excessivas variações como conseqüência de uma hipofunção ou uma hiperfunção da laringe, respectivamente, voz áspera ou rouca, dificuldades na coordenação fonorrespiratória, etc.

Dada a complexidade do transtorno e a variabilidade dos sintomas que podem aparecer, deve-se fazer uma avaliação completa e exaustiva avaliando a fonação, a respiração, a articulação, a ressonância, os aspectos prosódicos, bem como uma exploração da musculatura que intervém na fala.

Prater e Swift (1995) apresentaram, de forma detalhada e explícita, um procedimento simples para avaliar os aspectos motores e sensoriais da musculatura da fala. Esta exploração pode ser complementada com o perfil para os transtornos disártricos na paralisia cerebral elaborado por Puyuelo (1996). Na língua inglesa, há também a *Dysarthria examination battery* (Drummond, 1993), que permite avaliar a fonação, a prosódia, a ressonância, a articulação, a respiração e a fala na comunicação funcional, tanto em adultos como em crianças. Além disso, serve para avaliar os progressos durante o tratamento, assim como para orientar sobre os possíveis sistemas alternativos de comunicação mais apropriados para cada paciente.

As linhas de tratamento deste transtorno variam em função do período de evolução e das dificuldades que cada caso apresenta. Não existe um padrão reabilitador único, mas deve-se recorrer à utilização de múltiplas técnicas de forma simultânea ou sucessiva. As principais áreas de trabalho são:

1. A respiração: deve-se trabalhar a ampliação do volume de ar ou, então, o controle e implementação da respiração para a fala.

2. A precisão articulatória: deve-se recorrer a uma abordagem multimodal da realização dos sons, buscando a tomada de consciência por parte do paciente do modo no qual os sons são realizados.

3. A competência velofaríngea: podem ser utilizadas diversas metodologias em função da gravidade do caso, isto é, nos casos leves e moderados, costuma-se recorrer a um treinamento do controle do véu através de exercícios com ajuda da retroalimentação proporcionada pelas execuções; nos casos mais graves, podem ser utilizadas as próteses e as cirurgias.

4. A prosódia: pode-se recorrer ao treinamento de entonações contrastantes, assim como ao desenvolvimento de padrões de fala mais lenta, marcando a acentuação e controlando a respiração.

5. A fonação: são utilizadas técnicas semelhantes às apontadas para as disfonias podendo-se incluir aqui a utilização de próteses. Este tipo de tratamentos pode ser desenvolvido de forma direta ou com a ajuda de programas computadorizados elaborados para o tratamento da voz, como são o Speech-Viewer, o Doctor-Speech ou o Visispeech.

Dispraxia/apraxia

A apraxia é definida como a incapacidade para realizar atos voluntários aprendidos, sem que essa dificuldade possa ser explicada por uma alteração da inervação muscular, de uma incoordenação sensóriomotora, ou de ambas, e com possibilidade de executar ações complexas sem controle volitivo, isto é, de forma automática. Quando as dificuldades não são tão evidentes para impedir a fala, esse tipo de alteração recebe o nome de dispraxia.

Atualmente, não existem estudos que avaliem a freqüência com a qual esse transtorno aparece depois de um TCE, e, por isso, não se pode determinar sua prevalência nesta população.

Em relação aos problemas associados às lesões cerebrais traumáticas, convém diferenciar entre três tipos de alterações: a) apraxia oral ou bucofacial; b) apraxia da fala ou verbal e c) agrafia apráxica.

A *apraxia oral ou bucofacial* é caracterizada por uma incapacidade para mover os músculos dos lábios, das maxilas, da língua, do palato, da laringe e da faringe para realizar movimentos não-lingüísticos como soprar, mandar beijos, chupar mediante a solicitação verbal do clínico.

A *apraxia da fala ou verbal* se refere a uma dificuldade presente para realizar movimentos volitivos na produção dos sons da fala como conseqüência de uma lesão nas áreas corticais do hemisfério esquerdo. As dificuldades observadas na fala dos TCEs que têm uma apraxia da fala são erros de substituições, adições, repetições e prolongamentos de sons, assim como grandes dificuldades para articular os sons que requerem movimentos precisos como são os fricativos e africados de nossa língua. Por outro lado, quanto mais longas são as seqüências dos sons que devem articular, maior número de erros aparecerão, como perseverações em determinados sons pronunciados. Apresentam dificuldades no início das palavras onde demostram grandes esforços articulatórios e hesitações. Quando a pessoa é consciente de sua incapacidade para articular, tenta várias vezes a pronúncia correta dos sons. Além disso, podem ser observadas diferenças entre as realizações que voluntárias e as automáticas, sendo sua execução muito melhor nestas últimas.

Na prática, é difícil o diagnóstico diferencial entre a disartria e a dispraxia de fala posto que compartilham muitos de seus sintomas. Na Tabela 14.3, é apresentado uma comparação dos sinais e sintomas que ajudam a diferenciá-las.

Finalmente, a *agrafia apráxica* é um transtorno da escrita, de tipo periférico, que consiste em uma dificuldade na hora de escrever as letras como conseqüência de uma alteração ao transformar a informação espaço-temporal dos programas motores grafêmicos em diretrizes motoras para os músculos que intervêm na escrita. Portanto, é um transtorno que afeta a programação motora da escrita e que pode aparecer sem que o paciente apresente apraxia dos membros.

Esses pacientes costumam ter bom conhecimento das letras (podem escrever através do teclado e até soletrá-las oralmente). Isso deixa claro que a representação da letra está preservada. Diante disso, os movimentos são difíceis e lentos, introduzem traços inadequados, perseveram, emitindo várias vezes os mesmos movimentos, omitem traços e confundem a orientação das curvas. Uma vez registrada a letra, ou enquanto as escrevem, estão conscientes dos erros que cometem e rei-

Tabela 14.3 Principais diferenças entre disartrias e dispraxias

Disartrias	Dispraxias
• Omissões e distorções de fonemas • Afetam os mesmos fonemas • Aparecem em diversas tarefas (fala espontânea, linguagem automática e repetição)	• Adições, repetições ou prolongamentos de fonemas • Afetam diversos fonemas • Acontece em tarefas de pronúncia • Melhora a execução em seqüências automáticas
• Os reflexos orais costumam ser anômalos • Menor consciência dos erros e ausência de autocorreções • Existem alterações no tom, na força, na categoria dos movimentos ou em todos eles • Localização de lesão distinta	• Os reflexos orais costumam ser normais • Maior consciência dos erros e maior número de tentativas de autocorreção • Maiores dificuldades articulatórias para seqüências longas

niciam várias vezes a escrita na tentativa de controlar os movimentos que estão realizando. Na maioria dos casos, o resultado final é uma grafia ilegível com formas incompletas e distorcidas.

Embora, nos últimos anos, tenha havido um maior interesse por este tema, apenas se dispõe de protocolos para avaliar essas dificuldades em adultos. Por outro lado, os testes traduzidos em castelhano são ainda mais raros. Os instrumentos de avaliação para a apraxia oral e a da fala podem ser classificados como testes padronizados e como sistemas de pontuação acerto/erro. Entre os primeiros, se encontra a segunda edição da bateria de apraxia para adultos (*Apraxia battery for adults*) de Dabul (2000), revista e com novas medidas de validade e confiabilidade que permitem identificar o ambiente e estabelecer sua gravidade, ou o *Test of Oral and Limb Apraxia* (TOLA), de Helm-Estabrooks (1992), que abrange todas as idades. Entre os sistemas de pontuação acerto/erro, se encontra o elaborado por Roy e Square (1985), que avalia a apraxia oral, a da fala e a dos membros mediante 10 categorias refletindo o tipo de erros que são cometidos e a ordem temporal na qual acontece quando se realiza o movimento.

Finalmente, para avaliar a agrafia apráxica se pode recorrer à comparação das produções envolvendo escrita de letras e de palavras, de forma manual e mecanografadas ou com letras móveis.

Em relação ao plano de tratamento, este deve se procurar resolver as dificuldades que os pacientes encontram no posicionamento dos órgãos para produzir sons e na seqüência dos movimentos para emitir palavras e enunciados. Square-Stroker (1989) expôs detalhadamente os métodos para o tratamento das posições articulatórias dos sons, entre os quais incluem as técnicas de colocação fonética, abordagem progressiva, derivação fonética, imitação de contrastes fonéticos, técnica de palavra-chave e o sistema PROMPT (*Prompt for Restructuring Oral Muscular Phonetic Targets*). Para o desenvolvimento de um movimento coordenado da musculatura e de uma adequada organização temporal do mesmo, se incluem a terapia da entonação melódica, a estimulação vibrotátil, o sistema PROMPT e outras técnicas que incidem nos aspectos facilitadores mediante a utilização de informação cinestésica, supra-segmentária, etc.

Em relação ao tratamento da agrafia apráxica, este deve ser levado para a aprendizagem dos movimentos da mão necessários para a escrita das letras. É conveniente começar por movimentos simples e amplos com escrita dirigida pelo terapeuta, repasse de letras e traços, representação no ar, etc., para ir reduzindo de forma progressiva o tamanho e aumentando a precisão dos movimentos até atingir um tamanho de letra o mais normal possível.

ALTERAÇÕES DA LINGUAGEM

Do ponto de vista histórico, os déficits lingüísticos pós-traumáticos foram estudados já na Primeira Guerra Mundial, mas, sem dúvida, a publicação da obra de A.R. Luria, *Traumatic aphasia* (1970), foi um dos primeiros marcos relevantes neste campo. Durante a década de setenta, a atenção esteve centrada nas alterações lingüísticas (fonológicas, morfológica, sintáticas e semânticas) que ficavam refletidas nos testes. Tradicionalmente, as dificuldades lingüísticas eram englobadas sob o rótulo de afasias (Broca, Wernicke, Condução, Transcortical, etc.) e as referências que eram feitas aos déficits comunicativos eram de caráter geral (anomalias na seqüência lógica do discurso, frases vazias de conteúdo, tangencialidade, confusão de idéias, etc.). No entanto, a incapacidade das provas tradicionais para refletir os problemas comunicativos, em contextos naturais, desembocou no aparecimento, durante a década de oitenta, de conceitos como o de *afasia subclínica*, de Sarno (1980) e de Sarno e colaboradores (1986). Este termo foi amplamente utilizado para definir a evidência de déficits de processamento lingüístico obtidos mediante teste de ausência de manifestações clínicas de alterações lingüísticas. As alterações lingüísticas incluídas, nesta categoria, são os déficits nas tarefas de nomeação por confrontação visual, na fluência de recuperação de rótulos lexicais e na compreensão em testes como o *Token Test*. O nível de alteração seria menor do que nos casos de afasia e de disartria com afasia. Portanto, propunha-se a existência de um contínuo de gravidade nas alterações lingüísticas que sobrevêm ao dano cerebral que oscilaria desde os casos mais graves de afasia até os casos leves de afasia subclínica. No entanto, os progressos no conhecimento das interações entre linguagem e cognição que surgiram na década de oitenta começaram a dar uma explicação distinta para as dificuldades apontadas por Sarno. A partir desse momento, as alterações da linguagem começaram a ser consideradas como transtornos cognitivo-lingüísticos. Por exemplo, nesta linha de trabalho, Hagan (1984) propôs que as alterações de tipo cognitivo (déficit de memória, atenção, sequenciação, etc.) afetavam a linguagem dando lugar a problemas na organização das idéias, dificuldades de acesso léxico, etc. E no final da década de oitenta e princípios da década de noventa, apareceu um novo conceito que pretendia descrever melhor o impacto direto que têm os déficits lingüísticos sobre o discurso dos pacientes. Produziu-se um deslocamento no objeto de estudo, centrando-se cada vez mais nas implicações que esses déficits têm no funcionamento cognitivo dos pacientes em diversos contextos sociais. Neste sentido, as alterações lingüísticas são consideradas, atualmente, como transtornos *cognitivo-comunicativos*.

A partir dessa apresentação, o restante do capítulo abordará, em primeiro lugar, as alterações das pessoas com TCE nos processos de expressão e de compreensão oral e escrita. Depois, de forma mais detalhada, as dificuldades que outros pacientes apresentam em outros aspectos conversacionais, como a análise do discurso, o emprego e a compreensão dos traços prosódicos e a dimensão pragmática da comunicação.

Expressão

Uma das dificuldades expressivas mais graves que podem aparecer depois de um TCE é o *mutismo pós-traumático*, caracterizado pela impossibilidade para verbalização, embora o paciente consiga se comunicar através de gestos ou da escrita (Bruna et al., 1999).

A maioria das pesquisas coincidem em apontar que um dos transtornos mais freqüentes é a *anomia*. Existem diversos tipos de anomias (de nível fonêmico, semântico, fonológico e de conexão fonológico-semântica), mas, geralmente, se pode descrever como uma dificuldade para o acesso ou recuperação dos rótulos lexicais. Estas podem referir-se tanto a nomes como a adjetivos, verbos, etc. Outras alterações freqüentes depois de um TCE são as *parafasias semânticas* (substituições de palavras às quais o paciente não tem acesso, por outras da mesma categoria semântica) e as *perseverações* (pronúncia de palavras ditas anteriormente quando se deve evocar outra diferente).

De forma menos habitual, é possível encontrar alterações como o jargão (dificuldade para a recuperação de formas léxicas, que conduz a neologismos ou termos inventados e aproximações fonológicas), as *estereotipias* (reduções da expressão do paciente a um fonema ou palavra), os *circunlóquios* (fenômeno que consiste na descrição das características da palavra que não conseguem recuperar), as *ecolalias* (repetições imediatas do que se disse ou do que se ouviu), o *agramatismo* (dificuldades para o uso de palavras funcionais, de elementos morfossintáticos e de estruturas gramaticais complexas) e o *paragramatismo* (limitações para a escolha dos elementos léxicos que constituem a oração).

Compreensão

Podem ser observadas dificuldades na compreensão, embora com menor freqüência ou de forma mais leve. Podem afetar a discriminação auditiva (surdez verbal pura), o acesso à representação léxica das palavras (surdez para a forma da palavra) ou o acesso à representação semântica (disfasia profunda). As mais comuns envolvem as dificuldades para compreender orações de maior complexidade sintática, como as orações reversíveis (nas quais dois nomes podem servir como agentes temáticos), assim como para seguir instruções ou conversações, interpretar metáforas e provérbios, etc., e que guardam relação com outros déficits na atenção, na capacidade de raciocínio, etc.

Leitura

As dificuldades de leitura podem aparecer de maneira concorrente com as alterações lingüísticas citadas anteriormente, embora possam acontecer de forma isolada. Sua natureza é muito variada em função da localização da lesão. Assim, podem ser encontrados *déficits perceptivos* (dificuldades para acomodar o olhar no texto, dificuldades de convergência ocular, desordens nos movimentos sa-cádicos dos olhos, etc.) como conseqüência de lesões por efeito do movimento de aceleração-desaceleração. Ou, então, podem aparecer problemas de caráter lingüístico, como são a *alexia pura* (leitura letra por letra) ou os diversos tipos de *dislexias* (sendo mais freqüente as dislexias fonológicas).

Escrita

Como acontece com as dificuldades na leitura, os déficits na escrita podem aparecer conjuntamente com outras alterações lingüísticas ou, então, de forma isolada. De novo, a localização da lesão determina o tipo de alterações que podem aparecer, variando desde simples disgrafias de caráter motor causada pela paralisia do membro dominante para a escrita até alterações mais complexas que afetam os processos lingüísticos. Entre estas últimas, se encontram as *disgrafias*, principalmente aquelas de natureza fonológica.

A avaliação da linguagem das pessoas com TCE deve começar com uma entrevista que permita detectar em que processos têm dificuldades, assim como coletar uma amostra da fala em diversos contextos (espontânea, repetição, narrativa, dirigida, etc.). Esta amostra da fala deve ser analisada cuidadosamente, explorando a complexidade de sua linguagem, a presença ou ausência dos distintos elementos gramaticais, as dificuldades para articular ou encontrar palavras, etc. Em uma segunda fase se procederá selecionando o conjunto de provas ou tarefas dos diversos testes, ao nosso alcance, para determinar exatamente onde se encontram as dificuldades, manipulando as variáveis de freqüência e de imaginabilidade, palavras funcionais, estruturas sintáticas reversíveis, passivas, ou ambas, etc.

Atualmente não existem formas específicas para detectar as alterações lingüísticas dos pacientes com TCE, e, por isso, se recorre a provas gerais que permitam avaliar os processos da linguagem; entre elas, cabe destacar o Test Boston para o diagnóstico da afasia (Goodglass e Kaplan, 1996) ou a adaptação do *Psycholinguistic Assessments of Language Processing in Aphasia* (PALPA) (de Kay, Lesser e Coltheart) feita por

Valle e Cuetos (1995) e chamada em castelhano de *Evaluación del processamiento lingüístico en la afasia* (EPLA). No entanto, este último teste conta com o inconveniente de não ter uma padronização com população espanhola. E em relação a alguns dos problemas mais freqüentes, como as anomias ou a redução da fluência verbal, pode-se recorrer ao teste de vocabulário de Boston ou a tarefas de fluência verbal como o FAS[1] (Fluência Verbal Fonética e Semântica) ou o *Controlled Oral Word Association Test* (COWAT).

O plano de tratamento deve basear-se em um conhecimento preciso dos déficits do paciente. Por outro lado, é preciso conhecer quais são os processos que permanecem intactos para utilizá-los como apoio na reabilitação. Deve-se estabelecer uma hierarquia que especifique, passo a passo, as dimensões a serem trabalhadas, partindo sempre dos elementos mais simples e concretos para os mais gerais e abstratos. É conveniente utilizar poucos elementos e consolidar os progressos, antes de continuar com novos elementos.

Os diferentes programas de tratamento podem desenvolver-se ou elaborando material fungível, fichas, elementos pictográficos, etc., ou com o apoio de sistemas computadorizados. Entre estes últimos, alguns dos mais empregados são o programa Lexia, o Programa de Estimulação Lingüística (PEL) e Microworld for Aphasia (versão 2), projetado para a reabilitação da compreensão, no qual se apresentam diferentes construções sintáticas onde são trabalhadas as relações espaciais com diversos verbos utilizando sujeitos e objetos inanimados (uma caixa, uma estrela e uma bola). Infelizmente, não está disponível ainda a adaptação deste programa em nossa língua.

Análise do discurso

Embora algumas dificuldades de tipo lingüístico, como a anomia, possam afetar de forma direta as capacidades discursivas, estas nem sempre se encontram alteradas por este motivo. Um fato bem-conhecido quando se explora pessoas que sofreram um TCE é que os aspectos formais da linguagem podem estar preservados, mas os elementos discursivos (como o uso de nexos coesivos, a estruturação e geração de histórias e a coerência global do discurso) podem encontrar-se alterados de forma notável. Este fenômeno se torna consistente com os efeitos das contusões traumáticas nas regiões pré-frontais do córtex cerebral e com as descobertas feitas com as modernas técnicas de neuroimagem. Por exemplo, Hartley e Jensen (1991) encontraram que as pessoas com TCE apresentavam uma degeneração na produção, no conteúdo na coesão da narração e no discurso de natureza procedimental (explicar como fazer coisas diferentes). Possivelmente foi Coelho (1995a, b) quem pesquisou esta questão de forma mais detalhada e demonstrou as deficiências deste tipo de pacientes na coesão, coerência e estrutura do discurso, assim como na capacidade para iniciar e manter temas de conversação, bem como na relação entre esses déficits e as alterações no processamento executivo que caracterizam os pacientes com lesões frontais.

Para esse nível de análise não basta realizar provas envolvendo os elementos isolados da linguagem como a compreensão auditiva, nomeação, repetição, etc; são necessárias outras medidas que permitam estudar a linguagem em situações naturais. Para atingir este objetivo, pode-se fazer uma avaliação de tipo quantitativo dos elementos do discurso ou, então, de caráter mais qualitativo.

Para fazer uma análise quantitativa deve-se registrar uma amostra de discurso em fita ou em vídeo para avaliar, posteriormente, aspectos microlingüísticos (elementos sintáticos, léxicos e fonológicos), macrolingüísticos (identificação e uso adequado dos nexos coesivos, estruturação e coerência local e global do discurso) e outros elementos como a produtividade medida em tempo e quantidade, a adequação e a relevância das respostas.

Por outro lado, uma das provas mais empregadas do ponto de vista qualitativo do discurso é a análise clínica do discurso (Damico,

---

[1] N. de R. T.: Nesta tarefa é solicitado, ao paciente que diga durante 1 minuto todas as coisas que começam com "F", "A", "S" – também denominado de "fluência verbal categoria fonológica".
Para avaliar a fluência verbal semântica a categoria mais usada é a dos animais.

1985), que reúne amostras da linguagem em situações de comunicação aberta e estuda os enunciados, oferecendo uma avaliação quantitativa e qualitativa de aspectos como a quantidade de informação oferecida, sua relevância, capacidade de estruturação do discurso, etc. Nos últimos anos, elaborou-se um protocolo, o perfil da deterioração funcional da comunicação (*Profile ou Functional Impairment in Communication*) (Linscott, Knight e Godfrey, 1996) projetado de forma específica para registrar os problemas de comunicação secundários para o TCE, e em cuja adaptação para o castelhano estamos trabalhando atualmente. A folha resumo de respostas que reúne as dimensões exploradas por esse instrumento é apresentada na Tabela 14.4.

ÁREAS DE INTERESSE CRESCENTE

Alterações da prosódia

A prosódia é um traço supra-segmental ou paralingüístico da fala que inclui o acento, a entonação e o manejo das pausas. Do ponto de vista acústico, reflete na freqüência fundamental, na intensidade e na duração dos sons.

A prosódia apresenta funções tanto lingüísticas, em diversos níveis (fonológico, léxico e sintático), como afetivas. Assim, de um ponto de vista didático, convém distinguir entre dois tipos de *prosódia*, a *lingüística* e a *afetiva* (Pell, 1998). A primeira compreende a acentuação, as pausas, as mudanças na curva melódica para indicar diversos tipos de enunciados (interrogativos, enunciativos, etc.) e pode ser utilizada para discriminar ambigüidades semânticas e sintáticas. Nas pessoas com TCE, é freqüente encontrar um padrão de fala monótono, plano, com dificuldade para produzir a entonação dos diversos tipos de enunciados e redução da capacidade de compreensão de palavras cuja distinção se baseia no acento léxico, bem como para discriminar enunciados baseados no padrão prosódico. Ao contrário, os casos de hiperprosódia são raros.

A prosódia emocional indica os diversos estados de ânimo com que se transmitem as mensagens, influindo, por exemplo, no seu conteúdo. Permite mudar o significado dos enunciados expressando ira, confusão, alegria, sarcasmo, ironia, etc. Depois de uma lesão cerebral traumática, especialmente quando existe lesão frontal, observa-se com freqüência maior dificuldade para conseguir que o tom da voz marque seu estado de ânimo e um reduzido uso de elementos expressivos de outra índole, como são os gestos e as expressões faciais. Quanto às dificuldades de compreensão encontrou-se nesses pacientes um uso limitado dos contornos prosódicos para identificar o estado de ânimo tanto em frases nas quais a estrutura sintática era incongruente com a entonação e em orações que eram congruentes.

Este tipo de alteração é o que recebeu maior atenção nos últimos anos, desenvolvendo-se diferentes linhas de pesquisa a respeito:

1. Uma das preocupações é a localização cerebral da prosódia, a partir da dissociação encontrada em pacientes com lesão cerebral entre as alterações da compreensão dos elementos paralingüísticos (aprosódia) e a compreensão dos elementos lingüísticos (afasia), o que sugeriria a hipótese da independência do processamento prosódico diante do processamento do conteúdo lingüístico. Neste sentido, há alguns anos se considerava que o hemisfério direito era o responsável em desempenhava esta função (Ross, 1984). No entanto, a cada dia aparecem mais pesquisas que contradizem esta afirmação, ao menos de forma geral (Elsabagh e Cohen, 2001), posto que a evidência clínica aponta que tanto os pacientes com lesões no hemisfério direito como aqueles com lesões no esquerdo são piores na execução do que os sujeitos sem lesões, embora, entre ambos os grupos de pacientes, os que têm uma lesão no hemisfério direito apresentem maior probabilidade de alteração. Nesse sentido, atualmente, considera-se que o hemisfério direito está envolvido no processamento da informação espectral, enquanto o esquerdo é ativado no processamento temporal da informação, que é provável que a informação prosódica seja

Tabela 14.4 Folha resumo do perfil de deterioração funcional da comunicação

Data de aplicação:
Nome do paciente:
Idade: Anos de escolarização

Seção	Normal	Muito pouco deteriorado	Ligeiramente deteriorado	Moderadamente deteriorado	Severamente deteriorado	Muito Severamente deteriorado
1. Conteúdo lógico						
2. Participação geral						
3. Quantidade						
4. Qualidade						
5. Relação interna						
6. Relação externa						
7. Clareza de expressão						
8. Estilo social						
9. Tema de conversação						
10. Comunicação não-verbal (prosódia e comunicação gestual)						

Seção 1. *Conteúdo lógico*: capacidade para utilizar uma linguagem lógica, compreensível e coerente.
Seção 2. *Participação geral*: capacidade para participar na interação social de forma organizada e sensível aos interesses do outro.
Seção 3. *Quantidade*: capacidade para proporcionar uma quantidade de informação, dadas as necessidades ou a compreensão do outro.
Seção 4. *Qualidade*: capacidade para dar informação de modo que pareça honesto ou baseado em fatos reais.
Seção 5. *Relação interna*: capacidade para trazer idéias de modo organizado e relacionado.
Seção 6. *Relação externa*: capacidade para relacionar seus próprios comentários com as contribuições anteriores do outro.
Seção 7. *Clareza de expressão*: capacidade para expressar idéias de forma clara e concisa.
Seção 8. *Estilo social*: capacidade para usar um estilo apropriado.
Seção 9. *Tema de conversação*: capacidade para abordar um tema de conversação social, cultural ou moralmente apropriado.
Seção 10: *Comunicação não-verbal*: capacidade para melhorar a comunicação com o uso de elementos não-verbais.

Fonte: Linscott, Knight e Godfrey, 1996.

processada pelo hemisfério direito e transmitida ao esquerdo para participar na análise sintática dos enunciados. Tudo isto leva a considerar que o processamento da prosódia é bilateral, mas ainda ficam muitas incógnitas por resolver. Exige-se maior número de estudos que determinem quais são os traços acústicos preferencialmente processados por cada hemisfério (se os há), como influi a função (lingüística e afetiva) no processamento e que diferenças são produzidas quando se processa a prosódia para diversos níveis (fonológico, léxico e sintático). Mesmo assim, são imprescindíveis pesquisas neste campo sobre a língua espanhola.[2]

2. O desenvolvimento de métodos de avaliação que permitam explorar as dificuldades da prosódia emocional. Não existem procedimentos projetados especificamente para o estudo deste tipo de alterações em pessoas com TCE, mas, nos últimos 20 anos, foram elaboradas alguns testes que podem ser úteis neste sentido. A título de exemplo, podem-se mencionar o *Affective Communication Test* (ACT), de Friedman e colaboradores (1980), ou o protocolo proposto por Ross (1999) que se divide em: a) produção espontânea de gestos e prosódia (avalia-se através de uma entrevista na qual o entrevistador faz perguntas com carga emocional para observar a forma em que expressa a afetividade por meio da modulação da entonação); b) repetição de prosódia afetiva (o clínico pronuncia uma frase enunciativa com diversos padrões de entonação para que o paciente a repita com a mesma entonação); c) compreensão de prosódia afetiva (pronuncia-se um enunciado declarativo livre de palavras com carga emotiva utilizando diversas entonações afetivas, como enfado, alegria, etc., sem que o paciente veja o profissional, e depois lhe é oferecida uma lista de opções para que selecione a emoção que esta frase expressa) e d) compreensão de gestos (o clínico se coloca, desta vez, diante do paciente e faz gestos com o rosto e com as mãos que expressam diversas emoções que o paciente deve reconhecer).

3. A importância atribuída às alterações da prosódia em relação às dificuldades que alguns pacientes com TCE e lesões frontais apresentam para compreender e expressar emoções. Estas limitações podem desempenhar um papel essencial na hora de entender a dificuldades dessas pessoas em suas relações sociais (McGann, Werven e Douglas, 1997; Bond e Godfrey, 1997), questão tratada mais detalhadamente no próximo item.

Alterações pragmáticas

Nas páginas anteriores, destacou-se a relevância das alterações do discurso, das limitações na prosódia e de outras habilidades cognitivas e psicossociais para compreender a natureza dos transtornos de comunicação que acompanham a lesão cerebral traumática. De acordo com Snow e colaboradores (1997), essas alterações são melhor entendidas quando analisadas a partir do conceito de *competência pragmática*, que inclui tanto elementos conversacionais como habilidades sociais. Não se deve esquecer que a pragmática é definida como a capacidade para utilizar a linguagem verbal e não-verbal em contextos reais de comunicação e em interação com diferentes interlocutores.

Constitui uma área de especial interesse no trabalho com pessoas com TCE, posto que existe um acordo geral em reconhecer: a) a elevada prevalência deste tipo de alterações nessa população; b) a relação entre as alterações na pragmática da comunicação e outros processos cognitivos associados ao funcionamento dos lobos frontais (atenção, memória operativa ou de trabalho, raciocínio, compreensão e expressão de emoções, e especialmente funcionamento executivo) e c) a relevância das alterações para uma integração social satisfatória.

Em relação à primeira questão, todos os estudos de acompanhamento a longo prazo

---

[2] N. de R. T.: Também sobre a língua portuguesa.

em pessoas com TCE destacam que as alterações pragmáticas representam o principal problema de comunicação a longo prazo nesses pacientes (Body et al., 1999). Incluem-se aqui dimensões heterogêneas tais como a incapacidade para expressar idéias de maneira lógica e coerente, dificuldade para se situar no tema da conversação em uma situação de diálogo, falta de habilidade para detectar as necessidades do interlocutor ou limitações para adaptar e modificar o discurso em função das respostas e mensagens não-verbais de outros, etc. Na Tabela 14.5 são apresentados, resumidamente, os principais problemas relacionados à pragmática que costuma estar alterada depois de um TCE.

Em relação à avaliação dessas habilidades pragmáticas, existe um consenso em ressaltar a dificuldade de fazer um estudo adequado da dimensão pragmática mediante o emprego de testes, posto que esse tipo de análise deve ser feito com linguagem espontânea, em contextos de comunicação próximos da realidade lingüística e cultural dessas pessoas, em diferentes situações da vida diária e com diversos interlocutores. Contudo, alguns protocolos de avaliação podem ajudar, e de fato, foram empregados com êxito na população de pessoas com TCE. Vale a pena mencionar, a título de exemplo, o trabalho pioneiro de Milton e colaboradores (1984) com o protocolo de pragmática (Prutting e Kirchner, 1983) ou o estudo mais recente de Flanagan e colaboradores (1995) mediante escala de observação comportamental BRISS (*Behaviourally Refferenced System of Intermediate Social Skills*).

O segundo elemento que merece ser comentado é a importância de outros problemas na hora de explicar certas alterações nos componentes pragmáticos da comunicação. Por exemplo, as limitações da atenção e a redução da velocidade de processamento de informação podem afetar os turnos da conversação. Os problemas de memória e as deficiências na capacidade de raciocínio podem levar os pacientes a tirarem conclusões inadequadas ou que se mostrem incapazes de captar a mensagem, especialmente o humor, a ironia ou o duplo sentido das frases. As dificuldades perceptivas ou emocionais quanto à interpretação das mudanças na expressão facial também interferem na compreensão do discurso ou no turno adequado da conversação. Mas, sem dúvida, são as alterações no funcionamento executivo as que têm uma relação mais estreita com as limitações pragmáticas depois de um TCE. As dificuldades de automonitoramento do comportamento podem resultar em logorréia, no emprego de um volume de voz inadequado ou na dificuldade para renunciar a um turno de conversação. A falta de flexibilidade de pensamento se

Tabela 14.5 Características mais freqüentes das alterações pragmáticas em pessoas com TCE

Dificuldades para falar de um tema concreto, passando com muita facilidade de um para outro.
Dificuldades nos turnos de conversação. Não se sabe quando acabam e é freqüente interromper o interlocutor.
Dificuldades para manter uma conversação. Por exemplo, podem tratar de temas que não têm relação com o que se está falando.
Dificuldades para estruturar o discurso de maneira lógica ou seqüencial.
Alterações nos componentes não-verbais da conversação, por exemplo, sorriso exagerado.
Informação excessiva ou redundância.
Dificuldades para se situar no lugar do interlocutor.
Problemas para se expressar de maneira concisa.
Utilização de terminologia imprópria em relação à conversação.
Nível baixo de competência comunicativa, entendida como a capacidade de identificar as necessidades ou as mensagens do interlocutor e de adequar suas respostas às demandas do interlocutor.

TCE = traumatismo cranioencefálico.
Fonte: Junqué, Bruna e Mataró, 1998.

traduz em uma incapacidade para apreciar outras perspectivas. A perseveração se manifesta pela repetição estereotipada das mesmas idéias e uma maior dificuldade para mudar o tema da conversação bem como desinibição no emprego de uma linguagem socialmente inapropriada.

Alguns trabalhos analisaram o tipo de alterações pragmáticas em relação a lateralização da lesão frontal. Neste sentido, Alexander e colaboradores (1989) observaram que indivíduos com lesão pré-frontal esquerda tinham um discurso mais desorganizado e empobrecido e emitiam, em média, um terço a menos de palavras que aqueles que haviam sofrido lesões direitas; ao contrário, a alteração dos componentes pragmáticos é maior nesses últimos, com um discurso mais tangencial e socialmente inapropriado, dificuldade para respeitar os turnos, para escolher o tema de conversação, uso inadequado do contato ocular e uma maior limitação na hora de interpretar e expressar as características prosódicas da linguagem.

Finalmente, deve-se reconhecer o papel que desempenha este tipo de dificuldades no modo, na qualidade e na freqüência das relações sociais. A maioria das comunicações entre os seres humanos se estabelece através da linguagem e os desenvolvimentos mais atuais da lingüística enfatizam o contexto social da comunicação e o papel que a linguagem desempenha nas interações sociais. Por isso, compreende-se facilmente que as seqüelas, descritas tanto em pacientes adultos como em crianças e adolescentes, influem de forma negativa na qualidade de vida das pessoas afetadas, condicionando seu ajustamento familiar, escolar e social, assim como sua possível volta ao ambiente do trabalho. Entre as principais conseqüências, pode-se citar o aumento notável do risco de divórcio, a perda do contato com amigos anteriores, a tendência ao isolamento social e uma dificuldade a mais para conseguir a reinserção no trabalho (Morton e Wehman, 1995; Ojeda et al., 2000). Assim, por exemplo, Galski e colaboradores (1998), em um estudo de acompanhamento com 30 pacientes afetados por TCE, apontaram também a relação entre a presença de algumas alterações tais como a lentidão na expressão, logorréia ou dificuldade para manter o tema da conversação com o nível de integração social alcançado.

Por tudo isso, parece plenamente justificada a inclusão desses elementos nos programas de treinamento em habilidades sociais para pessoas com uma lesão cerebral traumática, na medida em que seu tratamento adequado representa uma das áreas de intervenção mais relevantes para a qualidade de vida e para a integração social posterior.

CASOS CLÍNICOS

Caso 1

Paciente de 21 anos, cursava estudos universitários quando sofreu um TCE grave por acidente de trânsito. Na sua entrada, o nível na escala do coma de Glasgow era de 5 pontos e permaneceu em coma durante dois meses. O período de amnésia póstraumática foi superior a três meses. Os resultados da TC inicial evidenciaram lesões axonais difusas e um hematoma subdural frontoparietal esquerdo. Os resultados da avaliação neurológica na unidade de lesão cerebral mostraram a presença de uma triparalisia espástica, uma leve paralisia facial esquerda e déficit nos pares cranianos hipoglosso, glossofaríngeo e vago. Na avaliação neuropsicológica, ficaram claros déficits na atenção sustentada e dividida, na memória anterógrada, no funcionamento executivo, junto com dificuldades para o controle emocional. Os resultados da avaliação funcional refletiram que o paciente era dependente nas atividades da vida diária tanto básicas como instrumentais. Na avaliação fonoaudiológica, observou-se uma afonia de tipo hipotônico com ausência total de movimento das pregas vocais e déficit de coordenação motora da mão direita para a escrita. O paciente fez reabilitação em neuropsicologia, fisioterapia, terapia ocupacional e fonoaudiologia. Teve acompanhamento periódico com neurologista, psiquiatra e médico de reabilitação. O tratamento em fonoaudiologia enfatizou o desenvolvimento de atividades que permitissem trabalhar todas as funções da laringe (respiratória, de válvula, de deglutição e fonação). Trabalhou-se a tonificação glótica e a respiração a partir de exercícios de força que incidiam na musculatura do pescoço (músculos supra e infra-hióideos, assim como os músculos elevadores e flexores da nuca) aproveitando a parada na inspiração. Exercitou-se o reflexo tussígeno com a língua fora da boca para melhorar a função de válvula e de deglutição da laringe. Foram feitas manipulações digitais diretas na laringe para a fonação sustentada, e exercícios de mudanças tonais para dar flexibilidade à laringe apoiados com a retroalimentação que o programa Speechviewer trazia. Por outro lado, foram feitos exercícios práticos e, de força e agilidade dos órgãos articuladores utilizando os guia-línguais, assim como exercícios de coordenação motora fina, como a realização de deslocamentos e manipulação de materiais de pequeno porte e a execução de tarefas de escrita de traços de diversas orientações e tamanhos. Devido à sua patologia física associada (triparalisia espástica), a variedade dos exercícios foi bastante reduzida. Depois de cinco meses de tratamento ambulatorial, o paciente foi evoluindo favoravelmente em todas as áreas. Do ponto de vista fonoaudiológico, recuperou a funcionalidade da mão direita para a escrita e quase todas as funções da laringe, embora continue trabalhando, atualmente, os aspectos prosódicos da fala e a agilidade articulatória.

Caso 2

Mulher de 52 anos, sofreu um TCE grave quando se dirigia, em seu carro ao instituto onde trabalhava como professora. A pontuação inicial na escala de coma de Glasgow foi de 5 pontos e permaneceu em coma durante sete dias. Os resultados da TC inicial destacaram a presença de uma contusão hemorrágica do lobo temporal esquerdo. Quando chegou à unidade de lesão cerebral, apresentava notável hemiparesia direita, dificuldades motoras para a linguagem, alterações na memória, mais evidentes para materiais de natureza verbal, instabilidade emocional, pouca tolerância à frustração e dependência para as atividades da vida diária. Os resultados da avaliação fonoaudiológica indicaram presença de uma apraxia importante da fala, déficit de compreensão oral e escrita e agrafia apráxica junto com alteração da rota fonológica. A paciente fez reabilitação de fisioterapia, terapia ocupacional e fonoaudiologia. Nesta última área, trabalhou-se a recuperação das habilidades para a escrita com a mão esquerda através de exercícios que supõem a execução de movimentos de diversos tamanhos e orientações, primeiro no espaço e depois no papel. Uma vez trabalhado este aspecto, passou-se à realização dos movimentos próprios das letras e, posteriormente, à ligação destas em sílabas e ao ditado de sons, sílabas e palavras. A compreensão de frases simples foi trabalhada a partir da realização de ordens simples e a correção de erros em orações que descreviam imagens da vida diária. Finalmente, foi treinada no uso funcional de um sistema alternativo de comunicação de base pictográfica (concretamente, o programa Sistema Pictográfico de Comunicação [SPC]) com tarefas de reconhecimento e discriminação inicial de símbolos, localização e organização dos símbolos no tabuleiro e construção de frases a partir de imagens nas quais somente se variava um dos paradigmas por vez (nomes, verbos e complementos). Atualmente, apesar de a gravidade dos seus déficits não permitir a reincorporação no seu posto de trabalho, é capaz de se comunicar com seus familiares e amigos através do sistema alternativo de comunicação e de palavras escritas; já se ocupa da organização da casa, assim como de algumas tarefas domésticas, pode deslocar-se de forma autônoma pela casa e pela cidade e participa em atividades terapêutico-desportivas (natação) dois dias por semana.

REFERÊNCIAS

ALEXANDER, M.P.; BENSON, D.F.; STUSS, D.T. Frontal lobes and language. *Brain Lang* 1989; 37: 656691.

ARIAS, C. *Parálisis laríngeas. Diagnóstico y tratamiento foniátrico de las parálisis cordales unilaterales en abducción*. Madrid: Masson, 1994.

BARAT, M; MAZAUX, J.M.; GIROIRE, J.M.; MOLY, P. Troubles du language et de la communication des traumatisés crâniens. In: PÉLISSIER, J.; BARAT, M.; MAZAUX, J.M. (eds.). *Traumatisme crânien grave et médecine de rééducation*. Paris: Masson, 1991; 193-198.

BODY, R.; PERKINS, M.; McDONALD, S. Pragmatics, cognition, and communication in traumatic brain injury. In: McDONALD, S.; TOGHER, L. E CODE (eds.). *Communication disorders following traumatic brain injury*. Hove: Psychology Press, 1999; 81-112.

BOND, F.; GODFREY, H.P.D. Conversation with traumatically brain-injured individuals: a controlled study of behavioral changes and their impact. *Brain Inj* 1997; 11: 319-329.

BRUNA, O.; GARZÓN, B.; JUNQUÉ, C. Alteraciones de la comunicación en pacientes afectados por traumatismo craneoencefálico. *Rev Logop Fon Audiol* 1999; XIX: 69-81.

COELHO, C.A. Impairments of discourse abilities and executive functions in traumatically brain injured adults. Brain Inj 1995a; 9:471-477.

_____. Discourse production deficits following traumatic brain injury: A critical review of the recent literature. *Aphasiology* 1995b; 9: 409-429.

DABUL, B. *Apraxia battery for adults*. Second edition. ABA-2. In: Tigard, C.C. (ed.) Oregon: Publications Inc., 2000.

DAMICO, J.S. Clinical discourse analysis: A functional approach to language assessment. In: SIMON, C.S. (ed.) *communication skills and classroom success*. London: Taylor and Francis, 1985;165-203.

DANIELS, S.K. Swallowing apraxia: a disorder of the praxis system? *Dysphagia* 2000; 15: 159-166.

DRUMMOND, S. *Dysarthria Examination Battery*. San Antonio, TX: Psychological Corporation, 1993.

ELSABAGH, M.; COHEN, H. The role of syntactic prosody in the perception of time-compres-sed speech: a laterality study. *Cognition* (http://www.er.ugam.ca/nobel/dl27335 elsabaghandcohen.html)

FLANAGAN, S.; McDONALD, S.; TOGHER, L. Evaluating social skills following traumatic brain injury: The BRISS as a clinical tool. *Brain Inj* 1995; 9: 321-338.

FRIEDMAN, H.S.; PRINCE, L.M.; RIGGIO, R.E.; DIMATTEO MR. Understanding and assessing nonverbal expressiveness: The affective communication Test. *J Pers Soc Psychol* 1980; 39: 333-351.

GALSKI, T.; TOMPKINS, C.; JOHNSTON, M.V. Competence in discourse as a measure of social integration and quality of life in persons with traumatic brain injury. *Brain Inj* 1998; 12: 769-782.

GAMBOA, J.; VEGAS, A. Alteraciones de la voz causadas por enfermedades neurológicas. In: GARCÍA-TAPIA, R.; COBETA, I. (eds.) *Diagnóstico y tratamiento de los trastornos de la voz*. Madrid: Garsi, 1996.

GOODGLASS, H.; KAPLAN, E. *Evaluación de la afasia y de trastornos relacionados*. Madrid: Médica Panamericana, 1996.

HAGAN, C. Language disorders in head trauma. In: HOLLAND, A. (ed.). *Language disorders in adults*. San Diego, CA: College Hill, 1984.

HARTLEY, L.L.; JENSEN, P.J. Narrative and procedural discourse after closed head injury. *Brain Inj* 1991; 5: 267-285.

HELM-ESTABROOKS, N. *Test of Oral and Limb Apraxia*. Austin. Tx: Pro-Ed Inc., 1992.

IÑIGO, S.; PAUL, N.; MUÑOZ CÉSPEDES, J.M. Rasgos prosódicos, acento y entonación en personas con daño cerebral. *Mapfre Medicina*, 2000; 11 (supl 1): 95-100.

JUNQUÉ, C.; BRUNA, O.; MATARÓ, M. *Traumatismos craneoencefálicos. Un enfoque desde la neuropsicología y la logopedia*. Barcelona: Masson, 1998.

LEDER, S.B. Fiberoptic endoscopic evaluation of swallowing in patients with acute traumatic brain injury. *J Head Trauma Rehabil* 1999; 14 (5): 448-53.

LINSCOTT, R.J.; KNIGHT, R.G.; GODFREY, H. The profile of functional impairment in communication (PF-IC): a measure of communication impairment for clinical use. *Brain Inj* 1996; 10: 397412.

LOGEMANN, J.A. Oropharyngeal swallowing after stroke in the left basal ganglion/internal capsule. *Dysphagia* 1993; 8: 230-4.

LURIA, A.R. *Traumatic aphasia*. The Hague: Mouton, 1970.

MANN, G.; HANKEY, G.J.; CAMERON, D. Swallowing disorders following acute stroke: prevalence and diagnostic accuracy. *Cerebrovascular disorders* 2000; 10: 380-386.

McDONALD, S. Exploring the processes of inference generation in sarcasm: a review of normal and clinical studies. *Brain Lang* 1999; 68: 486-506.

McGANN, W.; WERVEN, G.; DOUGLAS, M.M. Social competence and head injury: a practical approach. *Brain Inj* 1997; 11: 621-628.

MILTON, S.B.; PRUTTING, C.A.; BINDER, G.M. Appraisal of communicative competence in head-injured adults. In: BROOKSHIRE, R.H. (Ed.). *Clinical aphasiology conference proceedings*. Minneapolis, MN: BRK Publishers, 1984; 114-123.

MOLY, J.P. Troubles de la voix, de la parole et de l'audition. In: BARAT, M.; MAZAUX, J.M. (eds.). *Réedu-

cation et readaptation des traumatisés crâniens. Paris: Masson, 1986.

MORTON, V.; WEHMAN, P. Psychosocial and emotional sequelae of individuals with traumatic brain injury: a literature review and recommendations. *Brain Inj* 1995; 9: 81-92.

OJEDA, N.; EZQUERRA, J.A.; URRUTICOECHEA, I.; QUEMADA, J.I.; MUÑOZ CÉSPEDES, J.M. Entrenamiento en habilidades sociales en pacientes con daño cerebral adquirido. *Rev Neurol* 2000; 30, 783-787.

PALMER, J.B.; DRENNAN, J.C.; BABA, M. Evaluation and treatment of swallowing impairments. *American Academy of Family Physicians,* 2000; 15. (http://www.aafp.org/afp/20000415/2453.html).

PELL, M.D. Recognition of prosody following unilateral brain lesion: influence of functional and structural attributes of prosodic contours. *Neuropsychologia* 1998; 36: 701-715.

PRATER, R.J.; SWIFT, R.W. *Manual de terapéutica de la voz.* Barcelona: Masson, 1995.

PRUTTING, C.A.; KIRCHNER, D.M. Applied pragmatics. In: GALLAGHER, T.M, PRUTTING, C.A. (eds.). *Pragmatic assessment and intervention issues in language.* San Diego, CA: College Hill Press, 1983; 29-64.

PUYUELO, M. Problemas de lenguaje en la parálisis cerebral. Diagnóstico y tratamiento. In: PUYELO, M.; PÓO, P.; BASIL, C.; LE MÉTAYER, M. (eds.). *Logopedia en la parálisis cerebral. Diagnóstico y tratamiento.* Barcelona: Masson, 1996.

ROSS, E.D. Right hemisphere's role in language, affective behavior and emotion. *Trends in Neuroscience* 1984; 7: 342-346.

———. Affective prosody and the aprosodias. In: MESULAM, M. (ed.). *Principles of Behavioral and Cognitive Neurology.* New York: Oxford University Press, 1999; 316-331.

ROY, C.; SQUARE, T. Error/movement notation systems in apraxia. *Semiotic Inquiry* 1985; 5: 40212.

SARNO, M.T. The nature of verbal impairment after closed head injury. *J Nerv Ment Dis* 1980; 168:685-692,

SARNO, M.T.; BUONAGURO, A.; LEVITA, E. Characteristics of verbal impairment in closed head injury patients. *Arch Phys Med Rehabil* 1986; 67:400-405.

SCHURR, M.J.; EBNER, K.A.; MASER, A.L.; SPERLING, K.B.; HELGERSON, R.B.; HARMS, B. Formal swallowing evaluation and therapy after traumatic brain injury improves dysphagia outcomes. *J Trauma* 1999; 46: 817-821.

SNOW, P.; DOUGLAS, J.; PONSFORD, J. Conversational assessment following traumatic brain injury: A comparison across two control groups. *Brain Inj* 1997; 11,409-429.

SPENCE, S.E.; GODFREY, H.P.D.; BICHARA, S.N.; KNIGHT, R.G. First impressions count: A controlled investigation of social skills following closed head injury. *Br J Clin Psychol* 1993; 32: 309-318.

SQUARE-STROKER P. *Acquired apraxia of speech in aphasic adults.* London: Taylor and Francis, 1989.

THEODOROS, D.G.; MURDOCH, B.E.; CHENERY, H.J. Perceptual speech characteristics of dysarthric speakers following severe closed head injury. *Brain Inj* 1994; 8:101-124.

URRUTICOECHEA I. Alteraciones de la comunicación e intervención logopédica tras un traumatismo craneoencefálico. In: PELEGRÍN, C.; MUÑOZ CÉSPEDES, J.M.; QUEMADA, J.I. (eds.). *Neuropsiquiatría del daño cerebral traumático.* Barcelona: Prous Science, 1997; 319-330.

URRUTICOECHEA, I.; BERMÚDEZ, M. Disorders of Communication in Traumatic Brain Injury (TBI). In: Advances in Neurotrauma from Research to Community Living. Second World Congress on Brain Injury. Sevilla, 1997.

VALLE, F.; CUETOS, F. *Evaluación del procesamiento lingüístico en la afasia* (Spanish edition). London: Taylor and Francis, 1995.

15

DISFONIAS

María Dolores Torres

INTRODUÇÃO

Este capítulo procura expor, de forma didática, os principais problemas que afetam a voz, sua etiologia, aspectos clínico-diagnósticos e sua evolução.

Embora, atualmente, tenha havido muitos avanços nos diversos meios de comunicação, a linguagem oral continua sendo a forma mais importante de comunicação interindividual. Em resumo, reunindo as opiniões de vários autores (Jakson-Menaldi, 1992; Pereló, 1978; Bonet e Pere, 1994; Dinville, 1996; Callion, 1998; Isshike, 2000; Bonet, 1997; Rivas e Fiúza, 1993b; Bustos, 1995; Le Huche e Allali, 1994a; Gallardo e Gallego, 1993; Pena, 1994; e Nieto, 1996), o suporte da fala é a *voz* que, do ponto de vista acústico, é um som periódico, originário no nível glótico pela interação do sopro expiratório; com a aproximação e a vibração das pregas vocais, gerando um som com determinada intensidade e freqüência. Esse som é projetado para as cavidades de ressonância, onde se fortalece e lhe é acrescentado o timbre adequado à voz, ao ser modificado, modulado e fragmentado pela ação conjunta das cavidades de ressonância e dos articuladores. O resultado são os diversos fonemas, que, ao se combinarem segundo as regras gramaticais do idioma dão lugar à fala e, com a modulação e inflexões adequadas, à voz cantada.

Assim, pois, a voz falada é, antes de tudo, ar sonorizado, intimamente ligada à personalidade de cada indivíduo, reflexo de sua individualidade, meio de comunicação e instrumento de trabalho (Dinville, 1996). Uma comunicação interindividual pessoal e profissional eficaz depende da qualidade da emissão vocal. Quando esta é modificada pela perturbação de algum de seus parâmetros devido ao aparecimento de um problema vocal, limita-se sua vida de relação e o rendimento profissional.

DEFINIÇÃO

O termo *disfonia* vem do grego *dis* (difícil, alteração de) e *phone* (voz) (Rivas e Fiuza, 1993b; Perelló, 1980b). Sua definição é motivo de controvérsia, uma vez que está sujeito a variáveis pessoais, sociais, educacionais, etc. Perelló (1980b) define disfonia como a perda do timbre normal da voz por transtorno funcional ou alteração orgânica da laringe. Para Bustos (1995), disfonia é toda perturbação que afeta as qualidades acústicas da voz. Bonet (1994) diz que é a perda do timbre normal da voz produzida pela alteração da vibração das estruturas laríngeas. Ao contrário, Le Huche e Allali (1994b), denominam disfonia como um transtorno momentâneo ou permanente da função vocal, considerado como tal pela própria pessoa ou pelo seu ambiente; discordam de uma definição puramente acústica, uma vez que existem vozes alteradas e não-patológicas, assim como outras dificuldades vocais que carecem de tradução acústica.

Para nós, *disfonia* é toda alteração na função vocal de uma pessoa, que limita sua comunicação interindividual, com expressão clínica subjetiva e/ou alterações objetivas, ou ambas, de uma ou várias das características acústicas de sua voz: timbre, intensidade, freqüência, duração e maleabilidade vocal. Embora no início seja mais evidente a alteração de uma qualidade, com a evolução da doença todos os parâmetros vocais, em maior ou menor grau se alteram, de modo que é preciso recordar os seguintes conceitos:

O *timbre* vocal é pessoal, identifica o indivíduo, está relacionado com a idade e o gênero. Depende do nível de ressonância; as cavidades faríngea, bucal e nasal agem fortalecendo os harmônicos da freqüência fundamental (Fo) do som que é gerado no nível glótico, e permite distinguir os sons com tom e intensidade iguais. É o primeiro parâmetro vocal que é modificado; por lesões na mucosa laríngea e cavidades de ressonância, diminuem os harmônicos e o timbre se torna rouco, opaco, rachado, metálico, nasal, surdo, sem brilho, etc.

A *intensidade da voz* ou volume depende da amplitude das vibrações e do grau de aproximação das pregas vocais em relação à pressão subglótica do sopro expiratório que é resultado do apoio diafragmático-abdominal adequado. Deve ser adaptada à situação e à acústica do lugar. Arias (1992) considera intensidade normal para a voz falada 60-70db, e na voz projetada, 80-90db. Toda lesão que dificulta a aproximação das pregas vocais, modifica a respiração, ou ambos, tem como resultado uma voz fraca, apagada, sem alcance nem potência.

A *altura tonal* ou freqüência da voz depende do nível glótico, da forma, do volume e da borda livre das pregas vocais, que, nos sons agudos (borda delgada e fina) e nos graves (borda rombuda, grossa), está diretamente relacionado com a quantidade de estímulos que chegam às pregas vocais, pela ação do nervo recorrente, o qual determina a freqüência de vibração do músculo tiroaritenóideo e da mucosa cordal (Isshike, 2000). O tom da voz é identificado com a freqüência fundamental (Fo), e o tom ótimo deve estar adaptado à idade e ao gênero, sendo, segundo Arias (1992), no homem, de 100-140 Hz (Sol1-Mi2); na mulher, de 220-260/HZ (La2-Dó3); no canto chega a 1.000Hz e na criança é de 260-340Hz. O tom é modificado com a idade e é alterado por tratamentos hormonais, inflamações de pregas vocais, etc.

A *duração, a quantidade e a velocidade* da voz, uma vez que se precisa de um mínimo de duração para apreciar qualquer som, se expressa em centésimos de segundos e está em relação com o hábito, a idade e o estado emocional da pessoa (Echeverría, 1994).

Em resumo, nas disfonias, a voz se altera e aparecem modificações no timbre, as quais são como a ponta do *iceberg*. De forma secundária, produz-se uma perda progressiva do controle dos diferentes parâmetros acústicos da voz, em uma tentativa de compensação do déficit, chegando a causar fadiga vocal.

ETIOPATOGENIA

Para Perelló (1980b), Gallardo e Gallego (1993), Dinville (1996) e Poch (1998), os fatores etiológicos que podem alterar a voz são muitos: funcionais, orgânicos, adquiridos, fisiológicos, psicológicos, ambientais, etc. Geralmente, eles se fortalecem entre si; alguns fatores determinam o aparecimento da alteração, enquanto outros mantêm ou agravam o quadro (Le Huche e Allali, 1994b). Quanto à patogenia, ou mecanismo pelo qual uma causa altera a função vocal normal e dá lugar à voz patológica, também é muito variada. Depois de uma ampla consulta bibliográfica, propomos a seguinte classificação etiopatogênica (Tabela 15.1):

1. Fatores etiológicos que agem localmente, *produzem alterações histopatológicas diretas* nas estruturas laríngeas, ou *limitam a mobilidade* da musculatura laríngea, e são responsáveis pela maioria das disfonias orgânicas:

- *Processos infecciosos agudos, crônicos, ou ambos, do aparato respiratório*: gripes, catarros, rinites, sinusites, vegetações adenóides, amigdalites, faringites, bronquites, asma, processos alérgicos, etc. Segundo Poch, (1998), produzem alteração e inflamação da camada mucosa superficial das pregas vocais, com mucosidade excessiva que leva ao pigarro e à tosse, dando lugar à rouquidão.
- *Traumatismos laríngeos, por comportamento vocal inadequado*, "golpe de glote, grito" devido ao abuso ou mau uso continuado da voz, com alteração na coordenação fonação-respiração (Mann et al., 1999; Brosch e Johannsen, 1999; Milutinovic e Bojic, 1996; Stager et al., 2000; Capen, 1998; Morrison, Rammage e Emami, 1999). *Seqüelas de cirurgias*: as extirpações de nódulos e pólipos, a traqueotomia, as

Tabela 15.1 Etiopatogenia das alterações da voz

1. Fatores etiológicos que agem localmente no nível faríngeo, produzindo alterações histopatológicas e/ou limitando a mobilidade da musculatura.
   - Processos infecciosos, agudos ou crônicos, do aparelho respiratório
   - Traumatismos laríngeos indiretos: por comportamento vocal inadequado (tosse, grito, golpe de glote), ou seqüela de intervenção cirúrgica
   - Traumatismos laríngeos diretos: acidentais, provocados (bulimia)
   - Fármacos e substâncias tóxicas irritantes (inalação, deglutição): Fumo, álcool, drogas, poeiras, gases, substâncias cáusticas, etc.
   - Fatores ambientais: excesso de calor, frio, umidade, poluição, etc.
   - Processos digestivos, que procedem com refluxo gastroesofágico
   - Alterações endócrinas: síndrome de tensão pré-menstrual, gravidez, tireóides
   - Transtornos neurológicos: centrais ou periféricos
   - Fatores constitucionais: malformações laríngeas congênitas
   - Disfonia terapêutica, indicação incorreta de silêncio vocal prolongado
2. Fatores etiológicos que fazem parte do ambiente psicológico, afetivo, emocional e/ou sociofamiliar do indivíduo, provocando alterações no comportamento geral, com repercussão no rendimento vocal:
   - Personalidade e caráter psicológico específicos do indivíduo
   - Traumas psicológicos, conflito afetivo-emocional, por acontecimentos pessoais, familiares, profissionais, com muita carga de ansiedade, estresse e angústia.
   - Hábito postural inadequado, com mau uso respiratório e vocal
   - Ambiente familiar, social e de trabalho, dando imagem vocal inadequada
   - Déficit e controle auditivo
   - Transtornos na deglutição, sólidos ou líquidos
   - Outros transtornos da comunicação: gagueira, bradilalias, desvios de fala (dislalias)
   - Outros fatores físicos e/ou psicomotores: doenças debilitantes, insônia, obesidade e emagrecimento extremos, assimetrias corporais

entubações e a extirpação das amígdalas, de vegetações adenóides, com grande nasalização, podem deixar seqüelas nas pregas vocais. *Traumatismos acidentais diretos, ou provocados* como nos transtornos do comportamento alimentar (bulimia) ao provocar vômitos, descritos nos estudos de Morrison e Morris (1990), Sibertin-Blanc (1996) e Torres e colaboradores (1997).

- *Fármacos e substâncias tóxicas irritantes*: fármacos indicados como tratamentos crônicos de longa duração, quer inalados quer por via sistêmica, que têm efeitos secundários (secura das mucosas). Para Debove e colaboradores. (2000), em cerca de 5% dos tratamentos corticodependentes se descreveu um quadro de asma grave, etc. *Substâncias tóxicas inaladas*, ou por deglutição. Segundo estudos de Hantson, Benaissa e Baud (1999) e Alonso e colaboradores (1997), o fumo, o álcool, as drogas, o pó, os vapores, as substâncias cáusticas, etc., irritam localmente as vias por onde passam, provocando uma tríplice lesão (térmica, traumática, química) com inflamação e posterior destruição das camadas superficiais (a gravidade depende do tipo de tóxico e do tempo em contato com as mucosas).
- *Fatores ambientais*: variações bruscas da temperatura e umidade, ambiente frio ou excesso de calor, ambiente seco ou excesso de umidade, ar condicionado, poluição atmosférica, ambiente carregado de produtos de limpeza, pó, giz, etc., que alteram a lubrificação normal das vias respiratórias superiores.
- *Processos digestivos*: relacionado com o refluxo gastroesofágico (RGE), é acompanhado de gastrites crônicas, hérnias de hiato, transtornos do comportamento alimentar, etc., que irritam localmente o vestíbulo laríngeo, originando inflamação laríngea amplamente descritos por Jackson-Menaldi (2002), Morrison e Morris (1990), Sataloff (1993), Kaufman (1995), Sibertin-Blanc (1996), Torres e colaboradores (1997), Contencin e colaboradores (1999). Tooll e Kuhn (1997) estimam em 10% a incidência de RGE em pacientes que procuram o serviço de otorrinolaringologia, associados a lesão laríngea (laringite crônica inflamatória, nódulos de prega vocal, granuloma, edema de Reinke, estenose laríngea, etc.).
- *Alterações endócrinas*: durante a gravidez, síndrome pré-menstrual, tireóides, etc., são produzidos desequilíbrios hormonais que incluem reações vasomotoras, alterações locais nas estruturas laríngeas, modificando o epitélio superficial mucoso das pregas vocais (excessiva edematização), ou devido à pressão, que aumenta de tamanho as estruturas próximas (tireóides) dando menor flexibilidade à voz (Baker, 1999. Perelló, 1980b).
- *Transtornos neurológicos*: podem ser centrais ou periféricos, limitam em parte ou em sua totalidade a mobilidade da musculatura laríngea, pela falta do impulso nervoso, assim como dificuldades na coordenação muscular, imprecisão motora em pés, mãos, etc. (Morrison et al., 1996; Gamboa e Vegas, 1996)
- *Fatores constitucionais*: malformações congênitas laríngeas, microssinequias anteriores, desarmonia de desenvolvimento entre os órgãos de ressonância e a laringe, assimetrias de cartilagens laríngeas, laringe infantil, etc., que costumam deixar seqüelas graves, apesar da intervenção cirúrgica (Cobeta, Pérez e Montojo, 1996).
- *Disfonia terapêutica*: por incorreta indicação de repouso vocal prolongado.

2. Fatores etiológicos, que agem no ambiente psicológico, afetivo, emocional, sociofamiliar ou em todos eles, do indivíduo, provocando alterações no comportamento geral, com repercussão no rendimento vocal. Geralmente, são a base de todas as

disfonias funcionais (Borragan, 1993; Le Huche e Allali, 1994b).

- *Personalidade, caráter, aspecto psicológico do indivíduo* (temperamental, emotivo, dominante, impulsivo, agressivo, colérico, hiperativo, perfeccionista, rígido, obsessivo, fraco, hipocinético, tímido, retraído, etc.). Manifesta-se em toda sua vida de relação, familiar, social, de trabalho, de lazer, com um comportamento vocal de esforço, abuso ou mau uso da voz e leva a traumatismos vocais (Roy, Bless e Heisey, 2000; Roy e Bless, 2000).
- *Traumas psicológicos, conflito afetivo-emocional, ansiedade, estresse e angústia*, por acontecimentos pessoais, profissionais ou familiares, que dão lugar a sobrecarga psicofísica, depressão, debilidade geral e excessiva tensão no nível laríngeo (Cerda et al., 1997; White et al., 1997).
- *Transtorno postural, tom corporal geral, mau uso respiratório e vocal:* falta de flexibilidade, perda de alinhamento do corpo, ombros caídos, exagerada tensão na região do pescoço, etc., levam à técnica vocal incorreta (Morrison et al., 1996).
- *Ambiente familiar, social e profissional* que gera um modelo vocal inadequado; famílias com hábito vocal inadequado (não falam, mas gritam) tendência de elevar a voz na sala de aula, competições desportivas, recreios, jogos nas praças, etc.
- *Déficit de controle auditivo*: por sofrer ou conviver com indivíduo hipoacúsico tende a elevar a intensidade; a exposição a ruídos intensos inclui descontrole na intensidade da voz, assim como dificuldade para a entonação.
- *Outros fatores físicos, psicomotores, ou ambos*, como doenças debilitantes, insônia, obesidade, emagrecimento extremo, desequilíbrios ou assimetrias corporais, déficit de coordenação motora, etc.
- *Outros transtornos da comunicação, alterações na fala, linguagem e emissão da voz:* gagueira, bradilalia, taquilalia, dislalias ou devios de fala, etc.

CLASSIFICAÇÃO[1]

Em relação à classificação das alterações da voz, deve-se ter presente que isso é muito complexo e difícil, uma vez que são diversos os prismas através dos quais podemos contemplar os vários transtornos. Tudo depende do enfoque do profissional que estuda o caso, o qual interpretará um grupo de sintomas, assim como dos meios de exploração que utiliza. Compartilhamos a opinião de García e Cobeta (1996): "quem classifica, interpreta". Com efeito, classificar significa delimitar, marcar uma linha que separa alguns transtornos com algumas características clínicas comuns, diferentes de outros. Devemos ter cuidado, posto que nas disfonias muitos são os fatores que intervêm em sua patogenia, bem como são processos em evolução, com limites que se esvaecem.

Termos como *disfuncional* (alteração da função) e *orgânico* (alteração da estrutura) constituem a eterna dicotomia na qual nos encontramos todos, profissionais dedicados ao estudo das perturbações da voz, que é aceita pela maioria dos autores (Dinville, 1996; Poch, 1998; Rivas e Fiuza, 1993; Bustos, 1995; Le Huche e Allali, 1994b; Gallardo e Gallego, 1993; Pena, 1994; Perelló, 1980a; García e Cobeta, 1996; Gorospe et al., 1997). Segundo Weiss (1971, citado por Le Huche e Allali, 1994b) um transtorno é funcional quando, somente, a função está alterada e desaparece quando se utiliza o órgão corretamente. Para Tarneaud (1932), as lesões orgânicas são causadas por uma alteração da função vocal, que sempre é conseqüência direta de um funcionamento defeituoso das pregas vocais. Com as modernas técnicas de pesquisa que permitem precisar os diagnósticos aparece o termo *disfonias mistas*, cada vez mais freqüentes, que inclui

---

[1] N. de R. T.: As disfonias também podem ser classificadas pelo tempo do sintoma (agudas x crônicas); pelo achado da avaliação clínica (anormalidades estruturais x distúrbios do movimento x ausência de impedimentos orgânicos ou funcionais); pela cinesiologia laríngea (hipofunção x hiperfunção vocal) e pela etiologia (funcional x organofuncional x orgânica) (Behlau. μ, org., 2001).

todos os quadros com componente funcional e orgânico em sua patogenia.

Contudo, devemos agir com prudência, posto que o componente disfuncional pode estar antes, durante ou depois do desenvolvimento de um processo orgânico. Segundo Le Huche e Allali (1994b), este é o principal fator das disfonias disfuncionais complicadas. Na opinião de Gorospe e colaboradores (1997), unicamente a avaliação e a anamnese detalhada permitirão diferenciar o caráter funcional, orgânico e misto do transtorno vocal, de grande importância para estabelecer a terapia adequada. Da mesma opinião são Callan e colaboradores (1999), Arias (1992) e Simpson e Fleming (2000).

Mesmo assim, na extensa consulta bibliográfica realizada, se mantêm critérios muito semelhantes com alguns matizes diferenciais, segundo os diversos autores. Bustos (1995) leva em conta, para fazer a classificação, o grau de alteração da voz, a localização, a etiologia e o uso. Arias e colaboradores (1991) classificam as disfonias em funcionais, adquiridas, por lesões congênitas e disfonias especiais. Le Huche e Allali (1994b) diferenciam disfonia disfuncional simples, disfuncional complicada e disfuncionais especiais. Bonet e Pere (1994) distinguem disfonias funcionais e orgânicas, diferenciando neste grupo as disfonias laríngeas das neurológicas. Gallardo e Gallego (1993) distinguem disfonias quantitativas, segundo localização e etiologia, das disfonias funcionais e orgânicas. García e Cobeta (1996) se baseiam em uma classificação etiológica distinguindo as disfonias orgânicas, funcionais, de causa psiquiátrica e por lesões associadas. Puyuelo e Llinas (1992) dividem as disfonias em orgânicas, funcionais e de caráter ambivalente.

Entendemos que pode ser válida qualquer classificação se ajudar o profissional no acompanhamento da doença, e sempre que vemos o paciente em sua globalidade como indivíduo, e aceitando o caráter evolutivo desses processos. Mas, seria desejável a unificação de critérios entre profissionais.

A fim de unificar os diferentes critérios dos autores apontados, propomos a classificação de base etiológica que aparece nas Tabelas 15.2 e 15.3.

Distinguimos previamente os termos *afonia* (perda total de voz) e *disfonia* (alteração de um ou vários parâmetros vocais), que com

Tabela 15.2 Disfonias funcionais e disfuncionais

1. Disfonias disfuncionais simples:
   - Hiperfuncional/hipercinética/hipertônica
   - Hipofuncional/hipocinética/hipotônica
2. Disfonias funcionais complicadas ou mistas:
   - Nódulos das pregas vocais
   - Pólipo na prega vocal
   - Edema de Reinke/pseudomixoma
   - Pseudocisto seroso, edema fusiforme
   - Granuloma de contato/úlcera de contato da aritenóide
   - Hemorragia submucosa das pregas vocais/espasmo laríngeo.
3. Formas particulares de disfonias funcionais:
   - Disfonias infantis
   - Transtornos na muda vocal, puberfonia
   - Disfonia no idoso, presbifonia
   - Disfonia profissional: docente/atores/cantores ou disodias/profissões liberais/outras
   - Voz das pregas vestibulares ou voz de bandas
   - Disfonia psicógena: neurose, síndrome de conversão
   - Disfonia psiquiátrica: esquizofrenia/afetivas/anorexia-bulimia
   - Disfonia espasmódica
   - Glote oval, monocordite vasomotora, etc.

Tabela 15.3 Disfonias orgânicas

1. Disfonias orgânicas congênitas
   - Papiloma laríngeo
   - Cisto epidermóide
   - Malformação: sulco vocal, ponte mucosa
   - Sinequia ou diafragma nas pregas vocais
2. Disfonias orgânicas adquiridas:
   - Disfonias inflamatórias: laringite aguda e/ou crônica
   - Neurológicas: paralisia laríngea periférica, disfonia espástica, flácida, atáxica (Parkinson), demências (Alzheimer)
   - Pós-cirurgia laríngea: paralisia recorrentes, sinequias
   - Endocrinológicas ou endocrinofonias (tireóide)
   - Osteomusculares: artrite cricoaritenóide
   - Traumáticas: acidente, tratamentos cirúrgicos, origem iatrogênica
   - Neoplásicas: benignas, displasias epiteliais, malignas
   - Outras: infecção das vias aéreas superiores (faringite, traqueíte, rinite), ou broncopulmonares (pneumonias, bronquite, asma)

---

freqüência são empregados indistintamente e de forma errônea, uma vez que refletem grau diferente e prognóstico do transtorno da voz.

Em primeiro lugar, classificamos as disfonias em funcionais e disfuncionais (Tabela 15.2), seguindo a terminologia de Le Huche e Allali (1994b). São um grupo de disfonias, de incidência muito elevada na clínica atual, com tendência à cronicidade, relacionadas com a entrada no complexo círculo do esforço vocal, devido ao mau uso e abuso vocal, junto com outros fatores da esfera psicoafetiva e sociotrabalhista, mas sem relação com fator orgânico, nem neurológico, de elevada incidência atualmente (50-60%).

Aceitamos, segundo o grau de disfunção, a subdivisão de disfuncional simples, complicada e/ou mista. Acrescentamos um terceiro grupo, formas particulares de disfonias disfuncionais, que nos permite incluir disfonias variadas, que surgem no indivíduo em etapas específicas de sua vida, com base clara de disfunção laríngea e de longa evolução. Dentro deste, incluímos as disfonias em relação ao abuso vocal no exercício profissional, ao qual cada vez se dá maior importância; acrescentamos o grupo de disfonias psiquiátricas e um problema contemporâneo, como são os transtornos do comportamento alimentar (bulimia) pela freqüente associação de um quadro disfônico compatível com laringite crônica inflamatória pelo refluxo ácido do estômago, mas em relação aos transtornos funcionais de aspecto psicológico.

No grande grupo das disfonias orgânicas (Tabela 15.3), incluímos quadros variados, mas todos relacionados a uma alteração estrutural no nível laríngeo e evidenciável na pesquisa laringoscópica. Aceitamos a distinção entre congênitas e adquiridas para incluir a diversidade de quadros que encontramos na prática clínica, e a subdivisão, segundo a etiologia específica de cada quadro (inflamatória, neurológica, traumática, osteomuscular, iatrogênica, endócrina, traumática, neoplásica, etc.) como Perelló (1980b), Le Huche e Allali (1994b) e García e Cobeta (1996).

A seguir, estudaremos no plano etiopatogênico e clínico alguns dos problemas vocais mais freqüentes em nossa clínica diária. Sendo impossível estudar todos os quadros apresentados na classificação, remetemos o leitor à ampla bibliografia de referência no final do capítulo.

Disfonias disfuncionais simples

Conceito. São disfonias caracterizadas por desproporção de descobertas clínicas junto às estruturas laríngeas aparentemente normais, com tendência à cronicidade. Essa desorganização da função fonatória é, segundo Tarneaud (1932, citado por Le Huche e Allali, 1994b), o resultado de uma *alteração na coordenação fonação-respiração*, que, mediante o mecanismo do abuso vocal continuado, finaliza em uma lesão orgânica da laringe. Para Le Huche e Allali (1994b), são perturbações da voz que não ocorrem devido doença orgânica identificável; a laringe é normal no nível estrutural, somente a função está alterada, e se mantém por um transtorno do gesto fonatório. Estes autores consideram mais exato utilizar o termo *disfuncional*[2] uma vez que não excluem que em sua origem, ou como complicação, esteja uma lesão orgânica. Morrison e colaboradores (1996) fazem referência a um amplo grupo de alterações da função vocal, por uso muscular inadequado com habituação dos músculos voluntários da fonação, e propõem substituir o termo *funcional* por *transtorno da voz devido ao uso muscular inadequado*, uma vez que a fonação persistente com padrão de sobreesforço leva a aumentar a tensão muscular laríngea, o relaxamento insuficiente do músculo cricoaritenóide posterior e ocasionar alterações orgânicas secundárias. Além disso, é freqüente encontrar um uso muscular inadequado com habituação de base psicogênica, secundário a um processo orgânico.

Etiopatogenia. O mecanismo de aparecimento de uma disfunção laríngea, explica Le Huche e Allali (1994b) com o círculo vicioso do esforço vocal. Na Figura 15.1 fazemos uma adaptação, com gráfico explicativo de sua teoria.

Quando a voz não está bem, inconscientemente, forçamos mais. Este esforço se traduz, momentaneamente, em um aumento da eficácia vocal, mas à custa de uma tensão muscular laríngea excessiva, que leva a uma progressiva diminuição do rendimento; se for acompanhado de repouso vocal durante alguns dias, a situação se normaliza. Pelo contrário, quando agem fatores favorecedores, o esforço é continuado e proporcional à diminuição do rendimento vocal, "quanto menos fácil for a voz, mais a forçará e quanto mais a forçar, menos fácil será". Isso se transforma em um hábito que leva a alterações do mecanismo da produção vocal, a voz normal é substituída progressivamente pela *voz de aperto* ou *voz de esforço*.

Assim, pois, se o abuso vocal é continuado, dá origem a irritação laríngea, altera-se a atitude geral da pessoa, produz-se golpe de glote por tensão dos músculos laríngeos e perilaríngeos com o aparecimento de sensações subjetivas (menor potência de voz e fadiga durante a fonação, parestesias faringolaríngeas, tensão respiratória). Finalmente, diminui a maneabilidade da voz, e surge a afonia, a disfonia, ou ambas.

Resumindo, a maioria das *disfunções laríngeas* acontecem por um mau uso ou abuso vocal (Jackson-Menaldi, 2002), que surge na tentativa de compensar um déficit de projeção vocal. Os fatores favorecedores, ativados pelos desencadeantes, levam o esforço ser continuado e proporcional ao decréscimo do rendimento vocal. Com a manutenção do hábito incorreto, entra-se no *círculo vicioso do esforço vocal*, e acontecem modificações no esquema corporal, no sistema respiratório e no nível laríngeo.

Mas, se o esforço for contínuo, o problema se torna crônico e passa para outros círculos etiopatogênicos (Borragan, 1993), terminando como uma *disfunção complicada e um problema orgânico*. Na Figura 15.2 fazemos uma adaptação com um gráfico explicativo. A tensão excessiva da musculatura laríngea intrínseca e extrínseca leva à rigidez do sistema fonatório, com alteração na articulação e na ressonância do som; defeito na aproximação das pregas vocais, déficit do fechamento glótico com escape de ar pelo espaço glótico; fechamento insuficiente velofaríngeo e ressonância nasal; alterações na dinâmica muco-ondulatória do sistema vibratório, com diminuição da amplitude e freqüência da onda mucosa. Tudo isso se traduz na *fala ininteligível, distorcida*, com incremento do esforço muscular, para produzir a palavra mais nítida pelo *déficit do controle auditivo*. Esses círculos, no princípio, são reversíveis, mas, quando se modifica o hábito vocal incorreto mediante a reeducação adequada,

---

[2] N. de R. T.: Também denominada "organofuncional" (Behlau (org), 2001).

Fatores desencadeantes

- Fatores psicológicos
- Debilidade geral
- Tosse
- Período pré-menstrual
- Gravidez
- Infecção abdominal
- Disfonias terapêuticas
- Afecções ORL

Fatores favorecedores

- Obrigação socioprofissional de falar (voz profissional)
- Fatores psicológicos; Caráter
- Conflitos freqüentes
- Fumo; Álcool
- Patologia ORL
- Controle auditivo deficiente
- Técnica vocal inadequada
- Ruídos contínuos
- Substâncias irritantes, vapores, pó
- Disfonias na família
- Hipoacusia familiar
- Doenças pulmonares, etc.

Círculo vicioso do esforço vocal

- Perda da verticalidade
- Uso do sopro torácico superior
- Golpe de glote brusco
- Sensações subjetivas
- Alterações laríngeas e perilaríngeas
- Diminuição da extensão vocal
- Sinais de esforço e fadiga
- Alterações no timbre, tom, intensidade

Disfonias

- Funcionais
- Orgânicas
- Mistas

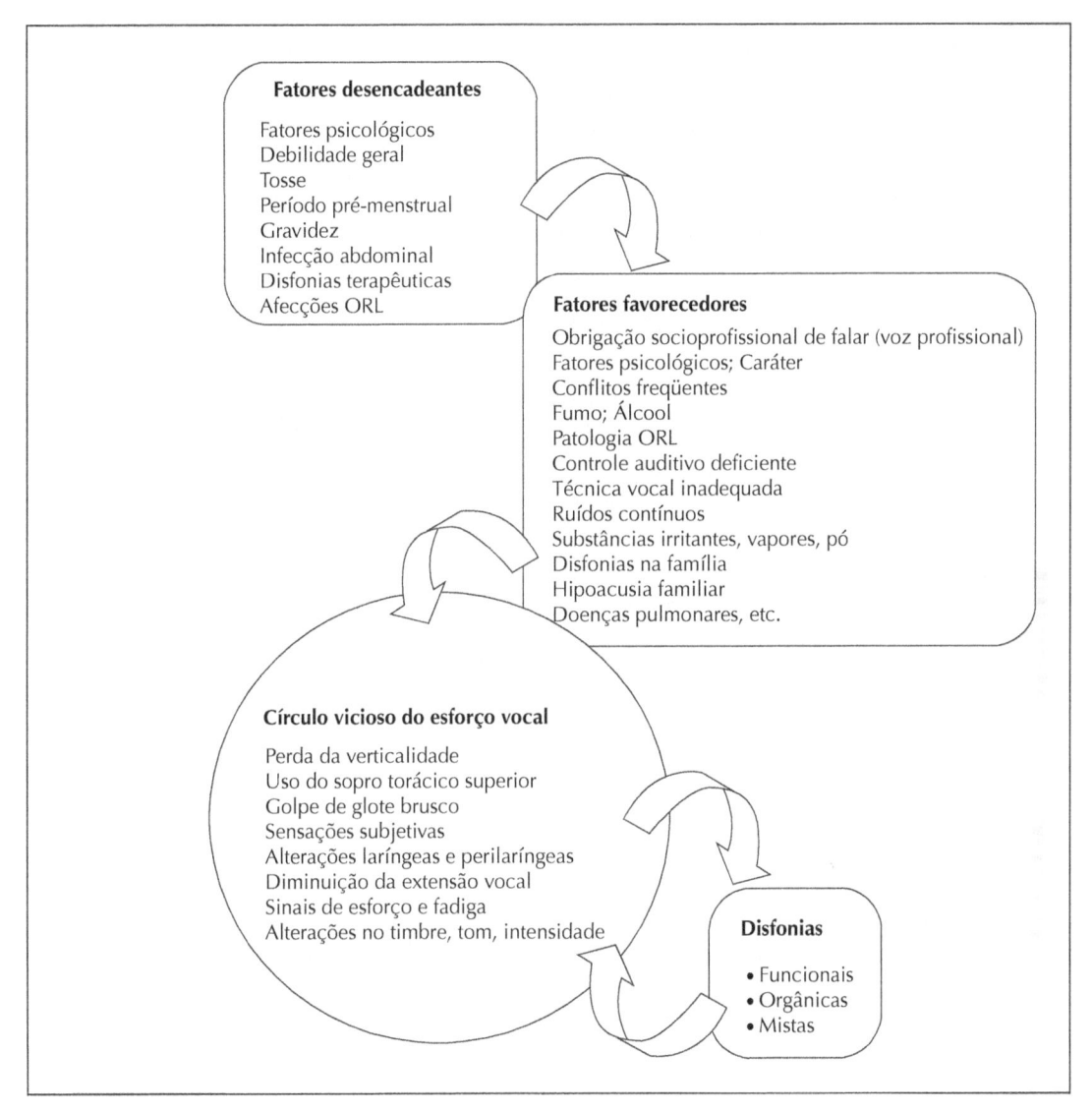

Figura 15.1 Círculo vicioso do esforço vocal. Mecanismo da voz de esforço. Adaptado de Le Huche e Allali, 1994b.

podem ser invertidos e voltar à situação de normalidade. Se a disfunção continua, entra-se em cheio em um quadro orgânico irreversível, são produzidas *modificações estruturais e mudanças histopatológicas*, com inflamação da mucosa, hipertrofia no tecido da laringe, etc., e *disfonia orgânica* já estabelecida, que precisará de atuação cirúrgica.

Clínica. A disfunção laríngea evolui lentamente, instalando-se a disfonia de forma progressiva, com sintomas intermitentes no início e, depois, contínuos. Predomina no sexo feminino, até a idade média de vida (32-58 anos) tendo incidência elevada nos profissionais da voz falada. O paciente refere sensações subjetivas de instabilidade no timbre, agravamento do tom, sensação de corpo estranho, aumento da mucosidade que obriga a limpar a garganta mediante pigarro freqüente, ardência, dor, dificuldade respiratória, fracasso na projeção vocal e menor rendi-

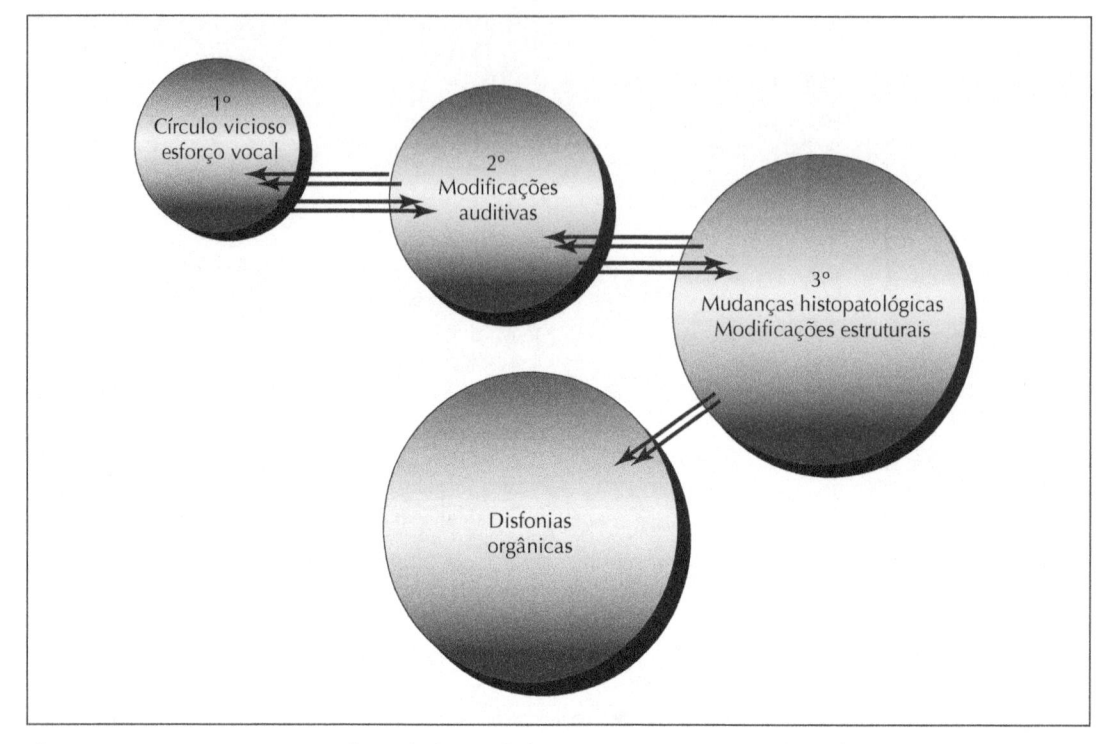

Figura 15.2 Etiopatogenia geral nas disfonias disfuncionais e orgânicas. Adaptada de Borragan, 1993.

[Diagrama com círculos: 1° Círculo vicioso esforço vocal; 2° Modificações auditivas; 3° Mudanças histopatológicas / Modificações estruturais; Disfonias orgânicas]

mento com o uso prolongado da voz falada ou cantada como conseqüência de sobreesforço vocal. Esta clínica é mais evidente pela manhã, melhorando a voz durante o dia e piorando a tarde.

Investigação. Na anamnese, na opinião de Hugh-Munier e colaboradores (1997), de Le Huche e Allali (1994b), de Jiang e colaboradores (1998), de Millar e colaboradores (1999) e de Milutinovic (1998), sempre encontramos fatores favorecedores e desencadeantes específicos da pessoa em relação ao seu ambiente pessoal, social ou de trabalho, ou todos, que interagem, precipitando a entrada no círculo do esforço vocal. Mediante exploração geral e videolaringoestroboscopia (VLE), observamos as pregas durante a fonação e a respiração, o que nos permite distinguir os dois padrões de disfonias disfuncionais:

1. Hiperfuncional, hipercinética, hipertônica. Relacionada com um comportamento vocal de esforço fonatório, excessos de tensão e movimento dos músculos laríngeos intrínsecos-extrínsecos, junto com tensão geral em todo o organismo (Mann et al., 1999; Brosh e Johannsen, 1999; Stager et al., 2000). No nível clínico, encontramos hipertonia de mandíbula e pescoço, respiração costoclavicular, com intensidade elevada e tom grave; o timbre é apertado, rouco, surdo; golpe glótico, cortes fonatórios, dificuldades de manejo da voz; os disfônicos referem dor e fonastenia depois de um pouco de fala; a disfonia melhora com o repouso vocal e piora durante o dia (Capen, 1998). Na videolaringoestroboscopia (VLE), durante a fonação são observadas pregas vocais fortemente fechadas, ocultas, às vezes, por bandas ventriculares hipertrofiadas. A mucosa das pregas vocais pode ser normal, congestiva, edematosa e com secreções mucosas aderentes. Assim, existe diminuição da amplitude de vibração da onda mucosa.

2. Hipofuncional, hipocinético, hipotônico. Relacionado com um comportamento vocal de debilidade laríngea, déficit de tensão e mobilidade da musculatura intrínseca, com hipertonia perilaríngea de compensação. No nível clínico, caminha com intensidade fraca, tom grave, timbre velado, surdo, e, tanto no início como no fim da fonação, é audível o escape de ar. A disfonia piora com o repouso vocal e melhora durante a fala. Le Huche e Allali (1994b) referem um quadro de disfonia hipofuncional secundária para hiperfunção mantida, por esgotamento. Na VLE, durante a fonação, se observa alteração no fechamento glótico (posterior, longitudinal, glote oval, imagem de cortinas caseiras). Este déficit de fechamento indica a renúncia à luta, em resposta ao excesso de pressão infraglótica resultante do comportamento de sobreesforço, em uma tentativa inconsciente de proteger as pregas vocais contra o excesso de esforço e perdendo parte do sopro "escape de ar". A mucosa das pregas vocais é normal, às vezes ligeiramente enrijecida, com vibração de onda mucosa ampla, suave e assimétrica (Capen, 1998; Casanova, 2000).

Evolução. É muito variável e de bom prognóstico. A tendência é para a normalidade se hábitos inadequados forem modificados e a voz reeducada. Mas, pode se complicar com o aparecimento de nódulos, ou um pólipo, se não houver mudança de hábitos; é possível a recidiva meses ou anos depois de uma primeira reeducação.

Tratamento. Em primeiro lugar, informação adequada do mecanismo de produção de sua disfonia, que leva a uma tomada de consciência, análise de sua própria situação e a eliminação dos fatores favorecedores. Em segundo lugar, reeducação da voz, com treinamento diário. O objetivo é tentar recuperar os automatismos normais do comportamento fonatório, com atividades de relaxamento, sopro, verticalidade, etc., dependendo de qual seja o comportamento vocal, "individualizar cada caso" (Le Huche e Allali, 1994c; Bustos, 1995; Morrison et al., 1996; Bonet, 1997).

Disfonias funcionais complicadas

Nódulos vocais

Definição. São pequenos engrossamentos, localizados na mucosa da borda livre de ambas as pregas vocais, no chamado "ponto nodular" (união do terço médio com o anterior), que é a área de maior impacto durante a fonação.

Etiopatogenia. São consideradas lesões orgânicas de origem funcional (Le Huche e Allali, 1994b; Jiang, Diaz e Hanson, 1998). São causadas e se mantêm por um comportamento fonatório de esforço vocal, que se estabelece em um esforço de compensar um déficit de projeção vocal, provocando a aproximação violenta das pregas vocais e causando "microtraumatismos repetidos". Assim, pois, devido ao mau uso ou abuso vocal continuado e mantido por fatores favorecedores durante a fonação se produz excessiva tensão laríngea, responsável pelo tom demasiado grave ou agudo, importante incoordenação fono-respiratória, aumento da pressão do ar subglótico, fortalecendo o traumatismo crônico, que na zona de amplitude máxima de vibração mucosa, em ambas as pregas vocais, produz desaparecimento progressivo desta parte submucosa e, de forma reativa, um engrossamento do epitélio superficial da mucosa, o *nódulo*. Para García e Cobeta (1996), o traumatismo nos *nódulos agudos ou jovens* é um abuso vocal intenso em um curto período de tempo, e nos *nódulos crônicos ou fibrosos*, o resultado da resposta inflamatória organizada diante da hiperfunção persistente.

Clínica. Predomina nos meninos (Echeverría, 1994), por abuso do grito durante o jogo e imitação de modelo vocal inadequado, e em mulheres jovens até à segunda década de vida, temperamentais, com tendência à ansiedade. Segundo Hugh-Munier e colaboradores (1997), existe uma relação direta entre o grau de estresse-emoção, tensão laríngea e lesão na prega vocal, mas a alteração vocal não é proporcional ao tamanho dos nódulos. Atualmente, aumentou nos jovens devido comportamento vocal inadequado em festas. De elevada incidência em profissionais da voz falada e cantada que sofrem disfonia disfuncional durante meses sem reeducação, com agravamento progressivo do quadro. Apresentam menor potência vocal e fadiga na fonação prolongada, assim como limitação para o canto, tendência a agravar o tom, com perda do registro agudo, sendo este o sinal mais evidente nos cantores (Hogikyan et al., 1999). A voz está melhor durante a manhã, e vai piorando ao longo do dia devido ao componente hiperfuncional de base.

Exploração. Na *voz conversacional*, observamos golpe de grote brusco, timbre rouco áspero, velado, freqüentemente soproso, com "falsetes" durante a emissão de uma frase. Na *voz projetada*, melhora o timbre, mas à custa de um grande sobreesforço e, em muitas ocasiões a voz é limitada. A *voz cantada* é muito limitada, sobretudo nos agudos, com registro inestimável.

Na VLE, observamos sua forma e consistência (Figura 15.3). Durante a fase de respiração, se observa a irregularidade da borda das pregas vocais, sendo a imagem simétrica "em espelho" nos *nódulos agudos recentes*. O aspecto é translúcido, pequenos, espelhados, *kissing nodules*, freqüentes nas crianças e cantores, e *nódulos crônicos*, de longa evolução, de maior tamanho, aspecto esbranquiçado, rosados, edematosos e fibrosos. Durante a fonação, comprovamos um defeito anterior e posterior no fechamento glótico, "imagem em ampulheta", pela confrontação simétrica de ambos os nódulos, que deixam escapar o ar. A amplitude vibratória da onda mucosa, em ambas as pregas vocais, é reduzida, periódica e simétrica. Se for recente, desaparece na fase de fonação ao aumentar a tensão da prega vocal; se é antiga, se delineia com maior nitidez.

Observamos, freqüentemente, secreção mucosa abundante, que indica falta de hidratação, e tende a se acumular no ponto nodular "pérola mucosa" que, ao pigarrear ou tossir, desaparece.

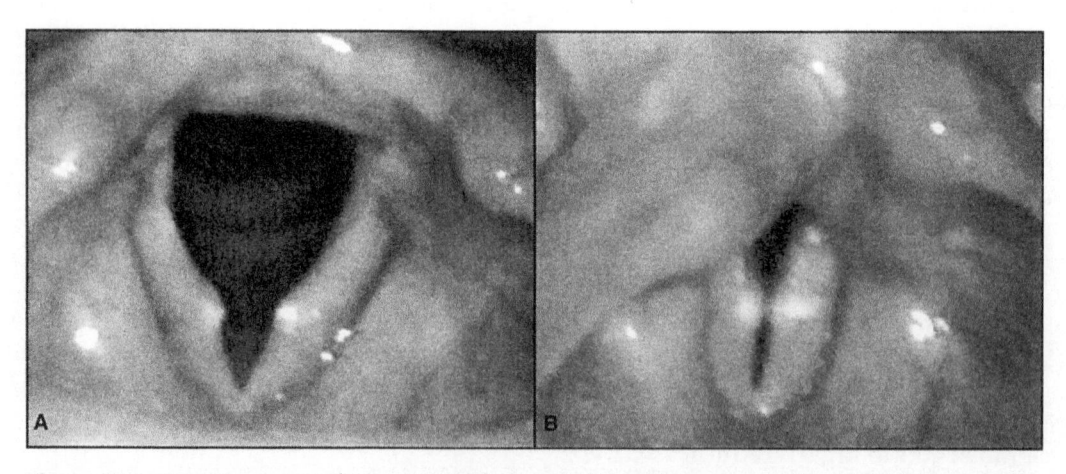

Figura 15.3 Laringoscopia indireta. A) Nódulos vocais bilaterais na respiração. B) Nódulos vocais bilaterais na fonação, com alterações fechamento glótico, "imagem em ampulheta".

É freqüente encontrar lesões chamadas "paranodulares", como um engrossamento nodular na prega vocal oposta à localização de um pólipo, ou um cisto, como lesões reativas (García e Cobeta, 1996; Le Huche e Allali, 1994b).

Evolução. O nódulo é conseqüência direta de um abuso vocal. Se for recente, dura pouco; se acompanhado de repouso vocal e reeducação vocal, ou todos eles, desaparece; se não se modifica o comportamento vocal, o nódulo tende a aumentar de tamanho e evolui para uma forma fibrosa, irreversível.

Em raras ocasiões se produz uma adaptação à mudança vocal, identificando-se com o novo timbre de voz e integrando-o em sua personalidade, sem conseqüências funcionais (p. ex., algum cantor).

É possível a transformação em uma lesão mais profunda, um pólipo, devido a um traumatismo reiterado e violento, mas não freqüente na clínica (Millar et al., 1999).

Tratamento. Em um nódulo agudo-recente: repouso vocal relativo e reeducação vocal, com o objetivo de eliminar o comportamento de sobrreesforço (Le Huche e Allali, 1994c; Bustos, 1995; Hugh-Munier et al., 1997; Bonet, 1997; Morrison et al., 1996).

Nos nódulos crônicos-fibrosos, enquanto a disfonia não é limitante, inicialmente se recomenda a reabilitação, quando se produz um agravamento, cirurgia, e, posteriormente, reeducação; dessa forma, evita-se a recidiva (Multinovic, 1998).

Nas crianças, o tratamento é conservador (Echevarría, 1994). Inicialmente, até à maturidade de comportamento da criança, reeducação vocal, momento em que a maioria dos nódulos regridem espontaneamente.

Caso clínico 1

Mulher de 30 anos, professora de uma escola pública há seis anos, refere disfonia há dois anos, que interfere em sua atividade profissional. Evolui em crise, piora em períodos de maior sobrecarga vocal, chegando à fadiga vocal intensa no final da semana. Recupera-se durante o fim de semana. É acompanhada de "sensação de corpo estranho na garganta, secura, pigarro, necessidade de esforço excessivo para falar". Melhora com o repouso da voz, durante os períodos de férias, e piora quando recomeça o trabalho.

Na voz conversacional, emprega intensidade excessiva, seu tom é grave, e o timbre, rouco, áspero, com ressonância nasal excessiva, apagada, soproso. Sua extensão vocal é limitada a uma oitava (Mi1-Ré3), a Fo média é 190Hz. Sua respiração é costal superior, com inspiração bucal, insuficiente, não-adaptada a pausas, e descontrole do sopro expiratório com perda de ar no início e esgotando o ar residual; consegue um tempo máximo de sopro de 9s. Apresenta moderada incoordenação fono-respiratória. O tempo máximo de fala é de 7s com articulação tensa, o ritmo se acelera, sendo o final soproso e de baixa intensidade, necessitando entrecortar as frases para fazer uma inspiração forçada e insuficiente, tornando o discurso ininteligível. Fracassa na prova de leitura, baixa intensidade, tom grave, não respeita as pausas, com limitação importante na projeção vocal. São observados sinais de hiperfunção na zona cervical, ingurgitação jugular e hipertonia.

Na VLE, observamos as pregas vocais móveis, simétricas, com ligeira congestão na mucosa, a borda livre irregular devido à presença de um engrossamento nodular, em união do terço médio com o terço anterior, em ambas as pregas, que durante a fonação deixam um déficit de fechamento glótico "imagem em ampulheta". Diminuição da amplitude da onda mucosa (Figura 15.3).

Faz reeducação vocal durante três meses, com duas sessões semanais de 30 minutos de duração. Os objetivos são: trabalhar o esquema corporal, fortalecer a respiração nasal, sopro, coordenação fonação-respiração, articulação e impostação. Insiste-se em que deve seguir algumas medidas adequadas de higiene vocal, com um controle da intensidade em todos os momentos do dia.

Pólipo vocal

Definição. Lesão tumorosa benigna da prega vocal, geralmente unilateral, de localização variável, na zona média da prega vocal, face superior, borda livre, subglote, às vezes na comissura anterior. A forma é regular e lisa (Figura 15.4); em alguns predomina o componente vascular, *pólipo telangiectásico, angiomatoso*, em outros, o conteúdo seroso, pálido, translúcido, edematoso, *pólipo gelatinoso, seroso*, às vezes polilobulado. Conforme for a união com a prega vocal, diferencia-se o *pólipo séssil* (base ampliada) e pólipo pediculado (unido mediante um pedículo). A maioria é de pequeno porte; às vezes são grandes e fibrosos, porque evoluíram mais, da associação de um engrossamento nodular em uma prega contralateral, por contato durante a fonação, sendo maior a disfonia (Lourenco e Costa, 1996).

Etiopatogenia. É o resultado de um processo inflamatório, e não uma proliferação celular, devido esforço vocal intenso limitado no tempo, que lesiona a laringe. Geralmente em situação prévia de inflamação de vias superiores, junto com a ação de algum irritante (o hábito do fumo na maioria dos casos), sendo freqüente, também, o antecedente de temperamento nervoso e grande ansiedade (Hugh-Munier et al., 1997). De incidência elevada em profissões de responsabilidade, esportes violentos, etc. (Jiang, Diaz e Manson, 1998).

Um nódulo pode transformar-se em um pólipo? Logicamente, se o nódulo evolui e as causas geradoras continuam, aparecerá uma reação vascular secundária ao trauma vocal repetido (edema submucoso, hemorragia subepitelial e degeneração hialina fibrosa). García e Cobeta (1996) afirmam que não existem características histológicas que permitam diferenciar os pólipos dos nódulos, nem mesmo com microscópio eletrônico; o certo é que, uma vez formado o pólipo, ele não regride espontaneamente, já que as doenças funcionais pioram progressivamente, dificultando cada vez mais a emissão da voz, e, por isso, na maioria dos casos é necessária a cirurgia junto com a reeducação vocal.

Clínica. Predomina em homens temperamentais, até à terceira e quarta décadas, de elevada incidência em professores e em profissões de responsabilidade. É típica a disfonia como sintoma inicial e de longa evolução, às vezes de apresentação brusca, com fadiga vocal importante; raramente chegam à afonia total.

Os disfônicos podem referir alteração vocal intermitente, quando o pólipo é pediculado e situado na subglote, uma vez que, durante a inspiração, passaria para a subglote e as pregas vocais fechariam limpida-

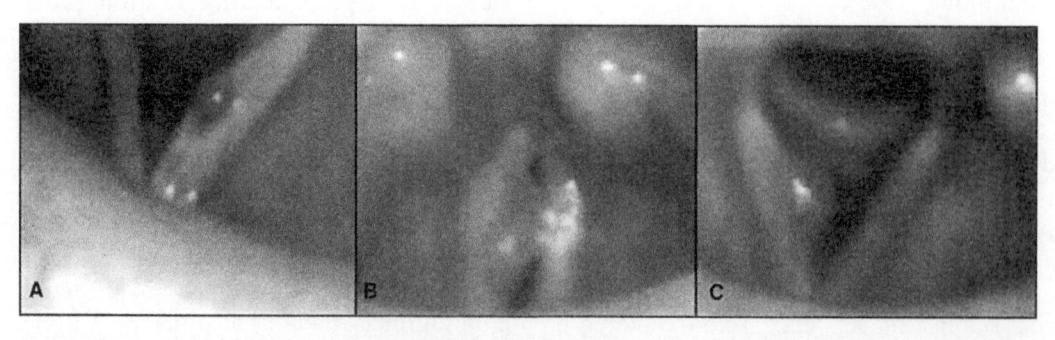

Figura 15.4 Laringoscopia indireta. A) Pólipo vocal angiomatoso na prega vocal esquerda. B) Pólipo vocal séssil, seroso, na prega vocal direita, em fonação e respiração. C) Pólipo vocal séssil, seroso, na prega vocal direita, em respiração.

mente na fonação. Quando evolui e aumenta de tamanho, pode provocar dispnéia ou espasmos de glote. Outros sintomas são sensação de irritação laríngea, de corpo estranho na garganta, que obriga ao pigarro constante, assim como falsetes e uma fala entrecortada.

Na *voz falada conversacional*, é evidente o decréscimo na tonalidade, cada vez mais grave; com um timbre apagado, áspero, rouco, e freqüentemente bitonal, *diplofônio*, por superposição das pregas vocais e pelo pólipo durante a vibração; de baixa intensidade. A *voz de chamamento* fracassa, embora, ao projetar a voz, freqüentemente o timbre se normaliza devido ao esforço intenso. Grande dificuldade para ajustar a altura tonal na *voz cantada*.

Na VLE observamos o tamanho, o aspecto e as formas descritas. A localização é variável, em sua maioria na união do terço médio com o anterior, mas nem sempre na borda. Encontramos assimetria na vibração da onda mucosa e diminuição da amplitude da vibração em ambas as pregas vocais, porém mais naquela em que o pólipo está situado.

Evolução. Uma vez formado o pólipo, não regride espontaneamente, nem mesmo com a reeducação vocal. As doenças funcionais pioram progressivamente e dificultam cada vez mais a emissão da voz, e, por isso, na maioria das vezes, é necessária a cirurgia combinada com a terapia vocal. A recidiva não é freqüente.

Tratamento. O pólipo precisa de microcirurgia laríngea instrumental ou com *laser* CO_2 (García e Cobeta, 1996), com bons resultados, mas se beneficia da chamada "técnica em *sanduíche*", reabilitação vocal antes e depois da cirurgia. É necessário o repouso vocal absoluto depois da cirurgia durante alguns dias, seguido de emissões vocálicas sonoras, mediante suaves subidas e descidas de tonalidades e, em seguida, a reeducação da técnica vocal correta bem pautada. Não devem ser esquecidos os controles laringoscópicos.

Caso clínico 2

Dona de casa, de 58 anos, que apresenta disfonia, de começo paulatino há 12 anos, coincidindo com o falecimento de seu marido em acidente de trânsito. Refere "rouquidão, com dores na zona cervical e dificuldade para engolir, inclusive a saliva...". O quadro piora e a rouquidão é contínua, menor potência de voz, cortes bruscos, tosse, pigarro freqüente, sensação de "secura e coceira" muito desagradável. Hábito vocal de intensidade excessiva na conversação habitual e com tendência ao sobreesforço; tem "temperamento forte". Sente-se melhor pela manhã, piora durante o dia. No final do dia tem uma clara piora com o abuso vocal em ambientes muito poluídos. Como antecedentes patológicos: osteoporose e hipertensão, infecções recorrentes das vias superiores, sinusite, otalgias, síndrome depressiva no tratamento. É fumante de um maço por dia há 24 anos.

Na conversação espontânea, sua voz é de pouco alcance, tem um tom grave, diplofônico, a freqüência fundamental média é de 145Hz, a extensão tonal está limitada a sete notas (Lá1-Sol2), o timbre é rouco, estridente, forçado, com intensidade baixa; depois de um pouco de conversação, enfraquecimento progressivo. Sua respiração é costoclavicular, bucal, com inspiração insuficiente, não adaptada às pausas; o tempo de sopro é muito curto (7s) e apresenta grave incoordenação-fonação-respiração; os tempos de fonação e de fala estão muito curtos; tendência a realizar ataque vocal brusco e final soproso. Fracassa na prova de leitura. Na apalpação do pescoço, hipertonia de musculatura supra-hióidea.

Na VLE se observa engrossamento difuso da mucosa e ligeira hiperemia em ambas as pregas vocais, assim como polipóide grande de base ampla de implantação e conteúdo seroso (Figura 15.4), localizado na borda e face anterior do terço médio da prega vocal direita, que na fonação deixa um déficit de fechamento glótico anterior e posterior.

É indicado tratamento cirúrgico, mas diante da negativa da paciente para ser operada, começa reabilitação fonoaudiológica, como passo prévio para a cirurgia, durante um mês, com duas sessões semanais, centradas em normas de higiene vocal, abandono do fumo, ação no plano psicológico, relaxamento e fortalecimento do apoio respiratório. Depois de dois meses, solicitou a cirurgia, com resultados excelentes e, na seqüência, completamos a terapia vocal.

Edema de Reinke

Definição. É uma lesão exsudativa que dá origem à disfonia intensa. É caracterizada por um edema crônico das pregas vocais, que surge como resposta a um irritante crônico, o hábito de fumar, em 85% dos casos e a sobrecarga vocal no restante. Pela ação do irritante crônico, se produz uma transformação edematosa do epitélio superficial da mucosa de aspecto gelatinoso, com vasodilatação e exsudado vascular no espaço de Reinke, responsável pelo edema, agravado pela falha da drenagem linfática. Este edema modifica a face superior e a borda livre das pregas vocais e pode ser *unilateral* ou *bilateral* (Figura 15.5).

Faz parte de um grupo de processos exsudativos (pseudocisto seroso, edema fusiforme, edema de Reinke), que podemos dizer que são diferentes graus de manifestação de um mesmo processo (García Cobeta, 1996; Reamacle, Degols e Delos, 1996).

Epidemiologia. Predomina no sexo masculino, mas com um aumento progressivo nas mulheres, devido ao hábito do fumo; de máxima incidência entre os 40 e 60 anos. García e Cobeta (1996) observam que, embora não esteja demonstrado, se crê que o etilismo, o mau uso vocal, algum irritante atmosférico ou a existência de um estado depressivo constituem fatores coadjuvantes (García, 1994). É irreversível, evolui de forma progressiva e insidiosa, aumentando de tamanho. O edema afeta toda a extensão da prega vocal e é mais evidente nas porções posteriores das pregas vocais, as quais conservam a mobilidade; pode ser unilateral ou bilateral.

Clínica. Destaca a disfonia como sintoma principal, junto com pigarro e tosse freqüente. A voz costuma estar pior pela manhã, melhora durante o dia, mas se altera de novo no final do dia. Pouco a pouco, vai perdendo a potência, com fadiga na fonação prolongada. Se o edema é bilateral e extenso, se manifesta com dispnéia associada, às vezes, a estridor, tornando-se audível na inspiração um ruído que, segundo Le Huche e Allali (1994b), é como uma "bandeira que ondula ao vento".

O *timbre* é o primeiro parâmetro que se modifica, sendo no começo uma rouquidão intermitente, posteriormente contínua. O *tom* decresce, se agrava, chega a perder seu registro agudo, permanecendo a freqüência fundamental média da voz falada abaixo

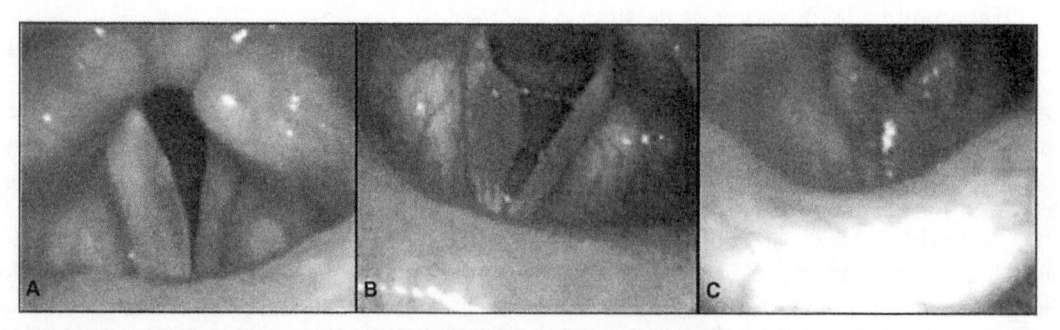

Figura 15.5 Laringoscopia indireta. A e B) Edeme de Reinke unilateral de PV direita em fase de respiração. C) Edema de Reinke bilateral, em fase de respiração.

do normal; na mulher, menos de uma oitava. A voz é grave, forte, rouca, metálica, pouco timbrada, com ataque glótico brusco no início da fonação. Fracassam a voz de chamamento, a voz de projeção e o canto é impossível.

Exploração. Na VLE, observamos as pregas vocais volumosas, com aspecto gelatinoso, de cor branca e acinzentada, mais ou menos translúcido, e o edema difuso na borda livre das pregas vocais, unilateral ou bilateral.

Durante a *respiração*, na fase da inspiração se torna mais evidente, se estende como "uma membrana" no espaço glótico.

Na fase de fonação, produzem-se alterações importantes na dinâmica vibratória das pregas vocais; embora se produza o fechamento completo do espaço glótico, as ondas mucosas em ambas as pregas vocais são amplas, aperiódicas e assimétricas.

Podemos encontrar outros sinais: vestíbulo laríngeo congestivo, assim como hipertrofia de bandas ventriculares, indicativos do importante esforço vocal.

Evolução. Ficou demonstrado que, sem tratamento e sem interromper o consumo de fumo ou o irritante causador, o edema aumenta e é proporcional a diminuição da eficácia vocal, sendo possível somente a voz conversacional em um registro muito grave, sendo cada vez mais importantes os problemas respiratórios, o que justifica e indica o tratamento cirúrgico. Ao contrário, a eliminação do irritante e a reeducação, às vezes, se traduz em uma estabilização do edema durante muitos anos.

Tratamento. É, principalmente, cirúrgico, fazendo-se em dois tempos se o edema é bilateral, para evitar as complicações de sinequias; com reeducação vocal antes e depois da operação. É, porém, fundamental a motivação do paciente para eliminar os hábitos inadequados de sua vida, assim como para assumir a mudança de voz que deve acontecer. A recidiva é freqüente, e somente em um terço dos casos as alterações vocais não tornam a aparecer. Bonet (1997) recomenda um controle laringoscópico estrito ao menos durante cinco anos.

Caso clínico 3

Homem de 36 anos, trabalha em um banco há 12 anos, refere "rouquidão intensa, tosse e dor no pescoço" que impedem sua atividade profissional. O início é paulatino, evolui em crises, com recuperação parcial durante períodos de férias. O quadro progride até se tornar constante, com vários episódios de afonia, que cediam com o repouso vocal. Sua voz é pior pela manhã, ligeira melhoria durante o dia, mas com menor potência, fadiga vocal, necessidade de esforço excessivo para falar, tensão muscular no pescoço mais manifestam no final do dia. Piora com o frio, com o abuso vocal em situação festiva e em situações de estresse. O canto é impossível há anos.

Destaca o hábito do fumo; fuma um maço e meio por dia há 20 anos.

Na exploração, sua voz espontânea é desagradável de se ouvir, de tom muito grave, profunda, com uma Fo média de 83Hz, de timbre rouco, forçado, monótono, apagado, baixa intensidade em fonação mantida que se vai enfraquecendo progressivamente, e a extensão vocal está limitada a seis tons (Ré1-Si). Sua respiração é costodiafragmática, com um tempo de sopro de 15s., sendo insuficiente por perda de ar no começo e uso do ar residual, o que leva a incoordenação fonação-respiração moderada. Os tempos de fonação e de fala são baixos (7 segundos), Realiza ataque glótico brusco, com articulação tensa apertada, o ritmo vai se acelerando progressivamente, ao mesmo tempo em que diminui a intensidade e agrava seu tom, o final do discurso é ininteligível. No teste de leitura, fracassa; sua voz é de pouco alcance, muito grave, com cortes e respeitar as pausas. A exploração de cabeça e pescoço deixa claro uma intensa hipertonia de musculatura supra e infra-hióidea.

A VLE é difícil de se fazer, pela hipertonia faringo-laríngea. No plano glótico, as pregas vocais estão no nível, com mucosa congestiva; as bordas de ambas as pregas vocais estão engrossadas e irregulares; o edema é bilateral (Figura 15.5), mas mais evidente na prega vocal direita; fica claro na fase de inspiração uma lesão de aspecto acinzentado que se estende no espaço glótico; durante a fonação, o edema limita a aproximação das pregas vocais, em estroboscopia a onda mucosa está anulada. Observa-se hipertrofia das bandas ventriculares.

O tratamento é combinado, cirurgia e reeducação vocal. Antes da cirurgia, a terapia vocal é enfocada para instaurar normas de higiene vocal adequadas, "eliminar o hábito do fumo" e, depois, técnica vocal completa.

Formas particulares de disfonias funcionais

Transtornos na muda vocal e puberfonias

Definição. Denomina-se *muda vocal* ao período durante o qual, nos homens adolescentes, acontecem algumas modificações endócrinas que transformam a laringe infantil em laringe adulta, produzindo-se mudanças no tamanho, com diminuição do tom e timbre da voz. Boltezar, Burger e Zargi (1997) a descrevem como uma etapa de instabilidade que dura, aproximadamente, de 6 a 12 meses, até os 14 anos nos meninos e até os 12 anos nas meninas, e depende de fatores constitucionais, da raça, do clima, do meio sociocultural, etc.

Neste período, se produzem importantes mudanças anatômicas e vocais, que são mais evidentes nos meninos: aumenta o tamanho do pescoço, os diâmetros vertical e antero-posterior da laringe, e o ângulo entre as duas alas da cartilagem tireóide se torna mais saliente, com o aparecimento do "pomo de Adão". Há um importante desenvolvimento de toda a musculatura cervical e das cavidades de ressonância, assim como da capacidade pulmonar. Por esta razão, acontecem modificações na voz, com queda do tom médio da voz falada em, aproximadamente, uma oitava no menino e meia oitava na menina. Durante este período, é normal encontrar mudanças na voz do adolescente (falsetes, voz áspera, bitonalidade, cortes e falhas, etc.), pelo aumento da vascularização nas mucosas das pregas vocais, problemas de adaptação funcional às rápidas mudanças e dificuldade no reconhecimento auditivo da nova voz.

Denominamos *puberfonias* as alterações vocais que acontecem durante o período de muda vocal em alguns jovens, de forma que conservam a voz infantil com estruturas anatomofisiológicas normais para sua idade. É a chamada *voz de falsete* ou *falsa muda*, patologia essencialmente masculina descrita por Perelló (1980b), Le Huche e Allali (1994b), Dinville (1996) e Morrison e colaboradores (1996).

Etiopatogenia. A etiologia é funcional na maioria dos casos, falta de adaptação psicológica ou rejeição inconsciente à nova voz grave ou "voz masculina", e tudo o que representa em sua personalidade. Em menor proporção, encontramos uma causa orgânica de tipo endócrino ou antecedentes de disfonias infantis não-reeducadas antes da puberdade, que dificultam a evolução fisiológica da muda e provocam disfonias no adulto. Os problemas vocais podem derivar de um *começo tardio da muda* (depois dos 13 anos nas meninas e dos 15 anos nos meninos); é comum em meninos que cantam como soprano e persistem na voz aguda; por uma *muda vocal irregular* e prolongada mais de três anos, com disfonia intensa, cansaço vocal e irregularidade do tom na voz falada, ou *muda incompleta*, na qual somente caem 4-5 semitons, e quando o tom cai mais do que uma oitava. Uma vez que é uma etapa instável, de maior labilidade (Boltezar, Burger e Zargi, 1997), convém limitar os esforços vocais (voz cantada, gritos no jogo, esporte e excursões) e modelá-los durante a etapa de pós-mudança, que pode prolongar-se muito.[3]

---

[3] N. de R. T.: Behlau, (2001, p. 279-280) classifica as disfonias da muda em: mutação prolongada, incompleta, excessiva, precoce, retardada e falsete mutacional.

Clínica. A maioria refere um quadro que evolui durante um ou dois anos: com dificuldades vocais, fadiga, irritação de garganta, cortes e falsetes esporádicos; sua voz é de tom agudo, timbre apertado, estridente, com ressonância nasal, de intensidade fraca e com bitonalidade simultânea (interpõe-se um som grave dentro da voz aguda que se está emitindo), ataque vocal brusco, etc. Em sua personalidade, se observa certa timidez e introversão.

Na VLE, a morfologia laríngea é aparentemente normal, com hipertonia da musculatura laríngea intrínseca, escape de ar pela fenda glótica posterior e ligeiro enrubescimento das pregas vocais devido ao sobreesforço que lhe supõe tornar a voz aguda.

Evolução. É variável. Às vezes a descoberta de sua nova voz acontece na primeira consulta, generalizando-a rapidamente e sem problemas; outras vezes, devido à grande ansiedade acumulada, ou então pelo componente psicológico de base, é de evolução mais longa, mas de prognóstico favorável, recuperando sua voz com o apoio adequado.

Tratamento. Baseia-se em uma *informação adequada* sobre as mudanças que estão acontecendo, para uma aceitação psicológica da nova voz. *Reeducação vocal*, com o objetivo de descobrir, fortalecer e estabilizar a voz grave no registro baixo (de peito) que corresponde e adequada coordenação fonação-respiração. Se for preciso, apoio psicológico e tratamento endocrinológico; Ferlito, Rinaldo e Marioni (1999) aconselham acompanhamento.

Disfonias na terceira idade e presbifonias

É evidente que nossa sociedade é cada vez mais longeva devido a uma assistência sanitária, nutrição e cuidados em geral cada vez melhores. O certo é que prolongamos mais a etapa da *velhice, idade avançada, ancianidade, senilidade,* que é caracterizada pela involução, desgaste e degeneração progressiva de nosso organismo e todas suas funções, fisiológicas e psíquicas. Isto, junto com a queda da natalidade, explica o envelhecimento de nossa sociedade, fato que influi nos aspectos econômico, social e sanitário da vida.

O envelhecimento vocal é caracterizado por uma grande variabilidade interindividual; não acontece sempre para as mesmas idades. A reação física e psicológica de cada paciente diante dessas mudanças e a facilidade ou eficácia com que o paciente se comunica na vida cotidiana determinam, de certo modo, que a modificação da voz seja normal ou patológica. Morrison e Rammage (1996) afirmam que determinadas modificações da voz fazem parte do processo natural de envelhecimento e não devem ser consideradas transtornos. Por outro lado, as tentativas de compensação, tornar a voz aguda nas mulheres e graves nos homens, mediante ajustes musculares inadequados, leva à disfonia.

É importante definir qual alteração é própria da idade e qual não é para estabelecer o prognóstico e uma metodologia de intervenção específica nessa *população geriátrica*. Apesar do freio que a própria idade supõe, somos conscientes de quem atualmentem o grupo de pacientes de idade avançada demanda cada vez mais nossa atenção específica em problemas da linguagem, da fala, da voz e da audição. Exigem uma velhice com qualidade, não se acomodam, nem aceitam a degeneração, e solicitam ajuda para estimular, fortalecer ou frear o déficit.

Clínica. Definimos como voz senil ou presbifonia a voz característica do idoso, que resulta das modificações fisiológicas próprias da idade: seu tom é mais agudo no homem, e mais grave na mulher, seu timbre é característico, rouco e rude por alterações na ressonância, de caráter soproso; a intensidade se encontra reduzida, com tremor; fadiga-se quando fala; aumenta as pausas respiratórias e torna lento o discurso ao repetir sílabas idênticas rapidamente. Sua característica distintiva em relação ao adulto, segundo Juncos (1998), é que costumam ser confundidas as vozes de ambos os sexos, como durante a infância.

Mudanças vocais fisiológicas na terceira idade. Com o passar dos anos, nosso corpo sofre transformações que afetam todos os nossos sistemas. Assim, nossa voz está se modificando constantemente, reflexo fiel de nossa personalidade e momento evolutivo. Morrison e colaboradores (1996) e Juncos (1998) destacam, em seus estudos, as seguintes características das mudanças anatomofisiológicas no envelhecimento:

- menor flexibilidade laríngea, devido à calcificação e ossificação das cartilagens;
- atrofia progressiva da musculatura laríngea (extrínseca e intrínseca) com diminuição do tônus muscular e déficit no fechamento glótico (glote oval); terá problemas para a mudança de registro;
- atrofia neuronal e déficit de neurotransmissores no sistema nervoso, o que causa uma lentidão na condução da informação e déficit no controle do ato fonatório;
- rigidez articular e ligamentosa por degeneração e artrose, que arqueia as costas, diminui a capacidade vital, produz a mobilidade da laringe na fonação, o que se tenta compensar com a musculatura extrínseca;
- alterações nas cavidades de ressonância (mal-oclusões, próteses dentárias, atrofia muscular e mucosa, flacidez, falta de elasticidade) que limitam a amplificação dos sons produzidos no nível laríngeo;
- alteração na dinâmica respiratória (menor capacidade vital, pressão subglótica) e, por conseguinte, baixa intensidade; altera-se a coordenação fonação-respiração e procede com fadiga vocal;
- sinais específicos na VLE: fechamento glótico incompleto, aperiódico e menor amplitude de vibração, com redução da onda mucosa e vibração assimétrica entre ambas as pregas vocais, *trêmulo vocal*;
- perda fisiológica da audição para os tons agudos; presbiacusia, que limita a compreensão da fala e interfere no controle da voz.
- alterações psicológicas, mudanças afetivas, insegurança, angústia e isolamento;
- alterações do estado geral, que influem na qualidade vocal: doenças reumatológicas, respiratórias, digestivas, cardiovasculares, neurológicas, etc;
- alterações na voz falada: o *tom médio* da voz é mais agudo nos homens e se torna mais grave nas mulheres, com redução da extensão tonal. Na análise informatizada da voz, o *jitter* (reflete as variações ciclo a ciclo no período de vibração da prega vocal) está aumentado, em relação a voz rouca e rude, e o *shimmer* (reflete as perturbações na amplitude de vibração ciclo a ciclo) está aumentado em relação a aperiodicidade da vibração. O *volume* da voz está diminuído, limitando a voz de projeção; o *timbre* vocal é rouco e áspero; diminui a *duração* da fonação, com ataque vocal brusco, para compensar a voz soprosa, e aparecem falsetes.
- alterações na voz cantada: os homens perdem os tons graves (voz de peito) e as mulheres perdem os tons agudos (voz de cabeça), limitando as mudanças de registro. É típica a vibração excessiva na voz senil, trêmulo senil, devido à hipotonia muscular e à dificuldade para afinar mantendo um tom.

Voz patológica e disfonia na terceira idade. Denominamos voz patológica e disfonia na terceira idade todas as mudanças vocais patológicas que acontecem na terceira idade, independentemente do envelhecimento vocal. Juncos (1998) afirma que o idoso pode apresentar doença vocal aguda ou crônica, como a criança, o jovem e o adulto, sendo às vezes difícil separar ambos os processos. As disfonias agudas se relacionam com infecções de vias aéreas superiores e afetam temporariamente a voz. As disfonias crônicas podem ser funcionais, orgânicas congênitas adquiridas, de origem neurológica ou psicogênica. Geralmente, devido ao uso inadequado da voz, os homens tentam reduzir o tom, a intensidade fraca, o timbre rude, com fadiga vocal; as mulheres tentam aumentar o tom, há tensão laríngea excessiva e voz de esforço.

A seguir, são resumidas as mudanças vocais patológicas na terceira idade:

- *Disfonia funcional*: com freqüência, o padrão é hipotônico ou misto, relacionado com hábito vocal incorreto e sobreesforço vocal. Ao não aceitar a nova imagem vocal tentam compensar as mudanças de tonalidade, e se produz fadiga vocal.
- *Disfonia por lesão adquirida:* nódulos, pólipo, edema, paralisia recorrente, granuloma, traumatismos geralmente iatrogênicos e neoplasias laríngeas, etc. em relação ao sobreesforço vocal, que se complica com um problema orgânico; embora sejam diagnosticados na idade senil, tiveram origem em etapas anteriores.
- *Disfonia por lesão congênita: sulco vocal*, cisto epidermóide, etc.; lesões que explicam disfonias não resolvidas, de muitos anos de evolução.
- *Disfonia psicógena:* em relação com o aspecto psicológico, solidão, separação, depressão, tensão e ansiedade.
- *Disfonia por doença neurológica:* de elevada incidência neste grupo geriátrico, mas não é freqüente o problema vocal como sintoma inicial do quadro neurológico. São variados os processos de deterioração geral do sistema nervoso central (SNC) ou periférico: esclerose lateral amiotrófica (ELA), doença de Alzheimer, doença de Parkinson, etc., e se manifestam como *tremor essencial* com flutuações na freqüência e na intensidade.

Exploração. Para precisar se é um processo fisiológico ou se se trata de doença vocal, faz-se anamnese detalhada, avaliando o estado geral, físico e psíquico; exploração funcional do aparato fonatório, laringoestroboscopia e análise acústica da voz (*jitter, shimmer*); audiometria; provas respiratórias; estudo neurológico e psicológico.

Tratamento. A reeducação da voz na terceira idade é semelhante a outras etapas da vida; é um trabalho interdisciplinar. Colaboram o geriatra, o médico de família, o foniatra, o otorrinolaringologista, o fonoaudiólogo, o assistente social e o psicólogo, o psiquiatra ou ambos. Levar-se-á em conta a etiologia e a gravidade da disfonia, as características físicas e psíquicas do paciente, a importância que para ele tem a qualidade de sua voz, sem lhe criar falsas expectativas, programando objetivos reais.

O profissional deve se adaptar; a intervenção se centra em reduzir o uso muscular inadequado que acompanha as tentativas de compensação. São trabalhados a postura, o tônus muscular, o apoio respiratório. E são realizados exercícios vocais e de precisão articulatória, sem exigir do paciente tanto quanto de uma pessoa jovem; requer-se o apoio psicológico constante. É necessário incluir normas de higiene vocal: eliminar tóxicos, proteger-se contra as infecções de vias aéreas, aumentar a hidratação, fortalecer a voz falada e cantada com técnicas adequadas, evitar o descanso vocal e o sedentarismo físico e mental.

Os resultados da reabilitação estão condicionados pela presbiacusia, a deterioração da memória, a depressão, e o ritmo da aprendizagem. Por este motivo, o treinamento é lento, mas progressivo, aumentando o número de sessões por semana.

Disfonias no cantor ou disodias

Definição. Perelló (1980a) afirma que a *voz cantada* é a emissão com os órgãos da voz de uma série modulada de sons. O cantor modifica o vestíbulo laríngeo, a hipofaringe e outras cavidades de ressonância, harmoniza; entoa e modula o som originado no nível laríngeo, fortalecendo e enriquecendo os harmônicos, segundo o registro vocal dando lugar aos diversos tipos de vozes cantadas. Sirva de referência a *classificação de vozes* segundo o sexo, de Jackson-Menaldi (1996), baseada na *extensão da voz* (desde a nota mais grave à mais aguda, duas oitavas) e na *tessitura* (conjunto de notas que uma pessoa pode emitir confortavelmente), que é mostrada na Tabela 15.4

Deve-se destacar que uma *voz cantada de qualidade* exige da pessoa talento e treinamen-

Tabela 15.4 Classificação de vozes

Homens	Mulheres
Baixo: Fo = 98-110Hz *Extensão:* C1-F3 Dó1-Fa3 (65-349Hz) *Tessitura:* A1-G2 La1-Sol2 (110-196Hz) **Barítono:** Fo = 117-133Hz *Extensão:* E1-A3 Mi1-La3 (83-440Hz) *Tessitura:* D2-C3 Re2-Do3 (147-262Hz) **Tenor:** Fo= 147-165Hz *Extensão:* G1-C4 Sol1-Do4 (98-523Hz) *Tessitura:* F2-E3 Fa2-Mi3 (174-330Hz)	**Contralto:** Fo = 196-220Hz *Extensão:* C2-G4 Dó2-Sol4 (131-784Hz) *Tessitura:* C3-bB3 Dó3-Si3 (262-494Hz) **Mezzo:** Fo = 210-226Hz *Extensão:* E2-A4 Mi2-La4 (165-880Hz) *Tessitura:* D3-C4 Mi3-Do4 (294-523Hz) **Soprano:** Fo = 244-262Hz *Extensão:* G2-E5 Sol2-Mi5 (196-1175Hz) *Tessitura:* G3-F4 Sol3-Fa4 (392-698Hz)

Fonte: Jackson-Menaldi. In: García-Tapia e Cobeta (1996).

to diário para adquirir uma boa técnica. Isto é, é preciso que o sistema respiratório, fonatório, articulatório e ressoante funcionem de maneira independente e que os movimentos articulatórios sejam flexíveis, coordenados, sem tensão, mais lentos e mais enérgicos do que na voz falada.

A ressonância deve ser adequada para que o tom seja estético e belo. É importante que o cantor utilize o tom apropriado para seu aparelho fonador, escolha um repertório adequado às suas possibilidades e aprenda em silêncio a peça musical nova ("escutar e aprender"). Mesmo assim, deve utilizar a voz falada corretamente e reduzir as apresentações em público, se apresenta alterações na voz.

O termo *disodias* vem do grego *dys* (difícil) e *odes* (cantar), observa Perelló (1980a), e é empregado para englobar as alterações que se apresentam na prática do canto, isto é, todos os problemas vocais no cantor que limitam sua voz cantada por alteração do tom, tessitura, timbre e volume.

Etiopatogenia. Segundo Cobeta (1999), os cantores líricos são os profissionais da voz mais bem formados e os que estão mais preocupados diante de qualquer problema vocal que possam ter. Estão expostos a dois tipos de patologias: por um lado, sofrem com as doenças laríngeas comuns como o resto das pessoas e, por outro, as próprias de uma atividade vocal profissional. As causas são múltiplas:

- *A acústica do teatro e o meio ambiente*: mal ventilado, seco, com pó em suspensão, fumaça de cigarro, ar condicionado, etc.; as pregas vocais perdem elasticidade e ficam edemaciadas devido ao sobreesforço.
- *A falta de conhecimento da função vocal*, produz erros em sua técnica vocal e desequilíbrio no seu uso.
- *Transtornos na dinâmica respiratória*, que levam à falta ou ao excesso de pressão do ar expiratório, tensão excessiva e rigidez no nível laríngeo; golpe de glote que, se é continuado provoca trauma nas pregas vocais, alteração na vibração de modificação do timbre, descontrole da intensidade.
- *Cantar sem a técnica vocal adequada e classificação vocal incorreta*, utilizando um timbre de voz inadequado para suas condições fonatórias, com sobreesforço vocal.
- *Prática do canto em escolas e coros de simpatizantes*, que cansam a voz, ou cantar em períodos de rouquidão ou infecção das vias aéreas superiores, etc.

Clínica. O perfil clínico de disfonia mais comum nos cantores está associado a alterações funcionais, modificações orgânicas nas pregas vocais, ou ambas. Na opinião de Hogikyan e colaboradores (1999) e de Jackson-Menaldi (2002), os nódulos vocais de incidência mais elevada são: monocordite, laringite, hemorragia submucosa, etc. Com efeito, os fatores etiológicos apontados provocam inflamação das pregas vocais, alterando a borda livre e limitando a aproximação durante o canto. O déficit de fechamento glótico é acompanhado de escape de ar, que impede a produção nítida das notas agudas e, conseqüentemente, sobrecarga vocal, com aumento das secreções, necessidade de limpar a garganta e agravamento do tom de sua voz, de modo que sente fadiga para a voz cantada e até dor na voz falada.

A clínica inicial costuma ser diminuição da tessitura vocal, dificuldade para chegar aos tons agudos, esforço, cortes, falsetes, dores perilaríngeas, necessidade de aquecer mais tempo a voz antes de um recital, cansaço vocal depois de uma apresentação, necessidade de mudar o repertório.

Resumindo, segundo Perelló (1980a), Cobeta (1999) e Gorjon (2000), as principais alterações na voz cantada são: a) *voz apertada*, o cantor força a laringe, que se coloca muito alta no pescoço em relação à nota que emite, produz excesso de contato entre as pregas e a voz terá muitos sons agudos; b) *voz obscura*, laringe muito baixa, e voz com muitos sons graves; c) *tremor*, produzido por emissão forçada devida à má técnica vocal e respiratória; d) *voz gutural*, excessiva contração da cavidade oral e faríngea, que impedem mover a laringe; e) *voz branca*, fraca, sem timbre, que indica que a cavidade de ressonância é pouco firme, com pressão aérea insuficiente; f) *rouquidão passageira* da voz falada, que aparece depois de 20 minutos de canto e indica excessivo trabalho muscular e g) *voz velada*, por déficit de fechamento entre ambas as pregas (p. ex., paralisia das pregas).

Tratamento. A intervenção na voz do cantor é muito complexa. Segundo Murry e Rosen (2000), Westerman-Gregg (1997), Carroll (2000), Jackson-Menaldi (2002), Gorjón (2000), Sataloff e colaboradores (1999), Aguirre e De Mena (1992), requer um trabalho em equipe (professor de canto, foniatra, otorrinolaringologista, fonoaudiólogo). É preciso repouso vocal para a voz cantada e limitação na voz falada, junto com as adequadas normas de higiene vocal (hidratação, mucolíticos, aquecimento vocal, escolha adequada do repertório, etc.). É muito importante comprovar se a voz está bem classificada. Em seguida, aplicar técnicas de reeducação das disfonias hipercinéticas, uma vez que em sua patogenia intervém a sobrecarga vocal (trabalhar o esquema corporal, relaxamento, respiração costodiafragmática, sopro, voz projetada, etc.).

Disfonias em profissionais (professores, atores, etc.)

Quanto à utilização da voz como instrumento de trabalho, como meio de comunicação no nível profissional, é amplamente aceito e quase tão antigo como a humanidade. A voz tem sido e será, apesar dos avanços científicos, a principal ferramenta de trabalho em muitos profissionais (grandes oradores clássicos, nossos políticos atuais, advogados, médicos, professores, atores, cantores, locutores, apresentadores, vendedores, garçons, etc.).

De fato, à medida que nossa sociedade avança, este instrumento de trabalho assume maior protagonismo e, infelizmente, aumentam as doenças vocais relacionadas com a utilização incorreta da voz (disfonias funcionais), que limitam a atividade profissional de forma temporária, sendo dispendioso para nossa sociedade pelas baixas no trabalho. No entanto, é de grande interesse para os que se dedicam ao estudo e prevenção da saúde, promovendo cada vez mais, nos grupos profissionais, a informação e utilização correta de sua voz, para prevenir a patologia. Puyuelo e Llinas (1992) observam que chama a atenção em nossa sociedade atual, sendo a voz o principal instrumento de trabalho para muitos grupos, que os problemas derivados da alteração da voz que limitam a profissão não sejam considerados doenças profissionais.

Etiopatogenia. São muitos os estudos parciais que foram feitos no grupo dos docentes que, como veremos, refletem fielmente sua problemática, mas poucos com relação a outros profissionais da voz.

A prevalência de disfonias nos docentes é elevada, destacando o predomínio das disfonias funcionais e a elevada incidência em professores de ensino secundário (sobretudo na escola pública), em relação aos docentes universitários.

O estudo realizado por Perelló e colaboradores (1985), destaca o elevado predomínio de disfonias em mulheres, sendo mais observável na escola particular (68%), na qual 76% são mulheres e 24% homens; em comparação com a escola pública (63% de disfonias), sendo 69% mulheres; além disso, 52% dos entrevistados são fumantes.

Segundo um estudo realizado por Torres e colaboradores (2000), 38% dos docentes universitários apresentam disfonia, a idade média dos disfônicos é de 30-41 anos (60%) e afeta predominantemente o sexo feminino (62%), apresentando hábito de fumar 32% dos docentes com disfonia. Rivas e Fiuza (1993a) apresentam percentagens de 48,5% dos docentes com disfonias, predominando nas mulheres, na metade das quais se apresenta neuroticismo (76%) e estado de ansiedade (82%), justificado por emoção excessiva, nervosismo e tensões pessoais. No estudo de Puyuelo e Llinas (1992), a prevalência de disfonias em docentes é de 48%.

São também interessantes os dados referentes aos estudantes com disfonias. No estudo de Torres e colaboradores (2000), 40% dos estudantes universitários apresentam disfonias, sendo 30% quadros funcionais. Simberg e colaboradores (2000) fizeram um estudo com estudantes (futuros professores) e encontraram laringite em 60%, nódulos de prega vocal em 21% e disfonias funcionais em 11%.

Poch (1998) afirma que na patogenia das disfonias dos profissionais sempre se encontra o *abuso ou mau uso da voz*, que limita a voz de projeção, com entrada no *círculo do esforço vocal*, descrito por Le Huche e Allali (1994b), em uma tentativa de aumentar o rendimento vocal que, ao contrário, gera um maior esforço e menor eficácia vocal. Os *fatores favorecedores e desencadeadores* são variados; alguns específicos do grupo profissional devem ser buscados no próprio *ambiente pessoal e profissional*, ou por desconhecimento e falta de preparação específica para a profissão, sobrecarga conforme exigências profissionais, condições inadequadas do ambiente profissional, etc. De forma sucinta, analisamos esses fatores em alguns grupos profissionais:

- *Fatores pessoais*: sofrimento crônico de doenças gerais, alterações orgânicas do aparelho fonoarticulatório, predisposição para infecções crônicas das vias respiratórias, tratamentos crônicos com efeitos secundários (secura ou mucosidade excessiva), que debilitam nossa ferramenta de trabalho, ou então, como apontam Rivas e Fiuza (1993a) e Baker (1998), fatores psicológicos, de personalidade.
- *Docentes*: técnica vocal incorreta por falta de preparação, déficit de projeção vocal, grupo de alunos com ruído e ensurdecimento de fundo, reuniões permanentes, má acústica na sala de aula, umidade, temperatura, má ventilação das salas de aula que levam a um aumento de CO_2 e repercutem negativamente na higiene respiratória, elementos irritantes como o giz, o hábito do fumo, bebidas geladas, etc. (Puyuelo e Llinas, 1992; Perelló, 1985).
- *Atores*: falta de preparação, técnica incorreta, personagens que devem ser representados fora de suas capacidades fonatórias, monólogo, exigências de voz cantada sem qualidades, sobrecarga de trabalho por causa de apresentações seguidas, em más condições, ao ar livre, com pó, fumaça, má acústica do teatro, volume excessivo de música de fundo, muito ruído de fundo no auditório, etc.
- *Locutores radiofônicos*: por técnica vocal incorreta, descontrole do tom, volume e articulação da voz, utilizam um registro vocal inadequado, monotonia, alteração do ritmo (aceleração ou lentidão excessivas), programas longos, microfones mal regulados, falta de sonorização da sala e ruído de fundo, condições do ar livre, chegando com facilidade ao grito e fracassando a voz de projeção, estresse e ansiedade excessiva pelo conteúdo da notícia (entusiasmo ou tristeza), etc.

- *Apresentadores*: as condições de apresentar ao vivo acrescentam uma grande carga de ansiedade e de estresse, que leva ao descontrole do ritmo e do tom da voz, etc.
- Situações muito semelhantes acontecem com *médicos e advogados,* que estão trabalhando sob pressão, sendo seus veredictos ou diagnósticos julgados constantemente no nível social; isto leva a trabalhar sob uma grande carga de ansiedade e estresse, com uma influência direta sobre sua emissão vocal, provocando alteração e sobrecarga.

Clínica. O perfil clínico das disfonias em profissionais, segundo afirmam diferentes autores (Puyuelo e Llinas, 1992; Gotaas e Starr, 1993; Jackson-Menaldi, 1994; Urritikoetxea et al., 1995; Scott et al., 1997; Baker, 1998) é, com freqüência, o de uma disfunção laríngea hipercinética, de alta incidência nos nódulos vocais, pólipos nas pregas vocais, voz de bandas, laringites e faringites. Os disfônicos apresentam sintomas não-específicos de fonastenia, dor cervical, dores faringolaríngeas e, em alguns casos, impossibilidade para cantar ou gritar, junto com sintomas associados a problemas respiratórios, dor nas costas e dores de cabeça, nervosismo, assim como tendência familiar a sofrer de problemas problemas vocais. O timbre da voz é rouco, áspero, forçado, com voz soprosa, utilizando uma voz diferente na sala de aula, chegando ao grito com facilidade, piorando durante a semana, sendo os dias mais críticos a quarta e a quinta-feira. Esses pacientes mudam o tom da voz nas salas de aula pelo sobreesforço, geralmente mais agudo, mas quando a disfonia progride é mais grave. A intensidade é fraca, com importante incoordenação fonação-respiração, que se manifesta pela falta de respeito das pausas pré-inspiratórias, sendo audível a inspiração, cortes nas frases e aceleração do ritmo do discurso.

Exploração. Preciado, García e Infante (1998) realizaram um estudo no grupo de professores (público e particular), encontrando diferenças estatísticas significativas entre os sujeitos normais e os disfônicos. Em várias provas utilizadas na *avaliação funcional da voz,* sendo o procedimento mais útil a VLE, destacam: comportamento fonatório de hiperfunção, com excessiva tensão laríngea e menor amplitude na ondulação da mucosa das pregas; comportamento fonatório freqüente de hipofunção secundária ao sobreesforço, com defeito de fechamento e sinais de tensão muscular no vestíbulo, com aproximação das bandas como mecanismo de compensação no déficit de fechamento; parâmetros aerodinâmicos: quociente S/A alto (> 1,68), como o teste que melhor mede o déficit de fechamento glótico ($n = 1,2$); o tempo máximo de fonação (TMF) é de inferior à média; a extensão tonal da voz está limitada, a menos de 127Hz (<15 semitons) quando ($n = 19$ semitons), e os resultados da análise acústica da voz dão valores muito baixos *do jitter* e do *shimmer*.

Tratamento. É muito importante intervir de forma individualizada conforme sua profissão; estudar todos e cada um dos fatores desencadeantes e favorecedores do processo em seu próprio ambiente pessoal e profissional e pôr em prática as medidas de higiene vocal específicas, junto com o programa completo de reeducação vocal.

Disfonias orgânicas adquiridas

Disfonias traumáticas

Os traumatismos laríngeos podem ser variados (autógenos, acidentais, iatrogênicos ou seqüelas de cirurgia) e produzem edema ou hematoma nas pregas vocais, que melhoram de forma espontânea. Contudo, às vezes, caminha com solução de continuidade (ferida) que ao curar produz tecido fibroso (cicatrizes) cuja solução é a extirpação cirúrgica, causando um déficit funcional (respiração, fonação). Além disso, são acompanhados de dor, disfagia, imobilidade das pregas vocais, estenose e afonia total. Na laringoscopia, podem ser observadas várias lesões, em relação ao agente etiológico, extensão da lesão (Perelló, 1980b).

Traumatismos autógenos. Relacionados com disfonias, que evoluem do *abuso vocal* (grito, gritar, falar excessivamente, pigarro freqüente, etc.) *e mau uso vocal* (uso incorreto do tom e intensidade da voz), provocando a aproximação brusca e vibração excessiva das pregas vocais, com muita tensão na fala continuada. São produzidas alterações nos tecidos laríngeos com voz grave e soprosa. A maioria das disfonias hipercinéticas evolui com habito vocal incorreto e abuso vocal, provocando o trauma quando é continuado, como nas laringites agudas e crônicas, nódulos vocais, pólipo vocal e úlceras de contato. Podem ser corrigidos com programas adequados de higiene e terapia vocal.

Traumatismos mecânicos. Podem dar origem a disfonias de diferentes graus, conforme o agente e o tempo de atuação: a) agentes externos: lesões com *objetos contundentes, acidentes de trânsito*, que provocam fraturas laríngeas e luxações nas cartilagens, feridas penetrantes na laringe por algum objeto de cristal ou metal, muitas vezes são evitáveis com o uso do cinto de segurança; feridas penetrantes na laringe por *arma branca* ou *de fogo*; *complicações ao realizar a traqueotomia*; inflamações, granulomas, estenoses laríngeas e b) agentes internos: *endoscopias mal-realizadas*, que costumam produzir luxação de articulação cricoaritenóide; *entubação endotraqueais* que acontecem em intervenções cirúrgicas prolongadas, que geram úlceras de contato e granulomas laríngeos; *sonda nasogástrica*, que pode produzir úlceras, paralisia, estenose infraglótica. Podem exigir terapia vocal depois da cirurgia.

Traumatismos por queimaduras. São produzidos pela *inalação do ar e gases tóxicos quentes*; mais freqüentes em bombeiros e grandes queimados. Exigem traqueotomia de urgência (por inflamação), medicação e repouso vocal. Geralmente, a cura é rápida, mas, às vezes deixam estenose no nível glótico, com disfonia crônica. Outra situação são as queimaduras químicas, freqüentes em crianças por ingestão de substâncias cáusticas (cloro, soda, potassio, etc.), produzindo queimadura na hipofaringe e no esôfago. Sendo pouco eficaz a terapia da voz.

As manifestações clínicas são evidentes: afonia total, tosse, dor intensa ao tentar falar e dispnéia ao se espalhar o edema, que obrigará, em muitas ocasiões, à traqueotomia de urgência. Na laringoscopia, são observadas as pregas vocais congestionadas e queimadas e bandas ventriculares edematosas e inflamadas.

Disfonias neurológicas

Os sistemas que intervêm na produção vocal envolvem o SNC e o sistema nervoso periférico. Eles são encarregados de receber e enviar a informação necessária para a correta execução de todos os atos motores necessários para a fonação, bem como coordenar os movimentos nos diversos sistemas, de maneira que sejam realizados com precisão: cada movimento deve iniciar no momento correspondente, durar o suficiente e ser seguido do movimento seguinte, dando lugar à linguagem oral.

Assim, as doenças do sistema nervoso alteram o tônus muscular e a coordenação motora (às vezes paresia ou paralisia dos órgãos vocais), e, portanto, a normal execução dos diversos movimentos, com dificuldades na regulação da intensidade vocal e do timbre, etc. (Dinville, 1996). Dependendo da localização e extensão da lesão, as manifestações clínicas serão diferentes, assim como o grau do déficit da voz, da fala e da linguagem, que podem ser afetados por excesso ou por falta. Na opinião de Gamboa e Vegas (1996), devido à complexidade do sistema nervoso, a correlação entre o lugar teórico do dano neurológico e a disfunção fonatória resultante é variável e, às vezes, paradoxal.

É impossível estudar todos os quadros derivados de todas as possíveis causas neurológicas que alteram a voz, e, por isso, nos centraremos em três: paralisias recorrentes (lesão no nível periférico), doença de Parkinson (lesão no nível extrapiramidal) e demência tipo Alzheimer (lesão no nível cortical).

Paralisias recorrentes

Definição. É o transtorno da voz de etiologia neurológica mais freqüente. A disfonia é produzida pela imobilidade de uma ou das duas pregas vocais, por lesão do nervo vago (X par craniano), ao longo de seu trajeto até a emissão dos nervos laríngeos inferiores ou recorrentes. O prognóstico funcional dessas lesões é determinado por sua etiologia, nível de lesão do nervo, posição da prega vocal paralisada, se é uni ou bilateral. Mesmo assim, piora o prognóstico em paralisias associadas, pela combinação com lesão dos pares cranianos IX, X, XI e XII (Arias, 1994; Le Huche e Allali, 1994b; García e Cobeta, 1996).

Etiopatogenia. É freqüente como seqüela de cirurgia do pescoço, por extirpação de glândulas tireóides, paratireóides e localização neoplásica que, segundo Dinville (1996), são tumor bronquial (50%), da tireóide (10%), do esôfago (20%), mediastino (5%); em menor proporção, devido a traumatismos externos, acidentes, hematoma e doenças infecciosas, e uma pequena porcentagem é idiopática. O quadro clínico é diferente, dependendo do nível de lesão do nervo vago:

- Em *lesões do nervo laríngeo superior*, paralisa-se o músculo cricotireóideo, e o paciente terá dificuldade para tensionar as pregas vocais, para variar o tom e para cantar, além de leve disfonia.
- Em lesões acima do ramo do nervo faríngeo, trata-se de uma paralisia adutora, unilateral, bilateral mais paralisia faríngea. A voz é de baixa intensidade, sussurrada, soprosa, rouca, ataque vocal leve, hipernasalidade, transtornos na deglutição, regurgitação nasal, etc. Se é unilateral, indica-se terapia vocal; ensina-se a usar uma adução forçada da prega vocal intacta para aproximá-la da prega vocal paralisada e assim compensar a paralisia, junto com o apoio respiratório. Se é bilateral, a técnica vocal é contra-indicada, uma vez que fisiologicamente é impossível para o paciente efetuar uma aproximação suficiente das pregas vocais para emitir a voz.
- A *lesão somente do nervo laríngeo recorrente* é uma paralisia de todos os músculos intrínsecos da laringe. Perda da capacidade de abduzir e aduzir, com impossibilidade de obter uma respiração suficientemente ampla por estreitamento da glote; a fonação, em geral não costuma ser afetada. Se é unilateral, às vezes causa diplofonia e dificuldade respiratória durante o exercício; geralmente, não precisa de terapia vocal, se espera a recuperação espontânea da voz entre 6 e 12 meses. Se é bilateral, a fonação é normal, mas existe estridor inspiratório; a qualidade da voz é muito boa, no entanto, por requerer muitas vezes cirurgia ou traqueotomia para abrir uma via de ar com propósitos vitais, o prognóstico fonatório é muito ruim.

Clínica. O sintoma principal é a disfonia, como conseqüência da paralisia, redução de força e reflexos nos músculos atingidos, com hipotonia e atrofia muscular secundária (Arias, 1994; Kaufman et al., 2000). Segundo Iengol e colaboradores (2000), a paralisia unilateral do nervo laríngeo recorrente pode deixar a prega vocal paralisada em diversas posições. Classicamente se descrevem: média e paramédia (adução) quanto mais próxima da linha média, melhor prognóstico para a voz; intermédia e lateral (abdução) quanto mais separada estiver, melhor prognóstico para a respiração.

García (1996) afirma que, na paralisia unilateral descompensada, a voz aparece alterada, de baixa intensidade, fraca, sussurrada, com tempo de fonação curto, extensão reduzida, sem timbre, velada, soprosa, ataque glótico leve, às vezes diplofônica. Diante da falta de potência em sua voz e de *perda de sopro* durante a fonação, o paciente reage tentando compensar a falta de fechamento glótico mediante o aumento de pressão subglótica, causando maior perda de sopro (com o fenômeno de *hipocapnia* ou diminuição da taxa sangüínea do CO_2), por hiperventilação pulmonar, o que conduz a uma alcalose sangüínea, que se manifesta por uma *fadiga intensa* na fonação e sensação de enjôo. Consome de duas a cinco vezes mais ar que o normal em cada fonação, as frases são curtas e interronpidas pela inspiração. Pelo contrário, na paralisia bem compensada, sem atrofia muscular, está situada na zona média, permitindo a oclusão completa, e a disfonia é mínima, com extensão tonal próxima da normalidade e mínimos problemas respiratórios.

A *paralisia recorrente bilateral*, freqüentemente fica em oposição paramédia ou média, sendo o sintoma inicial dispnéia intensa, e, como as pregas vocais conservam tônus muscular, a ondulação da mucosa é simétrica, o que leva consigo a produção de voz normal na maioria dos casos, com freqüência fundamental elevada.

Exploração. A VLE (Figura 15.6) mostra imobilidade completa das pregas vocais (unilateral ou bilateral), em uma das posições já indicadas, com freqüência a paramédia. Geralmente, a prega vocal está encurtada e com rotação para diante da aritenóide, e a prega vocal paralisada fica adiantada em um plano anterior à sã; pode ter aspecto côncavo, pela atrofia da musculatura, e ligeira congestão, edema difuso como sinais de esforço vocal (García, 1996; Hillel et al., 1999).

Na fonação, a prega vocal sadia tenta alcançar a paralisada e as aritenóides se entrecruzam, observa-se um déficit de fechamento glótico, com escape do sopro expiratório; conserva a onda mucosa, com assimetria da amplitude vibratória; se existe um grau notável de atrofia muscular, a vibração se realiza em sentido vertical; às vezes, como sinal de compensação, se observa a hipertrofia das bandas ventriculares (Arias, 1994; Iengo et al., 2000; Zeitels, 2000).

Tratamento. Independentemente da etiologia, o prognóstico vocal é bom se a prega vocal está paralisada na posição média e paramédia. Mas deve-se levar em conta que a terapia de voz não deve ser iniciada antes de realizar tratamento médico: a) na *posição média,* não convém o fechamento forçado das pregas, deve-se trabalhar o nível tonal melhor e depois uma ressonância oral-nasal equilibrada; b) na *posição paramédia,* se trabalha o fechamento forçado das pregas vocais e a impostação vocal, exercícios prévios de relaxamento e respiração; c) na *posição intermédia*, a terapia vocal com fechamento forçado das pregas durante um período mais prolongado e d) finalmente, é indicada a *cirurgia* quando a aspiração e a tosse são ineficazes e a voz não é útil para a comunicação. Mediante tiroplastias, reinervação muscular seletiva, colocação de um implante laríngeo e injeção de Teflon ou silicone nos tecidos laterais da prega.

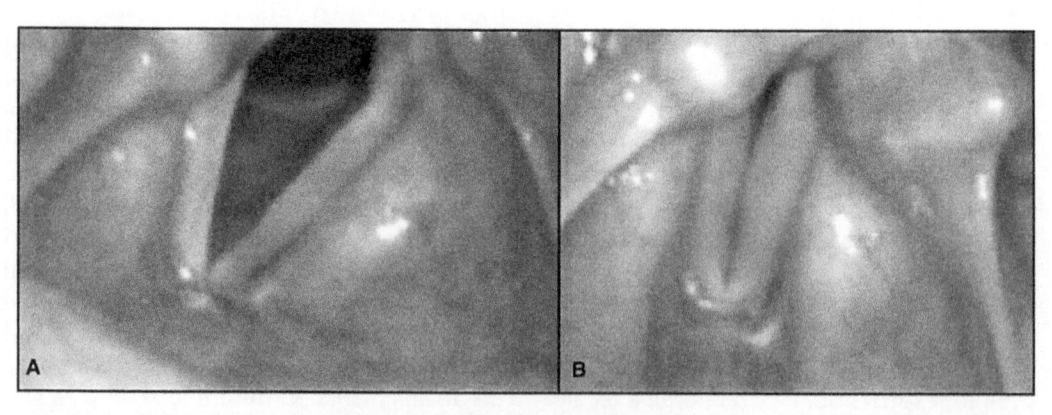

Figura 15.6 Laringoscopia indireta. Paralisia recorrente da prega vocal direita em posição paramédia, depois da terapia vocal. Em respiração (A) e em fonação (B).

Caso clínico 4

A paciente, com 61 anos, é cabeleireira, apresenta disfonia de início brusco depois de cirurgia da glândula paratireóide superior direita. Refere menor potência vocal, diplofonia intensa, sensação de corpo estranho e mucosidade, que a obrigam a pigarrear com freqüência, fadiga vocal evidente, sobretudo quando fala ao telefone, e necessidade de esforço excessivo para falar. O processo evolui sem mudanças. Antes da cirurgia, tinha um hábito vocal de esforço.

Como antecedentes patológicos, refere amigdalectomia aos 20 anos, otite crônica com hipoacusia bilateral, em estudo atual, osteoporose. No nível familiar, destaca surdez não-filiada no pai – que faleceu por infarto agudo de miocárdio –, acidente vascular encefálico (AVE) na mãe em uma osteoporose em uma irmã.

Na avaliação se observa fadiga intensa ao falar, seu discurso é constantemente entrecortado com inspirações audíveis, não consegue dizer mais do que três palavras seguidas. Sua voz é de intensidade baixa, de timbre soproso, monótono, apagado, tom grave que tenta compensar com um tom sobreagudo. Como resultado, produz-se uma diplofonia evidente, com bitonalidade alternada, onde os últimos segundos são áfonos. Os tempos de fonação e fala são reduzidos (5 segundos); tanto o ataque como o final da fonação são soprosos. Sua extensão vocal é limitada a 5 tons (Sol2-Ré3), com Fo média de 185Hz. Sua respiração é costal superior, com inspiração insuficiente, não adaptada às pausas, com um tempo máximo de sopro de 9 segundos, de início brusco e usando o ar residual; incoordenação fonação-respiração grave; fracasso da prova de leitura. Chama a atenção a intensidade baixa, sem ritmo, entrecortada pelas inspirações audíveis; tendência ao sobreagudo quando tenta a projeção vocal, sendo de pouco alcance.

Na VLE, se observa imobilidade da prega vocal direita em posição paramédia, com basculação aritenóide direita, aspecto normal das mucosas, assim como na amplitude e freqüência da onda mucosa em ambas as pregas vocais. O fechamento glótico é insuficiente; durante a fonação deixa déficit longitudinal moderado (Figura 15.6).

Fez reabilitação fonoaudiológica durante cinco meses. Na revisão se observa evolução favorável, "segundo diz, sua voz é quase normal, embora se canse com o exercício". Observa-se um aumento notável de todos seus parâmetros vocais, com um controle perfeito do tom, intensidade e timbre, tanto na fala espontânea como na leitura; boa entoação e modulação, canta e realiza escalas sem dificuldade. Sua extensão vocal é de quase 2 oitavas (Lá1 a Fá3), com freqüência fundamental de 195Hz.

Na laringoscopia, se observa prega vocal direita paralisada em oposição média, com fechamento glótico quase perfeito na fonação, por hipertonia de prega vocal esquerda e hipertrofia de banda ventricular esquerda, com aspecto normal nas mucosas, assim como na amplitude e freqüência da onda mucosa em ambas as pregas vocais. Embora continue o processo orgânico, é evidente uma melhoria por compensação funcional da prega vocal sadia. Foi dada alta da reabilitação.

Doença de Parkinson

Trata-se de uma das doenças neurológicas de mais elevada incidência em pessoas com mais de 50 anos, mais freqüente nos homens (60%), e é de etiologia idiopática. A doença é conseqüência de uma alteração progressiva do sistema extrapiramidal, que afeta com maior freqüência os gânglios basais e, especificamente, a substância negra. A síndrome neurológica geral é caracterizada por *tremor em repouso, rigidez, bradicinesia e perda dos reflexos posturais*. O diagnóstico é realizado com dois dos quatro sintomas. García (1996) observa em 89% dos pacientes alguma alteração da fonação. Morrison e colaboradores (1996) afirmam que as alterações típicas da voz são o reflexo do problema neurológico e não constituem uma alteração primária da doença. A voz do doente de Parkinson é monótona, apagada, com prosódia insuficiente, áspera, soprosa, de intensidade fraca. Vai se debilitando progressivamente até ao sussurro, sendo inaudível no final da fonação. A articulação está alterada, com pausas para respirar entre palavra ou sílaba, sendo o resultado uma *fala nebulosa* com ressonância nasal, que evolui com a doença geral.

Demência tipo Alzheimer

Definição. Doença descrita pelo neuropsiquiatra Alzheimer em 1907. É definida como uma demência de começo insidioso, que evolui de forma progressiva e irreversível, e é caracterizada pela perda de diversas capacidades intelectuais, alteração do comportamento, perda dos hábitos do cuidado pessoal, degeneração da relação com as pessoas e transtornos neurológicos diversos (Maurer, Volx e Gerbaldo, 1997).

O DSM-IV (1995) descreve-a como uma síndrome mental orgânica caracterizada por degeneração da memória de curto e longo prazo, associada a transtornos do pensamento abstrato, juízo, funções corticais superiores (afasia, apraxia, agnosia) junto com modificações da personalidade que interferem significativamente nas atividades de relação, profissionais e sociais.

Epidemiologia. Em relação à demência, deve-se destacar que é uma das doenças mais freqüentemente associadas à velhice. Thomas, Pesce e Cassuto (1990) informam que afeta, aproximadamente, 6% dos maiores de 65 anos e 30% dos maiores de 85 anos. Na Espanha, há cerca de 6,5 milhões de pessoas com mais de 65 anos com demência, dos quais 400 mil são do tipo Alzheimer. Portanto, esta está ligada à idade: quanto maior a idade, mais risco de sofrer dela.

Etiopatogenia. É de etiologia desconhecida e caracterizada por uma degeneração cortical progressiva, atrofia difusa do córtex cerebral, com perda de neurônios, células da glia, placas senis (acumulação da proteína beta-amilóide) e degeneração neurofibrilar.

A demência é progressiva, chegando a pessoa a se encontrar em um estado vegetativo, com desorientação, e, inclusive, não reconhecer as pessoas; com o tempo, pode perder a capacidade para se mover e emitir sons. É mais freqüente em mulheres, começa entre os 40-60 anos, e a evolução é progressiva, em estágios que conduzem inevitavelmente à incapacidade completa e à morte do paciente. A média de sobrevivência desde o diagnóstico é de oito anos.

Clínica. É caracterizada por *comportamento desordenado e transtornos neurológicos*, afasia, agnosia e apraxia, deterioração mental progressiva, alteração da atenção e da memória e desorientação de tempo e espaço. A doença se desenvolve em estágios: a) estágio I, esquece algumas coisas, é consciente disso e se angustia, vai perdendo o vocabulário, perde a referência de tempo e de espaço, e se alteram aspectos de sua personalidade; b) estágio II, esquece eventos recentes, perde grande parte do vocabulário, utiliza paráfrases e circunlóquios e embora conserve a articulação e a capacidade de repetir, abandonou suas atividades cotidianas, se perde pela rua, existe um grande descontrole na personalidade e aparece sintomatologia psiquiátrica e c) estágio III, agnosia extrema, não conhece nada nem ninguém, afasia e apraxia, e não faz praticamente nenhuma atividade; custa-lhe engolir alimentos, apresenta apatia intensa, perdeu totalmente as referências de espaço e tempo, e vive uma vida vegetativa.

As *alterações da linguagem* aparecem precocemente, contudo, a família, às vezes, as atribui a um déficit senil da função auditiva e na fase inicial podem passar inadvertidas em uma exploração informal. A linguagem é descrita como fluida, vazia de conteúdo, carente de espontaneidade, de flexibilidade e de capacidade de decisão; são alterados os componentes semânticos da linguagem; no entanto, os processos de conversão fonológica permanecem íntegros durante muito tempo. Em geral, o transtorno da linguagem progride paulatinamente, desde a anomia até a afasia transcortical sensitiva. O transtorno da compreensão, inclusive da linguagem escrita, se apresenta de forma precoce.

Uma das características da doença é a perda da capacidade de falar, o esquecimento das palavras; à medida que progridem, se apagam totalmente. A fala se mostra vazia de conteúdo, com disprosódia intensa; altera-se a compreensão do tom emocional da fala, também o significado emocional das expressões faciais, mas conserva a modulação de suas expressões até em estágios avançados da doença. A comunicação verbal fica restrita, e, com isto, a fala se torna menos fluída, as frases vão tornando-se incoerentes, altera-se a pronúncia das palavras, gagueja, sua fala é incompreensível até chegar ao mutismo total ou parcial, às vezes com a compreensão verbal totalmente abolida e afasia global. A apraxia também é progressiva, o doente não é capaz de fazer gestos complexos e coordenados. É freqüente que, em estágios avançados, se associem alterações de tipo extrapiramidal, que se manifestam com rigidez, bradicinesia e, mais raramente, tremor, com a clínica típica de uma disartria.

Inflamatórias: laringite

Definição. A laringite é uma inflamação localizada no nível laríngeo, que se manifesta com disfonia, chegando à afonia nos quadros agudos graves, junto com sintomatologia geral mais ou menos evidente. Seu estudo interessa devido ao componente funcional de base que pode existir ou, então, como conseqüência de sua longa evolução, em alguns quadros.

Epidemiologia. Diversos fatores etiológicos agem causando a inflamação da mucosa laríngea, como agentes infecciosos (sinusite, faringite, processos catarrais, etc.), fatores irritantes (abuso vocal, substâncias ambientais, tóxicos) ou doenças gerais por via sistêmica, podem favorecer ou desencadear o quadro. Mas, conforme a forma de aparecimento, a duração do quadro, a evolução e o resultado do estudo anatomopatológico, serão diferentes as formas de se manifestar e, portanto, também seu prognóstico.

Laringites agudas. São processos inflamatórios, de curta duração, com intensa congestão e edema difuso na mucosa laríngea, com afetação da zona aritenoepiglótica e subglote; cursa com ligeira paresia da musculatura inflamada, abundante secreção mucosa que obriga ao pigarro e à tosse. É freqüente encontrar dor, espontânea ou provocada, pela fonação e deglutição (Perelló, 1980b), mas o sintoma principal é a disfonia, a voz tem um timbre rouco, tom grave e intensidade fraca, chegando até a afonia nos quadros graves, produzida pelo edema e infiltração intensa da mucosa. A mucosidade abundante se situa no espaço glótico, impedindo o contato das bordas de ambas pregas vocais, limitando a vibração, com ligeiro déficit de mobilidade pela paresia muscular. A disfonia é de curta duração, varia durante o dia, sendo mais importante pela tarde, e aumenta pelo esforço vocal.

Na VLE, observamos o aspecto congestivo difuso de toda a mucosa em ambas as pregas vocais, mobilidade pouco afetada, ligeiro defeito de fechamento glótico na fonação, com simetria, periodicidade e diminuição da amplitude ondulatória.

O tratamento é médico farmacológico, junto com boa higiene vocal, suprimindo os elementos irritantes e repouso vocal durante a fase aguda. Isto é muito importante, sobretudo nos profissionais da voz que, se não o fizerem, terão conseqüências desastrosas, com a entrada nesse círculo vicioso do esforço vocal e o fim de sua carreira.

Laringites crônicas. São processos inflamatórios laríngeos, de longa duração (mais de dois meses) e não-originados de neoplasia laríngea. Coexistem com disfonia variável; a voz tem um tom cada vez mais grave, timbre rouco, áspero, fadiga vocal, pouco alcance, sem tendência à cura espontânea e com risco de degeneração cancerosa. Em uma tentativa de se sobrepor aos efeitos da rouquidão e tom grave, usam uma voz forçada, mas não conseguem benefício e esse sobreesforço aumenta a tensão glótica e acrescenta uma irritação maior às pregas vocais. Isso é cansativo, e a voz se torna mais rouca, entrando-se, assim, no círculo do esforço vocal, para conseguir uma voz mais potente. Sensação de corpo estranho pela mucosidade abundante, que obriga ao pigarro e à tosse, acrescentando outro traumatismo, junto com as dores faríngeas não-específicas.

São múltiplos os fatores etiológicos que desencadeiam e mantêm o quadro: tratamento médico, cirúrgico, ou ambos, incorreto, fatores pessoais ou profissionais (nos jovens, hábitos de diversão inadequados, profissionais da voz por abuso vocal, etc.), substâncias infecciosas e irritantes crônicos (vírus, bactérias, fumo, álcool, alergênios, giz, vapores tóxicos, etc.), sem esquecer o refluxo gastroesofágico (Sibertin-Blanc et al., 1996; Torres et al., 1997; Morrison, Rammage e Emani, 1999); em todos está presente o sobreesforço vocal.

A inflamação crônica dá origem a alterações bilaterais e simétricas, com predomínio nas pregas vocais, espaço interaritenóideo e na supraglote se produz congestão difusa por aumento da vascularização (Figura 15.7), hipersecreção glandular e edema intersticial submucoso, que atravessa a camada basal epitelial e chega ao tecido muscular, dando lugar a inflamação e atrofia muscular, e chega à articulação cricoaritenóide com diminuição da mobilidade (o epitélio ciliado vibrátil se transforma em pavimentoso, metaplasia escamosa, retração cicatricial, laringite atrófica ou seca, degeneração polipóide).

Na VLE, se observa o aspecto opaco das pregas vocais engrossadas, arredondadas, congestivas, pequenas telangiectasias; a borda livre é irregular pelo edema difuso que pode ser o início de um edema de Reinke, mucosidade abundante no espaço interaritenóideo e vestíbulo laríngeo. No estroboscópio, durante a fonação, se objetiva a diminuição da onda mucosa, com vibração assimétrica e aperiódica, dificuldade de fechamento glótico deixando um furo ântero-posterior, com escape de ar. Às vezes, se observa hipertrofia de bandas ventriculares que podem chegar a se aproximar durante a fonação.

Deve-se ter presente que, conforme a etiologia (Perelló, 1980b), o estudo anatomopatológico (Miranda e García, 1996) ou o aspecto das mucosas encontramos diversas formas clínicas de laringites crônicas, modificando o prognóstico:

1. *Laringite crônica primária*: aspecto catarral; cordite polipóide; hipertrófica vermelha; hipertrófica branca ou leucoplasia (lesões

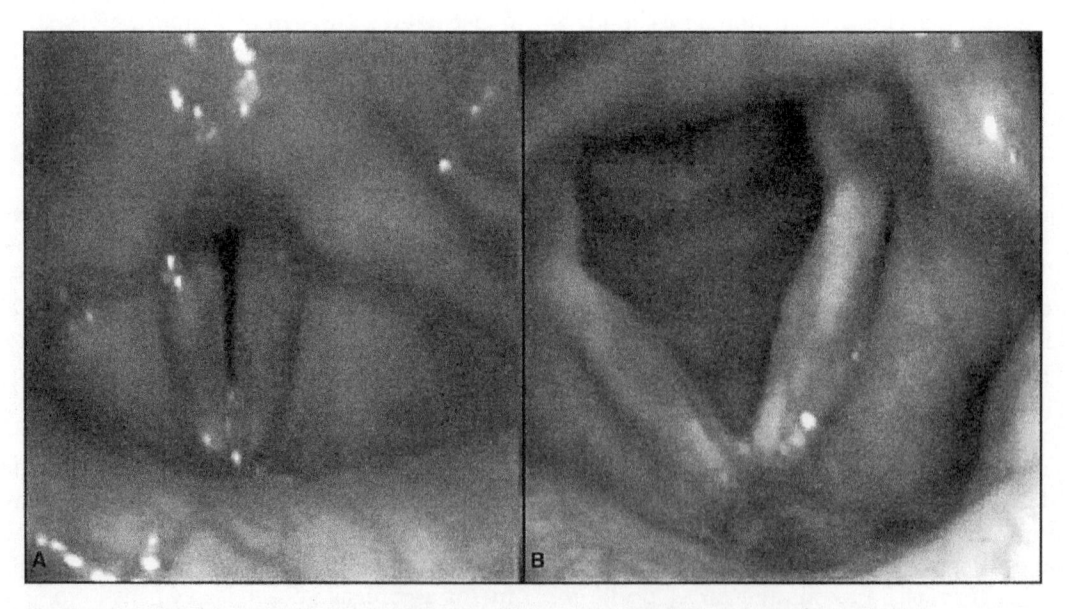

Figura 15.7 Laringoscopia indireta. Laringite crônica em fonação (A) e em respiração (B).

pré-cancerosas). Vários autores (Miranda e García, 1996; Alonso et al., 1997; Hantson, Benaissa e Baud, 1999) afirmam que os principais fatores etiológicos são o fumo e o álcool: a inalação da fumaça do fumo supõe a ação de três tipos de substâncias: a nicotina e seus derivados influem unicamente no grau de dependências físicas; as substâncias irritantes locais, como os aldeídos, ácidos e fenóis, que produzem uma inflamação da mucosa e inibem o movimento ciliar; os hidrocarbonetos policíclicos que são os fatores cancerígenos que geram as lesões tumorais depois de um período de latência variável. Está demonstrado que o grau de hiperplasia epitelial, de queratinização da mucosa e o número de atipias celulares aumentam de forma proporcional ao consumo de fumo; o álcool age como irritante de forma direta durante sua ingestão no nível da língua, seios piriformes, esôfago e, indiretamente, no nível laríngeo pela congestão local que produz.

2. *Laringite crônica secundária*: para Miranda e García (1996), são muito variadas: secundárias a infecções micóticas (candidíase), processos granulomatosos (tuberculose, sífilis), doenças sistêmicas (doenças auto-imunitárias). Torres e Santos (1999) descrevem um caso de artropatia psoríaca de localização laríngea.

Monocordite vasomotora. É diagnosticada na VLE, com intensa congestão de uma das pregas vocais por dilatação neovascular na face superior; a mobilidade é normal, estando normal a outra prega vocal. É freqüente em profissionais da voz, especialmente cantores, associada ao mau uso ou abuso vocal, e predomina nas mulheres (Le Huche e Allali, 1994b), mas também pode ser sintoma da presença de uma lesão congênita que passou despercebida (cisto, sinéquia anterior, sulcos) ou infecções (tuberculose).

Apresenta-se como uma disfonia rebelde, antiga, e são características a fonastenia prolongada, dores cervicais, voz de baixa intensidade, fatigante, com timbre surdo, velado e diminuição da altura tonal.

Estados pré-cancerosos. Termos como *leucoplasias, hiperqueratose, disqueratose, displasia maligna,* são amplamente descritos por Jackson-Menaldi (2002). São lesões laríngeas que aparecem como resposta diante de irritações crônicas. São lesões pré-malignas, algumas delas já carcinoma *in situ* em potência, que exigem um estudo histológico para a seleção do carcinoma laríngeo. Não respondem à terapia vocal, e é necessária a vigilância por especialista (otorrinolaringologista), junto com um bom programa de higiene vocal, que elimine todos os elementos irritantes.

Tratamento. Em relação às disfonias por laringite, o tratamento deve ser etiológico. Na opinião de Perelló (1996), uma laringite catarral malcurada pode ter conseqüências desastrosas para uma profissional da voz. Se é *funcional,* é indicada a reabilitação vocal, centrada na eliminação de hábitos incorretos causadores da irritação laríngea, iniciado sempre com repouso vocal relativo durante alguns dias.

Se a etiologia é infecciosa, indica-se tratamento médico adequado mais a terapia vocal e boa higiene vocal. Na *degeneração polipóide,* à terapia anterior tem de se acrescentar a cirurgia.

Na laringite crônica atrófica, o tratamento é sintomático junto com medidas locais e contra-indicação da terapia vocal, que tem efeito nulo sobre a qualidade da voz. Diante da dúvida de lesão maligna, revisão por especialista otorrinolaringologista.

Caso clínico 5

Paciente de 40 anos, professor de artes aplicadas, com dispensa por depressão, que consulta por disfonia importante que limita seu trabalho docente. Refere rouquidão de início paulatino há 10 anos, em relação direta com a utilização de produtos (pastoflex, poliéster, silicones, ceras, etc.) nas aulas práticas com seus alunos, substâncias que, ao fundi-las, desprendem gases e odores fortes, irritantes, junto com o pó e ruído de fundo, quando trabalha com gesso e pedra; cabe acrescentar a sobrecarga vocal e intensidade elevada que tem de empregar para se fazer ouvir por seus alunos. Evolui sem tratamento, piorando progressivamente, sobre afonias temporais, que cedem com repouso vocal; a rouquidão é contínua, menor potência vocal, pigarro freqüente, coceira e ardência na garganta falta de ar ao falar, fadiga vocal e necessidade de fazer um esforço excessivo para falar. Refere piora pela manhã, com sobrecarga vocal na sala de aula, em situações emotivas e de grande ansiedade. Sua voz é melhor em períodos de férias e com evidente agravamento ao retornar ao trabalho nas mesmas condições. O canto é impossível.

Como antecedentes pessoais patológicos destaca hipoacusia no ouvido direito, com perda de 50db por trauma acústico; síndrome ansioso-depressiva no treinamento por problemas familiares, que é o motivo da dispensa atual. No nível familiar, destaca o falecimento do pai por câncer pulmonar, sua mulher é diabética e com processo de tumor grave em tratamento atual.

Na exploração, sua voz é espontânea, de baixa intensidade, com ataque brusco e final inaudível, ficando às vezes estrangulada; esgota o ar residual e realiza inspiração brusca com um suspiro. Sua articulação é tensa, nebulosa, ritmo lento, o tom é cada vez mais grave, o torna no final algo ininteligível e soproso. O timbre é rouco, hipernasal, afogado, estrangulado, forçado, soproso. Sua respiração costal superior (tempo máximo de sopro 7 segundos) insuficiente, de início brusco com perda de ar e esgotando o ar residual; incoordenação respiração-fonação moderada. Os tempos de fonação e de fala são de 6 segundos. Extensão vocal muito limitada, maneja somente 4 tons (Fá1-Si1) com uma freqüência fundamental média de 99Hz. A voz projetada é impossível. Hipertonia muito evidente na musculatura supra-infra-hióidea, ingurgitação jugular.

Exploração VLE: pregas vocais com bordas irregulares engrossadas, mucosas com aspecto opaco, muito avermelhadas, com ectasias vasculares visíveis, edema difuso em ambas as pregas, mucosidade abundante na zona; hipertrofia de banda ventricular direita; na fonação, leve déficit de coaptação longitudinal, formando uma fenda ântero-posterior. Na estroboscopia, a amplitude e freqüência de onda mucosa são limitadas, com aperiodicidade constante.

É diagnosticada disfonia hiperfuncional por laringite crônica inflamatória.

O tratamento é repouso vocal durante alguns dias, normas de higiene vocal, hidratação adequada, faz terapia vocal durante seis meses, com três sessões semanais: insiste-se no início no relaxamento e respiração correta. Deve-se seguir a pauta indicada pela psiquiatria.

Evolução: melhoria evidente nos três primeiros meses de reabilitação. No nível subjetivo, ampliou sua extensão vocal, duplicou todos os parâmetros vocais, mas se descontrola com facilidade nos momentos de tensão e ansiedade. Solicita alta para retornar ao trabalho.

Solicita uma revisão dois meses depois e se constata um claro retrocesso no nível funcional, com resultados baixos em todos os parâmetros vocais e descontrole no manejo de sua voz, muito influenciado por seu estado anímico e emocional, que é instável, com grande carga de angústia e ansiedade, por interferir o conflito familiar com a piora de sua mulher. No nível orgânico, não se observa melhoria na laringoscopia indireta. O prognóstico é incerto, diante da evolução tão instável, uma vez que se conservam os fatores causais (mesmo ambiente de trabalho). São feitos controles periódicos.

Disfonias orgânicas congênitas

As malformações laríngeas compatíveis com a vida, segundo Perelló (1980b), são muito variadas. Algumas podem passar inadvertidas até à idade adulta, quando se precisa usar a voz com fins profissionais, neste caso ao pedir à sua laringe uma precisão de afinação, grande potência de voz ou grande extensão vocal, se manifestam e se tornam audíveis transtornos que, em outro caso, não seriam percebidos. A seguir são descritas algumas dessas malformações.

Cistos epidermóides. São lesões geralmente unilaterais, que estão situadas na espessura da prega vocal, abaixo de sua camada mucosa. De consistência variável, líquidos e sólidos. Geralmente são unilaterais e com freqüência se associam a *sulco* de prega vocal. Na laringoestroboscopia, se trata de engrossamentos arredondados que deformam a prega vocal e limitam a vibração da onda mucosa. O paciente refere clínica de disfonia funcional de longo tempo de evolução, com menor potência vocal e fadiga ao falar, assim como limitação dos registros agudos. Precisam de cirurgia (Cobeta, Pérez e Montojo, 1996).

Sulco vocal. Definido por Perelló como uma malformação congênita, adquirida, ou ambas, que consiste em um desdobramento da mucosa vocal, que se apresenta como um *sulco longitudinal e paralelo à borda livre*, de extensão e profundidade variáveis. Cobeta, Pérez e Montojo (1996) o descrevem como um cisto epidermóide aberto por cima, como um bolso com uma parede lateral e outro no meio, formando uma pequena cavidade virtual na espessura da prega, coberto de mucosa engrossada e hiperqueratósica, mais ou menos aderida ao plano do ligamento vocal.[4]

A manifestação clínica é uma disfonia que inicia quase na infância, com um timbre surdo, velado, apagado, metálico, apertado e de intensidade elevada, junto com cansaço vocal crônico e impossibilidade de voz cantada. Na laringoestroboscopia se observa uma pequena depressão longitudinal na borda da prega, com rigidez que altera a mecânica ondulatória, defeito de fechamento glótico. Remacle (2000), Ford (1996) e Perelló (1980b) afirmam que o prognóstico para a voz é ruim, apesar da cirurgia; maus resultados da reabilitação vocal.

Ponte mucosa. Cobeta, Pérez e Montojo (1996) a descrevem como uma rédea mucosa unida anterior e posteriormente ao longo de um fragmento da borda livre da prega vocal. Costumam estar associadas na prega contralateral de um sulco ou cisto.

Sinéquia ou diafragma das pregas vocais. É uma membrana pequena que une a porção anterior das pregas vocais, pode ser congênita ou cicatricial ocorre depois de uma cirurgia nas pregas vocais. Segundo a forma e extensão, a disfonia será mais grave; a voz é cansada, de tom agudo, pelo encurtamento das pregas vocais, com sinais de hipertrofia das bandas ventriculares e problemas respiratórios. Segundo Dinville (1996), esta clínica melhora consideravelmente depois da cirurgia, seguida de reeducação vocal.

Papilomatose laríngeo. É uma proliferação recidiva no epitélio laríngeo respiratório. São lesões únicas ou múltiplas de aspecto vegetativo, que podem estar localizadas em uma ou nas duas pregas vocais; de origem viral (papovavirus), cuja proliferação pode ocasionar riscos de asfixia e obrigar a uma traqueotomia. Manifesta-se por disfonia com timbre muito grave, às vezes afonia total, junto com dispnéia intensa; se é muito grande a lesão se acrescenta estridor respiratório.

Existe a forma juvenil em crianças (< 5 anos) e a forma adulta (> 20 anos). Na laringoscopia indireta são observados os papilomas na parte anterior e supraglote com alteração da ondulação mucosa e amplitude vibratória. A evolução é imprescindível, embora se produzam remissões espontâneas. Também é elevada a recidiva que obriga a várias cirurgias deixando seqüelas irreversíveis; nos adultos, existe a tendência à malignização. O tratamento é cirúrgico. Cobeta, Pérez e Montojo (1996) afirmam que a terapia vocal é indicada se persistir a rouquidão depois da cirurgia (20%), da mesma opinião é Dinville (1996); a reeducação permite a recuperação de uma voz totalmente normal.

CONCLUSÕES

Deixamos de tratar sobre alguns problemas vocais, posto que é impossível incluir em um único capítulo toda a patologia da voz, com a extensão que seria desejável. Centramo-nos, principalmente, nas patologias de

---

[4] N. de R. T.: Cone elástico junto à borda livre das pregas vocais (Behlau, 2001).

base funcional por sua maior freqüência de apresentação. Recomendamos ao leitor que complete sua informação com textos de referência na ampla bibliografia.

Este manual é útil principalmente para o profissional em formação, para o formador desses profissionais e para toda pessoa que tenha inquietudes e desejos de esclarecer suas dúvidas no tema da voz, por ter uma profissão que as obriga a falar muito tempo seguido e a realizar um sobreesforço vocal (especialmente nos professores, em quem é mais freqüente o desvio da técnica vocal correta), com um duplo fim, informá-los e informar seus alunos, para detectar em tempo o início de uma patologia e colocar em contato com o profissional correspondente.

Consideramos que o primeiro passo no tratamento da disfonia está na suspeita, depois no diagnóstico e, finalmente, no tratamento específico. É precisamente no primeiro passo onde começamos a fazer prevenção, que é o ideal em toda patologia. Por isso, é nosso desejo que a informação facilitada neste capítulo possa auxiliar profissionais que estão em contato com crianças, adolescentes e adultos com risco de algum problema vocal; para que sejam capazes de distinguir e suspeitar o início da disfonia, que permita enfocar precocemente uma orientação terapêutica adequada, evitando que os transtornos se agravem e que se torne desnecessária uma atuação mais agressiva, com as complicações que possam derivar dela.

Finalmente, quanto mais extensa e precisa for a informação sobre as principais disfonias, suas causas, possibilidades terapêuticas e eficácia da reeducação vocal, os problemas vocais chegarão às consultas em estágios mais precoces, o paciente terá menos angústia, estará mais motivado para o tratamento e este será mais efetivo.

Estamos conscientes de que no momento atual são muitos os progressos no terreno do diagnóstico e exploração da voz (aparelhagem e programas informatizados de análises acústicas, etc.). Não quisemos ampliar excessivamente este aspecto, que foge um pouco ao planejamento deste manual tratado amplamente por outros autores. Mesmo assim, nossa idéia central é que nos transtornos da voz é tão importante a avaliação funcional do problema como a imagem ou exploração visual laríngea, porque não há uma correlação direta entre gravidade da voz e alteração laríngea, aspectos importantes que devem ser levados em conta na hora do tratamento. Portanto, é importante que todo problema vocal seja avaliado pelo especialista correspondente (foniatra, otorrinolaringologista), para precisar o diagnóstico e poder estabelecer de forma correta a metodologia de tratamento. Não cair no erro de ser auto-suficiente, fazer um diagnóstico "de ouvido", e deixar evoluir uma disfonia grave que derive em mutilação para o paciente.

AGRADECIMENTOS

Para finalizar, pedimos desculpas pelos erros que possamos ter cometido e queremos dedicar este capítulo às pessoas que, direta ou indiretamente, despertaram nosso interesse pela patologia da linguagem, audição, fala e voz: Jorge Perelló Gilberga, Jesús Málaga, María Garrido, José Manuel Gorospe, Margarita Navarro, etc., que foram nossos mestres.

REFERÊNCIAS

AGUIRRE, O.; DE MENA, A. *Educación musical..* Málaga: Aljibe, 1992.

ALONSO, J.M.; MARTÍNEZ, J.A. e cols. Tobacco dependence in primary care: the opinion of professionals in the Guadalajara Health Area. *Aten Primaria* 15 de maio de 1997; 19(8): 412-417.

ARIAS, C. *Parálisis laringes*. Barcelona: Masson, 1994.

_____. Examen funcional de la fonación de la exploración foniátrica. Bases para la aplicación en logopedia. *Rev Logop Fon Audiol* 1992; XII (2): 111-117.

ARIAS, C.; CLAROS, P.; CLAROS, J.R.; CLAROS, A. *Disfonías: examen foniátrico y tratamiento*. Barcelona: Clínica Claros, 1991.

BAKER, J. Psychogenic dysphonia: peeling back the layers. *J Voice* Dec 1998; 12(4): 527-535.

_____. A report on alterations to the speaking and singing voices of four women following hormonal therapy with virilizing agents. *J Voice* Dec 1999; 13(4): 496-507.

BOLTEZAR, I.H.; BURGER, Z.R.; ZARGI, M. Inestability of voice in adolescence: pathologic condition or normal developmental variation? *J Pediatr* Feb 1997; 130(2): 185-190.

BONET, M. Disfonías In: Puyuelo-Sanclemente, M. (ed.). *Casos clínicos en logopedia*. Barcelona: Masson. 1997; 181-213.

BONET, M.; PERE, C. Voz y respiración. In: *Actas III Congreso Nacional de la Sociedad Médica Española de Foniatría*. Almagro (Ciudad Real), Sep 1994; 22-24.

BORRAGAN, A. Prevención de los trastornos de la voz en el docente. *I Jornadas sobre la prevención de los trastornos de la voz en el docente*. Zamora. Nov. 9-11, 1993.

BROSCH, S.; JOHANNSEN, H.S. Clinical course of acute laryngeal trauma and associated effects on phonation. *J Laryngol Otol Jan* 1999; 113(1): 58-61.

BUSTOS, I. *Tratamiento de los problemas de la voz. Nuevos enfoques*. Madrid: Cepe, 1995.

CALLAN, D.E.; KENT, R.D.; RO, N.; TASKO, S.M. Self organizing map for the classification of normal and disordered female voices. *J Speech Lang Hear Res* Apr 1999; 42(2): 355-356.

CALLION, M.M. *El libro de la voz*. Barcelona: Urano, 1998.

CAPEN, K. Chronic fatigue syndrome get court's nod of approval as legitimate disorder. *CMAJ* 1998; 159(5): 533-534.

CARROLL, L.M. Application of singing techniques for the treatment of dysphonia. *Otolaryngol Clin North Am* 2000; 33(5): 1003-1016.

CASANOVA, C. Disfonías hipofuncionales. In: *Actas del VI Congreso Nacional de la Sociedad Médica Española de Foniatría*. Málaga, 19-21 Oct 2000; 67-70.

CERDA, R.; LÓPEZ, J.; FERNÁNDEZ, C. y cols. Depression in older persons. Associated factors. *Aten Primaria*. Jan 1997; 19(1): 12-17.

COBETA, I.; PÉREZ, M.; MONTOJO, J. Lesiones glóticas congénitas. In: GARCÍA-TAPIA, R.; COBETA-MARCO, I. (eds.). *Actas del III Curso internacional de patología de la voz. Servicio ORL*. Hospital Universitario Príncipe de Asturias. Alcalá de Henares, 1996; 219-240.

COBETA-MARCO, I. *Actas del III Curso internacional de patología de la voz. Servicio ORL*. Hospital Universitario Príncipe de Asturias. Alcalá de Henares, 1999.

CONTENCIN, P.; GUMPERT, L.; KALACH, N.; DOGLIOTTI, M.P. y cols. Chronic laryngitis in children: the role of gastroesophageal reflux. *Ann Otolaryngol Chir Cervicofac* 1999; 116 (1): 2-6.

CORTÉS, M.D. Últimas técnicas logopédicas en el tratamiento de la voz. *Rev Logop Fon Audiol* 1996; XVI (1): 22-26.

DEBOVE, P.; BIROT, P.; DOUSSAU-THURON y cols. Vocal cord dysfunctional simulating severe corticoid-dependent asthma. *Rev Mal Respir* 2000; 17(2): 507-509.

DINVILLE, C. *Los trastornos de la voz y su reeducación*, 2.a ed. Barcelona: Toray-Masson, 1996.

DSM-IV. *Manual de diagnóstico y estadístico de los trastornos mentales*. Barcelona: Masson, 1995.

ECHEVERRÍA, S. *La voz infantil, educación y reeducación*. Madrid, Cepe, 1994.

FORD, C.N.; INAGI, K.; KHIDR, A.; BLESS, D.M.; GILCHRIST, K.W. Sulcus vocalis: a rational analytical approach to diagnoses and management. *Ann Otol Rhino Laryngol* 1996; 105(3):189-200.

FERLITO, A.; RINALDO, A.; MARIONI, G. Laryngeal malignant neoplasmas in children and adolescents. *Unt-J-Pediatria Otorhinolaryngol* 49(1): 1-14.

GALLARDO, J.R.; GALLEGO, J.L. *Manual de logopedia escolar: un enfoque práctico*. Málaga: Aljibe, 1993.

GAMBOA, J.; VEGAS, A. Alteraciones de la voz causadas por enfermedades neurológicas. In: GARCÍA, R.; COBETA, I. (ed.). *Actas del III Curso internacional de patología de la voz. Servicio ORL*. Hospital Universitario Príncipe de Asturias. Alcalá de Henares. 1996; 247-261.

GARCÍA, T. Disfonia funcional en profesionales de la voz hablada sin técnica vocal. *Revista Española de Foniatría* 1992; 5(2): 47-48.

GARCÍA, R.; COBETA, I. *Diagnóstico y tratamiento de los trastornos de la voz*. Madrid: Garsi, 1996.

GORJÓN, A. Trastornos vocales en el cantante. In: *Actas del VI congreso Nacional de la Sociedad Médica Española de Foniatría*. Málaga, 19-21 Oct 2000; 75-81.

GOROSPE, J.M.; GARRIDO, M.; VERA, J.; MÁLAGA, J. *Valoración de la deficiencia y de la discapacidad en los trastornos del lenguaje y el habla y la voz*. Madrid: Imserso, 1997.

GOTAAS, C.; STARR, C. *Vocal fatigue among teachers*: Folia Foniátrica 1993; 45.

HANTSON, P.; BENAISSA, K.; BAUD, F. Smoke poisoning. *Presse Med*, 1999; 28(35): 1949-1954.

HILLEL, A.D.; BENNINGER, M.; BLITZER, A. e cols. Evaluation and management of bilateral vocal cord immobility. *Otolaryngol Head Neck Surg* 1999; 121(6): 760-765.

HOGIKYAN, N.D.; APPEL, S.; GUINN, L.W.; HAXER, M.J. Vocal fold nodules in adult singers: regional opinions about etiologic factors, career impact, and treatment. A survey of otolaryngologists, speech pathologists, and teachers of singing. *J Voice* 1999; 13(1): 128-142.

HUGHT-MUNNIER, C.; SCHERER, K.P.; LEHMANN, W.; SCHERER, U. Coping strategies, personality, and voice quality in patient with vocal fold nodules and polyps. *J Voice* 1997; 11(4): 452-461.

IENGO, M.; VILLARI, O.; CAVALIERE, M.; DE-CLEMENTE, M.; MEROLLA, F. Anatomo-functional study of 33 patients with monolateral chord paralysis. *Acta Otorhinolaringol Ital* 2000; 20(1): 23-33.

ISSHIKE, N. Mechanical and dynamic aspects of voice production as related to voice therapy and phonosurgery. *Otolaryngol Head Neck Surg* 2000; 122(6): 782-789.

JACKSON-MENALDI, A. La voz normal. Argentina: Panamericana, 1992.

_____. Aspectos generales de la voz. In: GARCÍA-TAPIA, R.; COBETA-MARCO, I. (eds.). *Diagnóstico y tratamiento de los trastornos de la voz*. Madrid: Garci, S.A., 1996; 205-216.

_____. Patología vocal en los profesionales de la voz. *Rev Fonoaud*, 1994.

_____. *La voz patológica*. Argentina: Panamericana, 2002.

JIANG, J.J.; DIAZ, C.E.; HANSON, D.G. Finite element modeling of vocal fol vibration in normal phonation and hyperfunctional dysphonia: implications for the pathogenesis of vocal nodules. *Ann Otol Rhinol Laryngol* 1998; 107(7): 603-610.

JUNCOS, O. *Lenguaje y envejecimiento. Bases para la intervención*. Barcelona: Masson, 1998.

KAUFMAN, J.A. *Gastroesophageal reflux and voice disorders in diagnoses and treatment of voice disorders*. New York: Igaku-Shoin 1995; 61.

KAUFMAN, J.A.; POSTMA, G.N.; CUMMINS, M.M.; BLALOCK, P.D. Vocal fold paresis. *Otolaryngol Head Neck Surg* 2000; 122(4): 537-541.

LE HUCHE, F.; ALLALI, A. *La voz: Anatomia-fisiologia*. Barcelona: Masson, 1994a Tomo (I).

_____. *La voz: Patología vocal: Semiología y Disfonías funcionales*. Barcelona Masson, 1994b Tomo (II).

_____. *La voz: Terapéutica de los trastornos vocales*. Barcelona: Masson, 1994c Tomo (III).

LOURENÇO, E.A.; COSTA, L.H. Angyomatous vocal polypus– a complete spontaneous regression. *Rev Paul Med* 1996; 114(3): 1162-1165.

MANN, E.A.; MCCLEAN, M.D.; GUREVICH-UVEN, A.J. y cols. The effects of excessive vocalization on acoustic and videostroboscopic measures of vocal fold condition. *J Voice* 1999; 13 (2): 294-302.

MAURER, K.; VOLX, E.; GERBALDO, H. Enfermedad de Alzheimer. *Lancet* 24 1997; 349(9064): 1546 1549.

MILUTINOVIC, Z. Phonosu-rgical therapy of nodular lesions of the vocal cords. *Srp Arh Celok Lek* 1998; 126 (7-8): 248-252.

MILUTINOVIC, Z.; BOJIC, P. Functional trauma of the vocal folds: classification and management strategies. *Folia Phoniatr Logop* 1996; 48(2): 78-85.

MILLAR, A.; DEARY, I.J.; WILSON, J.A.; MACKEZIE, K. Is an organic / functional distinction psychologically meaningful in patients with dysphonia? *J Psychoson-Res* 1999; (4686): 497-505.

MIRANDA, I. GARCÍA R. Laringitis crónicas. In: GARCÍA-TAPIA R, COBETA-MARCO I (eds.). *Actas del III Curso internacional de patología de la voz*. Servicio ORL. Hospital Universitario Príncipe de Asturias. Alcalá de Henares, 1996; 240-246.

MORRISON, M.D.; MORRIS, B.D. Dysphonia and bulimia: vomiting laryngeal injury. *J Voice* 1990; 4: 76-80.

MORRISON, M.D.; RAMMAGE, L. y cols. *Tratamiento de los trastornos de la voz*. Barcelona: Masson, 1996.

MORRISON, M.D.; RAMMAGE, L.; EMAMI, A.J. The irritable larynx syndrome. *J Voice* 1999; 13(3): 447455.

MURRY, T.; ROSEN, C.A. Vocal education for the professional voice user and singer. *Otolaryngol Clin North Am* 2000; 33(5): 967-982.

NIETO, A. Fisiología vocal. In: GARCÍA-TAPIA, R.; COBETA-MARCO, I. (eds.). *Actas del III Curso internacional de patología de la voz*. Servicio ORL. Hospital Universitario Príncipe de Asturias. Alcalá de Henares, 1996.

PEÑA, J. *Manual de logopedia*, 2ª ed. Barcelona: Masson, 1994.

PEÑAFIEL, F.; FERNÁNDEZ-GÁLVEZ, J. *Cómo intervenir en logopedia escolar. Resolución de casos prácticos*. Madrid: CCS, 2000.

PERELLÓ, J. *Morfología fonoaudiológica. Fisiología audiofoniátrica*. Barcelona: Científico-Médica, 1978; tomos 11 y 111.

_____. *Canto y Dicción*. Barcelona: Científico-Médica, 1980a; tomo IV.

_____. *Alteraciones de la voz*. Barcelona: Científico-Médica, 1980b; tomo IX.

PERELLÓ, J. y cols. Estudio acerca de las disfonías en los docentes de E.G.B. *Revista de Logopedia y Fonoaudiología* 1985; 1V (3):173-184.

POCH, J. Workshop: Voz normal y patológica. Clínica, diagnóstico-tratamiento. *Jornadas del Centro Ricerche e Studi amplifon*. Madrid, 8 May 1998.

PUYUELO, M.; LLINAS, M.A. Problemas de voz en los docentes. *Rev Logop Fon Audiol* 1992; XIII (2): 76-84.

PRATER, R.J.; SWIFT. R.W. *Manual de terapia de la voz*. Barcelona: Masson, 1993.

PRECIADO, J.A.; GARCÍA, R.; INFANTE, J.C. Análisis multidimensional de la función vocal. Estudio de casos y controles. *Acta Otorrinolaringol Esp* 1998; 49 (6): 467-468.

REMACLE, M,.; DEGOLS, J.C.; DELOS, M. Exudative lesions of Reinke's space. An anatomopathological correlation. *Acta Otorhinolaryngol Belg* 1996; 50(4): 253-264.

REMACLE, M.; LAWSON, G.; DEGOLS, J.C.; EVRARD, I.; JAMART, J. Microsurgery of sulcus vergeture with carbon dioxide laser and injectable collagen. *Ann Otol Rhinol Laryngol* 2000; 109(2): 141 148.

RIVAS, R.M.; FIUZA, M.J. Las disfonías en el profesorado de E.G.B.: Análisis de variables de personalidad. *Cuadernos de Medicina Psicosomática* 1993a; 25: 26-33.

_____. Reflexiones en el estudio de las disfonías. *Rev Logop Fon Audiol* 1993b; XIII(4): 186-190.

ROY, N.; BLESS, D.M. Personality traits and psychological factors in voice pathology: a foundation for future research. *J Speech Lang Hear Res* 2000; 43(3): 737-748.

_____. Personality and voice disorders: a superfactor trait analysis. J *Speech Lang Hear Res* 2000; 43(3): 749-768.

SATALOFF, R.T.; BAROODY, M.M.; SHAW, A. Small vocal fold mass causing dysphonia in a professional soprano. *Ear Nose Throat J* 1999; 78(10): 74.

SATALOFF, R.T.; SPEIGE, L.R.; HAWKSHAW, M.; ROSEN, D.C. Gastroesophageal reflux laryngitis. *Ear Nose Throat J* 1993; 72(2): 113-114.

SIBERTIN-BLANC, D. Anorexia nervous and bulimia in adolescents. Diagnosis, treatment. *Rev Prat* 1996; 46(18): 2255-2264.

SIMBERG, S.; LAINE, A.; SALA, E.; RONNEMAA, AM. Prevalence of voice disorders among future teachers. *J Voice* 2000; 14(2): 231-235.

SIMPSON, C.B.; FLEMING, D.J. Medical and vocal history in the evaluation of dysphonia. *Otolaryngol Clin North Am* 2001; 33(4): 719-730.

STAGER, S.V.; BIELAMOWICZ, A.; REGNELL, R.; GUPTA, A.; BARKMEIER, J.M. Supraglottic activity: evidence of vocal hyperfunction or laryngeal articulation? *J Speech Lang Hear Res* 2000; 43(1): 229-238.

THOMAS, P.; PESTE, A.; CASSUTO, J.P. *Enfermedad de Alzheimer*. Barcelona: Masson, 1990.

TOOHILL, R.J.; KUHN, J.C. Role of refluxed acid in pathogenesis of laryngeal disorders. *Am J Med* 1997; 3(5): I OOS-1065.

TORRES, M.D.; SANTOS, P.; BUENO, J.L.; HERRANZ, P. Disfonía y bulimia. A propósito de un caso. *Sebastián IV Congreso SOMEF 1997*: 23-5.

TORRES, M.D.; SANTOS, P. Disfonía por artropatía cricoaritenoidea psoriásica. In: *Actas del V Congreso Nacional de la Sociedad Médica Española de Foniatría*. Talavera de la Reina 1999; 21 23.

TORRES, M.D.; LINARES, M.C.; ÁLVAREZ, M.I.; TORRES, C. Estudio de la evolución en un gabinete médico universitario de foniatria. *Actas dei VI Congreso SOMEF*. Málaga. 19-21; 2000.

URRITIKOETXEA, A.; ISPIZUA, A.; MATELLANES, F.; AURREKOETXEA, J. Prevalence of vocal nodales in female teachers. *First World Voice Congress*. Oporto, 1995.

WHITE, A.; DEARY, J.J.; WILSON, J.A. Psychiatric disturbance and personality traits in dysphonic. patients. *Eur J Disord Commun* 1997; 32(3Spec No): 307-314.

WESTERMAN-GREGG, J. The singing/acting mature adult-singing introduction perspective. *J Voice* 1997; 11(2):165-170.

ZEITELS, S.M. The evolution of the assessment and treatment of paralytic dysphonia. *Otolaryngol Clin North Am* 2000; 33(4): 803-816.

* Em Le Huche e Allali, 1994b.
* Em Le Huche e Allali (1994b).

REFERÊNCIA DO REVISOR TÉCNICO

BEHLAU, M. (org.). *Voz: o livro do especialista*. São Paulo: Revinter, 2001 v. 1.

16

DISFONIA INFANTIL: ASPECTOS EVOLUTIVOS E PATOLÓGICOS

Cristina Arias

INTRODUÇÃO

A *voz* é o meio de comunicação mais expressivo do ser humano. Mediante ela, a criança estabelece a interação com o mundo que a rodeia muito antes de possuir a palavra.

Desde o nascimento até à adolescência, a criança é submetida a um processo evolutivo constante no qual são imprescindíveis e se conjugam múltiplos aspectos (anatômicos, fisiológicos, psicológicos, socioculturais, etc.). É o período da aprendizagem, do desenvolvimento da linguagem, da palavra, da leitura e da escrita, e tudo isso vai gerando na criança uma série de respostas adaptativas.

Abordamos, neste capítulo, o desenvolvimento e a adaptação dos órgãos que intervêm no aparelho fonador, principalmente a laringe, para compreender melhor como ocorrem determinadas aquisições e funções em torno da comunicação oral. Este processo nos ajudará a compreender as causas de algumas patologias que se manifestam como disfonia crônica na infância.

Expomos a patologia vocal mais freqüente na criança, dando ênfase especial à patologia congênita. Contemplamos o diagnóstico e o tratamento de maneira breve, mas destacando sua importância. Não nos estendemos no tratamento da patologia vocal na criança, mas esboçamos o papel essencial da reeducação vocal, assim como do tratamento cirúrgico e da inter-relação entre ambos os procedimentos.

EVOLUÇÃO DA LARINGE INFANTIL

Para estudar as características da laringe na criança, devem ser considerados as diferentes etapas no desenvolvimento. Estas determinarão uma série de características que se manifestam nas suas funções executadas de maneira diferente, no tempo. No entanto, essa evolução é lenta até a puberdade. Tais peculiaridades nos ajudarão a compreender a fisiologia e a fisiopatologia da laringe.

Breve revisão embriológica

A laringe se manifesta muito precocemente ao longo da vida embrionária: a) na terceira semana da fecundação aparece um sulco médio longitudinal, o sulco laringotraqueal; b) na quarta semana, quando surge o primeiro arco branquial, organizam-se os dois esboços bronquiais, e também aparece neste nível o septo traqueoesofágico que separará o trato digestivo e o respiratório, ou seja, esôfago e traquéia, divisão que se faz por proliferação epitelial; c) durante a quinta semana é constituída a eminência hipobranquial mediana e as duas aritenóides, o orifício laríngeo fica definido e toma a forma de um T ou de um Y, com um ramo único posterior; d) até a sexta semana fica completamente delimitada a luz dos canais, o canal vestibulotraqueal, que é anterior, e o canal faringotraqueal, que é posterior; e) na sexta semana, já estão presentes as primeiras condensações mesenquimatosas, das quais se formarão cartilagens, músculos e esboços nervosos; f) no final do segundo mês, aparecem os ventrículos, e a cavidade laríngea vai adquirindo extensão, alargando-se o vestíbulo ou canal vestibulotraqueal e o canal faringotraqueal, que levarão à formação da cavidade laríngea definitiva ao se unirem os dois canais.

A laringe passa 2,5mm de extensão aos 2 meses de vida fetal para 20mm aos 9 meses de vida uterina. A posição da laringe evolui ao longo de seu desenvolvimento. Nos estágios iniciais é mais elevada e, durante os primeiros anos de vida extra-uterina, quase entra em contato com as coanas, descendo progressivamente durante a infância.

A laringe vai desenvolvendo-se por evolução precoce e simultânea da lâmina epitelial procedente de um envolvimento da endoderme do intestino primitivo, da fissura laríngea, ímpar e média, e dos últimos arcos branquiais mesenquimatosos, pares e simétricos. A lâmina epitelial laríngea é atualmente considerada como o verdadeiro indutor da laringe, guiando a evolução do mesênquima branquial. É, pois, um processo ativo que dá lugar às cavidades laríngeas. Patologias como duplicações das pregas e os sulcos vocais se explicam por uma alteração particular da atividade da lâmina epitelial.

Também o epitélio de revestimento da laringe provém da endoderme, que inicialmente é de tipo poliédrico, embrionário e vai se tornando espessa progressivamente.

No terceiro mês, aparecem os primeiros elementos ciliados no nível das bandas ventriculares e os ventrículos. Até no quinto ou sexto mês, o epitélio das pregas vocais se modifica e se torna *pavimentoso estratificado de tipo malpiguiano*. Esse tipo de epitélio se estende desde as pregas vocais até as bandas ventriculares.

Os *primeiros esboços glandulares* aparecem entre o quarto e o quinto mês, inicialmente, na face vestibular da epiglote e das bandas ventriculares. As glândulas se desenvolvem por todo vestíbulo, ventrículos e subglote, mas não existem no nível das pregas vocais. Alguns canais excretores de glândulas mucosas ventriculares poderiam atingir ou desembocar na face dorsal das pregas vocais, o que explicaria a existência dos cistos mucosos da prega vocal.

O *mesênquima branquial* dará lugar ao *esqueleto cartilaginoso*, à *musculatura* e também à *vascularização e à inervação*.

Do esqueleto cartilaginoso, a cartilagem tireóide procede do quarto arco, que se forma por volta do terceiro mês. Esta fusão delimita em sua zona central um nódulo cartilaginoso único e medial que desenvolverá os *primeiros esboços das pregas,* interpondo-se entre as duas lâminas tireóideas. Constitui-se o tendão da comissura anterior.

A cartilagem cricóide procede do quinto arco branquial e se condrifica até à sétima semana. Também as cartilagens aritenóides provêm do quinto arco branquial, no seio das eminências aritenóideas; as articulações cricoaritenóideas são tardias.

A condrificação é a formação da cartilagem pela substância fundamental ou matriz cartilaginosa, que nos primeiros estágios é constituída por múltiplos elementos celulares; é um tecido frouxo e gelatiniforme. À medida que o desenvolvimento fetal avança, esta substância fundamental vai perdendo água e ganhando fibras, e, portanto, se torna mais rígida.

Da musculatura laríngea cabe ressaltar que o músculo constritor externo, procedente do quarto arco, formará o músculo constritor inferior da faringe e do cricotiróideo, ambos inervados pelo nervo laríngeo superior, ramo do nervo vago. O músculo constritor interno procedente do quinto arco formará os músculos interaritenóideos posteriores e cricoaritenóideos laterais, todos inervados pelo nervo recorrente, ramo interno do nervo vago.

Os nervos da laringe aparecem até à sexta semana, simultaneamente com a diferenciação dos músculos.

Essas considerações quanto à embriologia permitem explicar a origem de determinadas malformações laríngeas que não somente têm repercussões fonatórias, mas, principalmente, respiratórias. Por outro lado, a ontogênese da laringe humana confirma a íntima união que existe entre as funções esfincteriana, respiratória e fonatória da laringe ao longo da vida (Figura 16.1).

Características anatômicas da laringe infantil

As características próprias da laringe da criança explicam seu comportamento vocal singular e a patologia vocal diferente e, conseqüentemente, o manejo diagnóstico e terapêutico especial da criança com disfonia.

Segundo Piquet e Terracol (1958), o volume da laringe do recém-nascido é, aproximadamente, um terço da laringe de uma mulher adulta. Tem um comprimento, ao nascer, de uns 2cm, que se divide em duas porções bem diferenciadas: supraglótica (1cm) e infraglótica (1cm). Esta última é a porção menos extensível da laringe, pois suas paredes são formadas por cartilagem cricóide e cone elástico.

A distância entre a comissura anterior e posterior supraglótica é de 6-7 mm, aproximadamente, com uma área glótica de 14mm^2. Porém, essas dimensões são menores na subglote, com um diâmetro de 5,5-6mm, e uma área subglótica proporcionalmente inferior. Por isto, esta porção subglótica é uma zona especialmente perigosa diante dos edemas subglóticos.

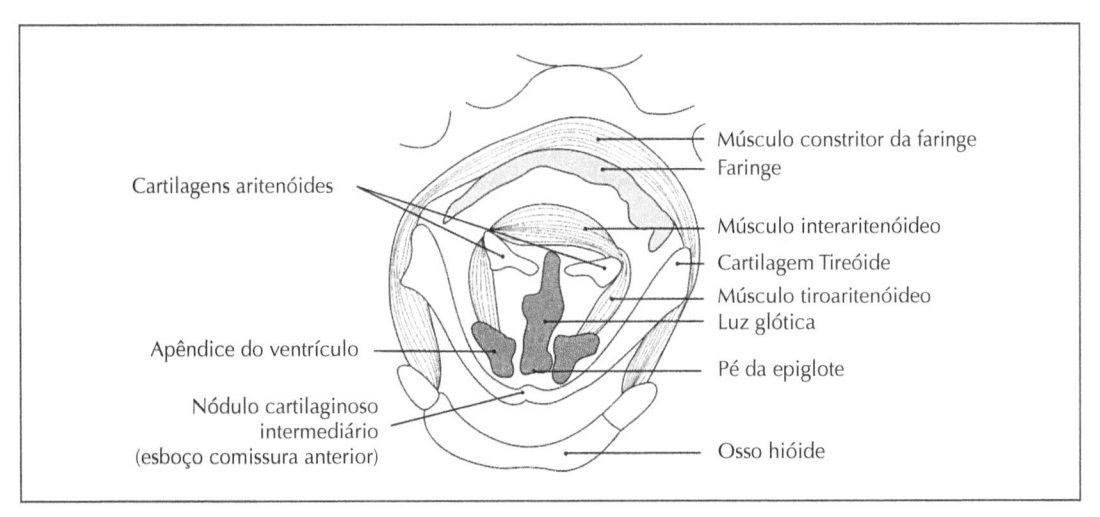

Figura 16.1 Seção horizontal supraglótica da laringe de um feto de 155mm, 4° mês. (reproduzida com autorização de Wind J.; Narcy P.; Andrieux Guitrancourt J. et al., *Le larynx de l'enfant*. Rapport Societé Françaíse d'otorhinolaryngologie et de pathologie cervico-faciale. Paris: Librairie Arnette, 1979; 17).

Cartilagens

A *epiglote* é bastante volumosa, tem formas variáveis que podem chegar a dificultar a visualização das pregas vocais na endoscopia indireta, sobretudo aquelas formas em ômega, acartuchadas, longas, frouxas, que movimentam para trás.

A *cartilagem tireóide* é mais longa, mais larga e mais próxima do osso hióide do que no adulto. O ângulo que as duas alas tireóideas formam entre si na parte média é mais aberto, e, por isso, não se observam na criança, nem o relevo central da cartilagem, nem sua incisura superior.

A *cartilagem cricóide* é bastante grossa, sobretudo no nível do selo cricóideo, e afina progressivamente com o crescimento.

As *aritenóides* são, proporcionalmente, mais volumosas na criança do que no adulto.

Durante o crescimento, vão tendo menos importância as cartilagens, e as estruturas ligamentares e mucosas ganharão preponderância.

Osso hióide

Está em contato com a cartilagem tireóide, no nascimento. Paulatinamente, à medida que se produz a descida da laringe no pescoço, estas duas estruturas vão distanciando-se no sentido crânio-caudal, permanecendo sempre unidas através da membrana tiro-hióidea. O osso hióide começa a se ossificar aos 2 anos; as cartilagens laríngeas o fazem na idade adulta.

Pregas vocais

No nascimento, o comprimento das pregas vocais é de 4-5mm nas meninas e de 5,6mm nos meninos (Minnigerode, 1973). Possuem uma parte cartilaginosa tão longa como a parte membranosa, devido à apófise vocal da aritenóide ocupar a metade da prega vocal. No adulto, a porção cartilaginosa da corda vocal representa uma terça parte do comprimento total. A espessura da mucosa da prega vocal no recém-nascido corresponde à metade do comprimento da porção membranosa.

Bandas ventriculares ou falsas pregas

As bandas ventriculares do recém nascido são, proporcionalmente, mais grossas e mais largas do que as do adulto e podem tirar parcialmente a visibilidade das pregas vocais. As cartilagens de Wrisberg, bastante desenvolvidas nesta idade, se incorporam ao terço posterior das bandas ventriculares. Ao nascer, seu comprimento variará entre 6,5 e 9,4mm nos meninos e entre 6 e 8,9mm nas meninas (Minnigerode, 1973).

Inervação

Não parece haver diferença entre a criança e o adulto no nível dos nervos recorrentes e dos ramos do nervo laríngeo superior, no pescoço e em sua terminação na laringe.

Vascularização

O pericôndrio é o tecido essencial para o crescimento das cartilagens. Através dele se produz a vascularização.

Características histológicas da laringe infantil

Cartilagens

A frouxidão dessas estruturas é a característica principal da laringe infantil. Do ponto de vista histológico, predominam elementos celulares em proporção inversa à quantidade de substância fundamental. Esta é a que dá à cartilagem laríngea as características de resistência ou de frouxidão. Ao longo do crescimento, a substância fundamental vai tornando-se mais fibrosa, pobre em água e, portanto, mais rígida (Hawkins, 1978). A frouxidão dessas estruturas cartilaginosas e dos ligamentos acessórios da laringe no recém-nascido e no lactante explica o colapso das estruturas supraglóticas no distrés respiratório freqüente nas crianças.

Músculos

A composição das *fibras musculares* é diferente na criança e no adulto. Existem dois tipos de fibras musculares: a) *tipo 1*, de contração lenta e prolongada e b) *tipo 2*, de contração rápida e breve. No recém-nascido, as fibras de tipo 1 são raras, e predominam as do tipo 2.

A laringe, neste estágio, tem uma função esfincteriana importante, com movimentos espasmódicos de fechamento rápido; produzem-se sons estridentes, breves e repetidos. Mais adiante as fibras de tipo 1, de contração lenta e mantida, se desenvolvem produzindo emissões vocais prolongadas e dotadas de expressão, que constituem a base da voz falada.

Mucosa

A grande contribuição feita à fisiologia fonatória por Hirano e colaboradores., em 1977, foi a descrição da estrutura histológica da prega vocal. Segundo estes autores, a prega vocal é constituída por músculo e mucosa. A mucosa, por sua vez, compreende o *epitélio* e a *lâmina própria*. Esta última se divide em três camadas: a) superficial, formada de fibras frouxas que correspondem ao espaço de Reinke; b) intermédia, constituída por fibras elásticas e c) a camada profunda, mais rígida, que contém fibras colagenosas. Estas duas últimas capas constituem o ligamento vocal.

Na parte anterior da prega vocal, as fibras colagenosas da porção profunda se condensam para formar um tendão, chamado tendão da comissura anterior. Ao nascer, a prega vocal é muito larga em relação ao seu comprimento, não existe estrutura ligamentar, mas existe o *tendão da comissura anterior*. Isso foi confirmado pelos trabalhos de Hirano, após 80 dissecações de laringe de cadáveres em idades compreendidas entre alguns dias e 85 anos.

A lâmina própria, ao nascer, é mais espessa proporcionalmente do que na idade adulta, mas no conjunto é frouxa. Essa densidade, menor do que no adulto, explica a freqüência e a importância dos *edemas de córion da criança*.

As fibras elásticas aparecem pouco a pouco, e o ligamento se individualiza entre 1 e 4 anos. No princípio, se encontram à distância do músculo no centro da lâmina própria. A diferenciação destas duas capas acontece progressivamente entre os 6 e os 15 anos. O ligamento vocal não está totalmente maduro até o período da muda vocal e, além disso, a espessura da mucosa da prega vocal é mais importante do que no adulto. Como conseqüência, as pregas vocais da criança, sendo mais frouxas do que as do adulto, estão mais protegidas e são mais resistentes aos gritos e aos excessos vocais. Hirano estima que graças a essas particularidades histológicas haveria menos risco de formação de cicatrizes pós-operatórias, sempre e quando a microcirurgia fosse realizada de forma precisa e cuidadosa.

A presença de mácula flava ou fibroblastos imaturos é constatada desde a 18[a] semana da vida intra-uterina. Situam-se na parte anterior e posterior das pregas vocais e têm um papel ativo em sua constituição. Estes fibroblastos imaturos produziriam as fibras de colágeno do ligamento vocal e as fibras musculares. No recém-nascido, a mácula flava se estende até à metade da pregas vocal, mas, no adulto, se encontra no espaço de Reinke, no nível das inserções anteriores e posteriores do ligamento. Essas células mesenquimatosas imaturas parecem ter um duplo papel: renovam as fibras músculo-ligamentares e protegem as extremidades da porção membranosa da prega vocal dos atritos mecânicos ocasionados pela vibração. Assim, protegem as pregas vocais de trações e esforços vocais excessivos.

A estrutura histológica da prega vocal continua evoluindo com a idade, com um engrossamento e uma distensão edematosa da camada superficial da lâmina própria. Com o tempo e com o envelhecimento, constata-se uma atrofia progressiva das fibras elásticas do ligamento, enquanto aumentam as fibras colagenosas da camada profunda.

Descida da laringe com o crescimento

A posição da laringe no pescoço varia com a idade. No recém-nascido, a borda inferior da cartilagem cricóide está no nível da terceira e quarta vértebra cervicais (C3-C4), e a borda da epiglote se situa na altura do véu palatino. Por conta disto, a respiração nos primeiros meses de vida é exclusivamente nasal.

Aos 2 anos, a borda inferior da cartilagem cricóide está na altura da C5; aos 5 anos, na altura da C6 e aos a15 anos, ocupa seu lugar definitivo, na altura da C6-C7.

A cartilagem tireóide, que estava na altura do osso hióide, C2, vai se separando progressivamente deste no sentido caudal, permanecendo unidos através da membrana tiro-hioidéa. Esta descida comporta um afastamento entre o véu palatino e a epiglote, que abre a cavidade orofaríngea, permite a respiração bucal e se associa à posteriorização da língua. Paralelamente, o eixo ântero-posterior da laringe se aproxima no plano horizontal.

Essas modificações morfológicas comportam um aumento do comprimento do aparelho vocal, o desenvolvimento da cavidade faríngea e a modelação das cavidades de ressonância. As conseqüências diretas sobre o timbre da voz envolvem o enriquecimento em sons graves, o aumento do número de formantes e a diminuição da freqüência dos formadores. A posteriorização da língua permitirá precisar os pontos de articulação das vogais; o aumento da distância entre o véu palatino e a epiglote propiciará a realização de consoantes velares, e a relativa autonomia da laringe ligada ao seu deslocamento facilitará as variações de freqüência e desempenhará um papel importante na estabilidade destas.

EVOLUÇÃO DA VOZ INFANTIL

De 0 a 3 meses, o recém-nascido está imerso em uma hipertonia global. A atividade é incontrolada e os reflexos são exagerados. O grito é a manifestação vocal e a reação a suas necessidades vegetativas (fome, incômodo, dor). Essa manifestação vocal compromete todo o corpo em uma anarquia hipertônica. A freqüência desses gritos oscila entre 400-500Hz (Lá3), predominam os sons agudos, o primeiro formante se situa ao redor de 2.000-3.000Hz e a intensidade varia em torno de 82db.

A partir do terceiro mês, vão se espaçando os comportamentos reflexos, e diminui a hipertonicidade muscular. O bebê sustenta a cabeça e sorri para sua mãe. Observam-se os avanços na motricidade e na percepção. Aprende a observar e a escutar. A criança explora seu corpo, brinca com as diversas partes, especialmente com as mãos. Vai se estabelecendo uma relação entre a sensação e os movimentos. A criança brinca com o seu aparelho fonatório, suas emissões sonoras provocam em si mesma sensações agradáveis, tende a repetí-las. Começam, assim, as *lalações*. A intensidade dessas manifestações sonoras diminui, a freqüência também, e vão aparecendo sons graves, havendo grande instabilidade na posição dos formantes. "No começo, são sons comparáveis a vogais, depois, a consoantes, depois ainda, a sons silábicos e, muito rapidamente, sílabas rítmicas e melodiosas" (Cornut, 1980).

De 6 a 12 meses, a sedestação, o progresso no equilíbrio, a preensão, vai permitindo à criança a percepção espacial. A criança diferencia seu corpo dos objetos que a rodeiam. Mediante uma coordenação plurisensorial (auditiva, visual e motora) vai selecionando suas emissões, que já se parecem com os fonemas da língua; os formantes se estabilizam. É essencial nesta etapa o *feedback* positivo da mãe e do entorno. A imitação desempenha um papel importantíssimo, sobretudo a entonação e a melodia, que adquirem um valor simbólico e significativo.

Em torno do primeiro ano, por conta da condição de andar e do progresso na maturidade motora e sensório-perceptiva, a criança tem um comportamento mais independente e imita não somente as palavras, mas também os gestos. Começa a associar as palavras com os objetos.

A compreensão da linguagem melhora, a criança expressa suas emissões esperando uma resposta por parte do adulto. Observa-se estabilidade no timbre, na freqüência e na intensidade das emissões fonatórias.

Aos 18 meses, finaliza o período sensóriomotor, e se amplia a percepção espacial graças ao andar; as possibilidades de exploração são infinitas. O pensamento se torna independente do gesto concreto, e começa a função de representação. A criança revive a experiência vivida mediante imagens evocadoras. A interpretação da mensagem ainda está muito ligada à situação, mas também a aspectos supra-segmentares, particularmente à entonação. As mensagens sonoras produzidas pela criança têm uma grande variabilidade quanto à freqüência e à intensidade, porquanto a criança tem um grande poder de imitação e tenta imitar as frases do adulto.

Em torno dos 24 meses, o progresso motor continua. A comunicação lingüística é minimizada, a criança assimila a frase do adulto e a reproduz ou lhe dá resposta de acordo com o seu sistema lingüístico: constrói frases de duas ou três palavras com uma entonação ainda muito rica.

A partir dos 36 meses e até aos 6 anos a criança vai ganhando autonomia, come e se veste sozinha. Afirma sua personalidade. Grita para sair de seu ambiente. Aparecem os artigos, os pronomes, e as frases estão melhor estruturadas; o vocabulário é consideravelmente enriquecido. Aos 5 anos, a criança constrói frases complexas, começa a aquisição da leitura e da escrita. Observa-se já um decréscimo do tom fundamental que se situa em torno de 300Hz. Aos 6 anos, a criança se expressa facilmente. É a idade do início de seus estudos primários. Está bem lateralizada, sabe ler, escrever e tem a noção numérica.

Desde os 6 anos até à puberdade, as vozes do menino e da menina são muito semelhantes. A freqüência fundamental oscila em torno de 270HZ (Dó3-Réb3); a extensão vocal varia entre duas e três oitavas. Aumenta a intensidade da voz devido amadurecimento do aparelho respiratório e das cavidades de ressonância. A laringe adquire sua topografia e anatomia definitivas. Apesar disso, deve acontecer uma nova etapa no desenvolvimento do indivíduo, o período da *muda vocal*.

Na puberdade, entre os 12-15 anos, acontecem variações na voz do adolescente, mais evidentes no homem. Na menina essas modificações são menos perceptíveis; elas descem seu tom fundamental em um terço de oitava e ganham moderadamente em sons graves. No homem, o tom fundamental fica mais grave, em torno de uma oitava. A duração deste período é variável, pode acontecer de maneira muito rápida, 3-6 meses em média, mas pode prolongar-se, em alguns adolescentes, até em 18 meses sem que seja considerado patológico.

O fenômeno da muda vocal é considerado um fator sexual secundário e está relacionado com numerosas variações anatômicas e fisiológicas induzidas pelos hormônios sexuais. A laringe cresce em todas as suas dimensões, no pescoço, e as cartilagens se engrossam. O ângulo formado pelas duas alas tireóideas se fecha em 90 graus, constituindo-se o relevo central ou *pomo de Adão*. As pregas vocais se alongam, passam a medir entre 17-23mm; o ligamento vocal se individualiza; e a parte membranosa da prega vocal adquire preponderância e atinge dois terços de sua totalidade. O *mecanismo de vibração* das cordas vocais passa a ser de *leve*, mecanismo II, a *pesado*, mecanismo I. O aspecto das pregas vocais é congestivo e com freqüência o fechamento glótico não é completo, ficando um hiato posterior, denominado *triângulo da muda*.

No nível respiratório, também acontecem modificações que influenciarão a voz. O tórax se desenvolve em todas as suas dimensões, a capacidade vital aumenta, a musculatura do pescoço e do tórax também se desenvolvem e são mais poderosas. As cavidades de ressonância aumentam de volume, o pescoço se alonga, o crânio e o maciço facial terminam seu desenvolvimento. A involução das vegetações adenóides e das amígdalas palatinas contribui para modificar a ressonância, junto com a descida da laringe, devido à ampliação da cavidade faríngea.

A tradução de tudo isto sobre as características acústicas da voz é evidente. O tom fundamental desce em torno de uma oitava (120-130Hz; Lá1-Dó2). O pequeno perde poucos agudos, mas ganha muitos graves, assim a extensão vocal se alonga, a intensidade aumenta e o timbre fica mais rico.

DISFONIA INFANTIL

Como acontece no adulto, a *disfonia* é o sinal que indica que algo anormal está acontecendo no aparelho fonador da criança ou em seu comportamento vocal.

Epidemiologia

As estatísticas mostram que entre 30 e 40% a população infantil em idade escolar apresenta disfonia. Em nossa casuística nos últimos 9 anos, investigamos 583 crianças, das quais 341 (58%) são meninos e 242 (42%), meninas. Confirma-se o referido por outros autores, que a disfonia é mais freqüente no menino do que na menina antes da puberdade.

Quanto à idade, agrupamos os resultados em três faixas: entre 5 e 8 anos; 36% procuram uma consulta; entre 8 e 11 anos, 48% e, entre 11 e 14 anos, 16%. Embora a disfonia possa aparecer a partir de quando a criança começa a falar, a consulta acontece geralmente na idade escolar. No entanto, nem sempre a iniciativa de consultar por causa da disfonia da criança surge dos pais; os professores (incusive os professores de música) são os que, na grande maioria dos casos, detectam a disfonia da criança e alertam a família.

A disfonia pode ter origem em uma lesão orgânica ou em uma disfunção entre os diferentes órgãos que constituem o aparelho fonador. Deve-se dizer que nas disfonias por lesões orgânicas observamos não somente uma grande relevância de lesões congênitas intracordais, mas também uma relação íntima de tipo familiar hereditária. A descoberta desta patologia em vários membros da família é muito freqüente.

Na gênese das lesões adquiridas intervêm fatores como:

- Fragilidade de vias respiratórias aéreas, com resfriados de repetição, episódios de otite, amigdalite, hipertrofia de adenóide, rinite.
- Alergias respiratórias, asma, rinite.
- Os hábitos familiares, determinadas atividades esportivas, musicais ou vocais.
- Transtornos no desenvolvimento da personalidade, da psicomotricidade, da afetividade.

Todos esses fatores contribuem para que se instaure uma disfunção vocal na criança.

A distribuição da disfonia por patologia na criança, em nossos pacientes, apresenta os seguintes resultados: lesões adquiridas, 305 casos (52,3%); lesões congênitas, 163 casos (28%); outras patologias, 115 casos (19,7%); associado à disfonia, havia outras patologias ou a disfonia era seqüela desta.

Clínica

A criança, em geral, é pouco consciente de sua disfonia e do comportamento vocal de esforço. As características acústico-perceptivas são sobrepostas às do adulto, pois são determinadas pela patologia em si (cisto, nódulos, lesões paranodulares, etc.). O que difere bastante é o comportamento vocal.

Na criança com disfonia não podemos falar de hipertonia ou de hipotonia como tal. Encontramos dois grupos bem diferentes de crianças: a criança vigorosa, autoritária, hiperativa, extrovertida, agressiva, etc. e a criança introvertida, tímida, ansiosa, perfeccionista, etc. Embora a maioria das disfonias infantis recaia no primeiro modelo de criança, encontramos também muitas no segundo.

Este comportamento geral orienta, em ambos os casos, para uma alteração da postura, verticalidade, tensão exagerada no nível da cintura escapular, da musculatura perilaríngea, etc. Também o mecanismo respiratório costuma estar muito mais afetado na criança do que no adulto. É muito freqüente a respiração invertida, com ingurgitação jugular. Na expiração, o esforço sobre a musculatura perilaríngea e a hiperpressão no nível do pescoço com deslocamento do diafragma para fora provocam um colapso na circulação de retorno venoso, dando lugar à dilatação manifesta das veias jugulares. Também é muito freqüente que a criança fale em inspiração.

Diagnóstico

Diante de uma criança com disfonia se deve fazer uma exploração foniátrica ou exame clínico da voz, que consta de três partes: *anamnese, exame funcional* e *exame instrumental*. Quem faz o diagnóstico é o médico foniatra, que começa fazendo uma *anamnese* completa, na qual se coletam todos os dados concernentes ao motivo da consulta, quando se percebeu a disfonia, em que situações esta piora ou melhora. Anotam-se os detalhes referentes ao desenvolvimento psicomotor da linguagem e da fala, à saúde em geral, às afecções otorrinolaringológicas e respiratórias em especial. Indaga-se sobre atividades desportivas, vocais e musicais da criança e da família. Perguntar-se-á à criança se está consciente de sua disfonia, se lhe representa um transtorno, quando ele a observa, que sintomatologia subjetiva lhe supõe o falar, gritar, cantar, praticar esportes, etc. Observa-se, também, como a família vive a disfonia da criança e como é o comportamento geral desta diante de seus pais, e vice-versa (Figura 16.2),

Em segundo lugar, o foniatra[1] faz o *exame acústico e funcional da voz* (Figura 16.3).

Começa avaliando a *intensidade* e o *timbre da voz* mediante o sonômetro[2] e a observação acústico-perceptiva, seguindo um protocolo bem estabelecido. Grava-se a voz (Tabela 16.1). Paralelamente, observa-se e se anota o *comportamento vocal*, a postura, a respiração em silêncio, na fala espontânea, durante os itens propostos, voz cantada, projetada, em baixa intensidade, etc. (Tabela 16.2). Faz-se uma *espirometria* e se registra o *tempo de expiração* e o *tempo de fonação*, obtendo-se, assim, um valor objetivo da coordenação fonorrespiratória e do débito ou quociente fonatório. Finaliza este item realizando uma *sonografia* para obter uma correlação objetiva do timbre da voz. Ensina-se explica-se à criança e a

---

[1] N. de R. T.: No Brasil, o fonoaudiólogo especialista em voz realiza o exame acústico e funcional da voz.
[2] N. de R. T.: Instrumento de medição acústica. No Brasil não há registros do seu uso na área da voz.

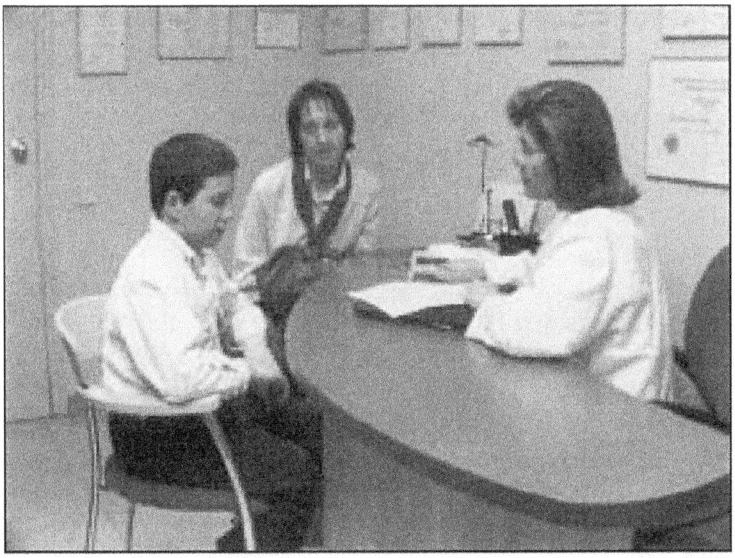

Figura 16.2 Anamnese.

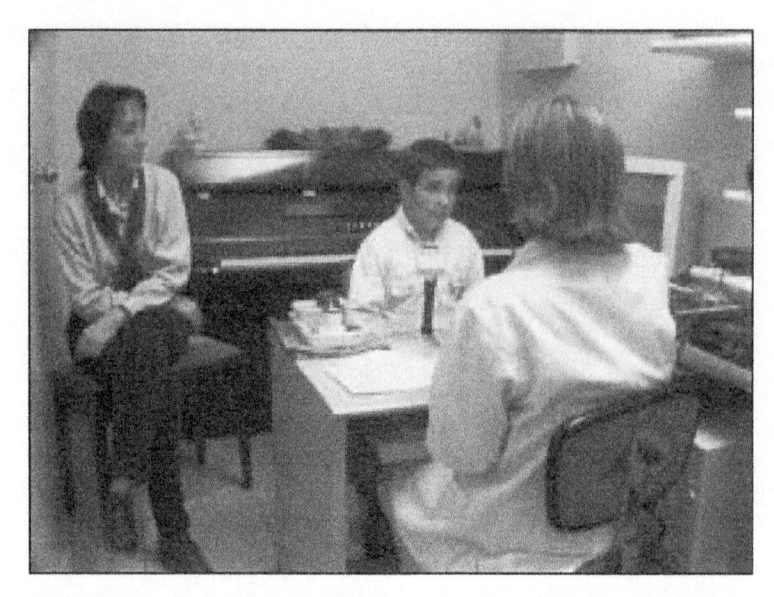

Figura 16.3 Exame funcional da fonação. Gravação da voz. Estudo das características acústico-perceptivas e do comportamento vocal. Sonografia.

seus pais e igualmente se fará escutar a gravação de sua voz. Objetiva-se o *tom fundamental*, isto é, a freqüência sobre a qual oscila a altura tonal da voz. Também, a *extensão da voz*, freqüência mais grave e mais aguda que se pode emitir comodamente (Figura 16.4). Finalmente, faz-se o *exame instrumental*. Faz-se um exame otorrinolaringológico básico (*otoscopia, rinoscopia*). Determina-se se devem ser solicitados exames complementares (au-

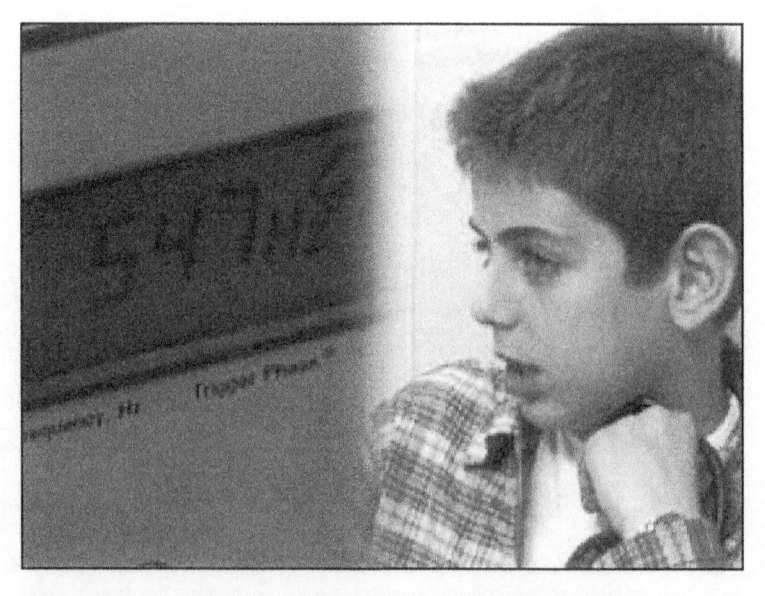

Figura 16.4 Medida do tom fundamental e da extensão da voz.

Tabela 16.1   Exploração clínica da voz (I). Exame foniátrico[3]

Anamnese
– Motivo da consulta.
– História da disfonia.
– Fatores predisponentes, desencadeantes, ou ambos.
– Fatores que modificam a disfonia.
– Sinais e sintomas associados.
– Desenvolvimento psicomotor da linguagem e da fala.
– Patologia otorrinolaringológica, respiratória, estomatológica, digestiva, etc.
– Tratamentos realizados, resultado.
– Atividades vocais e desportivas da criança e da família.
– Antecedentes familiares de disfonia, transtornos da linguagem e da fala, ou todos eles.
– Ambiente físico familiar e escolar.
– Outros.

Exame funcional da fonação
Características acústico-perceptivas:

Intensidade		*Tom*	
Vogal sustentada:	db....../....../....../....../	Tom fundamental:	.... Hz (......)
Séries automáticas	nº resp..........	Extensão	.... _....... Hz.
	.... db	Nota musical:	(........ _........)
Voz projetada:	.... db		
Intensidade mínima	.... db		
Voz na leitura	.... db	*Ressonância*	Normal.... nasal....
Voz na conversação	.... db		de peito.....
			Faringolaríngea....
Voz cantada	.... db	*Prosódia*	Modulada.....
			Monótona.....

Para anotar e avaliar a intensidade e o timbre, se faz a gravação da voz seguindo um protocolo sempre constante (v. **Protocolo adjunto**).
Enquanto se registra a voz, são colocados o sonômetro e o microfone a 30cm da boca do paciente.
Anota-se a intensidade na frente de cada item e se marca a alteração do timbre no local correspondente (c. *Escala GRBAS*).

Timbre (Escala GRBAS, proposta por Hirano, 1981, para avaliar perceptivamente o timbre da voz. Contempla cinco características:

		Leve	Moderado	Grave
G (Grade)	Grau de disfonia			
R (Rough)	Ruidoso			
B (Breathy)	Soproso			
A (Asthenic)	Fraco			
S (Strained)	Forçado			

É útil acrescentar mais três características:
O	Opaco
E	Estridente
V	Vibrante

---

[3] N. de R. T.: Veja também "Formulários utilizados em laboratórios de Avaliação Vocal em Unidades de Distúrbios da Comunicação" descritos em Colton, R; Casper, I. *Compreendendo os problemas de voz*. Porto Alegre: Artmed, 1996.

Tabela 16.2 Exploração clínica da voz (II). Exame foniátrico

Protocolo de gravação da voz
1. Nome, sobrenome, data.
2. Sustentar vogais: /a/, /i/, /u/, cada uma 5s.
3. Dizer três vezes seguidas: aeiou, aeiou, aeiou.
4. Contar de 1 a 25 com voz falada normal.
5. Contar de 1 a 15 com voz projetada
6. Sustentar uma vogal na mínima intensidade possível durante 5s.
7. Leitura de um texto ou descrição de uma folha.
8. Voz cantada: canção entre 5 tons e 1 oitava.

Exame do comportamento vocal
– Verticalidade:

	Normal	Alterada	Hiperlordose cervical
			Hiperlordose lombar
			Desloca o tronco para frente

– Esforço sobre:

	Postura	Respiração	Laringe	Ressoadores

– Tensão no nível de:

	Cintura escapular	Musculatura perilaríngea		Maxilar inferior
	Lábios	Língua	Véu palatino	Faringe

– Respiração:

	Modo:	Nasal	Oral	
	Tipo:	Torácico	Diafragmático-abdominal	
	Inspiração	Ruidosa	Longa	Tiragem
		Hiperlordose cervical		
		Insufla tórax superior		
	Expiração	Depressão externo-clavicular		
		Golpe de glote		
		Apoio sobre musculatura anterior do pescoço		
		Respiração invertida		
		Ingurgitação jugular		

– Medidas aerodinâmicas:
    Espirometria:........ T. Expiração:.......... T. Fonação:........
    Coordenação fono-respiratória = $\dfrac{\text{tempo expiração (s)}}{\text{tempo fonação (s)}}$

– Articulação:	Correta	Dislalias ou desvios de fala	
– Deglutição:	Normal	Atípica	
– Ritmo da palavra:	Normal	Bradilalia	Taquilalia

diometria, impedanciometria, exame de *cavum*, testes alérgicos, etc.).

A *faringoscopia*, mediante o hipofaringoscópio, permite observar muito bem a faringe, as amígdalas, o véu palatino, e comprovar sua mobilidade. Aproveita-se este tempo para inspecionar com a câmera a cavidade oral, a língua, o freio sublingual, como é a articulação, a mordida, a deglutição, etc.

Finalmente, faz-se a *videolaringoestroboscopia* (VLE) com hipofaringoscópio rígido (Figura 16.5). Depois de ter feito o exame funcional, que costuma agradar à criança, e ganharmos a sua confiança, lhe explicaremos em que consiste o exame de sua laringe mediante VLE. A criança colaborará, colocando-se o fonendoscópio do estroboscópio sobre a laringe, respirará tranqüilamente pela boca e, depois, manterá um som durante alguns segundos para observar como é o fechamento glótico e a ondulação da mucosa das pregas vocais na fonação. Desta maneira, pode-se ver a morfologia das pregas vocais e de suas lesões.

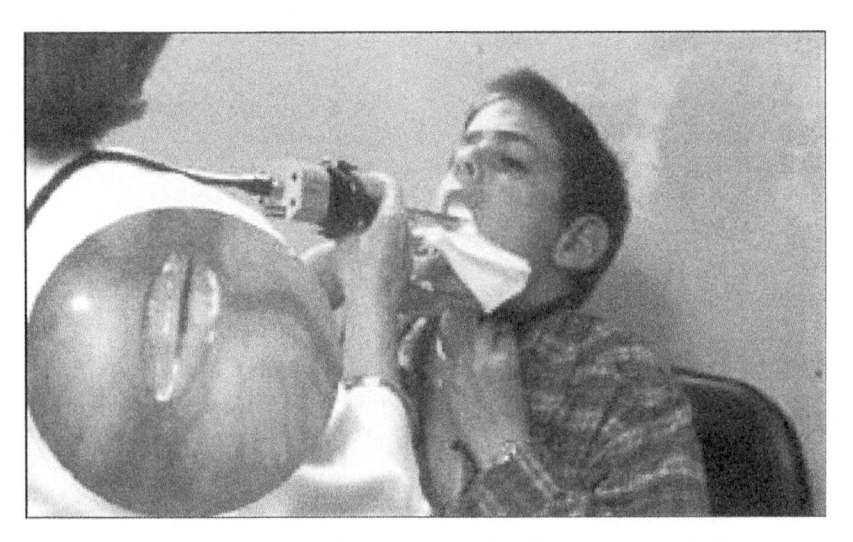

Figura 16.5 Videolaringoestroboscopia com hipofaringoscópio rígido.

Em alguns casos, e dependendo da idade e da colaboração por parte da criança, é conveniente complementar o exame com uma videofibrolaringoestroboscopia (Figura 16.6), com a introdução do fibroscópio por uma fossa nasal, com prévia anestesia tópica. Este exame é interessante, uma vez que permite observar todas as estruturas que participam na fonação de um modo mais fisiológico do que com o hipofaringoscópio. Assim, podem ser observados a base da língua, o véu palatino, a faringe, etc. enquanto a criança fala, canta, tosse, ri, etc. Contudo, deve-se dizer que a fibroscopia deverá ser sempre um complemento, nunca substituirá a visão com o hipofaringoscópio posto que este é infinitamente superior para estabelecer o

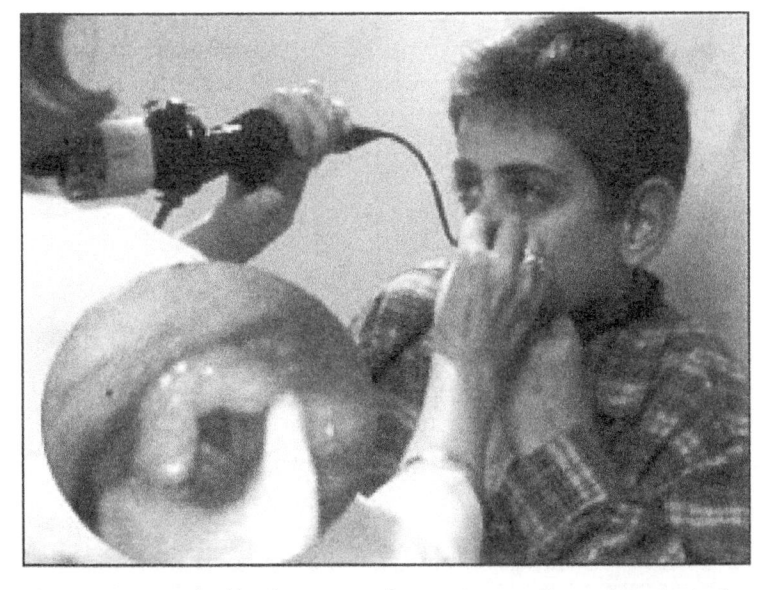

Figura 16.6 Videofibrolaringoestroboscopia com fibroscópio flexível.

diagnóstico da patologia da prega vocal. A vantagem da gravação em vídeo é que permite ver e comentar as imagens, explicando à criança e aos seus pais a patologia, o porquê de sua disfonia, a causa das lesões, além de oferecer a possibilidade de obter seqüências gráficas mediante videoimpressora. A partir dos 4-5 anos de idade, se explicarmos bem à criança em que consistirá o exame, poderemos obter uma gravação de sua laringe, embora seja curta. No entanto, o diagnóstico preciso na primeira consulta nem sempre é possível, embora a criança colabore. Em alguns casos, para precisar as lesões fará falta uma segunda exploração, depois de haver seguido tratamento médico, reeducação vocal, ou ambos. Deve-se explicar isto muito bem à família.

Se, apesar de todas as precauções e informação à criança, não for possível obter sua colaboração para examinar sua laringe, não devemos forçar, embora os pais possam pedir. Bastará o exame funcional prioritário na criança e o exame otorrinolaringológico básico, que já nos darão pautas suficientes para enfocar a reeducação vocal. Na segunda visita, depois de vários meses, é provável que obtenhamos a colaboração da criança e que possamos realizar o exame em melhores condições; a reeducação prepara muito bem para isto.

Quando houver sintomatologia respiratória (dispnéia) associada à disfonia, a exploração da laringe ocupará o primeiro lugar, para descartar uma papilomatose, estenose, etc.; nem por isso, forçaremos a criança, e tentaremos uma nasofibroscopia, quando se rejeitou a hipofaringoscopia, mas se não for possível, ou a criança for muito pequena, não duvidaremos em indicar uma laringoscopia direta sob anestesia geral.

PATOLOGIAS MAIS FREQÜENTES DA PREGA VOCAL QUE CAUSAM DISFONIA INFANTIL

Lesões adquiridas

Nódulos (Figura 16.7)

Consistem no engrossamento da mucosa que recobre a prega vocal. Estão localizados sempre na borda livre um pouco abaixo desta, e sua localização ao longo da borda livre é variável, diferente do adulto no qual quase sempre assentam na união do terço anterior e no terço médio; são sempre bilaterais.

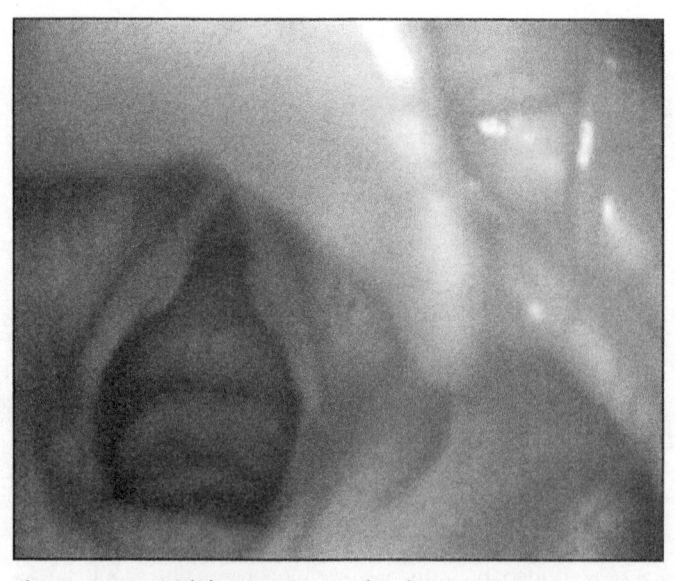

Figura 16.7 Nódulos, inspiração, luz fria.

Na etiologia, entram em jogo, em primeiro lugar, a disfunção vocal, mas são muito importantes os fatores que predispõem, entre os quais deve-se ter presente o papel que desempenham as microssinequias da comissura anterior.

Do ponto de vista histológico, a lesão se circunscreve ao epitélio de revestimento. Geralmente não compromete o córion (submucosa), mas nas crianças, dada a constituição particular de sua prega vocal na qual a mucosa é de espessura maior e o ligamento não está bem constituído, a reação inflamatória é mais freqüente. Por isso, com freqüência se observam formas combinadas edematosas e também hiperqueratósicas.

Na VLE com luz fria e em inspiração se observa a irregularidade da borda livre. Em uma porcentagem elevada de casos se observa microssinequia na comissura anterior (22% dos casos na estatística de Bouchayer e Cornut, 1988). Quando esta existe, se observa, além disso, um certo grau de vascularização na comissura anterior. Na fonação (Figura 16.8), a estroboscopia permite ver a natureza das lesões e sua altura real, o fechamento glótico insuficiente com hiato anterior e posterior. Embora a amplitude da onda mucosa seja boa em geral, no nível das lesões costuma estar diminuída. Na inspiração e na fase de abertura a lesão tende a se aplainar. No golpe e no começo do ciclo se observa muito bem a altura da lesão. Geralmente, há grande participação do vestíbulo laríngeo, tanto no sentido lateral como ântero-posterior.

Na clínica, não costuma haver queixas no nível subjetivo. A criança, geralmente, não é consciente de seu problema e os pais, às vezes, também não o são; solicitam a consulta aconselhados pelos professores de música ou da escola. São freqüentes os processos inflamatórios alérgicos ou infecciosos da esfera otorrinolaringológica ou das vias respiratórias inferiores.

A voz, do ponto de vista acústico, nos permite observar um *tom fundamental*, diminuído; a *extensão vocal* está limitada à custa da perda de freqüências agudas; a *intensidade*, aumentada na voz falada, às vezes diminuída na voz projetada, com dificuldade para falar em uma intensidade baixa. Também está reduzida a categoria dinâmica de intensidade. Quanto ao *timbre*, percebemos um grau de disfonia variável, uma qualidade rouca, soprosa, opaca e forçada. As dessonorizações no tom e intensidade normal não são tão freqüentes como nas lesões congênitas, mas sim a intensidade suave. Na voz falada há falta de entonação, melo-

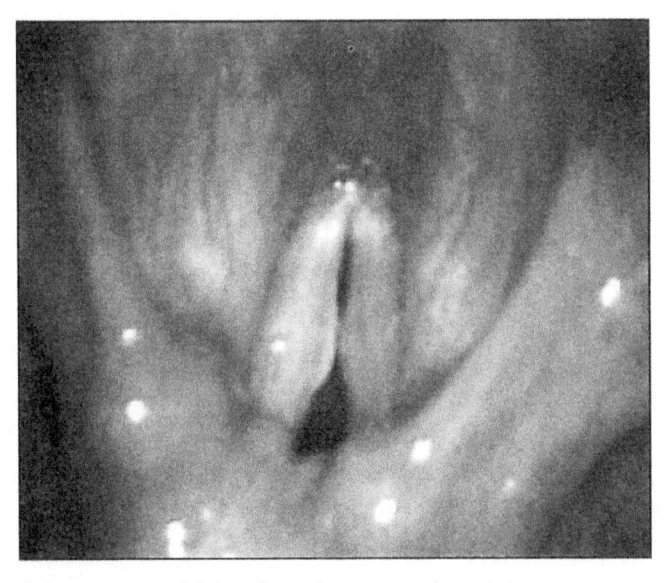

Figura 16.8 Nódulos; fonação, luz estroboscópica.

dia e dificuldade em regular a intensidade da voz. A voz cantada, em geral, é mais difícil; há clara quebra nos agudos e exige um esforço maior. Essas crianças podem apresentar também algum problema associado de articulação, deglutição ou linguagem.

Lesões paranodulares

A escola lionesa, com Bouchayer, Cornut e colaboradores (1985), definiu dois tipos de lesões aparentadas com os nódulos, mas que diferem destes. São lesões da borda livre da prega vocal, que costumam ser confundidas e diagnosticadas como nódulos, porém precisam ser diferenciadas.

1. *Pseudocisto seroso*: lesão bem circunscrita na borda livre da prega vocal, translúcida, com conteúdo seroso em seu interior, que está assentado no nível do córion. Não há exsudado fibroso, o que a diferencia do pólipo; também não tem parede própria secretante, o que a diferencia do cisto. Sua parede é a mucosa da prega vocal, que costuma ser atrófica. O pseudocisto seroso pode ser uni ou bilateral. Assim como no adulto, é uma lesão bastante freqüente; na criança é encontrado em proporção muito baixa.

2. *Edema fusiforme* (Figura 16.9): muito freqüente na criança; em nossa casuística, muito mais do que o nódulo (proporção 2:1). Consiste no engrossamento da mucosa da borda livre, porém, mais alongado do que no nódulo, com diferente grau de queratinização. A lesão se estende aos dois terços anteriores da borda livre, também encerra o córion, e por isso há fenômenos inflamatórios que se traduzem em edema importante e em deformação da borda livre; são as famosas pregas vocais em "grão de aveia" ou "em forma de fuso". Como os nódulos, o abuso vocal desencadeia a disfunção vocal prévia à lesão. Costumam ser associados a microssinequias na comissura anterior (22% nos casos operados por Bouchayer e Cornut).

Na VLE em inspiração, a lesão se diferencia do nódulo por sua forma mais alongada, que ocupa quase toda a glote ligamentosa e apresenta fenômenos inflamatórios associados. Na fonação (Figura 16.10), o fechamento glótico é insuficiente e além da glote em ampulheta costuma apresentar um hiato posterior importante. Nas formas muito evoluídas podem ser a confundidos com os cistos intracordais pela diminuição

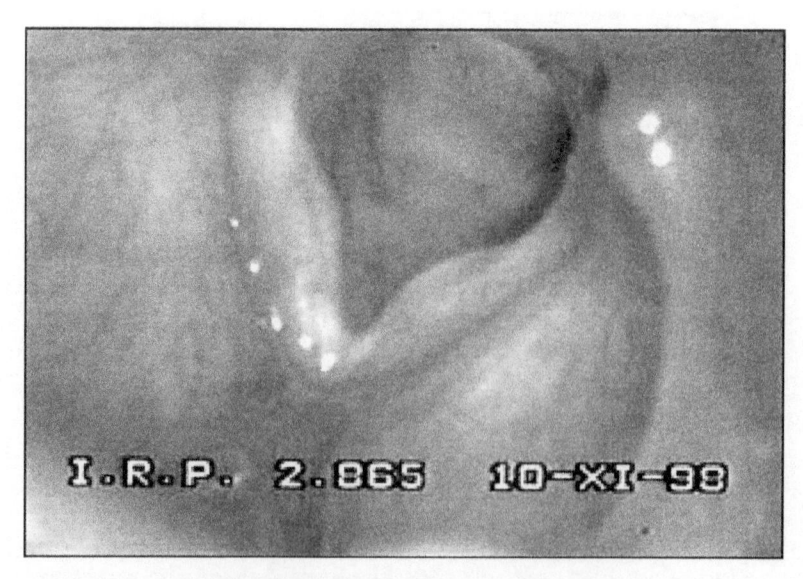

Figura 16.9 Edemas fusiformes; inspiração, luz fria.

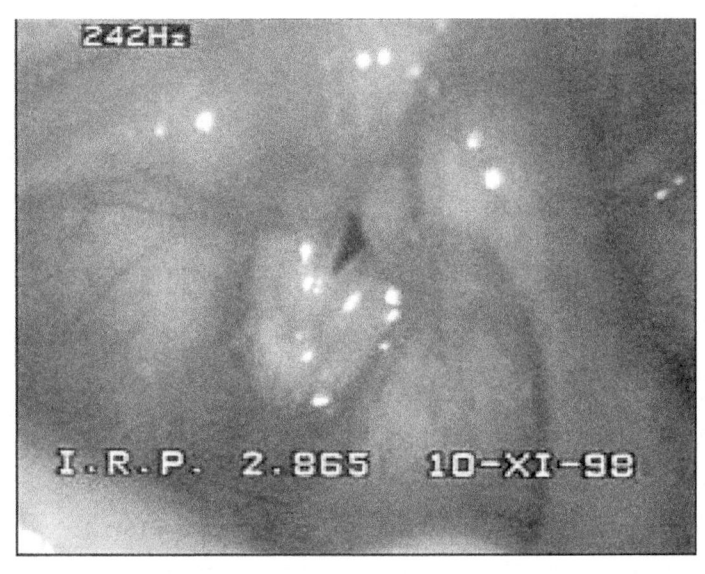

Figura 16.10 Edemas fusiformes; fonação, luz estroboscópica.

na ondulação mucosa e nos fenômenos inflamatórios.

Na clínica, costuma ocasionar um grau de disfonia mais marcado do que os nódulos. As *características acústicas* são sobrepostas a estes. Quanto ao *comportamento vocal*, a disfunção vocal é mais acentuada uma vez que as lesões são mais extensas do que nos nódulos. Destaca, também, o esforço sobre a musculatura perilaríngea e a respiração com ingurgitação jugular.

Cisto por retenção mucosa (Figura 16.11)

Trata-se de verdadeiros cistos situados no córion, com parede secretante própria, originados pela obstrução do conduto excretor de

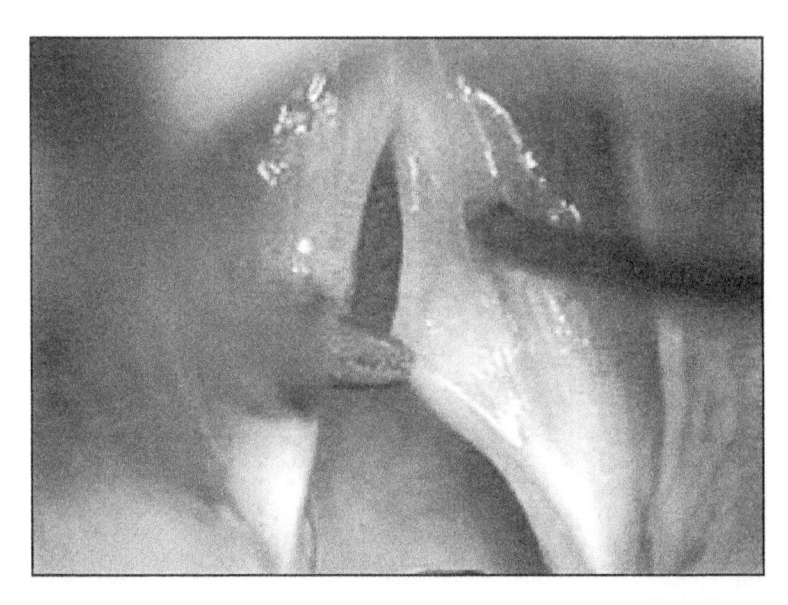

Figura 16.11 Cisto por retenção mucosa. Imagem no microscópio na laringoscopia direta no momento de realizar a cordotomia para sua extirpação.

uma glândula mucosa. A parede do cistos é constituída de células cilíndricas ciliadas que assentam sobre a membrana basal, que é muito delgada e rodeada de edema proveniente do córion. Geralmente, são unilaterais e em sua etiologia não está presente o abuso vocal; são totalmente orgânicos.

Na clínica, se observa disfonia recente, com freqüência sobrevinda no curso de um episódio infeccioso-inflamatório das vias respiratórias. Quando a criança consulta, costuma apresentar uma disfonia importante e um comportamento vocal de esforço.

Na VLE em inspiração, observa-se um arredondamento que deforma a face superior e a borda livre, de cor esbranquiçado-amarelada sob uma mucosa em tensão. Na fase máxima de abertura inspiratória, a lesão não se aplana ou se observa seu relevo até a subglote. Apesar desses sinais indiretos, se o cisto não for muito volumoso, às vezes se confunde com edema fusiforme ou com cisto intracordal.

A estroboscopia geralmente esclarece a natureza da lesão. Observa-se diminuição da ondulação mucosa, que provoca insuficiência glótica variável, dependendo do tamanho da lesão. Na fase de abertura, é característico que a lesão avance até à subglote.

Lesões congênitas

Embora fossem conhecidas desde o século XIX, foi graças ao desenvolvimento da estroboscopia e da microcirurgia endolaríngea a partir da década de 1960 que a patologia começou a ser estudada por alguns autores. Contudo, Bouchayer e Cornut foram os que, em muitos trabalhos publicados, descreveram este tipo de patologia com características anatomopatológico-clínicas e assentaram as bases do tratamento cirúrgico atual. Estas lesões são: cisto epidermóide, sulcos, estrias (*vergetures*), ponte mucosa e microssinequia. Deve-se ressaltar sua freqüência relativa. Em nossa casuística constituem 28% de VLE que evocam este tipo de lesões; na estatística de Bouchayer e Cornut, do total de 252 crianças operadas entre 1970 e 1975, em 44% se constatou a presença dessas lesões intracordais.

Nas crianças, as lesões mais freqüentes são as microssinequias, os cistos epidermóides e os cistos abertos (sulcos). As estrias (*vergetures*) e as pontes mucosas são pouco freqüentes, e, quando encontradas, estão sempre associadas a outras lesões congênitas.

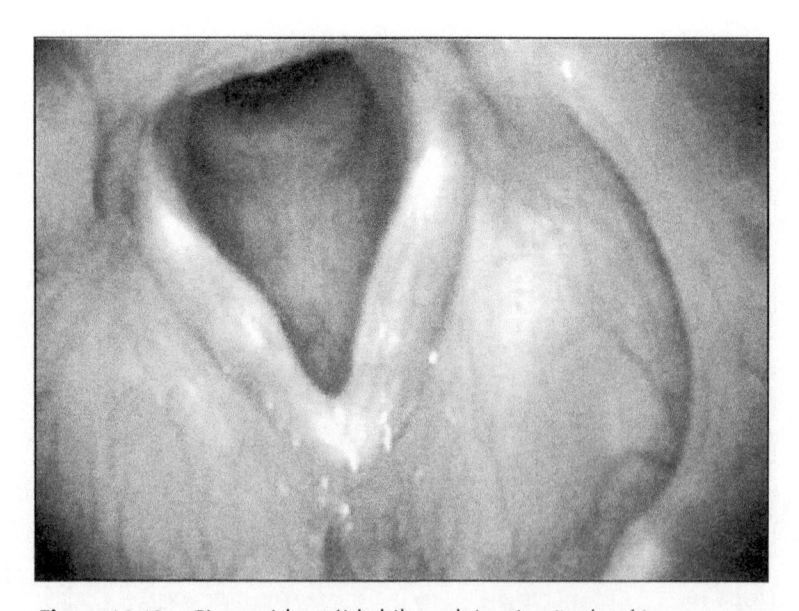

Figura 16.12 Cisto epidermóide bilateral; inspiração, luz fria.

Cisto epidermóide (Fig. 16.12)

Formação arredondada ou alongada, esbranquiçada, situada no córion, constituída por uma parede de epitélio pluriestratificado, mais ou menos queratinizante, de espessura variável, que cresce de maneira centrípeta e que repousa sobre uma membrana basal. Esta cavidade contém escamações córneas e cristais de colesterol que constituem o conteúdo do cisto. No córion, a reação inflamatória se produzirá em torno do cisto. Este pode ser uni ou bilateral.

Na VLE em inspiração, às vezes só com luz fria se observa o arredondamento esbranquiçado na face superior, porém, na maioria das vezes deve-se suspeitar deles através de sinais indiretos: capilares dilatados que convergem em um ponto comum na face superior da prega vocal, cordite e edema, que às vezes mascaram o cisto. Outras vezes, observa-se uma depressão paralela à borda livre, que pode ser a abertura de um cisto que se esvaziou espontaneamente (sulcus). Na fonação (Figura 16.13), observa-se um defeito de fechamento moderado, mas a fase de fechamento nunca é completa. Existe diminuição ou ausência localizada da ondulação mucosa no nível da zona suspeita do cisto, amplitude diminuída; assimetria na amplitude se a lesão é unilateral. É patognomônico do cisto epidermóide a ondulação em sentido ântero-posterior, que é acompanhado quase sempre de sinais de hiperquinesia no nível do vestíbulo laríngeo.

Na clínica, a maioria dos casos refere dificuldades vocais desde a primeira infância, ou a disfonia se manifesta depois de períodos de grande exigência da voz falada ou cantada. Com freqüência, outros membros da família também apresentam disfonia.

Do ponto de vista acústico, temos tom fundamental geralmente mais grave, extensão vocal limitada, sobretudo nos graves; intensidade aumentada em todas as modalidades; timbre opaco, soproso, com dessonorização e bitonalidade; voz cantada geralmente melhor do que a voz falada, e o comportamento vocal é de esforço evidente. No nível respiratório costuma haver respiração invertida, com ingurgitação jugular e grande esforço sobre a musculatura perilaríngea.

Sulco Vocal (Figura 16.14)

Invaginação do epitélio que forma uma "bolsa", que aprofunda no córion até aderir o ligamento cordal em grau diferente, de acordo com a reação inflamatória circundante. As

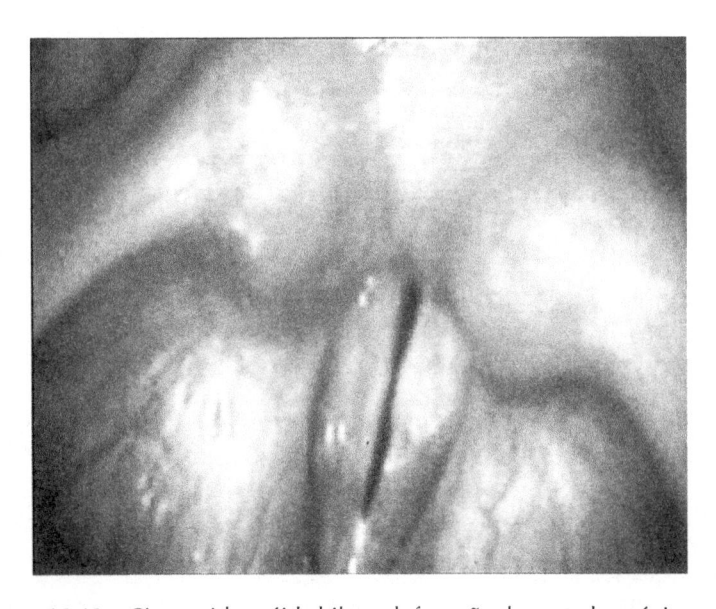

Figura 16.13 Cisto epidermóide bilateral; fonação, luz estroboscópica.

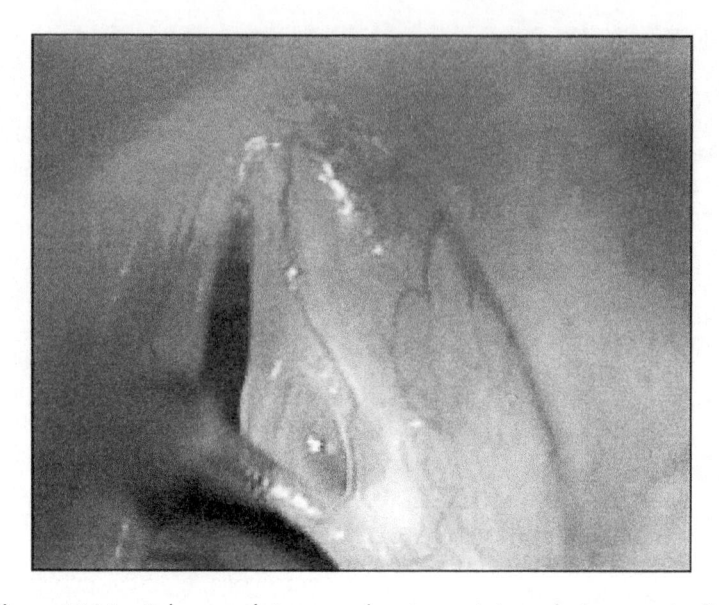

Figura 16.14 Sulco vocal: Imagem do microscópio na laringoscopia direta durante a microcirurgia.

paredes desta bolsa são constituídas por epitélio pluriestratificado de espessura diversa, com grau de hiperqueratose variável que se acentua no fundo deste saco. Para Cornut e Bouchayer (1985), o sulco corresponderia a um cisto epidermóide que se abriu.

Na VLE, em inspiração com luz fria, às vezes se vê a depressão marcada pelo envolvimento da mucosa na face superior, muito próxima da borda livre na face superior ou inferior, costumam ver-se também sinais de inflamação na prega vocal afetada. Em fonação, como no caso do cisto, o fechamento glótico não é muito insuficiente, mas a fase de fechamento nunca é completa. Na fase de abertura, observa-se irregularidade na borda livre ou face superior que faz suspeitar a existência do sulco. A amplitude da ondulação mucosa costuma estar diminuída, e também há sinais de hiperquinesia laríngea.

A clínica é semelhante à do cisto epidermóide, tanto no nível acústico como no funcional.

Estria (vergeture)

Sulco ou fissura de aspecto branco, nacarado, situado na borda livre da prega vocal, originado pela aderência da mucosa vocal ao ligamento cordal, em maior extensão, mas em menor profundidade que o sulco. Este sulco faz a borda livre da prega vocal afetada aparecer encurvada. O lábio ou margem inferior é constituído por uma rédea fibrosa submucosa rígida; a margem superior, no entanto, é mais flexível. O fundo do sulco está recoberto por uma mucosa atrófica aderida totalmente ao ligamento e, às vezes, ao músculo cordal. Pode ser uni ou bilateral. Esta patologia é muito rara nas crianças.

Ponte mucosa (Figura 16.15)

É uma rédea mucosa recoberta por epitélio pluriestratificado que se dispõe paralela à borda livre da prega vocal, à qual está unida por dois pontos, superior e inferior. Cornut e Bouchayer encontraram-na sempre associada a outras lesões congênitas. Para eles, seria o resultado de uma dupla abertura de um cisto em dois pontos, superior e inferior, identificando-se entre eles uma banda mucosa que constitui a ponte mucosa. Esta lesão, pouco freqüente nas crianças, é uma descoberta cirúrgica sempre associada a outras lesões congênitas.

Microsinequia de comissura anterior (Figura 16.16)

É uma pequena membrana mucosa que une as duas pregas vocais entre si na comissura anterior; podem estar no nível cordal ou um pouco abaixo dele. São freqüentes na criança associadas a nódulos, edemas fusiformes e cistos intracordais.

A mucosa das microssinequias é delgada atrófica, mas adere em profundidade ao ligamento vocal. Na laringoscopia indireta,

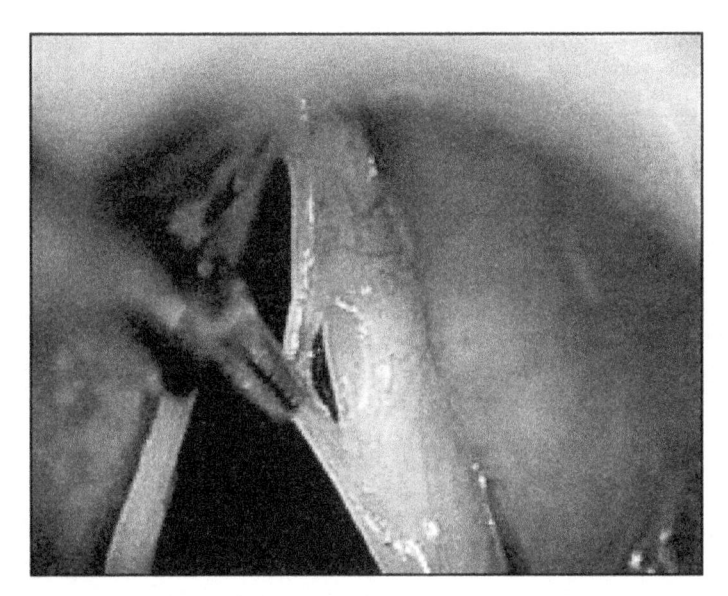

Figura 16.15 Ponte mucosa. Exposição sob microscópio na Faringoscopia direta durante a microcirurgia.

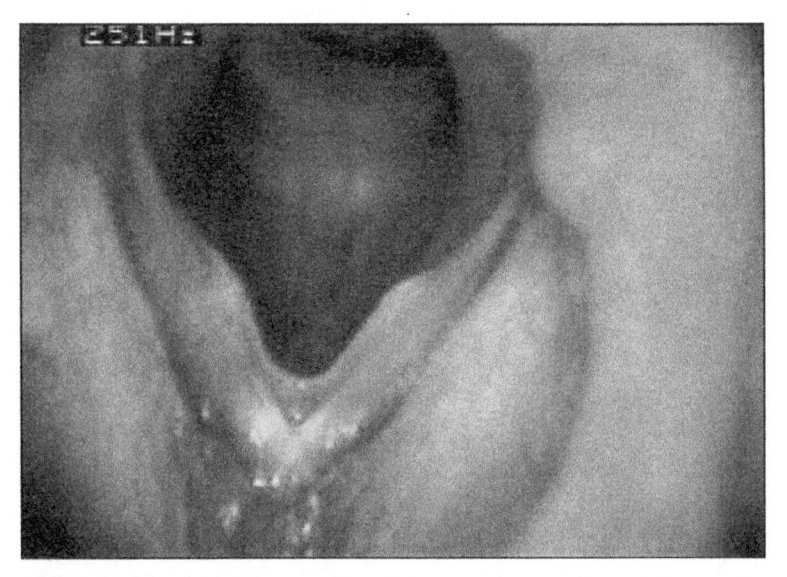

Figura 16.16 Microssinequia da comissura anterior, associada a edemas fusiformes. Inspiração, luz fria.

costuma ser observada com luz fria em inspiração profunda, ou depois de fazer a criança tossir no início da inspiração. Contudo, muitas vezes passa despercebida. A hipervascularização no nível da comissura anterior é importante suspeitar presença de microssinequia. Este tipo de microssinequia não dá sintomatologia vocal ou respiratória propriamente, mas constitui um fator predisponente na gênese dos nódulos e dos edemas fusiformes.

Disfunção vocal infantil

Em todas as patologias expostas estão presentes as alterações acústicas da voz e o esforço vocal. Disto se depreende que, como no adulto, a disfunção vocal se torna evidente na patologia infantil tanto como causa da lesão (nódulos, edemas fusiformes) ou como conseqüência da mesma (cistos por retenção mucosa e lesões congênita da prega vocal). A diferença na clínica da disfonia infantil, se a compararmos com a do adulto, é que quando a criança consulta por causa da disfonia, já encontramos lesão em suas pregas vocais. É excepcional que a criança vá à consulta na fase de disfonia funcional sem lesão.

A fonação deve ser uma função natural, como caminhar, pular, rir, comer, respirar, dormir, etc. Em condições normais, nascemos dotados de todos os elementos necessários para poder falar, cantar e expressar-nos sem problemas. É aceito por todos que a disfunção vocal se produz por uma utilização inadequada de todos os elementos implicados na fonação. Obviando as causas orgânicas e os fatores predisponentes ou desencadeantes de tipo exógeno, temos de considerar outros fatores muito importantes que entram em jogo e que, em muitas crianças, provocam a disfunção vocal.

A infância é uma etapa propícia para o desajuste funcional enquanto a criança está em constante mudança pelo crescimento, e o funcionamento de cada órgão deve se adaptar permanentemente a cada aquisição nova. O aparelho fonador não escapa a este fenômeno. A voz é o veículo de comunicação mais expressivo. A criança, em sua atividade diária, a utiliza para liberar suas tensões, para imitar e chamar a atenção de quem está ao seu redor, para se garantir, para manifestar e exteriorizar sua personalidade. Tanto o comportamento exuberante de uma criança que, para se expressar, utiliza sempre uma intensidade muito elevada e grita, como no lado oposto, da criança tímida, introvertida, que reprime permanentemente suas emoções, pode estar demonstrando, através da disfonia, uma ansiedade, constante pela falta de confiança em si mesma.

A influência do meio familiar e sociocultural também é primordial para favorecer a disfunção vocal. Antes de se expressar mediante a palavra, a criança imita com sua voz as conotações sonoras do meio que a rodeia. Um ambiente ruidoso, estressante, exigências e abusos desportivos, muitas atividades extra-escolares que ameacem a estabilidade e o ritmo individual de cada criança são, em muitos casos, a causa da disfonia. Os conflitos psicológicos familiares ou escolares podem desencadear uma constante tensão nervosa que influirá negativamente no desenvolvimento neuropsicológico da criança.

Outras patologias da esfera foniátrica que estejam ocultas ou mascarem a verdadeira origem da disfunção, como podem ser a gagueira, os transtornos moderados da linguagem, da audição, da articulação, da deglutição, da leitura (dislexia), etc., também devem ser levados em conta na hora de avaliar a origem da disfonia em uma criança.

Vemos, portanto, que a criança com disfonia deve ser estudada e tratada em sua globalidade. Seja qual for a origem da disfonia, os fatores que estão provocando e fazem com que a disfunção vocal na criança seja crônica, devem ser bem identificados e levados em conta no tratamento da criança com queixa de disfonia.

A reeducação vocal é o meio mais adequado para ajudar a criança com disfonia a descobrir sua voz, o que significa, ajudar a sentir como se produz, escutá-la, sentir a respiração, todo seu corpo, se sentir bem. Reorganizará, assim, seu comportamento vocal e estará mais disposta a se abrir e a se aproximar dos outros e do meio que a rodeia com todas as atividades que este lhe oferece. Depois, e de acordo com a etiologia da patologia e das necessidades vocais de cada caso, poder-se-á ir muito mais longe no tratamento, como propor, por exemplo, a microcirurgia endolaríngea.

TRATAMENTO DA DISFONIA INFANTIL

Em primeiro lugar, deve-se informar a família e a criança sobre o problema. Deve-se tranqüilizar e não culpar a criança sobre os fatores desencadeantes ou que estejam influindo na disfonia. Deve-se não dramatizar o fato de que a criança grita, e deixar claro que gritar não é nenhum mal, nem bem, mas uma modalidade vocal que faz parte da expressão ativa e dinâmica da criança. É o esforço vocal desmedido ao falar ou ao gritar que incide demasiadamente na laringe, e isto é o que devemos suprimir mediante a reeducação.

Será útil aproveitar este momento para ensinar normas de higiene vocal e situar a disfonia da criança em sua devida medida, no ambiente familiar e escolar. Devem ser localizadas, também em seu devido lugar, as atividades recreativas que proporcionem prazer à criança, como natação, futebol, judô, basquete, solfejo, canto coral, tocar um instrumento de sopro, etc. Poderão ser tratados, se necessário, fatores da esfera otorrinolaringológica ou outros que influem na disfonia.

Na maioria dos casos, prescreve-se a reeducação vocal, que é essencial no tratamento da disfonia infantil.

Reeducação vocal

Depois de realizado o exame foniátrico, tanto os pais como a criança descobrem a importância do trabalho vocal no tratamento da disfonia, a relação que pode ter com a lesão nas pregas vocais, quando esta existe, e com o funcionamento vocal anômalo. Mas caberá ao fonoaudiólogo despertar e manter a motivação por parte da criança no início e durante o transcurso da reeducação. A reeducação se faz mediante exercícios variados, sem impor modelos rígidos, difíceis de entender e de adotar. Porém, deve-se trabalhar sobre pautas concretas para conseguir que a criança reorganize sua fisiologia vocal alterada, que pesquise, descubra e encontre novamente suas possibilidades de expressão e as torne adequadas, automatizando o máximo possível, em seu afazer diário. Através dos exercícios, a criança está reintroduzindo comportamentos fisiológicos que lhe são próprios, mas que, por algum motivo, se haviam desviado da normalidade. Respeitar-se-á a maneira de ser e de se expressar de cada criança, fazendo-a sentir-se cômoda, tal como ela é. Se a criança desejar e estiver disposta a colaborar deverá ser oferecido a possibilidade de ajudá-la a utilizar sua voz de maneira mais fácil e eficaz.

Quanto à *metodologia*, não existe um esquema fixo. Será adaptada em função de cada criança, de suas características pessoais, idade e patologia, e dos dados obtidos na exploração clínica. Apesar disso, deve seguir um protocolo no qual trabalhados os seguintes itens:

1. *Discriminação auditiva*. A criança tomará consciência do ambiente sonoro (ruídos, sons, seqüências sonoras), aprenderá a observá-los, a discriminá-los, a classificá-los e a reproduzi-los. Esta percepção do som em geral e da voz como fenômeno sonoro introduzirá paulatinamente a criança no conhecimento das qualidades da voz.

2. *Postura, verticalidade, relaxamento e respiração*. A voz, em si mesma e como suporte de diferentes maneiras da expressão oral, está inseparavelmente ligada ao movimento do nosso corpo, e, por isso, é preciso um trabalho corporal que envolva a postura, a verticalidade, o relaxamento e a respiração.

3. *Trabalho preparatório de voz*. Deve-se levar a criança a compreender que a voz é o veículo sonoro da palavra, que é produzi-

da pela precisa colocação e interação dos órgãos de articulação. Esses órgãos são extraordinariamente móveis e podem variar a forma da cavidade oral e faríngea, modificando o som da voz. A criança tomará, então, consciência do fenômeno da ressonância, da mobilidade da laringe no pescoço e da correta sincronização de todos os órgãos na fonação.

4. *Trabalho vocal propriamente dito*. Mediante exercícios de voz falada, voz cantada e voz projetada, a criança coordena a postura, a verticalidade, o relaxamento, a respiração e a articulação correta. O resultado será a obtenção de uma eficácia vocal ao mesmo tempo em que aprende a proteger sua laringe do esforço desmedido de determinadas exigências vocais.

A duração da reeducação não deve ser excessivamente longa. Aconselham-se períodos de um ano de duração, no máximo, cada um dos quais será finalizado com um balanço sobre os sucessos conseguidos e, embora a disfonia acusticamente não se tenha modificado, variarão muitos fatores implicados nela. Isto é o importante: ir modificando o comportamento vocal. Isto deve ser muito bem explicado aos pais, sobretudo nas lesões congênitas.

Microcirurgia endolaríngea

Se a lesão é claramente cirúrgica, deve-se explicar que primeiro é importante melhorar toda parte funcional mediante reabilitação vocal. Deve-se salientar aos pais que, com as novas técnicas de fonocirurgia, se pode operar uma criança a partir dos 9 anos com resultados excelentes. *Para isso, esta intervenção sempre deve estar precedida e seguida de uma boa reabilitação e preparação*, não somente por parte da criança, mas também da família. É necessário destacar o papel importante do repouso vocal absoluto que deve seguir à microcirurgia e o abandono temporário de atividades que impliquem esforço físico. Deve-se destacar que uma intervenção por causa de uma lesão na prega vocal que causa disfonia (excetuando papilomatose, estenose, etc.) nunca é uma urgência e que se não houver uma boa disposição, tanto da criança como da família, é melhor deixá-la para mais tarde.

CONCLUSÕES

O conhecimento da embriologia e do desenvolvimento do aparelho fonador na criança e de suas características anatômicas, histológicas e evolutivas nos faz entender melhor as peculiaridades da voz e da fisiopatologia da disfonia infantil.

A laringe da criança, órgão em constante evolução, explica seu comportamento vocal, sua patologia diferente e, por conseguinte, o manejo diagnóstico e terapêutico especial da criança com disfonia.

Elementos afetivos, psicológicos e socioculturais são cada vez levados mais em conta no desenvolvimento da criança. Desempenham um papel importante na evolução da voz, da linguagem, da aprendizagem, etc., e devem ser considerados também no estudo da disfonia como fatores favorecedores da disfunção vocal, assim como as alergias, os processos infecciosos e inflamatórios, que agem como desencadeantes, predisponentes, ou ambos. Todos eles são cada dia melhor estudados e tratados.

Uma maior sensibilização sobre os problemas vocais por parte dos profissionais que rodeiam a criança (médicos, professores na escola, professores de música), sobre a existência dos modernos métodos diagnósticos, cada dia menos invasivos e mais confiáveis, torna possível, que hoje em dia, se possa estudar, diagnosticar e tratar a disfonia infantil desde a mais tenra idade.

A VLE é chave imprescindível no diagnóstico da patologia vocal na criança, posto que permite descobrir a origem congênita de muitas disfonias rotuladas como funcionais e até psicológicas.

A melhor preparação dos fonoaudiógos no campo da voz, assim como o enfoque metodológico no tratamento reabilitador e a disponibilidade de um material didático atraente e eficaz faz com que se possa tratar satisfatoriamente a disfunção vocal infantil a partir dos 4 anos.

As diretrizes da microcirurgia endolaríngea na criança, marcadas por Bouchayer e Cornut, permitem, atualmente, restabelecer de forma satisfatória a anatomia da prega vocal infantil, evitando, assim, problemas posteriores em sua função fonatória depois da muda de voz nas lesões congênitas.

Finalmente, cumpre destacar a importância do trabalho multidisciplinar (foniatra, fonoaudióloga, fonocirurgião, professor de música) no tratamento da criança com disfonia.

REFERÊNCIAS

ARIAS, C. Examen funcional de la fonación dentro de la exploración foniátrica. Bases para la aplicación en logopedia. *Rev Logop Fon* 1992; XII (2):111-118.

ARIAS, C.; Bless, D.M.; Khidr, A. Utilisation de protocoles standard dans l'evaluation des problèmes de la voix. *Rev Laryngol* 1992; 113: 4.

ARIAS, C.; CLARÓS, P.; CLARÓS, A. *Disfonías. Examen Foniátrico. Tratamiento.* Barcelona: Laboratorios Esteve, 1991.

ARIAS, C.; CLARÓS, P.; CLARÓS, A. JR.; CLARÓS, A. *Disfonías. Examen Foniátrico. Tratamiento.* Barcelona: Laboratorios Esteve, 1991.

ARONSON, A.E. *Les troubles cliniques de la voix.* Masson: Paris, 1983.

BOUCHAYER, M.; CORNUT, G.; WITZIG, E.; ROCH, J.B. Epidermoid cysts, sulci, and mucosal bridges of the true vocal cord: a report of 157 cases. *Laryngoscope* 1985; 95: 1087-1094.

CORNUT, G. La voix de l'enfant. *Bull d'audiophonologie* 1980; 3.

CORNUT G. *La voix « Que sais je »*, 2ª ed. Paris: P.U.F., 1986.

DALLEAS, B. Évolution du larynx de la naissance à la puberté. *Révue de laryngologie* 1987; 108 (4):271-273.

DANOY, M.C.; HEUILLET-MARTIN, G. Les dysphonies de l'enfant. *Révue de laryngologie* 1990; VIII (4):341-345.

FORD, CHN. *Bless DM. Phonosurgery.* New York: Raven Press, 1991.

FRACHET, B.; MORGON, A.; LEGENT, F. *Pratique phoniatrique en O.R.L.* Paris: Masson, 1992.

FRANÇOIS, M.; DUMONT, A. Troubles de la voix et de l'articulation chez l'enfant. *Encycl Méd Chir otorhino-laryngologie.* Elsevier, Paris: 1996. 20-752-A-10, 10 p.

FRÈCHE, CH.; DEYEAN, Y.; DEMARD, F. e cols. *La voix humaine et ses troubles. Rapport Société Française otorhino-laryngologie et de pathologie cervico-faciale.* Paris: Librairie Arnette, 1984.

HEUILLET-MARTIN, G.; GARSON-BAVARD, H,; LEGRÉ, A. Une voix pour tons. Marseille: Solai, 1995, tomos I e II.

HIRANO, M.; BLESS, D.M. *Videostroboscopic Examination of the larynx. Singular.* San Diego, Cal: Publishing Group, Inc., 1993.

MINNIGERODE, B. Détails anatomiques du larynx du nouveau-né et du petit enfant intéressams du point de vue endoscopique. *Cah Oto-rhino-laryngol Chir Cervico-Fac*, nov. 1973; 8 (7): 731-739.

NARCY, P.; ANDRIEUX, J. e cols. *Le larynx de l'enfant. Rapport Société Française d'oto-rhino-laryngologie et de pathologie cervico-faciale.* Paris: Librairie Arnette, 1979.

PIQUET, J.; TERRACOL, J. *Les maladies du larynx.* Paris: Masson et Cie Edit., 1958.

VERHULST, J. Évolution du larynx de la naissance à la puberté. *Révue de laryngologie* 1987; 108, (4): 269-270.

WIND, J. *On the phylogeny and the ontogeny of the human larynx. A morphological and functional study.* Groningen, Netherlands: Wolters Noordhoff Publishing, 1970.

WITZIG, E.; CORNUT, G.; BOUCHAYER, M.; LOIRE, R. Histopathologie des lésions benignes de la corde vocale. *Journal d'audiophonologie*, Besançon, 1986.

WITZIG, E.; CORNUT, G.; BOUCHAYER, M.; ROCH, J.B.; LOIRE, P. Étude anatomoclinique et traitement du kyste épidermoide et du sulcus de la corde vocale. A propos de 157 cas. *Les Cahiers d'ORL* 1983; XVIII, (9): 765-780.

WOISARD, V.; PERCODANI, J. e cols. La voix de l'enfant, évolution morpholdique du larynx et ses conséquences acoustiques. *Révue de laryngologie* 1996; 117,(4): 313-317.

REFERÊNCIAS DO REVISOR TÉCNICO

COLTON, R; CASPER, J. *Compreendendo os problemas da voz.* Porto Alegre: Artmed, 1996.

TRANSTORNOS DA FALA DE ORIGEM ORGÂNICA, MALFORMAÇÕES LABIOPALATINAS E INSUFICIÊNCIA VELOFARÍNGEA

Alfonso Borragán, MaríaTeresa Estellés, Gonzalo González, Emilio Macías e Inmaculada Sánchez-Ruiz

INTRODUÇÃO

Quando falamos com uma criança que encontra-se nas primeiras etapas do desenvolvimento da linguagem, observamos que existem sempre dificuldades para a organização de sua fala. Este fato, que se repete sistematicamente em todas as crianças, está relacionado com o desenvolvimento, o amadurecimento e a aprendizagem da: a) coordenação dos movimentos de todos os grupos musculares do aparato motor, e se realiza nas regiões do lobo frontal e b) discriminação dos traços distintivos dos sons (a orelha fonológica) e se realiza nas áreas temporais.

Tudo isto é conhecido e tem uma série de etapas nas quais as crianças vão adquirindo cada uma dessas habilidades. A norma é que todas as crianças tenham dificuldades na fala, mas quando se ultrapassa uma idade não esperada ou alguns padrões de evolução na aquisição dos fonemas será disparado o alarme na família, no pediatra e no professor. A primeira questão que se deverá resolver é se existe algum impedimento orgânico. Responder a isso é complexo, porque o conceito de organicidade é relativo uma vez que depende de como e para onde olhamos. Antes de dar a resposta, deve-se deixar claro alguns conceitos que vamos usar.

A voz e a fala são duas realidades diferentes da comunicação. A voz é o movimento das pregas vocais (PVs) que se produz quando se aproximam, se fecham e o ar passa dos pulmões através delas, produzindo-se, assim, a vibração. Se tirássemos a laringe de seu lugar, aproximássemos as PVs costurando as aritenóides e soprássemos com uma mangueira de ar na subglote se produziria um som semelhante a um /e/ fechado. Isto é, o som que se produz em uma glote ao vibrar será sempre o mesmo. Poderíamos fazer uma experiência semelhante se fechássemos os lábios e fizéssemos passar o ar por eles: produz-se um som ao vibrar os lábios que chamamos *peidorreta*.[1] Também neste caso, o som que se produz não mudará porque não existe diante dos lábios uma caixa de ressonância que modifique sua forma. Mas, se colocamos diante da boca nossas mãos fechadas, deixando um espaço entre elas, introduzimos os lábios e modificamos o tamanho do espaço das mãos, o som das *pe-*

---

[1] N. de R. T.: Som produzido pela boca imitando um flato, um "pum".

dorretas irá variando. Por isto, para modificar um som é preciso que exista uma caixa de ressonância e que mude de forma.

Ao nos referirmos à fala, é necessário recordar o conceito de trato vocal (Figura 17.1). Este pode ser dividido em várias regiões (Croatto, 1988):

1. Região glótica ou vibratória: corresponde ao espaço entre as PVs.

2. Região subglótica e árvore traqueobrônquica ou do fole pulmonar: corresponde aos pulmões e aos tubos (brônquios e traquéia) que dirigem o ar até à glote.

3. Região supraglótica ou das cavidades de articulação e ressonância: corresponde ao tubo em forma de duplo ângulo reto (de F). O ramo vertical corresponde à faringe, e os ramos horizontais correspondem à cavidade oral e à fossa nasal. Em espanhol,[2]

a maioria dos fonemas que emitimos são orais, e, por isso, o tubo que utilizamos é o ângulo reto que passa pela boca, uma vez que o véu palatino fecha a passagem para as fossas nasais.

A fala é a mudança do som que se origina ao variar a forma do trato vocal. O teto (palato duro e véu palatino) e a parede posterior da faringe (corpos vertebrais) são rígidos e não se movimentam. E, embora o véu palatino seja móvel (move-se como uma comporta, que abre-fecha a passagem para a fossa nasal), em sons orais o teto é uma estrutura contínua e rígida, imóvel. O assoalho e a parede anterior são formados pela língua, muito móvel, que varia a forma da caixa. Podemos dizer que a *língua é o grande articulador*. Os demais elementos são "agregados" dela. Portanto, para articular palavras será necessário que a língua se mova e que os lábios, o véu palatino e a mandíbula se movam acompanhando-a. Será necessário, além disso, que exista um palato

---

[2] N. de R. T.: Também na língua portuguesa.

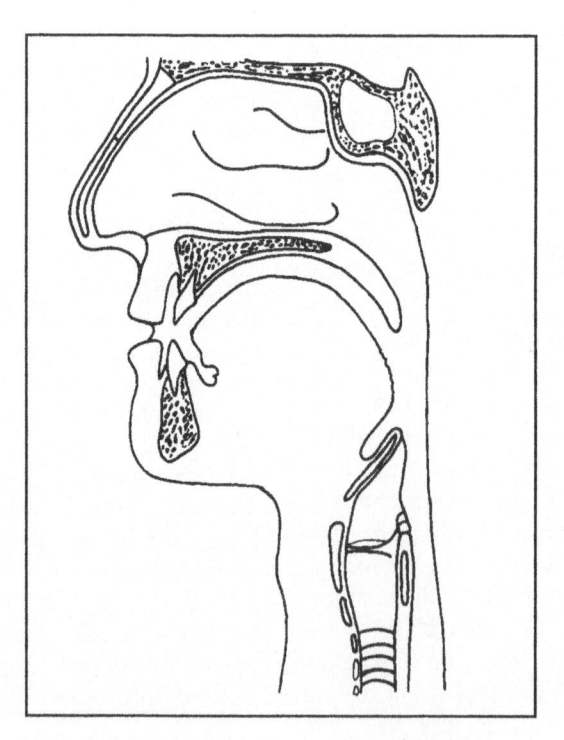

Figura 17.1 Esquema de um corte ântero-posterior do trato vocal.

íntegro, com seus dentes e uma fossa nasal permeável. Mas também é possível emitir palavras sem som movendo estas estruturas. Por isto, voz e palavra são duas realidades diferentes e independentes, embora o habitual é que sejam uma mesma coisa.

A caixa de ressonância varia de acordo com o som que se emite: as vogais são posturas que o trato vocal adota; as consoantes, são os movimentos de aproximação e separação bruscos dos articuladores produzindo uma *explosão* em diferentes pontos (bilabial [p] e [b], alveolar [t] e [d], velar [k] e [g]) ou a *aproximação* e fixação em uma posição próxima que causa uma fricção em diferentes pontos (interdental [/θ/³], labiodental [[f] e [v]], alveolar [[s] e [z], palatal [[3] [ʃ]], velar [x]) ou uma *mescla* de ambos, produzindo-se um som africado (palato-alveolar [/ʧ, ʤ/]) ou a ausência de fechamento velofaríngeo por não elevar o véu palatino, originando um som *nasal* em diferentes pontos) bilabial [m], alveolar [n], velar [ŋ]) ou a *vibração* da ponta da língua, produzindo-se um som vibrante (simples [[r]], múltiplo [R] ou um grande escape lateral de ar, que causa um som *lateral* similar a uma vogal (/l/).

Portanto, podemos dizer que a articulação é o deslocamento da língua (e dos lábios) até zonas elevadas: alveolar, palatal e velar. A ressonância é o deslocamento da língua para baixo, até o assoalho: quanto mais desce, quanto mais espaço vazio, mais ressonância haverá. Articulação e ressonância são, portanto, um mesmo movimento, somente que um se produz em direção ascendente e o outro em direção descendente, isto é, parecido ao movimento de um pêndulo.

MANIFESTAÇÕES CLÍNICAS

O transtorno da fala se manifesta de diferentes formas (Darley, Aronson e Brown, 1978):

1. Imprecisão articulatória. Modifica-se o modo e o ponto de articulação devido à perda ou à pouca força na musculatura dos articuladores, à falta de agilidade na passagem de um movimento para outro, à impossibilidade para poder completar um movimento. Manifesta-se, assim, como um som distorcido ou incorreto.

2. Mudança de alguns fonemas por outros, ao simplificar os traços distintivos. Manifesta-se como um som correto, mas diferente do esperado.

3. Lentidão co-articulatória por rigidez ou hipotonia dos articuladores. Manifesta-se com fala lenta, bradilálica.

4. Instabilidade motora na repetição de movimentos. Manifesta-se com um movimento muscular diferente na produção do mesmo fonema.

5. Por falta de função de um sistema: véu palatino (rinofobia, escape nasal de ar), lábios (escape interlabial de ar).

6. Presença de manobras de compensação: golpes de glote na insuficiência velofaríngea grave.

LOCALIZAÇÃO DOS TRANSTORNOS ARTICULATÓRIOS

O transtorno da fala pode ser produzido por anormalidades (Schrager, 1985):

1. No emissor (a musculatura dos articuladores e do trato vocal) indevidamente chamadas de dislalias e que, atualmente, são denominados *transtornos articulatórios de origem dispráxica e disperceptiva*. Além disso, este é o lugar dos transtornos orgânicos dos articuladores que darão origem às disglosias (ver Figura 17-2, *In-Out*, ponto a).

2. Nos reguladores-controladores e nas zonas de transmissão da informação desde o córtex cerebral até ao emissor (sistema nervoso central [SNC] e sistema nervoso periférico [SNP]). Sua lesão ou disfunção dá lugar a disartrias e dispraxias (ver Figura 17.2, *In-Out,* ponto b).

3. No planejador e programador (córtex cerebral). Sua lesão ou disfunção dá lugar a

---
³ N. de R. T.: A interdental /θ/ não ocorre de forma natural na língua portuguesa.

afasia motora, transtornos fonológicos de desprogramação, dispraxia (ver Figura 17.2 *In-Out*, ponto c).

4. Nos transmissores da informação desde os receptores até ao córtex cerebral (SNC e SNP). Sua lesão ou disfunção dá lugar a transtornos fonológicos disperceptivos (ver Figura 17.2 *In-Out*, ponto d).

5. Nos receptores (orelha, receptores musculares). Sua lesão ou disfunção dá lugar a dislalias audiógenas e dispraxia, e transtornos fonológicos disperceptivos (ver Figura 17.2 *In-Out*, ponto e).

A origem desses transtornos é por: a) perda de uma função que antes realizava corretamente sua tarefa (afasia, disartria) e b) dificuldade na aprendizagem de novos movimentos musculares (transtornos fonológicos e fonéticos).

No primeiro caso, ninguém duvida da organicidade desses transtornos, inclusive quando as provas de função cerebral são negativas.

No segundo caso, podem existir impedimentos visíveis no nível do emissor (língua, lábios, palato, maxilar, véu palatino, fossa nasal) levando-se a rotular de transtornos orgânicos (disglosias) ou, aparentemente, não ser visível nenhuma alteração. Aos transtornos mais freqüentes se denomina *origem funcional*. O significado da palavra funcional acaba não sendo muito claro. No caso dos transtornos da fala, o termo funcional costuma ser utilizado para indicar que: a) não é um transtorno que seja solucionado com cirurgia; b) a função dos órgãos é correta, mas os órgãos não funcionam como devem; c) o transtorno não é do emissor, mas no nível central; d) tem um prognóstico favorável; e) com o tempo vai melhorando ou f) não se vê nada que o explique.

A denominação funcional, possivelmente, deveria ser utilizada para indicar que existe uma função inadequada causada por problemas no nível dos reguladores (gânglios basais, cerebelo, sistema extrapiramidal, etc.), no nível do planejamento ou na programação do córtex cerebral ou ambas; no nível dos sis-

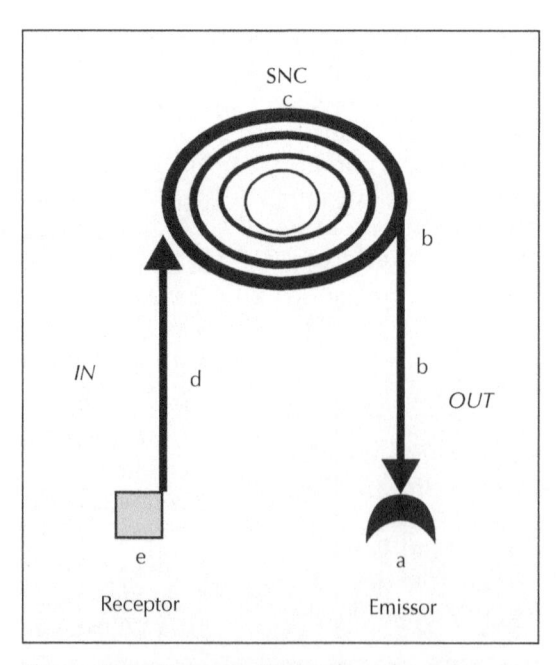

Figura 17.2 Esquema *In-Out* do ciclo percepção-ação (ver explicação no texto).

temas de memória; no nível dos sistemas de inibição, etc., isto é, que esses transtornos funcionais possivelmente indicarão, no futuro, que a base é um transtorno orgânico localizado em regiões afastadas do emissor. Por isto, pensamos que a investigação entre orgânico e funcional não interessa muito, uma vez que o transtorno é de origem orgânica, mas afastada, pelo menos parcialmente, das zonas emissoras (p. ex., a língua).

Dispraxia ou lentidão motora

Uma das descobertas mais freqüentes nas crianças com transtornos da palavra é que sua língua é pouco coordenada, torpe. Isto se denomina *dispraxia*. Podemos definir a dispraxia como a falta de coordenação, agilidade e velocidade para unir uma série de movimentos de grupos musculares. Nessas crianças existe, de forma constante, uma falta de estabilidade para fazer o mesmo movimento, isto é, os dispráxicos não podem repetir o mesmo movimento da mesma maneira, mas mudam o ponto de articulação, a velocidade, etc.

Na *exploração objetiva*, observamos que: a) a língua em repouso tem movimentos anormais, como fasciculações e movimentos de inquietude motora, dando a impressão de que é uma língua que não está quieta; b) além disso, quando exploramos o reconhecimento tátil com formas geométricas, a língua tem enormes dificuldades e c) a exploração da língua em movimento (emissão de sílabas, palavras ou frases) mostra que a repetição do som não é estável, i. é, não é produzido sempre da mesma maneira.

Na *exploração da fala* se observa: a) persistência de processos fonológicos primitivos; b) incapacidade para aprender os movimentos complexos de alguns fonemas; c) dificuldade em memorizar forma motora que a criança aprendeu, e por isso pode se tornar impossível repetir o que aprendeu no dia anterior; d) muitos fonemas não se realizam da mesma maneira, observando-se pequenas variações em sua produção; e) existe uma tendência a igualar fonemas que se parecem em seu ponto e modo de articulação (/d/, /l/, /r/); f) há pouca mobilidade da língua dificultando a definição de cada fonema; g) existe pouca abertura da boca na emissão das palavras; *h)* a fala é monótona, com pouca curva melódica e, ocasionalmente, lentidão motora na co-articulação (sem chegar à bradilalia disártrica) e i) pouca agilidade na emissão de fonemas muito rápidos, como /r/ ou /ɾ/.

Portanto, uma criança dispráxica é alguém com grande lentidão motora (Bruni, 1986). Além disso, a evolução de sua fala é do tipo dois passos para frente e um para trás.

A origem desta dispraxia costuma ser má organização cerebral ou falta de maturação dos mecanismos de controle do emissor ou dos centros reguladores. Mas, na maioria das ocasiões, a causa é um posicionamento incorreto do trato vocal por desequilíbrio e instabilidade da musculatura do complexo orofaringofacial. Os articuladores estão sempre em uma posição instável levando a adquirir muitos movimentos da fala de forma complexa e instável. Isso acontece quando existe insuficiência respiratória nasal (IRN) que dá origem a uma respiração oral com fechamento labial insuficiente, dando origem ao desequilíbrio muscular do trato vocal. Produzir-se-ão, assim, impulsos (Figura 17.3) linguais inadequados e a formação de mal-oclusões dento-esqueléticas que, além disso, com o tempo, reduzirão a largura do palato e aumentarão a IRN pelo espaço reduzido da fossa nasal. A IRN produzirá um crescimento dos cornetos, fechando as fossas nasais. Além disso, se produz outra fossa ao favorecer um crescimento do tecido adenóideo. A massa de vegetações na rinofaringe faz que o véu palatino se movimente pouco porque existe uma inflamação contínua neste nível, e, conseqüentemente, também a língua se movimentará pouco. Além disso, a língua assume posição de protusão, tanto no repouso como na fonação, e não encontra uma zona estável de apoio: coloca-se no assoalho da boca, na zona interdentária ou, o que é mais comum, não tem uma posição fixa e por isso favorece a instabilidade motora (imprecisão e menor velocidade e coordenação). Assim, a fala é produzida com poucas características distintivas entre os fonemas originando uma monotonia articulatória (hipoarticula-

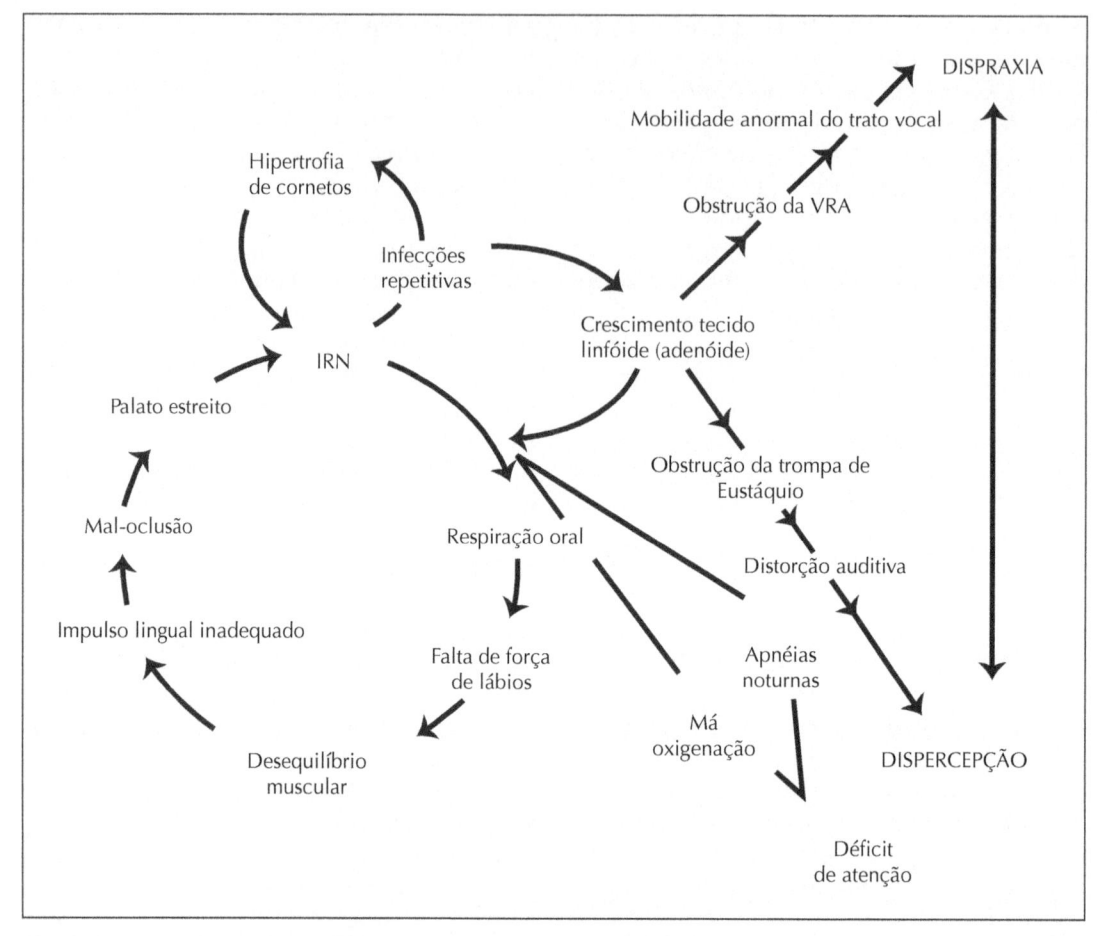

Figura 17.3 Esquema da inter-relação entre a musculatura do complexo orofaringofacial e dispraxia disperceptiva. VRA, via respiratória aérea; IRN, insuficiência respiratória nasal.

ção) e pouca agilidade articulatória (dispraxia). Também dá origem a otopatias, geralmente associadas com o crescimento e o estado inflamatório da massa de vegetações (ou com vegetações localizadas na trompa de Eustáquio, que a obstruem parcial ou totalmente), produzindo-se assim uma hipoacusia de transmissão, mas, sobretudo, uma percepção distorcida. No final, um transtorno disperceptivo pode dar origem a um quadro dispráxico, e vice-versa. Portanto, transtornos articulatórios da palavra, em princípio sem causa aparente próxima aos emissores, podem ser originados por quadros orgânicos que dificultam a respiração nasal (por vegetações adenóides, por hipertrofia de cornetos, etc.), por mal-oclusão dento-esquelética, por otopatias (tubarites subclínicas) de pequena importância, mas que são produzidas nos períodos críticos de evolução.

As dispraxias melhoram com a estimulação fonoaudiológica, mas exigem um trabalho sistemático e complexo. Nessas crianças, se o diagnóstico não é bom, fracassa o prognóstico (normalmente se prevê uma melhora com o tratamento em pouco tempo) e é comum que passem os meses e as conquistas sejam poucas com o conseqüente desespero dos familiares.

DISGLOSIA

As anormalidades visíveis nos diferentes articuladores associados aos transtornos da palavra são as denominadas disglosias. Os transtornos podem estar localizados em diversas regiões: labial, maxilar e dental, lingual, palatal e nasal.

Os *transtornos articulatórios de origem labial* são muito aparentes e visíveis. A exploração é simples: inspeção visual, apalpação, avaliação da função na emissão em fala espontânea ou em repetição e na mastigação-deglutição. Dependendo do grau de comprometimento, haverá não-realização de fonemas bilaterais (/p/, /b/, /m/), substituição por um som fricativo tipo /f/ com escape de ar, ou ambos; com freqüência, um sigmatismo devido saída anormal do ar; leve modificação das vogais posteriores (/o/, /u/); dificuldade na emissão das vogais anteriores (/e/, /i/), sendo freqüente o escape de saliva (sialorréia). Uma lesão grave e bilateral dos lábios produz pouca perda da inteligibilidade da palavra. Entre os transtornos mais freqüentes devem ser enumerados os seguintes:

1. Fissura labiopalatina (ver mais adiante).

2. Paralisia facial unilateral ou bilateral. Sempre se deve buscar a causa e adotar soluções adequadas. Habitualmente costuma ser de origem desconhecida (*a frigore?*)

3. Macrostomia ou alargamento da fenda oral, associada a outras malformações, habitualmente do pavilhão auricular (na disostose otomandibular se associa lesão ocular, atresia do conduto auditivo externo e aplasia do ramo ascendente e do côndilo da mandíbula; na síndrome de Franceschetti ou disostose maxilofacial se observa macrostomia, microtia e malformações da orelha média [*atresia auris*] com fístula cega pré-auricular, hipoplasia da metade dos ossos da face, palato ogival com mordida aberta e anomalias de implantação dentária).

4. Neuralgia do trigêmeo, que se associa ao rubor do rosto, lacrimejamento, sialorréia. Habitualmente é transitório e o comprometimento da inteligibilidade da palavra é pequena.

5. Feridas traumáticas dos lábios ou ressecções por tumores.

Os transtornos articulatórios de origem esquelética (mandibular, maxilar) e dentária (Chauvois, Fournier e Girardim, 1991) são freqüentes, especialmente as mal-oclusões dentárias. As repercussões na inteligibilidade da palavra são raras. Se existe prognatismo da mandíbula (avanço da mandíbula para frente, Angle tipo III), serão observadas dificuldades de mastigação, fala como se a boca estivesse cheia, sigmatismo interdental, dificuldade com sibilantes, labiodentais e fricativas e anteriorização do ponto de articulação dos fonemas alveolares (/t/, /d/, /l/). Em repouso, o posicionamento da língua será no assoalho da boca de forma constante e, conseqüentemente, elevação do véu palatino, leve IRN, e por isso os pacientes terão dificuldades de oxigenação e dificuldades de atenção que repercutirão no rendimento escolar. Esta língua rebaixada tenderá a estar em uma posição instável, e isto favorecerá um quadro dispráxico oral como o comentado anteriormente. Além disso, haverá doença prematura periodontal. Se existe protusão do maxilar ou retrusão da mandíbula (Angle tipo II) se associará com um palato estreito, tipo ogival, que produzirá uma IRN pelo espaço reduzido da fossa nasal, respiração oral com incompetência labial constante, contração do véu palatino causada pela respiração oral e palato mais estreitos por contração da musculatura do véu, posicionamento da língua em repouso rebaixada ou interdental e mordida aberta (Figura 17.4) e /ou rotação posterior mandibular, o que favorecerá também um quadro dispráxico oral, ou todas elas. A fala é produzida com um avanço do ponto de articulação dos fonemas alveolares (/t/, /d/) e costumam se associar anomalias na posição dos dentes que, habitualmente, não produzem modificações na fala.

A ausência ou queda dos incisivos podem modificar a fala devido presença de sigmatismo por escape inadequado de ar, bem como

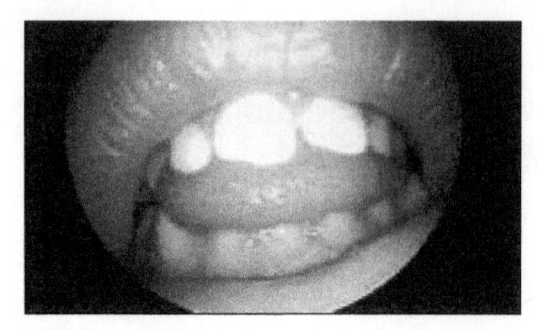

Figura 17.4 Mordida aberta por interposição lingual.

uma fala mais rígida, com menor mobilidade da língua para controlar o escape de ar.

Entre os transtornos mais freqüentes devem ser enumerados:

1. Ressecção do maxilar por tumores ou traumatismos.
2. Ressecção da mandíbula por tumores ou traumatismos.
3. Atresia da mandíbula (Tipo II de Angle) que dá uma característica cara de pássaro ao portador. Também é chamada microrretrognatia. Uma síndrome muito característica é a de Robin: microrretrognatia, fissura do palato e deglutição da língua para cima e para trás (glossoptose), que dão origem à insuficiência respiratória aérea.
4. Prognatismo mandibular (Tipo III Angle), que costuma ser visto em acromegálicos.
5. Anomalias dentárias de forma, volume, local, direção, erupção, estrutura, disposição. Produzem-se, assim, maloclusões nos diversos planos: sagital (Angle), vertical e transversal.
6. Malformações congênitas: tipo lábio-palato-esquise (ver mais adiante).

Os transtornos articulatórios de origem lingual não são muito freqüentes. A repercussão na inteligibilidade da palavra é muito grande. Dependendo do lugar e do grau de comprometimento funcional, as manifestações na fala serão diversas: na ponta serão alterados os fonemas /t/, /d/, /θ/, /l/, /n/, /s/, /r/, /ɾ/; na zona palatal /ʒ/, /tʃ/, /ŋ/, e na região velar, /k/, /g/, /x/. Porém, também serão alterados os modos de articulação, sendo muito difíceis de articular as plosivas, as vibrantes e as africadas, transformando-se a fala em uma sucessão de sons fricativos. As vogais não adquirem sua característica distintiva, e a fala se transforma em uma seqüência de sons homogêneos e difíceis de distinguir.

A repercussão na mastigação e na deglutição é muito grande: a mastigação costuma ser inexistente nos casos graves e a deglutição costuma ser feita com movimento de protusão da língua, criando um plano inclinado pelo qual a comida desliza e cai na faringe.

Quando a língua adquire um tamanho grande ou é tal de forma constitucional, a fala se torna bradilálica, com imprecisão dos fonemas e impossibilidade de realizar os fonemas rápidos (/r/, /ɾ/.) é "como se tivesse uma batata na boca". Em repouso, a língua está sempre fora da boca e realiza um impulso dental constante pelo qual os dentes se deslocam para frente e a língua aparece com alargada nas laterais. Além disso, costuma haver sialorréia constante.

A exploração se faz mediante inspeção da língua em repouso, com a boca semi-aberta, na qual se pode observar a existência de movimentos anormais, defeitos de forma e de volume. Também a apalpação com uma espátula ou com o dedo[4] pode dar informação da tensão e grau de mobilidade muscular.

Entre os transtornos mais freqüentes devem ser enumerados:

---

[4] N. de R. T.: Usar dedo-luva ou luva descartável.

1. Inflamações com edema por glossite de origem infecciosa, inflamatória ou alérgica. Costumam ser raras e de caráter passageiro.

2. Paralisia unilateral do hipoglosso. A origem costuma ser traumática (externa ou iatrogênica) ou tumoral. Ao explorar o movimento da língua paralisada, em protrusão a língua vai para o lado lesionado.

3. Paralisia bilateral, com impossibilidade de protusão da língua. Muitas vezes, costuma ser o início de uma lesão degenerativa, tipo paralisia lábio-língua-faringe ou esclerose lateral amiotrófica (ELA). Associa-se também grande bradilalia e fasciculações da língua tipo vermiforme.

4. Inquietação motora, que costuma ser vista nas crianças com dispraxia oral e nos quadros de inquietação motora geral (síndrome proprioceptivo-vestibular de Quirós e Schrager).

5. Impedimentos na mobilidade da ponta da língua por anciloglossia ou freio lingual curto produzindo rotacismo. Às vezes, impede subir a ponta, outras, quando esta sobe, adquire forma de coração pela retração deste freio (Figura 17.5, esquerda). A ponta da língua deve estar liberada porque participa na fonação e atua cada vez que deglutimos.

6. Perdas de substâncias por traumatismos, fulgurações da ponta da língua ou ressecções totais ou parciais.

7. Malformações: língua bífida. A mais característica é a síndrome de Papillon-League-Psaume: língua bífida por freio lingual inferior curto e fenda mediana do lábio inferior.

8. Macroglossia (Figura 17.5, direita) que pode ser: a) patológica (tumoral, infecciosa, inflamatória, por acromegalia, por hipotireoidismo); b) essencial (sem causa conhecida), que pode ser familiar, em oligofrênicos, em pessoas com síndrome de Down e c) macroglossia relativa (uma língua de tamanho normal em uma cavidade oral menor).

9. Miopatias da musculatura da língua: transtorno pouco freqüente associado a doenças sistêmicas. O diagnóstico costuma ser mediante biópsia.

Os *transtornos articulatórios de origem palatal* são distintos dependendo do comprometimento se é do plano ósseo (palato) ou do plano muscular (véu palatino). As aberturas do plano ósseo costumam estar acompanhadas também da abertura do véu, e, por isso, a comunicação da cavidade oral e da fossa nasal é permanente e a alteração sobre a palavra e a voz é muito grande. Nesses casos espetaculares, se observa

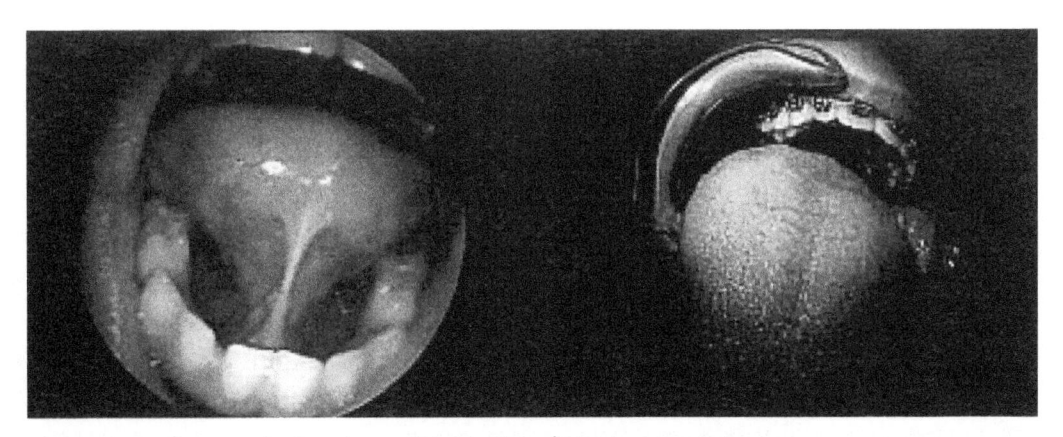

Figura 17.5 À esquerda, freio lingual hipertrófico. À direita, macroglossia.

grande escape de ar pelo nariz na emissão de sons orais que são emitidos com uma rouquidão nasal característica (Perelló, 1980), rinofonia e muitos transtornos articulatórios causados pela ausência de ponto fixo de articulação. Também estão associados golpes de glote na emissão das plosivas, falta de pressão nas bilabiais, costumam existir deformidades de incisivos centrais e laterais dando origem ao sigmatismo, e dificuldades nos fonemas /t/ e /d/. Além disso, o tecido adenóide tende a se hipertrofiar por compensação ou infecções crônicas, em decorrência o funcionamento da trompa de Eustáquio costuma ser defeituosa e dará origem a dificuldades articulatórias como: hipoarticulação, substituição de consoantes com traços auditivos semelhantes e sigmatismo. O grande escape de ar nasal obrigará a fazer um grande esforço ao falar, e, por isso, é freqüente que as pessoas que têm este problema sejam portadoras de disfonia de esforço, usem habitualmente um volume alto e seu discurso seja monótono. A abertura posterior condicionará, além disso, um refluxo de líquidos pelo nariz e dificuldades de deglutição.

Entre os transtornos mais freqüentes devem ser enumerados:

1. Fissura palatina, fenda do palato ou "palatoesquisse". Pode estar associada a fissura do lábio superior.

2. Fissura submucosa do palato: uma linha de descontinuidade de coloração azulada na rugosidade média do palato que é melhor observada por transiluminação (iluminando a fossa nasal com uma luz forte e observando o palato pela boca) e úvula bífida; na emissão dos sons a descontinuidade é mais evidente. Costuma haver anomalias dentárias e insuficiência velopalatina (refluxo nasal, grande rinofonia aberta).

3. Palato ogival: em si mesmo não produz nenhuma alteração da fala, mas costuma ser uma manifestação de desequilíbrio muscular do complexo orofacial. Sempre convém estudar porque se produziu e agir conseqüentemente. Também pode ser de origem esquelética por um crescimento ósseo anormal, condicionado muitas vezes pela herança.

4. Perfurações do palato de origem traumática ou iatrogênica.

Se o plano muscular (véu palatino) está afetado, as manifestações clínicas serão mais reduzidas, mas também de grandes conseqüências na fala porque se produz uma rinofonia importante. Esta comunicação aberta é denominada rinolalia aberta e está associada, frequentemente, ao refluxo nasal de líquidos na deglutição. As causas podem ser variadas:

1. De origem funcional por mobilidade relaxada (paresia de costume), em histéricos, por imitação, em hipoacúsicos graves. Na inspeção visual se observa uma pequena mobilidade do véu que não chega a contatar com a parede posterior da faringe, mas em determinadas manobras (assobiar, deglutir, soprar) o fechamento é completo. A fibroendoscopia permite observar a mobilidade do véu, a face faríngea do véu palatino e o movimento das paredes laterais da faringe.

2. Por traumatismo (perfurações), amigdalectomia, adenoidectomia, uvulectomias e faringoplastias.

3. Paralisia, normalmente de origem congênita e de causa desconhecida. A mobilidade costuma ser praticamente nula. A auscultação com uma sonda colocada em uma narina permite perceber o escape nasal em alguns fonemas (normalmente os plosivos) ou, o escape for grande, em todos eles.

4. De origem extrapiramidal; rinolalia espástica na qual a nasalidade é maior ao descer a língua com uma espátula (normalmente, ao deprimir a língua, diminui a nasalidade por ascensão reflexa do véu palatino).

Entre os transtornos mais freqüentes deve-se enumerar:

1. Véu palatino curto (a relação palato duro/mole costuma ser 2/1) e é produzido por adenóides muito grandes ou então por constituição.

2. Úvula bífida.

3. Véu palatino longo que produz ronco durante o sono e apnéias noturnas.
4. Ausência de pilares amigdalianos depois de amigdalectomia, que pode comprometer a função do véu palatino e originar uma insuficiência velopalatina.

Os *transtornos articulatórios de origem nasal* são freqüentes. Praticamente todas as crianças sofrem, de forma transitória, de insuficiência respiratória nasal (IRN). Esta conduz, de forma paulatina, a um desequilíbrio da musculatura do complexo orofacial que produz:

1. Problemas de fala pela dispraxia oral e baixa percepção auditiva por hipofunção da trompa de Eustáquio.
2. Catarros, infecções na esfera otorrinolaringológica, hipertrofia do anel de Waldeyer (Figura 17.6), apnéias noturnas.
3. Má oxigenação, polipnéia, menor rendimento no esporte.
4. Dificuldades de atenção gerais ou específicas para a fala.
5. Mal-oclusão (crescimento ósseo anormal), contração permanente do véu, impulso lingual anormal.
6. Digestões anormais por mastigação e deglutição alterada.
7. Sialorréia.

Uma IRN ocasiona rinofonia na fala por fechamento da fossa nasal; é denominada rinolalia fechada. As nasais se transformam em orais (/m/ em /b/, /n/ em /l/, /ŋ/ em /tʃ/. O escape permanente de ar é acompanhado de disfonia de esforço.

Entre os transtornos mais freqüentes deve-se enumerar:

1. No nível nasal anterior, desvio de septo importante, hipertrofia de cornetos, existência de pólipos nasais.
2. No nível nasal posterior, hipertrofia de cauda de cornetos, pólipos coanais, atresia de coanas completa ou parcial, desvio de septo.
3. No nível de rinofaringe (região de *cavum*), hipertrofia de vegetações, existência de angiofibromas.
4. Pode ser também funcional devido à abertura permanente da trompa e à elevação permanente do véu.
5. Sinequias velofaríngeas terapêuticas.

A descrição das disartrias, das afasias motoras, dos transtornos fonológicos de desprogramação e das dislalias audiógenas foge do objetivo deste capítulo. Vamos nos aprofundar

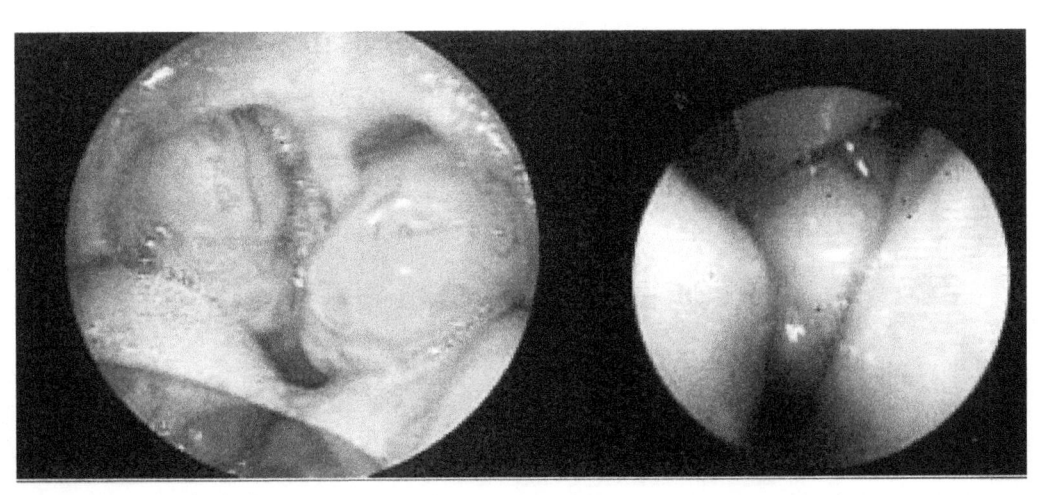

Figura 17.6 À esquerda, hipertrofia da amígdala. À direita, hipertrofia adenóidea.

nas malformações labiopalatinas e na insuficiência velofaríngea, pela evidência do caso e pelas conseqüências dramáticas que têm na comunicação, na maioria das vezes.

INSUFICIÊNCIA VELOFARÍNGEA

Etiologia

Uma fissura facial é a conseqüência da ausência de união das estruturas que normalmente terminam fundidas no final do estágio embrionário. As fissuras faciais mais freqüentes acontecem no nível do lábio superior e do palato, nas quais o processo frontonasal e os processos maxilares não se fundem. Do ponto de vista embriológico, o lábio superior se funde entre as semanas 6 e 8 depois da gestação, nas quais se forma o lábio e o palato anterior ou primário, o palato secundário (duro e mole) se une entre as semanas 8 e 10. Qualquer interferência nesta fase dá lugar à fissura palatina, na qual a descida da língua tem um papel importante. Em geral, dependendo do momento da atuação do ou dos fatores que provocam a não união, as fissuras labiais se associam simultaneamente à fissura palatina (Jones, 1993; Shprintzen et al., 1995a).

Dependendo das estruturas não fundidas são considerados diversos tipos de fissuras faciais. Nós vamos considerar, unicamente, a fissura labial unilateral (Figura 17.7), com ou sem fissura palatina associada, a fissura labial bilateral com ou sem fissura palatina associada e as fissuras do palato isolado.

A incidência global de fissuras labiopalatinas é, aproximadamente, de 1 caso em cada 600 nascidos vivos. Ambas as formas são duas entidades diferenciadas em sua etiologia, herança e freqüência (acontecem mais casos genéticos e síndromes nas fissuras palatinas). Antes do nascimento de um filho com fissura facial os pais perguntam que problemas vão ter com seu filho. À resposta sobre os resultados dos tratamentos convém também observar o possível impacto no desenvolvimento, a capacidade cognitiva e as seqüelas psicossociais. Também perguntam pelas probabilidades de ter outro filho com o mesmo defeito. Para poder responder temos de levar em consideração a causa da malformação e fazer a previsão na base do aconselhamento genético de um dismorfólogo, um geneticista, ou ambos, para confirmar a possível natureza hereditária desta malformação, com um estudo da árvore genealógica complementada com testes genéticos e o padrão malformativo associado.

A importância de ir fundo no diagnóstico em busca de uma possível síndrome é que muitas vezes essas síndromes envolvem um prognóstico determinado do fissurado, com possível associação com retardo físico ou mental, ou ambos, cardiológico ou outras malformações associadas, importantes na hora de estabelecer o aconselhamento de possíveis casos na descendência. Existe controvérsia sobre as causas das fissuras labiopalatinas; admite-se, contudo, que se trata de uma herança multifatorial na qual à participação de múltiplos fatores mutantes menores se acrescentam outros do meio ambiente, como a defi-

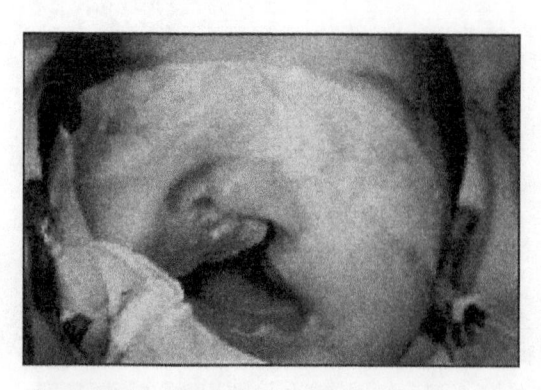

Figura 17.7 Fissura labial unilateral.

ciência de folatos, transtornos do metabolismo do ácido fólico, fatores nutricionais, exposição a tóxicos, teratogênicos e drogas.

Embora a maior parte das crianças com fissuras seja, no resto, normal, nos últimos anos são descritos, com mais freqüência, casos com padrões de malformação reconhecidos como de origem genética, sendo importante a descrição das malformações associadas, tanto maiores como menores, representando, atualmente, casos genéticos com múltiplas anomalias entre 10 e 50% das fissuras, diante de 3% dos diagnosticados em 1970 (foram descritas cerca de 500 síndromes associadas a fissuras faciais). Como exemplo, basta mencionar que de 100 casos diagnosticados em um centro de referência da chamada síndrome de Robin (fissura palatina, micrognatia e glossoptose), que passou a ser chamada anomalia/seqüência, 83% apresentavam malformações sindrômicas com microdestruições de diferentes cromossomas, destacando entre eles a síndrome velocardiofacial (alteração facial, cardiopatia e dificuldades de aprendizagem), a síndrome de Stickler (alteração facial, miopia progressiva, surdez e alterações articulares), as destruições cromossômicas do 4q, 6q e a síndrome alcoólica fetal.

Nos transtornos genéticos, deve-se ter presente o modo de transmissão, tanto autossômica (dominante ou recessiva), ligada ao sexo (cromossomo X, transmitido pela mãe e herdado por 50% dos filhos homens) ou multifatorial, e a diferente penetração e expressividade das diversas síndromes. Exemplos de defeitos hereditários autossômico dominantes (herdados por 50% dos descendentes) associados a fissura labial, palatina, ou ambas), síndrome de Treacher-Collins (hipoplasia facial, ausência de pavilhão auricular, micrognatia, fissura), displasia cleidocranial, displasia ectodérmica (fissura labial ou palatina, alterações dentais, das sobrancelhas e das unhas), síndrome orofaciodigital, síndrome de Waardenburg (fissura e mecha branca do cabelo), etc.

Outras causas de fissura ocorrem devido anomalias cromossômicas (monossomia, trissomias, translocações ou destruições) que, com freqüência, são causa de aborto fetal, e, por isso, convém o estudo facial dos abortos. Também se deve levar em conta como a causa de fissuras agentes teratogênicos, tais como drogas anticonvulsivas, medicações contra a acne, drogas psicoativas, álcool, fumo, cocaína, vírus, etc. Convém recordar o possível efeito protetor ou preventivo da administração de ácido fólico pré-concepcional e durante as críticas 10 primeiras semanas pós-gestação.

Para esclarecer a controvérsia sobre a etiologia, foi iniciado um estudo europeu denominado Eurocran, no qual um dos objetivos é o papel da interação genético-meio-ambiental e do estilo de vida na etiologia das fissuras orofaciais. Trata-se de uma colaboração multicêntrica na qual se propicia a participação conjunta entre clínicos e cientistas (Shaw et al., 2000).

Classificação das fissuras[5]

Existem muitas classificações das fissuras labiopalatinas. As mais aceitas se baseiam em critérios embriológicos, e nelas se considera um palato primário e um secundário. O palato primário inclui o lábio, o assoalho nasal, o alvéolo e o palato anterior até o orifício palatino anterior. O palato secundário abrange desde o orifício palatino anterior até a úvula: por sua vez, se divide em palato ósseo e véu palatino. O grau de afetação (expressividade) é variável com formas completas, parciais e até vestigiais. A classificação de Harkins, promovida em 1962 pela Americam Cleft Palate Association (ACPA), resumida, descreve:

1. fissura do palato primário:

   A. Fissura labial:

   Unilateral, bilateral (Figura 17.8), média.

   B. Fissura do alvéolo dental

2. Fissura de palato secundário:

   A. Duro
   B. Mole

Definimos como *fissura labiopalatina completa unilateral* aquela em que a fissura afeta todo o lábio e o assoalho nasal, e, além disso,

---

[5] N. de R. T.: A classificação de Spina (1979) descrita em Altmann, E. (1994, p. = 323) também é bastante usada.

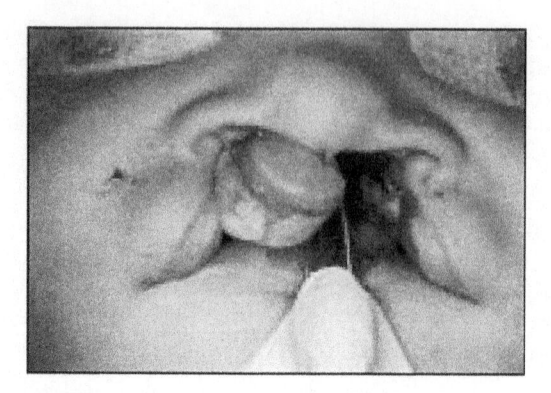

Figura 17.8 Fissura labial bilateral.

existe uma separação entre a pré-maxila e a maxila, e uma fissura do palato que inclui desde o alvéolo até a úvula, associando-se a uma dismorfia nasal com má posição da cartilagem alar. Kernahan (1990) escreveu uma maneira simbólica gráfica de representar a classificação das fissuras.

Tratamento multidisciplinar

O tratamento do paciente com fissura labiopalatina e outras malformações craniofaciais deve ser feito em equipe, com a participação de vários especialistas que trabalhem coordenadamente na avaliação e no tratamento dos problemas do fissurado. O conceito de equipe permite que os profissionais de cada especialidade possam exercer individualmente seus conhecimentos e, ao mesmo tempo, compartilhar experiências enriquecedoras para os outros profissionais, orientadas ao bem estar do paciente e não com enfoque exclusivo de sua respectiva especialidade. (Sánchez et al., 1999; Nackashi e Dixon-Wood, 1989; Shprintzen et al., 1995).

Os especialistas que participam no tratamento interdisciplinar variam em função do número de pacientes atendidos, da existência de especialistas interessados e do enfoque de cada centro. O mínimo de especialistas exigidos pela ACPA e pelo Eurocleft se compõe de cirurgião, ortodontista e fonoaudiólogo. Recomenda-se a presença na equipe de um otorrinolaringologista, cirurgião maxilofacial, pediatra, odontopediatra, geneticista/dismorfólogo, psicólogo, etc. (Sánchez et al., 1999; González et al., 1999).

A função de cada participante é definida pelas competências de sua especialidade e pela ligação com outras especialidades, embora se deva desejar o enfoque interdisciplinar com máxima participação e troca de experiências.

Em toda equipe de tratamento deve existir um líder identificado: o diretor da equipe, pessoa que por sua trajetória, capacidade de liderança, representa a equipe, e um coordenador que assume o papel de servir de referente aos pais para os encontros, necessidades familiares ou de colaboração com outras especialidades e de quem os pais devem sentir-se muito próximos.

Os padrões de qualidade que foram desenvolvidos nos Estados Unidos e na Europa (Eurocleft) destacam a necessidade da equipe, de uma formação específica, de casuística suficiente superior a 30 casos novos anuais, a cobertura de todos os gastos e o controle de resultados (Shaw et al., 2000; Sánchez et al., 1999; Shprintzen et al., 1995; González et al., 1999).

O tratamento ortodôntico deve ser feito em um centro hospitalar, contratando especialistas interessados e com formação específica. O tratamento fonoaudiológico deve estar próximo do ambiente da criança, na escola, realizado por pessoal interessado e formado especificamente para isso, mantendo contato com o fonoaudiólogo do hospital que coordena a terapia.

Na Espanha existem deficiências na composição e operatividade das equipes. A recente criação da Sociedade Espanhola de Fissuras Faciais (e-mail: ggonzalez@hcru.osakidetza.net) e da Associação Espanhola de Pais de Fissurados (e-mail: presidente.afilapa@wol.es) podem representar um ponto de inflexão para levar a cabo as recomendações do Eurocleft e Eurocran (e-mail: Pauline.Nelson@man.ac.uk) (Shaw et al., 2000; González et al., 1999).[6]

INTER-RELAÇÕES ENTRE FONOAUDIOLOGIA E ORTODONTIA

A colaboração entre diferentes especialistas é benéfica para os resultados do tratamento do fissurado (Shprintzen et al., 1995). A presença de uma fissura palatina provoca alterações nos órgãos orofaciais que dão lugar a diferentes disfunções de etiologia multifatorial, cujo tratamento depende de um diagnóstico correto. Essas disfunções comprometem aspectos gerais (respiração, postura e tônus muscular geral), assim como outros mais específicos, tanto da fala como do sistema estomatognático, destacando-se sua importância do ponto de vista tanto fonoaudiológico como ortodôntico (Segovia, 1977; Zambrana e Dalva, 1998; Le Blanc e Cisneros, 1995; González et al., 1999).

As alterações estruturais de uma fissura labiopalatina são variáveis, dependem do estado do tratamento e da idade do paciente, estando o maxilar hipoplásico, com certo grau de colapso que pode afetar a posição que a língua deve adotar produzindo alterações da articulação, transtornos de deglutição, ou ambos. Da mesma forma, alterações funcionais linguais secundárias à insuficiência velofaríngea, fístulas, alterações articulatórias ou maus hábitos de deglutição, respiratórios ou posturais são causa de alterações do crescimento maxilar, mandibular ou de ambos, sendo fundamental estabelecer um diagnóstico e tratamento correto do fator causal primário (González et al., 1999; Starr, 1979; Padovan, 1995; Dahan, 1989).

Mais de 50% dos pacientes fissurados apresentam respiração oral associada, na maioria dos casos, uma postura corporal incorreta com projeção da cabeça e, compensatoriamente, cifose torácica, escápulas aladas, hiperlordose lombar e *genu recurvatum*, característicos em pacientes maiores de 8 anos. Warren considera que 80% dos pacientes com fissura labiopalatina são respiradores orais. A deglutição é anormal em 45% dos casos, dos quais, aproximadamente, em 30% se observa deglutição com apoio lingual interdental ou em incisivos inferiores. A relação entre o tipo de deglutição e a alteração da oclusão maxilodental foi significativa (González et al., 1999).

É provável que o hábito de deglutição errôneo represente um fator a mais na alteração do crescimento facial que esses pacientes apresentam. A intervenção reabilitadora precoce de hábitos incorretos pode ser um fator preventivo das alterações da oclusão, do crescimento facial, ou de ambos. A mastigação precoce de alimentos sólidos promove o início do controle lingual necessário para outras funções. As alterações posturais corporais secundárias a uma respiração oral podem intervir negativamente na reabilitação fonoaudiológica desses pacientes, sendo causa de compressões maxilares e hipoplasia maxilonasal.

A presença de uma fissura labiopalatina produz, quase invariavelmente, alterações dentais, oclusivas e do crescimento maxilofacial que podem dar lugar, por si mesmas, a alterações da fala. Por outro lado, também devem ser avaliadas as alterações da fala causadas pelos aparelhos utilizados no tratamento ortodôntico (Padovan, 1995).

É importante conhecer as interações de cada disciplina. Por exemplo, o fonoaudiólogo que trata de uma criança devido problemas articulatórios na presença de hipoplasia maxilar e fissura alveolar deve saber os fundamentos do crescimento facial e as opções terapêuticas ortodônticas e cirúrgicas; do mesmo modo, o ortodontista deve conhecer o plano de tratamento fonoaudiológico e as possíveis interferências que seu tratamento pode ocasionar na fala (Le Blanc e Cisneros, 1995).

---

[6] N. de R. T.: No Brasil, destaca-se o Centro de reabilitação de anomalias crânio faciais (Centrinho) localizado em Bauru (SP). (www.centrinho.usp.br)

ESTUDO CLÍNICO E INSTRUMENTAL DA FUNÇÃO VELOFARÍNGEA

Os pacientes com fissura labiopalatina (Figura 17.9) apresentam com freqüência deficiências da fala que, geralmente, estão relacionadas com alterações anatômicas ou funcionais e, muitas vezes, são multifatoriais (Khehn, 1986; Morris, 1990; Witzel, 1995).

A insuficiência velofaríngea (IVF) é produzida por defeitos estruturais do véu, da faringe, ou ambas, dando lugar a um quadro em que se altera a ressonância devido escape de ar pela cavidade nasal, produzindo-se com freqüência um mecanismo articulatório compensatório da língua com posteriorização de fonemas anteriores e um maior esforço fonatório. Também se apresenta debilidade na produção de consoantes, o que na presença de fistulas palatinas, alterações dentais e de oclusão, pode piorar o quadro clínico (Witzel, 1995).

A avaliação clínica das anomalias, déficits, ou ambos, de comunicação de um fissurado pode ser difícil. Por este motivo é conveniente ter um protocolo de avaliação que abranja todos os aspectos que podem estar alterados e que ajude a analisar o tipo de erro de comunicação, sua variabilidade e suas causas. O diagnóstico clínico é fundamental e deve ser complementado com o diagnóstico instrumental (Bzoch, 1989; González et al., 2000; Sánchez, 1996) (Tabela 17.1).

As alterações da fala que um fissurado pode apresentar são múltiplas: substituições ou erros articulatórios das consoantes, ou ambos; retardo no amadurecimento da fala; alteração da ressonância nasal (hiper e hiponasalização), emissão aérea nasal com distorção do som; esforço excessivo das pregas vocais (disfonia, nódulos, ou ambos); alteração, distorção, ou ambos, dos sons dentais por deficiências de oclusão, dentais, ou ambos; retardo na recepção dos sons por hipoacusia; volume baixo da voz (McWilliams et al., 1990;

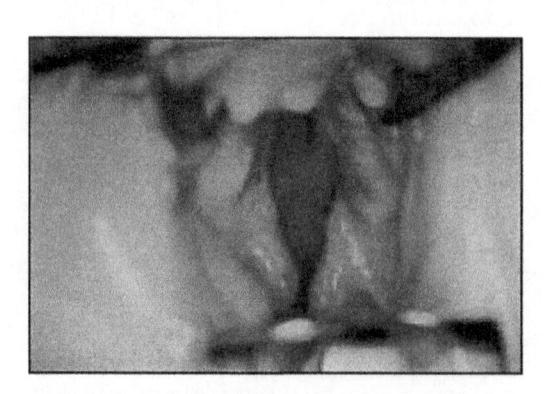

Figura 17.9 Fissura palatina.

Tabela 17.1 Definição das categorias de avaliação da fala

Categorias	Hipernasalidade	Pontuação	Nasometria	Nasofibroscopia
Obstruído	Hiponasalidade	-	<15	Normal
Competente	Normal	1-2	16-32	Normal
Competente limite	Leve	3-4	33-34	Contato faríngeo
Incompetente limite	Moderada	5-8	35-39	Escape aéreo
Insuficiência velofaríngea	Severa	>9	>40	Não contato

Trost-Cardamone, 1990; D'Antonio e Scherer, 1995). A hipernasalidade (rinolalia) é a característica mais típica da fala do fissurado. A articulação de consoantes que exigem pressão (plosivas, fricativas e africadas) é difícil em pacientes com IVF pela falta de fechamento velofaríngeo. Como conseqüência, a criança adota um mecanismo compensatório e adquire maus hábitos articulatórios, resultando em dois fatos compensatórios muito comuns, a posteriorização com produção de fricativas faríngeas e o golpe de glote (Mc Williams e et al., 1990; Trost-Cardamone, 1990; D'Antonio e Scherer, 1995; Le Blanc, 1996).

A avaliação clínica de um fissurado em relação à competência e insuficiência velofaríngea deve contar com a realização de uma bateria de testes que compreenda dados sobre emissão nasal de ar, avaliação da ressonância, teste de fonação, teste de articulação (Bzoch, 1989; González et al., 2000; McWilliams et al., 1990; D'Antonio e Scherer, 1995; Le Blanc, 1996; McWilliams e Philips, 1989; Shprintzen, 1995).

Deve-se fazer um exame oral com objetivo de delimitar a presença de processos que podem ser a causa de alterações da fala (alterações da oclusão, dentária, ausência de dentes, fistulas, etc.). Será feito um esforço para identificar o tipo de respiração, os hábitos orais e a presença de gestos nasofaciais compensatórios durante a fala, de fístulas lábio-orais ou naso-orais, de problemas dentais e próteses palatinas que possam afetar a fala.

Toda exploração deve contar com uma consulta de ORL que inclua uma avaliação audiológica e um exame otorrinolaringológico. A adenoidectomia é contra-indicada, em princípio, nesses pacientes. Para o estudo de uma insuficiência velofaríngea, atualmente, é necessária a utilização de várias técnicas instrumentais complementares, uma vez que o valor individual de cada uma delas pode não ser suficiente para esclarecer o diagnóstico. Os dados clínicos se correlacionam com os obtidos com outros métodos instrumentais, tanto por videofluoroscopia, nasofibroscopia, nasometria, acelerometria, estudos de fluxo-pressão, fototransducção, etc. (González et al., 2000; McWilliams et al., 1990; Shprintzen, 1995). Dos diferentes métodos instrumentais utilizados para a avaliação do fissurado, os mais específicos e confiáveis são a videofluoroscopia e a videonasofibroscopia, que são métodos de diagnóstico direto.

As técnicas indiretas têm problemas que limitam sua utilidade, o mais importante é que não visualizam o tamanho do orifício faríngeo insuficiente, sua localização, ou ambos. Os métodos acústicos para o estudo da ressonância do trato oronasal utilizam a nasometria e a acelerometria; seus resultados podem estar mascarados na presença de obstrução nasal ou variações anatômicas das fossas nasais.

Depois de 12 anos de utilização do Nasometer, pudemos comprovar que a nasometria é um método confiável para confirmar insuficiências e para realizar uma seleção rápida, utilizando o texto Zoo sem consoantes nasais, além de servir como elemento de aprendizagem na avaliação clínica do fissurado. Suas limitações principais envolvem a difícil aplicação em crianças pequenas que não colaboram (menores de 3,5 anos) e os resultados não confiáveis na presença de obstrução nasal (González et al., 2000). Diversos autores realizaram estudos combinados de duas técnicas instrumentais (McWilliams et al., 1990; González et al., 2000; Sánchez, 1996).

A nasofibroscopia é o método instrumental diagnóstico mais utilizado para a tomada de decisões cirúrgicas na presença de IVF, com boa confiabilidade e como método para planejar o tipo de cirurgia, embora realizá-la precocemente como desejamos nem sempre seja possível por falta de colaboração do paciente. A nasofibroscopia está sendo mais usada devido suas vantagens sobre a videofluoroscopia: ausência de radiação e visualização direta tanto do defeito como dos mecanismos compensatórios, no nível faríngeo além de sua utilização para a reabilitação por *biofeedback*. Em nossa experiência, a nasofibroscopia não está generalizada em crianças menores de 6 anos devido à falta de colaboração delas (Witzel, 1995; Sánchez, 1996; McWilliams et al., 1990; Shprintzen, 1995; Grunwell, 1993).

CONCLUSÕES

- Os transtornos da fala são muito freqüentes nas consultas foniátrico-fonoaudiológicas, e durante muitos anos nossa atividade profissional se relacionou, quase exclusivamente, com a articulação da fala.
- Para os pais é muito preocupante o fato de seu filho não pronunciar corretamente as palavras, por ser muito visível e por marcar diferenças de umas crianças com outras. As pessoas que falam mal podem indicar um quociente intelectual rebaixado, uma classe social mais baixa, etc., embora nem sempre seja assim, uma vez que podemos observar em alguns apresentadores de televisão, em periodistas que, apesar de suas dificuldades de articulação triunfaram profissional e socialmente.

    Mas a realidade é que não se dá muita importância a outros aspectos da comunicação (vocabulário, sintaxe, etc.) como para as dificuldades de pronúncia. Os transtornos da articulação sempre preocupam quem os tem e quem está do seu lado.
- Pronunciar, articular bem, é o fruto da coordenação de muitos grupos musculares. Pensemos que abrir uma porta nos é fácil, automático e cotidiano. Mas observemos como é difícil para uma criança que ainda não aprendeu a coordenar todos os movimentos necessários para fazê-lo, ou para um adulto que perdeu essa capacidade por alguma doença. Além da complexidade de função do sistema muscular do trato vocal, existe a peculiaridade de que a língua é um músculo que tem somente um ponto de inserção e, por isso, seu funcionamento será diferente do resto dos músculos. Além disso, a propriocepção será muito diferente do resto dos músculos: apesar de tudo o que se faz, não temos conhecimento dela.
- Às vezes, se faz estudos muito superficiais de crianças com problemas articulatórios. Qualquer pessoa se considera capaz de "diagnosticar" quando uma criança tem dislalias. Realmente, se diagnosticar é dizer que pronuncia mal, não é necessário ser especialista, mas ter ouvido (não é necessário ser médico para dizer que uma pessoa tem tosse). Diagnosticar os sintomas é insuficiente e é imprescindível estudar as causas desse transtorno (etiologia), os mecanismos pelos quais se manifesta dessa ou de outra maneira (fisiopatologia), o prognóstico e as implicações terapêuticas. Deve-se evitar recorrer ao zelo ou à superproteção como a causa original quando não se encontra outra etiologia. Fazer um diagnóstico é reconhecer a natureza da doença, observando os sinais e os sintomas: etiologia, fisiopatologia, prognóstico e tratamento.
- Um bom diagnóstico nos falará do prognóstico e do tempo terapêutico. Não é a mesma coisa um tratamento de dois meses e um de dois anos: se a fonoaudióloga for breve, será duas vezes boa. É preciso melhorar o controle de qualidade da atuação foniátrico-fonoaudiologia. Prever o tempo terapêutico dará credibilidade à nossa atuação, impedirá dormirmos no tratamento e obrigará a melhorar as ferramentas de avaliação para precisar o diagnóstico. É importante não somente ter bons resultados, mas também obtê-los no menor tempo.
- Muitos transtornos da fala têm sua origem em uma causa orgânica não-visível aparentemente (p. ex., a hipertrofia adenóide) e são seqüelas de alguma coisa que existiu ou que existe de forma muito longínqua.
- O início do tratamento deve ser rápido, mas com um programa bem direcionado, trabalhando previamente as bases do transtorno, o que obrigará a fazer tratamentos com objetivos concretos efetuados por pessoas especializadas (fonoaudiólogos) evitando atuações parciais e tratamentos não-específicos e maldirigidos.
- Deverão ser utilizadas ferramentas de reforço para melhorar a eficácia terapêutica, como o início da leitura de forma precoce,

obter uma audição correta, uso de vídeos (na língua padrão) de filmes de Walt Disney, por ex.) ou falar a uma velocidade adequada (número de palavras por minuto) e com grande melodia por parte do terapeuta e do ambiente familiar para aumentar a atenção da criança na fala.
- É importante dinamizar o trabalho em equipe. Somente um fonoaudiólogo com a mesma criança pode se tornar repetitivo e pouco estimulante. Um trabalho sem foniatra ou especialista em fisiopatologia da comunicação pode ser como entrar em um beco sem saída em que o especialista se canse e o tratamento evolua em um ritmo mais lento que o esperado. Um trabalho sem outros profissionais como psicólogos, musicoterapeutas, neuropsiquiatras, pode ser pouco enriquecedor no conhecimento da natureza da doença e na busca de novas estratégias terapêuticas.
- Deve-se buscar a colaboração do ambiente familiar, embora não seja uma tarefa fácil porque os pais podem ter visões parciais e contaminadas do problema de seu filho. No entanto, uma coisa é evidente: sem a adequada ajuda familiar a melhora é lenta e complicada.
- É também desejável a colaboração do ambiente escolar (professores e colegas). É importante, sobretudo, que não seja uma carga negativa no desenvolvimento e na evolução da criança por causa de pressões ambientais inadequadas, embora sempre com a melhor intenção.

CASOS CLÍNICOS

Caso 1

Criança de 5 anos e 2 meses que procura a consulta por falta de inteligibilidade em sua fala. Seu desenvolvimento evolutivo teve estas características: gravidez normal e parto eutócico e a termo; peso, 3.200g.; alimentação materna, 2 meses; crescimento e desenvolvimento no primeiro ano normal; andou aos 12 meses; início das primeiras palavras, tardio; inteligibilidade de sua palavra, tardia; início escolar aos 3 anos; má adaptação porque as crianças não o entendiam; sempre foi um menino muito inquieto; sempre dormiu mal; desenvolvimento de suas autonomias (controle de esfíncteres, comer, vestir-se, etc.) dentro da normalidade.

A exploração objetiva do trato vocal mostrou:

- **Orofaringe:** amígdalas, meio volume; língua, forma e função normais (índice de mobilidade alternada em limites normais), mas com movimentos anormais (tipo pseudofasciculações) em repouso, e instabilidade motora no mesmo movimento (la-la-la); existência de freio lingual membranoso que reduz a elevação da língua (22mm).
- **Nariz:** boa permeabilidade nasal; cornetos de coloração normal.
- **Rinofaringe:** Adenóides dentro da normalidade.
- **Dinâmica velofaringea:** bom fechamento velofaríngeo; não são observados, nem auscultados, escapes nasais.
- **Ouvido:** Membranas do tímpano normais; audição normal (abaixo de 15db).
- **Provas estáticas de função vestibular:** Romberg sensibilizado positivo, dados de Baranny positivo.

A exploração da linguagem mostrou:

- **No nível fonético-fonológico:** existência de *processos que simplificam a estrutura da palavra* (harmonias consonânticas, metátese, apagamento de consoantes finais e iniciais de sílaba, redução de encontros consonantais); *processos que simplificam o sistema fonológico* (dessonorização de oclusivas; plesivização de fricativas, simplificação de líquidas, substituição de fonemas bilabiais) *processos de simplificação de fonemas articulatoriamente semelhantes* (d-l-r).

- **Provas para avaliação das práticas orais:** dificuldades na definição dos pontos de articulação, língua instável, desconhecimento das regiões bucais; pouca consistência nos pontos de articulação; pouca precisão na coarticulação.
- **Provas de avaliação de discriminação auditiva:** grande falta de percepção auditiva.
- **Decodificação auditiva:** resultados inferiores à sua idade cronológica em um ano, observando-se problemas na compreensão de conceitos referentes ao espaço e à quantificação, formulação de perífrases usuais e relações de argumentos.
- **Codificação verbal:** encontra-se muito alterada, respondendo com dificuldade aos enunciados nos quais se pede relação de argumentos (quem, que, com), conceitos numéricos e denominação de partes do corpo.
- **Patrimônio semântico:** inferior ao correspondente à sua idade, o que indica pouco conhecimento e uso de termos específicos.
- **Produção lingüística:** sua expressão verbal é feita com pouca inteligibilidade, mas com estruturação sintática agramatical, usando preferentemente frases de duas palavras e começa a se expressar com frases nucleares.

A *exploração de outras áreas* mostrou:

- **Memória:** auditiva, com a repetição de palavras, é inferior à sua idade, podendo repetir séries de três palavras; visual, com a reprodução de estruturas visuais, é de três elementos.
- **Atenção:** muito dispersiva e instável, embora com tarefas de concentração possa manter uma atenção normal.
- **Avaliação do rendimento cognitivo:** foi utilizada a Escala McCarthy de aptidões e psicomotricidade para crianças e as observações durante a exploração e se observou um nível de inteligência geral dentro da normalidade.

O *juízo diagnóstico* concluiu que se trata de uma criança com desprogramação fonológica grave, com um grande componente dispráxico oral associado a um transtorno proprioceptivo-vestibular que dificulta a manutenção da atenção.

Iniciou-se o *tratamento* com os seguintes *objetivos*:

- Atenção e atenção à palavra.
- Percepção auditiva e ouvido fonológico.
- Desenvolvimento da decodificação auditiva: trabalho sobre a compreensão de perífrases usuais, substância qualidade e relação, uso de perguntas sobre assuntos que o ajudem a organizar sua sintaxe.
- Estruturação da cavidade oral: sensibilização de regiões (ponta da língua, zona anterior, zona posterior) mediante massagem, gelo, escova elétrica, etc. Estabilizar fonemas.
- Memória visual e auditiva.
- Estimulação semântico-lexical: mediante conhecimento de objetos por suas características de uso, substância, qualidade e relação.
- Reforço e consolidação de sua leitura para nos apoiar nela e que lhe sirva de ajuda na organização fonética e fonológica.
- Expansão e reorganização sintática.

A evolução foi lenta devido à enorme desorganização de sua linguagem. O componente dispráxico da fala teve uma evolução mais lenta. Seus aspectos semântico-léxico ou sintático, a normalização foi conseguida depois de vários meses de trabalho sistemático; também o desenvolvimento de sua memória foi rápido e bom. O uso da linguagem lida e escrita o ajudou a organizar sua fonética e fonologia.

Caso 2

Menina de 4 anos e 5 meses que procura a consulta por causa da inteligibilidade de suas poucas palavras. Nasceu com fissura labiopalatina completa, unilateral, esquerda. Operada aos 6 meses para fechamento do lábio e rinoplastia; aos 18 meses, fechamento cirúrgico do véu palatino, e aos 4 anos, fechamento do palato duro. É encaminhada pelo cirurgião para correção de suas dificuldades de fala uma vez que ainda persistem rinofonia e impressão articulatória. Desenvolvimento psicomotor e antecedentes sem nada a destacar.

A *exploração objetiva do trato vocal* mostrou:

- **Orofaringe:** síntese palatina central perfeita; pequeno estoma anterior no alvéolo dental esquerdo; amígdalas de volume médio; língua, forma e função, normais; tendência a golpes de glote em oclusivas surdas.
- **Nariz:** narina esquerda colapsada e com fechamento completo à passagem de ar; cornetos de coloração normal.
- **Dinâmica velofaríngea:** véu palatino alongado por sutura de pilares amigdalianos posteriores, boa mobilidade do véu reconstruído; na endoscopia rinofaríngea, observa-se um movimento amplo do véu, com pequena fissura lateral no fechamento velofaríngeo; não há movimento de fechamento da parede lateral faríngea; pequenas adenóides de aspecto não-inflamatório; na auscultação se observa escape nasal em fonemas fricativos e africados.
- **Ouvido:** membranas do tímpano normais; audição normal (abaixo de 15db).

A *exploração da linguagem* mostrou, no nível fonético-fonológico, dificuldades nesta área derivadas de suas malformações dos órgãos bucofonatórios, isto é, de caráter fonético. São definidas da seguinte forma:

- Escape nasal em fonemas fricativos e africados: /s/, /θ/, /tʃ/.
- Tendência a golpe de glote em fonemas oclusivos /t/, /d/.
- Inexistência de fonema oclusivo /k/ sendo do transformado em golpes de glote.
- Tendência à nasalização das sonoras /p/, /b/; existência de rotacismo velar; distorção dos africados, e sigmatismo palatal.

Nos demais aspectos da linguagem (discriminação auditiva, decodificação auditiva, codificação verbal, patrimônio semântico, produção lingüística) não apresenta nenhuma dificuldade.

No juízo diagnóstico apresenta rinofonia e imprecisão articulatória secundária à fissura palatina; reconstrução anatômica correta. Função labial completa, e função velar insuficiente leve. Iniciou tratamento com os seguintes objetivos:

Sensibilização do trato vocal: propriocepção, motricidade, aumento de sensações de diferente modalidade, inclusive reconhecimento estereognósico.

Definição articulatória de fonemas: realizou um programa de restabelecimento dos fonemas que não estavam bem definidos apoiando-nos em reforçadores (gestos, filtros auditivos, computador, etc.).

Trabalho sobre nasalidade: realizou propriocepção intra-oral (véu palatino) na fala.

A evolução foi rápida e com resultados não-melhoráveis.

REFERÊNCIAS

BRUNI, R. Comportamento verbale in prima infanzia. *Acta phoniatrica latina*, 1986; 1.

BZOCH, K.R. Measurement and assessment of categorical aspects of cleft palate language, voice and speech disorders. In: BZOCH, K.R. (ed.). *Communicative disorders related to cleft lip and palate.* 3ª ed. Boston: College Hill Pub. Litle Brown Co, 1989; 137-173.

CROATTO, L. *Semeiotica foniatrica.* Padova: La garangola, 1988.

CHAUVOIS, A. FOURNIER, M. GIRARDIN, F. *Rieducazione delle funzioni nel trattamento ortodontico.* Verona: Edizioni CISCO, 1991.

DAHAN, J.. Tongue disorders and jaw deformities. Nosological aspect and therapeutical concepts *Mondo Orthod*, 1989,14: 777-789.

D'ANTONIO, L.L.; SCHERER, N. The evaluation of Speech Disorders associated with clefting. In: SHPRINTZEN, R.J.; BARDACH, J. (eds.). *Cleft palate speech management. A multidisciplinary approach.* St. Louis: Mosby-Year Book, 1995; 176-220.

DARLEY, F.; ARONSON, A.; BROWN, J. *Alteraciones motrices del habla.* Buenos Aires: Panamericana, 1978.

GONZÁLEZ, G. SÁNCHEZ, I.; PÉREZ, V.; DÍEZ, R.; DE CELIS, R. SÁNCHEZ L. Interrelaciones entre ortodoncia y logopedia en el tratamiento de las finuras palatinas. *Ortodoncia Española* 1999; 39: 156160.

GONZÁLEZ, G.; SÁNCHEZ, I.; PÉREZ, V.; LÓPEZ, J.L. Resultado de la encuesta sobre el tratamiento del fisurado labiopalatino en España. *Cir Pediatr* 1999;12: 122-126.

GONZÁLEZ, G.; SÁNCHEZ, I.; PÉREZ, V.; SANTOS, M.J.; MIRO, J.L. Estudio clínico y nasométrico de la función velofaríngea en la palatoplastia en dos tiempos. *Acta Otorrinolaringol Esp* 2000; 51: 581-586.

GRUNWELL, P. *Analyzing cleft palate speech*. London: Whurr Pub, 1993.

JONES, M.C. Facial clefting. Etiology and Developmental Pathogenesis. *Clin Plast Surg* 1993; 20: 599-606.

KERNAHAN, D.A. Classification of cleft lip and palate. In: KERNAHAN, D.A.; ROSENSTEIN, S.W. (eds.) *Cleft lip and palate a system of management*. Baltimore: Williams & Wilkins,1990; 13-19.

KUEHN, D.P. Causes of velopharyngeal incompetence. *J Child Com Dis* 1986;10: 17-29.

LE BLANC, E.M. Fundamental principles in the speech management of cleft lip and palate. In: BERKOWITZ, S. (ed.) Cleft Lip and palate. Perspectives in management, vol. II. An introduction to craniofacial anomalies. San Diego: *Singular Pub. Group Inc*, 1996; 75-84.

LE BLANC, E.M.; CISNEROS, G.J. The dynamics of speech and orthodontic management in cleft Lip and palate. In: SHPRINTZEN, R.J.; BARDACH, J. (eds). Cleft palate speech management A multidisciplinary approach. St. Louis: *Mosby-Year Book*, 1995; 305-326.

MCWILLIAMS, B.J.; MORRIS, H.L.; SHELTON, R.L. (eds.) Disorders of phonation and resonance. In: *Cleft palate speech*, 2ª ed. Philadelphia: BC Decker Inc, 1990a; 247-268.

_____. (eds.) Diagnoses of velopharyngeal incompetence. In: Cleft palate speech, 2ª ed. Philadelphia: *BC Decker Inc*, 1990b; 337-351.

MCWILLIAMS, B.J.; PHILIPS, B.J. *Manual. Audioseminar in speech pathology, velopharyngeal insufficiency*. Toronto: BC Decker Inc, 1989.

MORRIS, H.L. Clinical assessment by the speech pathologist. In: BARDACH, J.; MORRIS, H.L. (eds.). *Multidisciplinary management of cleft lip and palate*. Philadelphia: Saunders & Co, 1990; 757-762.

NACKASHI, J.A.; DIXON-WOOD, V.L. The craniofacial team: Medical supervision and coordination. In: BZOCH, K. (ed.) *Communicative disorders related to cleft Lip and palate*, 3ª ed. Boston: College-Hill Pub, 1989; 63-74.

PADOVAN, B. Neurofunctional reorganization in myo-osteo-dentofacial disorders: complementary roles of orthodontics, speech and myofunctional therapy. *Int J Orofacial Myology* 1995; 21:33-40.

PERELLÓ, J. *Trastornos del habla*. Barcelona: Ed. Científico-Médica, 1980.

SÁNCHEZ-RUIZ, L. *Estudio evolutivo de la palatoplastia en dos tiempos en fisuras labio palatinas completas*. UPV: Tese de doutoramento, 1996.

SÁNCHEZ, I.; GONZÁLEZ, G.; PÉREZ, V.; DÍEZ, R.; LÓPEZ, J.L.; MIRÓ y cols. Tratamiento integral de las fisuras labio palatinas. Organización de un equipo de tratamiento. *Cir Pediatr* 1999; 12: 4-10.

SEGOVIA, M.L. *Interrelaciones entre la odontoestomatología y la fonoaudiología: la deglución atípica*. Buenos Aires: Editorial Panamericana, 1977.

SCHRAGER, O. *Lengua, lenguaje y escolaridad*. Buenos Aires: Ed. Panamericana, 1985.

SHAW, B.; SEMB, G.; NELSON, P.; BRATTSTRÖM, V.; MOLSTED, K.; PRAHL-ANDERSEN, B. *The Eurocleft Project 1996-2000. Standards of tare for cleft lip and palate in Europe*. Amsterdam: IOS press, 2000.

SHPRINTZEN, R.J. Instrumental assessment of velopharyngeal valving. In: SHPRINTZEN, R.J.; BARDACH, J. (eds.) Cleft palate speech management. A multidisciplinary approach. St. Louis: *Mosby Year Book*, 1995; 221-256, 257– 276.

_____. The use of information obtained from speech and instrumental evaluations in treatment planning for velopharyngeal insufficiency. In: SHPRINTZEN, R.J.; BARDACH, J. (eds.) Cleft palate speech management. A multidisciplinary approach. St. Louis: *Mosby-Year Book*, 1995; 257-276.

SHPRINTZEN, R.J.; BARDACH, J. Cleft palate speech management. A multidisciplinary approach. St. Louis: *Mosby-Year Book*, 1995; 1-15.

SHPRINTZEN, R.J.; GOLDBERG, R. Cleft palate speech management. In: SHPRINTZEN, R.J.; BARDACH, J. (eds.). A multidisciplinary approach. St. Louis: *Mosby-Year Book*, 1995; 16-43.

STARR, C.D. Dental and occlusal hazards to normal speech production. In: BZOCH, K.R. (ed.) *Communicative disorders related to cleft lip and palate*. 2ª ed. Boston: Little Brown, 1979.

TROST-CARDAMONE, J.E. The development of speech: Assessing cleft palate misarticulations. In: KERNAHAN, D.A.; ROSENSTEIN, S.W. (eds.). *Cleft lip and palate a system of management*. Baltimore: Williams & Wilkins, 1990; 227-235.

WARREN, D.W.; HAIRFIELD, W.M. Nasal airway in cleft palate. In: BARDACH, J.; MORRIS, H.L. (eds.) *Multidisciplinary management of cleft lip and palate*. Philadelphia: Saunders & Co., 1990; 668-671.

WITZEL, M.A. Communicative impairment associated with clefting. In: SHPRINTZEN, R.J.; BARDACH, J. (eds.) Cleft palate speech management. A multidisciplinary approach. St. Louis: *Mosby-Year Book*, 1995; 137-166.

ZAMBRANA, N.; DALVA, L. *Logopedia y ortopedia maxilar en la rehabilitación orofacial*. Barcelona: Masson, 1998.

REFERÊNCIA DO REVISOR TÉCNICO

ALTMANN, E. *Fissuras labiopalatinas*. São Paulo: Prófono, 1994.

18

COMUNICAÇÃO E LINGUAGEM EM IDADES AVANÇADAS

Onésimo Juncos e Arturo X. Pereiro

INTRODUÇÃO

A intervenção fonoaudiológica em adultos com problemas de comunicação e de linguagem esteve centrada durante muito tempo nas disfonias, nas afasias e nas disartrias. O sistema de saúde favoreceu, nos últimos anos, a atenção fonoaudiológica aos adultos que apresentam alterações na comunicação e na linguagem como conseqüência de lesões cerebrais focais ou para aqueles que sofrem problemas de voz por causas diversas. Mas a população adulta que apresenta problemas na comunicação e na linguagem não se limita a esses sujeitos. Existe um grupo importantíssimo que cada vez mais demanda atenções e serviços, o grupo de pessoas maiores, conhecido como "terceira idade". Como sabemos, o número de pessoas maiores está aumentando e dentro deste grupo, as dificuldades de comunicação e linguagem se tornam cada dia mais evidentes. O aumento da idade, graças ao qual é possível o desenvolvimento dos seres humanos, tem também conseqüências negativas sobre muitos aspectos da vida, entre eles a linguagem (Juncos, 1998). Com a idade se manifestam muitos problemas relacionados não somente com os aspectos perceptivo-motores da linguagem (como são a audição, a fala e a voz), mas também com aspectos mais propriamente lingüísticos (como são o acesso às palavras, a capacidade para compreender e produzir orações complexas, e para manejar diferentes formas de discurso).

Neste capítulo, analisamos diversos aspectos da comunicação e da linguagem na velhice e propomos linhas gerais de diagnóstico e intervenção que podem orientar os profissionais que trabalham com pessoas maiores.

LINGUAGEM E ENVELHECIMENTO. PROCESSOS, FUNÇÃO E ESTRUTURA

Quando falamos da linguagem na velhice devemos considerar três aspectos profundamente relacionados: a) processual, referente aos processos cognitivos implicados na compreensão e na produção; b) funcional, que diz respeito à interação e à comunicação e c) estrutural, que se refere à organização propriamente lingüística em seus níveis fonológico, sintático e léxico (Figura 18.1).

Aspectos processuais

Do ponto de vista do processamento, diremos que a execução das tarefas lingüísticas, como a de todas as tarefas cognitivas, exige capacidade de armazenamento, eficácia do processamento e efetividade na coordenação, organização e controle dos processos implicados (Salthouse, 1994). Estas três dimensões do processamento foram integradas em diferentes modelos que tentam explicar o funcionamento cognitivo dos idosos. Todos eles parecem estar de acordo que a capacidade de armazenamento, ou espaço para armazenamento de curto prazo, se mantém na velhice (Salthouse e Babcock, 1991) e que a passagem do tempo afeta especialmente a eficácia do processamento e a efetividade na coordenação, na organização e no controle. A falta de eficácia foi atribuída à redução da velocidade de execução das operações cognitivas relevantes para a execução das tarefas Birren, 1974; Salthouse, 1985). A efetividade da coordenação, da organização e do controle foi estudada nos idosos, utilizando diferentes paradigmas baseados na avaliação da rapidez e precisão nas tarefas duais, como o famoso paradigma de Baddeley e Hitch (1974) no qual os sujeitos têm de resolver problemas ou compreender orações ao mesmo tempo em que estão ocupados em repetir uma lista de números ou letras. Os problemas encontra-

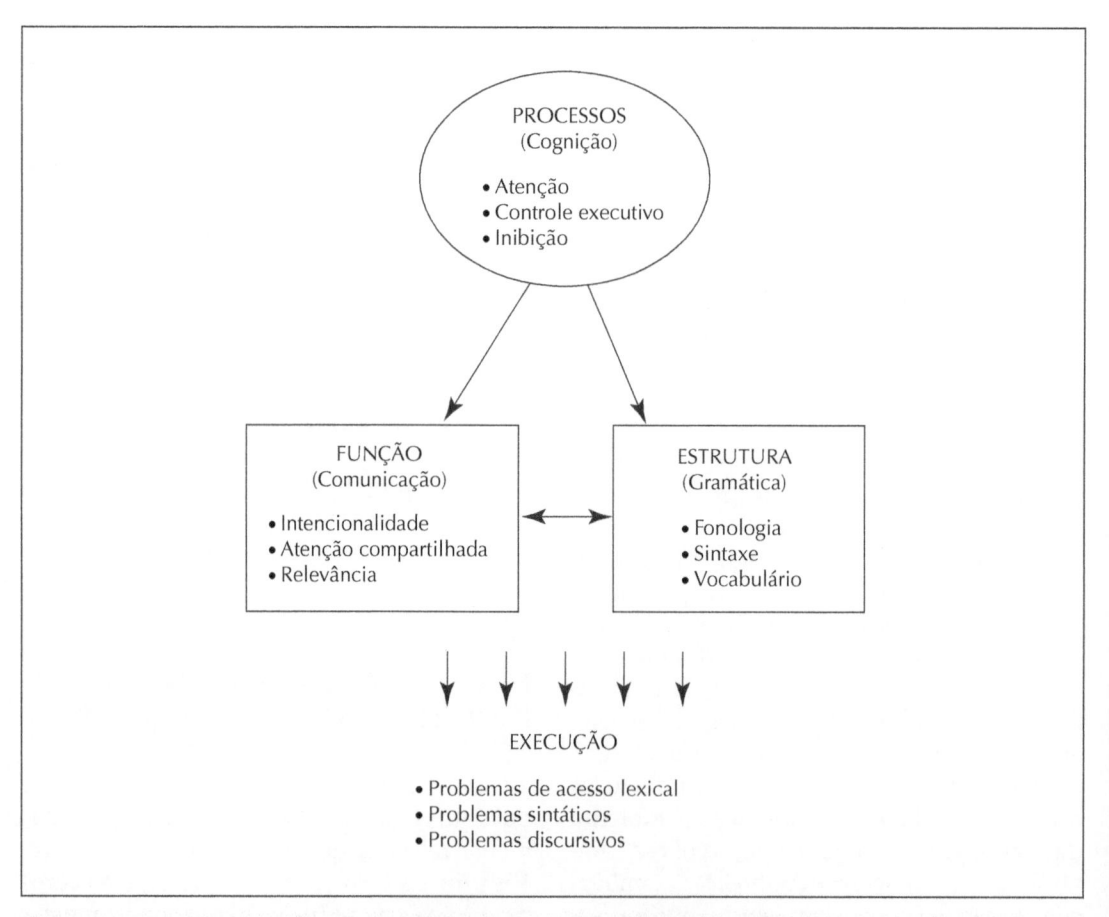

Figura 18.1 Gráfico que sintetiza os aspectos processuais, funcionais e estruturais da linguagem.

dos nos idosos para resolver tarefas duais e complexas deram lugar à criação de diferentes construtos teóricos explicativos: uns opinam que são problemas de atenção, outros que são problemas de memória operativa em seu componente executivo central (EC) e, outros ainda, que são problemas para inibir os estímulos irrelevantes que, voluntária ou involuntariamente, entram no processamento.

Os idosos apresentam alterações em diferentes dimensões da atenção, como o alerta, atenção dividida e atenção seletiva, como se mostra em um estudo recente (Pereiro e Juncos, 2000) no qual são utilizadas tarefas do Teste de Exploração da Atenção (TAP) (Zimmermann e Fimm, 1997), para avaliar estas dimensões. A partir dos 70 anos, manifesta-se uma deterioração da atenção básica nas funções de alerta, mas entre os 60 e os 69 aparecem problemas relacionados à atenção seletiva, que provocam dificuldades na seleção e controle do fluxo da informação. Tudo parece indicar que as dificuldades de atenção dos idosos se evidenciam especialmente quando têm de armazenar e, simultaneamente, realizar operações com a informação mantida no curto prazo.

As alterações na memória operativa (MO) dos idosos afetam, sobretudo, seu principal componente, o executivo central ou sistema supervisor de atenção (Andrés e van der Linden, 2000; Baddeley, 1986; van der Linden, 1994), do qual depende sua dimensão ativa. Além disso, produzem dificuldades para controlar o fluxo de informação e para regular e supervisionar os diferentes processos implicados em tarefas complexas, especialmente na linguagem. Também parece alterar seu componente fonoarticulatório, dando lugar a problemas de fluência verbal (Salthouse, 1993).

A teoria do déficit do controle inibitório (Hasher e Zacks, 1988) postula que nos idosos é produzido uma alteração dos processos que dificulta atender à informação relevante, dando lugar a interferências da informação irrelevante deficientemente suprimida ou inibida. As alterações do controle inibitório dificultam a execução efetiva das tarefas (no caso da linguagem, pode afetar especialmente o acesso ao vocabulário e à organização do discurso). Alguns autores (Hartman e Dusek, 1994; Madden, Pierce e Allen, 1996) apontam que essas interferências podem ser devido a alterações dos processos de identificação e seleção que controlam a entrada de informação relevante na MO do que a alterações nos mecanismo responsáveis pela mudança de foco de atenção entre informações que distraem e as relevantes presentes em uma tarefa ou entre duas tarefas executadas concorrentemente. Com o aumento da idade, a lentidão cognitiva afetaria negativamente a ativação (p. ex., identificação e seleção) eficiente da informação relevante e, conseqüentemente, provocaria diferentes alterações na MO. De acordo com isto, diferentes estudos defendem a tese de que a origem das alterações na atenção seletiva, controle inibitório e atenção dividida dos idosos se encontra na lentidão cognitiva associada ao incremento da idade (Allen, Weber e Madden, 1994; Earles et al., 1997; Tun e Wingfield, 1997; Salthouse et al., 1995; Salthouse e Meinz, 1995) e alguns indícios fisiológicos parecem respaldá-lo (Amenedo, 1995; Dustman, Shearer e Emmerson, 1993; Dustman, Snyder e Schlehuber, 1981).

Como podemos ver, todos esses construtos teóricos estão profundamente relacionados e, embora saibam das diferenças de rendimento relativas à idade em tarefas cognitivas (Salthouse, 1994; Verhaeghen e Salthouse, 1997) e lingüísticas (Juncos, Rodríguez e Pereiro, 2001; Van der Linden et al., 1999), fica muito difícil precisar em que medida cada um deles explica as dificuldades particulares observadas.

Aspectos funcionais

A função básica da linguagem é a comunicação. Deste ponto de vista, a linguagem foi considerada como uma modalidade específica de interação social denominada competência comunicativa e que foi estudada a partir do campo da pragmática (Davis, 1991). Existem poucos estudos sobre as alterações produzidas pelo processo normal de envelhecimento na competência comunicativa (ver uma revisão em Juncos e Vilariño, 1998), porém, todos insistem na importância das relações sociais e familiares dos idosos.

A capacidade de comunicação foi estudada recentemente desde a chamada teoria da mente (Baron-Cohen e Ring, 1994; Golinkoff, 1993) a partir de dois processos básicos: intencionalidade e atenção compartilhada. A intencionalidade permite propor e interpretar as metas e desejos de qualquer ação social e ato de interação. A atenção compartilhada é um mecanismo de atenção seletiva para as pessoas e objetos que participam na interação e fica evidente no controle e direção do olhar. Intencionalidade e atenção compartilhada permitem organizar o conhecimento sobre os estados mentais, intenções, desejos e crenças, necessários para que a comunicação seja possível. A capacidade de comunicação também foi analisada a partir do princípio de relevância (Sperber e Wilson, 1986), considerado como o princípio geral da pragmática, segundo o qual qualquer comunicação reconhecida como intencional, pelo ouvinte, é considerada automaticamente relevante. Damos e atendemos informação relevantes porque é possível dar e fazer interpretações do mundo e de nós mesmos com o mínimo esforço possível. O princípio de relevância pode explicar todas as regras e máximas que governam qualquer ato de intercomunicação. Em virtude do princípio de relevância, nossas interações sociais e nossas conversações estão limitadas na quantidade necessária, são presididas pela veracidade e estão organizadas para evitar a desordem e a ambigüidade.

A deterioração das relações sociais e familiares pode provocar problemas de interação e de comunicação em muitas pessoas maiores. Em situações extremas de isolamento, acontecem alterações na atenção compartilhada, com sintomas semelhantes aos do autismo (Juncos e Vilariño, 1998). Podem também surgir alterações que provocam um discurso incoerente em sua estrutura e que não age sobre as suposições ou hipóteses do interlocutor. Mas, sem chegar a esses extremos, a capacidade de comunicação de muitos idosos não é boa. Em muitos casos, falam sozinhos, embora não estejam isolados, ou falam e falam sem levar em conta a relevância do que dizem, nem no momento em que o dizem.

Os estudos realizados sobre conversação (Ceccaldi et al., 1996; Gold et al., 1988; Mackenzie, 2000) indicam que os idosos, em sua comunicação, costumam violar os princípios da conversação (Grice, 1975). Sua conversa costuma ser excessivamente eloqüente, contrariando o princípio de quantidade; têm dificuldades para manter o tema e os turnos, violando o princípio de relação, e têm dificuldades para estabelecer uma referência clara, contra o princípio de modo.

Aspectos estruturais

Na velhice normal, à margem de possíveis alterações específicas (afasias, disartrias e demências), produz-se uma deterioração da linguagem. Vários estudos realizados nas duas últimas décadas (ver uma revisão em Juncos, 1994, 1998) oferecem dados em favor da hipótese de uma deterioração da linguagem associada à idade e que afeta o vocabulário (Borod, Goodglass e Kaplan, 1980; Bowles e Poon, 1985; Crook e West, 1990; Obler e Albert, 1984), a sintaxe (Emery, 1986; Kemper et al., 1989; Obler et al., 1991) e a organização do discurso (Holland e Rabbit, 1990; Juncos, 1996; Pereiro, 1999; Ulatowska et al., 1985). Em um estudo translingüístico (Juncos e Iglesias, 1994), comprovamos que, nos adultos com mais de 70 anos pertencentes a diferentes culturas e línguas, acontece uma deterioração no rendimento lingüístico geral que afeta diferentes níveis (fonético, morfológico, sintático, léxico e semântico) e processos lingüísticos (compreensão, repetição, acesso ao vocabulário e construção de frases).

As alterações generalizadas em diversos níveis da linguagem, na velhice, foram colocadas em relação a uma deterioração cognitiva geral, de caráter não-modular, relacionada com a memória operativa (Juncos, 1994; Van der Linden, 1994) ou com uma redução geral de recursos de processamento (Wingfield e Stine-Morrow, 2000).

DETERIORAÇÃO LÉXICA, SINTÁTICA E DISCURSIVA

Nos estudos sobre vocabulário (ver uma revisão em Juncos e Elosúa, 1998), observou-se a manutenção, e até um aumento, na quantidade de palavras que compreendem, assim como um aumento e uma melhora de seu conhecimento conceitual iguais à sua maior experiência e conhecimento do mundo. Os idosos parecem ter dificuldades em encontrar a palavra adequada para nomear objetos ou ações no teste de Boston (Cruice, Worral e Hickson, 2000; Feyereisen, 1997; Marien et al., 1998), em sua fluência para dizer nomes de diversas categorias (Acevedo et al., 2000), em dar a palavra exata diante de uma definição (Bowles e Poon, 1985) e em recuperar os nomes próprios (Cohen, 1990). Também se produz nos idosos um incremento de episódios de ter a palavra "na ponta da língua" (PDL) tanto em situações de linguagem espontânea como em situações experimentais. É um fenômeno semelhante ao que aparece em alguns tipos de anomia em afásicos, e que consiste na dificuldade (impossibilidade absoluta ou demora no tempo de reação [TR]) de encontrar o nome adequado, ou a substituição da unidade léxica por um circunlóquio explicativo, e que, segundo Lesser (1989), se produz como uma alteração no nível de acesso ao vocabulário fonológico. Esta dificuldade de acesso impede a disponibilidade da palavra como unidade fonológica que deve ser associada ao objeto, ação ou pessoa que se deseja nomear. Como conseqüência, se interrompe a fluência na fala, com a sensação de que a palavra não vem à cabeça e com a convicção de conhecer a palavra. De forma genérica, foram explicadas as dificuldades de acesso ao dicionário fonológico por um déficit no sistema de atenção ou de controle, que dificulta a seleção e recuperação do item adequado e impede a inibição de possíveis competidores.

O aumento dos episódios PDL nas pessoas adultas à medida que se incrementa a idade e, especialmente, nas idades avançadas, se relaciona com a deterioração dos processos cognitivos de transmissão da ativação e da inibição de competidores. Os idosos têm maior dificuldade em encontrar os nomes, porque neles se produz um enfraquecimento das conexões entre os conceitos e as representações fonológicas das palavras e, embora saibam o que têm que dizer, não se ativa a palavra correspondente (Burke et al., 1991; Burke e Mackay, 1997; Meyer e Block, 1992). Também se pode explicar esta dificuldade como um problema de bloqueio devido à impossibilidade de inibir as numerosas palavras que estão interconectadas entre si e que se parecem de alguma maneira com a palavra procurada (Jones, 1989; Jones e Langford, 1987; Zacks e Hasher, 1994).

Também se explicou o aumento dos episódios PDL nos idosos como um problema de acesso semântico e não fonológico (Astel e Harley, 1996; Harley e MacAndrew, 1995). Segundo esta teoria, nos idosos, a especificação semântica da palavra não é ativada suficientemente e, por isso, não se encontra a palavra adequada, produzindo-se outras alternativas, que estão relacionadas semanticamente com a palavra-alvo. Para os autores que apóiam esta teoria, a falta de ativação semântica acontece também, embora de forma mais pronunciada, na demência tipo Alzheimer (Astell e Harley, 1996). No entanto, esta teoria não parece estar de acordo com a maioria dos estudos que garantem que os idosos não estão diminuindo o acesso ao significado das palavras, medido com teste de vocabulário (Schaie, 1992) ou com tarefas experimentais de recordação semântica (Light, 1992). A arquitetura do sistema semântico parece ser mais resistente à deterioração do que a do sistema fonológico, porque as conexões conceituais e semânticas são mais complexas e convergentes do que as fonológicas (Laver e Burke, 1993; MacKay e Abrams, 1996).

Nos estudos realizados sobre as capacidades sintáticas nos idosos foram descritas dificuldades na compreensão (Borod, Goodglass e Kaplan, 1980; Emery, 1986; Obler et al., 1991), na repetição e no uso espontâneo (Kemper, 1988; Kemper et al., 1989) de orações complexas. A explicação mais convincente sobre os problemas na compreensão e produção de estruturas sintáticas complexas foi dada por Kemper (Kemper, 1988; Kemptes e Kemper, 1999; Small, Kemper e Lyons, 2000) que relacionou essas dificuldades com alterações na memória operativa. O processamento sintático implica, ao menos, a participação de um processador específico regido por leis da gramática e da intervenção da MO. Para que o conhecimento geral possa ser expresso sintaticamente intervêm processos semânticos e pragmáticos, assim como processos de atenção, controle e supervisão da MO que permitem que a oração gramatical seja correta e adequada às intenções que querem ser expressas. As dificuldades encontradas nos idosos na repetição e compreensão de orações complexas poderiam ser devidas a uma alteração do processador específico ou a uma limitação da MO. No primeiro caso, coincidiriam com os problemas do agramatismo que aparecem em alguns casos de afasia e que foram interpretados como perturbações no processador sintático: falta de atribuição de qualquer tipo de estrutura às orações (Schwartz e Chawluk, 1990); alterações na ordem canônica das palavras (Caplan, Baker e Dehaut, 1985); alteração na estruturação das estruturas-S (Grodzinsky, 1990), ou como uma regressão desde o modo sintático até o modo pragmático (Juncos, 1992). No segundo caso, os problemas de compreensão sintática seriam devido a limitações na capacidade da MO para organizar, controlar e supervisionar o processo complexo que a estruturação de uma oração sintaticamente complexa supõe. Produzem nos idosos e em outros tipos de afasia, como a afasia de condução. Supõe-se que a dificuldade se encontra nas suas limitações para operar simultaneamente com diferentes tipos de informação ou com material complexo (Baddeley, 1986), ou na limitação da memória verbal de curto prazo (outra dimensão da MO) na afasia de condução (Caramazza et al., 1981; Luria, 1976; Saffran, 1985).

De forma intuitiva, se observa que muitos idosos têm problemas na organização do discurso: têm dificuldades em compreender histórias ou notícias complexas; quando contam histórias, perdem o fio condutor ou os detalhes; preferem programas de televisão simples e lineares do que filmes ou programas mais complexos, etc. Na bibliografia sobre o tema (ver uma revisão em Juncos e Pereiro, 1998), foram encontradas importantes dificuldades nos idosos para compreender e produzir adequadamente tipos de discurso: compreensão de textos (Ulatowska et al., 1985, 1986); conversação espontânea (Walker et al., 1981); descrições e relatos autobiográficos (Holland e Rabbit, 1990); compreensão e narração de histórias (Juncos-Rabadán, 1996; Mandel e Johnson, 1984; Pereiro, 1999); compreensão de parágrafos em prosa (Rice e Meyer, 1986). A deterioração se manifesta em: a) efeito negativo da idade sobre a lembrança de informação no discurso; b) dificuldade dos sujeitos de idade avançada para compreender a informação estruturada de forma complexa nos textos apresentados de forma oral, escrita ou pictográfica e c) dificuldade para produzir histórias estruturadas de forma coerente e com grande conteúdo informativo. O primeiro aspecto poderia ser explicado por alterações da memória associadas à idade. O segundo e o terceiro têm a ver com a organização da estrutura do discurso. No entanto, as habilidades discursivas parecem manter-se em tarefas que requerem um nível de processamento global, por exemplo, fazer um resumo, encontrar o essencial ou as lições de uma história (Ulatowska et al., 1998). Os idosos são eficazes em aplicar estratégias de generalização, redução e interpretação, embora tenham dificuldades em organizar toda informação. A organização do discurso em estruturas ou superestruturas (Van Dijk e Kinstsch, 1977) é um processo complexo, não somente lingüístico, mas também de indução e raciocínio no qual intervêm, pelo menos, três mecanismos: o proposicional e de raciocínio, que segundo a formulação de Levelt (1989) corresponde ao mecanismo "conceituador", e que organiza o discurso de modo pré-lingüístico através de uma complexa rede semântica constituída por conceitos (referentes a pessoas, objetos e ações) e suas relações (posse, causa, atribuição, modo, espaço, tempo, etc.); o processador sintático, que permite a formulação das redes semânticas gerando formas sintáticas e morfologicamente aceitáveis; mecanismos de atenção e memória operativa, que permitem a elaboração do material complexo, o controle do processo e a supervisão sobre os possíveis erros.

O processo complexo pode ser afetado por um problema na conceituação que prejudicaria as capacidades proposicionais ou de raciocínio e cujo resultado mais evidente é a produção de um discurso sem coerência ou absurdo que acontece na demência tipo Alzheimer (Bayles e Kaszniak, 1987) e na esquizofrenia (Chaika, 1991); ou por um déficit na formulação sintática que produziria distintas formas de agramatismo, como em muitos casos de afasia. Porém, as deficiências observadas nos idosos sem alterações neurológicas parecem ser produzidas por uma alteração na capacidade de atenção ou na MO e não em dificuldades de raciocínio ou agramatismo. Operar com material complexo, tanto orações como textos ou histórias, supõe um processo de atenção, controle e organização sobre os diferentes elementos implicados (as cláusulas e sintagmas nas orações, e os elementos nucleares da estrutura narrativa dos textos ou histórias) que podem ser alterados no caso dos idosos e que lhes exige inverter mais recursos no processamento para criar um modelo de situação do qual podem tirar bom partido (Morrow et al., 1997).

AVALIAÇÃO DA COMUNICAÇÃO E DA LINGUAGEM NA VELHICE. ESTUDO DE CASO

A avaliação da comunicação e da linguagem na velhice tem de ser sempre precedida de uma avaliação neuropsicológica que permita fazer um diagnóstico dos processos cognitivos, percepção, atenção, memória e resolução de problemas. O estudo da percepção, especialmente visual e auditiva, será complementado com um exame geral da visão e da audição. Para o diagnóstico neuropsicológico, além das provas clássicas (Lezac, 1995; Peña-Casanova, 1990), queremos destacar a utilidade de um instrumento para avaliar as capacidades de atenção, a bateria computadorizada para exploração da atenção (TAP) (Zimmermann e Fimm, 1997), adaptada para o espanhol por Vendrell, Renom e Velázquez (1997). O TAP nos permite explorar, entre outros, processos tão importantes como alerta, atenção dividida, atenção seletiva e controle inibitório, memória operativa e flexibilidade de atenção que se deterioram com a idade (Pereiro, 1999; Pereiro e Juncos, 2000).

Avaliação das capacidades comunicativas

A aplicação da pragmática ao estudo das capacidades comunicativas cedeu lugar a diversos métodos e instrumentos para o diagnóstico da comunicação em sujeitos com afasia ou demência (Lesser e Milroy, 1993; Paradis, 1998; Gallagher e Prutting, 1983). Os instrumentos mais conhecidos para a análise comunicativa são: o Profile of Communicative Appropriateness (PCA) (Penn, 1985); o protocolo de Gerber e Gurdland (1989) para a análise da comunicação na afasia; o Pragmatic Protocol (Prutting e Kirchner (1983, 1987) de categorias analíticas para a conversação; a Arizona Battery of Communication Disorders in Dementia (ABCD) (Bayles e Tomoeda, 1993), que avalia capacidades comunicativas, lingüísticas e cognitivas; o Functional Linguistic Communication Inventory (FLCI) (Bayles e Tomoeda, 1994), centrado na análise da comunicação funcional; o diagnóstico da comunicação em afásicos de Holland (Communicative Abilities in Daily Living; Holland, 1980); o Revised Edinburgh Functional Communication Profile (Wirz, Skinner e Dean, 1990) para o estudo da afasia e da demência; a The Right Hemisphere Battery (Bryan, 1989); o Conversation Analysis Profile for People with cognitive Impairment (CAPPCI) (Perkins, Whitworth e Lesser, 1997), e o Conversation analysis Profile for People with Aphasia (CAPPA) (Whitworth, Perkins e Lesser, 1997).

Embora todos estejam projetados para serem aplicados em pessoas com alterações (demências ou afasias), permitem-nos avaliar diferentes aspectos da comunicação que podem ser afetados também nos idosos sadios. Esses aspectos podem ser resumidos nos parágrafos seguintes, que são uma síntese das orientações teóricas mais importantes sobre análise pragmática aplicada à conversação como processo contextualizado e colaboração seqüencial (Bloom et al., 1994; Lesser e Milroy, 1993; Prutting e Kirchner, 1983):

1. Estrutura da interação e conversação: a) turnos: início e seqüência, permitem avaliar a forma de coordenar a interação e a participação de cada um dos interlocutores; b) olhares durante os turnos, como parâmetro básico da atenção compartilhada; c) controle do tema de conversação, que examina se os interlocutores introduzem, continuam, terminam e mudam o tema durante a conversação; d) acompanhamento da conversação, como forma de avaliar a aceitação, não-conformidade ou seguimento das mensagens introduzidas pelo interlocutor; e) reparações, como processos pelos quais os interlocutores solucionam diversos problemas na conversação, como esclarecimentos, repetições, especificações, etc.

2. Função da interação e conversação. Os enunciados e expressões não-verbais podem ter diversas funções contextuais, que se manifestam mediante diferentes tipos de atos ilocucionários: a) diretivas, que servem para induzir o interlocutor a fazer alguma coisa e podem ser expressas como perguntas, pedidos ou ordens; b) respostas a diretivas, respostas cuja função é expressar que se compreendeu uma diretiva; c) comentários, inclui afirmações, juízos ou explicações sobre diferentes aspectos objetivos ou subjetivos relacionados com o tema da conversação; d) expressivas, refere-se à expressão de sensações ou sentimentos que acontece durante a interação.

Avaliação da linguagem

Para a avaliação da linguagem na velhice, em seus níveis fonético, morfológico e semântico e em seus diferentes mecanismos, repetição, compreensão, acesso ao vocabulário, construção de orações, podem ser utilizados dois sistemas: a avaliação a partir da linguagem espontânea e a avaliação através de instrumentos padronizados.

A avaliação da linguagem espontânea será feita a partir da transcrição de uma conversação com os sujeitos. A transcrição pode ser feita através do Sistema Childes (MacWhinney, 2000) que permite determinar de forma computadorizada algumas medidas descritivas como: a) quantidade de discurso: número total de palavras, número de palavras por unidade de tempo, número total de enunciados, quantidade média de palavras por turno, percentagem de enunciados por turno; b) estruturação sintática: extensão média dos enunciados, extensão média dos cinco enunciados mais longos, número de verbos por enunciado, proporção de orações subordinadas; c) vocabulário: razão tipo/dado (*type/token*), número de parafasias dos diversos tipos (fonéticas, verbais, semânticas), número de pausas no interior de um sintagma, número de palavras vazias, número de circunlóquios (indicativos de dificuldade para encontrar a palavra).

Entre os meios padronizados podem ser utilizados os diversos testes sobre afasia. Deles destacamos, por sua utilidade, o teste de Boston (Goodglass e Kaplan, 1986), para exploração geral das capacidades lingüísticas e, em especial, para a exploração do vocabulário; o teste de Afasia em bilíngües (BAT) (Paradis, 1998), que pode ser encontrado em catalão, espanhol, euskera e galego; o teste das fichas ou *Token Test* (de Renzi e Vignolo, 1962; de Renzi e Faglioni, 1978); o *Psycholinguistic Assessment of Language procesing in Aphasia* (PALPA) (Kay, Lesser e Coltheart, 1992), em sua adaptação espanhola (Valle e Cuetos, 1995), que explora os diferentes processos implicados na linguagem oral e escrita.

Estudo de caso

A seguir, apresentamos os aspectos mais relevantes da avaliação de B., um senhor sadio que apresentava algumas alterações na linguagem.

História. B. é um homem de 75 anos. Vive em uma casa de repouso desde que ficou viúvo, há cinco anos. De profissão moleiro, e com um nível de escolarização de seis anos. Sabe ler e escrever e faz as operações aritméticas básicas. As faculdades físicas estão em boa situação. É colaborador e participa em todas as atividades que lhe são propostas. Na última entrevista, relatou que notava perda de memória e, sobretudo, dificuldade para encontrar as palavras. Relatava também que tinha dificuldades para compreender os programas de televisão, especialmente os filmes, e o atribuía a problemas de audição. Em sua história clínica não se observa nenhuma alteração neurológica. O estudo otorrinolaringológico detectou ligeira perda auditiva bilateral.

Para a análise de suas capacidades comunicativas, utilizamos um sistema de Análise da Comunicação em Pessoas Maiores (ACPM), que estamos elaborando com base nos diversos métodos existentes. O ACPM (Juncos, Pereiro e Facal, em preparação) é um método de avaliação da comunicação e da linguagem para ser utilizado com pessoas maiores sadias e com diversas patologias, como demências ou afasias, e que tem por objetivo a análise de suas capacidades comunicativas e de interação de tal maneira que possa servir de guia para a intervenção logopédica.

As pontuações de B. em relação aos parâmetros da ACPM são:

1. Estrutura da interação e conversação: a) turnos: início e seqüência (100%); b) olhares durante os turnos (87%); c) controle do tema de conversação (100%); d) acompanhamento da conversação (100%) e e) reparações, como processos pelos quais os interlocutores solucionam diversos problemas na conversação (100%).

2. Função da interação e da conversação: a) diretivas (15%); b) resposta a diretivas (7%); c) comentários (70%), inclui afirmações, juízos ou explicações sobre diferentes objetivos ou subjetivos relacionados com o tema da conversação e d) expressivas (8%).

O perfil de B. nos permite afirmar que suas capacidades comunicativas são muito boas e que não se manifesta nenhuma deterioração em seus mecanismos de interação e conversação.

Do ponto de vista lingüístico, sua linguagem espontânea está bem organizada, é fluente e coerente. Somente aparecem dificuldades quando deve encontrar algum nome próprio relativo a seus companheiros da casa de repouso.

Na escala Wechsler (Wechsler, 1998), em sua parte verbal, o mais destacável são seus relativamente baixos resultados nos subtestes de Semelhanças, de Algarismos e de Aritmética. No subteste de Semelhanças, utiliza freqüentemente descrições em vez de categorias para comparar os itens (ver suas respostas no Tabela 18.1).

No subteste de Algarismos repete 4 certos e 3 invertidos, com uma pontuação certa de 7 (pontuação típica de 7). Na Aritmética, obtém uma pontuação certa total de 6 pontos (pontuação típica de 7). Tem dificuldades em recordar as quantidades que são dadas no enunciado dos problemas e pede para repetirmos. Às vezes muda a quantidade, por exemplo, em "um aprendiz ganha 60 reais por dia e lhe descontam 15%", apesar de lhe repetir o enunciado, faz a operação como se fossem 50, e não 60.

No teste de Vocabulário de Boston (Goodglass e Kaplan, 1986), obtém uma pontuação de 36, bastante abaixo da média (55,82 nas normas para a população adulta espanhola).

Na repetição de textos lidos (teste de Memória, Peña-Casanova, 1990), apresenta problemas que também se observam na linguagem narrativa: a) dificuldades para recordar informação concreta, não lembra o nome dos personagens, nem se a história fala de um ou mais filhos e b) tende a fazer uma elaboração subjetiva da história: o prefeito tinha medo de perder as eleições; esta-

Tabela 18.1 Respostas de B. ao subteste de semelhanças de WAIS

Estímulo	Resposta
Machado-serra	Os dois cortam
Jaqueta-calça	São feitos de tecido, mas não são iguais
Laranja-banana	São frutas, são diferentes, mas não são parecidas
Cachorro-leão	Os dois têm quatro patas, mas o leão é uma fera
Ovo-semente	A semente dá fruto e o ovo também, dá um pintinho
Poesia-estátua	Sem resposta
Norte-oeste	Estão em direção diferentes, o norte ao norte e o oeste a oeste
Olho-ouvido	O olho vê e o ouvido ouve, são dois órgãos
Prêmio-castigo	O prêmio é para os bons e o castigo para os maus
Mesa-cadeira	As duas têm quatro pernas, mas a mesa é maior
Ar-água	Não têm tato, você os toca e não os encontra

va cansado; seu filho era mais esperto porque era mais jovem (Tabela 18.2).

INTERVENÇÃO FONOAUDIOLÓGICA EM IDADES AVANÇADAS

Levando em conta o conhecimento atual sobre o desenvolvimento da linguagem na terceira idade, abre-se uma perspectiva de intervenção fonoaudiológica que terá como objetivo a prevenção, a atenuação e a compensação da deterioração. Os fonoaudiólogos não verão seu trabalho limitado na reabilitação de idosos com patologias específicas, mas terão de atuar com os idosos normais que vêem como suas capacidades comunicativas vão se deteriorando. A atenção para essas capacidades pode ser um dos objetivos das equipes de atenção geriátrica, como o é a atenção para as capacidades motoras. A intervenção fonoaudiológica que propomos tem três objetivos: a) compensar e atenuar a deterioração dos processos cognitivos, de atenção, de memória operativa e inibição; b) possibilitar e desenvolver estratégias comunicativas que ajudem a superar a diminuição de interações sociais que a velhice comporta (afastamento do sistema produtivo, alteração das redes familiares e sociais, etc.) e c) atenuar e compensar a deterioração léxica, sintática e discursiva.

Tabela 18.2 Respostas de B. no teste de recordação da história

História estímulo:
"João Garcia/ de 63 anos / prefeito de Ferrol/, província de La Coruña /, quando planejava sua campanha eleitoral / começou a sentir dores nas costas. / Esteve internado três dias no hospital / para que lhe fizessem exames médicos. / Foi diagnosticada uma doença viral inofensiva. / Depois, com sua mulher, / Carmen, / e seus dois filhos, / Antonio e Tomás, / continuaram a campanha".
Repetição. Recordação direta
"Um homem, que não sei como se chamava, sendo prefeito de Ferrol, província de La Coruña, sendo prefeito de Ferrol, província de La Coruña, no tempo das eleições sentiu algumas dores nas costas. Foi ao hospital e esteve dois ou três dias no hospital, e sarou. E foi e continuou as eleições entre sua mulher e seu filho. Nada mais".
Recordação deferida. Depois de fazer outra tarefa (5 minutos mais tarde)
"Um prefeito nas eleições, que tinha medo de perdê-las. Tinha uma dor nas costas antes das eleições, quando estava com a propaganda. Então, estava muito cansado e foi ao médico. Deu-lhe alguma coisa e sarou. E então, com o filho, que era mais esperto que ele, que era mais jovem, entre o filho e a mulher continuaram com as eleições. Não sei se ganhou ou perdeu".

Características gerais da intervenção fonoaudiológica em idosos

1. Intervenção sistêmica (desde as unidades de atenção clínica e instituições educacionais até a família e instituições sociais). Não se pode esquecer que os pacientes são pessoas que pertencem a grupos sociais concretos, suas famílias, seus bairros ou povos, que estão integrados em organizações sociais, culturais ou recreativas, e que durante muitos anos e antes que se planejasse a intervenção foram membros ativos dessas instituições. Também não podemos deixar de levar em conta que um dos objetivos básicos da intervenção fonoaudiológica é facilitar a comunicação e a integração social dos sujeitos. Por esses motivos, a intervenção deverá ter um caráter sistêmico, isto é, deverá incidir em todos os contextos familiares e sociais nos quais os sujeitos estão inseridos. Desde as unidades de atenção clínica, ou serviços sociais e educacionais, que são os lugares naturais nos quais se programa a intervenção, esta deve se expandir até à família, às instituições e aos grupos vitais dos idosos.

2. Intervenção em equipe (o fonoaudiólogo faz parte de uma equipe de profissionais, médicos, psicólogos, assistentes sociais, educadores, fisioterapeutas, etc., que intervêm coordenadamente em diversos âmbitos). A intervenção em equipe é determinada por seu caráter sistêmico e porque seus sujeitos são pessoas totais, nos quais os problemas de comunicação influem de forma crucial em todos os aspectos de sua vida, e em todos os aspectos de sua vida têm conseqüências na comunicação. O estado físico e de saúde geral, o enfrentamento da sua situação particular, as medicações que podem estar tomando, suas condições socioeconômicas, suas relações familiares, o emprego de seu tempo livre, etc., constituem uma complexa trama que determina seu bem-estar físico e psíquico. Por isso, o planejamento da intervenção fonoaudiológica deverá levar em conta o trabalho de vários profissionais: o médico que periodicamente controla o estado geral dos sujeitos; o fisioterapeuta, que a partir de seu âmbito concreto participa constantemente para melhorar as condições psicomotoras com as repercussões diretas que isto tem sobre a fala, a voz e a linguagem dos sujeitos; o assistente social que traz seu conhecimento sobre as condições socioeconômicas, e pode ser uma boa ligação com as famílias; os educadores sociais que participam em diversos âmbitos socioculturais dos sujeitos; o psicólogo ou psicoterapeuta que intervêm diretamente no controle e no tratamento dos problemas psicológicos e de adaptação pessoal.

3. Intervenção baseada na análise neuropsicolingüística dos sujeitos (estudo minucioso de suas capacidades de percepção, motricidade, atenção, memória e linguagem). A comunicação e a linguagem são processos complexos que exigem um estudo detalhado para seu tratamento. A intervenção fonoaudiológica, no caso dos idosos, não pode ser feita sem uma análise pormenorizada das diferentes estruturas e processos que podem estar alterados. Dever-se estudar as interações sociais dos sujeitos, suas capacidades de compreensão e produção nos diferentes níveis lingüísticos, fonológico, morfossintático, léxico e semântico, suas estratégias comunicativas e dificuldades encontradas, assim como os possíveis problemas de tipo perceptivo, motor, de atenção e de memória que completam uma análise neuropsicolingüística adequada. Este tipo de estudo inclui a avaliação de suas relações sociofamiliares e de suas possibilidades de integração social e de trabalho. A análise individual será acompanhada de uma análise, o mais detalhada possível, dos grupos e das instituições (centros de aposentados, casas de repouso, clubes, etc.).

4. Intervenção na comunicação. Um dos objetivos básicos da fonoaudiologia é favorecer suas possibilidades de comunicação e conversação que dependem de suas re-

lações sociais. Por circunstâncias diversas, que dependem de fatores individuais como a autopercepção de suas limitações, e de fatores sociais como são a separação social e do trabalho que tem a ver com a aposentadoria e os estereótipos e preconceitos da sociedade, os idosos têm tendência ao isolamento. Portanto, a intervenção deve possibilitar a interação e a comunicação verbal em diversos âmbitos sociais. Em relação aos assistentes sociais e aos educadores sociais, os fonoaudiólogos deverão procurar que a intervenção se estenda aos lugares naturais da interação social. Que a vida social dessas pessoas e suas possibilidades de comunicação sejam as mais ricas possíveis, no seio de suas famílias e dos grupos e instituições sociais e culturais nos quais possam participar. A educação e a cultura oferecem possibilidades de ampliação de suas relações e permitem a participação em programas de formação permanente e em diversas atividades culturais. A participação em todos os âmbitos, familiar e social, é a melhor maneira de manter um sistema complexo de relações sociais que permitam a comunicação. Naturalmente deverá levar em conta as possibilidades de cada um, mas, na maioria dos casos, sempre haverá algum tipo de atividade na qual será possível sua integração. Orientar as famílias para que favoreçam as possibilidades de comunicação é a tarefa principal dos fonoaudiólogos que trabalham com este grupo de pessoas. Entendemos a intervenção fonoaudiológica, no marco familiar, como parte dos cuidados e atenções que os membros da família devem proporcionar aos idosos que convivem nela. Não se pode desligar a comunicação e a linguagem de toda a vida e das interações que acontecem no seio da família. Os agentes principais da intervenção serão os próprios familiares. A fonoaudiologia, neste caso, faz parte da orientação familiar embora possamos esperar que, em um futuro não muito distante, o fonoaudiólogo possa associar seu tempo dedicado ao trabalho direto na clínica com o trabalho em programas de intervenção direta nos domicílios e com as famílias.

Papel do fonoaudiólogo na intervenção

Se levarmos em conta as características que esboçamos no item anterior, teremos de definir o fonoaudiólogo como um profissional especializado na intervenção da comunicação e da linguagem, que trabalha com uma população determinada, os idosos, realizando uma intervenção sistêmica e que faz parte de uma equipe.

Suas funções são determinadas pelo tipo de intervenção e de pessoas que atende:

1. Participar na avaliação dos problemas de comunicação e de linguagem. O diagnóstico, nesses casos, deve partir de um estudo concreto das condições neuropsicolingüísticas dos sujeitos, de uma análise de suas relações sociais e familiares que determinam suas interações e sua comunicação e de um conhecimento mais completo possível de sua situação social e de trabalho. O fonoaudiólogo pode e deve contribuir para o estudo neuropsicolingüístico, para poder conhecer as capacidades, processos e estratégias lingüísticas dos sujeitos. Também deve analisar as capacidades comunicativas e pragmáticas, através de um estudo detalhado das interações e estratégias comunicativas dos mesmos.

2. Participar na programação geral da intervenção contribuindo para o projeto de programas específicos de comunicação, linguagem, voz e fala.

3. Desenvolver programas específicos no meio hospitalar e nas residências especiais.

4. Participar no projeto de programas de orientação familiar.

5. Desenvolver programas de intervenção de comunicação e de linguagem nas famílias e instituições, tais como centros da terceira idade, asilos, clubes, etc.

Propostas de atividades

Propomos atividades de dois tipos: a) gerais, relacionadas com outras dimensões da vida diária que podem fazer parte de programas mais globais de intervenção geriátrica e b) atividades específicas de linguagem.

Atividades gerais

1. Atividades de terapia ocupacional (oficinas de carpintaria, trabalhos manuais, costura, tecelagem, pintura, cozinha, horticultura, música, jardinagem, etc.). Dentro deste tipo de atividades é especialmente adequado trabalhar o discurso procedimental por meio do qual os indivíduos são capazes de compreender e transmitir os procedimentos que devem guiar suas atividades para alcançar alguns objetivos determinados. Também se considera procedente trabalhar aspectos de vocabulário e acesso lexical devido à riqueza e pelo componente inovador dos materiais e ferramentas que devem ser usados. O aspecto descritivo do discurso pode ser desenvolvido através da expressão de sucessos que o indivíduo persegue com sua atividade ou então expressão do impacto emocional e estético que as obras realizadas produzem.

2. Atividades específicas de terapia física (dramatização de situações e expressão corporal, ginástica de manutenção, baile, jogos aquáticos, passeios ecológicos e culturais, seminário de hábitos alimentares, etc.). Estas atividades são especialmente adaptadas para trabalhar aspectos de linguagem corporal, vocabulário, sincronização de aspectos gestuais e discursivos, discurso procedimental e descrição. Além disso, incorporam exercícios de reabilitação psicomotora que favorecem a manutenção de capacidades tais como respiração, relaxamento, coordenação e controle motor, tão necessárias na vida dos idosos.

3. Atividades específicas de terapia socializadora (trabalhos em grupos, comitê externo de ação social, seminário de comunicação e discurso, exercícios de identificação com o grupo, fóruns temáticos, clubes sociais, grupos de auto-ajuda, grupos de ajuda externa, etc.) especialmente adaptadas para trabalhar aspectos da interação comunicativa, busca de afinidades comunicativas, conhecimento da dinâmica de grupos e manejo da conversação, etc.

4. Atividades da vida diária (AVD). Seminário de autocuidado, oficinas de cozinha, seminários de hábitos alimentares, de consumo, de alfabetização funcional, de economia pessoal, etc. Aqui seria oportuno trabalhar os aspectos de higiene mental relacionados com as relações interpessoais e em particular através da interação comunicativa, desenvolvimento do discurso procedimental, acesso lexical, etc.

5. Atividades específicas de voz e canto (organização e promoção de corais, concursos de canções e poesias, participações em emissões radiofônicas). Estas atividades, que contribuem para manter e trabalhar a voz nos idosos, podem fazer parte de programas específicos ou serem incorporadas como atividades complementares em outros programas de comunicação e de linguagem.

Atividades específicas de linguagem

Como objetivo geral, toda a atividade será orientada para compensar e amenizar a deterioração dos processos cognitivos implicados na linguagem. Para isso, serão desenvolvidas atividades que facilitem o uso de processos voluntários e a tomada de decisões. Toda vida dos idosos parece estar feita de automatismos e rotinas. Tanto os que vivem em família como os que vivem em casas de repouso organizam ou vêem a própria vida organizada em função de atividades rotineiras que lhes permitem compensar suas perdas sensoriais, motoras ou de memória. Os automatismos e rotinas lhes dão segurança em sua vida diária. Também na linguagem e na comunicação se restringem e se repetem os interlocutores, os repertórios, os temas de conversação, etc. No entanto, os automatismos não podem reger a vida dos idosos. Os sujeitos de maior idade menos deteriorados são aqueles que têm um maior controle em todos os aspectos de sua vida, diversificam sua ação, realizam atividades criativas e tomam decisões. O controle, a diversificação, a criação e, finalmente, a tomada de decisões, põem em funcionamento mecanismos de atenção que permitem a escolha diante de diversas possibilidades, e mecanismos inibidores bloqueados por alternativas irrelevantes. Alguns estudos apontam que a deterioração do executivo central (seleção, programação e coordenação) pode ser reduzida com a prática e treinamento (Gopher, 1996). Gopher e sua equipe estudaram técnicas de treinamento em tarefas múltiplas e demonstraram que os idosos podem ser beneficiados com o treinamento para melhorar seu rendimento nas tarefas duais ou múltiplas (Kramer et al., 1999). O treinamento conduz à aquisição de habilidades gerais para coordenar e controlar várias tarefas e habilidades específicas para cada uma delas.

Do ponto de vista lingüístico, a intervenção se baseia em amenizar a deterioração dos processos de seleção, controle e organização, que, como vimos anteriormente, estão na base das dificuldades de acesso lexical, compreensão e produção de orações complexas e estruturação do discurso. Basear-se em exercícios lingüísticos de vocabulário, sintaxe e composição, preferentemente escrita, permite poder desenvolver processos de atenção e inibição.

O processo lexical mais deteriorado é o acesso à unidade léxica a partir da unidade semântica correspondente. A reorganização do processo será baseada no bom funcionamento do dicionário fonológico e semântico e de uma organização conceitual sem problemas. Poderão ser feitos exercícios de vocabulário com ajudas fonéticas, semânticas ou léxicas. Exercícios de fluência verbal: dado um som encontrar palavras que comecem por ele; reconhecimento de palavras e não-palavras de uma série apresentada de forma oral e por escrito. Apartir de uma definição, selecionar a palavra que melhor lhe corresponde, apresentando várias possibilidades. Selecionar em uma lista os sinônimos e antônimos que correspondem às palavras que são apresentadas de forma oral ou visual. Em todas as atividades anteriores, que são somente exemplos, são ativados processos de seleção e inibição no acesso léxico, dando as chaves fonológicas e semânticas que os sujeitos dominam sem dificuldade.

Na sintaxe, são adequados exercícios de juízo de gramaticalidade, a partir dos quais se faz refletir sobre as estruturas adequadas, para utilizá-las depois em diversas orações que o sujeito deve criar. Exercícios de expressar várias idéias ou proposições com diferentes estruturas gramaticais que lhe são oferecidas; entre elas o sujeito deve escolher: primeiro, a mais breve; em segundo lugar, a mais complexa; em terceiro lugar, a mais adequada na linguagem cotidiana, e depois, a mais adequada na linguagem culta. Exercícios de construção de orações a partir de palavras dadas.

Pode-se trabalhar a organização do discurso através da organização seqüencial de uma história a partir de figuras separadas; a estruturação de textos escritos a partir de orações separadas na presença de imagens representativas; a narração oral de eventos ou histórias; a gravação dessas narrações e o estudo posterior de seus elementos, personagens, cenários, acontecimentos, etc.; a identificação de erros em histórias em quadrinhos; a identificação de erros em histórias curtas gravadas em vídeo ou áudio.

CONCLUSÕES

Seja-nos permitido concluir com uma afirmação humanista, tão distante aparentemente da orientação cognitivista de nosso capítulo, mas tão profundamente enraizada na nossa experiência profissional e pessoal com os idosos: apesar da deterioração que acontece nos processos, como a atenção, a memória operativa e a inibição, apesar das dificuldades para a comunicação e da deterioração nas estruturas lingüísticas, no vocabulário, na sintaxe e no discurso, no conhecimento, na experiência vivida, a profundidade da sabedoria permanece na velhice. A audição, os processos, as articulações da linguagem não permanecem, mas as idéias sim.

Haverá um sentido na involução e na deterioração da comunicação e da linguagem? Do mesmo modo como na infância há um desdobramento das capacidades comunicativas e da linguagem, um desdobramento para o exterior, na velhice há um desdobramento para o interior, para outro "modo de vida". "Nos últimos anos da vida, o corpo elabora sua sabedoria de maneiras sutis... Se tenho ainda tarefas concretas para fazer, existirá outra forma de fazê-las, por exemplo, admitindo a necessidade de que me ajudem, ou de que me dêem uma mão, ou de ir mais pausadamente, de organizá-lo melhor, de apressá-lo, de relaxar um pouco em minhas pretensões ou de me fechar a novos esforços desfrutando os já conseguidos?" (Hillman, 2000).

Esperamos que tudo o que dissemos e propusemos neste capítulo contribua para tornar possível este "modo de vida". E que, com o trabalho de todos, profissionais e instituições, a atenção aos idosos, ampla, organizada e de qualidade, sobre um dos aspectos mais importantes do ser humano como é a comunicação e a linguagem, seja uma realidade em nosso país em um futuro não muito distante.

REFERÊNCIAS

ACEVEDO, A.; LOEWENSTEIN, D.; BARKER, W.; HARWOOD, D.; LUIS, CH.; BRAVO, M. e cols. Category Fluency Test: Normative data for English– and Spanish-speaking elderly. *Journal of the International Neuropsychological Society* 2000; 6: 760-769.

ALLEN, P.A.; WEBER, T.; MADDEN, D.J. Adult age differences in attention: Filtering or selection? Journal of Gerontology: *Psychological Sciences* 1994; 49 (5): 213-222.

AMENEDO, M.E. *Estudio Transversal del Proceso de Envejecimiento mediante Potenciales Evocados: Procesos Perceptivos de Atención y de Memoria*. Tese de doutoramento, inédita. Universidad de Santiago de Compostela, 1995.

ANDRÉS, P.; VAN DER LINDEN, M. Age-related differences in Supervisory Attentional System Functions. *Journal of Gerontology: Psychological Sciences* 2000; 55B: P373-P380.

ASTELL, A.J.; HARLEY, T.A. Tip-of-the-tongue states and lexical access y dementia. *Brain and Language* 1996; 54: 196-215.

BADDELEY, A.D. *Working Memory*. Oxford: Oxford University Press, 1986.

BADDELEY, A.D.; HITCH, G.J. Working memory. In: BOWER, G. (ed.) *Recent Advances in Learning and Motivation*. New York: Academic Press, 1974. VIII: 79-90.

BARON-COHEN, S.; RING, H. A modal of the Mindreading System: Neuropsychological and Neurobiological Perspectives. In: LEWIS, C.; MITCHELL, P. (eds.). *Children's Early Understanding of Mind: Origins and Development*. Howe, UK: Lawrence Erlbaum Associates, 1994; 183-207.

BAYLES, I.E.; KASZNIAK, A.M. *Communication and Cognition in Normal Aging and Dementia*. London: Tylor and Francis Ltd., 1987.

BAYLES, K.A.; TOMOEDA, C. *Arizona Battery of Communication Disorders in Dementia*. Phoenix: Canyonlands Publishing, 1993.

_____. *Functional Linguistic Communication Inventory*. Phoenix: Canyonlands Publishing, 1994.

BIRREN, J.E. Translations to gerontology– From lab to life; psychophysiology and speed of response. *American Psychologist* 1974; 29: 808-815.

BLOOM, R.L.; OBLER, L.K.; DESANTI, S.; EHRLICH, J.S. *Discourse Analysis and Applications. Studies in Adult Clinical Populations*. Hillsdale, NJ: LEA, 1994.

BOROD, J.C.; GOODGLASS, H.; KAPLAN, E. Normative data on the Boston Diagnostic Aphasia Examination, Parietal Lobe Battery and the Boston Naming Test. *Journal of Clinical Neuropsychology* 1980; 2: 209-215.

BOWLES, N.L.; POON, L.W. Aging and retrieval of words in semantic memory. *Journal of Gerontology* 1985; 40: 71-77.

BRYAN, K. *The Right Hemisphere Battery*. Leicester: Far Communications, 1989.

BURKE, D.M.; MACKAY, D.G. Memory, language and ageing. Philosophical Transactions of the Royal Society. *Biological Sciences*, 1997; 352: 1845-1856.

BURKE, D.M.; MACKAY, D.; WORTHLEY, J.; WADE, E. On the tip of the tongue: What causes word finding failures in young and old adults? *Journal of Memory and Language* 1991; 30; 542-579.

CAPLAN, D.; BAKER, C.; DEHAUT, F. Syntactic determinants of sentence comprehension in aphasia. *Cognition* 1985; 21: 117-175.

CARAMAZZA, A.; BASILI, A.; KOLLER, J.J.; BERNDT, RS. An investigation of repetition and language proces-

sing in a case of conduction aphasia. *Brain and Language* 1981; 14: 235-271.
CECCALDI, M.; JOANETTEE, Y.; TIKHOMIROF, F.; MACIA, M.; PONCET, M. The effect of age-induced changes in communicative abilities on the type of aphasia. *Brain and Language* 1996; 54: 75-85.
CHAIKA, E.O. *Understanding Psychotic Speech*. Springfield, Ill: Charles C. Thomas P, 1991.
COHEN, G. Recognition and retrieval of proper names: age differences in the fan effect. *European Journal of Cognitive Psychology* 1990; 2: 193-204.
CROOK, T.H.; WEST, R.L. Name recall performance across the adult life-span. *British Journal of Psychology* 1990; 81 (3): 335-351.
CRUICE, M.; WORRALL, L.; HICKSON, M. Boston Naming Test results for healthy older Australians: A longitudinal and cross-sectional study. *Aphasiology* 2000; 14: 143-155.
DAVIS St (ed.) *Pragmatics. A Reader*. New York: Oxford University Press, 1991.
DE RENZI, E.; FAGLIONI, P. *Normative data and screening power of a shortened version of the Token Test*. Cortex 1978; 14: 41-49.
DE RENZI, E.; VIGNOLO, L.A. The Token Test: A sensitive test to detect disturbances in aphasics. *Brain* 1962; 85: 665-678.
DUSTMAN, R.E.; SHEARER, D.E.; EMMERSON, R.Y. E. E. G. and event-related potentials in normal aging. *Prog Neurobiol* 1993; 41: 369-401.
DUSTMAN, R.E.; SNYDER, E.W.; SCHLEHUBER, C.J. Lifespan alterations in visually evoked potentials and inhibitory function. *Neurobiology of Aging* 1981; 2:187-192.
EARLES, J.L.K.; CONNOR, L.T.; FRIESKE, D.; PARK, D.C.; SMITH, A.D.; ZWAHR, M. Age differences in Inhibition: Possible causes and consequences. *Aging, Neuropsychology and Cognition* 1997; 4 (1):45-57.
EMERY, O.B. Linguistic decrement in normal aging. *Language and Communication* 1986; 6 (1-2): 47-64.
FEYEREISEN, P. A meta-analytic procedure shows an age-relate decline in picture naming: Comments on Goulet, Ska, and Kahn (1994). *J Speech, Lang Hear Res* 1997; 40: 1328-1333.
GALLAGHER, T.; PRUTTING, C. *Pragmatic Assessment and Intervention Issues in Language*. San Diego, CA: College Hill Press, 1983.
GERBER, S.; GURLAND, G.B. Applied pragmatics in the assessment of aphasia. *Semin Speech Lang* 1989; 10: 263-281.
GOLD, D.; ANDRES, D.; ARBUCKLE, T.; SCHWARTZMAN, A. Measurement and correlates of verbosity in elderly people. *J Gerontology* 1988; 43: 27-33.
GOLINKOFF, R.M. When is communication a "meeting of minds?" *J Child Language* 1993; 20: 199207.

GOODGLASS, H.; KAPLAN, E. La *Evaluación de la Afasia y Trastornos Asociados*. 2ª ed. Madrid: Médica Panamericana, 1986.
GOPHER, D. Attentional control: explorations of the work of an executive controller. *Cognitive Brain Research* 1996; 5: 23-38.
GRICE, P. Logic and conversation. In: COLE, P.; MORGAN, J. (eds.) *Syntax and Semantics 3: Speech Acts*. London: Academic Press, 1975.
GRODZINSKY, Y. *Theoretical Perspectives on Language Deficits*. Cambridge, Mass: The MIT Press, 1990.
HARLEY, T.A.; MACANDREW, S.B.G. Interactive models of lexicalization. In: LEVY, J.P.; BAIRAKTARIS, D.; BULLINARIA, J.P.; CAIRNS, P. (eds.) *Connectionist Models of Memory and Language*. London: UCL Press, 1995; 311-331.
HARTMAN, M.; DUSEK, J. Direct and indirect memory tests: What they reveal about age differences in interference. *Aging and Cognition* 1994; 1 (4): 292-309.
HASHER, L.; ZACKS, R.T. Working memory, comprehension, and aging: a review and a new view. In: BOWER, G.H. (ed.) *The Psychology on Learning and Motivation: Advances in Research and Theory*. San Diego, CA: Academic Press, 1988; 22: 193-225.
HILLMAN, J. *La Fuerza del Carácter y la Larga Vida*. Madrid: Ed. Debate, 2000!
HOLLAND, A. *Communicative Abilities in Daily Living*. Baltimore: University Park Press, 1980.
HOLLAND, C.A.; RABBIT, P.M.A. Autobiographical and test recall in the elderly: an investigation of a processing resource deficit. *QJ Exp Psycho*, A 1990; 42 (3): 441-
JONES, G.V. Back to Woodworth: Role of interlopers in the tip-of-the-tongue phenomenon. *Memory and Cognition* 1989; 17: 69-76.
JONES, G.V.; LANGFORD, S. Phonological blocking in the tip of the tongue state. Cognition 1987; 26; 115-122.
JUNCOS, O. The processing of negative sentences in fluent aphasics: semantic and pragmatic aspects. *Brain Lang* 1992; 43: 96-106.
_____. Lenguaje y envejecimiento. Una aproximación cognitiva. *Cognitiva* 1994; 6: 189-211.
_____. Narrative Speech in the elderly: Effects of age and. education on telling stories. *International Journal of Behavioral Development* 1996; 19: 669-685.
_____. Involución y deterioro en el desarrollo del lenguaje. In: JUNCOS, O. (ed.). *Lenguaje y envejecimiento. Bases para la intervención*. Barcelona: Masson, 1998; 1-20.
_____. *Lenguaje y envejecimiento. Bases para la intervención*. Barcelona: Masson, 1998.
JUNCOS, O.; ELOSÚA, R. Acceso léxico en la vejez. In: JUNCOS, O. (ed.). *Lenguaje y envejecimiento. Bases*

para la intervención. Barcelona: Masson, 1998; 21-45.

JUNCOS, O.; IGLESIAS, F. Decline in the elderly's Language: evidence from cross-linguistic data. *Journal of Neurolinguistics* 1994; 8: 183-190.

JUNCOS, O.; PEREIRO, A.X. Discurso narrativo. In: JUNCOS, O. (ed.). *Lenguaje y envejecimiento. Bases para la intervención.* Barcelona: Masson, 1998; 99-122.

JUNCOS, O.; VILARIÑO, I. Comunicación, lenguaje y contexto social. Logopedia en el ámbito familiar y social. In: JUNCOS, O. (ed.) *Lenguaje y envejecimiento. Bases para la intervención.* Barcelona: Masson, 1998; 47-72.

JUNCOS, O.; PEREIRO, A.X.; FATAL, D. *Análisis de la Comunicación en Personas Mayores (ACPM).* (Em preparação.)

JUNCOS, O.; RODRÍGUEZ, M.S.; PEREIRO, A.X. Efectos de la edad en el discurso narrativo: Locuacidad, cohesión y contenido informativo. *V Simposium de Psicolingüística,* Granada, 25-28 de abril de 2001.

JUNCOS-RABADÁN, O. Narrative Speech in the Elderly. Effects of Age and Education on Telling Stories. *International Journal of Behavioral Development* 1996; 19: 669-685.

KAY, P.; LESSER, R.; COLTHEART, M. *Psycholinguistic Assessment of Language Processing in Aphasia.* London: LEA, 1992. (Adaptação espanhola, VALLE, F.; CUETOS, F. EPLA, *Evaluación Psicolingüística del Lenguaje en la Afasia.* London: LEA, 1998.)

KEMPER, S. Geriatric psycholinguistics: syntactic limitations of oral and. written Language. In: LIGHT, L.L.; BURKE, D.M. (eds.) *Language, Memory and Aging.* New York: Cambridge University Press, 1988; 58-76.

KEMPER, S.; KYNETTE, D.; RASH, SH.; O'BRIEN, K.; SPROTT, R. Life-span changes in adult's Language: effects of memory and gender. *Applied Psycholinguistics* 1989; 10: 49-66.

KEMPTES, K.A.; KEMPER, S. Aging and resolution of quantifier scope effects. *Journals of Gerontology. Series B. Psychological Sciences and Social Sciences* 1999; 5413: P350-P360.

KRAMER, A.; LARISH, J.; WEBER, T.; BARDELL, L. Training for executive control: Task coordination strategies and aging. In: GOPHER, D.; KORIAT, A. (eds.) *Attention and Performance XVII. Cognitive regulation of Performance: Interaction of Theory and Application.* Cambridge, MA: MIT Press, 1999; 617-652.

LAVER, G.D.; BURKE, D.M. Why semantic priming effects increase in old age? A meta-analysis. *Psychology and Aging* 1993; 9: 539-553.

LESSER, R. Some issues in the neuropsychological rehabilitation of anomia. In: XERON, X.; DELOCHE, G. (eds.). *Cognitive Approaches in Neuropsychological Rehabilitation.* Hillsdale, Ni.: Lawrence Erlbaum Associates, 1989; 65-104.

LESSER, R.; MILROY, L. *Linguistic and Aphasia: Psycholinguistic and Pragmatic Aspects of Intervention.* London: Longman, 1993.

LEVELT, W.J.M. Speaking. *From Intention to Articulation.* Cambridge, MA: MIT Press, 1989.

LEZAC, M.D. *Neuropsychological Assessment,* 3ª ed. Oxford: Oxford University Press, 1995.

LIGHT, L. The organization of memory in old age. In: CAIK, F.I.M.; SALTHOUSE, T.A. (eds.). The Handbook of Aging and Cognition. Hillsdale, NJ: Erlbaum, 1992; 111-166.

LURIA, A. R. *Basic Problems of Neurolinguistics.* The Hague: Mouton, 1976. (Versão espanhola: *Fundamentos de Neurolingüística.* Barcelona: Masson, 1990.)

MACKAY, D.G.; ABRAMS, L. Language, memory and aging: Distributed deficits and the structure of new versus old connections. 4ª ed. In: BIRREN, J.E.; SACHAIE, W.K. (eds.). *Handbook of the Psychology of Aging.* San Diego, CA: Academic Press, 1996; 251-265.

MACKENZIE, C. Adult spoken discourse: the influence of age and education. *Int J Lang Commun Disord*, 2000; 35: 269-285.

MACWHINNEY, B. *The Childes Project.* Hillsdale, NJ: LEA, 2000.

MADDEN, D.J.; PIERCE, T.W.; ALLEN, P.A. Adult age differences in the use of distractor homogeneity during visual search. *Psychology and Aging* 1996; 11: 3, 454-474.

MANDEL, R.G.; JOHNSON, N.S. A developmental analysis of story recall and comprehension in adulthood. *Journal of Verbal Learning and Verbal Behavior* 1984; 23: 643-659.

MARIEN, P.; MAMPAEY, E.; VERVAET, A.; SAERENS, J.; DE DEYN, P. Normative data for the Boston Naming Test in native Dutch-speaking Belgian elderly. *Brain and Language* 1998; 65: 447-467

MEYER, A.S.; BLOCK, J.K. The tip-of-the-tonge phenomenon: Blocking or partial activation? *Memory and Cognition* 1992; 20: 715-726.

MORROW, D.; STINE-MORROW, E.; LEIRER, V.; ANDRASSY, J.; KAHN, J. The role of render age and focus of attention in creating situation models from narratives. *Journals of Gerontology: Series B: Psychological Sciences and Social Sciences* 1997; 5213: P73-P80.

OBLER, L.K.; ALBERT, M.C. Language in aging. In: ALBERT, P.C.; ALBERT, M.C. (eds.). *Clinical Neurology of Aging.* New York: Oxford University Press, 1984; 245-253.

OBLER, L.K.; FEIN, D.; NICHOLAS, M.; ALBERT, M.L. Auditory comprehension and aging: Decline in syntactic processes. *Applied Psycholinguistics* 1991; 12: 433-452.

PARADIS, M. *Pragmatics in Neurogenic Communication Disorders.* Oxford: Pergamon, 1998.

PENN, C. A profile of communicative appropriateness: A clinical tool for the assessment of pragmatics. *S Afr J Commun Disord*, 1985; 32: 18-23.

PEÑA-CASANOVA, J. *Normalidad, Semiología y Patología Neuropsicológicas. Programa Integrado de Exploración Neuropsicológica. "Test Barcelona"*. Barcelona: Masson, 1990.

PEREIRO, A.X. *Capacidade narrativa na vellez: factores de procesamento*. Tese de doutoramento. Humanidades e Gentias Sociais. Santiago de Compostela: Cdrom del Servicio de Publicaccións e Intercambio Científico, USC, 1999.

PEREIRO, A.X.; JUNCOS, O. Deterioro atencional en la vejez. *Revista Española de Geriatria y Gerontologia*, 2000; 35 (5): 283-289.

PERKINS, L.; WHITWORTH, A.; LESSER, R. *Conversation Analysis Profile for People with Cognitive Impairment*. London: Whurr P, 1997.

PRUTTING, C.; KIRCHNER, D.M. Applied pragmatics. In: GALLAGHER, T.; PRUTTING, C. (eds.). *Pragmatic Assessment and Intervention issues in Language*. San Diego, CA: College Hill Press, 1983; 29-64.

_____. A clinical appraisal of pragmatic aspects of language. *J Speech Hear Disord* 1987; 52:105-119.

RICE, G.E.; MEYER, B.J.F. Prose recall: effects of aging, verbal ability, and reading behavior. *The Journal of Gerontology* 1986; 41: 469-480.

SAFFRAN, E. S.T.M. impairment and sentence comprehension. Relação apresentada no *"Second International Cognitive Neuropsychology Meeting"*, Veneza, Italia, 1985.

SALTHOUSE, T.A. *A Theory of Cognitive Aging*. Amsterdam: North-Holland, 1985.

_____. Speed and knowledge as determinants of adult differences in verbal tasks. *Journal of Gerontology: Psychological Sciences* 1993; 48: 29-36.

_____. The nature of the influence of speed on adult age differences in cognition. *Developmental Psychology* 1994; 30: 240-259.

SALTHOUSE, T.A.; BABCOCK, R.L. Decomposing adult age differences in working memory. *Developmental Psychology* 1991; 27: 763-776.

SALTHOUSE, T.A.; MEINZ, E.J. Aging, inhibition, working memory, and speed. *Journal of Gerontology: Psychological Sciences* 1995; SOB (6): 297-306.

SALTHOUSE, T.A.; FRISTOE, N.M.; LINEWEAVER, T.T.; COON, V.E. Aging of attention: Does the ability to divide decline? *Memory and Cognition* 1995; 23: (1) 59-71.

SCHAIE, K.W. *Intellectual Development in Adulthood*. Cambridge, England: Cambridge University Press, 1996.

SCHWARTZ, M.F.; CHAWLUK, J.B. Deterioration of language in progressive aphasia: A case study. In: SCHWARTZ, M.F. (ed.). *Modular Deficits in Alzheimer-Type Dementia*. Cambridge: MIT Press, 1990; 245-297.

SMALL, J.; KEMPER, S.; LYONS, K. Sentence repetition and processing resources in Alzheimer's disease. *Brain Lang* 2000; 75: 232-258.

SPERBER, D.; WILSON, D. *Relevance: Communication and Cognition*. Oxford: Blackwell, 1986.

TUN, P.A.; WINGFIELD, A. Language and communication: Fundamentals of Speech communication and language processing in old age. In: FISK, A.D.; ROGERS, W.A. *Handbook of Human Factors and the Older Adult*. San Diego, California: Academic Press, Inc., 19w: 125-149.

ULATOWSKA, H.K.; CANNITO, P.H.; HAYASHI, M.M.; FLEMING, S.C. Language abilities in the elderly. In: Ulatowska, H.K. (ed.). *The aging Brain: Communication in the Elderly*. San Diego, CA: College Hill Press, 1985; 125-139.

ULATOWSKA, H.K.; CHAPMAN, S.; HIGHLEY, A.; PRINCE, J. Discourse in healthy old-elderly adults: A longitudinal study. *Aphasiology* 1998; 12: 619-633.

ULATOWSKA, H.K.; HAYASHI, M.M.; CANNITO, P.M.; FLEMING, S.G. Disruption of reference in the elderly. *Brain Lang* 1986; 28: 24-41.

VALLE, F.; CUETOS, F. EPLA: *Evaluación del procesamiento lingüístico en la afasia*. Hove: LEA, 1995.

VAN DER LINDEN, M. Mémorie de travail, capacités attentionnelles, vitesse de traitement et vieillissement. In: VAN DER LINDEN, M.; HUPET, M. (eds.). *Le Vieillissement Cognitif*. Paris: Psychologie D'ajourd'hui, PUF, 1994; 37-85.

VAN DER LINDEN, M.; HUPET, M.; FEYEREISEN, P.; SCHELSTRAETE, M.A.; BESTGEN, Y.; BRUYER, R. e cols. Cognitive mediators of age-related differences in language comprehension and verbal memory performance. *Aging, Neuropsychology and Cognition* 1999; 6: 32-55.

VAN DIJK, T.A.; KINTSCH, W. Cognitive psychology and discourse: Recalling and summarizing stories. In: DRESSLER, W.U. (ed.). *Current Trends in Textlinguistics*. Berlin: De Gruyter, 1977; 6180.

VERHAEGHEN, P.; SALTHOUSE, T.A. Meta-Analyses of age-cognition relations in adulthood: Estimates of linear and nonlinear age effects and structural models. *Psychol Bull* 1997; 122 (3):231-249.

WALKER, V.G.; HARDIMAN, G.J.; HEDRIDK, D.L.; HOLBROOK, A. Speech and Language characteristics of an aging population. In: LASS, N.J. (ed.). *Speech and Language V. 6 Advances in Basic Research and Practice*. New York; Academic Press, 1981; 144202.

WECHSLER, D. WAIS. *Escala de Inteligencia de Wechsler para Adultos*. Madrid: TEA Ediciones, 1988.

WHITWORTH, A.; PERKINS, L.; LESSER, R. *Conversation Analysis Profile for People with Aphasia*. London: Whurr P, 1997.

WINGFIELD, A.; STINE-MORROW, E. Language and Speech. In: CRAIK, F.I.M.; SALTHOUSE, T.A. (eds.). *The Handbook of Aging and Cognition*: 2^a ed. Mahwah, NJ: Lawrence Erlbaum Associates, 2000; 359-416.

WITZ, S.L.; SKINNER, C.; DEAN, E. *Revised Edinburgh Functional Communication* Profile. Tuscon, AZ: Communication Skill Builders, 1990.

ZACKS, R.T.; HASHER, L. Directed ignoring. Inhibitory Regulation of working memory. In: DAGENBACH, D.; CARR, H. (eds.). *Inhibitory Processes in Attention, Memory, and Language*. San Diego, CA: Academic Press, 1994; 241-264.

ZIMMERMANN, P.; FIMM, B. *Testbattere zur aufmerksamkeitsprüfung (TAP)*. (Adaptação espanhola de VENDRELL, J.M.; RENOM, M.; VELÁSQUEZ, A.). Freiburg: Psytest, 1997.

REFERÊNCIAS DO REVISOR TÉCNICO

Sites brasileiros sobre comunicação e linguagem em idades avançadas:

http://www.pucsp.br/portaldoenvelhecimento

Neste site encontra-se disponível o estatuto do idoso, além de vários eventos e grupos.

http://www.envelhecersorrindo.com.br/home.htm

Outra sugestão é procurar pelo centro de referência em distúrbios cognitivos (CEREDIC) no Hospital das Clínicas da Faculdade de Medicina da USP – projeto "PROTER".

ÍNDICE

A

Acesso semântico, PDL, 483-484
Acidente vascular cerebral (AVC), Afasia Infantil, 364-365
Afasia, 107, 222
– adquirida na infância, 361-363
– – características lingüísticas, 361-363
– – etiologia, 361-365, 363-364t
– congênita ou perinatal, 359-362
– – plasticidade, 360-361
– de condução nos idosos, 484
– infantil, 359-367
– – avaliação, 365
– – – da linguagem, 365
– – prognóstico, 365-367
– – tratamento, 365-366
– subclínica, 378
– teste, 486-487
Afonia, 394-395
Agrafia apráxica, 376-377
Agrafismo, 266-267
Agramatismo, 378-379
Álcool, 391-392, 420-421
Alerta, envelhecimento, 480-481
Alexia pura, 379-380

Alterações
– cromossômicas, 104-105
– da linguagem, 98-99
– do uso da linguagem, 101-102
– neuropsicológicas, diagnóstico diferencial, 370-371
– prosódicas, autismo, 322-323
Altura tonal, 390
Ambiente educativo, 239
Amostras de linguagem espontânea, 235-236
Analisadores sensoriais, 62-63
Análise
– comunicativa, 485-486
– visual, 249-251
Andaime, 326-327
Andamiaje, 240-241
Anoxia cerebral aguda, afasia infantil, 364-365
Apoios, TEL, 233
Apraxia
– da fala ou verbal, 376-377
– definição, 375-376
– oral ou bucofacial, 376-377
Aprendizagem da linguagem, 88-89
Aprosódia, 381
Aquisição da linguagem, 221
Arco branquial, 430

Áreas acadêmicas e sociais, TEL, 223-224
Armazém,
– alógrafo de longo prazo, 263-264
– de padrões motores gráficos, 263-264
– grafêmico, 263-264
Aspectos
– computacionais da linguagem, 63-64
– conceituais da linguagem, 64
– gramaticais da linguagem, aquisição, 90-92
– pragmáticos da linguagem, 47-48
– – aquisição, 90-91
Assimilações, 26-28
Atenção
– compartilhada, envelhecimento, 481-482
– conjunta, 319-320
– – autismo, 324-325
– dividida, 210-211
– – envelhecimento, 480-481
– seletiva, envelhecimento, 480-481
– túnel, 319-320
Atividades da vida diária (AVD), problemas de comunicação e de linguagem
Atos
– comunicativos, 228-229
– ilocucionários, 486-487
Aula, estrutura e organização, TEL, 233
Autismo, 103-104, 315-330
– aspectos
– – afetivo-sociais, avaliação, 323-324
– – comunicativos, avaliação, 324-325
– causas, 317-318
– – período pré-natal ou pós-natal, 317-318
– comportamento
– – associal, 318-319
– – – emoções, 318-319
– – – reciprocidade, 318-319
– – desafiante, 328
– comunicação
– – e linguagem, 315-317, 321-324
– – – aspectos pragmáticos, 322-323
– – – aspectos semânticos, 322-324
– – pré-verbal, alterações, 321-322
– conceitos relacionais, 322-323
– criança, intervenção
– – com a família, 327-328
– – em contextos educativos, 327-328
– déficit das funções executivas, 316-317
– definição, 315
– desejo obsessivo de invariabilidade ambiental, 315-316

– funcionamento cognitivo, 318-322
– – memória, 319-320
– – percepção e atenção, 319-320
– plano de intervenção, 328-329
– solidão extrema, 315
– teoria
– – da mente, 315-316
– – do déficit afetivo-social, 315-316
– teorias biológicas, comportamentalistas e cognitivas, 315-316
Automatismos, 491-492
Avaliação, 234-235

B

Balbucio, 22-24, 92-93, 95
Bandas
– mucosas, 448-449
– ventriculares, 432-433
Bases
– auditiva, 176-177
– cognitivas, 60-65
Brown, 95

C

Canal
– faringotraqueal, 430
– vestíbulotraqueal, 430
Capacidades
– comunicativas na velhice, avaliação, 485-487
– de relação social, 332
– discursiva, 380
– gramaticais, 152-153
Cartilagem laríngea, 431-432
Categorias
– cognitivas da linguagem, 64
– contrastantes, 170-171
Cérebro e linguagem, 55-56
Chafe, 33-34
Chomski, 18-20, 57, 63-64
Círculo vicioso do esforço vocal, 396
Circunlóquio, 378-379
Cisto
– de retenção mucosa, disfonia infantil, 444-447
– epidermóide, 422-423
– – bitonalidade, 447-448
– – defeito de fechamento, 446-447
– – disfonia infantil, 446-448

– – fase fechamento, 446-447
– – ondulação no sentido ântero-posterior, hiperquinesia, 446-447
Citomegalovírus, 106-107
Clark, 33
Closed-class items, 202-203
Codificação
– fonológica, 169-170
– lingüística, 59-60
Coerência, 46
Coesão, 46
Colaboração, 232-233
Competência
– comunicativa, 87-88, 481-482
– – TEL, 228-229
– pragmática, 383-384
– social, TEL, 228-229
Componentes lingüísticos, 18-20
– nível
– – do discurso, 19-20
– – fonológico, 18-19
– – morfolexicológico, 19-20
– – morfossintático, 19-20
– – pragmático, 19-20
Comportamento vocal, 437-440
Comportamentos lingüísticos, 49
Compreensão, 20-21, 45
– de textos, dificuldades, 258-261
– – avaliação funcional, 260
– do *input* lingüístico, 239-240
– lingüística, 20-22
– normal da linguagem, 68-69
Comunicação, 90-91
– alterações, gagueira, 331
– capacidade de, 481-482
– definição, 87
– e linguagem, 87-88
– na velhice, avaliação, 484-488
– – diagnóstico neuropsicológico, 484
– problemas, avaliação por logopedista, 490-491
Comunicador, autismo, 324-325
Conceituador, 484
Conceitual-semântico, 20-22
Conhecimento metalingüístico, 61
Consciência fonológica, 245-248, 250
Construção da linguagem, 70-71
Conteúdo
– adaptações, 91-92
– da linguagem, 89-90
Contexto
– escolar, fonoaudiologia, 312
– social, 89-92

Contingência semântica, TEL, 230-231
Conversação, envelhecimento, 482-483
Coordenação, 40-41
Cordite, 446-447
Corpus da linguagem, 234-235
Criança imigrante, 239
– apoio
– – contextual, 240-241
– – contextualizado, 239-240
– – emocional, 240-241
– – funcional, 240-241
– – social, 239-240
Cromossomo X frágil, síndrome do, 122-123, 142-143
Cued Speech, 193-194
Currículo
– dificuldades de acesso, 239
– escolar, 233-234

D

Decisão léxica, 250-251
Deficiência
– auditiva, 105-106, 125-126, 181-185
– – fatores de risco, 185-186
– – incidência, 184-185
– – momento
– – – da detecção, 184-185
– – – do começo da intervenção, 184-185
– mental, 103-104
Déficit
– de atenção, 106-107
– de fala, 226
– lingüístico, 290-306
– – etapa do ensino fundamental, 294-304
– – – fonética e fonologia, 294-295, 297
– – – morfologia, 298,-301
– – – pragmática, 301-304
– – – semântica e vocabulário, 301-303
– – – sintaxe, 300-303
– – etapa do ensino médio, 301-306
– – – pragmática, 305-306
– – – semântica e vocabulário, 304-305
– – – sintaxe, 304-305
– – etapa infantil, 290-295
– – – fonética e fonologia, 291
– – – morfologia, 291-293
– – – pragmática, 293-294
– – – semântica e vocabulário, 293-294
– – – sintaxe, 292-293

– motores e sensoriais, 104-105
– perceptivo, 378-379
Deglutição
– brusca, 372-373
– supraglótica, 372-373
– transtornos, 370-373
Demência, 107-108
– e IH, 109
– irreversível, 108-109
– reversível, 107-108
– tipo Alzheimer
– – acesso semântico, 483-484
– – disfonia, 417-419
Desenvolvimento
– articulatório, 124-125
– cognitivo, 113, 117-120, 153-154
– comunicativo, 209-212
– comunicativo-lingüístico e no surdo profundo, 181-220
– da fala, alterações, 167
– da linguagem, 17-86, 113-116
– das habilidades motoras, 332
– de vocabulário em surdos, 196-197
– fonético, 167
– fonológico, 24-25, 95, 167
– – alterações, 172-173
– – derivado da LLF, 191-192
– – em surdos, 189-196, 212-213
– – LPC (La palavra compartilhada), 193-194
– gramatical, 126
– – e semântico, 94-95
– léxico, 29-34
– – em surdos, 195-201, 212-213
– – LPC, 198-199
– lingüístico, 61-62, 331
– morfossintático, 33-34
– – em surdos, 201-210, 212-213
– neuropsicológico em crianças, 450-451
– normal da linguagem, 89-99
– pragmático em surdos, 209-213
– precoce do uso da linguagem, 95-96
– pré-verbal
– – de forma e de conteúdo da linguagem, 92-94
– – do uso da linguagem, 93-94
– social, TEL, 222-223
Dessonorizações, 443-444
Deterioração
– léxica, sintática e discursiva, 482-484
– – fluência, 483-484
– não modular, 482-483

Dificuldade
– morfossintática, TEL, 226-227
– pragmática, TEL, 228-229
Dificuldades taxonômicas, 31-33
Disartria, 374-376, 376-377t
– atáxica, 374-375t
– espástica, 374-375t
– específica, 374-375 t
– flácida, 374-375t
– hipocinética, 374-375t
– mista, 374-375t
Discriminação auditiva, 451
– retardo mental, 155-156
Discurso
– adaptado, 45
– coerente, 46
– idade, 482-484
– tipos, 47-48
Disfagia, 370-371
– esofágica, 371-372t
– oral e faríngea, 371-372t
– sintomas, 371-372
Disfasia, 222
– profunda, 378-379
Disfonia, 372-373, 389-427
– classificação, 393-424
– definição, 389-390
– disfuncional, 394-395, 394-395t
– – hiperfuncional, hipercinética, hipertônica, 398-399
– – hipofuncional, hipocinética, hipotônica, 398-399
– – simples, 395-400
– edema de Reinke, 404-405
– em profissionais, 410-413
– etiopatogenia, 390-393
– – fatores constitucionais, 392-393
– funcional, 394-395, 394-395t, 406-413
– – complicada, 399-400
– – no idoso, 408-409
– infantil, 429-453
– – hipertonia, 436
– – hipotonia, 436
– – patologia da prega vocal, 441-451
– – tratamento, 450-452
– inflamatória, 418-422
– na terceira idade, 406-409
– neurológica, 413-414
– no cantor ou disodia, 409-411
– orgânica, 395-396, 395-396t
– – congênita, 422-424

– por lesão congênita, 408-409
– por lesões adquiridas no idoso, 408-409
– psicógena, 408-409
– traumática, 413-414
Disfunção vocal infantil, 449-451
Disfuncional, definição, 393-394
Disglosia, 461-466
Disgrafia, 379-380
– adquirida, 266-268
– – fonológica, 266-267
– – superficial, 266-267
– central, 266-268
– evolutiva, 264-266
– fonológica, 264
– periférica, 267-268
– profunda, 267-268
– superficial 264
Dislalia
– audiógena, 280-281
– evolutiva, 280
– fonética, 280
– fonológica, 280
– funcional, 280-281
– mista, 280
– múltipla, 279-280
– orgânica, 280-281
– simples, 278-279
Dislexia, 379-380
– adquirida
– – fonológica, 258-259
– – profunda, 258-259
– – superficial, 258-259
– aléxica, 255-256
– diseidética, 255-256
– disfonética, 255-256
– evolutiva, 254-258
– – enfoque neuropsicológico, 257-258
– – intervenção a partir da psicologia cognitiva, 257-258
– fonológica, 256-257
– profunda, 258-259
– superficial, 256-257
Dispnéia, disfonia infantil, 441-442
Dispraxia, 374-375, 376-377t, 457-460
– origem, 459
Dispraxia / apraxia, 375-377
Distrés inspiratório, 432-433
Diversidade lingüística, 239-240
Doença
– de Alzheimer, 107-110
– de Huntington, 110-111
– de Parkinson, 110-111
– – disfonia, 417-418
– de Pick, 109-110
Dominância cerebral, gagueira, 335-336

E

Ecolalia, 378-379
– autismo, 321-322
Edema
– de Reinke, 403-406
– fusiforme, 403-404
– – disfonia infantil, 444-446
Educação
– infantil, 235-236
– – segunda língua, 239-240
– primária, 234-235
Educador social, 488-489
Eminência hipobranquial, 430
Encefalite, afasia infantil, 364-365
Endoderme, 430
– evaginação, 430
Enfoque cognitivo de Das, 257-258
Ensino incidental, TEL, 230-231
Enunciado, 50-51
Envelhecimento cerebral, 107
Epilepsia, afasia infantil, 365
Epitélio, invaginação, 447-448
Escrita
– aprendizagem, alterações, 263-268
– produtiva, 260-264
– – planejamento, 262-263
– reprodutiva, 260-262
Escuta dicótica, 133-135
Espaço de Reinke, 433
Especificidade intersindrômica, 145-148
– receptividade, 151-152
Especificidades sindrômicas, 139-148
Espectro autista, 316-317
Esquema cognitivo, 253-254
Esquemas de conhecimento, 248-249
Esquizofrenia, discurso, 484
Estados cancerosos, 421
Estenose, disfonia infantil, 441-442
Estereotipia, 378-379
Estilo
– de comunicação utilizado, TEL, 233
– materno, 209-210
Estimulação focalizada, TEL, 230-231

Estratégia perceptiva muito imatura, 226
Estratégias macroestruturais, 253-254t
Estria (*vergeture*), disfonia infantil, 448-449
Estruturas
– adverbiais, 41-42
– silábica, 27-29
Estudo de caso, 234-235
Evolução lingüística, 77-78
Execução motora, 176
Executivo central, 480-481
– deterioração, 491-492
Exercícios de vocabulário, idoso, 491-492
Extensão média dos enunciados, 336-337

F

Fala
– alterações, TCE adulto, 374-377
– definição, 456-457
– desenvolvimento, dificuldades, 277-284
– – na infância e na adolescência, 277-314
– transtornos, manifestações clínicas, 456-458
Família, TEL, 232-233
Faringoscopia, 437-440
Fase máxima de abertura da glote, 446-447
Fator
– cognitivo, 247-248
– lingüístico, 247-248
Fechamento glótico "imagem em ampulheta", 400-401
Feedback, 434-435
Fenilcetonúria, autismo, 317-318
Ferramenta mediadora, TEL, 231-232
Fillmore, 33-34
Fissura
– classificação, 467-468
– labiopalatina, 466-467
– laríngea, 430
– palatina, 464, 466-467
– submucosa do palato, 464
Fluência, erros, 332-333
Fodor, 62-63
Fonoaudiologia, 312
– intervenção
– – famílias, 489-490
– – na idade avançada, 487-493
– – – baseada na análise neuropsicolingüística dos sujeitos, 489-490
– – – características gerais, 488-491

– – – em equipe, 488-489
– – – na comunicação, 489-490
– – – programação, 490-491
– – – sistêmicas, 488-489
– relação com ortodontia, 468-469
Fonoaudiólogo, intervenção em idosos, 488-489
Fonoaudiólogos, 239
Fonocirurgia, 451-452
Fonologia, 53-54
– auto-segmental, 177-178
Forma
– adaptação, 91-92
– da linguagem, 89-90
– lexical, 169-170
Formadores, 433-434
Formato de representação, 175-176
Fracasso escolar, 223-224
Frases não locutivas, 39-40
Freqüências
– conversacionais, 182-183
– fundamental da voz (Fo), 390
Fumo, 391-392, 420-421
Função
– da linguagem, 19-22
– velofaríngea, 469-472
Funcionamento lingüístico, 60-61

G

Gagueira, 331-349
– alterações fisiológicas, 332-333
– ansiedade, 332-333
– avaliação, 337-342
– – adolescentes e adultos, 339-342
– – alterações fisiológicas, 339-340
– – análise
– – – funcional, 340-341
– – – qualitativa, 338-339
– – entrevista com os pais, 338
– – escola, 339-340
– – específica da fala, 341-342
– – – aspectos emocionais, 341-342
– – – variáveis cognitivas, 341-342
– – estilo conversacional, 340-341
– – gravidade, 337-338
– – idéias errôneas, 340-341
– – interação pais / filho, 338
– – linha base, 338-339
– – medida objetiva, 338-339

– – observação da criança, 338
– – patologias associadas, 339-340
– – prognóstico, 337-338
– estratégias, 333-334
– hierarquia, 333-334
– incidência, 333-335
– predisposição, 335
– reações de temor, 332-333
– teoria, 334-338
– – fatores
– – – lingüísticos, 336-338
– – – psico-sociais, 335-337
– – modelo médico, 334-335
– – psicolingüística, 334-335
– tratamento, 341-348
– – acompanhamento, 347-348
– – adolescência, 344-345
– – – auto-avaliação, 344-345
– – – auto-observação, 344-345
– – adultos, 346-348
– – – aspectos associados, 346
– – – técnicas de relaxamento, 346-347
– – – telefone, 346-347
– – atitudes negativas, 344-345
– – controle da tensão, 347-348
– – desenvolvimento lingüístico, 342-343
– – entrevista, 345
– – estresse interpessoal, 342-343
– – fluidez da fala, 342-343
– – generalização, 347-348
– – orientação, 344-345
– – padrão de fala lento, 343-344
– – participação ativa, 347-348
– – prevenção de recaídas, 347-348
– – preventivo, 342
– – programas terapêuticos, 342
– – técnicas
– – – diretas, 342-343
– – – indiretas, 342-343
– – treinamento em relaxamento, 343-344
– variabilidade, 332-333
Gall, 62-63
Glote
– em ampulheta, 444-446
– ligamentosa, 444-446
Gramática
– de Thorndyke, 252-253
– generativa, 58-59
Gramaticalidade, 77-78

H

Harmônicos, 433-434
Hemisférios esquerdo e direito, 132-134
Hiato anterior e posterior, 442-443
Hidrocefalia, afasia infantil, 364-365
Hiperglicemia, autismo, 318
Hipersensibilidade de estímulos, 319-320
Hipoacusia, 182-183
– condutiva, 183-184
– leve ou ligeira, 182-183
– média, 182-183
– neuro-sensorial, 183-184
– profunda, 183-184
– severa, 183-184
Hipofaringoscópio, 437-440
Hipoglicemia, autismo, 318
Hipótese superficial, TEL, 227-228
Homófonos, 250-251

I

Idade lingüística e mental, 224-225
Ilhotas de capacidade, autismo, 320-322
Illinois Test of Psycholinguistic, 132-133
Imigrantes, desenvolvimento da linguagem, 239-244
Imitação, TEL, 230
Inatismo representacional, 60-61
Incapacidade, TEL, 223-224
Incompatibilidade Rh, autismo, 318
Indicações semânticas, 34-36
Índices pragmáticos, 69-70
Infecção, afasia infantil, 364-365
Informação fonológica, 208-209
Ingram, 24-25, 173-174
Ingurgitação jugular, 436-437
Input, 63-64
– ambiental, 225-226
– lingüístico, 57-58, 77-78
Instrumento de socialização, TEL, 231-232
Insuficiência
– glótica, 446-447
– velofaríngea, 455, 465-469
– – estudo, 470-471
Integração escolar, TEL, 231-232
Inteligência
– múltipla, 63-64
– não verbal, TEL, 224-225

Intencionalidade, 481-482
Interações verbais, 70-71
Interesses idiossincráticos, autismo, 321-322
Interlocutores da criança, 91-92
Intérprete, 239-240
Intervenção
– colaborativa, TEL, 231-233
– em contextos de produção, TEL, 230-232
– lingüística em retardo mental, 155-158
Inversões pronominais, autismo, 322-323
Isolamento, envelhecimento, 482-483

J

Jargão, 378-379
Jitter, 408-409
Jogo
– funcional, autismo, 320-321
– imaginativo, autismo, 320-321
– simbólico, autismo, 320-321
– vocal, 92-93

K

Kanner, Leo, 315
Kissing nodules, 400-401
Kleffner, 365

L

La palavra complementada (LPC), 187-188, 193-194, 198-199, 206-207, 211-212
– desenvolvimento
– – morfossintático, 207
– – pragmático, 211-212
Lalações, 434-435
Lâmina
– epitelial, 430
– própria, 433
Landau, 365
Laringe
– infantil
– – características
– – – anatômicas, 430-433
– – – histológicas, 432-433

– – evolução, 429-434
– infraglótica, 430-431
– supraglótica, 430-431
Laringite, 418-419
– aguda, 418-420
– crônica, 419-421
– – primária, 420-421
– – secundaria, 420-421
Laringoscopia direta, 441-442
Leitura
– acesso ao significado, 249-251
– aprendizagem
– – alterações, 254-261
– – pré-requisitos, 245-249
– compreensiva, 245-246
– desenvolvimento pragmático, 209-210
– orofacial (LOF), 187-188, 190
– processamento sintático e semântico, 250-253
Leitura e escrita, aprendizagem, 245-276
Lentidão cognitiva, 480-481
– motora (lerdeza, torpeza), 457-459. V. também *Dispraxia*
Lesão
– axonial difusa, 369
– cerebral hemisférica, 107
Leucoplasia, 421
Léxico-gramatical, 20-22
Linguagem
– alterações, 98-111
– – fatores etiológicos 101-103
– – TCE adulto, 378-382
– aquisição, aspectos diferenciais, 49-50
– avaliação na infância e na adolescência, 305-312
– – contexto
– – – familiar, 310-312
– – – socioeducativo, 309-311
– combinatória, 67-68
– de sinais, 186-187, 197-198
– – léxico, 197-198
– – morfossintática, 203-204
– definição, 87
– desenvolvimento emocional, escolar e social, 239
– dimensões, 87-90
– e envelhecimento, 479-483
– escrita, 247-248
– espontânea, 486-487
– expressiva, 234-235
– na velhice, avaliação, 484, 486-487

– oral, 221, 247-248
– – testes, 310-311t
– retardo
– – gagueira, 336-337
– – no desenvolvimento, 283-291
– – – transtornos específicos, 286
– transtorno
– – adquirido, 359-360
– – evolutivo, 359-360
– transtornos, traumatismos cranioencefálicos infantis, 351-358

M

Mácula flava, 433
Malformação labiopalatina, 455
Manobra de Mendelsohn, 372-373
Membrana mucosa, 448-449
Memória
– auditiva, dificuldades do desenvolvimento da fala, 282-283
– de trabalho, 67-70
– – e linguagem, 65-71
– fonológica, 68-69
– operativa, 245-246, 248-249, 480-481
– semântica, 245-246
Mensagem pré-verbal, 20-22
Metafonologia, 282-283
Metáfora, autismo, 323-324
Metalingüística, 50-56
Metátese, 28-29
Método de comunicação, 185-186
– bimodal, 187-188
– – desenvolvimento léxico, 198
– de sinais ou gestual, 186-187
– gestual, 185-186
– oral
– – complementado, 185-190
– – desenvolvimento
– – – léxico, 196-197
– – – morfossintático, 205-206
– – – pragmático, 210-211
– – puro, 185-186
– verbotonal, 186
Métodos de neuroimagem cerebral, 335-336
Microcirurgia endolaríngea, disfonia infantil, 451-452
Microtraumatismos repetidos, 399-400

Minorias socioculturais, desenvolvimento da linguagem, 239-244
Miocardite vasomotora, 421
Modalidades lingüísticas, 18-19
Modelagem, TEL 230
Modelos
– estruturais do discurso, 252-253
– macroestruturais do discurso, 253-254
– mentais do discurso, 253-254
Modificação do comportamento, TEL, 231-232
Modularidade, 62-64
Momento da exposição, 195
Morfema, 90-91
– gramatical, 226-227
Morfossintaxe, retardo mental, 155-156
Motherese, 209-210
Movimento sacádico, 248-249
Mucosa laríngea, 433-434
Mudança vocal
– definição, 406
– transtornos, 406-407
Multi-infarto, 109-110
Mutismo
– eletivo, 102-103
– pós-traumático, 378-379

N

Narração, 201-202
– desenvolvimento, 95-96
Nasofibroscopia, 471-472
Neologismo, autismo, 323-324
Neurofibromatose, autismo, 317-318
Nível
– léxical, 249
– pragmático, 97-98
– receptivo, criança, 22
– silábico, 171-172
Nódulos
– disfonia infantil, 441-444
– terço
– – anterior, 441-442
– – médio, 441-442
– vocal, 399-401

O

Objetivos educativos, 233-234
Ontogênese
– da frase, 36-37
– lingüística, 22-51
– – explicação, 55-78
– – problema interpessoal, 70-71
Open-class items, 202-203
Orações
– causais, 41-42
– subordinadas circunstanciais, 41-42
Orelha interna, 181
Organização
– fonológica da linguagem, 153-154
– gramatical da linguagem, 153-154
– lingüística, 65
Ortodontia, relação com o logopedia, 468-469
Osso hióide, 431-432
Otite média, 176-177
– com supuração, TEL, 224-225

P

Padrões de erro, 170-171
Palato ogival, 464
Palavra
– funcional, 457-459
– idiossincrásica, autismo, 321-322
Papilomatose
– disfonia infantil, 441-442
– laríngea, 423-424
Parafasia semântica, 378-379
Paragramatismo, 378-379
Paralisia
– bilateral, disglosia, 462-463
– recorrente, disfonia, 414-417
– unilateral do hipoglosso, 462-463
Parataxe, 40-41
Pares mínimos, 233
PASS, 257-258
PDL, 483-484
Percepção
– audiovisual da fala, 191-192
– da fala
– – em surdos, 189-190, 212-213
– – LPC, 193-196
Perda auditiva, 181-182
– grau, 182-183

Período crítico para o desenvolvimento da linguagem, 213-214
Perseverações, 378-379
Perspectiva psicolingüística, 173-174
Pessoa autista, intervenção, 325-326
Pictograma, 327-328
Pólipo
– angiomatoso, 401-402
– gelatinoso, 401-402
– pediculado, 401-402
– seroso, 401-402
– séssil, 401-402
– telangiectásico, 401-402
– vocal, 401-404
Pomo de Adão, 435-436
Ponte mucosa, 422-423
– disfonia infantil, 448-449
Pragmatismo, alterações, TCE adulto, 383-386
Preferências fonológicas, 28-30
Prega vocal
– "em forma de fuso", 444-446
– "em grão de aveia", 444-446
– lesões
– – adquiridas, 441-442
– – hiperqueratósicas, 442-443
– – paranodulares, 443-446
Pregas vocais, 432-433
Preposições, 39
Presbifonia, 406-407
Princípio de relevância, 481-482
Problemas
– auditivos, 105-106
– – – TEL, 224-225
– comunicação, 239
– de audição em adultos, 107
– de voz, 107-108
– fonéticos, 283-284
– morfológicos, 101
– pragmáticos, 101
– receptivo-expressivos, 103-104
– semânticos, 100-101
– sintáticos, 101
Processamento
– do *input*, TEL, 227-228
– limitações, 226
– semântico, 251-252
– sintático, 251-252
Processos
– assimilativos, 172
– centrais, 62-63
– fonológicos, 25-26, 170-174

– inferencial, 253-254
– relativos à estrutura, 172
– substitutivos, 172
Professores, 239
Programa
– de aula, 232-233
– de comunicação total, 325-326
Projeto
– curricular, TEL, 233
– MOC, 199-200, 211-212, 214
Prosódia
– afetiva, 381
– alterações, TCE adulto, 381-383
– emocional, 381
– lingüística, 381
Prova ACÁCIA, autismo, 325
Pseudoquisto seroso, 403-404
– disfonia infantil, 443-444
Puberfonia, 406

Q

Questionário ECO, autismo, 325

R

Rédea
– fibrosa, 448-449
– mucosa, 448-449
Reeducação vocal, disfonia infantil, 451-452
Referência, 46-47
Refluxo gastroesofágico, 391-392
Reforço, TEL, 230
Regressão, 248-249
Relações semânticas, 33-34
Reparações, 485-486
Repetição, 174-175
Repouso de voz absoluto, 451-452
Representações
– fonológica, 212-213
– – da fala, 191-192, 195-196
– lexicais, 245-246
– mentais
– – da fala, 193-194
– – subjacentes de estrutura lingüística, 226
Resposta educativa necessária nas dificuldades da linguagem, 222

Retardo
– da fala, 279-280, 286
– da linguagem, 98-99, 104, 286
– – etapa infantil
– – – pragmática, 293-294
– – – semântica e vocabulário, 293
– – – sintaxe, 292-293
– – etapa primária
– – – morfologia, 300-301
– – – semântica e vocabulário, 301-303
– – – sintaxe, 301-303
– – severo, 288-290
– – leve, 286-288
– – moderado, 287-289
– – TEL, 222-224, 226-227
– mental, 121-165
– – noção, 145
– simples da fala, 172-173
Retroalimentação, 73
– auditiva demorada, 335-336
Rima e alteração, 245-246
Rota
– fonológica, 250
– visual, 249
Rotinas diárias da classe, 232-233
Ruptura, 326-327

S

Sabedoria, 492-493
Segunda língua, 239-241
– correções
– – explícitas, 242-243
– – implícitas, 242-243
– crianças, colaboração com a família, 243-244
– – apoios
– – – formais, 243
– – – informais, 243
– – elaboração e uso de materiais e recursos, 243
– – demandas cognitivas, 242-243
– estilo interativo, 241-242
– exercícios sensório-motores simples, 242-243
– intérprete, avaliação e intervenção, 239-240
– modelos
– – de interação recíproca, 241-242
– – de transmissão, 240-241
– nível de descentralização, 242-243
Septo traqueoesofágico, 430
Shimmer, 408-409

Síndromes
– de Down, 122-139
– – escuta dicótica, 133-135
– – especialização hemisférica cerebral, 130-134
– – estruturas semânticas, 126-129
– – pragmática, 128-130
– – sons, fonemas e voz, 123-126
– – variabilidade comportamental, 129-130
– – vocabulário, 125-126
– de surdez patológica, 361-363
– de Williams, 139-143
– – nível sintático, 141
– do cromossoma X frágil, 142-145
– – autismo, 317-318
– genérica, 144-145
– genéticas, 104-105, 122-123
Sinequia ou diafragma das pregas vocais, 422-423
Sintaxe, 53-54
– idade, 482-483
Sistemas
– auditivo humano, 181
– bimodal, 198, 205-206, 211-212
– Childes, 486-487
– de comunicação
– – aumentativo, 186-187
– – em surdos, 185-186
– de governo e organização, 87-88
– fonológico, 190
– *input*, 62-63
– semântico, 248-249
Situações diádicas ou grupais, TEL, 233
Subordinação, 40-41
Substância
– fonética, 228-229
– fundamental, cartilagens, 432-433
Sulco laringotraqueal, 430
Sulcus
– *glottidis*, disfonia infantil, 447-448
– *vocal* ou *glottidis*, 422-423
Surdez
– para a formação da palavra, 378-379
– verbal pura, 378-379
Surdo
– pós-locutivo, 182-183
– pré-locutivo, 182-183
– profundo, 181-220
Surdo-mudo, 181-182

T

TCE
– adulto
– – aberto, 369
– – alterações
– – – da fala, 374-377
– – – da linguagem, 378-382
– – – – análise do discurso, 380
– – – – compreensão, 378-379
– – – – e da comunicação, 369-388
– – – – escrita, 379-382
– – – – expressão, 378-379
– – – – leitura, 378-380
– – – da prosódia, 381-383
– – – da voz, 372-375
– – – pragmáticas, 383-386
– – fechado, 369
– – – alterações zonas corticais, 369
– – – lesão axonial difusa, 369
– – transtornos da deglutição, 370-373
– infância
– – compreensão da linguagem, 355
– – e alterações
– – – da escrita, 355-356
– – – da linguagem, 352-355
– – e recuperação de funções 352-353
– – linguagem expressiva, 352-355
– – – componentes pragmáticos, 353-354
– – – denominação, 354-355
– – – fluência, 354-355
– – – linguagem espontânea, 353-354
– – – repetição, 355
– – prognóstico, 351-352
TEA, 485-486
TEL, 222. V. também *Transtorno específico da linguagem*
Tempo
– de fonação, 437-440
– de inspiração, 437-440
Teoria
– da aprendizagem, gagueira, 335-336
– da otimidade, 177-178
– do déficit do controle inibitório, 480-481
Teorias sobre a gagueira, 334-338
Terapia
– física, problemas de comunicação e linguagem no idoso, 491
– ocupacional, problemas de comunicação e linguagem no idoso, 490-491

– socializadora, problemas de comunicação e linguagem no idoso, 491
Terceira idade, 479
Testes gramaticais, 151-152
Timbre vocal, 390
Tom fundamental, 437-440
Trabalho interativo, 235-236
Traços
– distintivos perdidos, TEL, 227-228
– fonêmicos, 168
– subfonêmicos, 168
Transtornos
– articulares, 457-459
– – de origem
– – – esquelética e dentária, 461
– – – labial, 461
– – – lingual, 461-462
– – – nasal, 465
– – – palatal, 463-464
– articulatórios, 107, 167, 226
– cognitivo-lingüísticos, 378
– específico da linguagem, 221-238
– – aproximação
– – – centrada na criança, 229-230
– – – centrada no adulto, 229-230
– – – híbrida, 229-230
– – características da linguagem, 225-230
– – critérios
– – – diagnósticos, 223-224
– – – estatísticos, 223-224
– – déficit
– – – fonológico, 226-227
– – – morfossintático, 226-229
– – – pragmático, 228-230
– – fatores
– – – genéticos, 225-226
– – – relacionados, 224-225
– – interação, 222-223
– – intervenção, 229-234
– – vocabulário, 226-227
– evolutivo da linguagem, 222
– fonéticos, 168
– fonológicos, 168, 174-175, 226
– – etiologia, 168-169
– – sistema
– – – atrasado, 174-175
– – – desviado, 174-175
– – subtipos, 174-175
– generalizados do desenvolvimento, (TGD), 315
– no processamento temporal, 226-227

Tratamento fonoaudiológico individualizado, 235-236
Trato vocal, 455-456
Traumatismo
– cranioencefálico, 104, 107. V. também *TCE*
– – afasia infantil, 363-364
– – em adultos, alterações da linguagem e da comunicação, 369-388
– – – V. também *TCE adulto*
– – infantil, transtornos da linguagem, 351-358
– – – V. também *TCE infância*
– laríngeo
– – autógeno, 413
– – disfonia, 413
– – por queimaduras, 413-414
Treatment and education of Autistic and related Communication Handicapped Children (TEACCH), 325-326
Treinamento metafonológico, 233
Triângulo da mudança, 435-436
Trissomia, 33-34, 61, 129-130
Tuken Test for Children, 137
Tumor
– afasia infantil, 363-365
– cerebral, 107
Turnos, 485-486
– conversacionais, 129-130
– – autismo, 322

U

Uso da linguagem, 88-89
– adaptações, 91-92

V

Videofibrolaringoestroboscopia, 439-441
Videoimpressora, 438, 441-442
Videolaringoestroboscopia (VLE), 398-399, 437-440
Vocabulário, 18
– aquisição, 29-30
– – dificuldades, 31-32
– idade, 482-483
– mental, 168-169
– produtivo, 122-123
– retardo mental, 155-156
Vocabulário, desenvolvimento, TEL, 226-227

Voz, 389-390, 429, 455
– abuso ou mau uso, 411-412
– alterações
– – classificação, 393-394
– – etiopatogenia, 390-391t
– – TCE em adultos, 372-375
– atividades, problemas de comunicação e linguagem em idosos, 491
– cantada, alterações, 410-411
– categoria dinâmica de intensidade, 443-444
– extensão, 409
– infantil, evolução, 433-436
– intensidade, 390
– passiva, 42-43
– tessitura, 409

W

Wechsler Preschool and Primary Scale of intelligence (WIPPSI), 149-150